CB141108

MANUAL DE

MEDICINA DE EMERGÊNCIA

Disciplina de Emergências Clínicas
Hospital das Clínicas da FMUSP

3ª EDIÇÃO
Revisada e atualizada

MEDICINA
USP

HC
FMUSP

MANUAL DE MEDICINA DE EMERGÊNCIA

Disciplina de Emergências Clínicas
Hospital das Clínicas da FMUSP

EDITORES

Rodrigo Antonio Brandão Neto

Heraldo Possolo de Souza

Lucas Oliveira Marino

Julio Flávio Meirelles Marchini

Júlio César Garcia de Alencar

Sabrina Corrêa da Costa Ribeiro

DISCIPLINA DE EMERGÊNCIAS CLÍNICAS
HC - FMUSP

MANOLE

3ª EDIÇÃO
Revisada e atualizada

Copyright © Editora Manole Ltda., 2022, por meio de contrato com os editores.

"A edição desta obra foi financiada com recursos da Editora Manole Ltda., um projeto de iniciativa da Fundação Faculdade de Medicina em conjunto e com a anuência da Faculdade de Medicina da Universidade de São Paulo – FMUSP."

Logotipo *Copyright* © Hospital das Clínicas – FMUSP
© Faculdade de Medicina da Universidade de São Paulo
© Disciplina de Emergências Clínicas – HCFMUSP

Editora: Eliane Usui
Projeto Gráfico: Departamento Editorial da Editora Manole
Capa: Departamento de Arte da Editora Manole
Editoração eletrônica: HiDesign Estúdio
Ilustrações: Luargraf Serviços Gráficos, HiDesign Estúdio

CIP-BRASIL. CATALOGAÇÃO NA PUBLICAÇÃO
SINDICATO NACIONAL DOS EDITORES DE LIVROS, RJ

M251
Manual de medicina de emergência : disciplina de emergências clínicas : Hospital das Clínicas da FMUSP / editores Rodrigo Antonio Brandão Neto ... [et al.]. - 3. ed., rev. e atual. - Santana de Parnaíba : Manole, 2022.
: il.

Inclui bibliografia e índice
ISBN 9786555764543

1. Emergências médicas - Manuais, guias, etc. I. Brandão Neto, Rodrigo Antonio.

21-75010 CDD: 616.025
CDU: 616-083.98

Meri Gleice Rodrigues de Souza - Bibliotecária - CRB-7/6439

Todos os direitos reservados.
Nenhuma parte deste livro poderá ser reproduzida, por qualquer processo, sem a permissão expressa dos editores.

É proibida a reprodução por xerox.

A Editora Manole é filiada à ABDR – Associação Brasileira de Direitos Reprográficos.

3ª edição – 2022. Reimpressão da 3ª edição – 2023

Direitos adquiridos pela:
Editora Manole Ltda.
Alameda América, 876 – Tamboré
Santana do Parnaíba
06543-315 – SP – Brasil
Tel.: (11) 4196-6000
www.manole.com.br | https://atendimento.manole.com.br

Impresso no Brasil | *Printed in Brazil*

Sobre os editores

Rodrigo Antonio Brandão Neto
Médico Supervisor do Pronto-socorro do Hospital das Clínicas da Faculdade de Medicina da Universidade de São Paulo (HCFMUSP) e do Programa de Residência de Medicina de Emergência do HCFMUSP. Doutorado em Ciências Médicas pelo HCFMUSP.

Heraldo Possolo de Souza
Professor Associado do Departamento de Clínica Médica, Disciplina de Emergências Clínicas da FMUSP. Médico do Serviço de Emergência do HCFMUSP.

Lucas Oliveira Marino
Médico Assistente e Diarista do Pronto-socorro do HCFMUSP. Intensivista pela Associação de Medicina Intensiva Brasileira (AMIB). Médico Diarista da UTI Geral do Hospital Nipo-Brasileiro. Doutorando da Disciplina de Emergências Clínicas do HCFMUSP.

Julio Flávio Meirelles Marchini
Professor Colaborador do Departamento de Clínica Médica da FMUSP. Supervisor do Programa de Residência de Medicina de Emergência do HCFMUSP.

Júlio César Garcia de Alencar
Diretor da Unidade de Emergência Referenciada do HCFMUSP. Doutor em Ciências pela FMUSP.

Sabrina Corrêa da Costa Ribeiro
Título de Especialista em Medicina de Emergência. Doutorado em Pneumologia pelo HCFMUSP. Coordenadora da Unidade Crítica de Emergência do HCFMUSP. Especialista em Cuidados Paliativos.

A Medicina é uma área do conhecimento em constante evolução. Os protocolos de segurança devem ser seguidos, porém novas pesquisas e testes clínicos podem merecer análises e revisões, inclusive de regulação, normas técnicas e regras do órgão de classe, como códigos de ética, aplicáveis à matéria. Alterações em tratamentos medicamentosos ou decorrentes de procedimentos tornam-se necessárias e adequadas. Os leitores, profissionais da saúde que se sirvam desta obra como apoio ao conhecimento, são aconselhados a conferir as informações fornecidas pelo fabricante de cada medicamento a ser administrado, verificando as condições clínicas e de saúde do paciente, dose recomendada, o modo e a duração da administração, bem como as contraindicações e os efeitos adversos. Da mesma forma, são aconselhados a verificar também as informações fornecidas sobre a utilização de equipamentos médicos e/ou a interpretação de seus resultados em respectivos manuais do fabricante. É responsabilidade do médico, com base na sua experiência e na avaliação clínica do paciente e de suas condições de saúde e de eventuais comorbidades, determinar as dosagens e o melhor tratamento aplicável a cada situação. As linhas de pesquisa ou de argumentação do autor, assim como suas opiniões, não são necessariamente as da Editora.

Esta obra serve apenas de apoio complementar a estudantes e à prática médica, mas não substitui a avaliação clínica e de saúde de pacientes, sendo do leitor – estudante ou profissional da saúde – a responsabilidade pelo uso da obra como instrumento complementar à sua experiência e ao seu conhecimento próprio e individual.

Do mesmo modo, foram empregados todos os esforços para garantir a proteção dos direitos de autor envolvidos na obra, inclusive quanto às obras de terceiros e imagens e ilustrações aqui reproduzidas. Caso algum autor se sinta prejudicado, favor entrar em contato com a Editora.

Finalmente, cabe orientar o leitor que a citação de passagens desta obra com o objetivo de debate ou exemplificação ou ainda a reprodução de pequenos trechos desta obra para uso privado, sem intuito comercial e desde que não prejudique a normal exploração da obra, são, por um lado, permitidas pela Lei de Direitos Autorais, art. 46, incisos II e III. Por outro, a mesma Lei de Direitos Autorais, no art. 29, incisos I, VI e VII, proíbe a reprodução parcial ou integral desta obra, sem prévia autorização, para uso coletivo, bem como o compartilhamento indiscriminado de cópias não autorizadas, inclusive em grupos de grande audiência em redes sociais e aplicativos de mensagens instantâneas. Essa prática prejudica a normal exploração da obra pelo seu autor, ameaçando a edição técnica e universitária de livros científicos e didáticos e a produção de novas obras de qualquer autor.

Sobre os autores

Alfredo Nicodemos da Cruz Santana
Doutorado em Pneumologia pelo HCFMUSP. Professor Permanente do Mestrado da Escola Superior de Ciências da Saúde de Brasília/DF. Pneumologista do Hospital Regional da Asa Norte de Brasília/DF.

Alicia Dudy Müller Veiga
Aluna da Graduação em Medicina da FMUSP e de Doutorado em Cardiologia pelo Programa MD-PhD da FMUSP.

Amanda Botte Gatti
Aluna da Graduação em Medicina da Faculdade de Medicina da Universidade Municipal de São Caetano do Sul.

Amaro Nunes Duarte Neto
Infectologista e Patologista. Doutorado em Ciências pela FMUSP. Médico Assistente do Departamento de Patologia da FMUSP.

Ana Lucia Monteiro Guimarães
Residência Médica em Dermatologia pelo HCFMUSP. Dermatologista pela Sociedade Brasileira de Dermatologia (SBD). Médica Preceptora da Graduação em Dermatologia da FMUSP no ano de 2017.

Andrea Beatrice Santos da Silva
Graduação em Medicina pela Universidade Estadual do Maranhão (UEMA). Médica Residente de Medicina de Emergência no HCFMUSP.

Annelise Passos Bispos Wanderley
Médica Assistente do Pronto-socorro do HCFMUSP. Residência em Medicina de Emergência pelo HCFMUSP. Graduação em Medicina pela Universidade Federal Fluminense.

Antonio Adolfo Guerra Soares Brandão
Residência em Clínica Médica e em Hematologia e Hemoterapia na FMUSP. Ex-preceptor do Serviço de Hematologia, Hemoterapia e Terapia Celular do HCFMUSP. Médico Hematologista do Instituto do Câncer do Estado de São Paulo – HCMFUSP.

Antonio De Biase Cabral Wyszomirski
Residente em Medicina de Emergência pelo HC-FMUSP. Médico Graduado pelo Centro Universitário CESMAC – Maceió/AL.

Arthur de Campos Soares
Médico Residente de Medicina de Emergência no HCFMUSP. Graduado pela FMUSP.

Beatriz Soletti Pereira
Médica Residente de Medicina de Emergência no HCFMUSP. Graduada pela Universidade Estadual de Londrina (UEL).

Braian Valério Cassiano de Castro
Graduação em Medicina pela Faculdade de Ciências Médicas da Santa Casa de São Paulo. Residência em Medicina de Emergência pelo HC-FMUSP. Docente da Disciplina de Emergências Clínicas da Faculdade de Ciências Médicas da Santa Casa de São Paulo. Médico de Emergência do Pronto-socorro Municipal Vila Maria Baixa.

Bruno Fukelmann Guedes
Residência em Neurologia no HCFMUSP. Médico Assistente do Departamento de Neurologia do HCFMUSP, do Grupo de Emergências Neurológicas, do Serviço de Interconsulta e do Ambulatório de Neuroinfecções do HCFMUSP.

Bruno Marques
Graduado pela Faculdade de Medicina de Botucatu. Médico Emergencista – HCFMUSP. Preceptor – Emergências Clínicas no HCFMUSP em 2021.

Bruno Marques Ferreira
Aluno da Graduação em Medicina da FMUSP.

Caique Nogueira de Souza
Graduado em Medicina pela Faculdade de Medicina de Ribeirão Preto da Universidade de São Paulo, Médico de Família e Comunidade pela Escola de Saúde Pública da Secretaria Municipal de Saúde de Florianópolis e Residente em Medicina de Emergência pelo HCFMUSP.

Carine Carrijo de Faria
Médica Assistente da Disciplina de Emergências Clínicas da FMUSP. Graduação em Medicina pela Universidade Federal do Rio de Janeiro (UFRJ). Residência em Medicina de Emergência pelo HCFMUSP.

Carla Andrade Petrini
Médica Cardiologista, Ecocardiografista e Especialista em Ultrassonografia *Point-of-Care*.

Clécio Francisco Gonçalves
Secretário Municipal de Saúde de Ferraz de Vasconcelos-SP. Graduação em Medicina pela Universidade Estácio de Sá (UNESARJ). Residência em Medicina de Emergência pelo HCFMUSP. Médico Coordenador do Pronto-socorro de Clínica Médica do Hospital Regional de Ferraz de Vasconcelos.

Daniel Rodrigues Ribeiro
Médico Assistente do Pronto-socorro de Clínica Médica do HCFMRP-USP. Residência em Medicina de Emergência pelo HCFMUSP.

Diego Amoroso

Médico Especialista em Medicina de Emergência pelo HCFMUSP. Diretor da Associação Brasileira de Medicina de Áreas Remotas (ABMAR). Médico Intervencionista do SAMU Itaquaquecetuba. *Medical Editor* da Editora Elsevier. Instrutor dos cursos ATLS, PHTLS, AWLS e *The Difficult Airway Course*.

Diógenes Araújo Portela

Residência em Medicina de Emergência pelo HCFMUSP. Médico Emergencista no Hospital Santa Paula e no Hospital Alemão Oswaldo Cruz.

Eduardo Alher João

Médico Emergencista. Editor do Portal de Educação em Medicina de Emergência @emergencista. Residência em Medicina de Emergência pelo HCFMUSP. Graduação em Medicina pela Universidade Estadual de Campinas (Unicamp).

Emanuelle Roberta da Silva Aquino

Residência em Neurologia no HCFMUSP. Médica Preceptora do Departamento de Neurologia do HCFMUSP de 2016 a 2018. Médica Colaboradora do Ambulatório de Distúrbios Vestibulares e do Equilíbrio do HCFMUSP. Membro Titular da Academia Brasileira de Neurologia.

Eric Sabatini Regueira

Médico Residente em Medicina de Emergência, Carolinas Medical Center, Charlotte, NC, EUA. Médico Emergencista pelo HCFMUSP. Graduação pela Universidade Federal de Santa Catarina.

Felipe Liger Moreira

Médico Emergencista pela FMUSP. Professor Auxiliar da Faculdade de Medicina Santo Agostinho/BA.

Fernanda Denadai Benatti

Residência em Cirurgia Geral e Cirurgia Vascular no HCFMUSP. Título de Especialista em Angiologia e Cirurgia Vascular pela Sociedade Brasileira de Angiologia e Cirurgia Vascular.

Gabriel Taricani Kubota
Residência em Neurologia no HCFMUSP. Médico Preceptor do Programa de Residência Médica em Neurologia do HCFMUSP de 2017 a 2018.

Gabriela Pantaleão Moreira
Residência em Neurologia e Neurofisiologia Clínica/Eletroencefalograma no HCFMUSP. Complementação Especializada em Epilepsia.

Geovane Wiebelling
Graduação em Medicina pela Universidade Federal de Santa Catatina (UFSC). Residência em Medicina de Emergência pelo HCFMUSP. Emergencista do Pronto-socorro do HCFMUSP. Diarista do Pronto-socorro do Hospital Samaritano Higienópolis. Instrutor do ATLS®. Professor da Disciplina de Urgência e Emergência da Faculdade de Medicina da USCS.

Giovanna Babikian Costa
Médica Graduada pela FMUSP.

Guilherme de Abreu Pereira
Médico Assistente da Disciplina de Emergências Clínicas do HCFMUSP. Residência em Medicina Interna pelo HCFMUSP. Médico Graduado pela Faculdade de Ciências Medicas da Santa Casa de São Paulo.

Helio Bergantini Neto
Residente em Cirurgia pelo HCFMUSP. Médico Graduado pela Faculdade de Medicina de São José do Rio Preto (FAMERP).

Herval Ribeiro Soares Neto
Residência em Neurologia no HCFMUSP. Médico Assistente do Grupo de Emergências Neurológicas do Ambulatório de Esclerose Múltipla e Neuroimunologia do HCFMUSP. Integrante da Equipe do Centro de Esclerose Múltipla do Hospital Israelita Albert Einstein.

Ian Ward Abdalla Maia
Médico pela Faculdade de Medicina de Teresópolis. Residência em Medicina de Emergência pelo Hospital de Clínicas de Porto Alegre. Médico Assistente da Disciplina de Emergências Clínicas da FMUSP. Médico Assistente da UTI do Departamento de Infectologia do HCFMUSP. Doutorando em Ciências Médicas pela USP.

Isabelly Victoria Simões Melchiori
Aluna da Graduação em Medicina da FMUSP.

Jorge Lucas Andrade Reis Carvalho
Graduação em Medicina pela Universidade Federal de Minas Gerais. Médico Residente em Medicina de Emergência no HCFMUSP.

José Henrique Cordeiro e Silva
Graduação em Medicina pela Universidade Federal de Santa Catarina. Médico Residente de Medicina de Emergência no HCFMUSP.

Juliana Costa de Oliveira Galvão
Médica Residente de Medicina de Emergência no HCFMUSP. Graduada pela Universidade Nove de Julho.

Karina Turaça
Residência em Medicina de Emergência no HCFMUSP. Médica Preceptora e Médica Assistente do Pronto-socorro de Clínica Médica do HCFMUSP.

Klícia Duarte Amorim
Médica Assistente do Pronto-socorro do HCFMUSP. Residência em Medicina de Emergência pelo HCFMUSP.

Lécio Figueira Pinto
Neurologista, integra os Grupos de Epilepsia e Emergências Neurológicas da Divisão de Clínica Neurológica do HCFMUSP. Coordenador de Ambulatório de Epilepsia Adulto do HCFMUSP.

Lucas Certain
Supervisor PRM – Medicina de Emergência – Hospital Santa Marcelina. Coordenador Médico do SAMU 192 Regional Bragança. Residência Médica em Medicina de Emergência pelo HCFMUSP. Pós-graduação em Medicina de Emergência pelo Hospital Israelita Albert Einstein. Estágios Observacionais no Departamento de Emergência do Massachusetts General Hospital, Harvard Medical School, PRO EMS em Cambridge (EUA), Boston MedFlight em Boston (EUA), New South Wales Ambulance em Sydney (Austrália). Formado em Medicina pela FMRP-USP.

Lucas Gonçalves Dias Barreto
Graduação pela FMUSP. Médico Residente em Medicina de Emergência no HCFMUSP.

Luiz Ubirajara Sennes
Professor Doutor da Disciplina de Otorrinolaringologia do HCFMUSP. Livre-docência pela FMUSP. Coordenador do Programa de Pós-graduação em Otorrinolaringologia da USP.

Marcel Yukio Kamonseki
Graduação em Medicina pela Faculdade de Medicina de Marilia (FAMEMA). Médico Emergencista pelo HCFMUSP.

Marcella Soares Pincelli
Médica Dermatologista Assistente do Setor de Dermatopatologia do Departamento de Dermatologia da FMUSP. Especialista em Dermatopatologia pela Wake Forest School of Medicine – Carolina do Norte (EUA).

Marcello Menta Simonsen Nico
Professor Associado do Departamento de Dermatologia da FMUSP. Médico Supervisor da Divisão de Dermatologia do HCFMUSP.

Marcio Nattan Portes Souza
Residência em Neurologia pelo HCFMUSP. Membro Efetivo da Academia Brasileira de Neurologia. Assistente Colaborador do Ambulatório de Cefaleias do HCFMUSP.

Márcio Veronesi Fukuda
Residência em Clínica Médica pelo HCFMUSP. Especialista em Cuidados Paliativos pelo Instituto Pallium. Médico da Equipe de Cuidados Paliativos do HCFMUSP.

Maria Clara Fonseca de Avellar
Aluna da Graduação em Medicina da FMUSP.

Maria Lorraine Silva de Rosa
Graduada em Medicina pela Universidade Federal de Santa Catarina (UFSC). Médica Residente de Medicina de Emergência no HCFMUSP.

Mariana Rodrigues Kisling Ávila
Residente de Medicina de Emergência no HCFMUSP. Graduação em Medicina pelo Centro Universitário das Faculdades Associadas de Ensino – UNIFAE.

Natalia Correa Vieira de Melo
Doutorado em Nefrologia pelo HCFMUSP. Professora Permanente do Mestrado da Escola Superior de Ciências da Saúde de Brasília/DF. Coordenadora da Residência de Nefrologia do Hospital Regional de Taguatinga/DF.

Osmar Colleoni
Médico Emergencista Graduado pelo Hospital de Pronto Socorro de Porto Alegre.

Patricia Perez Barroso
Médica Residente de Medicina de Emergência no HCFMUSP.

Patrick Aureo Lacerda de Almeida Pinto
Médico Assistente e Diarista do Pronto-socorro do HCFMUSP.

Pedro Mazzilli Suplicy
Graduação em Medicina pela Faculdade de Medicina do ABC. Médico Residente de Medicina de Emergência pelo HCFMUSP.

Pedro Perez Barbieri

Fellow de Simulação e Educação Médica pela Mayo Clinic – Jacksonville, FL. Especialista em Medicina de Emergência pelo HCFMUSP. Médico pela Unicamp. Instrutor do curso *The Difficult Airway Course Residency Edition*.

Rafael Oliveira Ximenes

Residência Médica em Clínica Médica e em Gastroenterologia pelo HCFMUSP. Doutorado em Ciências em Gastroenterologia pelo HCFMUSP. Médico do Serviço de Gastroenterologia e Endoscopia da Faculdade de Medicina da Universidade Federal de Goiás.

Raíza Dantas de Lira Oliveira

Residência em Oftalmologia pelo HCFMUSP. Médica Preceptora do Departamento de Oftalmologia do HCFMUSP em 2017. Especialização em Catarata, Retina Clínica e Cirúrgica e Plástica Ocular. Título de Especialista em Oftalmologia pelo Conselho Brasileiro de Oftalmologia (CBO).

Renata Lys Pinheiro de Mello

Graduação e Residência em Clínica Médica pela Faculdade de Medicina do ABC. Residente de Reumatologia pelo HCFMUSP. Preceptora da Sala de Emergência do Hospital de Urgência de São Bernardo do Campo.

Ricardo Galesso Cardoso

Cirurgião Geral pela Faculdade de Medicina de Botucatu da Universidade Estadual Paulista (UNESP). Especialista em Medicina de Emergência pela ABRAMEDE. Mestre em Ciências pela Disciplina de Cirurgia do Trauma da Universidade Estadual de Campinas (Unicamp). Médico do Grupo de Resgate e Atenção às Urgências e Emergências (GRAU) da Secretaria do Estado de São Paulo. Preceptor dos Programas de Residência Médica em Medicina de Emergência do Hospital Alemão Oswaldo Cruz e da Universidade Federal de São Paulo (Unifesp).

Rodolfo Avelino de Souza

Médico Assistente do Pronto-socorro do HCFMUSP. Médico Emergencista pelo HCFMUSP.

Rodrigo Costa Bonardi
Graduação em Medicina pela Unicamp. Residência em Clínica Médica pelo HCFMUSP. Médico Assistente do Time de Resposta Rápida do Pronto-socorro do Instituto Central do HCFMUSP.

Rodrigo Passarella Muniz
Residência de Medicina de Emergência HCFMUSP. Médico Diarista do Pronto-socorro do Hospital Santa Marcelina de Itaquera. Emergencista e Líder Clínico na empresa IMED Group.

Ronnyson Susano Grativvol
Residência em Neurologia e Neurofisiologia Clínica, com Ênfase em Eletroneuromiografia, no HCFMUSP. Membro Titular da Academia Brasileira de Neurologia.

Saionara Maria Nunes Nascimento
Graduada pela Universidade Federal da Bahia. Médica Residente em Medicina de Emergência no HCFMUSP. Médica Assistente do Pronto-socorro do HCFMUSP.

Victor Cezar de Azevedo Pessini
Médico Graduado pela Universidade Federal do Paraná (UFPR). Residente em Medicina de Emergência pelo HCFMUSP.

Victor Navarro Jordão
Médico Graduado pelo Centro Universitário São Camilo (CUSC). Residente em Medicina de Emergência pelo HCFMUSP.

Victor Paro da Cunha
Médico Residente de Medicina de Emergência no HCFMUSP.

Victor Van Vaisberg
Médico Graduado pela FMUSP, com Residência Médica em Clínica Médica pela mesma instituição. Médico Preceptor da Disciplina de Emergências Clínicas do HCFMUSP e Médico Assistente da Divisão de Clínica Médica do Hospital Universitário da USP.

Vinicius Galdini Garcia

Graduado em Medicina pela Universidade de São Paulo. Especialista em Clínica Médica e Terapia Intensiva pela FMUSP. Médico Intensivista Diarista do Hospital Samaritano Paulista.

Vinícius Machado Correia

Fellow de Emergências Cardiológicas no InCor (2022). Cardiologista pelo InCor-HCFMUSP. Membro fundador da SIMM. Preceptor em Emergências Clínicas no HCFMUSP em 2019. Especialista em Clínica Médica pelo HCFMUSP.

Yago Henrique Padovan Chio

Médico Emergencista pelo HCFMUSP. Formado pela Faculdade de Medicina de Botucatu (HC-FMB).

Sumário

Seção II – Emergências cardiovasculares

Seção IV – Emergências neurológicas

Seção VIII – Emergências nefrológicas e urológicas

Seção IX – Emergências metabólicas

Seção XVI – Emergências dermatológicas

Seção XVII – Causas externas

Seção XVIII – Cuidados paliativos na sala de emergência

Seção XIX – Procedimentos

Seção XX – Anexos

Dedicatórias

Para minha esposa Andréia, mulher forte e corajosa, que consegue superar as maiores dificuldades com a cabeça erguida e o coração aberto.

Para nossas filhas Lúcia e Júlia, que nos ensinaram o que é o maior amor do mundo.

A todos os residentes voluntários que tanto ajudaram no tratamento de pacientes com COVID-19.

Rodrigo Antonio Brandão Neto

Para Cristina e Fernanda.

Heraldo Possolo de Souza

Ao meu pai, Gerson, meu exemplo de retidão, caráter e perseverança.

À minha mãe, Ludmila, fonte infinita de amor e carinho.

Ao meu irmão, Eduardo, meu grande amigo e minha referência como médico.

Lucas Oliveira Marino

Para Fernanda, Helena e Alice.

Para meus pais Sérgio e Rosângela.

Julio Flávio Meirelles Marchini

Para os pacientes que já atendi, que eu consiga transmitir um pouco do que me ensinaram.

Júlio César Garcia de Alencar

Para o Gustavo e o Daniel, porque os livros são o caminho para que vocês cresçam em um mundo melhor.

Sabrina Correa da Costa Ribeiro

Agradecimentos

Agradecemos a todos os profissionais de saúde que estiveram e continuam na linha de frente contra a COVID-19. No início foram meses atendendo pacientes gravíssimos, com evidências contraditórias e sem vacina. Agora, mesmo com evidências melhores e vacina presente, ainda temos de combater as campanhas de desinformação e falsas narrativas.

Homenageamos em especial os profissionais de saúde falecidos em decorrência do combate à COVID-19.

Apresentação

O *Manual de Medicina de Emergência* é nossa proposta de busca de informação em formato eficiente e prático. A terceira edição foi completamente revisada. Incluímos as mais recentes diretrizes e os consensos nacionais ou internacionais no assunto.

O texto é organizado em formato de listas, com informações concisas para ir direto ao ponto. Quase todos os capítulos têm fluxogramas e tabelas, aumentando a acessibilidade à informação. Você pode usá-lo para construir o arcabouço inicial de uma matéria e também no manejo do paciente para rapidamente encontrar a informação necessária compatível com a rápida tomada de decisões.

Este *Manual* é o companheiro ideal de plantão para todos os médicos ou acadêmicos que trabalham ou almejam trabalhar em salas de emergência e atendendo pacientes graves.

Os editores

Seção I

Abordagem inicial do paciente grave

1

Abordagem do paciente na sala de emergência

Arthur de Campos Soares
Júlio César Garcia de Alencar
Heraldo Possolo de Souza

PONTOS IMPORTANTES

- A abordagem do paciente na sala de emergência deve ser feita de forma rápida, sistemática e correta. Os objetivos devem ser o diagnóstico sindrômico e a estabilização clínica do paciente.
- Deve-se avaliar inicialmente a responsividade do paciente e, a partir daí, decide-se pela avaliação sequencial de pulso e circulação, vias aéreas e respiração (C-A-B); ou vias aéreas, respiração e circulação (A-B-C).
- As condutas iniciais para o paciente em sala de emergência devem priorizar a monitorização não invasiva, suplementação de oxigênio e obtenção de acesso venoso periférico (MOV).

O QUE É O MOV E COMO IMPLEMENTÁ-LO?

- Precedendo ou simultaneamente à avaliação de responsividade, deve ser realizada a monitorização mutiparamétrica não invasiva do paciente, que inclui a pressão arterial (PA), a cardioscopia, a oximetria de pulso, a temperatura e a glicemia capilar. O objetivo dessa monitorização é a obtenção rápida de sinais vitais para a estratificação de gravidade e para as decisões terapêuticas iniciais.
- A suplementação de oxigênio em pacientes críticos em departamento de emergência deve ser iniciada com alvo de saturação de oxigênio ($SatO_2$) de 94-98%. Em pacientes com doença pulmonar obstrutiva crônica (DPOC) conhecida ou com fatores de risco para insuficiência respiratória hipercápnica, recomenda-se um alvo de $SatO_2$ de 88-92%.
- De forma geral, pacientes em choque, politraumatizados e admitidos com $SatO_2 < 85\%$ devem receber oxigênio (O_2) em máscara não reina-

lante. No entanto, em pacientes com risco de insuficiência respiratória hipercápnica, deve-se evitar altas frações inspiradas de O_2, com preferência para máscara de Venturi 24-28%, para o alvo de $SatO_2$ de 88-92%. Nos demais pacientes admitidos com hipoxemia (i.e., $SatO_2$ < 90-94%), pode-se iniciar com cateter nasal simples, 2-6 L/min, ou máscara facial simples a 5-10 L/min (Tabela 1).

TABELA 1 Dispositivos mais comuns de suplementação de oxigênio

Dispositivos		Fluxo × FiO_2 ofertada
Baixo fluxo	Cateter nasal	A cada L/min de O_2, aumento de 1-4% FiO_2 (i.e., 6 L/min → FiO_2 35-44%) Se necessidade > 4 L/min, considerar umidificar Fluxos > 6 L/min não garantem maior FiO_2
	Máscara facial simples	5-10 L/min → FiO_2 40-60%. Não pode ser < 5 L/min pelo risco de reinalação de gás carbônico (CO_2)
	Máscara não reinalante*	15 L/min → FiO_2 70%. Alto fluxo 40 L/min ("*flush rate*") → FiO_2 100%
Alto fluxo	Máscara de Venturi	12-15 L/min com FiO_2 variando entre 24 e 50%, de acordo com válvula selecionada Não deve ser umidificado
	Cateter nasal de alto fluxo	40-70 L/min → FiO_2 titulável, podendo ser próxima a 100% Ar aquecido e umidificado
	Bolsa-valva-máscara (AMBU®)	Alto fluxo 40 L/min → FiO_2 100% em pacientes em apneia, 90% em respiração espontânea

* A máscara não reinalante, quando corretamente acoplada e com as válvulas laterais, é dispositivo de alto fluxo. FiO_2: fração inspirada de oxigênio.

- Considerando a possível necessidade de administração de fluidos e medicamentos por via parenteral não intramuscular, a obtenção de acesso venoso é mais uma prioridade na sala de emergência. Dá-se preferência ao acesso venoso periférico (AVP), pois permite a administração de fluidos de forma rápida e é seguro para início de drogas vasoativas. Na impossibilidade de obtenção de AVP, pode-se obter acesso intraósseo (IO), reservado para contextos de estabilização. Em pacientes com falha de AVP, é possível a cateterização de veia jugular interna com dispositivo cateter-sobre-agulha número 18 (tipicamente utilizado para AVP), guiado por ultrassonografia ("Easy IJ").

COMO AVALIAR DE FORMA SISTEMÁTICA O PACIENTE NA SALA DE EMERGÊNCIA?

- A primeira avaliação do paciente é a responsividade. Nessa avaliação, não é prático aplicar escalas detalhadas de nível de consciência (como a Escala de Coma de Glasgow ou a escala FOUR). De forma simplificada, mas sistemática, sugerimos a aplicação da escala AVDI. O paciente pode encontrar-se:
  - Alerta: nesse caso, deve-se prosseguir com anamnese e exame físico dirigidos à queixa.
  - Responsivo a estímulos verbais (sonolento) ou dolorosos (torporoso): ver capítulo específico sobre rebaixamento do nível de consciência.
  - Irresponsivo: deve-se avaliar rapidamente a presença de pulso central, seguido da avaliação de vias aéreas e respiração (Figura 1).
- Para fins didáticos, este capítulo seguirá um fluxograma para pacientes alertas ou responsivos a estímulos, que pode ser sistematizado através do mnemônico "ABCDE": vias aéreas, respiração ("*breathing*"), circulação, neurológico ("*disability*") e exposição. A abordagem do paciente em parada cardiorrespiratória será discutida em capítulo específico.

COMO AVALIAR A VIA AÉREA?

- Em pacientes com pulso presente, a avaliação da via aérea deve ser priorizada em relação à avaliação circulatória minuciosa.
- Verifique se o paciente está respirando espontaneamente. Se não, a primeira medida é realizar manobras de abertura de vias aéreas (*jaw thrust* ou *chin lift*), seguidas de avaliação de obstrução de via aérea superior e ventilação com pressão positiva se necessária.
- Busque sinais de obstrução de via aérea, como ruídos anormais (estridor, gorgolejo, disfonia etc.); sangue, vômito ou corpo estranho em cavidade oral e retrofaringe; obstrução pela base da língua; estigmas externos de trauma – escoriações ou hematomas em pescoço, edema

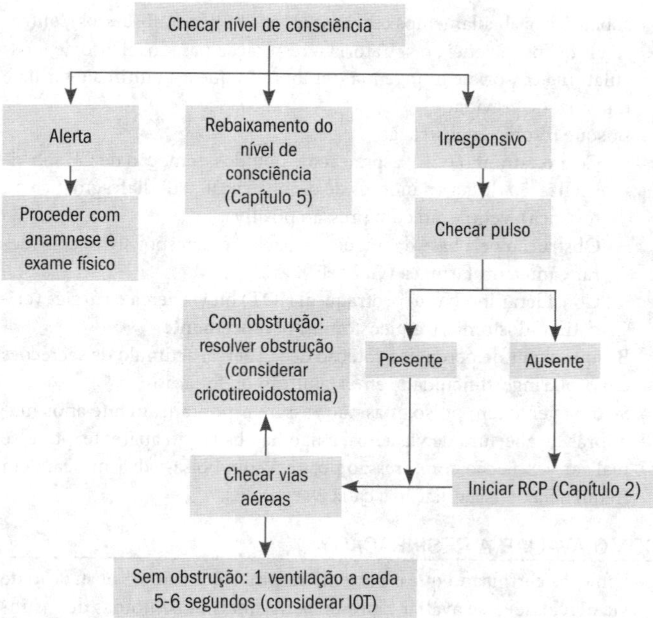

FIGURA 1

IOT: intubação orotraqueal; RCP: ressuscitação cardiopulmonar.

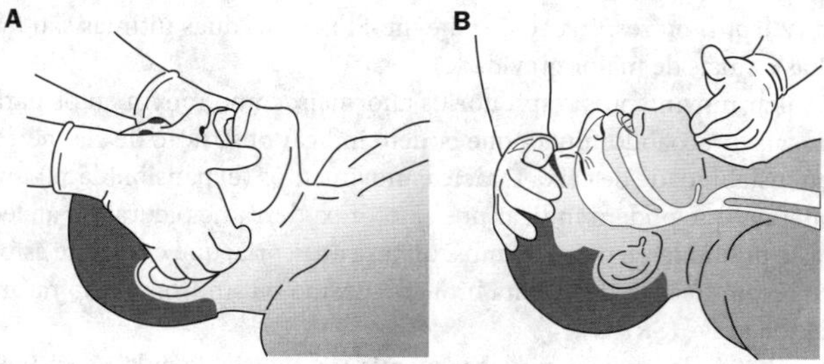

FIGURA 2 Manobras de abertura de via aérea.

subcutâneo; abaulamentos cervicais (p. ex.: tumores, abscessos); outros sinais de insuficiência respiratória – respiração paradoxal, uso de musculatura acessória e hipoxemia (lembrando que esta última é tardia e um sinal de gravidade).

- Busque resolver a obstrução:
  - Corpo estranho (CE): aspiração de líquidos, remoção de CE sob visualização direta, manobras de desobstrução (subdiafragmática ou torácica), ventilação com pressão positiva.
  - Obstrução pela base da língua em pacientes irresponsivos: considerar cânula orofaríngea (Guedel ®).
  - Considerar intubação orotraqueal (IOT) ou via aérea cirúrgica (cricotireoidostomia/traqueostomia) **precocemente**.
- Busque sinais de perda de proteção de via aérea: acúmulo de secreções em orofaringe, dificuldade em deglutição ou fonação.
- Se o paciente tem pulso, mas não respira espontaneamente após manobras de abertura de via aérea, e não há obstrução aparente, pode-se realizar ventilação com pressão positiva com bolsa-valva-máscara em frequência de 1 ventilação a cada 6 segundos.

COMO AVALIAR A RESPIRAÇÃO?

- Uma vez certificado que o paciente respira e que não há obstrução de via aérea, deve-se avaliar a presença de sinais ou sintomas de insuficiência respiratória.
- Assim, deve-se observar alterações de frequência respiratória, como taquipneia (frequência respiratória [FR] > 16-20 irpm), bradipneia (FR < 12 irpm) ou respiração de Cheyne-Stokes (as duas últimas são tardias e sinais de maior gravidade).
- Avaliar movimentos respiratórios anormais, como movimentos paradoxais toracoabdominais, que podem indicar obstrução de vias aéreas ou instabilidade de caixa torácica; movimentos (expansibilidade) unilaterais, que podem indicar pneumotórax, derrame pleural ou atelectasia pulmonar; e o uso de musculatura acessória, que é sinal de esforço respiratório, e alerta para broncoespasmo ou síndrome respiratória aguda grave (SRAG).
- Avaliar ainda a presença de hipoxemia (oximetria de pulso < 88-90%, em geral); evidência visual de hemorragia alveolar ou de aspiração; per-

cussão com hipertimpanismo (pneumotórax) ou macicez (derrame pleural, consolidações ou massas); ausculta anormal (sibilos, estertores etc.) ou assimétrica e tosse com secreção ou hemoptise.

- O objetivo dessa avaliação é não só identificar, mas também tratar rapidamente causas de insuficiência respiratória que trazem risco iminente de morte.
- Atentar que insuficiência respiratória não reversível pelo tratamento inicial ou hipoxemia persistente apesar de oferta de oxigênio suplementar em fluxo adequado são indicações de IOT.

COMO AVALIAR A CIRCULAÇÃO?

- Alterações da circulação apresentam-se na sala de emergência como alterações da perfusão tecidual.
- A avaliação inicial é a checagem de pulso central. Em pacientes sem pulso central palpável, deve-se iniciar manobras de ressuscitação cardiopulmonar, e seguir a avaliação sistemática conforme protocolos de suporte básico e avançado de vida.
- Em pacientes com pulso central presente, realizar exame físico dirigido e monitorização. Considerar obter um ECG de 12 derivações.
- Na anamnese e exame físico, alguns dados devem ser observados para identificar uma causa das alterações circulatórias e indicar gravidade e prognóstico, como síncope, dor torácica, palpitações, antecedente cardiovascular, entre outros. Além disso, no exame físico devem ser checadas bradicardia (FC < 60 bpm) ou taquicardia (FC > 100 bpm), perfusão periférica (tempo de enchimento capilar > 3 segundos), pulsos periféricos, assimetria de pressão arterial e pulsos, estase jugular, estertores pulmonares, hipotensão ou hipertensão etc.

COMO REALIZAR AVALIAÇÃO NEUROLÓGICA E EXPOSIÇÃO?

- Após avaliação de vias aéreas, respiração e circulação, pode se proceder a avaliação neurológica mais completa e exposição.
- O objetivo da avaliação neurológica é estabelecer diagnóstico diferencial entre quadros neurológicos focais e difusos, para guiar a investigação posterior.
- Assim, deve-se avaliar: nível e conteúdo de consciência – através de escalas, como a Escala de Coma de Glasgow (para todos os pacientes),

escala de agitação e sedação de Richmond (para pacientes em uso de sedativos), NIHSS (para pacientes com suspeita de síndrome neurovascular) e escala de dor. Deve-se avaliar resposta pupilar, incluindo fundoscopia e ultrassonografia da bainha do nervo óptico, principalmente em pacientes com suspeita de hipertensão intracraniana.

- Por fim, na avaliação do paciente grave na sala de emergência, considerar despir o paciente em busca de lesões dermatológicas ou traumáticas, corpos estranhos e intoxicações, evitando hipotermia.

LEITURA SUGERIDA

1. Brown III C, Sackles J, Mick N. Manual de Walls para o manejo da via aérea na emergência. 5. ed. Porto Alegre: Artmed; 2019. p. 3-8;443-7.
2. Glickman S. et al. Development and validation of a prioritization rule for obtaining an immediate 12-lead electrocardiogram in the emergency department to identify ST-elevation myocardial infarction. American Heart Journal. 2012;1639(3):372-82.
3. Guly H. ABCDEs. Emergency Medicine Journal. 2003;20(4):358.
4. Moayedi S, Witting M, Pirotte M. Safety and efficacy of the "easy internal jugular (IJ)": An approach to difficult intravenous access. The Journal of Emergency Medicine. 2016;51(6):636-42.
5. O'Driscoll B, et al. BTS guideline for oxygen use in adults in healthcare and emergency settings. Thorax. 2017;72(Suppl 1):ii1-ii90.
6. Panchal A, et al. Part 3: Adult basic and advanced life support: 2020 American Heart Association guidelines for cardiopulmonary resuscitation and emergency cardiovascular care. Circulation. 2020;142(16).
7. Rosen P, et al. Rosen's emergency medicine: Concepts and clinical practice. 9. ed. Philadelphia: Elsevier; 2018. p. 195-212.
8. Thim T, et al. Initial assessment and treatment with the Airway, Breathing, Circulation, Disability, Exposure (ABCDE) approach. International Journal of General Medicine. 2012;117.
9. WHO; ICRC. Basic emergency care: Approach to the acutely ill and injured. World Health Organization; 2018. p. 9-26.
10. Zègre-Hemsey J, Garvey J, Carey M. Cardiac monitoring in the emergency department. Critical Care Nursing Clinics of North America. 2016;28(3):331-45.

2

Parada cardiorrespiratória no adulto

Amanda Botte Gatti
Braian Valério Cassiano de Castro
Klícia Duarte Amorim
Júlio César Garcia de Alencar
Heraldo Possolo de Souza
Renata Lys Pinheiro de Mello

PONTOS IMPORTANTES

- A parada cardiorrespiratória (PCR) é considerada a maior emergência por sua elevada morbimortalidade.
- A sobrevivência da vítima depende do reconhecimento e do início imediato das manobras de ressuscitação cardiopulmonar (RCP).

O QUE É PARADA CARDIORRESPIRATÓRIA?

- Parada cardiorrespiratória é definida como a interrupção súbita da atividade cardíaca, com consequente colapso hemodinâmico, por incapacidade do coração em bombear adequadamente sangue para os tecidos.

COMO DIAGNOSTICAR UMA PARADA CARDIORRESPIRATÓRIA?

- Verifique o paciente:
  - Ausência de resposta: a resposta do paciente deve ser checada de maneira ativa, chamando a vítima em voz alta, enquanto toca vigorosamente seus ombros.
  - Ausência de pulso central (cheque pulso carotídeo ou femoral): se houver dúvida ou se o pulso não for detectado em até 10 segundos, a RCP deverá ser iniciada imediatamente.
  - Ausência de respiração ou respiração irregular (*gasping* ou respiração agônica deve ser interpretado como PCR): deve ser avaliada juntamente ao pulso.
- Ao identificar um paciente em PCR, chame ajuda e inicie compressões torácicas imediatamente.

QUAIS SÃO AS ETIOLOGIAS REVERSÍVEIS DE PCR?

TABELA 1 Causas reversíveis de parada cardiorrespiratória

5 Hs	Conduta	5 Ts	Conduta
Hiper/hipocalemia	Hipocalemia: KCl 19,1% Hipercalemia: gluconato de cálcio 10%; bicarbonato de sódio 8,4%; glicose + insulina	Tóxicos	Antagonista específico
Hipóxia	Oferecer suporte ventilatório adequado com oxigênio a 100%	Tamponamento cardíaco	Pericardiocentese
Hipovolemia	Reposição volêmica; transfusão de hemocomponentes	Trombose coronariana	Intervenção coronariana percutânea (angioplastia coronariana)
Hipotermia	Cobertores/mantas térmicas; SF 0,9% aquecido; considerar ECPR como primeira escolha, se disponível	Tromboembolismo pulmonar	Trombólise
H+ (acidose)	RCP de alta qualidade; bicarbonato de sódio se acidose grave	Tensão pulmonar (pneumotórax)	Punção de alívio e posterior drenagem de tórax

ECPR: *extracorporeal cardiopulmonary resuscitation*; RCP: reanimação cardiopulmonar.

COMO TRATAR UM PACIENTE EM PARADA CARDIORRESPIRATÓRIA?

- As principais condutas diante de um paciente em PCR são sistematizadas pela "Corrente da Sobrevivência", criada pela American Heart Association (AHA) (Figuras 1 e 2).
- A RCP de alta qualidade envolve compressões torácicas efetivas e desfibrilação precoce (quando indicada), associadas à utilização de dispositivos de via aérea avançada, oxigênio, acesso venoso ou intraósseo,

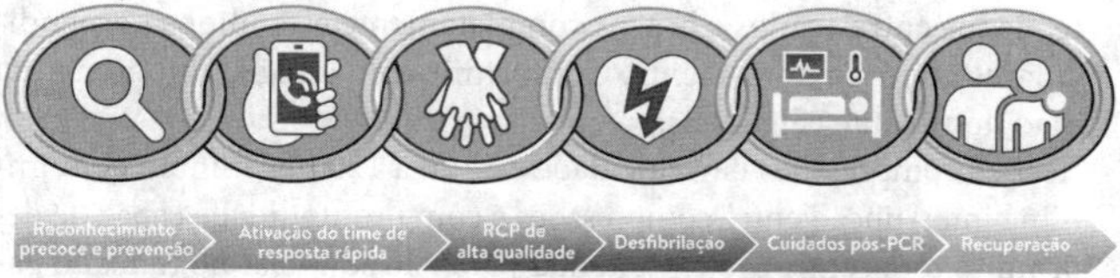

FIGURA 1 Corrente de sobrevivência em PCR intra-hospitalar.

PCR: parada cardiorrespiratória; PCR-InH: PCR intra-hospitalar; RCP: ressuscitação cardiopulmonar. Adaptada de Merchant RM, et al. Part 1: Executive summary: 2020 American Heart Association Guidelines for Cardiopulmonary Resuscitation and Emergency Cardiovascular Care. Circulation. 2020;142(16):337-57.

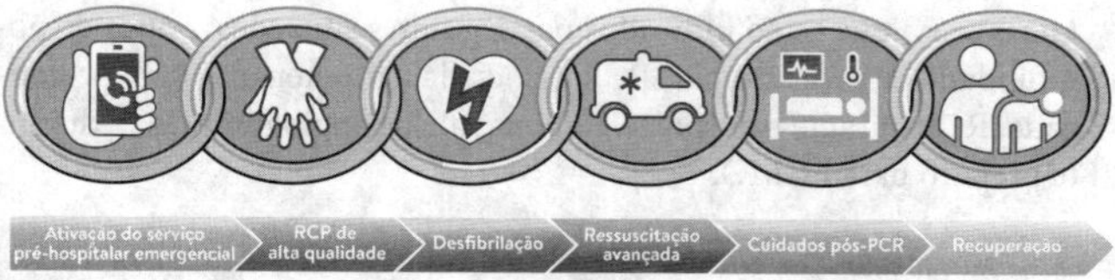
Ativação do serviço
pré-hospitalar emergencial
RCP de
alta qualidade
Desfibrilação
Ressuscitação
avançada
Cuidados pós-PCR
Recuperação

FIGURA 2 Corrente de sobrevivência em PCR extra-hospitalar.

PCR: parada cardiorrespiratória; RCP: ressuscitação cardiopulmonar. Adaptada de Merchant RM, et al. Part 1: Executive summary: 2020 American Heart Association Guidelines for Cardiopulmonary Resuscitation and Emergency Cardiovascular Care. Circulation. 2020;142(16):337-57.

drogas, dispositivos de compressão mecânica e de oxigenação por membrana extracorpórea (ECMO).

COMO REALIZAR E MONITORAR AS COMPRESSÕES TORÁCICAS?

- Em pacientes sem via aérea avançada, realize 30 compressões para cada 2 ventilações. Em pacientes com via aérea avançada, ou atendidos por equipes de alta performance, pode-se realizar compressões contínuas com uma ventilação a cada 6 segundos de forma assíncrona.
- Realize compressões idealmente com o paciente em decúbito dorsal horizontal, sobre uma superfície rígida, na metade inferior do esterno, com a palma da mão não dominante sobre o dorso da mão dominan-

te, dedos entrelaçados e braços completamente estendidos perpendiculares ao tórax do paciente. Comprimir com a região hipotenar da mão dominante (Figura 3).

- Realize compressões na velocidade de 100 a 120 por minuto com mínima interrupção entre compressões e com profundidade capaz de deprimir o tórax entre 5-6 cm. Atentar para não se apoiar no tórax do paciente e permitir a expansão torácica após cada compressão.
- Interrompa as compressões a cada 2 minutos, apenas para checar ritmo e pulso quando houver ritmo passível de pulso.
- As compressões torácicas devem ser monitorizadas através de capnografia quantitativa contínua em forma de onda, e idealmente o CO_2 expirado deve ser mantido sempre acima de 10 mmHg (Figura 4).
- Existem dispositivos de compressão torácica mecânica (Autopulse®, Lucas® etc.) que estão indicados nas seguintes situações: pouca disponibilidade de profissionais, PCR associada à hipotermia, RCP prolongada, RCP durante transporte, RCP na sala de angiografia, RCP durante preparo para ECMO.

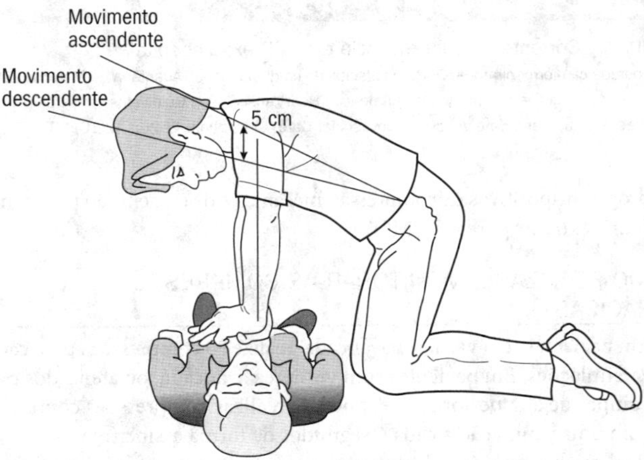

FIGURA 3 Correto posicionamento para uma reanimação cardiopulmonar de alta qualidade.

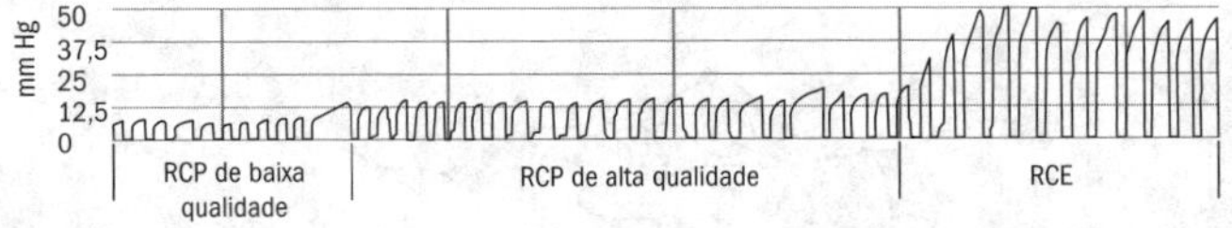

FIGURA 4 Monitorização pela capnografia da reanimação cardiopulmonar (RCP) e do aumento abrupto no $PETCO_2$ evidenciando retorno da circulação espontânea (RCE).

COMO REALIZAR AS VENTILAÇÕES?

- Inicialmente, a via aérea do paciente deve ser aberta através das manobras de *chin lift* ou *jaw thrust* (se houver possibilidade de lesão cervical) (Figuras 5 e 6).
- O suporte ventilatório deve ser iniciado com bolsa-válvula-máscara (AMBU®) ligada a uma fonte de oxigênio em alto fluxo totalmente acoplada à face do paciente. Reiteramos que equipes de alta performance podem realizar uma ventilação a cada 6 segundos de forma assíncrona às compressões. Pode-se utilizar cânula orofaríngea (Guedel®) ou cânula nasofaríngea para manter perviedade de via aérea.
- Estudos recentes têm demonstrado de forma reiterada que intubação orotraqueal em pacientes em PCR extra-hospitalar ou em PCR intra-hospitalar (principalmente nos primeiros 15 minutos) não se associou com melhores desfechos em relação ao uso de supraglóticos, sendo estes últimos excelentes opções de ventilações de pacientes.
- Em caso de falha de ventilação, via aérea definitiva está indicada. A intubação deve ser confirmada com capnografia quantitativa contínua em forma de onda (Figura 7).

QUAIS SÃO OS RITMOS DE PARADA E QUANDO INDICAR DESFIBRILAÇÃO? (FIGURA 8)

- Pacientes em PCR com aparente ritmo de assistolia podem, na verdade, apresentar uma fibrilação ventricular fina, que teria indicação de desfibrilação e consequentemente melhor prognóstico. Assim, em pacientes em assistolia sempre devem ser checados: 1. cabos, 2. ganho (aumentar ganho no desfibrilador para 2N) e 3. derivações (mudar derivação no aparelho).

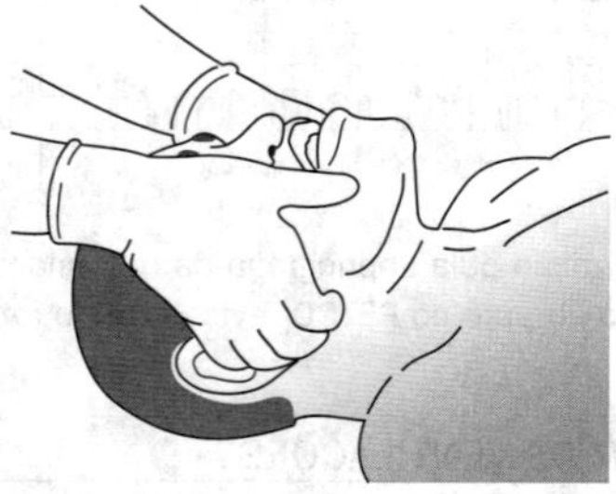

FIGURA 5 *Jaw thrust*.

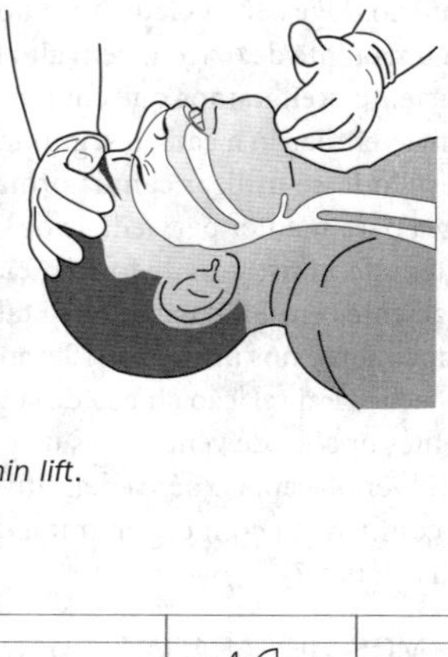

FIGURA 6 *Head tilt-chin lift*.

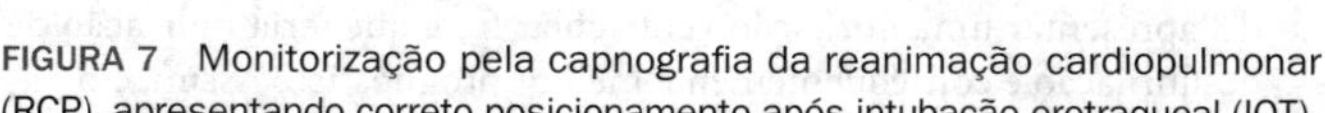

FIGURA 7 Monitorização pela capnografia da reanimação cardiopulmonar (RCP), apresentando correto posicionamento após intubação orotraqueal (IOT).

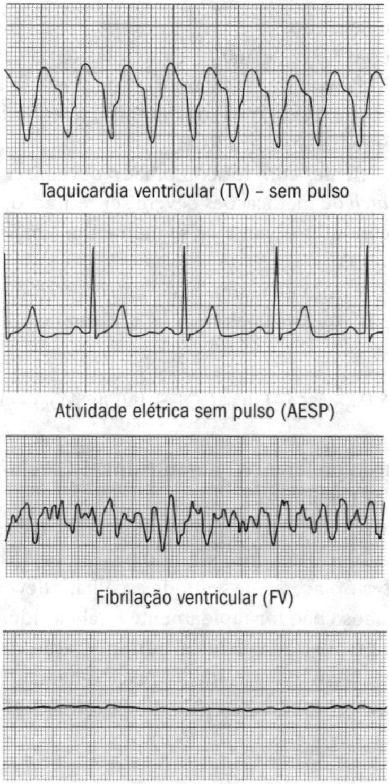

FIGURA 8 Ritmos eletrocardiográficos de PCR.

- Taquicardia ventricular (TV) sem pulso e fibrilação ventricular (FV) são os ritmos que devem ser imediatamente desfibrilados.
- A utilização do DEA deve seguir os passos:
  - Posicionamento: as pás do desfibrilador devem ser posicionadas no ápice cardíaco e na região infraclavicular direita.

- Checagem de ritmo.
- Carregar com carga de 360 J (se monofásico) ou 200 J ou carga indicada pelo fabricante (se bifásico).
- Aplicar choque único após solicitar afastamento da equipe.
- Retornar imediatamente a RCP.

- Atentar que pacientes com tórax molhado devem ser secados, objetos metálicos e *patch* de medicações devem ser retirados, e deve-se garantir que o gel condutor de uma pá se mantenha a mais de 5 cm de distância da outra pá.
- Além disso, a presença de marca-passo não contraindica o choque, contanto que as pás estejam a pelo menos 12,5 cm do marca-passo.

QUAL ACESSO PARA MEDICAÇÕES INDICADO PARA O PACIENTE?

- O acesso venoso preferencial durante uma PCR é um acesso venoso periférico (AVP) calibroso.
- Após toda infusão de medicação, deve-se fazer após infusão de solução fisiológica 20 mL em *flush* seguido pela elevação do membro.
- A via intraóssea é o acesso de segunda escolha, e deve ser obtida quando o acesso venoso não for rapidamente estabelecido. É uma via segura, efetiva para reposição volêmica, administração de fármacos e exames laboratoriais em todas as idades (exceto neonatos).
- A administração de medicação pelo tubo orotraqueal não é mais recomendada.

QUAIS SÃO AS DROGAS UTILIZADAS DURANTE UMA RCP?

TABELA 2 Medicações utilizadas durante a parada cardiorrespiratória (PCR)

Medicações	Classe	Dose	Ritmo	Causas de PCR	Desfecho	Evidência
Adrenalina	Catecolamina	1 mg IV ou IO a cada 3 a 5 minutos após 2°choque (se AESP/ assistolia, iniciar o mais precocemente possível)	Todos	Todas	Aumenta chance de RCE	IIB
Amiodarona	Antiarrítmico Classe III	Primeira dose: 300 mg IV ou IO após 3° choque Segunda dose: 150 mg IV ou IO após 5° choque	FV/TV sem pulso	Todas	Aumenta chance de RCE e taxa de internação hospitalar pós-PCR ExH	IIB
Lidocaína	Antiarrítmico Classe I	1-1,5 mg/kg	FV/TV sem pulso	Todas	Aumenta taxa de internação hospitalar pós-PCR ExH	IIB – como alternativa à amiodarona
Magnésio (Mg)	-	Dose inicial: 1-2 g IV em *bolus* Manutenção: 0,5 a 2 g/h	*Torsade de pointes*	Hipomag-nesemia	Aumenta chance de RCE	I

(continua)

TABELA 2 Medicações utilizadas durante a parada cardiorrespiratória (PCR) *(continuação)*

Medicações	Classe	Dose	Ritmo	Causas de PCR	Desfecho	Evidência
Bicarbonato de sódio 8,4%	Antídoto	Dose inicial: 1-1,5 mEq/kg IV Dose adicional: metade da dose a cada 5-15 minutos	Todos	Intoxicação por tricíclicos Hipercalemia Acidose metabólica grave (previamente conhecida)	Aumenta chance de RCE	IIB – intoxicação por tricíclicos IIB – hipercalemia Desconhecido – acidose metabólica grave
Gluconato de cálcio 10%	–	20-30 mL IV a cada 2-5 minutos	Todos	Hipercalemia	Aumenta chance de RCE	IIB – hipercalemia
KCl 19,1%	–	Dose inicial: 2 mEq/min durante 10 minutos Manutenção: 0,5-1 mEq por mais 10 minutos se PCR mantida	Todos	Hipocalemia	Aumenta chance de RCE	III

(continua)

TABELA 2 Medicações utilizadas durante a parada cardiorrespiratória (PCR) *(continuação)*

Medicações	Classe	Dose	Ritmo	Causas de PCR	Desfecho	Evidência
Alteplase	Trombolítico	Alteplase: 50 mg IV em *bolus*, podendo ser repetido após 15 minutos. O consenso europeu orienta compressões torácicas por pelo menos 60 a 90 minutos após trombolítico	Todos	TEP (suspeito ou confirmado) Não trombolisar infarto agudo do miocárdio	Aumenta chance de RCE	IIA – TEP confirmado IIB – suspeita de TEP
Emulsão lipídica	Antídoto	1,5 mL/kg IV em 1 minuto seguido de uma infusão de 0,25 mL/kg/min por 30-60 minutos	Todos	Intoxicação por anestésico local	Aumenta chance de RCE	IIB
Glicose + insulina	–	Solução de 25 g de glicose + 10 U insulina regular IV em *bolus*	Todos	Hipercalemia	Aumenta chance de RCE	IIB – hipercalemia

FV: fibrilação ventricular; PCR ExH: parada cardiorrespiratória extra-hospitalar; RCE: retorno da circulação espontânea; TEP: tromboembolismo pulmonar; TV: taquicardia ventricular.

COMO A EQUIPE DEVE SE POSICIONAR DURANTE UM ATENDIMENTO EM ALTA PERFORMANCE?

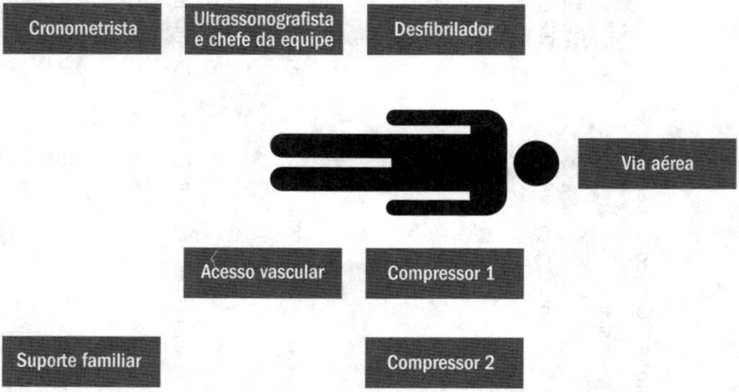

FIGURA 9 Sugestão de disposição dos profissionais de saúde responsáveis pelo atendimento

QUANDO FINALIZAR OS ESFORÇOS EM UMA PCR?

- Não existe parâmetro objetivo que determine o fim da RCP. Alguns escores ajudam nessa decisão, mas é majoritariamente baseado no julgamento individual e clínico.
- São fatores de mau prognóstico:
  - Ausência de atividade cardíaca ao ultrassom.
  - Incapacidade de se obter valores de CO_2 acima de 10 mmHg após 20 min de RCP.
  - Tempo total de PCR, com e sem RCP.
  - Aumento da idade do paciente.
  - Comorbidades.
  - Ritmo de parada não chocável.

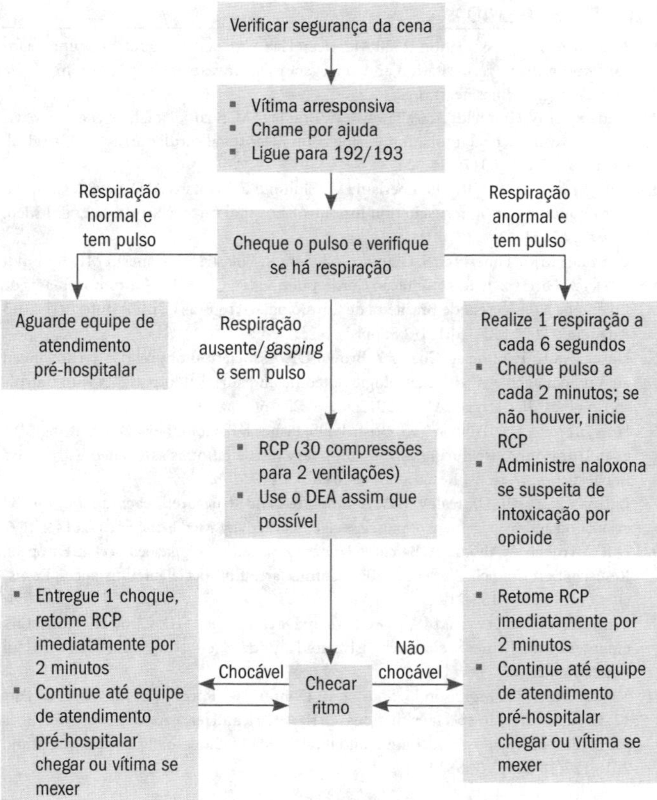

FIGURA 10 Algoritmo do BLS (*Basic Life Support*).

DEA: desfibrilador externo automático; RCP: reanimação cardiopulmonar.

LEITURA SUGERIDA

1. American Heart Association. 2020 American Heart Association guidelines update for cardiopulmonary resuscitation and emergency cardiovascular care. Disponível em: https://eccguidelines.heart.org.
2. Andersen LW, Granfeldt A, Callaway CW, Bradley SM, Soar J, Nolan JP, et al. Association between tracheal intubation during adult in-hospital cardiac arrest and survival. JAMA. 2017 Feb 7;317:494-506.
3. Böttiger BW, Arntz HR, Chamberlain DA, Bluhmki E, Belmans A, Danays T, Carli PA. Thrombolysis during resuscitation for out-of-hospital cardiac arrest. N Engl J Med. 2008;359:2651-62.
4. Gonzalez MM, Timerman S, Gianotto-Oliveira R, Polastri TF, Canesin MF, Schimidt A, et al. I Diretriz de Ressuscitação Cardiopulmonar e Cuidados Cardiovasculares de Emergência da Sociedade Brasileira de Cardiologia. Arq Bras Cardiol [Internet]. 2013 Aug [cited 2021 SEP 15];101(2 Suppl 3):1-22.
5. Hasegawa K, Hiraide A, Chang Y, Brown DF. Association of prehospital advanced airway management with neurologic outcome and survival in patients with out-of--hospital cardiac arrest. JAMA. 2013;309(3):257-66.
6. Huis In't Veld MA, Allison MG, Bostick DS, Fisher KR, Goloubeva OG, Witting MD, et al. Ultrasound use during cardiopulmonary resuscitation is associated with delays in chest compressions. Resuscitation. 2017 Oct;119:95-8.
7. Littman L, Bustin DJ, Haley MW. A simplified and structured teaching tool for the evaluation and management of pulseless electrical activity. Med Princ Pract. 2014;23:1-6.
8. Lott C, Truhlar A, Alfonzo A, Barelli A, Gonzalez-Salvado V, Hinkelbein J, et al. European Resuscitation Council Guidelines 2021: Cardiac arrest in special circumstances. Resuscitation. 2021;161:152-219.
9. Tintinalli JE, Stapczynski JS, Ma OJ, Yealy DM, Meckler GD, Cline D. Tintinalli's emergency medicine: A comprehensive study guide. 8. ed. New York: McGraw-Hill Education; 2016.
10. Vanden Hoek TL, Morrison LJ, Shuster M, Donnino M, Sinz E, Lavonas EJ, et al. Part 12: Cardiac arrest in special situations: 2010 American Heart Association guidelines for cardiopulmonary resuscitation and emergency cardiovascular care. Circulation. 2010;122(18 Suppl. 3):S829-61.

3

Manejo da via aérea na emergência

Andrea Beatrice Santos da Silva
Eric Sabatini Regueira
Diego Amoroso
Pedro Perez Barbieri
Rodrigo Passarella Muniz
Lucas Oliveira Marino
Júlio César Garcia de Alencar

PONTOS IMPORTANTES

- A necessidade de intubação de um paciente crítico é avaliada por critérios objetivos e subjetivos.
- A incidência de eventos adversos relacionados à intubação atinge até 40% dos procedimentos emergenciais em pacientes críticos, com estudos demonstrando até 3% de parada cardiorrespiratória associada à intubação.
- Reduzir os erros no manejo da via aérea requer uma abordagem sistematizada de ações, dirigidas para simplificar e assegurar a abordagem.
- O reconhecimento de uma via aérea difícil tanto anatômica quanto fisiológica é primordial para o panejamento da intubação.
- O manejo da via aérea em pacientes com COVID-19 é semelhante ao de pacientes não COVID-19, exceto pelo cuidado que se deve ter com a prevenção da transmissão viral.
- Sequência rápida de intubação é definida pela pré-oxigenação com ventilação espontânea e uso concomitante de hipnótico e de bloqueador neuromuscular. Na maioria dos casos, a SRI será a técnica de escolha.
- Na IOT, os objetivos devem ser claros: intubação na primeira tentativa, idealmente em menos de 90 segundos, sem hipotensão (PAS > 90 mmHg) e sem hipóxia (SpO_2 > 90%); é a famosa "REGRA dos 90".
- Em caso de falha da intubação, medidas como uso de bougie, videolaringoscópio, dispositivo extraglótico ou cricotireoidostomia são necessárias.

QUANDO É PRECISO INTUBAR UM PACIENTE?

- A intubação está indicada quando houver falha na perviedade das vias aéreas ou dificuldade na ventilação ou na oxigenação do paciente.

- A fonação clara e desimpedida é boa evidência do controle adequado da musculatura da via aérea.
- A habilidade de deglutição espontânea é boa indicadora da proteção da via aérea; secreções acumuladas na orofaringe indicam o oposto.
- Os principais indicadores de dificuldade de ventilação ou de oxigenação do paciente são taquipneia, estridor e respiração superficial. Após a fase de taquipneia, o desenvolvimento de bradipneia, no contexto de piora da doença (como em pacientes com crise de asma, por exemplo), indica atraso da intubação.
- Alterações de exames laboratoriais como acidose respiratória no contexto de doença aguda são indicativos de atraso na intubação.

- A avaliação de possível agravamento das condições de via aérea do paciente, mesmo que não imediatamente evidente, deve ser levada em conta na decisão de intubação. É o caso, por exemplo, de pacientes com hematomas cervicais, exposição ao monóxido de carbono, anafilaxia sem resposta ao tratamento clínico etc.
- O momento ideal para realizar o procedimento de intubação sempre foi uma decisão difícil de se tomar no DE. O dilema é: intubar precocemente uma condição que está em curva de piora e que a cada segundo deteriora mais as condições clínicas do paciente ou buscar uma otimização pré-intubação para se ter maior segurança e sucesso na IOT.
- Considerar a evolução clínica esperada (curva exponencial crescente x melhora breve esperada), a gravidade e reversibilidade da doença (SARA x crise de asma) e as condições hemodinâmicas do paciente (PCR x choque x hemodinâmica adequada) pode ser decisivo na estratégia "ressuscitar antes de intubar".
- Pacientes graves que serão transportados podem se beneficiar de intubação precoce para controle de riscos durante o transporte.
- Na dúvida sobre indicação de intubação, lembre-se: é preferível ser mais prudente e realizar uma intubação que talvez não fosse necessária do que perceber retrospectivamente que o paciente foi posto em risco por um atraso na intubação.
- Por fim, sugerimos considerar ainda não só a plena indicação de intubação, mas também as condições de ventilação do seu paciente após esse processo em seu local de atuação.

QUAIS SÃO OS PREDITORES DE MANEJO DIFÍCIL DA VIA AÉREA?

- Eventos adversos peri-intubação, como hipotensão, hipoxemia, aspiração e parada cardiorrespiratória têm incidência de até 40%.
- A pesquisa de preditores de via aérea difícil deve ser feita em todos os pacientes que terão a via aérea manipulada previamente à indução hipnótica.
- O *upper lip bite test* (teste da mordida do lábio superior) é o teste mais sensível e mais acurado para predizer uma laringoscopia direta difícil: a classe 3 (quando o paciente não consegue morder o lábio superior com o lábio inferior) tem especificidade de 92% para dificuldade anatômica da via aérea (Figura 1).
- A pandemia de SARS-CoV-2 reforçou a necessidade de avaliar a via aérea além da tradicional análise anatômica, nos lembrando do conceito de via aérea fisiologicamente difícil (VAFD): principal avaliação pré-intubação a ser realizada no paciente do departamento de emergência.
- A VAFD é aquela na qual as alterações fisiológicas resultantes do processo de adoecimento agudo do paciente tornam o manejo da via aérea um procedimento de alto risco para eventos cardiopulmonares (instabilidade hemodinâmica, hipoxemia grave e PCR).
- Sugerem-se quatro avaliações para a identificação da VA anatomicamente dificil e uma avaliação para a VAFD (Tabela 1).

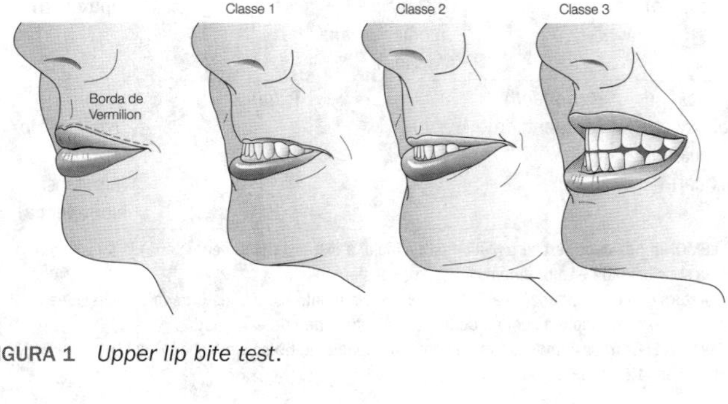

FIGURA 1 *Upper lip bite test.*

TABELA 1

Laringoscopia difícil (LEMON*)	Ventilação bolsa-válvula-máscara difícil (ROMAN)	Posicionamento e uso difícil de dispositivo supraglótico (RODS)	Cricotireoidostomia difícil (SMART)	Via aérea fisiologicamente difícil (CRASH)
L: *Look externally* (avaliação subjetiva)	*R: Restriction/ Radiation* (restrição de movimento/ radiação)	*R: Restriction* (restrição de movimento)	*S: Surgery* (cirurgia)	*C: Consumption increase* (condições que aumentam o consumo de oxigênio)
E: *Evaluate* (avaliação 3-3-2**)	*O: Obstruction/ Obesity* (obstrução/ obesidade)	*O: Obstruction/ Obesity* (obstrução/ obesidade)	*M: Mass* (massa)	*R: Right ventricular failure* (falência do ventrículo direito)
M: *Mallampati*	*M: Mask seal, Mallampati, Male* (acoplamento da máscara, sexo masculino)	*D: Distorted airway* (distorção de via aérea)	*A: Anatomy* (anatomia)	*A: Acidosis (metabolic)* (acidose metabólica grave***)
O: *Obstruction* (obstrução)	A: *Age* (idade)	S: *Short thyromental* (distância tireomentoniana reduzida)	R: *Radiation* (radiação)	S: *Saturation* (saturação/ hipoxemia)
N: *Neck mobility* (mobilidade cervical)	N: *No teeth* (desdentado)		T: *Tumor*	H: *Hypotension/ Volume* (hipotensão/ hipovolemia)

*O LEMON modificado (exclui o Mallampati e inclui a distância tireomentoniana) já foi validado e possui sensibilidade e valor preditivo negativo satisfatórios.

**Abertura oral correspondente a 3 dedos, distância mento-hióidea de 3 dedos, hiotireóidea de 2 dedos, sempre levando em conta o dedo do paciente, e não do examinador.

***pH <7,1. Estudos já mostraram que em uma apneia de 60 segundos, o pH cai 0,15 e a $PaCO_2$ aumenta em 12,5mmHg.

O QUE É SEQUÊNCIA RÁPIDA DE INTUBAÇÃO (SRI)?

- SRI é o método de escolha para a maior parte das intubações no departamento de emergência e significa utilizar medicação hipnótica e bloqueador neuromuscular concomitantemente no paciente devidamente pré-oxigenado e otimizado.
- A SRI depende de 7 passos fundamentais para o seu sucesso (Tabela 2).

TABELA 2 Os 7 passos da sequência rápida de intubação (SRI)

1. Preparação
▪ Preparo de medicação
▪ Monitor com cardioscopia, oximetria, pressão arterial (a cada 3-5 minutos) e capnografia
▪ Acesso venoso fixado e testado, preferencialmente dois
▪ Laringoscópio testado, preferencialmente videolaringoscópio (método de escolha no DE, sobretudo na COVID-19)
▪ Tubo endotraqueal do tamanho desejado e 0,5 mm menor com balonetes testados
▪ Fio-guia reto em todo o seu trajeto com uma curvatura anterior menor que 35°, proximal ao balonete (opcional)
▪ Equipamentos para via aérea de resgate
▪ EPIs: avental descartável, luvas, máscara N95, protetor facial e óculos
2. Pré-oxigenação
▪ Oxigênio com a maior concentração possível por 3-5 minutos antes da indução hipnótica
▪ Inclinação do paciente de 30-45°, ou seja, paciente sentado
▪ Utilizar bolsa-válvula-máscara, com reservatório, ligada a fluxômetro de oxigênio a 15 L/min ou máscara não reinalante com fluxômetro de oxigênio completamente aberto em *flush rate* (> 40 L/min)
▪ Não ventilar paciente no DE, exceto se SpO_2 < 93%
▪ Utilizar VNI com filtro HEPA caso SpO_2 <93% durante pré-oxigenação
▪ Oxigenação apneica (manter fluxo de oxigênio durante BNM, na ausência de *drive* ventilatório, com cateter nasal em alto fluxo – CNO_2 15 L/min ou CNAF) ainda sem grandes evidências, mas, provavelmente, tem associação com retardo na curva de dessaturação

(continua)

TABELA 2 Os 7 passos da sequência rápida de intubação (SRI) (*continuação*)

2. Pré-oxigenação
▪ Em pacientes agitados ou que persistam hipoxêmicos (SpO_2 < 93%), apesar da pré-oxigenação otimizada, considerar sequência prolongada de intubação
▪ Manter máscara até a laringoscopia
3. Pré-intubação otimizada
▪ Correção da pressão arterial com volume/uso de vasopressor, se necessário
▪ Uso de fentanila: deve ser criterioso e não é indicado rotineiramente pelo seu efeito hipotensor. Pode ser usada em casos de sangramento intracraniano ativo ou dissecção aórtica e que estejam em crise hipertensiva (efeito de simpatólise). Infusão lenta (infusão rápida é associada com hipertonia muscular) em 3 a 5 minutos antes da indução de hipnose. Dose de 3 μg/kg
▪ Lidocaína pode ser considerada em pacientes com exacerbação de asma, 3 minutos antes da indução hipnótica na dose de 1,5 mg/kg IV
4. Paralisia após a indução
▪ Infusão rápida de hipnótico e de bloqueador neuromuscular, em *bolus*
▪ Não ventilar com bolsa-válvula-máscara os pacientes com saturação de oxigênio maior ou igual a 93%
5. Posicionamento
▪ A altura da cama deve corresponder à altura do processo xifoide do intubador
▪ O paciente deve ser levado o mais próximo da cabeceira da cama quanto possível
▪ O meato auditivo externo deve ficar na mesma altura do manúbrio do esterno
▪ Em pacientes obesos, o uso de uma rampa torácica auxilia no posicionamento: lençóis dispostos em formato de rampa desde a cintura escapular até o occipício auxiliam no posicionamento
6. Posicionamento do tubo
▪ Após o início da flacidez da musculatura facial, deve-se proceder com a intubação
▪ A confirmação do posicionamento com a medida de CO_2 expirado é obrigatória, capnografia com forma de onda é o padrão-ouro
▪ Os pacientes podem receber tentativas de intubação (recomendamos o máximo de 3) antes que a saturação de oxigênio fique abaixo de 93% e seja necessário ventilar com bolsa-válvula-máscara
▪ O uso da pressão cricóidea (manobra de Sellick) é contraindicado e a manobra BURP é controversa

(*continua*)

TABELA 2 Os 7 passos da sequência rápida de intubação (SRI) (*continuação*)

6. Posicionamento do tubo
▪ O melhor ajuste à visualização é a laringoscopia bimanual. Ao contrário da pressão cricóidea e do BURP, ambos realizados por um assistente, a laringoscopia bimanual é realizada pelo médico operador da intubação, que faz a manipulação da cartilagem tireoidiana com visualização direta da via aérea. Depois que a via aérea é otimizada, a cartilagem tireoidiana é mantida na mesma posição por um assistente, o que liberta a mão direita do operador para colocar o tubo traqueal
7. Pós-intubação
▪ O tubo deve ser fixado para evitar extubação ou intubação seletiva acidental
▪ O paciente deve ser conectado ao ventilador mecânico com ajustes personalizados ao seu tamanho e patologia
▪ Instabilidade hemodinâmica pode ocorrer após a intubação e requer correção precoce. Em hipotensão crítica, se ainda não tiver vasopressores preparados, pode-se considerar o uso de *push dose* de adrenalina: adrenalina 1 mg + SF 0,9% 99 mL (10 mcg/mL), realizar-se 5-20 mcg (0,5 a 2 mL) EV, a cada 2-5 minutos, em *bolus*
▪ Obter radiografia de tórax para confirmar o posicionamento do tubo e avaliar o parênquima pulmonar
▪ O uso de bloqueadores neuromusculares e sedativos deve ser avaliado individualmente

O QUE É SEQUÊNCIA ATRASADA DE INTUBAÇÃO (SAI)?

- É um método de intubação semelhante à SRI, mas no qual se utiliza a sedação para otimizar a pré-oxigenação. O hipnótico é administrado antes da pré-oxigenação.
- Está indicada para pacientes que têm dificuldade de pré-oxigenação adequada, seja por agitação ou mesmo por hipoxemia não responsiva (SpO_2 < 93% durante pré-oxigenação).
- A medicação de escolha é a quetamina, devido à manutenção do *drive* respiratório e à sua característica dissociativa. A dose é de 1 mg/kg, com repetição de 0,5 mg/kg, se efeitos não atingidos. A infusão deve ser lenta, em 1-5 minutos, para evitar apneia secundária à infusão rápida de quetamina.
- Uma alternativa é a dexmedetomedina, 1 mcg/kg por 10 minutos.

- Atingida uma SpO_2 > 95%, por 3 minutos, continua-se com os passos da SRI, sem possibilidade de retardar a IOT.

QUAIS AS MEDICAÇÕES HIPNÓTICAS UTILIZADAS PARA INTUBAÇÃO?

- A dose das medicações deve ser calculada com base na massa corpórea ideal. Em pacientes morbidamente obesos, deve-se calcular a dose com base na massa corpórea ideal acrescida de 30%.
- Em pacientes idosos, a dose a ser utilizada deve ser reduzida em 30 a 50% com relação à dose descrita para adultos previamente hígidos.
- O choque é, por si só, uma condição anestésica; considerar reduzir a dose em 50%, com o objetivo de diminuir os efeitos adversos na hemodinâmica.
- Etomidato (Tabela 3).
- Quetamina (Tabela 4).
- Propofol (Tabela 5).
- Midazolam (Tabela 6).

TABELA 3 Etomidato (adulto e pediátrico > 10 anos)

Dose habitual de indução	Início de ação	Tempo de ação
0,3 mg/kg (EV)	< 1 min	3-5 min
Uso na gravidez: classe C		

Comentários: medicação de escolha para a maior parte das intubações no departamento de emergência pelo efeito cardioestável, rápido e com pouco efeito hemodinâmico. Pode diminuir o limiar convulsivo.

TABELA 4 Quetamina (adulto)

Dose habitual de indução	Início de ação	Tempo de ação
1-2 mg/kg (EV) 5-10 mg/kg (IM)	< 30 s (EV) 3-4 min (IM)	5-10 min (EV) 12-25 min (IM)
Uso na gravidez: classe C		

Comentários: medicação de escolha para pacientes em broncoespasmo. Também pode ser usada em pacientes hipotensos ou em choque. Age por meio da liberação de catecolaminas endógenas, logo, em choque prolongado, considerar que seu efeito pode ser reduzido. O uso deve ser evitado se houver hipertensão intracraniana, em pacientes portadores de cardiopatia ou esquizofrenia.

TABELA 5 Propofol

Adulto		
Dose habitual de indução	Início de ação	Tempo de ação
1,5-2 mg/kg (EV)	< 50 s	3-10 min
Pediátrico		
Dose habitual de indução	Início de ação (adulto)	Tempo de ação (adulto)
2,5 mg/kg (EV)	< 50 s	3-10 min
Uso na gravidez: classe B		

Comentários: medicação de escolha para pacientes grávidas. Pode causar hipotensão grave.

TABELA 6 Midazolam (adulto)

Dose habitual de indução	Início de ação	Tempo de ação
0,3 mg/kg	120-150 s	20-30 min
Uso na gravidez: classe D		

Comentários: medicação não recomendada para intubação, deve ser utilizada apenas na indisponibilidade das outras ou em procedimentos eletivos em pacientes saudáveis.

QUAIS OS BLOQUEADORES NEUROMUSCULARES UTILIZADOS NA INTUBAÇÃO?

- O uso de bloqueadores neuromusculares é fundamental para otimizar a qualidade da laringoscopia. O uso de bloqueador neuromuscular concomitantemente ao uso de hipnóticos é o critério definidor da sequência rápida de intubação.
- A dose deve ser calculada com base na massa corpórea total do paciente.
- Sempre considerar o tempo de ação dos hipnóticos, para evitar que o paciente fique bloqueado sem sedação.
- Succinilcolina (Tabela 7).
- Rocurônio (Tabela 8).

TABELA 7 Succinilcolina

Adulto		
Dose habitual de indução	Início de ação	Tempo de ação
1,5 mg/kg (EV) 4 mg/kg, máx. 150 mg (IM)	< 60 s (EV) 20-180 s (IM)	4-6 min (EV) 10-30 min (IM)
Pediátrico		
Dose habitual de indução	Início de ação	Tempo de ação
2-3 mg/kg (EV) 4 mg/kg, máx. 150 mg (IM)	30-55 s (EV) 120-180 s (IM)	< 4-6 min (EV) < 10-30 min (IM)
Gravidez: classe C		

TABELA 8 Rocurônio

Adulto		
Dose habitual de indução	Início de ação	Tempo de ação
1,2 mg/kg	< 120 s	58-67 min
Pediátrico		
Dose habitual de indução	Início de ação	Tempo de ação
0,6 mg/kg	48-60 s	26-41 min
Gravidez: classe C		

QUAIS SÃO AS MEDICAÇÕES USADAS NA MANUTENÇÃO DA SEDAÇÃO APÓS A INTUBAÇÃO?

- Sempre buscar manter a menor dose de sedoanalgesia para um efeito satisfatório e menor risco de efeito adverso das medicações, como instabilidade hemodinâmica.
- Fentanila (Tabela 9).
- Propofol (Tabela 10).
- Midazolam (Tabela 11).

TABELA 9 Fentanila (250 µg/5 mL) (*off-label*)

Diluição	Dose habitual (adulto)
1.000 µg (20mL) + 80 mL SF (10 µg/mL)	10-50 µg/h
Uso na gravidez: classe C	

TABELA 10 Propofol (10 mg/mL)

Diluição	Dose habitual (adulto)
Não diluir	5-50 µg/kg/min (evitar ultrapassar 4 mg/kg/h)

TABELA 11 Midazolam (5 mg/mL)

Diluição	Dose habitual (adulto)	Dose habitual (pediátrico)
150 mg + 120 mL SF (1 mg/mL)	0,05-0,4 mg/kg/h	< 32 semanas: iniciar em 0,03 mg/kg/h > 32 semanas: iniciar em 0,06 mg/kg/h

QUAIS SÃO AS MEDICAÇÕES USADAS NA MANUTENÇÃO DO BLOQUEIO NEUROMUSCULAR APÓS A INTUBAÇÃO, QUANDO INDICADO?

- Embora controverso, o uso de bloqueadores neuromusculares em infusão contínua apresenta indicações clínicas, entre elas: ventilação protetora em pacientes com síndrome da angústia respiratória aguda grave, asma grave, aumento das pressões intracraniana e intra-abdominal e hipotermia terapêutica após parada cardíaca.
- Rocurônio (Tabela 12).
- Cisatracúrio (Tabela 13).

TABELA 12 Rocurônio (10 mg/mL)

Diluição	Dose habitual (adulto e pediátrico)
500 mg + 200 mL SF (2 mg/mL)	Iniciar em 0,6 mg/kg/h após primeiros sinais de recuperação da dose de intubação

TABELA 13 Cisatracúrio (2 mg/mL)

Diluição	Dose habitual (adulto e pediátrico)
100 mg + 50 mL SF (1 mg/mL)	Iniciar em 0,18 mg/kg Manutenção em 0,06-0,12 mg/kg/h após evidência de bloqueio neuromuscular
Uso na gravidez: classe C	

O QUE É UMA VIA AÉREA *CRASH* E O QUE FAZER QUANDO ELA ACONTECE?

- É a VA imediata ou crítica, quando o paciente necessita de uma intubação e está inconsciente, não reativo, em parada respiratória ou em iminência de uma parada cardiorrespiratória, de modo que se espera que não haja resistência à laringoscopia.
- Destaca-se que o paciente em PCR é uma VA *crash*, mas, se não houver necessidade imediata de VA definitiva, a manutenção da ventilação é suficiente, e a IOT, muitas vezes, não será prioridade durante as manobras de reanimação cardiopulmonar.
- Determinada a VA *crash* (paciente em parada respiratória, mas com pulso), a conduta é intubar imediatamente, sem fármacos.
- Se a primeira tentativa falhar, inicia-se a oxigenação de resgate e se procede a administração de 2 mg/kg de succinilcolina em *bolus* IV, aguardar 60-90 segundos para a distribuição do BNM e realizar nova tentativa de IOT. Caso ≥ 3 tentativas por profissional experiente, está determinada VA falha, seguindo outro algoritmo.

O QUE É FALHA DE VIA AÉREA E O QUE FAZER QUANDO ELA ACONTECE?

- A falha de via aérea é definida por: 1. falha em manter saturação de oxigênio acima de 93% durante ou após tentar a laringoscopia; ou 2. falha em três tentativas de intubação orotraqueal por profissional experiente; ou 3. falha na melhor tentativa (a primeira da SRI) em uma situação em que se é “forçado a agir”.
- A falha de via aérea pode se apresentar como duas situações:
  - Não intuba, porém ventila: é a apresentação menos grave. Há tempo para reavaliar a técnica utilizada e modificá-la para nova tentativa.

- Não intuba e não ventila: é a apresentação mais grave. Deve-se tomar medida imediata para obter a via aérea avançada pelo risco de danos permanentes ou óbito relacionado à falta de oxigênio tecidual.

- A primeira tentativa de laringoscopia também pode já declarar uma VA como falha, desde que as condições de intubação sejam ideais e o profissional experiente esteja convencido que mais tentativas não terão sucesso.
- No caso de falha em assegurar uma via aérea avançada, deve-se chamar ajuda imediatamente, seja outra pessoa para auxiliar, seja para material extra.
- No caso de não intubar e não ventilar, deve-se tentar o uso de dispositivo extraglótico simultaneamente ao preparo do material de cricotireoidostomia. Em caso de falha do dispositivo extraglótico, deve-se proceder com a cricotireoidostomia imediatamente (Tabela 14).

TABELA 14 Métodos de cricotireoidostomia

Cricotireoidostomia cirúrgica
▪ Contraindicada em crianças com menos de 10 anos
▪ Quando não há material específico, pode-se fazer incisão laterolateral na pele e na membrana cricotireóidea, posicionar bougie na incisão feita, retirar a lâmina da incisão e deslizar o tubo endotraqueal de diâmetro 6 mm pelo bougie
▪ Deve-se ter o controle da traqueia em todos os momentos, sempre com algum instrumento segurando-a em posição com relação à incisão
Cricotireoidostomia por punção
▪ Sem restrição etária
▪ Utiliza-se dispositivo de cateter sobre agulha de 14G para puncionar a membrana cricotireóidea
▪ Pode-se conectar uma seringa de 3 mL ao cateter e acoplá-la ao conector de bolsa-válvula-máscara de um tubo endotraqueal 3.0

- No caso de não intubar, porém, ventilar por mais tempo para reavaliar a situação e utilizar outros equipamentos na tentativa seguinte de intubação (Tabela 15).

TABELA 15 Dispositivos acessórios

Bougie	Aumenta as taxas de sucesso de intubação, principalmente para Cormack-Lehane 3 Confirma-se o posicionamento ideal pela sensação tátil dos anéis traqueais à passagem do introdutor ou pela parada de progressão após introdução de aproximadamente 2/3 do dispositivo. Na falta de ambos os indicadores de posicionamento, deve-se inferir que o introdutor não está posicionado na traqueia
Laringoscopia indireta	Uso de dispositivos ópticos para facilitar a visualização da glote; Airtraq é o principal
Videolaringoscopia	Método de laringoscopia de escolha no departamento de emergência Relacionada a menores taxas de intubação esofágica e maiores taxas de sucesso na primeira tentativa de intubação
Máscara laríngea intubadora	Uso equivalente ao de uma máscara laríngea convencional, porém permite a passagem de tubo endotraqueal pelo seu interior para intubação sem visualização direta Deve-se segurar o apoio de metal da máscara e fazer o movimento de elevação equivalente ao movimento da laringoscopia; a seguir, esvazia-se o balonete da máscara e passa-se o tubo endotraqueal
Tubo retroglótico	Utilizado para intubação às cegas Possui dois balonetes e, habitualmente, duas vias de ventilação (distal e entre os balonetes) Seu desenho é tal para que seja possível ventilar o paciente mesmo sem introdução direta do tubo na traqueia

TABELA 16 *Checklist* de via aérea de emergência

O presente *checklist* deve estar afixado em todos os boxes da sala de emergência e ser revisado antes de toda intervenção de via aérea.
Revisar saturação, PA, pH; há como melhorar os parâmetros antes da intubação?
Posicionamento: elevação da cabeça e tórax (linha ouvido-manúbrio), altura da maca
Pré-ox.: CNO_2 + máscara não reinalante (fluxo no máximo) ou bolsa-valva-máscara 15 L/min, vedada; considerar VNI
Oxigenação apneica: CNO_2 (fluxo no máximo), patência da via aérea
$ETCO_2$ na bosa-valva-máscara + válvula de PEEP
Considerar SNG/SOG
Aspiração (equipamento preparado e testado)
Cânula de Guedel (à beira do leito)
Laringoscópio (checar luz e posicionado à beira do leito)
Videolaringoscópio (ligado e posicionado à beira do leito)
Tubo/guia: *cuff* testado, guia em bastão de hóquei (reto até o *cuff*, 30° após)
Bougie (à beira do leito)
Máscara laríngea (à beira do leito)
Bisturi e tubo 6 para via aérea cirúrgica (à beira do leito)
Medicações: intubação; sedativo/paralítico; pósintubação; sedação/analgesia

Medicação	Dose	Dose habitual (~ 70 kg)
Sedação – intubação		
Etomidato	0,3 mg/kg EV	20 mg EV (1 amp)
Quetamina (infusão em 1 min)	1-2 mg/kg EV 5-10 mg/kg IM	100-150 mg EV (1 amp) 350-700 mg IM
Propofol	1,5-2 mg/kg EV	100-140 mg EV (1 amp)
Midazolam	0,3 mg/kg EV	20 mg EV (1 amp)
Paralíticos – intubação		
Succinilcolina	1,5 mg/kg EV 4 mg/kg IM	100 mg EV (1 amp) 150 mg IM (dose máx.)
Rocurônio	1,0 mg/kg EV	70 mg EV (1 amp)
Cisatracúrio	0,15-0,2 mg/kg	140 mg
Sedação – pós-intubação		**Diluição**
Propofol (10 mg/mL)	5-50 µg/kg/min	–
Quetamina (50 mg/mL)	0,1-0,5 mg/min	100 mg + 98 mL SF
Midazolam (5 mg/mL)	0,05-0,4 mg/kg/hora	150 mg + 120 mL SF
Analgesia – pós-intubação		**Diluição**
Fentanil (50 µg/mL)	10-50 µg/h	1.000 µg + 80 mL SF
Paralítico – pós-intubação		**Diluição**
Cisatracúrio	0,18 mg/kg (início) 0,6-0,12 mg/kg/min	100 mg + 50 mL SF
Rocurônio	0,6 mg/kg/h	500 mg + 200 mL SF

LEITURA SUGERIDA

1. Cook TM. Emergency Airway Management in the Time of COVID-19: Lessons for all? Anesthesiology. 2021 Aug 1;135(2):212-14.
2. Detsky M, Jivraj N, Adhikari N, et al. Will this patient be difficult to intubate? The Rational Clinical Examination Systematic Review. JAMA. 2019;321(5):493-503.
3. Driver BE, Prekker ME, Kornas RL, Cales EK, Reardon RF. Flush rate oxygen for emergency airway preoxygenation. Ann Emerg Med. 2017;69(1):1-6.
4. Gu W-J, Fei W, Lu T, Jing-Chen L. Single-dose etomidate does not increase mortality in patients with sepsis. Chest. February 2015;147(2):335-46.
5. Hagiwara Y, Watase H, Okamoto H, et al. Prospective validation of the modified LEMON criteria to predict difficult intubation in the ED. Am J Emerg Med. 2015;33(10):1492-6.
6. Heffner AC, Swords DS, Nussbaum ML, Kline JA, Jones AE. Predictors of the complication of postintubation hypotension during emergency airway management. J Crit Care. 2012 Dec;27(6):587-93.
7. Heidegger T. Management of the difficult airway. N Engl J Med 2021;384:1836-47.
8. Montrief T, et al. COVID-19 respiratory support in the emergency department setting. The American Journal of Emergency Medicine. 2020;38(10):2160-8.
9. Mosier J, Joshi R, Hypes C, et al. The physiologically difficult airway. Western Journal of Emergency Medicine. 2015;XVI(7).
10. Russotto V, Myatra S, Laffey J, et al. Intubation practices and adverse peri-intubation events in critically ill patients from 29 countries. JAMA. 2021;325(12):1164-72.
11. Rachel Munn DO, et al. CRASH, a mnemonic for the physiological difficult airway. ACEP Now. 2020;39(7).
12. Roth D, Pace NL, Lee A, et al. Airway physical examination tests for detection of difficult airway management in apparently normal adult patients. Cochrane Database Syst Ver. 2018;5:CD008874.
13. Schow AJ, Lubarsky DA, Olson RP, Gan TJ. Can succinylcholine be used safely in hyperkalemic patients? Anesth Analg. July 2002;95(1):119-22.
14. Szarpak L, Drozd A, Smereka J. Airway management and ventilation principles in COVID-19 patients. J Clin Anesth. 2020 Oct;65:109877.
15. Weingart SD, Levitan RM. Preoxygenation and prevention of desaturation during emergency airway management. Ann Emerg Med. March 2012;59(3).

4

Choque circulatório

Júlio César Garcia de Alencar
Ian Ward Abdalla Maia

PONTOS IMPORTANTES

- Choque circulatório, ou apenas choque, é uma síndrome clínica que representa a incapacidade do sistema circulatório em suprir as demandas celulares de oxigênio, resultando em hipóxia celular, tecidual e orgânica.
- Choque acontece quando há um desequilíbrio entre a oferta (DO_2) e o consumo de oxigênio (VO_2) pelos tecidos. Assim, sua abordagem deve objetivar a adequação da relação DO_2/VO_2, com concomitante investigação etiológica da causa do choque e tratamento da etiologia.
- Choque é uma síndrome clínica, e o seu diagnóstico pode muitas vezes passar despercebido devido à falta de marcadores e critérios específicos. A suspeição da síndrome é feita a partir de métodos clínicos, hemodinâmicos e laboratoriais. O paciente em choque é sempre uma emergência médica. Então, é imprescindível que o médico diagnostique e inicie o plano terapêutico imediatamente à apresentação do paciente, uma vez que, se mantida a perfusão tecidual inadequada, o paciente pode evoluir para a síndrome de disfunção de múltiplos órgãos (SDMOS) e a morte.

COMO EU SUSPEITO DE E DIAGNOSTICO CHOQUE?

- Choque deve ser suspeitado em pacientes com sintomas e sinais de hipoperfusão tecidual (Tabela 1).
- Importante ressaltar que hipotensão arterial não é sinônimo de choque, e apesar de geralmente estar presente em pacientes chocados, sua magnitude pode ser leve, especialmente em pacientes portadores de hipertensão arterial sistêmica. Além disso, hipotensão é um sinal clínico pouco sensível (tardio), principalmente em crianças.

- Taquipneia é um sintoma precoce em pacientes em choque. Existem outros sinais clínicos de hipoperfusão tecidual que são evidentes através das três "janelas" do corpo:
  - Pele: pele fria, tempo de enchimento capilar (TEC) prolongado, que pode evoluir com cianose de extremidades por vasoconstrição.
  - Rim: oligúria com débito urinário < 0,5 mL/kg/h.
  - Sistema nervoso central: estado mental alterado, que pode variar desde agitação e desorientação até torpor, confusão e coma.
- O TEC deve ser medido aplicando uma pressão na superfície ventral da falange distal do dedo indicador. A pressão deve ser aumentada até a pele ficar pálida e então ser mantida por 10 segundos. O tempo para retorno da cor normal da pele maior do que 3 segundos é definido como anormal.
  - A avaliação do TEC também é descrita na patela com o mesmo tempo de normalidade.
- A hiperlactatemia está tipicamente presente em pacientes em choque, indicando metabolismo celular anormal. Importante ressaltar que a hiperlactatemia não é exclusiva de quadros de choque e pode estar presente em pacientes hepatopatas ou após convulsão. O nível normal de lactato no sangue arterial é de aproximadamente 1 mmol/L, mas, em pacientes chocados, esses níveis ultrapassam > 1,5 mmol/L. É de extrema importância a reavaliação precoce do paciente com choque e hiperlactatemia, visto que quanto maior o valor do lactato, maior sua mortalidade na internação.

TABELA 1 Sintomas e sinais de hipoperfusão tecidual

Anamnese	Sintomas inespecíficos: alteração de consciência, alterações visuais, síncope, redução do volume urinário, dispneia
Exames físico	Rebaixamento do nível de consciência (sonolência, torpor, coma), alteração de conteúdo de consciência (*delirium*, desorientação), hipotensão, taquicardia, hipoxemia, taquipneia, pele fria, cianose de extremidades, livedo, oligúria (débito urinário < 0,5 mL/kg/h)
Laboratório	Lactato sérico aumentado (> 1,5 mmol/L), excesso de bases negativo

QUAIS SÃO OS PRINCIPAIS MECANISMOS DE CHOQUE E QUAL A SUA IMPORTÂNCIA?

- Existem quatro mecanismos de choque (Tabela 2), definidos de acordo com o componente do sistema circulatório (coração, vasos ou sangue) envolvido no processo fisiopatológico.

TABELA 2 Mecanismos de choque

Tipo	Mecanismo fisiopatológico	Causas
Hipovolêmico	Redução do volume intravascular	Hemorragia ou perda de fluidos (queimadura, diarreia, Stevens-Johnson/necrólise epidérmica tóxica, diurese osmótica etc.)
Cardiogênico	Redução do débito cardíaco por falha da bomba cardíaca	Infarto agudo do miocárdio (IAM), cardiomiopatia em estágio final, doença valvar, miocardite, arritmias cardíacas etc.
Obstrutivo	Redução do débito cardíaco por causas extracardíacas, geralmente associadas à falência de ventrículo direito	Tromboembolismo pulmonar (TEP), tamponamento cardíaco, pneumotórax
Distributivo	Vasodilatação sistêmica ou aumento da extração do oxigênio sanguíneo	Sepse, anafilaxia, crise adrenal aguda, pancreatite etc.

- Os três primeiros mecanismos citados na tabela são caracterizados por baixo débito cardíaco e, portanto, por oferta inadequada de oxigênio à periferia. No mecanismo distributivo existe vasodilatação e consequente diminuição da resistência vascular sistêmica associada a alteração da extração de oxigênio; nesses casos, o débito cardíaco costuma ser inicialmente alto.
- Essa classificação é meramente didática e a maioria dos pacientes com choque frequentemente tem uma combinação de mecanismos. Por exemplo, um paciente com choque distributivo por sepse também pode ter hipovolemia por vômitos ou choque cardiogênico por depressão miocárdica associada. No entanto, a definição do mecanismo

de choque não só auxilia na investigação etiológica, mas também na terapia imediata.

COMO EU DIAGNOSTICO A ETIOLOGIA DO CHOQUE?

- No departamento de emergência, os três principais mecanismos de choque são: hipovolêmico (i.e., hemorragia), distributivo (i.e., sepse) e cardiogênico (i.e., infarto) e essas três etiologias sempre devem ser consideradas para pacientes em choque.
- Além disso, o mecanismo e a etiologia do choque podem ser claros a partir da anamnese e do exame físico do paciente. Por exemplo, choque após trauma com sangramento evidente provavelmente será hipovolêmico.
- O diagnóstico do choque indiferenciado pode ser refinado com a avaliação ultrassonográfica *point-of-care*. No departamento de emergência, o uso do protocolo RUSH fornece uma abordagem sequencial da etiologia do choque (Tabela 3 e Figura 1).

TABELA 3 Protocolo RUSH

Avaliação	Janela	Achados
Tamponamento pericárdico	Paraesternal eixo longo	Líquido pericárdico Colapso do VD na diástole (sinal mais específico)
Ventrículo direito (VD)	Apical	Dilatação aguda de VD sugere TEP ou IAM de VD Hipermotilidade apical de VD (sinal de McConnell) sugere TEP
Ventrículo esquerdo (VE)	Paraesternal eixo longo no nível dos músculos papilares	Diferença < 30% no tamanho do VE entre sístole e diástole indica função gravemente reduzida e sugere insuficiência cardíaca Diferença > 90% no tamanho do VE entre sístole e diástole indica função hiperdinâmica e sugere hipovolemia ou sepse
Veia cava inferior	Subcostal	Diâmetro da VCI < 1,5 cm com colapso inspiratório sugere responsividade a volume (utilidade controversa)

(continua)

TABELA 3 Protocolo RUSH (*continuação*)

Avaliação	Janela	Achados
FAST	Quadrante superior direito Quadrante superior esquerdo Suprapúbico	Líquido livre abdominal pode sugerir ascite por rotura de vísceras ou sangramento intra--abdominal por aneurisma roto de aorta abdominal ou gravidez ectópica
Tórax	Interface diafragma-pulmonar	Hemotórax, pneumotórax
Aorta	Subcostal Suprarrenal Infrarrenal Bifurcação ilíaca	Diâmetro da aorta > 5 cm em qualquer uma das janelas com paciente em choque sem causa evidente sugere o diagnóstico de aneurisma de aorta abdominal roto
Pneumotórax	3º espaço intercostal anterior bilateral	Sinal da estratosfera no modo M

IAM: infarto agudo do miocárdio; TEP: tromboembolismo pulmonar; VCI: veia cava inferior.

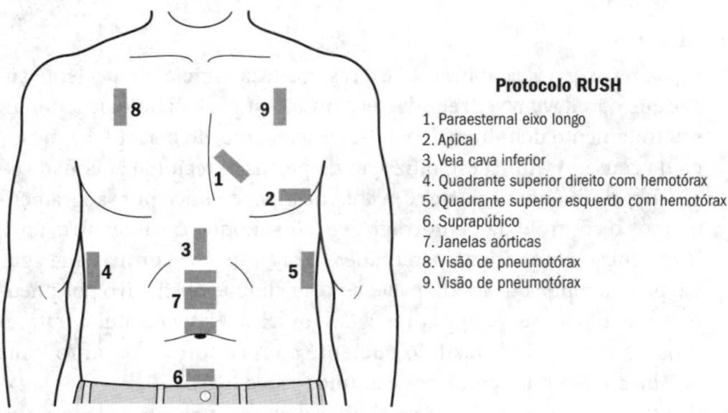

FIGURA 1 Janelas do protocolo RUSH.

COMO EU TRATO O CHOQUE?

- O objetivo inicial do tratamento do paciente em choque na sala de emergência é restabelecer a perfusão e a oferta de oxigênio para os tecidos, enquanto são feitos o diagnóstico e o tratamento da etiologia do choque (Tabela 4).

TABELA 4 Metas hemodinâmicas de tratamento do paciente em choque

Parâmetros	Metas	Observação
Pressão arterial	Choque séptico: PAM 65-75 mmHg Choque hemorrágico: PAS: 80-90 mmHg (se suspeita de TCE grave: PAM ≥ 80 mmHg)	PAM necessária para manter perfusão tecidual
Débito urinário	> 0,5 μg/kg/min em adultos	População pediátrica 1-2 mL/kg/h
Saturação venosa central de oxigênio	> 70%	Medida indireta de débito cardíaco de utilidade controversa para adultos
Lactato	Redução de 20% em 2 h	Marcador prognóstico

PAM: pressão arterial média; PAS: pressão arterial sistêmica; TCE: traumatismo cranioencefálico.

- Ressalte-se que a estabilização e a ressuscitação inicial do paciente em choque não devem ser retardadas para investigação etiológica, porém seu tratamento definitivo depende, basicamente, do correto diagnóstico da causa. Assim, a estabilização da perfusão tecidual adequada só será obtida em um paciente com choque hipovolêmico por sangramento após o controle da hemorragia; em um choque cardiogênico, após intervenção coronariana percutânea para síndrome coronariana aguda, por exemplo; ou em um paciente com choque obstrutivo por pneumotórax hipertensivo após drenagem torácica. Neste capítulo, trataremos do manuseio inicial do paciente com choque, enquanto mais detalhes serão fornecidos nos capítulos específicos.
- A ressuscitação do paciente em choque deve focar na perviedade e proteção das vias aéreas, no suporte adequado de oxigênio e no reestabelecimento da perfusão tissular.

- Pacientes com dispneia grave, hipoxemia refratária ou com rebaixamento do nível de consciência são elegíveis para intubação e ventilação mecânica invasiva desde a admissão. Algumas referências internacionais advogam intubação para todos os pacientes em choque para reduzir o consumo de oxigênio, prática que não recomendamos neste capítulo.
- A suplementação inicial do paciente em choque deve ser realizada com máscara não reinalante, com meta de $SatO_2$ 94-98%. Lembrar que a oximetria de pulso geralmente não é confiável pela vasoconstrição periférica, e o paciente deve ser avaliado pela gasometria arterial.
- Paralelamente, deve-se obter um acesso venoso calibroso, por onde devem ser coletados exames e iniciada monitorização não invasiva (pressão arterial, frequência cardíaca e oximetria). Os exames laboratoriais e de imagem são dirigidos para a elucidação diagnóstica e para avaliação das repercussões sistêmicas do choque.
- O passo seguinte é restabelecer o fluxo sanguíneo microvascular e aumentar o débito cardíaco através da otimização do volume sistólico. Isso é obtido inicialmente com o aumento do volume intravascular, através da infusão de fluídos com consequente aumento da pré-carga. A exceção é o choque cardiogênico, no qual grandes quantidades de volume são contraindicadas. Soluções cristaloides são geralmente a primeira escolha (Tabela 5).
- No caso de um paciente com choque ainda sem etiologia definida, sugere-se nessa fase garantir uma PAM de 65 mmHg (recomendada para pacientes em choque séptico, pela sua maior prevalência), seja utilizando infusão de fluidos ou drogas vasoativas.
- A quantidade de volume deve ser guiada por metas (por exemplo, 30 mL/kg em 1 hora em pacientes adultos com choque séptico ou 20 mL/kg em até 3 infusões em crianças), mas deve sempre ser individualizada para o paciente. Entendendo conceitos fisiológicos básicos como a lei de Frank-Starling, compreendemos a importância da avaliação da fluidorresponsividade do paciente. Apesar dessa avaliação ser mais utilizada na terapia intensiva, onde a quantidade de volume administrado previamente é significativa, na emergência é de bom tom individualizar as necessidades dos pacientes e tentar dicotomizar em pacientes possivelmente fluidorresponsivos e não fluidorresponsivos.

- Uma forma factível de realizar expansão volêmica no departamento de emergência é realizar alíquotas de 200 mL de volume a cada 10 minutos e reavaliar o paciente em relação a parâmetros de macro-hemodinâmica, como TEC, pressão arterial, frequência cardíaca, débito urinário e saturação de oxigênio.

TABELA 5 Principais soluções de reposição volêmica e suas características

Solução	Osm*	Na**	Cl**	K**	Ca**	Lactato**
Solução fisiológica 0,9%	308	154	154	-	-	-
Ringer lactato	208	131	111	5,4	2,0	29
PlasmaLyte	294	140	98	5,0	-	-

*Osmolaridade (em mOsm/L). **Valores em mmol/L.

- A menos que o choque seja rapidamente revertido, um cateter arterial deve ser inserido para monitorar a pressão arterial e coleta de lactato (o lactato venoso em paciente chocados parece ser menos confiável do que o arterial), além de um cateter venoso central para ressuscitação

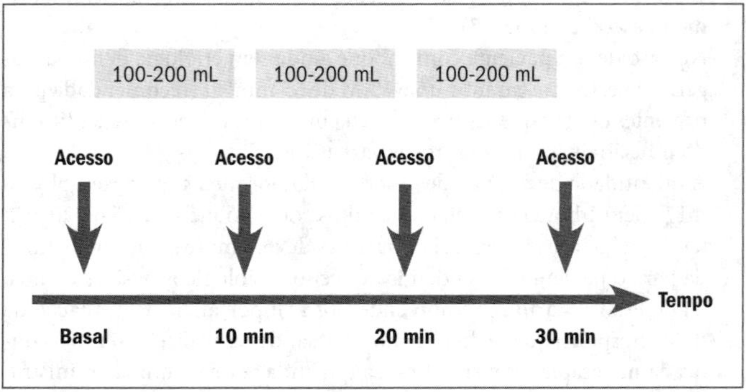

FIGURA 2 Expansão volêmica em pacientes no departamento de emergência.

volêmica e para infusão de drogas vasoativas. Ressalte-se que a infusão inicial de drogas vasoativas em acesso venoso periférico demonstrou-se segura em diversos estudos, no entanto, essa deve ser uma conduta individualizada para cada serviço.

- Em pacientes com hipotensão persistente após ou mesmo durante ressuscitação volêmica, a administração de vasopressores é indicada. Encoraja-se ainda a administração de vasopressores temporariamente enquanto a ressuscitação volêmica está em andamento, a fim de se minimizar ao máximo o tempo de hipotensão e hipoperfusão tecidual (Tabela 6).

TABELA 6 Drogas vasopressoras

Droga	Dose	Diluição sugerida
Noradrenalina	0,05-2 μg/kg/min	Bitartarato de noradrenalina (1 amp = 4 mg/4 mL) 4 ampolas + 234 mL SF ou SG 5% 1 mL/h corresponde a aproximadamente 1 μg/min
Adrenalina	1-20 μg/min	Adrenalina (1 ampola = 1 mg/1 mL) 6 ampolas + 94 mL SF 1 mL/h corresponde a aproximadamente 1 μg/min
Vasopressina	0,01-0,04 U/min	Vasopressina (1 ampola: 20 U/1 mL) + 100 mL SF Vazão 3-12 mL/h
Dobutamina	2-20 μg/kg/min	Dobutamina (1 ampola = 250 mg/20 mL) 4 ampolas + 170 mL SF 1 mL/h corresponde a aproximadamente 1 μg/kg/min em paciente de 60 kg

- Noradrenalina é o vasopressor de primeira escolha em pacientes em choque, mesmo que indiferenciado. A administração geralmente resulta em um aumento clinicamente significativo na pressão arterial média, com pouca alteração na frequência cardíaca ou no débito cardíaco.
- A deficiência de vasopressina pode se desenvolver em pacientes com formas muito hipercinéticas de choque distributivo, e a administração de doses baixas pode resultar em aumentos substanciais na pressão arterial. Sugerimos o uso em pacientes com quadro de choque séptico, já

em uso de noradrenalina em doses maiores do que 5 μg/min após 6 horas ou utilizando doses maiores do que 15 μg/min nas últimas 3 horas, que mantêm hipotensão arterial.

- A adrenalina tem efeitos predominantemente β-adrenérgicos em doses baixas, com efeitos α-adrenérgicos tornando-se mais clinicamente significativos em doses mais elevadas. Deve ser reservada como agente de segunda linha para casos graves.
- Dobutamina é o agente inotrópico de escolha para o aumento do débito cardíaco, independentemente da administração de norepinefrina.
- O mais importante é que o paciente em choque seja constantemente reavaliado. A resposta ao volume, drogas vasoativas e suplementação de oxigênio deve ser monitorada e as condutas devem ser reavaliadas.
- Lembrar-se que o objetivo final do tratamento deve ser corrigir o distúrbio causador do choque, sem o que qualquer tipo de terapêutica deixa de ser efetiva.

EXISTEM PARTICULARIDADES NO CHOQUE HEMORRÁGICO?

- Por fim, cabe ressaltar que no choque hemorrágico existe o conceito de hipotensão permissiva, cujo objetivo é tolerar pressões sistólicas menores (70-90 mmHg, em pacientes sem suspeita de TCE grave).
- Além disso, a ressuscitação volêmica desse paciente deve priorizar hemocomponentes, evitando infusões de cristaloides maiores do que 1 L de em adultos e > 20 mL/kg em crianças. Todo o atendimento do paciente com choque hemorrágico deve se basear em 3 pontos fundamentais com base na abordagem *Damage Control Resuscitation* (DCR):

1. Controle precoce do foco de sangramento: pedra angular do tratamento desse tipo de choque.
2. Ressuscitação hemostática: com preferência para hemocomponentes, evitando hemodiluição e rompimento de coágulo. Está indicado ácido tranexâmico até 3 h após um trauma significativo (1 g em 10 minutos seguido por 1 g em 8 horas).
3. Controle da "tríade letal": composta por coagulopatia, hipotermia e acidose metabólica que perpetuam entre si com seus componentes.

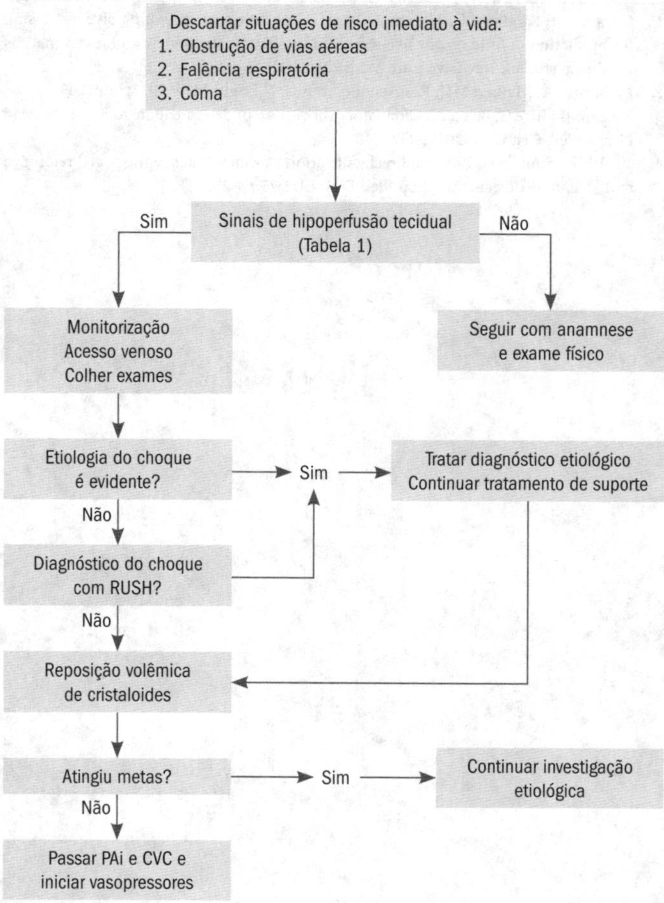
Descartar situações de risco imediato à vida:
1. Obstrução de vias aéreas
2. Falência respiratória
3. Coma
Sinais de hipoperfusão tecidual (Tabela 1)
Sim
Não
Monitorização
Acesso venoso
Colher exames
Seguir com anamnese e exame físico
Etiologia do choque é evidente?
Sim
Tratar diagnóstico etiológico
Continuar tratamento de suporte
Não
Diagnóstico do choque com RUSH?
Não
Reposição volêmica de cristaloides
Atingiu metas?
Sim
Continuar investigação etiológica
Não
Passar PAi e CVC e iniciar vasopressores

FIGURA 3

LEITURA SUGERIDA

1. Cavallaro F, Sandroni C, Marano C, et al. Diagnostic accuracy of passive leg raising for prediction of fluid responsiveness in adults: systematic review and meta-analysis of clinical studies. Intensive Care Med. 2010;36:1475-83.
2. Myburgh JA, Mythen MG. Resuscitation fluids. N Engl J Med. 2013;369:1243.
3. Vincent JL, Ince C, Bakker J. Circulatory shock – an update: a tribute to Professor Max Harry Weil. Crit Care. 2012;16:239.
4. Weil MH, Shubin H. Proposed reclassification of shock states with special reference to distributive defects. Adv Exp Med Biol. 1971;23:13-23.

5

Rebaixamento do nível de consciência

Diógenes Araújo Portela
Heraldo Possolo de Souza
Rodrigo Antonio Brandão Neto

- O rebaixamento do nível de consciência (RNC) é um dos diagnósticos sindrômicos mais frequentes e mais importantes a serem conhecidos pelo emergencista. Afeta pacientes de qualquer faixa etária e pode se manifestar de forma variada, da sonolência ao coma.
- Seu diagnóstico diferencial inclui causas que ameaçam a vida e que precisam ser rapidamente diagnosticadas e, se possível, revertidas.

COMO DEVO ABORDAR O PACIENTE COM REBAIXAMENTO DO NÍVEL DE CONSCIÊNCIA?

- O papel inicial do emergencista é priorizar a avaliação de vias aéreas, ventilação e perfusão periférica (Capítulo 1 e Figura 3).
- Após a abordagem inicial, deve-se proceder à história e ao exame físico, procurando identificar o diagnóstico diferencial.
- Nesse momento, é crucial determinar se existem sinais localizatórios que indiquem lesões estruturais do sistema nervoso central, inclusive pares cranianos.
- Na maior parte dos casos, a anamnese cuidadosa e o exame físico vão direcionar a uma curta lista de possibilidades e ao início imediato do tratamento (ver a seguir).
- As causas metabólicas, tóxicas e infecciosas respondem pelo maior número de casos no departamento de emergência, sendo as lesões estruturais responsáveis pelos demais. Um mnemônico clássico que ajuda a relembrar sistematicamente a extensa lista de diagnósticos diferenciais é o AEIOU-TIPS (Tabela 1). Outras causas comuns e potencialmente reversíveis de rebaixamento do nível de consciência e coma, junto com suas manifestações clínicas e tratamento, estão listadas na Tabela 2.

TABELA 1 Causas mais comuns de rebaixamento do nível de consciência em adultos (AEIOU-TIPS)

A	Álcool/acidose
E	Epilepsia/encefalopatia/eletrólitos/endócrino
I	Infecção (sepse, meningite)
O	*Overdose* (álcool, medicação)/opioides
U	Uremia
T	Trauma/toxicidade
I	Insulina (diabetes)
P	Psicose
S	*Stroke* (AVCi ou AVCh)

AVCh: acidente vascular cerebral hemorrágico; AVCi: acidente vascular cerebral isquêmico.

- Deve-se ter uma consideração especial com populações específicas. Pacientes idosos, por exemplo, frequentemente usam um grande número de medicações e têm maior risco de *overdose* acidental, interações medicamentosas e reações adversas. Nessa população, algumas infecções comuns, como as do trato urinário, de vias aéreas superiores ou gastroenterites virais podem levar ao RNC ou ao coma. Além disso, os imunocomprometidos são suscetíveis a infecções oportunistas pouco prevalentes na população geral.
- As síndromes de herniação são modelos de alterações de consciência. Na síndrome de hérnia uncal, o lobo temporal medial se desloca para comprimir o tronco cerebral superior, o que resulta em sonolência progressiva seguida de falta de responsividade. A pupila ipsilateral se torna dilatada e não reativa conforme o terceiro nervo craniano é comprimido pelo lobo temporal medial, que se desloca para comprimir o tronco cerebral superior, o que resulta em sonolência progressiva seguida de insensibilidade.
- A síndrome de hérnia central é caracterizada por perda progressiva de consciência, perda dos reflexos do tronco cerebral, postura decorticada com paratonia e distúrbios respiratórios, podendo ocorrer a respiração de Cheyne-Stokes.

TABELA 2 Causas de rebaixamento do nível de consciência e seus achados

Causa	Achados	Tratamento	Comentários
Hipoglicemia	Diaforese, bomba de insulina	Glicose 50% 40 mL EV	
Hiperglicemia (CAD, HHO)	Taquipneia, náusea, vômitos, dor abdominal, desidratação	Cristaloides EV, insulina	
Sepse	Critérios SIRS/qSOFA, sinais de hipoperfusão, *delirium*	Cristaloides EV, antibiótico dirigido, controle do foco	
Hiponatremia	Confusão de piora progressiva, cefaleia, anorexia, crise convulsiva	Restrição de água livre, solução salina hipertônica se houver convulsão	Efeito colateral de diversas medicações
Hipercalcemia	Letargia, poliúria, LRA, constipação	Cristaloides EV	Suspeitar de malignidade. É causa de diabetes insípido nefrogênico
Uremia	Náusea, vômitos, anorexia, fadiga, hálito amoníaco	Tratar hipercalemia, hemodiálise	Procurar alterações de hipercalemia no ECG
Encefalopatia hepática	*Flapping*, ascite, hálito hepático, outros sinais de hepatopatia	Lactulose, considerar *clister* via retal	Deve-se excluir sepse, sangramento gastrointestinal, PBE
Crise tireotóxica	Febre, taquicardia, sudorese, diarreia	Cristaloides EV, considerar betabloqueador e propiltiouracil	
Coma mixedematoso	Lentidão psicomotora, ganho ponderal, edema, depressão, constipação	Hidrocortisona 100 mg EV, levotiroxina	
Encefalopatia de Wernicke	Paralisia do III ou VI par craniano, ataxia, neuropatia periférica	Reposição de tiamina	Encontrada em alcoólatras ou desnutrição grave
Hipoglicemiantes	Pacientes mais idosos com piora da função renal; *overdose* intencional	Glicose 50% 40 mL EV	

(continua)

TABELA 2 Causas de rebaixamento do nível de consciência e seus achados *(continuação)*

Causa	Achados	Tratamento	Comentários
Opioides	Bradipneia, miose	Naloxona 0,4 mg EV	
Monóxido de carbono	História de incêndio em lugar fechado, cefaleia, confusão, náuseas	Oxigênio a 100%, considerar câmara hiperbárica	
Sedativos	Álcool, benzodiazepínicos	Suporte	
Anticolinérgicos	Hipertermia, midríase, retenção urinária	Raramente usa-se piridostigmina	
Betabloqueadores	Bradicardia, hipotensão, hipoglicemia, convulsão	Glucagon 5 mg EV, atropina 0,5 mg EV, considerar marca-passo e adrenalina	
Síndrome neuroléptica maligna	Hipertermia, rigidez muscular, *delirium*, instabilidade autonômica	Cristaloides EV, benzodiazepínicos, resfriamento	Se grave, considerar bloqueio neuromuscular
Síndrome serotoninérgica	Hipertensão, taquicardia, hiper-reflexia, rigidez muscular, tremor, náuseas, diarreia	Cristaloides EV, conferir CK, benzodiazepínicos	
Hemorragia	Cefaleia, hipertensão, início súbito, déficits neurológicos	TC sem contraste, reverter anticoagulação (se estava em uso)	Comunicar rapidamente a neurocirurgia
Isquemia cortical	Déficits focais	TC sem contraste para excluir hemorragia, consultar neurologia, considerar trombólise	Sempre conferir as contraindicações à trombólise
Isquemia cerebelar	Vertigem súbita, náusea, ataxia, disartria	Considerar trombólise	

O QUE DEVO PROCURAR NA ANAMNESE E NO EXAME FÍSICO?

- Um paciente que se apresenta com rebaixamento do nível de consciência dificilmente conseguirá fornecer uma história adequada ou confiável. Essa informação deve ser coletada dos acompanhantes do paciente (parentes, amigos, policiais) e, especialmente, dos profissionais do atendimento pré-hospitalar. Essas informações incluem os achados da cena do atendimento inicial do paciente, como a presença de frascos vazios de medicamentos, por exemplo.
- O início da instalação da alteração do nível de consciência deve ser bem estabelecido. Um início súbito sugere causas como acidente vascular encefálico, crise convulsiva, alteração cardíaca ou intoxicação, enquanto uma evolução de piora lenta e progressiva pode sugerir um processo infeccioso, alterações metabólicas ou uma massa intracraniana em crescimento.
- Familiares ou cuidadores podem ter informações em relação a sintomas do paciente que precederam a alteração do estado mental, como uma cefaleia intensa de início súbito – achado sugestivo de hemorragia intracraniana, trombose venosa central ou dissecção de artéria cervical –, febre ou infecção prévia, que podem sugerir encefalite, e um histórico de depressão, que pode sugerir intoxicação medicamentosa proposital ou efeitos adversos de psicotrópicos. A história medicamentosa do paciente deve ser colhida com atenção especial a alterações recentes das medicações ou de suas doses.
- O exame físico deve ser realizado de forma sistemática, começando com a avaliação dos sinais vitais seguida da medida da glicemia capilar. Uma temperatura aumentada sugere infecção, mas também pode ser vista em outras condições, como intoxicação por salicilatos; uma redução da temperatura pode significar exposição ao ambiente, mas está presente também na sepse ou no hipotireoidismo. Hipotensão associada a rebaixamento do nível de consciência aponta para choque resultando em hipoperfusão cerebral. Hipertensão pode ser um sinal de intoxicação (cocaína, por exemplo) ou abstinência (de álcool ou de opioides), infarto cerebral ou de tronco encefálico, hemorragia subaracnóidea, síndrome da encefalopatia posterior reversível (PRES) ou elevação da pressão intracraniana. A combinação de hipertensão mais

bradicardia, conhecida como reflexo de Cushing, sugere elevação na pressão intracraniana. A bradicardia pode ser vista também em uma anormalidade do sistema de condução cardíaco, isquemia miocárdica ou *overdose* de medicamentos como betabloqueadores, bloqueadores de canais de cálcio, clonidina ou digitálicos. Muitas condições podem levar a taquicardia associada à alteração do estado mental, incluindo sepse, medicamentos de efeito estimulante ou anticolinérgicos, anemia grave, hipovolemia, tireotoxicose e lesão estrutural cerebral aguda.

- Alterações na frequência respiratória, no seu padrão ou profundidade são geralmente causadas por anormalidades primárias do SNC ou por causas toxicometabólicas. A respiração de Kussmaul, com inspiração rápida e profunda, pode ser encontrada em pacientes com acidose metabólica grave, especialmente na cetoacidose diabética. O padrão respiratório de Cheyne-Stokes, com episódios de aumento e lentificação gradual da frequência respiratória intercalados por períodos de apneia, é visto no acidente vascular encefálico e na insuficiência cardíaca.
- Deve-se procurar sinais de trauma, como hematomas, lacerações do escalpo, equimose periorbital (olhos de guaxinim), equimose retroauricular (sinal de Battle), hemotímpano, otorreia ou rinorreia liquóricas. O estado da mucosa oral pode informar sobre desidratação ou apontar para síndromes tóxicas específicas, e lacerações da língua podem sugerir uma crise convulsiva recente.
- A coluna cervical do paciente deve ser imobilizada se houver suspeita de trauma. A presença de sinais meníngeos aponta para meningite, hemorragia subaracnóidea ou lesões intracranianas exercendo efeito de massa. O achado de estridor indica obstrução de vias aéreas superiores causadas geralmente por infecção, anafilaxia, trauma ou aspiração de corpo estranho. O encontro de bócio em um paciente com alteração do estado mental levanta a suspeita de coma mixedematoso ou tempestade tireoidiana.
- No sistema cardiovascular avaliam-se alterações de ritmo, frequência, presença de sopros e sinais de depleção ou excesso de volume. Alterações na ausculta pulmonar ou da parede torácica podem indicar uma causa pulmonar do rebaixamento do nível de consciência. O exame do abdome pode revelar ascite ou hepatoesplenomegalia, sugerindo uma causa hepática ou uma massa pulsátil, indicando a presença de aneurisma de aorta abdominal. Distensão da bexiga e redução dos ruídos

hidroaéreos podem apontar para uma síndrome anticolinérgica. O exame retal pode revelar sinais de hemorragia digestiva.

- O paciente deve ser completamente exposto para pesquisar sinais de uso de drogas injetáveis, exantemas, sinais de trauma ou de infecção. O achado de icterícia, eritema palmar, aranhas vasculares ou sinal da cabeça de medusa em um paciente com alteração do estado mental deve levantar a suspeita de encefalopatia hepática como causa. Petéquias ou púrpuras podem ser vistas na meningococcemia, púrpura trombocitopênica trombótica, coagulação intravascular disseminada ou vasculites.
- Exame neurológico dirigido visa estratificar o coma, identificar déficits focais e avaliar a integridade do tronco encefálico. A avaliação deve ser feita de maneira sistemática e deve incluir a avaliação do nível de consciência (escala de coma de Glasgow, Tabela 3), dos pares cranianos, dos

TABELA 3 Escala de coma de Glasgow

Resposta ocular		
Critério	Classificação	Pontos
Olhos abertos previamente à estimulação	Espontânea	4
Abertura ocular após ordem em voz normal ou em voz alta	Ao som	3
Abertura ocular após estimulação na extremidade dos dedos (aumentando a intensidade por 10 s)	À pressão	2
Ausência de abertura ocular, sem fatores de interferência	Ausente	1
Olhos fechados em razão do fator local	Não testável	NT
Resposta verbal		
Critério	Classificação	Pontos
Resposta adequada relativamente ao nome, local e data	Orientada	5
Resposta não orientada, mas comunicação coerente	Confusa	4
Palavras isoladas, inteligíveis	Palavras	3
Apenas gemidos ou ruídos ininteligíveis	Sons	2
Ausência de resposta audível, sem fatores de interferência	Ausente	1
Fator que interfere na comunicação	Não testável	NT

(continua)

TABELA 3 Escala de coma de Glasgow *(continuação)*

Resposta motora		
Critério	Classificação	Pontos
Cumprimento de ordens com duas ações	A ordens	6
Elevação da mão acima da clavícula, ao estímulo na cabeça ou pescoço	Localizadora	5
Flexão rápida do membro superior no nível do cotovelo, padrão predominante não anormal	Flexão normal (ver Figura 1)	4
Flexão do membro superior no nível do cotovelo, padrão predominante claramente anormal	Flexão anormal	3
Extensão do membro superior no nível do cotovelo	Extensão	2
Ausência de movimentos dos membros superiores ou inferiores, sem fatores de interferência	Ausente	1
Fator que limita resposta motora	Não testável	NT

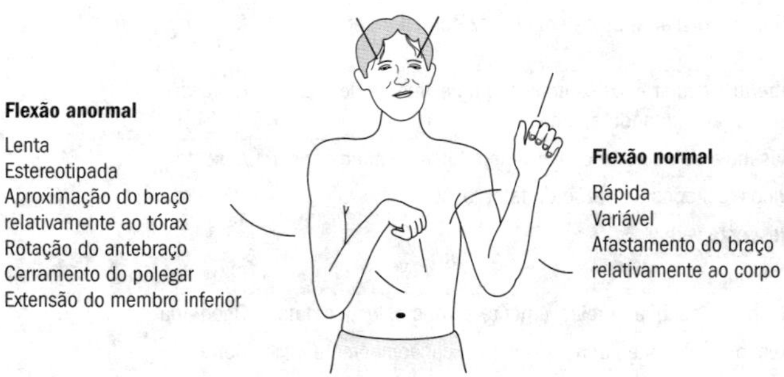

FIGURA 1 Características da resposta em flexão.

reflexos de tronco encefálico e da resposta motora. O exame de fundo de olho pode acrescentar informações ao exame, já que o papiledema e hemorragias retinianas estão associados com aumento da pressão intracraniana e hipertensão maligna, respectivamente. A mensuração da bainha do nervo óptico por meio do ultrassom *point-of-care* também tem papel no diagnóstico da hipertensão intracraniana.

- Alguns cuidados devem ser tomados ao se realizar o ECG:
  - Verifique se não existem fatores limitantes (surdez que impeça ouvir as ordens, por exemplo).
  - Pontuar sempre o valor máximo obtido pelo paciente.
  - Os locais de estimulação estão mostrados na Figura 2.
- Alguns padrões motores podem ajudar a localizar a lesão, como a hemiparesia com comprometimento facial, que sugere lesão acima da ponte contralateral. A decorticação sugere lesão ou disfunção supratentorial extensa e descerebração sugere lesão ou disfunção de tronco cerebral ou até diencéfalo.
- Ausência de resposta motora sugere lesão periférica, pontina ou bulbar.
- Algumas alterações pupilares podem ser sugestivas da localização da lesão estrutural de sistema nervoso central. As pupilas puntiformes (< 2 mm) podem ocorrer por intoxicação por opioides ou lesão pontinha.
- Pupilas médio-fixas (4 a 6 mm) que não respondem à luz podem ocorrer como resultado de uma lesão do mesencéfalo.

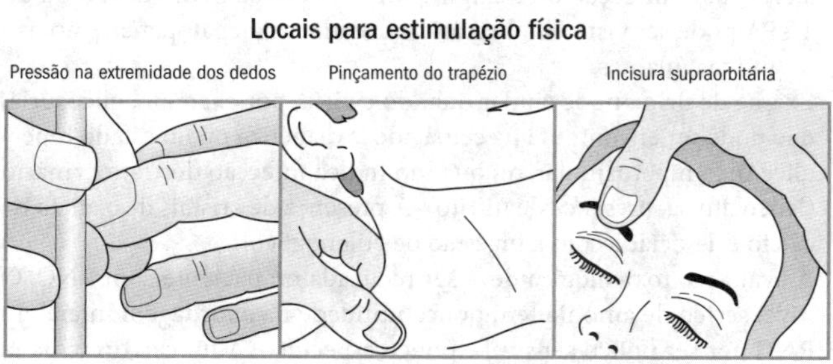

FIGURA 2 Locais para estimulação física.

- Pupilas midriáticas (> 8 mm) podem ser causadas por toxicidade de drogas (anfetaminas, cocaína) ou acometimento do nervo oculomotor.
- Pupila fixa unilateral é sugestiva de uma lesão do terceiro nervo craniano, o nervo oculomotor.

QUE EXAMES DEVO PEDIR PARA O PACIENTE COM REBAIXAMENTO DO NÍVEL DE CONSCIÊNCIA?

- O primeiro teste a se fazer com um paciente com RNC é obter uma glicemia capilar para confirmar ou excluir hipoglicemia. Posteriormente, deve-se procurar nos exames laboratoriais a presença de acidose metabólica, disfunção hepática ou renal e alterações eletrolíticas, em especial a hiponatremia e a hipercalcemia. A gasometria arterial deve ser obtida para avaliar rapidamente distúrbios acidobásicos e identificar hipóxia ou hipercapnia. Um paciente com acidose metabólica e ânion-*gap* aumentado pode estar apresentando cetose (cetoacidose diabética, cetoacidose alcoólica, jejum), acidose lática (por sepse, hipoperfusão, intoxicação por cianeto), uremia ou intoxicação (por metanol, etilenoglicol, salicilatos). O hemograma pode mostrar anemia ou trombocitopenia, que não explicam uma alteração do estado mental exceto em um contexto de hipotensão grave ou como causa de hemorragia intracraniana. A leucocitose pode ser um marcador de infecção, mas é inespecífica e pouco útil em distinguir a etiologia do RNC. Uma leucopenia grave, entretanto, sugere um estado de imunodepressão e deve alertar para infecção ou malignidade. Um alargamento do TP ou do TTPA pode ser visto em discrasias sanguíneas, hepatopatias e no uso de anticoagulantes.
- Exame de urina pode ajudar quando é vista, por exemplo, glicosúria, que pode ser encontrada na cetoacidose diabética ou no estado hiperglicêmico hiperosmolar, ou quando indica infecção do trato urinário (leucocitúria, presença de nitrito). A presença de cristais de oxalato de cálcio é associada com a ingestão de etilenoglicol.
- A avaliação toxicológica deve ser realizada no paciente com RNC. O nível sérico de amônia tem pouca utilidade na abordagem inicial do RNC por ser pouco sensível e pouco específico. A função tireoidiana pode ser testada para confirmar coma mixedematoso ou tireotoxicose. Hemoculturas e urocultura devem ser coletadas na suspeita de infec-

ção. Um liquor também deve ser obtido, após tomografia de crânio, se houver suspeita de lesões do SNC.

- Exame de imagem de escolha na abordagem do paciente com RNC é a tomografia de crânio sem contraste, pela maior disponibilidade e rapidez de realização. Ela deve ser feita nos pacientes com trauma cranioencefálico (TCE), com suspeita de lesões cerebrais estruturais e naqueles em que o diagnóstico ainda não foi prontamente identificado por outros meios. Esse exame pode identificar hemorragia intracraniana, hidrocefalia, edema cerebral, lesões de massa e indicar sinais de hipertensão intracraniana ou de acidente vascular encefálico isquêmico. Uma angiotomografia de crânio e de vasos cervicais deve ser considerada quando há suspeita de lesão de tronco encefálico no exame neurológico. Ela pode ajudar no diagnóstico de aneurisma intracraniano, malformações arteriovenosas, trombose venosa cerebral e oclusão ou estenose de artéria basilar ou vertebral.
- A radiografia de tórax pode identificar pneumonia, pneumotórax, presença de corpo estranho ou sinais de dissecção aórtica ou de insuficiência cardíaca congestiva.
- Um eletrocardiograma pode diagnosticar isquemia miocárdica, bloqueios de condução ou outras arritmias, além de fornecer evidências de alterações eletrolíticas (potássio ou cálcio), intoxicação (por tricíclicos, por exemplo) ou hipotermia.
- Eletroencefalograma deve ser solicitado na suspeita de estado de mal epiléptico não convulsivo e em pacientes que apresentaram crises convulsivas e receberam sedativos ou bloqueadores neuromusculares.

COMO TRATAR O PACIENTE COM REBAIXAMENTO DO NÍVEL DE CONSCIÊNCIA?

- A abordagem de um paciente com RNC deve começar imediatamente na chegada do paciente, antes de se estabelecer um diagnóstico (Figura 3).
- Deve-se priorizar a permeabilidade de vias aéreas, a oxigenação e perfusão enquanto se inicia a avaliação do paciente, primeiro colhendo os sinais vitais e fazendo a monitorização, incluindo a saturação de oxigênio do paciente, e estabelecendo um acesso venoso, colhendo também rapidamente uma glicemia capilar à beira do leito e tratando de imediato a hipoglicemia, se presente, o que leva à reversão do coma, se a hipoglicemia tiver sido a causa.

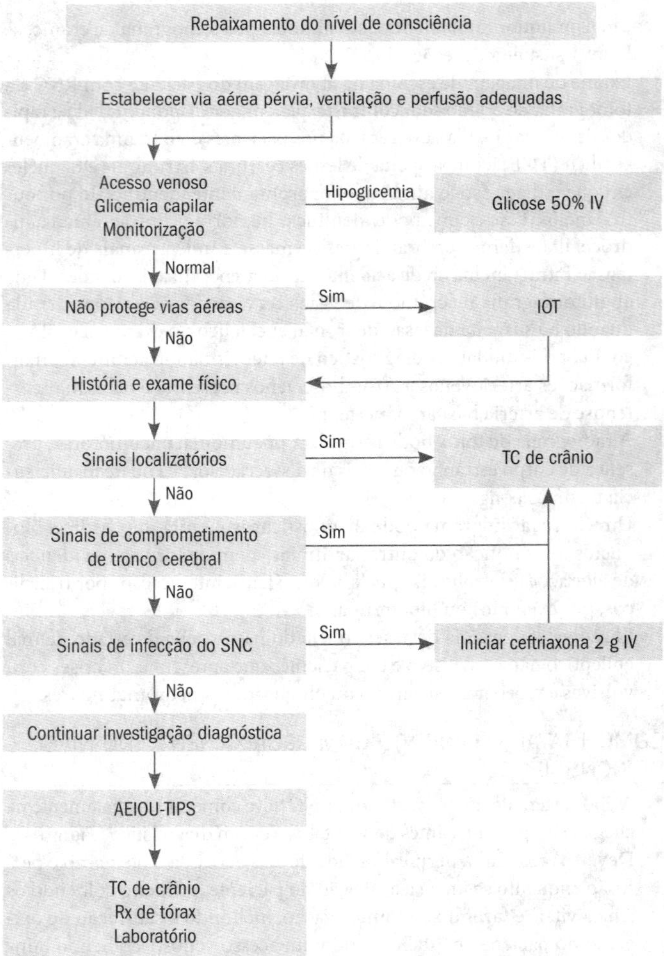

FIGURA 3 IOT: intubação orotraqueal; Rx: raio X; SNC: sistema nervoso central; TC: tomografia de crânio.

- Atenção especial deve ser dada para evitar hipóxia ou hiperóxia. Se houver suspeita de intoxicação por opioide, deve-se administrar empiricamente naloxona 0,4 mg EV para rápida reversão da intoxicação. Em pacientes desnutridos, alcoólatras ou outros pacientes com suspeita de deficiência de tiamina, é recomendada a administração empírica de 100 mg EV de tiamina antes da infusão de glicose.
- Se as primeiras medidas da abordagem inicial não resultarem em melhora do paciente, deve-se, então, considerar se o paciente tem capacidade de manter uma via aérea patente e protegida. A ausência da capacidade de oxigenação, ventilação ou de proteção de via aérea é indicação de intubação orotraqueal. O escore de escala de coma de Glasgow é inversamente proporcional ao risco de aspiração do paciente, mas não é o único indicador de capacidade de proteção de via aérea. Pacientes com Glasgow ≥ 8 não devem ser considerados livres do risco de aspiração.
- Antes de prosseguir com a intubação, deve-se tentar obter um exame neurológico mínimo, com atenção especial aos reflexos de tronco encefálico. Recomenda-se tratar os pacientes em coma que tenham suspeita clínica de meningite (isto é, febre, outros sinais de infecção, sepse, *rash*) com ceftriaxone, 2 g EV, antes de se obter o exame de imagem (preferencialmente com uma dose de corticoide antes do antibiótico). Outros antibióticos podem ser acrescentados, dependendo da suspeita clínica do caso. Se houver suspeita de encefalite, é recomendado que se comece empiricamente aciclovir EV.
- Se a TC de crânio ou a angiotomografia forem conclusivas para o diagnóstico, deve-se notificar a equipe apropriada (neurocirurgia ou neurologia) para realizar o tratamento definitivo do paciente e, em lesões estruturais ou com sinais de herniação, tomar as medidas de neuroproteção.
- No caso de ausência de achados na TC de crânio ou angiotomografia, deve-se avaliar se há alguma outra condição de emergência que possa ser tratada e revertida. O diagnóstico diferencial listado na Tabela 2 e os mnemônicos listados podem ajudar nessa avaliação.
- Uma vez que a avaliação e a abordagem inicial foram feitas, a maior parte dos pacientes vai necessitar de tratamento definitivo na unidade de terapia intensiva, dependendo do que foi descoberto na avaliação inicial. Muitos pacientes com causas tóxicas ou metabólicas de RNC (por exem-

plo, hipoglicemia, intoxicação por opioides) podem ser rapidamente tratados e estabilizados no departamento de emergência e alguns podem ter alta após um período breve de observação. Aqueles pacientes com intoxicação alcoólica ou por uso de drogas recreativas sem outras causas identificáveis de RNC também podem ser liberados, uma vez que o efeito da intoxicação tenha terminado. A maioria das outras causas de RNC, entretanto, mesmo com melhora inicial do quadro, provavelmente exigirão observação mais prolongada ou internação.

- Em pacientes com suspeita de hipertensão intracraniana (HIC) recomenda-se manter a cabeceira elevada 30 graus. Manitol (0,5 a 1,0 g/kg IV) pode diminuir o volume intravascular e a água do cérebro e pode reduzir temporariamente a PIC. A infusão de solução salina hipertônica também é eficaz na redução da PIC. Em casos de edema cerebral associado a tumores cerebrais, a dexametasona, 10 mg IV, reduz o edema ao longo de várias horas.
- Hiperventilação com redução da pressão parcial de dióxido de carbono arterial pode reduzir o volume de sangue cerebral e transitoriamente reduz a PIC em pacientes com HIC. As recomendações atuais são para evitar hiperventilação excessiva (pressão parcial de dióxido de carbono arterial ≤ 35 mmHg) durante as primeiras 24 horas após a lesão cerebral.

LEITURA SUGERIDA

1. Cartlidge N. States related to or confused with coma. J Neurol Neurosurg Psychiatry. 2001;71(Suppl 1):i18.
2. Edlow JA, Rabinstein A, Traub SJ, Wijdicks EF. Diagnosis of reversible causes of coma. Lancet. 2014;384:2064.
3. Marcantonio ER. Delirium in hospitalized older adults. N Engl J Med. 2017 Oct 12;377(15):1456-66.
4. Mutter MC, Huff JS. Altered mental status and coma. In: Tintinalli JE (ed.). Tintinalli's emergency medicine. McGraw Hill; 2020.
5. Reith FC, Synnot A, van den Brande R, Gruen RL, Maas AI. factors influencing the reliability of the Glasgow Coma Scale: A systematic review. Neurosurgery. 2017 Jun 1;80(6):829-39.

6 Cuidados pós-parada cardíaca

Braian Valério Cassiano de Castro
Victor Van Vaisberg
Klícia Duarte Amorim
Lucas Oliveira Marino
Julio Flávio Meirelles Marchini

- O processo de reanimação não termina após o retorno da circulação espontânea (RCE). Os cuidados pós-parada cardíaca (pós-PCR) marcam uma nova fase no manejo do paciente grave, com características próprias. O paciente em pós-PCR deve ser reacessado como um todo, buscando novas disfunções e direcionamento de cuidado. Os principais objetivos nessa fase são estabilização clínica com intuito de impedir nova PCR, identificação e tratamento de causas que levaram à PCR em primeiro lugar e mitigar a lesão cerebral em curso para melhor prognóstico neurológico juntamente com outras possíveis disfunções que tenham se instalado no contexto de isquemia-reperfusão.

O QUE É A SÍNDROME PÓS-PCR?

- É uma síndrome marcada por um conjunto de disfunções decorrentes de lesão de isquemia-reperfusão que se soma a uma condição patológica que levou ao colapso circulatório prévio.
- Destacam-se como principais desafios no manejo:
  - Lesão cerebral hipóxico-isquêmica → edema cerebral.
  - Disfunção miocárdica → hipocinesia global.
  - Lesão de isquemia-reperfusão → síndrome *sepsis-like*.
  - Causas reversíveis da PCR.
- A abordagem baseia-se no estabelecimento de medidas de suporte para as disfunções estabelecidas, como controle ventilatório, hemodinâmico, térmico, glicêmico e demais medidas que possam tratar a causa de PCR, dando suporte às disfunções orgânicas.

O QUE FAZER COM O PACIENTE QUE TEM RCE APÓS PCR?

- A terapêutica é direcionada para a otimização da função cardíaca, da função respiratória e da perfusão periférica. Para tanto, deve-se realizar:
  - Monitorização de sinais vitais.
  - Reavaliação do ABCDE.
  - Monitorização com capnografia quantitativa.
  - Exame neurológico básico.
  - Solicitação de exames.
  - Tratamento da causa da PCR.
  - Evitar e tratar hipoxemia, hiperóxia, hipotensão, hipo/hiperglicemia, hipo/hipercapnia, hipertermia.
- Medidas para identificação da causa de PCR devem ser realizadas concomitantemente às medidas de ressuscitação e estabilização. É frequente haver disfunção hemodinâmica em curso causando disfunção neurológica e outras potenciais disfunções a partir de isquemia-reperfusão.
- A prioridade inicial é sempre reavaliar o doente, corrigindo disfunções evidentes e prevenindo novo colapso circulatório, que é o principal fator associado a mau prognóstico no pós-PCR. Sugerimos um modelo de reavaliação clínico baseado na avaliação inicial do paciente grave:
  - **A** – vias aéreas: caso tenha sido estabelecida via aérea avançada, é prioritário reavaliar posicionamento da cânula orotraqueal neste momento. Para pacientes que não tenham sido intubados, deve-se considerar o estabelecimento de uma via aérea definitiva neste momento. Muitos pacientes estarão no pós-PCR comatosos não protegendo via aérea ou a própria expectativa de piora clínica pode indicar intubação orotraqueal.
  - **B** – respiração, "*breathing*": deve-se analisar minunciosamente a expansibilidade e ausculta pulmonar, titular a necessidade de oxigênio para saturação-alvo e acoplar ao ventilador mecânico em caso de paciente intubado.
  - **C** – choque/circulação: avaliar sinais de perfusão periférica em associação com a pressão arterial para indicar o uso de vasopressores.
  - **D** – neurológico, "*disabilities*": Alguns pacientes em parada cardiorrespiratória (PCR) podem recobrar a consciência após RCE, porém a maioria permanece em estado comatoso. Neste momento ponde-

ramos a indicação de medidas para resfriamento e controle metabólico discutidas mais adiante neste capítulo.

- **E** – exposição: momento importante para expor todo o paciente e procurar por outros estigmas que sugiram a causa do colapso circulatório, tais como edema assimétrico de membros inferiores ou distensão abdominal.

- A transferência para unidade de terapia intensiva (UTI) é prioritária. O manejo do paciente no ambiente de cuidados intensivos está associado a um melhor prognóstico pós-PCR. Muitas instituições têm o protocolo de reservar leitos de UTI para pacientes provenientes do departamento de emergência em pós-PCR considerando essa estatística.

QUAIS EXAMES SOLICITAR APÓS O RCE?

- Importante! Os exames complementares devem ser cuidadosamente analisados, pois a existência de alterações pode não estar associada à causa da PCR, e sim às consequências da isquemia tecidual. Por exemplo, acidose metabólica e hipercalemia frequentemente estão presentes no pós-PCR considerando as disfunções metabólicas decorrentes de isquemia e reperfusão. Elas devem ser tratadas, porém não necessariamente são os elementos que inicialmente causaram a PCR.

TABELA 1

Exame	Indicação	Interpretação e utilidade
Eletrocardiograma	Universal	▪ IAM, cardiomiopatias e arritmias são as principais causas de PCR ▪ Obtenção o mais breve possível → avaliar supra-ST e BRE novo ▪ Sinais de sobrecarga de câmaras, anormalidades nos intervalos de condução, do eixo elétrico ou da onda T são pistas para diagnóstico etiológico
Gasometria arterial com lactato	Universal	▪ Coleta seriada de 6/6 horas → avaliar necessidade de cateter arterial ▪ Evitar hipocapnia, hipercapnia e hiperóxia ▪ A queda do lactato em medidas seriadas está associada a menor mortalidade

(continua)

TABELA 1 (*continuação*)

Exame	Indicação	Interpretação e utilidade
Eletrólitos	Universal	▪ Seriar de 6/6 h, enquanto houver necessidade de controle de temperatura ou período de reaquecimento ▪ Flutuações do potássio sérico são frequentes em razão de isquemia, acidose e de administração de catecolaminas ▪ Atenção: hipocalemia é frequentemente acompanhada de hipomagnesemia
Troponina	Universal	▪ Medida a cada 8 ou 12 h nas primeiras 24 h ▪ PCR, desfibrilação e compressões torácicas podem elevá-la discretamente (troponina I 0-5 ng/mL) ▪ Níveis ascendentes sugerem SCA
Hemograma	Universal	▪ Anemia grave sugere que eventual hemorragia ao menos contribuiu para a PCR ▪ Leucocitose entre 10-20 mil é comum → demarginação de leucócitos e inflamação; elevações extremas suscitam investigação etiológica
Função renal e hepática, coagulograma	Universal	▪ Rim e fígado são comumente afetados pela isquemia tecidual → a detecção de alterações é relevante no ajuste de doses de medicações e no manejo das alterações metabólicas consequentes ▪ Procedimentos invasivos são usuais → avaliar coagulograma é recomendável para determinar estratégia e até mesmo sítio de punção
Exame toxicológico	Individualizada	▪ Considerar história de ingestão de drogas, síndromes toxicológicas ou suspeita clínica específica
TC de crânio	Individualizada	▪ Pacientes com alteração de exame neurológico, com história sugestiva de lesão neurológica aguda ▪ Detecta precocemente edema cerebral ou hemorragia intracraniana pós-PCR

(*continua*)

TABELA 1 (*continuação*)

Exame	Indicação	Interpretação e utilidade
Raio X de tórax	Universal	▪ Confirmar posicionamento de cânula orotraqueal e CVC ▪ Avaliar condições pleuropulmonares e mediastinais ▪ Edema pulmonar ou evidência de aspiração são frequentes e geralmente consequência, e não causa
USG *point-of-care* (POC)	Universal	▪ Exame inócuo e útil na identificação de causas possíveis da PCR → tamponamento, pneumotórax, hemorragias (eFAST), sinais indiretos de TEP ▪ Avaliação da função cardíaca global
Ecocar-diograma	Individualizada, após USG POC ou universal caso USG POC indisponível	▪ Dúvida diagnóstica quanto a SCA ou alterações eletrocardiográficas suscitam uma avaliação pormenorizada com ecocardiograma transtorácico ▪ Hipocinesia global é esperada na síndrome pós-PCR → alteração segmentar sugere SCA

BRE: bloqueio de ramo esquerdo; CVC: cateter venoso central; IAM: infarto agudo do miocárdio; PCR: parada cardiorrespiratória; RCE: retorno da circulação espontânea; SCA: síndrome coronariana aguda; TC: tomografia computadorizaca; TEP: tromboembolismo pulmonar; USG: ultrassonografia.

QUAIS AS PRINCIPAIS ALTERAÇÕES CLÍNICAS E LABORATORIAIS PASSÍVEIS DE INTERVENÇÃO?

TABELA 2

Alteração	Circunstâncias clínicas associadas
Infarto agudo do miocárido	Doença cardiovascular é a principal causa de PCR extra-hospitalar e em ritmos chocáveis
Tamponamento cardíaco	Pós-operatório de cirurgia cardíaca, neoplasias malignas, pós-IAM, pericardite, trauma
Embolia pulmonar	Restrição ao leito, cirurgia recente de alto risco, gravidez, parto e puerpério, trauma recente, demais fatores de risco maiores para TEV

(continua)

TABELA 2 (*continuação*)

Alteração	Circunstâncias clínicas associadas
Pneumotórax hipertensivo	Ventilação mecânica (barotrauma), doença pulmonar prévia (asma, DPOC), toracocentese, trauma torácico, passagem de CVC
Intoxicação	História de abuso de álcool e entorpecentes, síndromes toxicológicas, transtornos psiquiátricos, exposição ocupacional
Anemia	Hemorragia digestiva, trauma
Acidose	Disfunção renal, choque, sepse, intoxicações
Hipercalemia	Disfunção renal, rabdomiólise, lesão extensa de partes moles/esmagamento, síndrome de lise tumoral
Hipocalemia	Diuréticos, perdas gastrointestinais, abuso de álcool
Hipotermia	Hipotireoidismo, grande queimado, idosos, intoxicação por álcool e drogas, afogamento, exposição ambiental
Hipóxia	Hipoventilação (RNC, doença neuromuscular), obstrução de via aérea, doenças pulmonares

Adaptada de Einsemberg (2001, p. 1304). CVC: cateter venoso central; DPOC: doença pulmonar obstrutiva crônica; IAM: infarto agudo do miocárdio; PCR: parada cardiorrespiratória; RNC: rebaixamento do nível de consciência; TEV: tromboembolismo venoso.

QUAIS SÃO AS PECULIARIDADES DO SUPORTE VENTILATÓRIO?

- A correção de hipoxemia e acidose respiratória é fundamental. Porém, o cuidado com hiperventilação e hiperóxia iatrogênicas é tão importante quanto, pois também são potencialmente deletérias.
- A hiperventilação resulta em vasoconstrição cerebral e redução da pré-carga → manter normocapnia está associado a maior sobrevida e melhor *status* na performance pós-alta.
- A despeito da limitada qualidade das evidências, hiperóxia (PaO_2 > 300 mmHg) parece ter associação com maior mortalidade em pacientes pós-PCR.
- Quais são as metas sugeridas?

- $PaCO_2$ aproximadamente 40 mmHg e $EtCO_2$ 35 mmHg.
- Manter $SatO_2$ > 94%; evitar hiperoxia (PaO_2 > 300 mmHg) prolongadas.
- Manter parâmetros de ventilação protetora (ver Capítulo "Ventilação mecânica no departamento de emergência").

O QUE DEVEMOS LEMBRAR NO MANEJO CARDIOVASCULAR?

- Manejo da disfunção hemodinâmica: a instabilidade cardiovascular é a condição mais ameaçadora nas primeiras horas; a otimização hemodinâmica com fluidos, vasopressores e inotrópicos quando indicada é fundamental para reduzir as disfunções orgâncas secundárias.
- A perfusão deve ser otimizada com o intuito de se eviter lesão de órgãos-alvo pós-PCR.
- A maioria dos *guidelines* orienta manter uma pressão arterial média (PAM) > 65 mmHg, de preferência entre 80-100 mmHg a fim de se otimizar a perfusão cerebral uma vez que os mecanismos de autorregulação de fluxo estão alterados no status pós-PCR. A literatura que embasa essa prática é inconsistente, baseada sobretudo em desfechos substitutos ou estudos animais, e possivelmente essa prática será revista no futuro.
- A infusão de cristaloides isotônicos com bolsa pressurizada à dose de 20-30 mL/kg em temperatura de 4°C é comumente utilizada para indução de hipotermia (ver indicações a seguir); caso essa infusão seja insuficiente para a otimização da perfusão, considerar suporte inotrópico e vasopressor conforme parâmetros de monitorização hemodinâmica.
- Soluções hipotônicas devem ser evitadas pelo risco de edema cerebral associado.
- Qual vasopressor utilizar?
  - Dos vasopressores mais comumente empregados, não há evidências suficientes que suportem a superioridade de um em relação aos demais.
  - Estudos em pacientes sépticos não evidenciaram diferença de mortalidade quando se comparou noradrenalina com dopamina, porém esta pode aumentar a incidência de arritmias.
  - Sugerimos a utilização de noradrenalina como 1ª escolha.
- E se houver disfunção miocárdica e choque cardiogênico?

- Sugere-se a associação de inotrópicos → dobutamina (2-20 μg/kg/min) e/ou milrinone (ataque de 50 μg/kg em 10 min, seguido de 0,375-0,75 μg/kg/min).

- A monitorização hemodinâmica será feita à semelhança de qualquer outro paciente instável, devendo-se fortemente considerar monitorização invasiva com linha arterial.
- Devemos prescrever antiarrítmicos rotineiramente?
  - Não há dados robustos que suportem o uso profilático de rotina de drogas antiarrítmicas após RCE mesmo quando tenham sido utilizadas durante a ressuscitação.
  - Seu uso deve ser reservado a episódios recorrentes ou contínuos de arritmias instáveis.
- Pacientes com tempestade elétrica ou TV incessante e recorrente: amiodarona 150 mg EV em *bolus*, seguido de infusão de 1 mg/min por 6 h e 0,5 mg/min por 18 h; prosseguir com dose de impregnação acumulada de até 10-15 g e depois transicionar para manutenção oral de 200-400 mg/dia; transição para via oral a depender da evolução clínica.
  - Ao se admitir que há causas reversíveis para a arritmia (isquemia coronariana, distúrbios hidroeletrolíticos), sua correção é a melhor abordagem para a profilaxia secundária.

QUAIS AS INDICAÇÕES DE CATETERISMO DE EMERGÊNCIA?

- Cateterismo cardíaco de emergência ou reperfusão química se angioplastia primária estiver indisponível estão indicadas a todos os pacientes com IAM com supra-ST ou BRE novo – à semelhança de pacientes que não sofrem PCR.
- Considerar em pacientes instáveis hemodinamicamente independente do ECG que possuam choque cardiogênico, troponina em elevação ou disfunção segmentar no POCUS/ecocardigorama.
- Em alguns serviços indica-se cateterismo de emergência em qualquer paciente com PCR extra-hospitalar em ritmo chocável, independentemente dos achados no ECG. Contudo, um estudo recente não mostrou diferença na realização de cineangiocoronariografia imediata em PCR sem evidências claras de IAM.

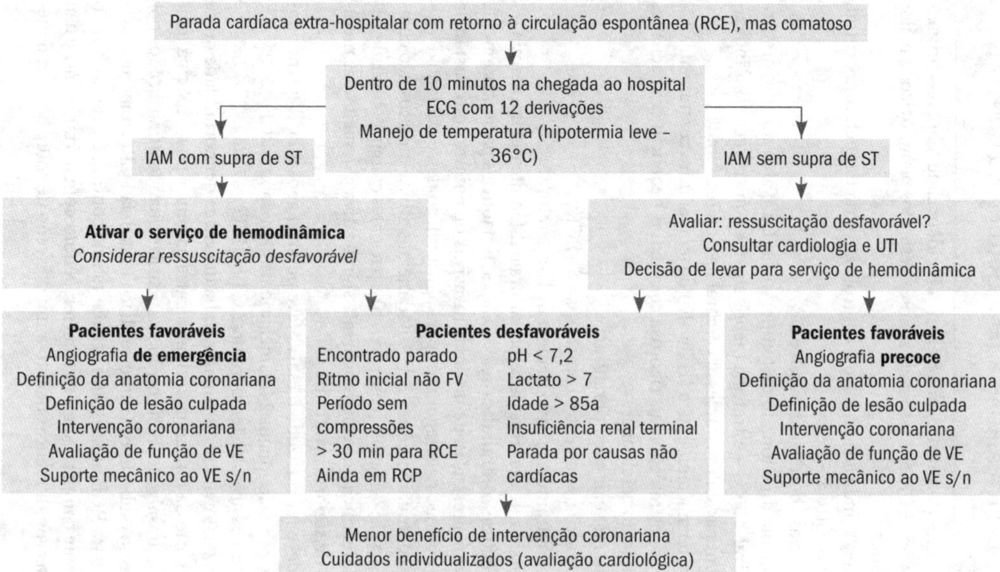

FIGURA 1 Adaptada de Rab T et al. Cardiac arrest. JACC. 2015;66(1).

ECG: eletrocardiograma; FV: fibrilação ventricular; IAM: infarto agudo do miocárdio; RCP: ressuscitação cardiopulmonar; UTI: unidade de terapia intensiva; VE: ventrículo esquerdo.

COMO SE DEVE ABORDAR A TEMPERATURA NO CONTEXTO PÓS-PCR?

- Evitar a hipertermia é fundamental: a incidência de febre nas primeiras 48 h pós-PCR está associada a piores desfechos neurológicos e maior mortalidade.
- A estratégia indicada envolve o controle ativo da temperatura central, com alvo entre 32-36°C.
- Quais são as abordagens possíveis?
  - Controle direcionado de temperatura (CT): alvo de temperatura central < 36°C – estratégia menos rigorosa que parece estar indicada em pacientes com lesão cerebral leve ou moderada.
  - Hipotermia terapêutica (HT): alvo de temperatura central entre 32-34°C – estratégia mais rigorosa com maior benefício em pacientes com lesão cerebral grave.
- Quando manejar a temperatura?
  - Em todos os pacientes comatosos pós-PCR.
- Qual a contraindicação ao manejo de temperatura?
  - Atentar que controle de temperatura é diferente de hipotermia terapêutica; contraindica-se o CT apenas naqueles pacientes em que se visa à restrição de medidas invasivas ou em uma circunstância em que não haja segurança para a instituição desse cuidado.
  - São contraindicações à HT: sangramentos ativos em sítios não compressíveis; gestantes (controverso) e pacientes com instabilidade hemodinâmica grave ou hipoxemia significativa a despeito das medidas de suporte instituídas.
- O CT deve ser realizado o mais breve possível após a PCR quando indicado, por pelo menos 24 h, idealmente 48 h após o RCE.
- Quais são os alvos de temperatura? CT ou HT?
  - À luz das evidências atuais, não há diferença de mortalidade ou de evolução da função neurológica entre pacientes pós-PCR cuja temperatura-alvo foi 33°C ou 36°C, inclusive quando estratificados por diversos subgrupos (ritmo cardíaco inicial da PCR, tempo necessário para RCE, idade). Um grande estudo controlado randomizado recente comparou hiportermia terapêutica com normotermia e não observou diferenças quanto a um desfecho de sobrevida em 6 meses.

- Como proceder a manutenção da temperatura e o resfriamento?
  - Muitos pacientes apresentam hipotermia leve após RCE. Assim, técnicas pouco invasivas usualmente são suficientes para atingir e manter a temperatura-alvo.
  - A ocorrência de calafrios e tremores é uma causa frequente de atraso para se atingir a temperatura-alvo durante o resfriamento: considerar sedativos com alvo na supressão dos calafrios e não baseado nas escalas de sedação; bloqueio neuromuscular pode ser necessário (nesse caso, a associação de monitorização com EEG contínuo é mais segura pelo risco de se mascararem episódios epilépticos).
- Como realizar o resfriamento?
  - Infusão intravenosa de SF 0,9% (20-30 mL/kg a 4°C em 30 minutos): 1 L da solução em 15 min reduz a temperatura central em aproximadamente 1°C.
    - Cuidado! Pode resultar em edema pulmonar e aumento do uso de diuréticos.
    - Evitar em pacientes com insuficiência cardíaca congestiva (ICC), disfunção renal ou congestos.
  - Medidas de resfriamento externo (bolsas de gelo, cobertores para resfriamento): reduzem temperatura central em 0,5-1°C/h.
    - Preferência nos supracitados em que a rápida infusão de volume é temerária.
  - Cateteres de resfriamento endovascular: pouco disponíveis.
  - Não há evidência de superioridade entre as medidas de resfriamento, inclusive elas podem ser utilizadas simultaneamente.
- Manutenção:
  - Medidas de resfriamento externo (cobertores de ar, colchões de água resfriada, bolsas de gelo).
  - Dispositivos vasculares termostáticos.
- Como monitorizar a temperatura?
  - A monitorização deve ser contínua.
  - O método padrão-ouro é a temperatura venosa central; em ordem de preferência, pode ser substituída pela temperatura esofágica, vesical e retal.
  - Temperaturas axilar e timpânica não devem ser utilizadas.
- Como promover o reaquecimento?

- Eleva-se a temperatura central paulatinamente, após 24 horas de HT, com alvo de 0,25°C/h; não exceder 0,5°C/h, sob risco de distúrbios hidroeletrolíticos, edema cerebral e outras complicações.
- Suspensão gradativa de medidas para resfriamento.
- Utilização de ar aquecido pela ventilação mecânica.

- Quais os potenciais eventos adversos da HT (Tabela 3)?

TABELA 3 Eventos adversos da hipotermia terapêutica (HT)

Efeito adverso	Conduta
Bradicardia	Autolimitada: não requer intervenção se houver estabilidade hemodinâmica
Prolongamento do intervalo QT	Interromper a HT
Coagulopatia e disfunção plaquetária	Se houver sangramento maior, interromper a HT e promover reaquecimento até 36°C
"Diurese fria" → hipovolemia, hipocalemia, hipomagnesemia, hipofosfatemia	Se houver distúrbios hidroeletrolíticos graves e refratários à reposição, interromper a HT. Obs.: monitorizar eletrólitos de 4/4 h na HT
Hipercalemia (durante reaquecimento)	Medidas translocacionais
Hiperglicemia	Insulinoterapia Obs.: atentar para risco de hipoglicemia no reaquecimento

COMO REALIZAR O MANEJO GLICÊMICO?

- Orienta-se manter a glicemia entre 140-180 mg/dL por hiperglicemias estarem associadas a pior prognóstico.
- Não há indicação de controle intensivo de glicemia (70-108 mg/dL) considerando os potenciais danos de uma eventual hipoglicemia.

COMO AVALIAR O PROGNÓSTICO NEUROLÓGICO?

- O exame neurológico é focado na avaliação do coma. Ressalta-se que nenhum achado precoce (< 24 h) é confiável, tampouco no paciente sedado.
- O exame neurológico só apresenta maior acurácia na predição prognóstica após 72 h depois do RCE. Ausência de reflexos pupilares e cor-

neopalpebral, ausência de resposta motora ou postura em extensão à dor e estado de mal epiléptico mioclônico são os principais preditores de má evolução.

- Em relação à eventual suspensão de suporte avançado de vida, dois critérios clínicos foram revistos e considerados capazes de colaborar com a decisão (especificidade de 100% para predição de desfechos desfavoráveis): ausência de reflexos corneanos e pupilares e resposta motora ausente ou em extensão no terceiro dia.
- Recomenda-se solicitar TC de crânio após 24 h do RCE. Caso não haja dados reveladores, considerar ressonância magnética de crânio em 3-5 dias.
- O EEG é um exame importante em todos os casos em que se deseja excluir episódios epilépticos e é capaz de fornecer informações prognósticas. Considerar monitorização contínua nos pacientes comatosos caso o recurso seja disponível.
- Padrões no EEG considerados malignos: supressão completa, surto-supressão, complexos periódicos generalizados, padrão de baixa voltagem (< 10 uV), crises epilépticas intermitentes ou contínuas, não reação a estímulo e padrão alfa-theta.
- Considerar potencial evocado somatossensorial somente após 48 h do reaquecimento ou da PCR caso HT não tenha sido induzida → útil na predição de mau prognóstico se ausência de respostas corticais bilateralmente.
- De todos os testes auxiliares disponíveis, a ausência de potenciais evocados bilateralmente após 48 a 72 horas é a ferramenta mais útil para uso clínico.
- A capacidade de predição prognóstica em pacientes submetidos a HT ainda é incerta; recomenda-se uma avaliação multifatorial (idade, comorbidades, dados clínicos e complementares). No caso de dúvida, orienta-se aguardar.

LEITURA SUGERIDA

1. Bellomo R, Bailey M, Eastwood GM, et al. Arterial hyperoxia and in-hospitality mortality after resuscitation from cardiac arrest. Crit Care. 2011;15R:R90.
2. Bray JE, Stub D, Bloom JE, Segan L, Mitra B, Smith K, et al. Changing target temperature from 33°C to 36°C in the ICU management of out-of-hospital cardiac arrest: A before and after study. Resuscitation. 2017;113:39.

3. Callaway CW. Targeted temperature management after cardiac arrest: finding the right dose for critical care interventions. JAMA. 2017;318:334.
4. Dankiewicz J, et al. Hypothermia versus normothermia after out-of-hospital cardiac arrest. In: N Engl J Med. 2021;384(24):228310.
5. Donnino MW, Andersen LW, Berg KM, Reynolds JC, Nolan JP, Morley PT, et al. Temperature management after cardiac arrest. Circulation. 2015;132:2448-56.
6. Donnino MW, Miller J, Goyal N et al. Effective lactate clearance is associated with improved outcome in post-cardiac arrest patients. Ressuscitation. 2007; 75:229.
7. Dupre AA, Borup ME, Siesel J. Advanced cardiac life support update. Emergency Medicine Reports. 2018;39:N01.
8. Einsemberg MS, Mengert TJ. Cardiac ressuscitation. N Engl J Med. 2001;344:1304.
9. Greer DM, Rosenthal ES, Wu O. Neuroprognostication of hypoxic-ischaemic coma in the therapeutic hypothermia era. Nat Rev Neurol. 2014;10:190-203.
10. Nielsen N, Wetterslev J, Cronberg T, Erlinge D, Gasche Y, Hassager C, et al. Targeted temperature management at 33°C versus 36°C after cardiac arrest. N Engl J Med. 2013;369:2197.
11. Rittenberger JC. Post-cardiac arrest management in adults. In: Post TW (ed.). UpToDate. Waltham, MA: UpToDate Inc. http://www.uptodate.com. Acesso em: 7 fev. 2018.

7

Sepse

Júlio César Garcia de Alencar
Victor Cezar de Azevedo Pessini
Victor Navarro Jordão
Heraldo Possolo de Souza

PONTOS IMPORTANTES

- Sepse é uma emergência médica, e pode ser definida como uma disfunção no funcionamento de órgãos e sistemas, secundária à resposta desregulada de um hospedeiro a uma infecção.
- Sepse é uma das principais causas de mortalidade hospitalar no mundo, superando infarto agudo do miocárdio e câncer. No Brasil, sepse é a principal causa de morte nas unidades de terapia intensiva (UTI), com mortalidade de 55% dos pacientes acometidos pela síndrome.
- O tratamento da sepse é focado no agente antimicrobiano, na modulação da resposta inflamatória do hospedeiro e no suporte às suas disfunções orgânicas.
- A escolha dos antimicrobianos, embora empírica, pode ser complexa e deve ser personalizada para o paciente e para o agente infeccioso.

QUAL O QUADRO CLÍNICO DA SEPSE?

- A definição de sepse mudou. Diferente do antigo conceito de infecção generalizada, entende-se atualmente que o foco de infecção pode estar localizado em apenas um órgão, como o pulmão, por exemplo; no entanto, é a resposta do organismo para combater o agente infeccioso que provoca uma resposta inflamatória sistêmica, responsável por disfunções orgânicas e pela sepse.
- O quadro clínico da sepse é variado e depende do foco da infecção. Pacientes geralmente apresentam: febre, taquicardia, leucocitose e hipotensão. Vale ressaltar que 10-15% dos pacientes com sepse não apresentam febre.

- Conforme o quadro se agrava, surgem sinais de choque circulatório e de outras disfunções orgânicas, por exemplo, síndrome do desconforto respiratório agudo (SDRA), lesão renal aguda (LRA) e coagulação intravascular disseminada (CIVD).

COMO SUSPEITAR DE SEPSE?

- Em pacientes com sinais e sintomas locais ou sistêmicos de infecção, devem ser aplicados escores de suspeição precoce de sepse. No departamento de emergência (DE), os escores mais utilizados são o NEWS, o qSOFA e o SIRS. É importante ressaltar que esses escores não confirmam o diagnóstico de sepse, e apenas triam os pacientes de maior gravidade.
- O instrumento *quick Sequential (Sepsis-related) Organ Failure Assessment score* (qSOFA) se baseia em três parâmetros e uma pontuação ≥ 2 pode ser utilizada para identificar disfunções orgânicas em pacientes em que se suspeita de infecção. No DE, o qSOFA tem alta especificidade para sepse (embora tenha baixa sensibilidade) e é associado a maior mortalidade (Tabela 1).
- O escore *National Early Warning Score* (NEWS) se baseia em seis parâmetros vitais e pode classificar o risco de sepse em baixo, médio ou alto (Tabela 2). Em pontuações ≥ 4, sugere-se encaminhar o paciente à sala de emergência e iniciar cuidados precoces de atenção ao paciente séptico.
  - Na literatura podemos encontrar outros *cut-offs* para o escore NEWS, mas o *cut-off* ≥ 4 possui o melhor equilíbrio entre número de pacientes direcionados para a sala de emergência e o número de pacientes que são confirmados como graves.

TABELA 1 qSOFA *[quick Sequential (Sepsis-related) Organ Failure Assessment score]*

Sistema	Parâmetros avaliados	Escore
Respiratório	FR ≥ 22 irpm	1
Cardiovascular	PAS ≤ 100 mmHg	1
Sistema nervoso central	Alteração do nível de consciência	1

Soma do escore: 0-1 – baixo risco para mortalidade intra-hospitalar; 2-3 – alto risco para mortalidade intra-hospitalar. FR: frequência respiratória; PAS: pressão arterial sistêmica.

TABELA 2 NEWS *(National Early Warning Score)*

Parâmetros fisiológicos	Pontuação						
	3	2	1	0	1	2	3
FR (irpm)	≤ 8		9-11	12-20		21-24	≥ 25
SpO_2 (%)	≤ 91	92-93	94-95	≥ 96			
Uso de O_2 suplementar		Sim		Não			
Temp (°C)	≤ 35		35,1-36	36,1-38	38,1-39	≥ 39,1	
PAS (mmHg)	≤ 90	91-100	101-110	111-219			≥ 220
FC (bpm)	≤ 40		41-50	51-90	91-110	111-130	≥ 131
NC*				A			V/P/U

Risco relativo à soma do escore: 1-3 baixo; 4-8 alto; ≥ 9 muito alto.*A: alerta; V: responde a comando verbal; P: responde à dor; U: irresponsivo.
FC: frequência cardíaca; FR: frequência respiratória; NC: nível de consciência; PAS: pressão arterial sistólica; SpO_2: saturação periférica de oxigênio; Temp: temperatura.

COMO DIAGNOSTICAR SEPSE?

- Sepse é diagnosticada em pacientes com infecção (suspeita ou confirmada) associada a disfunção orgânica.
- O diagnóstico de disfunção orgânica, do ponto de vista prático, é feito quando há aumento de 2 ou mais pontos no escore SOFA (*Sequential Sepsis-related Organ Failure Assessment*) (Tabela 3). É importante ressaltar que o escore SOFA não diagnostica sepse e nem permite diferenciar se a disfunção orgânica é prévia (por exemplo, um paciente com doença renal crônica ou cirrose) ou resultado de processos infecciosos.
- Atentar que doentes com COVID-19 grave ou crítica quase sempre preenchem critérios diagnósticos para sepse e devem ter esse diagnóstico incluído na avaliação clínica.

COMO INVESTIGAR O FOCO INFECCIOSO?

- Não há diretrizes específicas para a identificação de focos infecciosos, sendo o diagnóstico de infecção baseado na suspeita clínica, na coleta

TABELA 3 Escore SOFA

Sistema	Parâmetros avaliados	Escore				
		0	1	2	3	4
Respiratório	PaO_2/FiO_2 (mmHg)	≥ 400	< 400	< 300	< 200	< 100
Hematológico	Plaquetas ($x10^3/\mu L$)	≥ 150	< 150	< 100	< 50	< 20
Hepático	Bilirrubinas (mg/dL)	< 1,2	1,2-1,9	2,0-5,9	6,0-11,9	> 12
Cardiovascular	PAM (mmHg) DVA (µg/kg/min)	PAM ≥ 70	PAM < 70	Dopamina < 5 ou Dobutamina (qualquer dose)	Dopamina 5,1-15 ou Noradrenalina ou Adrenalina	Dopamina > 15 ou Noradrenalina > 0,1 ou Adrenalina > 0,1
SNC	ECG	15	13-14	10-12	6-9	< 6
Renal	Creatinina (mg/dL) Débito urinário (mL/d)	< 1,2	1,2-1,9	2,0-3,4	3,5-4,9 < 500	> 5,0 < 200

DVA: droga vasoativa; ECG: escala de coma de Glasgow; PAM: pressão arterial média; SNC: sistema nervoso central.

de culturas e em exames complementares direcionados ao foco infeccioso (Tabela 4).

- Epidemiologicamente, pneumonia é a causa mais comum de sepse, representando 40% dos casos.
- A coleta de culturas deve ser realizada preferencialmente antes da introdução da antibioticoterapia empírica, desde que não atrase seu início.
- Diante de um quadro suspeito de sepse, devem ser solicitados os exames complementares que confirmem infecção (Tabela 4), sua etiologia (exames de cultura), disfunções orgânicas (exames do SOFA), além de exames para o diagnóstico ou exclusão de choque séptico (Tabela 5).
- Ressalta-se que, apesar de importantes, a realização de nenhum exame deve atrasar o manejo inicial do paciente (Figura 1).
- Para o diagnóstico de choque séptico, deve-se adicionar a coleta de lactato (com preferência para o lactato arterial, principalmente em pacientes em choque). Valores ≥ 18 mg/dL são associados a pior prognóstico e a queda dos níveis de lactato é associada com diminuição da mortalidade.
- Os níveis de pró-calcitonina em pacientes sépticos apresentam baixo valor diagnóstico, porém sua utilização na suspensão da antibioticoterapia é bem estabelecida em algumas populações, especialmente em pacientes com pneumonia adquirida na comunidade.

E O QUE É CHOQUE SÉPTICO?

- Pacientes com diagnóstico de sepse podem evoluir desfavoravelmente para disfunção circulatória/hemodinâmica e metabólica, uma condição de choque com mecanismo distributivo, denominada choque séptico.
- Clinicamente, choque séptico é definido como necessidade de vasopressor para manter uma pressão arterial média (PAM) ≥ 65 mmHg associada a níveis séricos de lactato sérico > 18 mg/dL, na ausência de hipovolemia.
- Ressalta-se que os sinais clínicos de má perfusão sistêmica (Tabela 6) devem ser pesquisados e reconhecidos precocemente, não se devendo aguardar o estabelecimento de critérios diagnósticos para tomada de decisão terapêutica.
- O uso do tempo de enchimento capilar (TEC) é uma alternativa possível ao lactato sérico como um alvo de ressuscitação na sepse, espe-

TABELA 4 Pesquisa dos focos infecciosos

Provável foco	Manifestações clínicas locais	Pesquisa
Infecção de corrente sanguínea	Febre, calafrios	Hemocultura (2 pares)
Pulmonar	Dispneia, tosse, dor pleurítica, estertores crepitantes localizados	Cultura de secreção traqueal/radiografia de tórax/TC de tórax/USG pulmonar
Urinário	Disúria, urgência miccional, dor suprapúbica, dor em flanco, sinal de Giordano positivo	Urina 1/urocultura/TC de abdome com contraste
Cutâneo e partes moles	Hiperemia e dor local, saída de secreção purulenta, hiperemia de ferida operatória	Exame físico/USG partes moles
Articular	Hiperemia e dor local, bloqueio articular	Artrocentese
Neurológico	Rigidez de nuca, cefaleia, alteração do nível de consciência, vômitos	TC de crânio/punção lombar
Cardíaco	Fenômenos embólicos, história de valvopatia, sopro cardíaco	Ecocardiograma
Abdominal	Diarreia, presença de sangue e pus nas fezes, dor abdominal, distensão abdominal, sinais de peritonite, exposição recente a antibióticos	Radiografia de abdome/USG de abdome/TC de abdome/exame de fezes
Biliar	Dor em hipocôndrio direito, náuseas e vômitos, pêntade de Reynolds, sinal de Murphy	USG de abdome
Dispositivos	Tunelite, saída de secreção purulenta ostial	Cultura do dispositivo comparada com hemocultura periférica

TC: tomografia computadorizada; USG: ultrassonografia.

TABELA 5 Exames laboratoriais sugeridos

Exames laboratoriais	Achados esperados
Hemograma completo	Leucocitose (> 12.000/mL) ou leucopenia (< 4.000/mL)
	Contagem de leucócitos com > 10% de formas imaturas
	Trombocitopenia (contagem de plaquetas < 150.000/mL)
Bilirrubina total	Hiperbilirrubinemia (> 1,2 mg/dL)
Creatinina	> 0,3 mg/dL da creatinina basal
Gasometria arterial	$PaO_2/FiO_2 < 300$
Lactato sérico	Hiperlactatemia (> 18 mg/dL ou 2 mmol/L)
Culturas de sangue, urina e outros focos (se pertinente)	Positivas

Suspeição precoce de sepse

↓

- Encaminhar paciente para local de atendimento conforme gravidade (p. ex., NEWS)
- Monitorização não invasiva
- Assegurar vias aéreas e suplementação de oxigênio conforme necessidade (alvo $SpO_2 \geq 90\%$)
- Acessos venosos periféricos (ATENÇÃO: a inserção de um cateter venoso central não deve atrasar a administração de fluidos ou antibióticos)

↓

- Ressuscitação volêmica conforme necessidade
- Administração de vasopressores conforme necessidade
- Coleta de culturas e antibioticoterapia precoce e adequada, preferencialmente na primeira hora de atendimento

↓

Investigação ampliada de foco infeccioso (manifestações clínicas, culturas, laboratoriais, exames de imagem)

↓

Transferência para a unidade de internação de acordo com a gravidade do paciente (enfermaria, UTI)

FIGURA 1 Manuseio inicial do paciente séptico.

TABELA 6 Sinais de má perfusão sistêmica

▪ Pele fria, pálida e pegajosa
▪ Aumento do tempo de enchimento capilar (acima de 3 segundos)
▪ Livedo
▪ Cianose de extremidades
▪ Estado mental alterado
▪ Oligúria

cialmente em locais com poucos recursos, onde a medição do lactato não está rotineiramente disponível.

- Deve-se lembrar que mesmo em pacientes com PAM normal a mortalidade dos pacientes com sepse e lactato elevado chega a 30%.
- O ultrassom *point-of-care* (POCUS) é de fundamental importância, pois é capaz de detectar disfunção cardíaca e orientar reposição volêmica.

QUAL A ABORDAGEM TERAPÊUTICA INICIAL DO PACIENTE SÉPTICO?

- No DE, pode-se diagnosticar um caso de choque antes mesmo que a infecção subjacente seja definitivamente diagnosticada. Nesses casos, uma vez excluídas hipovolemia e síndrome coronariana aguda, é prudente tratar empiricamente choque séptico, enquanto se obtém informações adicionais.
- Para a manutenção da perfusão tecidual em pacientes adultos hipotensos ou com lactato > 36 mg/dL, recomenda-se reposição volêmica intravenosa (IV) com cristaloides na dose de 30 mL/kg de peso na primeira hora de atendimento, administrados preferencialmente em *bolus*, com preferência, embora controversa, para o Ringer lactato (Tabela 7).
- Especialistas sugerem que esse volume seja administrado em alíquotas de 250- 500 mL em 10 minutos, devendo ser monitoradas a fluidorresponsividade e a fluidotolerância do paciente a partir de avaliação clínica e POCUS após cada infusão (ver Capítulo "Choque circulatório").
- Na maioria dos pacientes, o alvo é manter PAM ≥ 65 mmHg, se necessário com uso de drogas vasopressoras. Pacientes com história de hiper-

TABELA 7 Principais soluções de reposição volêmica e suas características

Solução fisiológica	Na: 154 mEq/L	K e Ca: 0
Ringer simples	Na: 147 mEq/L	K e Ca: 4 mEq/L
Ringer lactato	Na: 130 mEq/L	K e Ca: 4 mEq/L

tensão arterial sistêmica crônica provavelmente se beneficiam de PAM mais elevada (alvo de 80-85 mmHg) com melhores desfechos renais.

- Já entre pacientes idosos (> 65 anos), uma PAM mais baixa (> 60 mmHg) permite o desmame um pouco mais rápido dos vasopressores, sem qualquer diferença em outros desfechos.
- A droga vasopressora preferencial é a noradrenalina. A Tabela 8 apresenta as principais drogas vasoativas no choque séptico.
- As drogas vasoativas podem ser iniciadas em acesso venoso periférico com segurança em um momento inicial de estabilização do paciente.
- Pode-se considerar associação de noradrenalina com vasopressina em pacientes em uso de noradrenalina em dose maior do que 5 µg/minuto por mais de 6 horas.

COMO, QUANDO E QUAL ANTIBIÓTICO DEVO PRESCREVER?

- A antibioticoterapia deve ser iniciada precocemente, preferencialmente em até uma hora (e após a obtenção de culturas), e deve ser direcionada para o foco suspeito de infecção. O atraso na administração de antibioticoterapia pode aumentar a mortalidade dos pacientes em 1% a 7% em pacientes com sepse ou com choque séptico, respectivamente.
- A escolha dos antimicrobianos, embora empírica, pode ser complexa e deve ser personalizada para o paciente (Tabela 8), assim como sua duração.
- Sugere-se que a antibioticoterapia cubra inicialmente agentes infecciosos Gram-positivos e Gram-negativos. Os germes mais comumente causadores de sepse são: *Escherichia coli*, *Staphylococcus aureus*, *Klebsiella pneumoniae*, *Streptococcus pneumoniae* (Tabela 9).
- Não há consenso em relação aos critérios para suspensão da antibioticoterapia, sendo a melhora clínica, laboratorial e de exames de imagem, bem como o período de tratamento proposto, os principais determinantes (Tabela 10).

TABELA 8 Drogas vasopressoras no choque séptico

Noradrenalina	Dose: 0,05-2 μg/kg/min
	Bitartarato de noradrenalina (1 ampola = 4 mg/4 mL) Hemitartarato de noradrenalina (1 ampola = 8 mg/4 mL)
	Diluição sugerida (0,064 mg/mL): 4 ampolas + 234 mL SF ou SG 5% Vazão de 1 mL/h corresponde a aproximadamente 1 μg/min
Adrenalina	Dose: 1-20 μg/min
	1 ampola: 1 mg/1 mL
	Diluição sugerida (0,06 mg/mL): 6 ampolas + 94 mL SF Vazão de 1 mL/h corresponde a aproximadamente 1 μg/min
Vasopressina	Dose: 0,01-0,04 U/min
	1 ampola: 20 U/1 mL
	Diluição sugerida (0,2 U/mL): 1 ampola + 99 mL SF Vazão de 3-12 mL/h
Dobutamina	Dose: 2-20 μg/kg/min
	1 ampola: 250 mg/20 mL
	Diluição sugerida (4 mg/mL): 4 ampolas + 170 mL SF Vazão de 1 mL/h corresponde a aproximadamente 66 μg/min

SF: solução fisiológica; SG: solução de glicose.

TABELA 9 Fatores que influenciam a decisão de antibioticoterapia empírica

▪ Foco de infecção
▪ Uso prévio de antibióticos
▪ Internação recente ou uso de serviços de saúde
▪ Comorbidades e imunodepressão
▪ Dispositivos invasivos
▪ Padrões de resistência locais

- Em pacientes com sepse por vírus (como pacientes com COVID-19) deve-se considerar suspensão de antibióticos. Em pacientes com sepse confirmada por fungos, deve-se prescrever antifúngicos.

TABELA 10 Antibioticoterapia empírica sugerida

Foco infeccioso	Agente etiológico suspeito	Fármaco de escolha	Fármaco alternativo
Otite/sinusite aguda	*S. pneumoniae* *H. influenzae*	Amoxicilina Amoxicilina--clavulanato	Macrolídeos
PAC	*S. pneumoniae* *Mycoplasma*	Ceftriaxona e azitromicina	Levofloxacino
ITU	*E. coli*	SMT-TMP	Ciprofloxacino, cefalexina, nitrofurantoína, fosfomicina
Uretrite	*N. gonorrhoeae*	Ceftriaxona, azitromicina	Doxiciclina
Úlceras genitais	*Treponema pallidum* Herpes simplex virus	Penicilina G Aciclovir	Doxiciclina Valanciclovir
Celulite	*Streptococci* grupo A *S. aureus*	Cefalexina	Doxiciclina, clindamicina SMT-TMP
Fasceíte necrotizante	Polimicrobiana	Meropenem e vancomicina	–
Meningite	*S. pneumoniae* *N. meningitidis* *S. aureus*	Ceftriaxona	–
Abdome agudo perfurativo	Gram-negativos Anaeróbios Enterococos	Ampicilina-sulbactam	Cefotaxima

ITU: infecção do trato urinário; PAC: pneumonia adquirida na comunidade; SMT-TMP: sulfametoxazol--trimetropim.

EM PACIENTES NÃO RESPONDEDORES, O QUE MAIS PODE SER FEITO?

- Sempre reavalie hipóteses diagnósticas e plano terapêutico.
- A modulação da resposta inflamatória com corticoides mostrou-se adequada em pacientes com sepse por COVID-19, e dexametasona 6

mg por 10 dias está indicada em pacientes que necessitem de oxigenioterapia.

- Para pacientes com sepse bacteriana, o uso rotineiro de corticoides não é recomendado. Considerar associação de hidrocortisona 200 mg IV por dia por 7 dias em pacientes com choque séptico e em uso de vasopressores ou em ventilação mecânica.
- Terapia inotrópica com dobutamina pode ser utilizada em pacientes que não responderam à reposição volêmica inicial e à terapia com vasopressores com noradrenalina, principalmente se houver suspeita ou diagnostico de débito cardíaco baixo.
- Transfusões de hemácias são cada vez mais restritas na literatura, e estão reservadas para pacientes com nível de hemoglobina ≤ 7 g/dL. As exceções incluem choque hemorrágico concomitante ou isquemia miocárdica ativa, que têm indicações específicas de hemotransfusão.
- Se a terapia de substituição renal estiver indicada, terapias contínuas demonstraram melhores taxas de recuperação renal. Já a diálise precoce parece não ter mostrado resultados benéficos em pacientes com sepse.

COMO MANEJAR SEPSE COMO UM ESPECIALISTA?

- Caso seja necessário fazer intubação orotraqueal em paciente em choque séptico, deve-se evitar drogas cardiodepressoras ou hipotensoras (como midazolam, fentanil e propofol) para indução em sequência rápida. Quetamina e etomidato são boas opções.
- Existe preocupação com etomidato e disfunção adrenal em pacientes críticos. No entanto, não existem evidências que demonstrem que dose única de etomidato cause insuficiência adrenal.
- Manter glicemia sérica < 180 mg/dL, se necessário com insulina de ação rápida.
- Em pacientes em ventilação mecânica, sobretudo em pacientes com critérios de síndrome do desconforto respiratório do adulto (SDRA), deve-se realizar ventilação protetora. Os parâmetros são especificados na Tabela 11.

TABELA 11 Duração de antibioticoterapia em infecções cujo curso curto se mostrou equivalente ao curso longo de tratamento

Foco da infecção	Duração da antibioticoterapia (dias)	
	Curso curto	Curso longo
Pneumonia adquirida na comunidade	3-5	7-10
Pneumonia nosocomial	≤ 8	10-15
Pielonefrite	5-7	10-14
Infecção intra-abdominal	4	10
Exacerbação aguda de DPOC	≤ 5	≥ 7
Sinusite bacteriana aguda	5	10
Celulite	5-6	10
Osteomielite crônica	42	84

DPOC: doença pulmonar obstrutiva crônica.

TABELA 12 Parâmetros de ventilação mecânica no choque séptico

▪ Volume corrente 4 -6 mL/kg de peso
▪ Pressão de platô ≤ 30 cmH_2O
▪ *Driving pressure* (pressão de platô – PEEP) ≤ 15 cmH_2O
▪ FiO_2 mínima possível para atingir SpO_2 ≥ 92% (meta pode alterar a depender do paciente e suas comorbidades)
▪ Considerar "*PEEP Table*" ou calcular PEEP ideal para obter os parâmetros desejados

- Considerar profilaxia de úlcera de estresse em pacientes em ventilação mecânica por mais de 48 horas, com coagulopatia ou choque, com omeprazol 40 mg EV 1 vez/dia.
- Considear profilaxia de TEV em pacientes com disfunção orgânica: enoxaparina 40 mg SC 1 vez/dia ou heparina 5.000 UI SC 3 vezes/dia.
- Pacientes em choque séptico, com necessidade de ventilação mecânica ou de terapia substitutiva renal, ou com disfunção neurológica e alteração de nível de consciência necessitam de internação em unidade de terapia intensiva.
- Considerando a letalidade de sepse no Brasil, lembre de discutir critérios de terminalidade com o paciente e familiares.

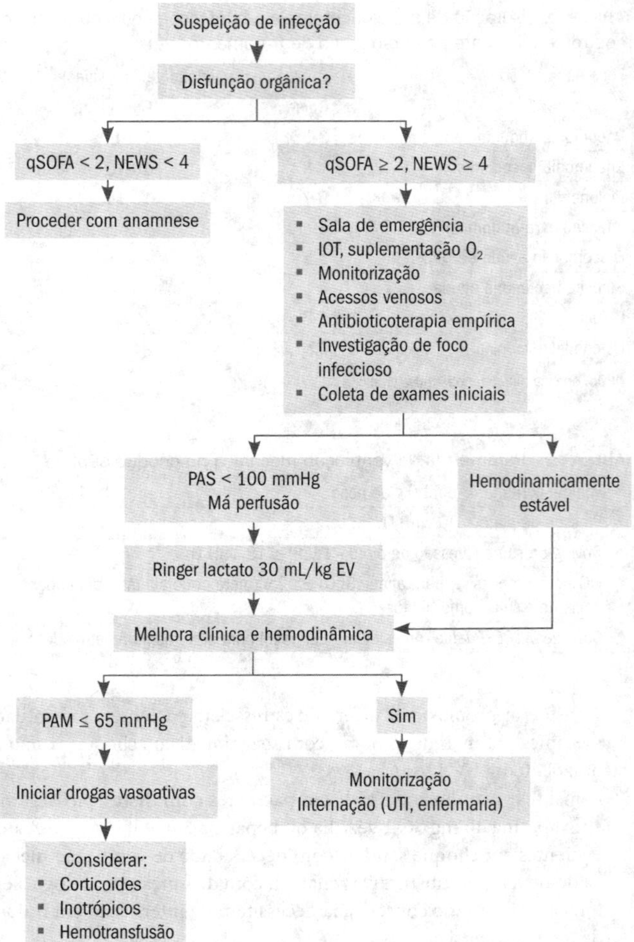

FIGURA 2 IOT: intubação orotraqueal; PAM: pressão arterial média; PAS: pressão arterial sistêmica.

LEITURA SUGERIDA

1. Andrews B, Semler MW, Muchemwa L, et al. Effect of an early resuscitation protocol on in-hospital mortality among adults with sepsis and hypotension: A randomized clinical trial. JAMA. 2017 Oct 3;318(13):1233-40.
2. Asfar P, Meziani F, Hamel JF, et al. High versus low blood-pressure target in patients with septic shock. N Engl J Med. 2014 Apr 24;370(17):1583-93.
3. Cardenas-Garcia J, Schaub KF, Belchikov YG, et al. Safety of peripheral intravenous administration of vasoactive medication. J Hosp Med. 2015 Sep;10(9):581-5.
4. Cheng MP, Stenstrom R, Paquette K, Stabler SN, Akhter M, Davidson AC, et al.; FABLED Investigators. Blood culture results before and after antimicrobial administration in patients with severe manifestations of sepsis: A diagnostic study. Ann Intern Med. 2019 Oct 15;171(8):547-54.
5. Douglas IS, Alapat PM, Corl KA, Exline MC, Forni LG, Holder AL, et al. Fluid response evaluation in sepsis hypotension and shock: A randomized clinical trial. Chest. 2020 Oct;158(4):1431-45.
6. European Society of Intensive Care Medicine (ESICM), Global Sepsis Alliance (GSA), Society of Critical Care Medicine (SCCM). Reducing the global burden of sepsis: A positive legacy for the COVID-19 pandemic? Intensive Care Med. 2021;47:733.
7. Gaudry S, Hajage D, Martin-Lefevre L, et al. Comparison of two delayed strategies for renal replacement therapy initiation for severe acute kidney injury (AKIKI 2): A multicentre, open-label, randomised, controlled trial. Lancet. 2021 Apr 3;397(10281):1293-300.
8. Hernández G, Ospina-Tascón GA, Damiani LP, et al. Effect of a resuscitation strategy targeting peripheral perfusion status vs serum lactate levels on 28-day mortality among patients with septic shock: The ANDROMEDA-SHOCK Randomized Clinical Trial. JAMA. 2019;321(7):654-64.
9. Lamontagne F, Richards-Belle A, Thomas K, et al. Effect of reduced exposure to vasopressors on 90-day mortality in older critically ill patients with vasodilatory hypotension: A randomized clinical trial. JAMA. 2020 Mar 10;323(10):938-49.
10. Machado FR, Cavalcanti AB, Bozza FA, et al. SPREAD Investigators; Latin American Sepsis Institute Network. The epidemiology of sepsis in Brazilian intensive care units (the Sepsis PREvalence Assessment Database, SPREAD): An observational study. Lancet Infect Dis. 2017 Nov;17(11):1180-9.
11. Marik P, Monnet X, Teboul JL. Hemodynamic parameters to guide fluid therapy. Ann Intensive Care. 2011;1(1):1-9.
12. Permpikul C, Tongyoo S, Viarasilpa T, Trainarongsakul T, Chakorn T, Udompanturak S. Early Use of norepinephrine in septic shock resuscitation (CENSER). A randomized trial. Am J Respir Crit Care Med. 2019 May 1;199(9):1097-105.
13. Singer M, Deutschman CS, Seymour CW, et al. The Third International Consensus Definitions for Sepsis and Septic Shock (Sepsis-3). JAMA. 2017;315(8):801-10.
14. Venkatesh B, Finfer S, Cohen J, et al. Adjunctive glucocorticoid therapy in patients with septic shock. N Engl J Med. 2018 Mar 1;378(9):797-808.
15. Usman O, Usman A, Ward MA. Comparison of SIRS, qSOFA and NEWS for the early identification of Sepsis in the Emergency Department. Am J Em Med. 2018;S0735-6757(18)30889-1.

8

Delirium

Heraldo Possolo de Souza
Carine Carrijo de Faria
Rodrigo Antonio Brandão Neto

- *Delirium* se define como estado confusional agudo caracterizado por distúrbio de atenção e consciência que se desenvolve de forma aguda e tende à flutuação.
- Condição bastante comum em idosos (> 70 anos) com baixa reserva cognitiva e associada de forma independente a aumento de mortalidade em pacientes internados, além de potente fator de risco para complicações e aumento de tempo de internação.
- Um terço dos pacientes internados por problemas médicos gerais apresenta *delirium*, 50% na admissão e os outros 50% durante internação.
- A incidência varia de 15 a 25%, em pacientes idosos submetidos a cirurgias de grande porte, a até 75%, em pacientes em UTI.
- Diagnosticado em 10 a 15% dos idosos atendidos em serviço de emergência e em 85% dos pacientes sob cuidados paliativos exclusivos.
- Pacientes que desenvolvem *delirium* ficam internados por mais tempo, são mais institucionalizados e têm maior mortalidade.

QUAIS SÃO AS CAUSAS E OS FATORES DE RISCO?

- A fisiopatologia do *delirium* é complexa, multifatorial e ainda não completamente esclarecida. Parece haver alterações nas vias de sinalização inflamatórias e metabólicas e nos neurotransmissores.
- Os fatores de risco são classificados em predisponentes (Tabela 1) e precipitantes (Tabela 2). Quanto mais fatores predisponentes estão presentes, menos fatores precipitantes são necessários para causar *delirium*.

TABELA 1 Fatores predisponentes para quadros de *delirium*

▪ Idade > 70 anos
▪ Diagnóstico prévio de demência
▪ Perda prévia de funcionalidade
▪ Imobilidade
▪ Múltiplas comorbidades
▪ Polifarmácia
▪ Déficits sensoriais (auditivo, visual)
▪ Acidente vascular cerebral (AVC) prévio
▪ Depressão
▪ Etilismo
▪ Episódio prévio de *delirium*

TABELA 2 Fatores desencadeantes do *delirium*

	Doença
SNC	TCE, EH, AVC, hematomas subdurais, hidrocefalias, infecções (meningites, encefalites, abscesso, neurossífilis)
Distúrbios metabólicos	Uremia, anemia, hipoxemia, hipoglicemia/hiperglicemia, avitaminoses, distúrbios hidroeletrolíticos, desequilíbrio acidobásico, desidratação
Doenças cardiopulmonares	IAM, IC, arritmia cardíaca, choque, insuficiência respiratória
Infecções sistêmicas	Pneumonias, ITU, infecções cutâneas, abdominais
Doenças neoplásicas	Tumor primário ou metastático do SNC, infiltração meníngea, síndromes paraneoplásicas
Outras etiologias	Abstinências, desregulação térmica, estado pós-operatório, restrição física, sondagem vesical de demora, déficit visual, gravidade da doença de base, desnutrição, introdução de três medicações novas, iatrogenia

TCE: traumatismo cranioencefálico; EH: encefalopatia hepática; AVC: acidente vascular cerebral; IAM: infarto agudo do miocárdio; IC: insuficiência cardíaca; ITU: infecção urinária.

QUAIS SÃO OS SINTOMAS E COMO É FEITO O DIAGNÓSTICO?

- Os sintomas do *delirium* são:
  - Alteração cognitiva de alguma das seguintes áreas:
    - Rebaixamento de nível de consciência.

- Atenção (distração, dificuldade em manter diálogo, repetição).
- Pensamento desorganizado.
- Sintomas flutuantes com intervalos de lucidez.
- Início agudo (horas a dias).
- Hiperativo com agitação psicomotora.
- Hipoativo com prostração.
- Mista (alternância entre hiper e hipoativo).

- Devemos considerar o diagnóstico de *delirium* sempre que se manifestarem os seguintes sintomas: alteração de nível de consciência e de cognição com flutuação e evolução em curto período de tempo.
- Estudos sugerem que apenas 12 a 35% dos casos são reconhecidos.
- A ferramenta validada como mais útil no diagnóstico à beira do leito é o *Confusion Assessment Method*, conhecido pela sigla CAM (Tabela 3).

TABELA 3 Instrumento para diagnóstico de *delirium*: CAM (*Confusion Assessment Method*)

1	Mudança aguda no *status* mental com curso flutuante
2	Desatenção
3	Pensamento desorganizado
4	Alteração de nível de consciência
O diagnóstico de *delirium* requer a existência dos critérios 1 e 2 acrescidos dos critérios 3 ou 4.	

QUAIS SÃO OS DIAGNÓSTICOS DIFERENCIAIS DO *DELIRIUM*?

- Pacientes com *delirium* apresentam quadro agudo, flutuante, cujo diagnóstico pode ser feito clinicamente. No entanto, pode ser confundido com doenças neurológicas ou psiquiátricas, sendo as principais a doença psiquiátrica e demência (Tabela 4).

TABELA 4 Diagnósticos diferenciais de *delirium*

Característica	*Delirium*	Demência	Doença psiquiátrica
Instalação	Abrupta	Lenta	Abrupta
Evolução em 24 horas	Flutuante	Estável	Estável
Atenção	Reduzida	Sem alterações	Pode estar alterada

(continua)

TABELA 4 Diagnósticos diferenciais de *delirium* (continuação)

Característica	*Delirium*	Demência	Doença psiquiátrica
Consciência	Flutuação: reduzida a hiperalerta	Normal	Pode estar alterada
Orientação	Alterada	Alterada	Pode estar alterada
Memória	Alterada	Alterada	Normal, mas pode ser difícil de avaliar
Percepção	Alucinações visuais e raramente auditivas	Intacta	Alucinações usualmente auditivas
Pensamento	Desorganizado	Vago	Pode estar alterado e delirante
Linguagem	Lentificada	Dificuldade em achar as palavras	Pode estar alterada
Alteração de movimentos	Pode ter *flapping*	Usualmente sem alterações	Sem alterações, exceto se secundárias a medicações

- Outras doenças psiquiátricas ou neurológicas que podem causar *delirium* estão especificadas na Tabela 5.

TABELA 5 Outros diagnósticos diferenciais de *delirium*

Síndromes neurológicas	
Síndrome	Diferencial
Afasia de Wernicke	O problema é restrito à linguagem, enquanto outros aspectos da função mental estão intactos
Disfunção bitemporal	O déficit é restrito à memória
Lesões bifrontais	Lesões frontais à imagem
AVC	Apresentam sinais localizatórios
Encefalites	Sinais de infecção
Status não convulsivo *epilepticus*	Se suspeitado, indicar EEG
Demência	Apresenta evolução mais lenta
Doenças psiquiátricas primárias	
Síndrome	Diferencial
Depressão	Presença de disforia e menos flutuação
Psicose	Alteração do conteúdo do pensamento, história de surtos

AVC: acidente vascular cerebral; EEG: eletroencefalograma.

COMO MANEJAR DE FORMA GERAL O PACIENTE COM *DELIRIUM*?

- O diagnóstico de *delirium* pode ser considerado uma emergência ameaçadora à vida. A avaliação na sala de emergência deve ser dirigida ao diagnóstico sindrômico de *delirium* (ver anteriormente) e, se este for confirmado, a causa precipitante do quadro (Figura 1).
- Assim, além da história clínica de *delirium* (estado confusional agudo caracterizado por distúrbio de atenção e consciência que se desenvolve de forma aguda e tende à flutuação), o emergencista deve buscar na avaliação inicial as possíveis causas precipitantes: medicações, infecção, distúrbios metabólicos.
- Devem ser pedidos exames de rotina para detectar infecção ou distúrbio metabólico (hemograma, eletrólitos, função renal, glicemia, urina 1, culturas, radiografia de tórax).
- Caso indicados, exames que afastem outros diagnósticos de rebaixamento do nível de consciência (tomografia computadorizada [TC] de tórax ou líquido cefalorraquidiano [LCR]).
- Cuidado integrado por médicos, enfermeiros, outros profissionais e familiares ajuda a prevenir complicações e desfechos negativos.
- Contemplar todos os fatores modificáveis que são identificados na avaliação inicial é de grande importância. Múltiplas pequenas intervenções podem trazer substancial benefício.
- Fatores ambientais são importantes no manejo do *delirium*. Intervenções para melhorar a orientação e reduzir a privação de sensório incluem relógios, calendários, uso de óculos e aparelhos auditivos, visita de familiares, ambiente escuro e calmo no hospital durante a noite.
- Prevenção e vigilância de complicações:
  - Monitorização de débito intestinal e urinário (idealmente sem uso de sonda vesical de demora, exceto para tratamento de retenção urinária).
  - Constipação pode ser prevenida pelo uso de laxativos, sendo essencial em pacientes com ordens permanentes de analgésicos opioides.
  - Colocar paciente fora do leito para uma cadeira e estimular a deambulação, se possível, pode prevenir atelectasia e úlcera de pressão.
  - Evitar restrição física.
  - Independência na medida do possível. Estimular autocuidado.

- Internação em local que permite a presença de familiares.
- Monitorizar ingestão de alimentos e fluidos pode identificar aqueles em risco de desnutrição e desidratação, nos quais alimentação assistida seria útil.
- Evitar medicações noturnas.
- Tratar privação do sono. Permitir sono tranquilo com redução de ruído.
- Terapia ocupacional para déficit cognitivo.
- Medicação é o fator modificável mais comum. A Tabela 6 explicita as drogas de alto risco para *delirium* e alguns potenciais substitutos.

TABELA 6 Drogas que podem causar *delirium* em idosos

Droga	Mecanismo de efeito adverso	Substituto ou estratégia alternativa	Comentários
Benzodiazepínicos	Sedação de SNC e abstinência	Protocolo não farmacológico	Se paciente já faz uso domiciliar, mantenha ou reduza a dose, não descontinuar abruptamente
Opioides (especialmente meperidina)	Sedação de SNC, toxicidade anticolinérgica, constipação	Analgesia local/regional, medicações analgésicas não psicoativas (AINEs), reservar opioides para dor grave	Considerar risco/benefício: dor não controlada gera *delirium*; insuficiência renal possui risco elevado para efeito adverso; naloxone para *overdoses* graves
Sedativos hipnóticos não benzodiazepínicos (p. ex., zolpidem)	Sedação de SNC e abstinência	Protocolo não farmacológico	
Álcool	Sedação de SNC e abstinência	Se paciente usuário crônico, monitorize e use benzodiazepínicos para sintomas de abstinência	Anamnese deve incluir questionamento sobre uso de álcool

(continua)

TABELA 6 Drogas que podem causar *delirium* em idosos *(continuação)*

Droga	Mecanismo de efeito adverso	Substituto ou estratégia alternativa	Comentários
Anti-histamínicos (especialmente 1ª geração – p. ex., difenidramina)	Toxicidade anticolinérgica	Protocolo não farmacológico, anti-histamínico não sedativo para alergias	Anamnese deve abordar história de uso
Anticolinérgicos (p. ex., oxibutinina)	Toxicidade anticolinérgica	Baixas doses ou estratégia comportamental para incontinência urinária (diurese de horário)	*Delirium* é incomum em baixas doses
Anticonvulsivantes (p. ex., primidona, fenobarbital e fenitoína)	Sedação de SNC	Agente alternativo ou considerar suspender, caso paciente com baixo risco de convulsões e sem episódio recente	*Delirium* pode ocorrer independentemente da concentração terapêutica das drogas
Antidepressivos tricíclicos (p. ex., amitriptilina, imipramina)	Toxicidade anticolinérgica	Inibidores da recaptação de serotonina, aminotricíclicos secundários (p. ex., nortriptilina)	Novos agentes (p. ex., duloxetina) são tão eficazes quanto aminas terciárias para dor crônica
Bloqueadores H_2 de histamina	Toxicidade anticolinérgica	Baixas doses ou substituir por antiácidos ou IBP	Efeitos relacionados sobretudo com altas doses intravenosas
Agentes antiparkinsonianos (p. ex., levodopa, amantadina)	Toxicidade dopaminérgica	Reduzir doses ou ajustar doses de horário	Efeitos dopaminérgicos ocorrem primariamente em doença avançada ou altas doses
Antipsicóticos (sobretudo típicos de baixa potência – p. ex., clorpromazina)	Toxicidade anticolinérgica e sedação de SNC	Descontinuar ou, se necessário, usar baixas doses de agentes de alta potência	Considerar cuidadosamente risco/benefício do uso no *delirium*

(continua)

TABELA 6 Drogas que podem causar *delirium* em idosos *(continuação)*

Droga	Mecanismo de efeito adverso	Substituto ou estratégia alternativa	Comentários
Barbitúricos	Sedação de SNC e síndrome de abstinência	Descontinuação gradual ou substituição por benzodiazepínico	Evitar descontinuação abrupta ou inadvertida

AINE: anti-inflamatórios não esteroides; IBP: inibidores de bomba de próton; SNC: sistema nervoso central.

COMO MANEJAR AS ALTERAÇÕES DE COMPORTAMENTO?

- A base do manejo de alterações comportamentais no *delirium* é o tratamento não farmacológico, pela falta de evidência de benefícios e efeitos potenciais conhecidos do tratamento medicamentoso.
- A contenção física, comumente usada, está associada a lesão corporal e deve ser evitada. Se indicada, deve ser descontinuada o mais cedo possível.
- Tratamento farmacológico pode ser necessário no contexto de distúrbios perceptórios, pensamentos ilusórios ou quando o comportamento do paciente se torna ameaçador para ele próprio ou para terceiros (Tabela 7).
- Benzodiazepínicos possuem indicações específicas, tais como *delirium* associado a álcool ou abstinência de benzodiazepínico. Para outras situações, agentes antipsicóticos possuem melhor risco/benefício.
- Os antipsicóticos não reduzem mortalidade ou tempo de internação. A opção pelo seu uso deve considerar um balanço entre a necessidade de controle de sintomas e risco de sedação e complicações induzidas por eles.
- Todos os antipsicóticos estão associados a alargamento do intervalo QT. Fazer um ECG antes de iniciar terapia e acompanhar com novos ECGs após.
- A escolha do agente antipsicótico deve levar em conta os efeitos adversos considerando que estudos recentes mostraram efetividade similar. No entanto, em função da longa experiência de uso, o haloperidol se mantém como fármaco-padrão e ainda mais usado, sobretudo para agitação psicomotora.

TABELA 7 Tratamento farmacológico do paciente com *delirium* e agitação

Agente	Classe	Dose	Via	Grau de sedação	Risco SEP	Efeito adverso	Comentários
Haloperidol	Antipsicótico típico	Inicial: 0,25-0,5 mg Máxima: 3 mg	Oral, IM, IV	Baixo	Alto	Risco ↑ SEP se dose > 3 mg	Longo histórico no uso para *delirium*; preferencialmente via IM
Risperidona	Antipsicótico atípico	Inicial: 0,25-0,5 mg Máxima: 3 mg	Oral, IM	Baixo	Alto	Risco SEP pouco menor que haldol em doses	Muito similar ao haloperidol
Olanzapina	Antipsicótico atípico	Inicial: 2,5-5 mg Máxima: 20 mg	Oral, SL, IM	Moderado	Moderado	Mais sedativo que haldol	Via oral menos efetiva para manejo de sintomas agudos
Quetiapina	Antipsicótico atípico	Inicial: 12,5-25 mg Máxima: 50 mg	Oral	Alto	Baixo	Risco de hipotensão; muito mais sedativo que haldol	Uso com cuidado em pacientes com parkinsonismo
Lorazepam	Benzo-diazepínico	Inicial: 0,25-0,5 mg Máxima: 2 mg	Oral, IM, IV	Muito alto	Nenhum	Mais excitação paradoxal e depressão respiratória que haldol	Agente de 2ª linha: uso em abstinência de sedativos ou alcoólica ou se história de síndrome neuroléptica maligna

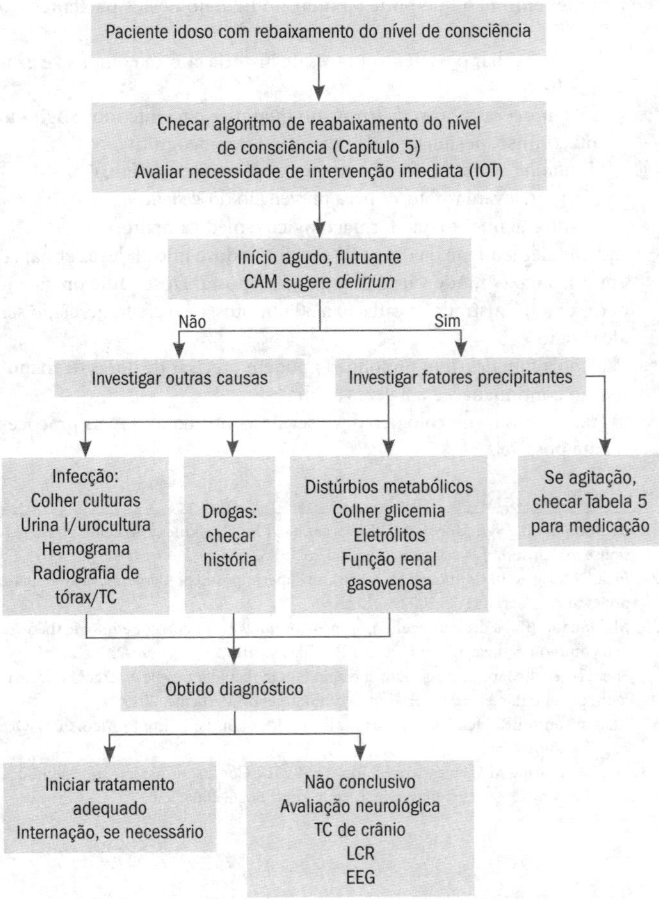

FIGURA 1 CAM: *Confusion Assessment Method*; EEG; eletroencefalograma; IOT: intubação orotraqueal; LCR: líquido cefalorraquidiano; TC: tomografia computadorizada.

- Um menemônico que pode auxiliar no manejo destes pacientes é o ADEPT:
  - *Assess*: avaliar o paciente através de história clínica completa e exame físico.
  - *Diagnose*: rastrear o *delirium* em qualquer paciente idoso agitado ou confuso, pesquisar outro distúrbio neurocognitivo.
  - *Evaluate*: avaliação focada na queixa de agitação/confusão.
  - *Prevent*: levantar fatores para prevenção do *delirium*.
  - *Treat*: tratamento não farmacológico e medicamentoso.
- Independentemente da droga de escolha, a dose inicial deve ser baixa, em função da grande variabilidade na resposta. Doses adicionais podem ser administradas a cada 30 a 60 minutos até o efeito desejado ser alcançado.
- Pacientes com *delirium* prolongado podem precisar de doses de manutenção continuadas, 2 a 3 vezes ao dia.
- O tratamento farmacológico deve ser descontinuado o mais precocemente possível.

LEITURA SUGERIDA

1. de Rooij SE, BC van Munster, JC Korevaar, Levi M. Cytokines and acute phase response in delirium. J Psychosom Res. 2007;62(5):521-5.
2. Fick DM, Agostini JV, Inouye SK. Delirium superimposed on dementia: a systematic review. J Am Geriatr Soc. 2002;50:1723.
3. Maldonado JR. Neuropathogenesis of delirium: review of current etiologic theories and common pathways. Am J Geriatr Psychiatry. 2013;21(12):1190-222.
4. Shenvi C et al. Managing delirium and agitation in theolder people emergency department patient: the ADEPTtool. Annals of Emergency Medicine. 2019.
5. Marcantonio ER. Delirium in hospitalized older adults. N Engl J Med. 2017 Oct 12;377(15):1456-66.
6. Wei LA, Fearing MA, Sternberg EJ, Inouye SK. The Confusion Assessment Method: a systematic review of current usage. J Am Geriatr Soch. 2008;56:823.

9

Manejo da dor no departamento de emergência

Alicia Dudy Müller Veiga
Ian Ward Abdalla Maia
Marcel Yukio Kamonseki
Julio Flávio Meirelles Marchini
Júlio César Garcia de Alencar

- Dor é um dos sintomas mais prevalentes no departamento de emergência (DE).
- Independentemente do diagnóstico etiológico ou do fator precipitante, a dor interfere negativamente na qualidade de vida do paciente e deve ser tratada de forma emergencial.
- Caracterizar a dor é parte fundamental na anamnese do paciente. O exame físico (musculoesquelético e neurológico) complementa essa etapa, elucidando o tipo de dor e seu provável mecanismo biológico.
- A dor pode ser classificada de forma temporal em aguda ou crônica, e de acordo com seu mecanismo biológico em neuropática, nociceptiva ou central. A dor sempre deve ser acessada a partir de escalas visuais ou numéricas.
- O manejo farmacológico da dor deve ser realizado de acordo com a escada analgésica da Organização Mundial da Saúde (OMS).
- Dor leve é tratada com analgésicos não opioides, como paracetamol, dipirona, anti-inflamatório não esteroide (AINE), salicilatos ou agentes tópicos (lidocaína, AINE tópico).
- Na dor moderada é adicionado um opioide fraco, como a codeína ou o tramadol.
- Na dor intensa são utilizados opioides fortes, como morfina, oxicodona ou fentanil. Além disso, se indicados, podem ser adicionadas em qualquer passo as medicações adjuvantes, como os anti-inflamatórios não esteroides (AINEs), salicilatos, agentes tópicos (lidocaína, AINE tópico), antidepressivos e anticonvulsivantes.

COMO AVALIAR A DOR?

- A sensação de dor é um processo bioquímico complexo e com isso as intervenções eficazes devem ser direcionadas ao mecanismo subjacente da dor. A sensação de dor é iniciada no nível do tecido por meio de fibras nervosas especializadas chamadas de nociceptores. Essas fibras transduzem um sinal elétrico de um estímulo térmico, mecânico ou químico, que é propagado através do nervo periférico e da medula espinal (via trato espinotalâmico) e interpretado pelo cérebro. A inibição dessa via é obtida fisiologicamente por vários meios, dentre eles os produtos químicos endógenos (endorfinas, encefalinas, dinorfinas) que ativam os receptores opioides e fornecem um efeito analgésico.
- O exame clínico identifica corretamente 85% dos diagnósticos etiológicos, e a solicitação de exames complementares deve ser individualizada. Ao receber um paciente com dor no DE, é importante que se faça uma série de perguntas para compreender e caracterizar a dor, questionando-o sobre qualidade (queimação, pulsação, agulhada, lancinante, formigamento, em aperto etc.), intensidade, localização, irradiação, fatores de melhora e de piora, fatores desencadeantes, frequência e duração. Ainda na anamnese, explorar elementos que podem interferir no planejamento terapêutico da dor, como o uso prévio ou atual de fármacos, alergias e antecedentes que podem contraindicar o uso de AINEs. Outra pergunta importante é simplesmente saber se o paciente quer ser medicado naquele momento. Muitas vezes o paciente dispensa, mesmo referindo ter dor considerável.
- A intensidade da dor deve ser constantemente reavaliada para verificar a eficiência da proposta terapêutica. Para estimar a intensidade de forma mais objetiva, recomenda-se o uso de escalas visuais e numéricas já validadas (Figura 1). Para pacientes que não conseguem se comunicar verbalmente (inconsciente, sob sedação ou em ventilação mecânica) e com demência avançada, sinais não verbais como taquicardia, taquipneia e expressão facial podem ajudar na avaliação, porém expressam especificidade baixa. Para estes, recomenda-se a aplicação de escalas específicas (Tabelas 1 e 2).

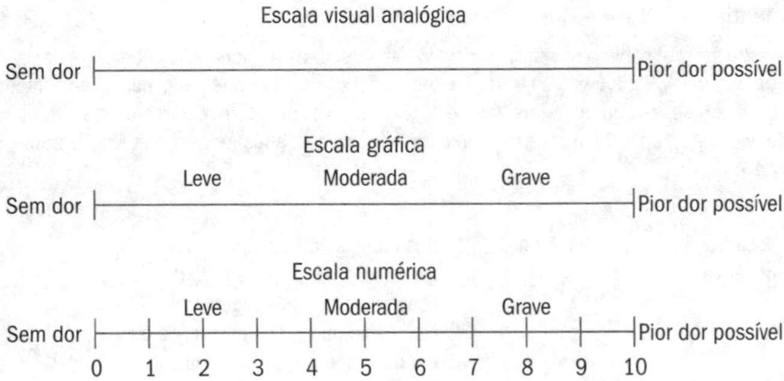

FIGURA 1

TABELA 1 Versão traduzida da escala "*Pain Assessment in Advanced Dementia*" (PAINAD) – Brasil, 2013

Instruções: observe o paciente por cinco minutos antes de pontuar os comportamentos dele ou dela. Pontue os comportamentos de acordo com a tabela a seguir. O paciente pode ser observado em diferentes condições (p. ex., em repouso, durante uma atividade agradável, durante recebimento de cuidados, após receber medicação para dor).				
Comportamento	0	1	2	Pontuação
Respiração Independente de vocalização	▪ Normal	▪ Dificuldade ocasional para respirar ▪ Curto período de hiperventilação	▪ Respiração ruidosa e com dificuldades ▪ Longo período de hiperventilação ▪ Respiração de Cheyne-Stokes	

(continua)

TABELA 1 Versão traduzida da escala "Pain Assessment in Advanced Dementia" (PAINAD) – Brasil, 2013 (*continuação*)

Instruções: observe o paciente por cinco minutos antes de pontuar os comportamentos dele ou dela. Pontue os comportamentos de acordo com a tabela a seguir. O paciente pode ser observado em diferentes condições (p. ex., em repouso, durante uma atividade agradável, durante recebimento de cuidados, após receber medicação para dor).				
Comportamento	0	1	2	Pontuação
Vocalização negativa	▪ Nenhuma	▪ Resmungos ou gemidos ocasionais ▪ Fala baixa ou em baixo tom, de conteúdo desaprovador ou negativo	▪ Chamados perturbadores repetitivos ▪ Resmungos ou gemidos altos ▪ Choro	
Expressão facial	▪ Sorrindo ou inexpressiva	▪ Triste ▪ Assustada ▪ Franzida	▪ Careta	
Linguagem corporal	▪ Relaxada	▪ Tensa ▪ Andar angustiado/ aflito de um lado para o outro ▪ Inquietação	▪ Rígida ▪ Punhos cerrados ▪ Joelhos encolhidos ▪ Puxar ou empurrar para longe ▪ Comportamento agressivo	
Consolabilidade	▪ Sem necessidade de consolar	▪ Distraído(a) ou tranquilizado(a) por voz ou toque	▪ Incapaz de ser consolado(a), distraído(a) ou tranquilizado(a)	
				▪ Total

Pontuação: o total de pontos varia de 0-10 pontos. Uma possível interpretação da pontuação é: 1-3 = dor leve; 4-6 = dor moderada; 7-10 = dor grave. Essas variações são baseadas em uma escala padrão de dor de 0-10, mas não foram comprovadas na literatura para essa avaliação.
Adaptada de Valera GG et al. Rev Esc Enferm USP. 2014;48(3):462-8.

TABELA 2 Versão traduzida da *Behaviour Pain Scale*, ou Escala Comportamental de Dor, desenvolvida para a avaliação de pacientes inconscientes, sob sedação ou em ventilação mecânica

Item	Descrição	Pontuação
Expressão facial	Relaxada	1
	Parcialmente contraída (p. ex., abaixamento palpebral	2
	Completamente contraída (olhos fechados)	3
	Contorção facial	4
Movimentos dos membros superiores	Sem movimento	1
	Movimentação parcial	2
	Movimentação completa com flexão dos dedos	3
	Permanentemente contraídos	4
Conforto com o ventilador mecânico	Tolerante	1
	Tosse, mas tolerante à ventilação mecânica a maior parte do tempo	2
	Brigando com o ventilador	3
	Sem controle da ventilação	4

COMO CLASSIFICAR A DOR?

- A partir da caracterização da dor, é possível classificá-la conforme temporalidade em aguda (duração menor do que 3 meses) ou crônica (duração maior do que 3 meses com ou sem claro fator precipitante).
  - **Dor aguda:** geralmente tem claro fator precipitante (p. ex., laceração, queimadura superficial, otite média etc.). É causada pela ativação de neurônios sensitivos especializados chamados nociceptores, presentes em todos os tecidos moles, como músculos e pele, e nos órgãos internos. Os nociceptores são ativados por leucotrienos, bradicininas, serotonina, histamina ou tromboxano. A resolução da dor aguda geralmente acontece com a melhora do fator precipitante.
  - **Dor crônica:** tem duração maior do que 3 meses e pode ou não apresentar fator precipitante. Nos casos sem fator precipitante evi-

dente, os sinais de alerta que devem desencadear maior investigação etiológica são: alteração de exame físico, piora noturna, febre ou perda de peso. Geralmente está associada ao sofrimento emocional, social ou existencial, que interfere negativamente na percepção da dor.

- A dor também pode ser classificada de acordo com seu mecanismo biológico em nociceptiva, neuropática, mista ou central.
  - **Nociceptiva:** ocorre quando há lesão tecidual [exceto sistema nervoso central (SNC) ou periférico (SNP)], e consequente estado de hiperexcitação dos nociceptores e sistema somatossensitivo. É subdividida em dois tipos de dor: dor somática (articulações, ossos, músculos e outros tecidos moles) e dor visceral (acomete os órgãos internos). A dor somática geralmente é localizada, incômoda, "em pancada", pulsátil ou em aperto. Por outro lado, os nociceptores nas vísceras transmitem a sensação de plenitude ou de pressão mal localizada. A dor nociceptiva pode ter componente inflamatório.
  - **Neuropática:** causada por lesão ou disfunção do SNC ou SNP. Em geral é descrita como queimação, choque, formigamento ou lancinante. Normalmente segue a distribuição do nervo (ou da raiz do nervo) que está danificado, mas pode ser bilateral, como nas neuropatias periféricas. A dor pode ser localizada, como na neuralgia pós-herpética; ou disseminada, como a neuropatia periférica diabética.
  - **Mista:** condição específica em que há lesão simultânea de componentes do sistema nervoso e tecidos adjacentes. Está presente principalmente em pacientes oncológicos.
  - **Central:** causada por danos no sistema nervoso central, que inclui cérebro, tronco encefálico e medula espinal. A síndrome da dor central normalmente ocorre logo após a lesão causal, mas pode ser adiada por meses ou anos, especialmente se estiver relacionada a um acidente vascular cerebral (AVC). Além do AVC, esta síndrome pode ser causada por esclerose múltipla, tumores, epilepsia, doença de Parkinson e trauma cerebral ou na medula espinal. O caráter da dor varia amplamente e pode afetar uma área específica do corpo ou ocorrer de forma mais difusa. A dor geralmente é constante, mas pode ser exacerbada por tosse, mudanças de temperatura, movimento ou emoções. A dor central é frequentemente associada a alo-

dinia e hiperalgesia (hipersensibilidade a estímulos nocivos). Os pacientes em geral descrevem um ou mais tipos de sensação de dor; o mais comum é queimação.

- O tratamento adequado da dor varia conforme sua gravidade. Infelizmente, existem poucas medidas confiáveis e objetivas para quantificar a dor. A escala visual analógica de dor é um método que vem ganhando popularidade por sua praticidade (Figura 1). Ela faz com que o paciente faça uma marca em uma escala impressa correspondente à intensidade de sua dor. Ela aparentemente tem um bom desempenho em ambientes de dor aguda; no entanto, seu desempenho na avaliação da dor crônica é questionável.

COMO MANEJAR A DOR NO CENÁRIO PRÉ-HOSPITALAR?

- Infelizmente existem poucas evidências envolvendo a analgesia no pré-hospitalar. Na prática, o uso de gelo, a elevação e a imobilização fornecem a base para o tratamento do trauma de extremidades.
- Além da administração farmacológica com quetamina ou fentanil, a anestesia regional tem se mostrado promissora no ambiente pré-hospitalar (ver seção sobre bloqueios regionais a seguir).

COMO MANEJAR A DOR NO DEPARTAMENTO DE EMERGÊNCIA?

- Inicialmente os meios não farmacológicos de controle da dor podem ser usados naqueles pacientes com ferimentos menores e com dor leve a moderada.
- A imobilização e a redução ortopédica podem ajudar a diminuir a estimulação dolorosa e sempre devem ser consideradas como medidas iniciais.
- A dor deve sempre ser tratada de maneira individualizada. Em quadros agudos é importante uma intervenção rápida, pois o estímulo nociceptivo prolongado hipersensibiliza as vias de dor, amplificando-as em intensidade e na difusão de sua localização, além de estimular resposta inflamatória.
- Quando o quadro é secundário a uma dor crônica, deve-se contemplar também a orientação sobre os mecanismos fisiopatológicos da dor, a importância de um plano de tratamento multimodal e as expectativas realistas de melhora, com ênfase no ganho funcional.

- A Organização Mundial da Saúde (OMS) sugere a ordenação e padronização do tratamento da dor conforme os seguintes princípios:
  - **Escada:** ferramenta conhecida como "escada analgésica" (Figura 2), desenvolvida pela OMS para guiar a proposta terapêutica, considerando a intensidade da dor e as classes de medicamentos indicadas.
  - **Via oral:** priorizar a via de medicação menos invasiva possível (via oral, transdérmica, hipodermóclise, endovenosa e subcutânea, respectivamente). A administração intramuscular não é recomendada.
  - **Intervalos fixos:** os analgésicos devem ser prescritos e administrados em intervalos regulares, considerando o tempo de ação de cada droga. Além da medicação de horário, aconselha-se prescrever também uma medicação de resgate para o uso, se necessário.
  - **Indivídual:** as doses padronizadas não são absolutas. O objetivo do tratamento é aliviar a dor, ponderando os efeitos adversos para que sejam mínimos.
- Importante ressaltar a necessidade de reavaliar o paciente frequentemente para manejar os efeitos colaterais e adequar o tratamento se necessário.
- O quarto degrau se refere à refratariedade ao tratamento vigente mesmo após o escalonamento. Essa etapa propõe uma abordagem multimodal, mais invasiva para o controle da dor: analgesia espinhal, bomba de analgesia controlada pelo paciente (ACP), bloqueio de nervos e plexos, dentre outros procedimentos neurocirúrgicos.
- Os fármacos considerados adjuvantes são aqueles que têm outros efeitos principais (que não a analgesia), mas podem contribuir com o manejo da dor (ao tratar sintomas secundários que exacerbam a dor, aumentar o efeito analgésico dos opioides ou reduzir seus eventos adversos). São eles: alfa-agonistas, ansiolíticos, anticonvulsivantes, antidepressivos tricíclicos, antieméticos, laxantes e neurolépticos.
- No tratamento da dor neuropática, os medicamentos antidepressivos tricíclicos e antiepilépticos são a **primeira escolha** na maioria dos casos (os opioides são secundários, administrados em pacientes refratários ao uso dos adjuvantes). A escolha e o manejo das medicações nesse caso são iniciados com o uso de antidepressivo tricíclico. Se a resposta ao tratamento não for adequada, a sequência a seguir é recomendada:

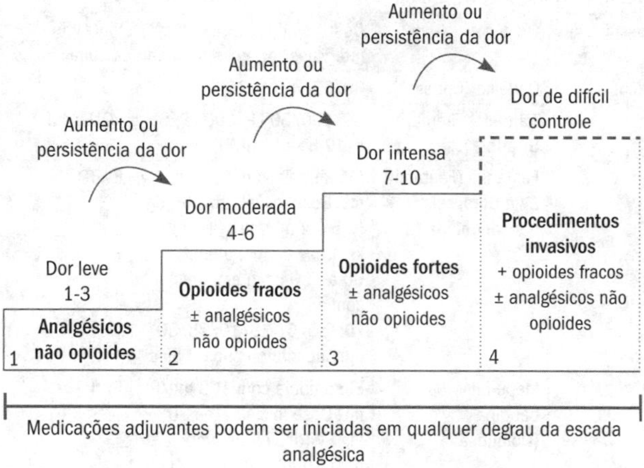

FIGURA 2 Adaptação da escada analgésica da Organização Mundial da Saúde (OMS) com quatro degraus.

1. Antidepressivos tricíclicos.
2. Antidepressivos tricíclicos + antiepilépticos tradicionais.
3. Antidepressivos tricíclicos + gabapentina.
4. Antidepressivos tricíclicos + gabapentina + morfina.

- Para a dor visceral, a combinação de medicações geralmente apresenta melhor desempenho que medicações isoladas. Em pacientes apresentando dor somática, é indicada a associação de analgésicos, opioides e anti-inflamatórios. Nos casos de obstrução intestinal inoperável, a administração de octreotide 0,3 mg SC 1 x/dia tem boa resolutividade da dor.
- Exemplos de medicações analgésicas (não opioides, opioides fortes e opioides fracos) e adjuvantes, assim como sua posologia, indicação e via de administração estão descritos na Tabela 3.

TABELA 3 Analgésicos opioides

Classificação	Drogas	Doses diárias (mg); intervalos (h); dose máxima	Via(s) de administração
Fracos	Codeína (Codein®)	30/60; 4-6 h; 360	VO
	Tramadol (Tramal®, Sylador®)	50/100/50 LP/100 LP; 6 h/12 h se LP; 400	VO, EV, IM
Fortes	Fentanila (Fentanil® EV e Durogesic® transdérmico)	**EV:** ampola com 0,05 mg/mL. Dose inicial: 25-100 μg (0,5 a 2 mL) ou 1 a 2 μg/kg. Dose de manutenção: 50 a 500 μg/h em infusão contínua **TD:** 2,5/5/7,5/10/25/50 μg. Substituir a cada 3 dias	EV, TD
	Meperidina ou petidina (Dolantina®)	**EV:** ampola com 100 mg/2 mL. Dose inicial: 10 a 30 mg EV (diluir uma ampola para 10 mL e fazer 1 a 3 mL) **IM:** 50 a 150 mg (1 a 3 mg/kg) a cada 3 ou 4 horas. Dose máxima diária: 1 g (20 mg/kg) EV, IM	EV, IM
	Morfina (Dimorf®, Dolo Moff®)	10/10 EV/30/30 LP/60 LP/100 LP; 4-6 h/12 h se LP **EV:** dose inicial: 0,05 a 0,1 mg/kg (diluir uma ampola de 10 mg para 10 mL e fazer 2,5 a 5 mL). Dose de manutenção (infusão contínua): 0,8-10 mg/h	VO, EV, SC
	Oxicodona (Oxycontin®)	10 LP/20 LP/40 LP; 12 h; 80 (doses maiores podem ser usadas em pacientes com tolerância)	VO

O QUE MAIS PRECISO SABER SOBRE OS ANALGÉSICOS?

Anti-inflamatórios não esteroidais

- Os AINEs fornecem analgesia por meio da ligação às enzimas receptoras da ciclo-oxigenase (COX).
- A propriedade analgésica dos AINEs tem um efeito teto, ou seja, além da dosagem sugerida não há benefício analgésico adicional.
- De acordo com as diretrizes do American College of Gastroenterology, os fatores de risco para complicações gastrointestinais (GI) relacionadas aos AINEs incluem: uma história de úlcera gastrointestinal; idade > 65 anos; terapia com AINE em alta dose e uso concomitante de: agentes anticoagulantes, corticosteroides ou outros AINEs (incluindo ácido acetilsalicílico em baixa dosagem).
- Outro grande efeito colateral limitante do uso de AINEs é a diminuição da pressão de perfusão renal e da taxa de filtração glomerular. Isso pode contribuir para lesão renal e insuficiência renal, especialmente em pacientes com idade avançada, insuficiência renal subjacente, hipovolemia ou aqueles que tomam um inibidor da enzima conversora de angiotensina (ECA).

Paracetamol

- O paracetamol ou acetaminofeno continua sendo o analgésico de venda livre mais popular. O mecanismo exato de sua ação não é completamente elucidado. Ele apresenta efeitos anti-inflamatórios periféricos limitados e, portanto, é geralmente classificado de forma diferente de outros agentes anti-inflamatórios. O paracetamol também atua sobre o sistema canabinoide endógeno, resultando em seus efeitos antinociceptivos.

Morfina

- A morfina é um dos principais opioides usados no DE. Seu fácil acesso no sistema hospitalar torna a morfina uma boa escolha no tratamento de pacientes com trauma de extremidades e dor moderada a intensa. A morfina, assim como outros opioides, tem efeitos colaterais indesejáveis, incluindo sedação, náusea, hipotermia e depressão respiratória.

Fentanil

- O fentanil é um opioide que apresenta efeito analgésico 100 vezes maior que a morfina. Além disso, o fentanil IV, em comparação com a morfina IV, tem um efeito analgésico com início mais rápido, no entanto, sua meia-vida é mais curta, de cerca de 30 a 60 minutos; portanto, podem ser necessárias doses repetidas para controle prolongado da dor.
- Devido à biodisponibilidade do fentanil e à ausência da necessidade inicial de metabolização hepática, esse fármaco pode atingir um nível sérico terapêutico em 2 minutos quando administrado pela via intranasal.

Tramadol

- O tramadol é um analgésico sintético convertido em opioide pelo fígado, sendo considerado um opioide fraco.
- O metabolismo do tramadol ocorre por meio do sistema do citocromo P450 que resulta em uma ampla gama de interações medicamentosas.
- Tramadol deve ser evitado em pacientes com epilepsia ou usuários de inibidores seletivos da recaptação da serotonina ou antipsicóticos.

Quetamina

- A quetamina é uma opção para diminuir o uso de opioides no tratamento da dor intensa, pois tem alto poder analgésico (pode ser administrada na dor aguda, crônica ou refratária).
- É preciso atentar para as doses corretas e não administrar em *bolus*, já que a medicação é um antagonista do receptor NMDA de rápida ação e associada à apneia.
- Doses baixas (0,1-0,5 mg/kg), em infusão lenta, demonstram eficácia no tratamento de qualquer tipo de dor, com poucos eventos adversos.

O QUE SÃO BLOQUEIOS REGIONAIS?

- A aplicação de anestésico local próximo a nervos periféricos ou plexos produz anestesia restrita à distribuição de nervos sensoriais específicos. Isso pode fornecer o benefício da analgesia sem efeitos indesejados da analgesia sistêmica. Qualquer nervo específico que possa ser direcionado pode ser anestesiado dessa maneira.

- As aplicações comuns incluem bloqueios neuroaxiais centrais (anestesia peridural ou raquidiana), bloqueios do plexo nervoso (bloqueio do plexo braquial) e bloqueios de nervos periféricos (bloqueio do nervo femoral).

O QUE PRESCREVER PARA O PACIENTE NA ALTA HOSPITALAR?

- A prescrição adequada de analgesia após a alta é importante para evitar retorno da dor e idas desnecessárias ao DE.
- Pacientes com dor aguda devem receber analgesia correta enquanto esperam a resolução do diagnóstico etiológico.
- Pacientes com dor crônica devem receber a prescrição de um plano de tratamento multimodal.
- O tratamento não farmacológico da dor inclui atividade física. As opções podem incluir fisioterapia formal, fortalecimento muscular, alongamento muscular, exercício aeróbico de baixo impacto, exercício à base de água ou tai chi. Outras opções são massagem e acupuntura.
- Casos de dor neuropática com sintomas localizados, como neuralgia pós-herpética ou neuropatia diabética, podem ser tratados com agentes tópicos, como o creme de capsaicina ou lidocaína gel. Os fármacos antidepressivos como amitriptilina e anticonvulsivantes como gabapentina e pregabalina são considerados agentes de primeira linha para terapia sistêmica, são bem tolerados e têm menos efeitos colaterais e interações medicamentosas.
- Para a dor nociceptiva, o paracetamol e a dipirona são os agentes de primeira linha em razão de sua segurança e tolerabilidade. Os AINEs podem ser considerados se houver um componente inflamatório na dor, o paciente não tiver contraindicações e por um curto período.
- Não há evidências para apoiar a eficácia dos opioides no tratamento da dor crônica não oncológica.
- A prescrição de opioides deve ser realizada após a avaliação criteriosa de parâmetros como diagnóstico, intratabilidade da dor, risco de intoxicação e eficácia esperada.
- O seguimento ambulatorial é recomendado em todos os pacientes com quadro de dor, principalmente em pacientes com dor crônica.

LEITURA SUGERIDA

1. Motov S, Rockoff B, Cohen V, Pushkar I, Likourezos A, McKay C, et al. Intravenous subdissociative-dose ketamine versus morphine for analgesia in the emergency department: A randomized controlled trial. Annals of Emergency Medicine. 2015;66(3):222-9 e1.
2. Thomas SH. Management of pain in the emergency department. ISRN Emergency Medicine. 2013:1-19.
3. Wilsey B, Fishman S, Rose JS, Papazian J. Pain management in the ED. Am J Emerg Med. 2004;22(1):51-7.

10

Sedação e analgesia em procedimentos

Osmar Colleoni
Bruno Marques
Júlio César Garcia de Alencar

QUAIS SÃO A DEFINIÇÃO E A IMPORTÂNCIA DA SEDAÇÃO E DA ANALGESIA EM PROCEDIMENTOS (SAP)?

- Trata-se da administração de drogas ansiolíticas, sedativas, hipnóticas, analgésicas e/ou anestésicos dissociativos que causam rebaixamento do nível e do conteúdo de consciência visando atenuar a ansiedade, dor e desconforto causados por procedimentos. Pode também ser empregada com o objetivo de evitar que o paciente se mova durante a realização do procedimento e também de exames radiológicos.
  - Para procedimentos de emergência, a sedação deve também visar o manejo da dor, ansiedade e circunstâncias associadas à lesão ou doença precipitante.
  - O paciente deve ter sua dor e ansiedade manejadas de formas não farmacológicas e farmacológicas.
- Esses agentes são administrados a fim de facilitar a amnésia ou reduzir o nível de consciência, bem como aumentar o conforto do paciente e a segurança durante a realização de procedimentos diagnósticos ou terapêuticos.
- Boa parte dos medicamentos utilizados, contudo, têm potencial de causar depressão cardiorrespiratória e coma, o que exige precisão na escolha da droga e de sua dosagem, levando-se em conta o perfil do paciente.
  - Em geral, o estado hemodinâmico e fisiológico desses pacientes encontra-se em estresse e a escolha da técnica, droga e dose deve ser considerada levando em conta tais fatos.
- Muitos procedimentos no departamento de emergência (DE) podem ser facilitados com o emprego de sedação e analgesia, como: sutura, higienização e curativo de lesões, remoção de corpos estranhos, paracentese, toracocentese, artrocentese, punção liquórica, cateterização de aces-

sos centrais, redução de fraturas e luxações, drenagem de abscessos, endoscopia digestiva alta e colonoscopia, cardioversão elétrica, realização de tomografia e ressonância (pacientes sem capacidade de permanecer imóveis ou por claustrofobia) e uso de marca-passo transcutâneo.

COMO DEVO ME PREPARAR PARA A REALIZAÇÃO DA SEDAÇÃO PROCEDURAL DE EMERGÊNCIA?

- A definição de efeito adverso é a ocorrência de reação inesperada e/ou não desejada a medicações e procedimentos médicos utilizados para facilitar a sedação procedural ou analgesia.
- Diferente da sedação realizada em procedimentos eletivos, em geral, o paciente submetido à analgesia e sedação procedural no departamento de emergência (DE) não se encontra em jejum, não sendo possível na maioria das vezes aguardar o tempo ideal para realização de sedação.
- Idealmente deve ocorrer adequado controle álgico antes da realização da sedação procedural tendo em vista que o emprego de doses suplementares de opioides durante a sedação procedural não demonstra benefício claro e aumenta o risco de eventos adversos.
- A sedação procedural deve ser sempre realizada em um ambiente com pronta disponibilidade de oxigênio, sucção, monitorização, medicamentos de ressuscitação e antídotos (quando benzodiazepínicos e opioides são utilizados), bem como equipamentos para manejo da via aérea e ventilação de resgate apropriados para a idade do paciente submetido à sedação.
- Medicamentos para manejo de reações alérgicas, náuseas, vômitos e agitação ao despertar também devem ser de pronto acesso.
- O emprego de monitorização durante a sedação procedural visa detectar alterações que podem estar associadas à ocorrência de eventos adversos, bem como auxiliar na titulação da dose ideal da droga utilizada.

QUAIS SÃO OS NÍVEIS DE SEDOANALGESIA POSSÍVEIS DE SEREM ATINGIDOS?

- A despeito da classificação didática, a sedação apresenta uma progressão contínua e não categórica. Decerto, não há marcos definitivos que separam esses espectros. Há, pois, a necessidade de vigilância contínua e expertise na escolha das drogas e das doses adequadas.

- Algumas drogas, como a quetamina, podem apresentar espectros de ação diferentes com o emprego de diferentes doses.
- Em geral, o risco de eventos adversos aumenta com a profundidade e duração da sedação procedural, porém algumas populações possuem risco basal aumentado para efeitos adversos, como idade acima de 65 anos ou menores de 2 anos, obesidade, pacientes gestantes, conteúdo e tempo da última refeição, alteração do estado de consciência basal, intoxicações e mais importante: uma condição clínica basal instável.
- Crianças em geral necessitam de maiores doses (por quilo de peso) que adultos devido a uma série de fatores, mas principalmente por possuírem um menor índice de gordura corporal. Nesta população a amnésia é um componente importante para evitar que o paciente desenvolva medo de procedimentos.
- Idosos habitualmente necessitam de menores doses (por quilo de peso) para adequada sedação. Em geral, a duração da sedação resultante é maior quando comparada à população adulta e a ocorrência de eventos adversos é mais prevalente.
- Em obesos, o emprego de doses orientadas pelo peso real do paciente pode provocar níveis plasmáticos mais elevados, aumentando o risco de eventos adversos.
- Pacientes instáveis apresentam maior risco de hipotensão e disfunção ventilatória. Idealmente devem ser ressuscitados visando uma hemodinâmica mais estável antes da realização da SAP, bem como o uso de doses menores que as preconizadas devem ser consideradas, evitando sempre a subanalgesia e sedação ineficaz.

QUAIS SÃO AS CONTRAINDICAÇÕES E AS POTENCIAIS COMPLICAÇÕES DA SAP?

- Não há contraindicações absolutas para a SAP. Adota-se cuidado redobrado em pacientes idosos, com multicomorbidades e com via aérea difícil predita.
- A classificação de estado físico da American Society of Anesthesiologists (ASA) ajuda a avaliar o potencial risco de eventos adversos relacionados à sedação procedural e às comorbidades do paciente:
  - ASA I e II em geral toleram adequadamente a sedação procedural.

TABELA 1 Características clínicas da sedoanalgesia

Espectro	Características clínicas (efetividade da sedoanalgesia)	Via aérea e ventilação (segurança da sedoanalgesia)
Analgesia	Alívio de dor sem sedação intencional A alteração do nível de consciência pode sobrevir como evento adverso das drogas utilizadas	Manutenção da perviedade da via aérea e a ventilação espontânea e efetiva é mantida
Sedação mínima (ansiólise)	Paciente responde normalmente a comandos verbais Potencial alteração de coordenação e cognição, sem comprometimento ventilatório ou cardiovascular Funções cognitivas e coordenação podem estar alterados	Manutenção da perviedade da via aérea e a ventilação espontânea e efetiva é mantida
Analgesia e sedação moderadas	O paciente mantém os olhos fechados, porém responde de forma apropriada a comandos verbais, por vezes somente após estímulo tátil concomitante Não há comprometimento cardiovascular ou da proteção de via aérea ou cardiovascular	Manutenção da perviedade da via aérea e a ventilação espontânea e efetiva é mantida
Analgesia e sedação profundas	Depressão do nível de consciência em que o paciente não pode ser facilmente despertado, mas responde adequadamente após estímulos verbais vigorosos e/ou dolorosos Comprometimento cardiovascular é infrequente e depende das medicações utilizadas É mandatório manter monitorização contínua	A capacidade de manter a via aérea pérvia pode estar comprometida e necessitar de reposicionamento das vias aéreas O padrão respiratório pode estar irregular e a frequência respiratória baixa, mas a ventilação se mantém espontânea e efetiva Outras intervenções para assegurar a proteção de via aérea e ventilação podem ser necessárias

(continua)

TABELA 1 Características clínicas da sedoanalgesia *(continuação)*

Dissociação	Indução de estado similar à catalepsia: analgesia profunda e amnésia sem suprimir a proteção da via aérea, a respiração espontânea e a estabilidade hemodinâmica Em geral o paciente mantém os olhos abertos, porém é incapaz de obedecer a comandos verbais e pode responder de forma inconsciente a estimulos táteis A droga mais utilizada para esse fim é a quetamina Muito útil na realização de procedimentos no departamento de emergência, em especial em crianças, com alto risco de aspiração (sem tempo de jejum) e naqueles com comorbidades	A via aérea pode necessitar ser reposicionada, porém a ventilação espontânea mantém-se efetiva Depressão respiratória transitória pode ocorrer após *bolus* da quetamina, por esse motivo sua infusão deve ocorrer lentamente, em no mínimo 30 segudos
Anestesia geral	Ausência de resposta a estímulos vigoroso ou mesmo dolorosos, e sem reflexos de proteção de via aérea Necessita de suporte ventilatório e pode ter comprometimento cardiovascular, a depender do perfil das drogas utilizadas	A proteção da via aérea e a capacidade de ventilação efetiva encontram-se comprometidas

– ASA III ou mais correlacionam-se com maior risco de eventos adversos e agentes com menor risco de hipotensão são preferíveis como escolha de droga.
  - São considerados ASA III pacientes com doenças sistêmicas graves (*diabetes mellitus* [DM] ou hipertensão arterial sistêmica [HAS] mal controladas; doença pulmonar obstrutiva crônica [DPOC]; índice de massa corporal [IMC] > 40; hepatite em atividade; abuso e dependência de álcool; insuficiência cardíaca congestiva [ICC]; doença renal crônica [DRC] dialítica; doença arterial coronariana [DAC] com *stents* e doença cerebrovascular, entre outras).
  - Como reduzir o risco nestes pacientes? Adequada escolha da droga, menor dose inicial, *bolus* intermitentes menos frequentes e SAP pelo menor período possível (benefício questionável).

   - ASA IV e V em geral apresentam grande risco de evento adverso e a realização de sedação procedural deve ser evitada.
- Depressão respiratória é o evento adverso de maior preocupação e, felizmente, raro (< 1%); demais complicações, como instabilidade hemodinâmica, vômitos e macroaspiração, reações de hipersensibilidade a drogas e sedação inadequada são similarmente infrequentes.

COMO LIDAMOS COM O RISCO DE ASPIRAÇÃO?

- Uma série de condições aumentam o risco de aspiração, entre elas: gestação, autismo e intoxicação.
- Alguns postulados devem ser desmistificados; outros, reforçados:
   - Os *guidelines* da ASA para reduzir o risco de aspiração advêm de opinião de especialistas e de evidências da anestesia geral. Sua reprodutibilidade no DE tem valor questionável: (1) os critérios de jejum da ASA raramente são preenchidos neste contexto; (2) procedimentos na emergência não são postergáveis; (3) evidências de que jejum reduz o risco de aspiração são limitadas; (4) aspiração com repercussão clínica para SAP é rara; (5) intubação orotraqueal [IOT] não necessariamente é protetora para aspiração pulmonar.
   - O American College of Emergency Physicians orienta que alimentação recente não é contraindicação a SAP, mas que o momento (quando possível) e o alvo da sedação devem ser reconsiderados.
- Apesar de não haver evidências concretas de que o jejum prolongado diminua o risco de aspiração, aguardar o esvaziamento gástrico em procedimentos não emergenciais é minimamente racional: 2 horas para líquidos sem resíduos ou 6 horas para sólidos.
- Devemos sempre optar pelo nível de sedação mais superficial adequado para a realização do procedimento proposto a fim de não se comprometer a proteção da via aérea.
- Não há nenhum benefício na administração de procinéticos e antiácidos.

QUAIS PRECAUÇÕES NO PERIPROCEDIMENTO MERECEM MENÇÃO?

- Riscos, benefícios e alternativas à SAP devem ser discutidos com o paciente ou seus familiares (quando o paciente não é capaz de prover o consentimento).

- Alguns itens devem ser assegurados:
  - Equipe treinada e capacitada em manejo de via aérea e suporte avançado de vida, assim como materiais necessários para tal (material para via aérea avançada e via aérea difícil, aspirador rígido para secreções, medicações do ACLS e agentes de reversão).
  - Monitorização adequada: sinais vitais em intervalos regulares, glicemia capilar, cardioscopia, oximetria de pulso, capnografia.
  - A resposta do paciente às drogas utilizadas deve ser constantemente reavaliada, inclusive o padrão respiratório, o nível de consciência e a reação à dor.
  - O uso do escore AMSS (*Altered Mental Status Scale*) auxilia na avaliação do nível de sedação do paciente e alguns trabalhos demonstram possuir alta sensibilidade (100%) e especificidade (98%) para necessidade de doses adicionais de sedativos e possui boa correlação com outros métodos de avaliação e monitorização do nível de consciência como o *Bispectral index* (BIS).
  - Recomenda-se a suplementação de oxigênio sob máscara facial de alto fluxo durante a SAP: atentar para o risco de hipoventilação e hipercapnia, particularmente em pacientes sem monitorização de $ETCO_2$, uma vez que a dessaturação é um evento tardio da hipoventilação alveolar. Há evidência de que a suplementação de oxigênio reduz episódios de hipóxia de 15 segundos ou mais, mas esse mesmo estudo não avaliou a relevância clínica desses episódios.

QUAIS AS DROGAS UTILIZADAS EM PROCEDIMENTOS, SUAS INDICAÇÕES E EFEITOS COLATERAIS?

- Perfil ideal de drogas para uso no DE: rápido início e curto período de ação, com poucos efeitos colaterais, sem impacto hemodinâmico. A escolha da droga deve levar em consideração a estabilidade hemodinâmica do paciente, idade, peso, comorbidades e quadro clínico.

QUANDO É SEGURO DAR ALTA APÓS SAP?

- As evidências são escassas; sugere-se que seja seguro quando o paciente retorna às suas condições basais cognitivas e neuromusculares.
- Que critérios são importantes para a alta segura?
  - Procedimento de baixo risco que dispense monitorização adicional.
  - Sintomas (dor, tontura, náuseas) controlados.

- Sinais vitais e função cardiorrespiratória estáveis.
- Condições mínimas de autocuidado sem assistência.
- Restabelecimento do nível de consciência pré-sedação.
- Algum responsável de confiança que supervisione o paciente no domicílio por algumas horas.
- Período mínimo de observação de 30 minutos após última dose de sedativo, sem intercorrências.

TABELA 2 Perfil de ação das drogas utilizadas na sedação e analgesia para procedimentos

1. Etomidato
Apresentação: 20 mg/10 mL Concentração: 2 mg/mL ▪ Derivado imidazólico ▪ Sedativo e amnéstico, causa sedação moderada/profunda ▪ Sem propriedades analgésicas (caso se utilize opioide em conjunto, limitar dose de fentanil a 0,5 μg/kg para evitar depressão respiratória) ▪ Início de ação EV: 10 a 20 s ▪ Pico de ação: 1 min ▪ Tempo de ação (dose-dependente): 2 a 3 min ▪ Dose: 0,1-0,2 mg/kg, EV em 30-60 s → repetir 0,05 mg/kg a cada 5-15 min para manter a sedação ▪ Possui segurança e estabilidade cardiovascular (superior ao profofol), além de curto tempo de ação ▪ Metabolismo hepático e excreção urinária ▪ Efeitos colaterais: mioclonias (comuns, até 80% dos casos; dose-dependente; se grave → IOT e midazolam 1-2 mg IV 1/1 min até ceder), dor no local da punção, depressão respiratória (10% dos casos → $SatO_2$ < 90% ou apneia), supressão adrenal (relevância clínica questionável porém mais associada a doses consecutivas), náuseas e vômitos ▪ Se o procedimento depender da imobilidade do paciente (redução de luxação, exame de imagem), o etomidato pode não ser a melhor opção pelas mioclonias ▪ A dor no sítio da infusão pode ser prevenida com lidocaína 0,5 mg/kg EV com torniquete por 30 a 120 segundos antes de iniciar o etomidato ▪ Trata-se de droga segura, porém com menores taxas de sucesso em procedimentos, quando comparada a propofol ou quetamina ▪ Poucos estudos para sedação procedural na população pediátrica, é contraindicado em menores de 10 anos de idade ▪ Deve ser utilizado com precaução em pacientes com disfunção miocárdica exacerbada e doentes renais crônicos

(continua)

TABELA 2 Perfil de ação das drogas utilizadas na sedação e analgesia para procedimentos *(continuação)*

2. Midazolam Apresentação: 15 mg/3 mL ou 50 mg/10 mL Concentração: 5 mg/mL ▪ Benzodiazepínico, lipofílico ▪ Sedativo, ansiolítico e amnéstico. Sem propriedades analgésicas. ▪ Preferencialmente empregado em sedação mínima (ansiólise), mas pode ser utilizado em combinação com opioides para sedação moderada ou profunda (tal combinação é associada com maior risco de eventos adversos) ▪ Início de ação: IM aproximadamente 15 min, EV 1 a 5 min, intranasal 10 min ▪ Pico de ação: IM 30 a 60 min, EV 3 a 5 min, intranasal 30 min ▪ Tempo de ação: IM em média 2 horas, EV 30 a 60 min (mais utilizado para ansiólise do que para SAP) ▪ Dose: 0,02-0,03 mg/kg, EV em 1-2 min → repetir mesma dose, se necessário, a cada 2-5 min. Em geral, utilizam-se para procedimentos não mais do que 5 mg e para ansiólise não mais do que 1-2 mg ▪ Eventos adversos: hipotensão arterial, depressão miocárdica e respiratória; sedação prolongada em idosos, obesos, insuficiência renal e hepática ▪ Antídoto: flumazenil. Dose: 0,2 mg EV em 30 segundos. Pode-se repetir 0,2 mg EV a cada minuto até resposta clínica (máximo de 1 mg). Como o tempo de efeito do flumazenil é mais curto do que o dos benzodiazepínicos, é necessária nova dose a cada 20 minutos. Faz-se nova dose, respeitando máximo de 3 mg por hora ▪ O uso de lidocaína nasal antes da administração de midazolam reduz a sensação de ardência causada pela droga quando utilizada por esta via

(continua)

TABELA 2 Perfil de ação das drogas utilizadas na sedação e analgesia para procedimentos *(continuação)*

3. Propofol Apresentação: 1% ou 2%/20, 50, 100 mL Concentração: 10 mg (1%) ou 20 mg (2%)/mL ▪ Derivado fenólico, lipofílico ▪ Sedativo e amnéstico; sem propriedades analgésicas [caso se utilize opioide em conjunto, limitar dose de fentanil a 0,5 µg/kg para evitar depressão respiratória; quetamina em dose analgésica (subdissociativa) de 0,3 mg/kg é uma opção segura] ▪ Propofol proporciona diminuição do tônus muscular (bloqueio direito de canais de sódio no sarcolema muscular), sendo uma boa opção na SAP para realização de redução de fraturas e luxações ▪ Início de ação EV: 30 s ▪ Duração da ação: 3 a 10 minutos a depender da dose, taxa de infusão e duração da administração ▪ Dose: 0,5-1 mg/kg, EV lento → repetir 0,5 mg/kg a cada 3-5 min. Em idosos, utilizar dose inicial de 0,25-0,5 mg/kg e em pacientes obesos utilizar *bolus* inicial baseado no peso ideal e titular a dose conforme resposta do paciente ▪ Efeitos colaterais: hipotensão arterial, depressão miocárdica (realizar ressucitação volêmica antes do uso da droga) e respiratória, dor no sítio da infusão ▪ A dor no sítio da infusão pode ser prevenida com lidocaína 0,5 mg/kg EV com torniquete por 30 a 120 segundos antes de iniciar o propofol ou pela diluição de 0,5-1 mg/kg de lidocaína na dose inicial de propofol (atenção aos pacientes com riscos ao uso da lidocaína) ▪ Alergia a ovo e soja não é contraindicação ao uso do propofol ▪ O uso do "Ketofol", diluição em partes iguais (1:1) ou proporções (4:1) de quetamina e propofol, é descrito como uma opção que visa mitigar os possíveis paraefeitos de ambas as medições, porém a evidência atual demonstra não haver diferença quando em pacientes selecionados é utilizado apenas propofol para realização de SAP

(continua)

TABELA 2 Perfil de ação das drogas utilizadas na sedação e analgesia para procedimentos *(continuação)*

4. Quetamina Apresentação: 500 mg/10 mL Concentração: 50 mg/mL ▪ Derivado da fenciclidina ▪ Sedativo dissociativo, analgésico e amnéstico ▪ Preservação do tônus e reflexos de via aérea. Mantém a ventilação espontânea (evitar infusão em menos de 30 s pelo risco de depressão respiratória transitória) ▪ Início de ação quase imediato ▪ Duração da ação: 10-20 min ▪ Dose EV: 1-2 mg/kg, EV em 1-2 min → repetir 0,5-1 mg/kg a cada 5-10 min (doses de manutenção menores de 0,25-0,5 mg/kg podem ser utilizadas a depender do uso concomitante de outras medicações ou pelo estado clínico do paciente). Em pacientes obesos, utilizar *bolus* inicial baseado no peso ideal e titular a dose conforme resposta do paciente ▪ Dose IM: 4-5 mg/kg, se após 5-10 min sedação inadequada, repetir na dose de 2-5 mg/kg ▪ Dose analgésica (subdissociativa) EV: 0,1-0,3 mg/kg ▪ É uma droga extremamente segura, mesmo em contextos de baixa monitorização. Boa escolha em pacientes comórbidos (ASA III) e com risco de broncoespasmo. Melhor opção para realização de SAP mais prolongada ▪ Efeitos colaterais: taquicardia e hipertensão arterial (leves e transitórios, porém evitar em paciente em que a hipertensão excessiva pode ser deletéria), laringoespasmo (evitar acúmulo de secreção ou sangue ou manipulação excessiva da orofaringe), náuseas e vômitos, sialorreia, rigidez muscular e desenvolvimento de sintomas psicóticos (não utilizar em pacientes com esquizofrenia ou psicose). Aumento da pressão intracraniana e intraocular historicamente descrito como efeito colateral não possui embasamento na literatura mais atual. Devemos evitar o uso de quetamina apenas em paciente com hidrocefalia ▪ O uso de premedicações como midazolam (0,05 mg/kg) ou haloperidol (5 mg) antes da realização de SAP com quetamina pode reduzir a agitação de emersão causada pela droga, porém aumenta o tempo de recuperação do paciente. O tratamento da agitação de emersão se dá com midazolam 0,03 mg/kg

(continua)

TABELA 2 Perfil de ação das drogas utilizadas na sedação e analgesia para procedimentos *(continuação)*

5. Fentanil Apresentação: 50 µg/1 mL ou 500 µg/10 mL Concentração: 50 µg/mL ▪ Opioide sintético, 75-125 vezes mais potente que a morfina, porém mais estável hemodinamicamente (opioide de escolha no paciente instável) ▪ Analgésico, sem propriedades amnésticas ▪ Início de ação EV: 2-3 min ▪ Duração da ação: 30-60 min ▪ Dose: 0,5-1 µg/kg, EV lento em 1-2 min (risco de tórax rígido se infusão) → repetir mesma dose, se necessário, a cada 2 min ▪ Eventos adversos: hipotensão arterial, depressão respiratória e sedação, náuseas, vômitos e rigidez torácica. ▪ Antídoto: naloxone (início de ação em 2 min e duração de 30-120 min). A dose inicial pode variar de 0,4 a 2 mg e pode ser repetida a cada 2-3 minutos. Se não houver melhora após 10 mg, provavelmente a clínica não é exclusivamente pela ação do opioide ▪ O manejo do tórax rígido induzido pelo fentanil se dá pelo emprego do antídoto (naloxone) ou de bloqueadores neuromusculares de ação curta seguidos de intubação
6. Morfina Apresentação: 1 mg/1 mL ou 10 mg/1 mL Concentração: 1 mg/mL ou 10 mg/mL ▪ Opioide natural, derivado do fenantreno ▪ Analgésico e ansiolítico, sem propriedades amnésticas ▪ Início de ação EV: 5-10 min ▪ Duração da ação: de aproximadamente 3-5 h ▪ Dose EV: 0,05-0,1 mg/kg (máximo de 4 mg em pacientes virgens de opioides). Dose pode ser repetida e titulada a cada 15 min conforme resposta analgésica do paciente ▪ Eventos adversos: hipotensão arterial, depressão respiratória e sedação, náuseas e vômitos ▪ Antídoto: naloxone (ver Fentanil)

LEITURA SUGERIDA

1. Calver LA, Stokes B and Isbister GK. Sedation assessment tool to score acute behavioural disturbance in the emergency department. Emerg Med Australas. 2011;23:732-40.

2. Green SM, Roback MG, Krauss BS, et al. Unscheduled procedural sedation: A multidisciplinary consensus practice guideline. Ann Emerg Med. 2019;73:e51-e65.
3. Miner JR, Gaetz A, Biros MH. The association of a decreased level of awareness and blood alcohol concentration with both agitation and sedation in intoxicated patients in the ED. Am J Emerg Med. 2007;25:743-8.

11

Anafilaxia

Julio Flávio Meirelles Marchini
Rodrigo Antonio Brandão Neto

- Anafilaxia é uma reação de hipersensibilidade sistêmica grave com hipotensão grave ou comprometimento das vias aéreas.
- Trata-se de uma condição rara no departamento de emergência, com prevalência estimada de 1%.

ANAFILAXIA

Quando suspeitar de anafilaxia?

- Anafilaxia é altamente provável quando um dos dois critérios descritos na Tabela 1 é preenchido.

TABELA 1 Critérios de anafilaxia

Anafilaxia é altamente provável quando um dos dois critérios é preenchido.
▪ Critério 1: início agudo de doença (minutos a horas) com envolvimento de pele, mucosa, ou ambos (p. ex.: urticária generalizada, prurido, *flushing*, edema de lábios, língua ou úvula) e pelo menos um dos seguintes:
– Comprometimento respiratório: dispneia, broncoespasmo, estridor, PFE reduzido ou hipoxemia
– Hipotensão ou sintomas de disfunção de órgão-alvo (hipotonia, síncope, incontinência)
– Sintomas gastrointestinais graves (por exemplo: dor abdominal grave em cólica, vômitos incoercíveis), especialmente após exposição a alérgenos não alimento.
▪ Critério 2: hipotensão arterial, broncoespasmo, acometimento laríngeo após exposição a alérgeno conhecido ou altamente provável para aquele paciente (minutos a horas) mesmo na ausência do envolvimento de pele típico
– Crianças: pressão baixa de acordo com a idade ou queda de 30% da sistólica
– Adultos: sistólica abaixo de 90 mmHg ou queda de 30% do basal do paciente

PFE: pico de fluxo expiratório.

Quais são os principais fatores etiológicos de anafilaxia e o que predispõe aos episódios graves?

- Os principais fatores etiológicos da anafilaxia estão elencados na Tabela 2.
- Os principais fatores predisponentes de anafilaxia estão elencados na Tabela 3.

TABELA 2 Principais fatores etiológicos de anafilaxia

Alimentos e aditivos - 33-34%	Marisco, soja, nozes, trigo, leite, ovos, salicilatos, sementes, sulfitos
Drogas - 13-20%	Antibióticos betalactâmicos, sulfametoxazol-trimetoprim, vancomicina, ácido acetilsalicílico, anti-inflamatórios não esteroidais
Picadas de insetos *Hymenoptera* - 14%	
Exercício - 7%	
Imunoterapia - 3%	
Látex - < 1%	
Nenhuma causa identificada - 19-37%	

TABELA 3 Fatores predisponentes de anafilaxia

▪ Pacientes nos extremos de idade
▪ Mastocitose e atopia grave
▪ Episódio de doença respiratória
▪ Ingestão de álcool
▪ Comorbidades: asma, insuficiência respiratória crônica, doença cardiovascular
▪ Uso de betabloqueadores, inibidores de enzima conversora de angiotensina e anti-inflamatórios não esteroidais
▪ Viagem

Quais são as principais manifestações clínicas da anafilaxia? (Tabela 4)

TABELA 4 Manifestações clínicas

Pele, mucosa e tecido subcutâneo (80-90%)	▪ Urticária
	▪ Angioedema
	▪ Rubor facial
	▪ Prurido – periorbitário, lábios, língua, palato, ouvido externo, genitália, palmas e plantas
	▪ *Rash* morbiliforme
Respiratório (70%)	▪ Rinorreia, congestão, espirros
	▪ Estridor
	▪ Disfonia
	▪ Dispneia
	▪ Aperto torácico
	▪ Broncoespasmo
	▪ Cianose
Cardiovascular (45%)	▪ Dor torácica
	▪ Taquicardia
	▪ Bradicardia
	▪ Hipotensão
	▪ Disritmia
	▪ Parada cardíaca
Gastrointestinal (45%)	▪ Dor abdominal
	▪ Náusea e vômito
	▪ Diarreia
Sistema nervoso central (15%)	▪ Sensação de morte iminente
	▪ Alteração de nível de consciência
	▪ Tontura
	▪ Confusão
	▪ Cefaleia

- Na maioria dos pacientes graves, os sinais e sintomas começam em 60 minutos após a exposição. Em geral, quanto mais rápido o início dos sintomas, mais grave a reação, conforme evidenciado pelo fato de que metade das mortes por anafilaxia ocorre dentro da primeira hora.
- O quadro clínico pode seguir um curso unifásico ou bifásico. Neste segundo caso, os sintomas desaparecem ou apresentam melhora parcial, e retornam cerca de 1 a 8 horas depois. Este período pode se estender até 24 horas e ocorre em 3 a 20% dos pacientes. A Tabela 5 apresenta fatores com associação à segunda fase. Essa lista não é exaustiva ou definitiva, mas se os fatores estiverem presentes deve-se considerar observar o paciente por mais tempo.

TABELA 5

▪ Gravidade dos sintomas iniciais
▪ Demora do tratamento inicial
▪ Demora para melhora após tratamento
▪ Ingestão do alérgeno
▪ Alergia por imunoterapia no asmático

O que pode simular uma anafilaxia?

- O diagnóstico diferencial mais comum de anafilaxia é uma reação vasovagal, que é caracterizada por hipotensão, palidez, bradicardia, sudorese e fraqueza e às vezes por síncope.
- O diagnóstico diferencial de reações anafiláticas é extenso, ver Tabela 6.

TABELA 6

Situações que podem levar a erro diagnóstico
▪ Asma aguda
▪ Síncope
▪ Ansiedade
▪ Urticária aguda generalizada

(continua)

TABELA 6 *(continuação)*

Situações que podem levar a erro diagnóstico
▪ Aspiração de corpo estranho
▪ Acometimento cardiovascular (infarto agudo do miocárdio, tromboembolismo pulmonar)
▪ Acometimento neurológico (convulsão, acidente cerebrovascular)
Situações que podem levar a erro diagnóstico
▪ Durante diálise
▪ Durante cirurgia
▪ Paciente sedado
▪ Durante parto
▪ Portador de asma
▪ Primeiro episódio
▪ Distúrbios psiquiátricos
▪ Síndrome pós-prandial:
– Intoxicação alimentar
– Escombroide (envenenamento por histamina de peixe mal armazenado)
– Síndrome de alergia a pólen-comida
– Glutamato monossódico
– Sulfitos
▪ Histamina endógena:
– Mastocitose/alterações clonais de mastócitos
– Leucemia basofílica
– Síndrome *flushing*
– Perimenopausa
– Síndrome carcinoide
– Epilepsia autonômica
– Carcinoma medular de tireoide
▪ Doença não orgânica:
– Síndrome de disfunção das cordas vocais
– Hiperventilação
– Episódio psicossomático

(continua)

TABELA 6 *(continuação)*

Situações que podem levar a erro diagnóstico
▪ Choque:
– Hipovolêmico
– Cardiogênico
– Distributivo
– Séptico
▪ Outros:
– Angioedema não alérgico
– Angioedema hereditário (tipos I, II e III)
– Angioedema associado a iECA
– Síndrome de *leak* capilar
– Síndrome do homem vermelho (vancomicina)
– Feocromocitoma (resposta paradoxal)

Quais são erros comuns no diagnóstico e manejo da anafilaxia?

- Não identificar a anafilaxia.
- Anafilaxia não precisa de queda de pressão arterial para diagnóstico.
- Hipotensão pode estar compensada por taquicardia reflexa.
- Sinais físicos não são específicos.
- 10% dos episódios não têm manifestações cutâneas.

Como manejar um caso de anafilaxia?

- Uma vez diagnosticada a anafilaxia, o primeiro passo é afastar o fator precipitante, por exemplo, interrompendo a infusão de medicação que iniciou o quadro anafilático.
- A adrenalina deve ser administrada assim que o diagnóstico for aventado.
- Não há contraindicação absoluta para uso de adrenalina na suspeita de anafilaxia. A administração preferencial é intramuscular, no vasto lateral da coxa.
- A dose é de 0,3 a 0,5 mg (0,3 a 0,5 mL da diluição 1:1.000) intramuscular repetida a cada 5 a 10 minutos de acordo com a resposta ou recidiva.

- A maioria dos pacientes não precisa de mais do que uma única dose de adrenalina.
- Caso não haja resposta após duas doses ou para aqueles pacientes com choque circulatório, adrenalina EV deve ser administrada na dose de 0,1 mg (ou 1:10.000). Para isso, dilui-se 1 ampola de adrenalina de 1 mg para 10 mL e faz-se 1 mL.
- Se o paciente é refratário ao *bolus* inicial, infusão de adrenalina pode ser iniciada colocando adrenalina 1 mg (1,0 mL de diluição de 1:1.000) em 500 mL de dextrose ou solução fisiológica em uma taxa de infusão de 0,5 a 2 mL/min, titulando-se o efeito. Os pacientes devem estar monitorizados (ver a seguir).
- Ressalta-se que a dose correta inicial para adultos é muito diluída, administrada ao longo de 5 a 10 min e pode ser imediatamente parada se houver qualquer suspeita de malefício. Eventos adversos ocorrem, em parte, por administração de doses muitos superiores às recomendadas.
- Simultaneamente, o manejo no departamento de emergência percorre o ABC primário (vias aéreas, respiração, circulação) e manobras de reanimação conforme necessidade. Os sinais vitais, acesso intravenoso, oxigênio, monitorização cardíaca, oximetria de pulso e medidas devem ser obtidos imediatamente.
- Proteger a via aérea é prioridade. A via aérea deve ser examinada quanto a sinais e sintomas de angioedema (p. ex., edema de úvula, estridor, desconforto respiratório, hipóxia). Se o angioedema está produzindo desconforto respiratório, a intubação deve ser realizada prontamente. O limiar para intubação deve ser mais baixo do que normalmente. Atraso na intubação pode resultar em obstrução completa das vias aéreas.
- Sempre considerar esses casos como via aérea difícil e atentar que a sequência rápida de medicações para intubação pode resultar em oclusão da via aérea. Portanto, o limiar para uma via aérea cirúrgica deve ser baixo.
- Ao paciente deve ser dado oxigênio suficiente para manter a saturação arterial de oxigênio maior do que 90%. Fluxos iniciais de 8 a 10 L/min são recomendados até conseguir realizar a monitorização por oximetria.
- No paciente chocado, deve-se conseguir acesso venoso calibroso e administrar volume de 10 a 20 mL por kg de peso nos primeiros minutos.
- Lavagem gástrica não é recomendada.

- Atenção se justifica em pacientes que usam betabloqueadores, pois pode ocorrer hipertensão grave secundária a descarga adrenérgica sem oposição.
- As terapias de segunda linha incluem corticosteroides, anti-histamínicos, medicamentos para asma e glucagon.
- Metilprednisolona: 1-2 mg/kg em crianças; até dose máxima de 125 mg.
- Hidrocortisona: 200 a 300 mg por via intravenosa (5 a 10 mg/kg em crianças até dose máxima de 300 mg). Na alta (pacientes com manifestações cutâneas persistentes), manter prednisona 40 mg por 3 a 5 dias.
- Anti-histamínicos: difenidramina 25 a 50 mg IV. Ranitidina 50 mg IV.
- Broncodilatadores: fenoterol 100-250 μg IN, ipratrópio 250-500 μg IN.
- Broncoespasmo grave: sulfato de magnésio 2 g EV durante 20 a 30 minutos em adultos e 25 a 50 mg/kg em crianças.
- Glucagon (usuário de betabloqueadores): o glucagon deve ser usado em dose de 1 mg IV a cada 5 minutos até que resolva hipotensão, seguido por uma infusão de 5 a 15 μg/min.

Qual o encaminhamento do paciente?

- Todos os pacientes que recebem a adrenalina devem ser observados. Se o paciente continuar assintomático após tratamento apropriado e após 4 horas de observação, pode receber alta.
- Recorrência tardia é rara, mas deve ser considerada em pacientes com possibilidade de reação grave (ver anteriormente).
- Anafilaxia instável, protraída ou refratária deve ser admitida na UTI.
- Considerar no planejamento da alta a distância de atendimento médico, se o paciente mora sozinho, comorbidades e idade.
- Planos para o paciente reduzir a recorrência, a frequência e a gravidade de episódios futuros, evitando reexposição.
- Todos os pacientes com reações alérgicas devem ser encaminhados a um alergista. Em especial, aqueles com reações alérgicas graves devem ser encaminhados para receberem orientação de como importar e usar o autoinjetor de adrenalina.
- Pacientes com história de alergia grave devem utilizar, se possível, identificação pessoal com esta informação.
- Anti-histamínicos e um curso curto de corticosteroides têm fraca evidência após um episódio de anafilaxia.

OUTRAS ALERGIAS

O que são urticária, angioedema e outras alergias?

- Urticária:
  - São placas eritematosas pruriginosas, de tamanhos variados, que geralmente são descritas como "fugazes".
  - A indicação é de se obter história detalhada. Se um agente etiológico pode ser identificado, reações futuras poderão ser evitadas.
  - Manejo: suporte e sintomático, com as tentativas de identificar e remover o agente agressor.
  - Medicações: anti-histamínicos, com ou sem esteroides, são geralmente suficientes; compressas frias podem ser calmantes para áreas afetadas.
  - Encaminhamento: consulta de um especialista em alergia é indicada em casos graves, recorrentes ou refratários.
- Angioedemas:
  - Podem acometer língua, lábios e rosto e são outra causa de apresentação na emergência, com o potencial de obstrução das vias aéreas.
  - Causa: múltiplos agentes, mas em especial inibidores da enzima conversora de angiotensina.
  - Manejo: suporte, com atenção para as vias aéreas.
  - Medicações: sem benefício de anti-histamínicos e corticoides pelo angioedema por inibidor da ECA. Importante: suspender uso de inibidor da ECA e trocar por outro anti-hipertensivo (exceto bloqueadores de receptores da angiotensina II).
  - Encaminhamento – internação: os pacientes com edema moderado a grave, disfagia ou desconforto respiratório deverão ser admitidos para observação rigorosa. Alta: pacientes com leve edema e nenhuma evidência de obstrução das vias aéreas podem ser observados e receber alta se o edema diminuir.
- Angioedema hereditário:
  - É uma doença autossômica dominante com alteração característica da via do complemento e baixos níveis de CDI esterase, níveis elevados de inibidor de CDI esterase ou inibidor disfuncional.
  - Acomete o trato respiratório superior e o trato gastrointestinal com duração de horas a 1 a 2 dias. Trauma pode precipitar uma reação.
  - Medicações: adrenalina, esteroides e anti-histamínicos são ineficazes.

  - Icatibanto: inibidor do receptor de bradicinina é medicação disponível no Brasil e indicada nesses casos. A dose é de 30 mg SC e pode ser repetida a cada 6 horas (máximo de 3 injeções).
  - É possível tentar o tratamento com plasma fresco congelado na falta do icatibanto.
- Alergia alimentar:
  - Reações a proteínas alimentares IgE-mediadas, e raramente por aditivos. Mais comuns: derivados lácteos, ovos, nozes e marisco.
  - Obter história dietética detalhada nas últimas 24 h.
  - Manifestação: edema e prurido dos lábios, boca, faringe; cólicas abdominais; náuseas, vômitos e diarreia; angioedema e urticária e até anafilaxia.
  - Manejo: nas reações leves, suporte e anti-histamínicos, e nas reações graves, ver texto anterior.
- Picadas de insetos *Hymenoptera*:
  - Incluem três famílias: Apidae (abelhas), Formicidae (formigas) e Vespidae (vespas). Venenos são únicos, mas com componentes semelhantes, por isso há casos de reatividade cruzada.
  - Manifestação: dor localizada, prurido, edema e vermelhidão. Podem se assemelhar a celulite e o tratamento com antibióticos ser indicado inadequadamente. Reações podem ser exageradas com ou sem manifestações sistêmicas (sensibilização prévia). As reações sistêmicas variam desde leve angioedema até anafilaxia.
  - Manejo: leves reações locais podem ser manejadas com aplicação de gelo e anti-histamínicos orais. Reações mais generalizadas ou reações locais na cabeça e no pescoço podem se beneficiar de curto curso de corticosteroides. Reações graves são manejadas como anafilaxia grave.
- Alergia medicamentosa:
  - Reações adversas a drogas são comuns, mas verdadeiras reações de hipersensibilidade representam menos de 10% dos casos.
  - A penicilina é a droga mais frequentemente implicada em reações alérgicas verdadeiras e representa cerca de 90% de todas as reações alérgicas de drogas.
  - Manifestações: reações semelhantes às reações de doença de imunocomplexos ou do soro são muito comuns (sulfametoxazol-trimetropim e certas cefalosporinas). A reação pode durar várias

semanas. Mal-estar generalizado, febre, artralgias, artrite, prurido, urticária e erupções. Reações citotóxicas, como anemia hemolítica autoimune induzida por penicilina, podem ocorrer. Reações graves, como as observadas na síndrome de Stevens-Johnson e necrólise epidérmica tóxica, também podem ocorrer. Complicações pulmonares, incluindo broncoespasmo e obstrução das vias aéreas, podem ocorrer.

LEITURA SUGERIDA

1. Campbell RL, Kelso JM. Anaphylaxis: acute diagnosis. In: Post TW (ed.). UpToDate. Waltham, MA: UpToDate Inc. http://www.uptodate.com. Acesso em 18/08/2021.
2. Campbell RL, Kelso JM. Anaphylaxis: emergency treatment. In: Post TW (ed.). UpToDate. Waltham, MA: UpToDate Inc. http://www.uptodate.com. Acesso em 18/08/2021.
3. Cardona V, Ansotegui IJ, Ebisawa M, El-Gamal Y ,Rivas MF, Fineman S, et al. World Allergy Organization Anaphylaxis Guidance 2020. World Allergy Organization Journal. 2020;13:100472.
4. De Bisschop MB, Bellou A. Anaphylaxis. Curr Opin Crit Care. 2012;18(4):308-17.
5. ECC Committee, Subcommittees and Task Forces of the American Heart Association. 2005 American Heart Association Guidelines for Cardiopulmonary Resuscitation and Emergency Cardiovascular Care. Circulation. 2005;112(24 Suppl):IV1-203.
6. Muraro A, Roberts G, Worm M, Bilo MB, Brockow K, Fernandez Rivas M, et al. Anaphylaxis: guidelines from the European Academy of Allergy and Clinical Immunology. Allergy. 2014;69(8):1026-45.

Seção II

Emergências cardiovasculares

12

Abordagem inicial do paciente com dor torácica

Julio Flávio Meirelles Marchini
Júlio César Garcia de Alencar

- A dor torácica é uma das queixas mais comuns do departamento de emergência (DE).
- Trata-se de um sintoma comum a diversas patologias, como doenças do coração, aorta, pulmões, pleura, mediastino, esôfago, estômago e outros órgãos abdominais.
- A abordagem inicial da dor torácica no DE deve ser focada nas etiologias ameaçadoras à vida, que resulte no desencadeamento do plano terapêutico correto de acordo com a suspeita principal até a definição do diagnóstico definitivo.

QUAIS SÃO AS ETIOLOGIAS DE DOR TORÁCICA AMEAÇADORAS À VIDA?

- A causa mais prevalente ameaçadora à vida é a síndrome coronariana aguda (SCA).
- Na sequência, vêm dissecção de aorta e tromboembolismo pulmonar significativo.
- Outros quadros mais raros ameaçadores à vida são: pneumotórax hipertensivo, tamponamento pericárdico e mediastinite.
- O diagnóstico imediato ou a exclusão dessas etiologias devem ser o foco da avaliação inicial do médico emergencista.
- Esses diagnósticos têm manejos específicos que modificam a história natural da doença. Por isso são de suma importância a identificação e o manejo.

QUANDO DEVO SUSPEITAR DE SÍNDROME CORONARIANA AGUDA?

- A tipicidade da dor para síndrome coronariana aguda foi modelada pelo sinal de Levine – dor torácica que inicia no frio ou esforço, em aperto precordial que irradia para ombro e braço esquerdo. No entanto, não é o melhor preditor clínico de SCA.
- Os fatores de risco clássicos contribuem para entender o quadro, mas isoladamente têm pouco poder preditivo de SCA.
- Os sinais e sintomas que aumentam a probabilidade de SCA são:
  - Dor que irradia para a direita ou ambos os lados.
  - Dor com relação temporal com esforço.
  - Sudorese (especialmente se for observada pelo médico).
  - Náuseas e vômito.
  - Angina prévia.
  - Dor em pressão.
  - Hipotensão.
- Em contrapartida, diminuem a probabilidade de SCA os seguintes sinais e sintomas:
  - Dor pleurítica.
  - Dor posicional.
  - Dor à palpação.
  - Dor inframamária.
  - Dor em facada.
  - Dor sem associação com esforço.
- Não é possível descartar o diagnóstico usando apenas os sinais e sintomas.
- A SCA pode ocorrer sem dor propriamente dita. Apresenta, em vez disso, sintomas conhecidos como equivalentes anginosos: dispneia, fadiga, cansaço, sudorese e síncope.
- Têm maior probabilidade de apresentar equivalentes anginosos: mulheres, idosos e diabéticos.

COMO ABORDAR OS DEMAIS DIAGNÓSTICOS?

- A Tabela 1 apresenta a lista de diagnósticos diferenciais de dor torácica, incluindo condições ameaçadoras à vida que devem sempre ser consideradas.

- Síndrome aórtica – o paciente com dor desproporcional ao quadro, com características lancinantes e que se irradia para dorso pode ter uma síndrome aórtica aguda. A dissecção de aorta pode se apresentar com a oclusão de ramos da aorta. Por exemplo: oclusão de coronária, se apresentando como síndrome coronariana aguda; oclusão de carótida, se apresentando como acidente vascular cerebral isquêmico; e assim por diante. Com a suspeita de dissecção de aorta, cabe a aplicação do escore ADD-RS (ver detalhes no capítulos sobre síndromes aórticas).
- Tromboembolismo pulmonar – o paciente com dor de início súbito, ventilatório-dependente, dispneia, hemoptise, dessaturação que responde mal a oxigênio pode indicar um tromboembolismo pulmonar. A suspeita de TEP deve ser avaliada pelos escores de risco de Wells ou Geneva. A ferramenta PERC para pacientes de baixo risco pelo escores de risco é muito interessante, pois termina de descartar a embolia pulmonar apenas clinicamente. Ver o Capítulo "Tromboembolismo pulmonar".
- Paciente com dor aguda e intensa, associada a dispneia com exame físico revelando abolição de murmúrio vesicular em um hemitórax e turgência jugular sugere um pneumotórax hipertensivo. Esse quadro é praticamente sempre associado a trauma.
- Paciente com história de dor intensa e persistente após vômito e hematêmese sugere rotura esofágica. Em geral é associado a história de etilismo.
- História de dor pleurítica, posição antálgica, dispneia, sudorese, hipotensão e turgência jugular sugere tamponamento cardíaco. O ultrassom à beira-leito é fundamental na suspeita desse diagnóstico.
- A Tabela 1 apresenta diagnósticos diferenciais de SCA.

TABELA 1 Diagnóstico diferencial de dor torácica

Sistema afetado	Patologia (comentários)
Cardiovascular	Síndrome coronariana aguda*, dissecção de aorta* (dor intensa, irradiação para dorso, pulsos assimétricos, sinais neurológicos focais), tromboembolismo pulmonar* (dor súbita, pleurítica, TVP), hipertensão pulmonar
Pulmão	Pneumonia (dor na projeção do lobo envolvido), traqueobronquite (queimação em linha média), pneumotórax (dor súbita, acompanhada de dispneia), pneumotórax hipertensivo*, pleurite, exacerbação de asma

(continua)

TABELA 1 Diagnóstico diferencial de dor torácica *(continuação)*

Sistema afetado	Patologia (comentários)
Gastrointestinal	Doença péptica (epigastralgia, associação com alimentação, consumo de cafeína), úlcera péptica perfurada*, refluxo gastroesofágico (dor retroesternal, associação com alimentação e decúbito), espasmo esofágico, Mallory-Weiss, rotura esofágica* (alcoolismo, vômitos), colecistite, pancreatite
Cardíaca não anginosa	Pericardite, miocardite, tamponamento cardíaco*, estenose aórtica
Pele e musculoesquelético	Costocondrite (dor reprodutível à palpação), neurite intercostal, herpes-zóster, fratura de costela, doença discal cervical
Psicogênica	Somatização, síndrome do pânico, ansiedade

* Condições ameaçadoras de vida. TVP: trombose venosa profunda.

QUAIS EXAMES COMPLEMENTARES DEVEM SER SOLICITADOS?

- Troponina:
  - Ultrassensível: na entrada e após uma hora (protocolo de Sociedade de Cardiologia Europeia também aceita duas horas de intervalo entre os exames) da coleta do primeiro exame (a segunda dosagem pelo menos 2 horas após o início dos sintomas).
  - Troponina convencional: na entrada e após 3 horas.
  - Troponina logicamente está indicada principalmente nas suspeita de SCA, mas também poderá estar alterada em TEP e miocardite. Ver Tabela 3 para outras causas de elevação de troponina.
- Eletrocardiograma (ECG): deve ser realizado em até 2 minutos e laudado em até 10 minutos da admissão do paciente no DE. ECG normal não descarta SCA.
- Radiografia de tórax: pode evidenciar pneumotórax, derrame pleural, alargamento de mediastino ou consolidação pneumônica.
- Sugerimos ainda função renal e hemograma para todos os pacientes.
- Ultrassonografia *point-of-care*: o ultrassom cardíaco avalia função sistólica e diastólica do ventrículo esquerdo, mobilidade segmentar, derrame pericárdico e sinais de sobrecarga de câmaras direitas. O ultrassom pulmonar mostra derrame pleural, pneumotórax e sinais de

pneumonia. Caso a dor do paciente seja bem localizada em arco costal, pode identificar fratura de costela.

- Os demais exames devem ser solicitados conforme suspeita clínica:
  - Dímero-D: pode ser útil na suspeita baixa e moderada (este último se metodologia ELISA) de tromboembolismo pulmonar e de dissecção de aorta (nos casos de escore ADD-RS de 0 e 1).
  - Angiotomografia de artéria pulmonar: alta suspeita de tromboembolismo pulmonar.
  - Angiotomografia de aorta. Deve ser solicitada nos pacientes com dímero-D positivo, com escore ADD-RS de 2 ou 3, ou suspeita de dissecção de aorta por outro exame (US à beira do leito ou radiografia de tórax).
  - Tomografia de tórax: suspeita de patologias com acometimento pulmonar quando a radiografia de tórax não for diagnóstica.
  - Ecocardiograma transtorácico: avaliação global cardíaca, incluindo função sistólica, avaliação de patologia pericárdica e dissecção de aorta em alguns segmentos (raiz, crossa, por exemplo).
  - Ecocardiograma transesofágico: avaliação de átrio esquerdo, auriculeta esquerda e válvula mitral melhor do que ecocardiograma transtorácico. Avaliação de toda a aorta torácica.
  - Enzimas canaliculares e pancreáticas: na suspeita de patologias de órgãos abdominais.
  - Endoscopia digestiva alta: investigação de rotura esofágica.

QUAL O MANEJO DO PACIENTE NA SALA DE EMERGÊNCIA?

- Pacientes com dor torácica devem ser atendidos na sala de emergência e monitorizados; um acesso venoso periférico deve ser obtido. Oxigênio deve ser ofertado caso a saturação de O_2 esteja menor do que 94%. A Figura 1 apresenta os passos para atendimento do paciente com dor torácica no DE.
- O primeiro passo é definir a estabilidade hemodinâmica do paciente. Nos pacientes instáveis, seguir o ABCD do paciente instável.
- O ultrassom *point-of-care* pode ajudar na determinação diagnóstica e no desencadeamento da conduta (Tabela 2), em especial nos pacientes instáveis.

- Nos pacientes estáveis, obter anamnese, ECG, radiografia de tórax e definir os diagnósticos mais prováveis, exames para confirmá-los ou descartá-los e definir o plano terapêutico inicial.

TABELA 2 Condutas emergenciais em pacientes com dor torácica e instabilidade hemodinâmica

Diagnóstico	Conduta emergencial resumida*
Síndrome coronariana aguda	Cateterismo coronariano
Síndrome aórtica aguda	Ecocardiograma transesofágico ou angiotomografia de aorta Tratamento cirúrgico
Pneumotórax hipertensivo	Punção de tórax seguida por drenagem de tórax
Rotura esofágica	Endoscopia digestiva alta Tratamento cirúrgico
Embolia pulmonar	Trombólise química
Tamponamento cardíaco	Ultrassom *point-of-care* Punção de Marfan

*Atenção: a conduta emergencial detalhada, inclusive o tratamento medicamentoso que deve ser associado em cada caso, é discutida em capítulos específicos.

COMO POSSO COMPLEMENTAR A ESTRATIFICAÇÃO?

- Teste de esforço:
  - Pouco usado no DE.
  - Pode ser usado em pacientes ativos, livres de sintomas isquêmicos ou insuficiência cardíaca por pelo menos 8 a 12 horas.
  - Valor preditivo positivo de 29%.
- Cintilografia miocárdica:
  - A probabilidade de um evento cardíaco é dez vezes maior em pacientes com exames anormais do que em pacientes com um exame normal.
  - Nos pacientes com exame normal, a incidência de desfecho adverso é < 1% em período de 30 dias.
  - Pode ser usada em protocolos para reduzir internação e estadia no hospital.

- Angiotomografia de coronárias:
  - Possivelmente exame de estratificação não invasiva mais disponível no DE.
  - Depende de frequências cardíacas mais baixas (o mais próximo de 60 bpm possível) para exame de boa qualidade e interpretável. Metoprolol via oral vai ajudar nesse objetivo (cuidado com as contraindicações a betabloqueadores).
  - Presença de cálcio coronariano vai atrapalhar o exame. Não será possível determinar com clareza a perviedade da luz coronariana nesses casos. Por isso, pacientes com risco de SCA de probabilidade intermediária alta ou alta não têm indicação desse exame.
  - Presença de *stents* coronarianos com diâmetro de 3,0 mm ou menor também vai atrapalhar o exame. Não é possível avaliar reestenose com esse exame.
  - Saindo dessas limitações, o exame traz informações sobre toda a árvore coronariana. Pode-se descartar SCA em pacientes sem obstruções acima de 50%.

TABELA 3 Outras causas de elevação de troponina

Causa	Comentário
Insuficiência renal aguda	Eliminação renal prejudicada (troponina T se eleva mais que troponina I)
Trauma cardíaco direto	Dano ao miocárdio
Esforço físico extenuante	Distensão de ventrículos, liberação de troponina solúvel
Insuficiência cardíaca	Distensão de ventrículos e lesão celular
Edema pulmonar agudo	Distensão de ventrículo direito
Hemorragia subaracnóidea	
Acidente vascular cerebral isquêmico	
Dissecção de aorta	Dissecção de coronária
Tromboembolismo pulmonar	
Doença pulmonar obstrutiva crônica	
Paciente crítico	
▪ UTI (p. ex., sepse)	Desequilíbrio demanda/oferta de oxigênio; toxicidade por citocina/endotoxina

(continua)

TABELA 3 Outras causas de elevação de troponina *(continuação)*

Causa	Comentário
▪ Institucionalizado/idoso frágil	
Pericardite aguda	Lesão direta de miócitos
Miocardite	Lesão direta de miócitos
Taquicardia	
▪ Taquicardia supraventricular	
▪ Taquicardia ventricular	
▪ Fibrilação atrial com alta resposta ventricular	
Múltiplas tentativas de cardioversão/ desfibrilação (uma isolada não é associada com elevação significativa de troponina)	Dano miocárdico direto
Anticorpos heterófilos (específicos para cada ensaio)	
Fator reumatoide	
Pós-ICP	Oclusão de ramo lateral, dissecção de coronária, isquemia transitória, microembolismo
Quimioterapia	Toxicidade direta em miócitos
Cardiopatias infiltrativas (amiloidose)	Compressão de miócitos
Rabdomiólise	Reatividade cruzada entre isoformas musculares de troponina com a cardíaca

ICP: intervenção coronariana percutânea.

TABELA 4 Escores de risco utilizados na síndrome coronariana aguda

Escore TIMI-NSTEMI	
Fator	**Pontos**
65 anos de idade ou mais	1
Pelo menos 3 fatores de risco para DAC	1
Estenose coronariana de pelo menos 50% conhecida	1
Recorrência da dor nas últimas 24 horas	1
Uso de aspirina nos últimos 7 dias	1
Desvio de segmento ST na apresentação	1
Elevação de marcadores cardíacos	1

(continua)

TABELA 4 Escores de risco utilizados na síndrome coronariana aguda *(continuação)*

Escore Heart		
Fator	Característica	Pontos
História	Altamente suspeita de SCA	2
	Moderamente suspeita de SCA	1
	Baixa suspeita de SCA	0
ECG	Depressão do segmento ST	2
	Alteração de repolarização inespecífica	1
	Normal	0
Idade (*age*)	≥ 65 anos	2
	45-65 anos	1
	< 45 anos	0
Fatores de risco	≥ 3 fatores de risco ou história de aterosclerose	2
	1 ou 2 fatores de risco	1
	Nenhum fator de risco	0
Troponina	≥ 2 vezes o limite da normalidade	2
	1-2 vezes o limite da normalidade	1
	≤ ao limite da normalidade	0
Escore EDACS		
Fator		Pontos
Idade	≥ 18 e < 45	2
	≥ 46 e < 51	4
	≥ 51 e < 56	6
	≥ 56 e < 61	8
	≥ 61 e < 66	10
	≥ 66 e < 71	12
	≥ 71 e < 76	14
	≥ 76 e < 81	16
	≥ 81 e < 86	18
	≥ 86	20
Sexo	Masculino	6
Coronariopatia conhecida ou ≥ 3 fatores de risco		4

(continua)

TABELA 4 Escores de risco utilizados na síndrome coronariana aguda *(continuação)*

Escore EDACS		
Fator		Pontos
Sintomas	Sudorese	3
	Irradiação para ombro ou braço	5
	Piora da dor com inspiração	-4
	Dor reprodutível à palpação	-6

Baixo risco é definido no escore TIMI-NSTEMI como 0 ou 1 ponto, no escore HEART como 0, 1 ou 2 pontos, e no EDACS como abaixo de 15 pontos. DAC: doença arterial coronariana; ECG: eletrocardiograma; SCA: síndrome coronariana aguda.

TABELA 5 Escore ADD-RS (*Aortic Dissection Detection Risk Score*)

Qualquer condição de alto risco (síndrome de Marfan, história familiar de doença aórtica, valvopatia aórtica conhecida, aneurisma de aorta torácico conhecido)	1 ponto
Dor de alto risco (dor dorsal, tórax ou abdominal descrita como de início abrupto, intenso ou rasgante/lancinante)	1 ponto
Exame físico de alto risco [evidência de déficit de perfusão (déficit de pulso, diferencial sistólico de pressão arterial, déficit neurológico focal e dor), novo sopro de insuficiência aórtica (e dor), hipotensão e choque]	1 ponto
Se 0 a 1 ponto: prosseguir para dosagem de D-dímero. Se D-dímero < 500 ng/mL: diagnóstico de dissecção de aorta é descartado. Se 2 a 3 pontos ou D-dímero ≥ 500 ng/mL: prosseguir para angiotomografia de aorta.	

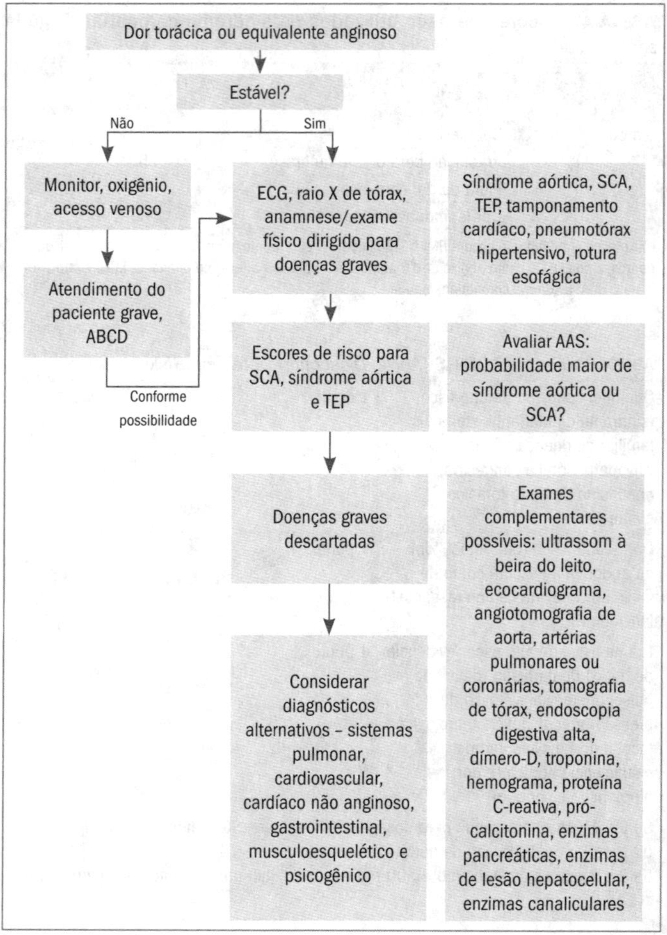

FIGURA 1 Fluxograma do atendimento da dor torácica ou equivalente anginoso.

ECG: eletrocardiograma; SCA: síndrome coronariana aguda; TEP: tromboembolismo pulmonar.

TABELA 6 Escore de risco de Geneva para embolia pulmonar*

Idade > 65 anos	1 ponto
TVP ou TEP prévio	3 pontos
Cirurgia (anestesia geral) ou fratura de membro inferior no mês passado	2 pontos
Condição maligna ativa**	2 pontos
Dor de MI unilateral	3 pontos
Hemoptise	2 pontos
FC < 75	0 pontos
FC < 95	3 pontos
FC ≥ 95	5 pontos
0-3: grupo de baixo risco (7-9% de TEP). 4-10: grupo de risco moderado (20-30% de TEP). ≥ 11: grupo de alto risco (> 60% de risco de TEP).	

* Este livro escolhe o de Geneva, pois os critérios são mais objetivos.

** Condição maligna hematológica ou sólida atualmente ativa ou considerada em remissão há menos de um ano.

MI: membro inferior; TEP: tromboembolismo pulmonar prévio; TVP: trombose venosa profunda.

LEITURA SUGERIDA

1. Amsterdam EA, Wenger NK, Brindis RG, Casey DE, Ganiats TG, Holmes DR, et al. 2014 AHA/ACC guideline for the management of patients with non-ST-elevation acute coronary syndromes. Journal of the American College of Cardiology. Dec 2014;64(24):e139-e228.
2. Body R, Carley S, Wibberley C, McDowell G, Ferguson J, Mackway-Jones K. The value of symptoms and signs in the emergent diagnosis of acute coronary syndromes. Resuscitation. 2010;81(3):281.
3. Body R, Carlton E, Sperrin M, Lewis PS, Burrows G, Carley S, et al. Troponin-only Manchester Acute Coronary Syndromes (T-MACS) decision aid: single biomarker re-derivation and external validation in three cohorts. Emerg Med J. 2017;34(6):349-56.
4. Korff S, Katus HA, Giannitsis E. Differential diagnosis of elevated troponins. Heart. 2006 Jul;92(7): 987-93.
5. Kumar A, Cannon CP. Acute coronary syndromes: diagnosis and management, Part I. Mayo Clin Proc. 2009 Oct;84(10):917-38.
6. Twerenbold R, Neumann JT, Sörensen NA, Ojeda F, Karakas M, Boeddinghaus J, et al. Prospective validation of the 0/1-h algorithm for early diagnosis of myocardial infarction. JACC. 2018;72(6):620-32.

7. Collet JP, Thiele H, Barbato E, Barthélémy O, Bauersachs J, Bhatt DL, et al., ESC Scientific Document Group, 2020 ESC Guidelines for the management of acute coronary syndromes in patients presenting without persistent ST-segment elevation: The Task Force for the management of acute coronary syndromes in patients presenting without persistent ST-segment elevation of the European Society of Cardiology (ESC), European Heart Journal, ehaa575. Disponível em: https://doi.org/10.1093/eurheartj/ehaa575.

13

Infarto agudo do miocárdio sem supradesnivelamento do segmento ST

Julio Flávio Meirelles Marchini
Júlio César Garcia de Alencar

- A doença isquêmica do coração é a principal causa de morte no mundo, responsável por 7,4 milhões ou 13,2% de todos os óbitos anuais. No Brasil, a doença isquêmica do coração também é a principal causa de óbito, sendo responsável por 31% das mortes cardiovasculares.
- O diagnóstico do infarto agudo do miocárdio (IAM) sem supradesnivelamento do segmento ST pode ser um desafio para o médico pela variabilidade de sintomas apresentados pelos pacientes, que vão desde dor de pequena intensidade e livre de sintomas associados até franco choque cardiogênico.

COMO CONDUZIR O CASO EM QUE SE SUSPEITA DE IAM?

- Todos os pacientes com suspeita de IAM sem supra de ST devem ser atendidos em sala de emergência ou unidade coronariana. Devem ser submetidos a:
  1. Monitorização não invasiva contínua.
  2. Receber oxigênio suplementar se houver saturação periférica de oxigênio < 90%.
  3. Ter acesso venoso periférico.
  4. Realizar eletrocardiograma (ECG), que deve ser interpretado por um médico em até 10 minutos da admissão.
  5. Realizar radiografia de tórax.
  6. Ácido acetilsalicílico (AAS) 300 mg para todos os pacientes em que se suspeita de IAM.
     - Desde que dissecção de aorta não seja a principal suspeita.
     - Alergia verdadeira ao AAS: alternativas: ticagrelor ou prasugrel.
- Um mnemônico para se recordar da conduta é: MOVE – Monitorização, Oxigenação, acesso Venoso, Eletrocardiograma.

- Para diferenciar entre angina instável e infarto agudo do miocárdio (IAM), veja a definição de IAM na Tabela 1.
- A probabilidade de angina instável depende de critérios clínicos, história conhecida de doença aterosclerótica coronariana e sinais inespecíficos ou francos de isquemia no eletrocardiograma.

TABELA 1 Definição de infarto agudo do miocárdio (IAM)

(1) Elevação e/ou queda de troponina cardíaca, com pelo menos um valor de troponina acima do percentil 99% do limite superior da normalidade e um dos abaixo:
▪ Sintomas de isquemia miocárdica aguda
▪ Alterações isquêmicas eletrocardiográficas
▪ Desenvolvimento de ondas Q patológicas
▪ Evidência em exame de imagem de perda nova de miocárdio viável ou nova alteração de mobilidade segmentar em padrão consistente com etiologia isquêmica
▪ Identificação de trombo coronariano por angiografia ou por autópsia
(2) Elevação e/ou queda de troponina cardíaca, com pelo menos um valor de troponina acima do percentil 99% do limite superior da normalidade e evidência de desequlíbrio entre oferta de oxigênio miocárdico e demanda não relacionados a trombose coronariana e um dos abaixo:
▪ Sintomas de isquemia miocárdica aguda
▪ Alterações isquêmicas eletrocardiográficas
▪ Desenvolvimento de ondas Q patológicas
▪ Evidência em exame de imagem de perda nova de miocárdio viável ou nova alteração de mobilidade segmentar em padrão consistente com etiologia isquêmica
(3) Morte cardíaca com sintomas sugestivos de isquemia miocárdica acompanhados por alteração isquêmicas presumivelmente novas ou fibrilação ventricular e sem possibilidade de coleta de sangue para marcadores, ou cujo infarto é detectado na autópsia
(4a) IAM relacionado à ICP é definido como elevação de troponina cardíaca acima de 5x o valor do percentil 99% do limite superior da normalidade quando o valor basal é normal ou elevação de troponina > 20% e valor absoluto acima de 5x do valor do percentil 99%, quando o valor basal da troponina já é acima do percentil 99% do limite superior da normalidade e a curva prévia de troponina era estável ou até em queda (≤ 20% de variação). Além disso, um dos fatores a seguir:
▪ Alterações isquêmicas eletrocardiográficas

(continua)

TABELA 1 Definição de infarto agudo do miocárdio (IAM) *(continuação)*

▪ Desenvolvimento de ondas Q patológicas
▪ Evidência em exame de imagem de perda nova de miocárdio viável ou nova alteração de mobilidade segmentar em padrão consistente com etiologia isquêmica
▪ Achados angiográficos compatíveis com complicação que limita o fluxo coronariano
(4b) IAM relacionado a ICP associado a trombo. Mesmo critério do tipo 1, mas com identificação de trombo intrastent
(5) IAM relacionado à cirurgia de revascularização miocárdica é definido como elevação de troponina cardíaca acima de 10x o valor do percentil 99% do limite superior da normalidade quando o valor basal é normal ou elevação de 20% e valor absoluto acima de 10x do valor do percentil 99%, quando o valor basal da troponina já é acima do percentil 99% do limite superior da normalidade e a curva prévia de troponina era estável ou até em queda (≤ 20% de variação). Além disso, um dos fatores a seguir
▪ Desenvolvimento de ondas Q patológicas
▪ Evidência em exame de imagem de perda nova de miocárdio viável ou nova alteração de mobilidade segmentar em padrão consistente com etiologia isquêmica
▪ Achados angiográficos compatíveis com nova oclusão de enxerto ou coronária nativa

ICP: intervenção coronária percutânea.

COMO ESTRATIFICAR O RISCO DO PACIENTE DE SCA?

- Após descartar instabilidade hemodinâmica, e se SCA estiver entre as possibilidades diagnósticas, é necessário definir o risco de o paciente apresentar SCA.
- Neste ponto, os principais diagnósticos diferenciais estão descartados ou com os exames em andamento. É necessário definir o risco da SCA do paciente e quais medidas são proporcionais a esse risco.
- Para isso, podem ser usados escores de risco em combinação com achados de ECG e dosagem seriada de troponina.
- Para prescrição de antiagregantes e anticoagulantes, dissecção de aorta não pode ser a principal suspeita.
  - Escore de risco ADD-RS não ajuda nesta decisão, pois necessita aguardar resultado de exame (dímero D).

  - Se a suspeita de síndrome aórtica for razoável, aguardar até descartar a doença para oferecer antiagregação.
- Medicação inicial dependendo do resultado do ECG:
  - Normal (em 2% dos casos de IAM, o ECG inicial é normal) ou com alterações inespecíficas (em 9% -19% dos casos de IAM, o ECG apresenta alterações inespecíficas).
    - Nesses dois casos, se a história tiver fatores que aumentam a probabilidade de IAM, prescrever 300 mg de ácido acetilsalicílico (AAS) para o paciente.
      - » Não pode ser AAS em forma tamponada.
      - » Orientar paciente a mastigar os comprimidos.
  - Supradesnivelamento do segmento ST:
    - Iniciar dupla antiagregação e encaminhar para tratamento definitivo (ver Capítulo "Infarto agudo do miocárdio com supradesnivelamento do segmento ST").
    - Não é necessário resultado de troponina para essa conduta.
  - Outros sinais isquêmicos (infradesnivelamento de segmento ST em derivações contíguas ou inversão de onda T simétrica em derivações contíguas > 1 mm).
    - Iniciar AAS.
    - Caso paciente vá para serviço de cardiologia intervencionista nas primeiras 12-24 horas, não iniciar anticoagulante.
  - Pode haver bloqueio atrioventricular e bradiarritmias associados a sinais isquêmicos.
  - Conhecer causas não isquêmicas para alterações de ECG:
    - Repolarização precoce.
    - Miocardite/pericardite (infra-PR ou elevação de ST difusa e não focal).
    - Aneurisma ventricular (IAM antigo).
    - Hipertrofia de ventrículo esquerdo (alta voltagem).
    - Bloqueio de ramo esquerdo e ritmo de marca-passo.
    - Síndrome de Brugada.
    - Hipercalemia.
    - Hipotermia.
    - Pós-cardioversão (*stunning*).

    - Takotsubo.
    - Anormalidades intracranianas.
    - Sinal do *spiked helm*.
    - Hipercalcemia.
    - Acidente escorpiônico.
- Ultrassonografia à beira do leito.
  - O ultrassom cardíaco avalia a função sistólica do VE e a mobilidade segmentar.
- A troponina convencional pode ser dosada na admissão do paciente e 3 horas depois.
  - Paciente de baixo risco:
    - Valores acima do valor do corte (percentil 99) com variação de troponina inferior a 20% em 3 horas.
    - Valores abaixo do valor do corte (percentil 99) com variação de troponina inferior a 30% em 3 horas.
    - Valores sempre indetectáveis.
    - Considerar alta precoce dependendo de ECG e escore clínico.
  - Paciente de alto risco:
    - Valores acima do valor de corte (percentil 99) com variação de troponina superior a 20% em 3 horas.
    - Valores abaixo do valor de corte (percentil 99) com variação de troponina superior a 50% em 3 horas.
    - Considerar internação para estratificação invasiva.
  - O paciente é de risco intermediário nos demais casos.
- A troponina de alta sensibilidade pode ser dosada na admissão do paciente e uma hora depois (desde que a segunda dosagem seja pelo menos 2 horas após o início dos sintomas do paciente).
  - Esta abordagem foi testada em 7.868 pacientes, encontrando desfecho adverso de 1% em 1 ano nos pacientes elegíveis para alta precoce.
  - A Figura 1 apresenta o algoritmo para estratificar o risco do paciente, dependendo do ensaio de troponina de alta sensibilidade.

PARA QUEM EU POSSO DESCARTAR A SCA PRECOCEMENTE?

- Escores clínicos que combinam história, exame físico, eletrocardiograma e troponina são úteis para liberar o paciente. O T-Macs pode ser calculado em aplicativos de celular ou pelo site: http://bit.ly/T-MACS.
- Descartar o diagnóstico de SCA é razoável para pacientes em que a única suspeita é síndrome coronariana aguda, com baixo risco em escores clínicos (TIMI 0 ou 1, Heart abaixo de 3, T-Macs abaixo de 5% e EDACS abaixo de 15 pontos) e baixo risco na curva de troponina.
- Pacientes de alto risco devem ser internados para estratificação invasiva (ver Capítulo "Infarto agudo do miocárdio com supradesnivelamento do segmento ST").
- Os demais pacientes devem ter a observação clínica prolongada, seriando ECG e enzimas para então tomar a decisão sobre internação e estratificação não invasiva ou alta.
    - Descartar as demais suspeitas clínicas, em especial as condições ameaçadoras à vida (ver Tabela 1).
    - Uma alternativa à observação para estes pacientes é a realização de angiotomografia de coronárias. Pacientes que apresentam apenas lesões obstrutivas coronarianas menores que 50% podem ter descartado o diagnóstico de SCA.
        - Atentar para função renal e medicar o paciente com 50-100 mg de metoprolol via oral para atingir a frequência cardíaca de 60 bpm para realização do exame com boa qualidade.
        - Atenção para contraindicações aos betabloqueadores na SCA.
    - Pacientes em observação prolongada em que o ECG se mantém inalterado, sem curva de elevação ou diminuição de troponina e em bom estado geral podem ter descartado o diagnóstico de SCA.
        - Idealmente, devem ter retorno com cardiologista para estratificação de doença coronariana breve.
    - Pacientes em que não se define o diagnóstico de IAM, mas não há critérios para alta, devem ser admitidos para estratificação não invasiva. Seguir para o Capítulo "Infarto agudo do miocárdio com supradesnivelamento do segmento ST".
    - A alta é razoável após descartar diagnóstico de SCA e outras possibilidades de doenças graves associadas à dor torácica.

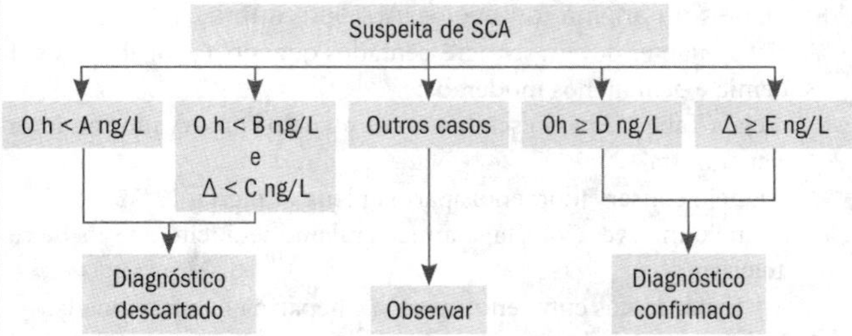

Algoritmo 0/1 h	A	B	C	D	E
Troponina T – Elecsys; Roche	< 5	< 12	< 3	≥ 52	≥ 5
Troponina I – Architect; Abbott	< 4	< 5	< 2	≥ 64	≥ 6
Troponina I – Centaur; Siemens	< 3	< 6	< 3	≥ 120	≥ 12
Troponina I – Access; Beckman Coulter	< 4	< 5	< 4	≥ 50	≥ 15
Troponina I – Clarity; Singulex	< 1	< 2	< 1	≥ 30	≥ 6
Troponina I – Vitros; Clinical Diagnostitcs	< 1	< 2	< 1	≥ 40	≥ 4
Troponina I – Pathfast; LSI Medience	< 3	< 4	< 3	≥ 90	≥ 20
Troponina I – TriageTrue; Quidel	< 4	< 5	< 3	≥ 60	≥ 8
Algoritmo 0/2 h	**A**	**B**	**C**	**D**	**E**
Troponina T – Elecsys; Roche	< 5	< 14	< 4	≥ 52	≥ 10
Troponina I – Architect; Abbott	< 4	< 6	< 2	≥ 64	≥ 15
Troponina I – Centaur; Siemens	< 3	< 8	< 7	≥ 120	≥ 20
Troponina I – Access; Beckman Coulter	< 4	< 5	< 5	≥ 50	≥ 20
Troponina I – Clarity; Singulex	< 1	IND	IND	≥ 30	IND
Troponina I – Vitros; Clinical Diagnostitcs	< 1	IND	IND	≥ 40	IND
Troponina I – Pathfast; LSI Medience	< 3	IND	IND	≥ 90	IND
Troponina I – TriageTrue; Quidel	< 4	IND	IND	≥ 60	IND

FIGURA 1 Fluxograma para estratificação de síndrome coronariana aguda (SCA) usando troponina de alta sensibilidade. A variação se refere à diferença entre a segunda dosagem de troponina de 1 hora (ou 2 horas dependendo do algoritmo usado) e a dosagem inicial. IND: indeterminado até o momento da publicação deste livro.

Medicações na angina instável e IAM sem supra

- Anticoagulantes devem ser acrescentados quando a probabilidade de isquemia é pelo menos moderada:
  - Veja a Tabela 2 para escolher entre manejo conservador ou intervencionista.
  - Manejo conservador: enoxaparina plena (1 mg/kg 12/12 h SC).
  - Manejo intervencionista: o anticoagulante será feito na sala de cateterismo.
    - Evitar trocas entre enoxaparina e heparina não fracionada.
- A terapia de antiagregação dupla é indicada quando a probabilidade de isquemia é alta.
  - Em casos de angina instável de alto risco ou IAM sem supra: caso o paciente vá precocemente para a estratificação invasiva (< 6-24 horas*), o segundo antiagregante NÃO deve ser feito. Será feito após conhecer a anatomia e em caso de decisão do tratamento percutâneo. Em casos em que a estratificação não estará disponível, o segundo antiagregante DEVE ser feito conforme abaixo:
    - A melhor evidência atual é que o segundo antiagregante deve ser:
      - Prasugrel 60 mg de ataque e 10 mg/dia via oral: indicado para menores de 75 anos, com peso corporal maior que 60 kg, sem histórico de acidente vascular cerebral (AVC) ou ataque isquêmico transitório (AIT) prévios.
      - O consenso europeu de 2020 recomenda o prasugrel acima do ticagrelor com base no estudo ISAR-REACT 5.
      - Ticagrelor 180 mg de ataque e 90 mg 12/12 h via oral: efeitos adversos incluem dispneia (sem broncoespasmo) e aumento do ácido úrico.
      - Caso não haja nenhuma dessas opções: clopidogrel 600 mg de ataque e 75 mg/dia de manutenção para pacientes que forem candidatos a intervenção coronariana percutânea em até 6 h. Demais pacientes devem receber dose de ataque de 300 mg (ataque de 75 mg se paciente > 75 anos) seguida por dose de manutenção de 75 mg/dia.
- Oxigênio se houver saturação de O_2 inferior a 90%.

---

* O consenso europeu cita esse tempo como precoce e o consenso brasileiro 24 horas.

- Nitrato sublingual:
  - Indicado para dor isquêmica, edema pulmonar agudo e quadro isquêmico com hipertensão arterial.
  - Nitrato endovenoso se não houver melhora.
  - Não usar em pacientes que fizeram uso de sildenafil nas últimas 24 horas, hipotensos ou em caso de infarto de ventrículo direito (VD).
- Betabloqueador – metoprolol VO 25-50 mg.
  - Indicado em todos os pacientes nas primeiras 24 horas.
  - Contraindicações: sinais de insuficiência cardíaca, risco de choque cardiogênico (idade > 70 anos, pressão arterial sistêmica [PAS] < 120, frequência cardíaca [FC] > 110 ou < 60 bpm), intervalo PR > 0,24, bloqueio cardíaco complexo e asma descompensada.
- Bloqueadores de canal de cálcio: indicados em paciente hipertenso e com contraindicação ao betabloqueador.
- Inibidor de ECA indicado em paciente hipertenso após nitrato e betabloqueador.
- Estatinas: atorvastatina 40 mg VO 1 x/dia o mais cedo possível em todos os pacientes com SCA. Meta de LDL-colesterol < 70 mg/dL.
- Bloqueador de bomba de prótons (p. ex., pantoprazol 40 mg VO 1 x/dia): indicado em pacientes em uso de dupla antiagregação plaquetária e risco de sangramento digestivo:
  - História de ulcera gástrica.
  - Sangramento do trato gastrointestinal.
  - Uso de anticoagulantes.
  - Uso crônico de anti-inflamatórios não esteroidais.
  - Uso de corticosteroide.
  - Dois dos seguintes: > 65 anos, dispepsia, doença do refluxo gastroesofágico, infecção por *Helicobacter pylori*; ou uso de álcool.

COMO CONDUZIR PACIENTES COM DIAGNÓSTICO INDETERMINADO?

- Se após seguir o fluxograma da abordagem inicial de suspeita de síndrome coronariana aguda, não foi possível descartar ou confirmar o diagnóstico, seguem as próximas condutas:
  - Utilize escores para calcular a probabilidade pré-teste de SCA.

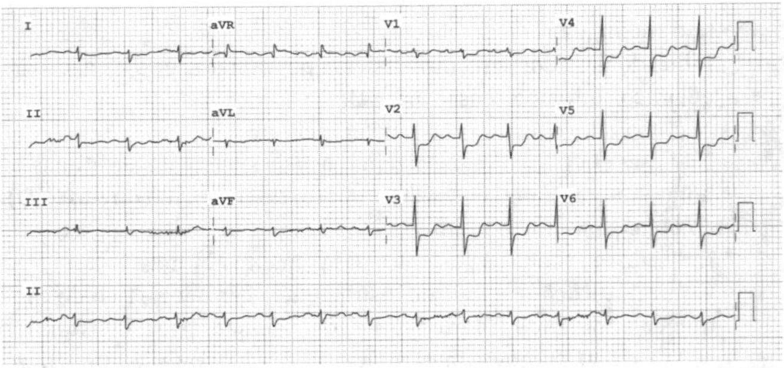

FIGURA 2 Infradesnivelamento de segmento ST de V1 a V6 altamente sugestivo de isquemia. Não há elevação do segmento ST em aVR. É importante salientar que o infradesnivelamento não localiza a lesão coronariana.

- Obtenha derivações adicionais no ECG (V3R, V4R, V7, V8 e V9).
- Continue seriando troponina e eletrocardiograma.
- Ecocardiograma ou ultrassom à beira do leito.
- Angiotomografia de coronárias:
  - Esse exame deve ser escolhido preferencialmente em pacientes com baixo risco ou risco intermediário de SCA.
  - Quanto maior o risco, maior a probabilidade de lesões calcificadas que dificultam a interpretação do exame. *Stents* também impossibilitam o exame. Não é possível avaliar reestenose em *stents* < 3 mm.
  - Otimizar a frequência cardíaca para realização do exame com metoprolol via oral.
- Avaliação do cardiologista.
- Internação para estratificação não invasiva.
  - Eletrocardiografia com estresse.
  - Ecocardiografia com estresse.
  - Cintilografia miocárdica com estresse.

TABELA 2 Decisão de estratégia invasiva e conservadora e momento do cateterismo

Estratégia invasiva imediata (< 2 h)	Instabilidade hemodinâmica e choque cardiogênico Instabilidade elétrica Angina refratária a despeito de tratamento clínico Insuficiência mitral aguda e outras complicações mecânicas do IAM Supradesnivelamento de AVR e/ou V1 ≥ 1 mm E infradesnivelamento ≥ 1 mm de pelo menos outras 6 derivações
Estratégia invasiva precoce (< 24 h)	Escore de risco alto (Grace > 140) Elevação de marcadores de necrose cardíaca Alterações dinâmicas de ST Parada cardíaca ressuscitada sem supradesnivelamento de ST ou choque cardiogênico
Estratégia invasiva (72 h)	Escore Timi ≥ 2, Grace entre 109-140 Presença de diabetes ou *clearance* de creatinina < 60 mL/min Disfunção de ventrículo esquerdo (FE < 40%) ICP ou RM prévias
Estratégia conservadora	Escores de risco baixos (TIMI 0-1, Grace < 109) Preferência do paciente Dúvidas quanto à natureza dos sintomas

LEITURA SUGERIDA

1. Collet JP, Thiele H, Barbato E, Barthélémy O, Bauersachs J, Bhatt DL, et al., ESC Scientific Document Group. 2020 ESC Guidelines for the management of acute coronary syndromes in patients presenting without persistent ST-segment elevation: The Task Force for the management of acute coronary syndromes in patients presenting without persistent ST-segment elevation of the European Society of Cardiology (ESC). European Heart Journal. 2021;42(14):1289-1367.
2. Feres F, Costa RA, Siqueira D, Costa Jr JR, Chamié D, Staico R et.al. Diretriz da Sociedade Brasileira de Cardiologia e da Sociedade Brasileira de Hemodinâmica e Cardiologia Intervencionista sobre intervenção coronária percutânea. Arq Bras Cardiol. 2017;109(1Supl.1):1-81.
3. Nicolau JC, Timerman A, Marin-Neto JA, Piegas LS, Barbosa CJ, Franci A, et al; Sociedade Brasileira de Cardiologia. Guidelines of Sociedade Brasileira de Cardiologia for unstable angina and non-ST-segment elevation myocardial infarction (II Edition, 2007) 2013-2014 Update. Arq Bras Cardiol. 2014;102 (3Supl1):1-61.

4. O'Connor RE. Part 9: Acute coronary syndromes: 2015 American Heart Association guidelines update for cardiopulmonary resuscitation and emergency cardiovascular care. Circulation. 2015;132(16 Suppl. 1):S146-76.
5. Roffi M, Patrono C, Collet JP, Mueller C, Valgimigli M, Andreotti F, et al. 2015 ESC Guidelines for the management of acute coronary syndromes in patients presenting without persistent ST-segment elevation: Task Force for the Management of Acute Coronary Syndromes in Patients Presenting without Persistent ST-Segment Elevation of the European Society of Cardiology (ESC). Europ Heart J. 2016:37(3):267-315.

14

Infarto agudo do miocárdio com supradesnivelamento do segmento ST

Julio Flávio Meirelles Marchini

O QUE É O SUPRADESNIVELAMENTO DO SEGMENTO ST?

- O segmento ST é o trecho do eletrocardiograma (ECG) entre o complexo QRS e a onda T. O ponto J é a deflexão que encerra o complexo QRS e inicia o segmento ST.
- Para se determinar o desvio do nível do segmento ST a linha de base é o segmento PR. Em alguns casos o segmento PR não é recomendado, pois o próprio segmento PR pode estar desviado, causando falsa impressão de alteração do segmento ST. Isso ocorre na pericardite e na isquemia atrial.
- As indicações para solicitação de cineangiocoronariografia emergencial estão classificadas quanto à evidência disponível.
- A definição de infarto agudo do miocárdio (IAM) com supradesnivelamento do segmento ST é a elevação em 1 mm do ponto J em duas derivações contíguas, exceto nas derivações V2 e V3.
- São derivações contíguas:
  - DII, DIII e aVF: parede inferior.
  - V1, V2, V3, V4, V5 e V6 sequencialmente: parede anterior.
  - DI e aVL: parede lateral alta.
- Nas derivações V2 e V3, 1,5 mm de elevação é necessário em mulheres; enquanto em homens abaixo de 40 anos, são necessários 2,5 mm de elevação. Para homens com 40 anos ou mais são necessários 2 mm de elevação.
- Nas derivações V7, V8 e V9 só é necessário 0,5 mm (parede posterior).
  - Essas derivações devem ser realizadas quando o paciente tiver:
    - Infradesnivelamento de segmento ST de V1 a V3 ou V4, com ondas T positiva, com ou sem ondas R altas.

  - Supradesnivelamento de segmento ST inferior.
- Seguem outros padrões ECG que devem ser considerados equivalentes a supradesnivelamento de segmento ST. Nesses casos, a recomendação em consenso europeu indica a angioplastia primária, mas não a trombólise.
  - Bloqueio de ramo esquerdo com critério de Sgarbossa positivo.
    - Depressão de segmento ST em derivação com QRS predominante negativo.
    - Elevação de segmento ST em derivação com QRS predominante positivo nas derivações de V1 a V3.
    - Elevação acima de 5 mm do segmento ST nas derivações V1 a V3
    - Existe uma versão modificada deste último critério que foi estudada e validada em estudos pequenos que assume proporcionalidade entre desvio de ST e complexo QRS: discordância entre segmento ST e complexo QRS acima de 30%. Para isso, calcula-se a razão entre o desvio do segmento ST (seja positivo ou negativo) e o tamanho do complexo QRS (medido a partir da linha de base).
  - Critério de Sgarbossa positivo em pacientes com ritmo de marca-passo.
  - Isquemia triarterial ou por obstrução de tronco de coronária esquerda.
    - Infradesnivelamento de segmento ST em seis derivações somado a supradesnivelamento de segmento ST em aVR e/ou V1.
    - Esse padrão agora foi incorporado como ECG de muito alto risco no consenso europeu para infarto agudo do miocárdio sem supradesnivelamento de segmento ST com indicação de cateterismo coronariano em 2 horas.
  - De Winter.
    - Depressão do ponto J maior que 1 mm de V1 a V6.
    - Segmento ST com padrão ascendente.
    - Ondas T positivas, altas e simétricas.
    - Significa lesão crítica de artéria descendente anterior. Existem relatos de evolução rápida desse padrão eletrocardiográfico para supradesnivelamento de segmento ST.
- Síndrome de Wellens: no contexto compatível com isquemia aguda. O eletrocardiograma de Wellens pode corresponder a estenose grave de DA crônica.

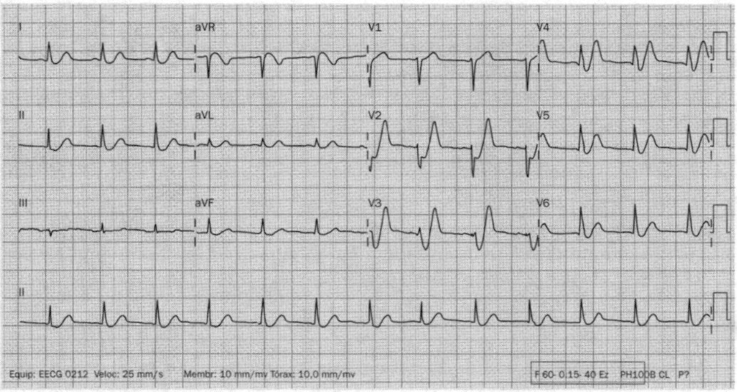

FIGURA 1 Eletrocardiograma com infradesnivelamento de segmento ST de V1 a V5, com segmento ST ascendente e onda T alta, larga e simétrica, compatível com padrão de De Winter.

  - Alterações em derivações anteriores quando o paciente está sem dor, que pseudonormalizam no momento da dor.
  - Tipo A: ondas T bifásicas (positiva/negativa).
  - Tipo B: ondas T negativas, profundas e simétricas.
  - Significa lesão grave de artéria descendente anterior, mas não necessariamente aguda ou crítica.
- Diagnóstico diferencial:
  - Vasoespasmo.
  - Miocardite/pericardite.
  - Bloqueio de ramo esquerdo.
  - RItmo de marca-passo.
  - Hipercalemia.
  - Síndrome de Brugada.
  - Hipotermia.
  - Pós-cardioversão.
  - Takotsubo.
  - Anormalidades intracranianas.
  - Sinal do *spiked helmet*.
  - Hipercalcemia.

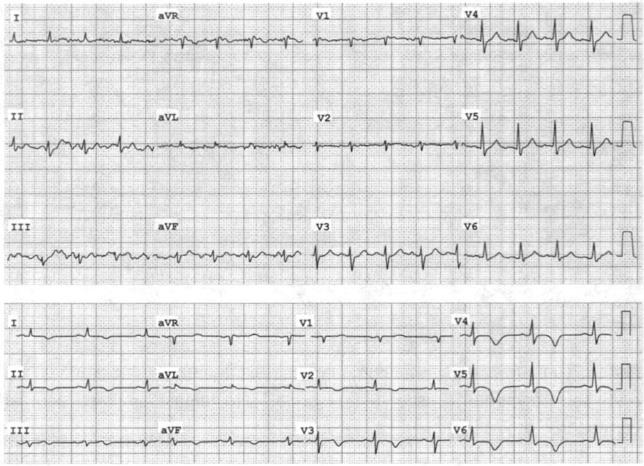

A

B

FIGURA 2 ECG com padrão de Wellens tipo B com ondas T profundas e simétricas de V3 a V6 em paciente com dor (A) e após melhora da dor (B). Wellens é um padrão que ocorre na reperfusão, por isso aparece após melhora da dor (B).

- Repolarização precoce.
- Aneurisma ventricular.
- Sobrecarga de ventrículo esquerdo.
- A diferenciação é complexa. Na dúvida, conduzir o caso como IAM. Deve-se evitar descartar facilmente o diagnóstico de IAM.
- Seguem recomendações:
  - Elevações sutis de segmento ST podem ser testadas com algoritmo específico: https://www.mdcalc.com/subtle-anterior-stemi-calculator.
  - A presença de infra-ST recíproco no ECG torna muito difícil o diagnóstico de pericardite (com exceção de infra-ST nas derivações aVR ou V1).
  - Artéria descendente anterior do tipo III que contorna o ápice e irriga a parede inferior leva à presença de supradesnivelamento

de ST isquêmico em parede anterior e inferior e isso pode ser erroneamente interpretado como pericardite.

- Pacientes com aneurisma ventricular podem ter supradesnivelamento de segmento ST persistente. Para diferenciar de um novo episódio isquêmico, pode-se usar a seguinte fórmula:
  - A soma das amplitudes da onda T em V1, V2, V3 e V4 deve ser dividida pela soma das amplitudes dos complexos QRS das mesmas derivações. Se o valor for abaixo de 0,22, provavelmente trata-se de infarto antigo e aneurisma ventricular. Se o valor for acima de 0,22, provavelmente é nova isquemia. O QRS é medido em toda a sua amplitude do pico da onda mais alta até o nadir da onda mais baixa. Essa regra tem sensibilidade de 90% e especificidade de 70%.

QUAIS MEDIDAS INICIAIS DEVEM SER TOMADAS?

- Aspirina (300 mg) – exceto em pacientes com alergia verdadeira e nos pacientes em que há suspeita de dissecção de aorta.
- Oxigênio se houver saturação < 90%.
- Nitratos não melhoram a sobrevida ou diminuem desfechos cardiovasculares adversos graves, mas são indicados para controle de pressão arterial, insuficiência cardíaca e alívio de sintomas anginosos. Não fazer em pacientes que fizeram uso de inibidores de fosfodiesterase-5 (por exemplo: sildenafil) ou em pacientes com infarto de VD.
- Betabloqueadores por via oral são indicados nas primeiras 24 horas do infarto em pacientes sem contraindicação.
  - Podem ser indicados antes se o paciente apresenta taquiarritmia ou hipertensão.
  - Betabloqueadores são contraindicados em pacientes com doença arterial periférica, intervalo PR > 0,24, bloqueio cardíaco, insuficiência cardíaca aguda (se não fazia uso prévio), baixo débito e risco de choque cardiogênico (idade > 70 anos, pressão arterial sistêmica < 120 mmHg, frequência cardíaca > 110 bpm ou < 60 bpm e duração prolongada dos sintomas).
  - Para pacientes com broncoespasmo ou doença pulmonar obstrutiva crônica, usar um betabloqueador 1 seletivo como atenolol, metoprolol, bisoprolol ou nebivolol.

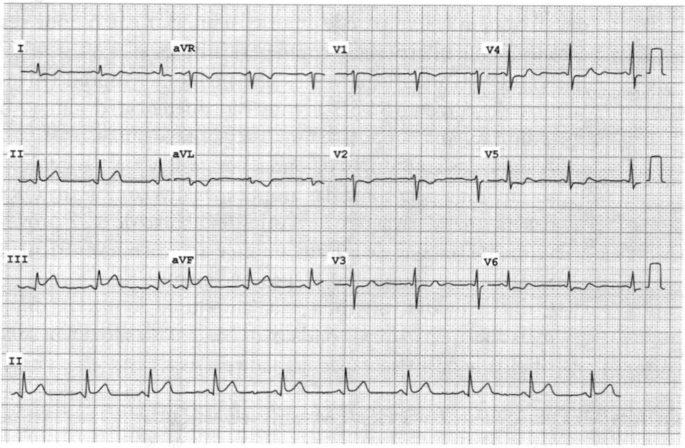

FIGURA 3 Infarto agudo do miocárdio com supradesnivelamento do segmento ST inferior. Observa-se a alteração em espelho (infra-ST) em DI e aVL e V2-V6, que é altamente específica de infarto agudo do miocárdio.

- Preferencialmente, o paciente com menos de 12 horas do quadro ou aquele com mais de 12 horas do quadro e com evidência de isquemia deve ser encaminhado para angioplastia primária.
- No entanto, em áreas remotas do país, longe dos grandes centros, pode não existir o recurso em tempo hábil. Se o tempo estimado entre a entrada do paciente e a reperfusão percutânea for superior a 120 minutos, deve-se usar o fibrinolítico.
  - Atenção para as contraindicações para o fibrinolítico (Tabela 1), caso em que deve ser encaminhado para angioplastia primária, não importa o tempo.
  - A angioplastia primária é mais eficiente, tem melhor resultado no agregado, apresenta menor risco de reinfarto ou isquemia residual, além de menor risco de sangramento intracraniano e sistêmico.
- Não existe clara evidência sobre a conduta para pacientes com mais de 12 horas de dor sem evidência de isquemia, mas um estudo pequeno

sugere melhor função cardíaca nesse tipo de paciente com conduta intervencionista precoce (< 24 h).

- Quando for escolhida a trombólise, o tempo entre diagnóstico de infarto com supra e injeção de trombolítico deve ser menor que 10 minutos.
- São opções de trombolítico:
  - Estreptoquinase:
    - 1.500.000 U em 1 hora. Pode provocar uma síndrome semelhante a sepse com hipotensão sginificativa. Deve-se tentar diminuir o ritmo de infusão e suspender a medicação temporariamente.
  - Alteplase:
    - Se ≥ 65 kg: 15 mg em *bolus*, 50 mg em 30 minutos, 35 mg em 60 minutos.
    - Se < 65 kg: 15 mg em *bolus*, 0,75 mg/kg em 30 minutos, 0,5 mg/kg em 60 minutos.
  - Tenecteplase:
    - De acordo com o peso. Menos de 60 kg, 30 mg; entre 60 e 70 kg, 35 mg; entre 70 e 80 kg, 40 mg; entre 80 e 90 kg, 45 mg; acima de 90 kg, 50 mg. Pacientes com mais de 75 anos devem receber a metade da dose.
- Demais medicações:
  - Em caso de trombólise:
    - Clopidogrel:
      - 300 mg se paciente com 75 anos ou menos.
      - 75 mg se paciente acima de 75 anos.
    - Enoxaparina plena (se a trombólise for realizada com estreptoquinase, não fazer dose de ataque e aguardar 24 horas para a primeira dose).
      - Dose de ataque 30 mg EV e na sequência 1 mg/kg SC 12/12 h por 7 dias.
      - Se idade maior que 75 anos: não fazer dose de ataque. A dose nesse caso é 0,75 mg/kg SC 12/12 h por 7 dias.
      - Se *clearance* de creatinina entre 15 e 30: 1 mg/kg SC 1 x/d.
  - Em caso de angioplastia primária:
    - Segundo antiagregante:
      - Ticagrelor 180 mg (e depois 90 mg 12/12 h).

  » OU prasugrel 60 mg (e depois 10 mg 1 x/dia)
- OU clopidogrel 600 mg (ticagrelor e prasugrel têm maior benefício nessa situação). Não fazer anticoagulante (será feito na sala de cateterismo após punção arterial).
- Oxigênio: se saturação < 90%.
- Pantoprazol 20 mg VO.
- Dinitrato de isossorbida 5 mg SL (pode repetir a cada 5 minutos por 3 vezes. Não fazer se infarto de VD ou uso de inibidor de fosfodiesterase-5).

TABELA 1 Contraindicações ao trombolítico

Contraindicações absolutas
▪ Qualquer sangramento intracraniano prévio
▪ Sangramento gastrointestinal no último mês
▪ Dissecção de aorta
▪ Punção não compressível nas últimas 24 horas (p. ex.: biópsia de fígado, punção lombar)
▪ AVC hemorrágico ou aneurisma cerebral conhecido
▪ Sangramento grave, ativo e não compressível, exceto menstruação.
▪ AVC isquêmico dentro de 6 meses (exceto se nas últimas 4,5 horas)
▪ Neoplasia intracraniana ou lesão vascular
▪ Trauma/cirurgia/lesão de cabeça importante e recente no último mês
Contraindicações relativas importantes
▪ Hipertensão persistente (> 180/110 mmHg)
▪ AIT nos últimos 6 meses
▪ Uso atual de anticoagulantes orais
▪ Gravidez ou primeira semana pós-parto
▪ Hepatopatia avançada
▪ Endocardite infecciosa
▪ Ressucitação cardiopulmonar traumática e prolongada
▪ Úlcera péptica ativa
▪ Exposição prévia a estreptoquinase (somente para estreptoquinase)

AIT: ataque isquêmico transitório; AVC: acidente vascular cerebral; TC: tomografia computadorizada.

QUAIS COMPLICAÇÕES PODEM SE APRESENTAR NO IAM COM SUPRA?

- Fibrilação ventricular é causa de morte súbita nas primeiras horas após o infarto. O paciente deve ser monitorizado e o suporte para tratamento de parada cardíaca deve estar disponível o mais rápido possível.
- O paciente pode ainda apresentar fibrilação atrial e bloqueio atrioventricular.
- As complicações mecânicas incluem: ruptura miocárdica e disfunção valvar aguda. A constatação dessas complicações indica tratamento por abordagem cirúrgica.
- Outra complicação importante é o desenvolvimento de insuficiência cardíaca aguda. A revascularização precoce é a melhor prevenção dessa complicação (ver Capítulo "Insuficiência cardíaca aguda", para o manejo).
- Não se deve adiar intubação orotraqueal se o paciente evoluir com fadiga e insuficiência respiratória.

QUAIS SÃO MEDIDAS IMPORTANTES APÓS O ATENDIMENTO INICIAL?

- Todos os pacientes submetidos a trombolítico devem ser encaminhados para cateterismo coronariano com vistas à angioplastia em 24 horas do início do quadro (mesmo quando há sucesso no procedimento).
  - A angioplastia de resgate é indicada na falha da trombólise e deve ser realizada assim que possível após o fibrinolítico. É definida para pacientes em que, após 60 a 90 minutos do fibrinolítico:
    - Não apresentam redução acima de 50% do supradesnivelamento do segmento ST.
    - Continuam apresentando instabilidade elétrica ou hemodinâmica.
    - Continuam apresentando isquemia contínua ou em piora.
- O paciente deve receber controle moderado da hiperglicemia.
- Estatina e inibidor de enzima conversora de angiotensina devem ser iniciados em até 24 e 96 horas da admissão, respectivamente.

LEITURA SUGERIDA

1. Berwanger O, Nicolau JC, Carvalho AC, Jiang L, Goodman SG, Nicholls SJ, et al. Ticagrelor vs clopidogrel after fibrinolytic therapy in patients With ST-elevation myocardial infarction: A randomized clinical trial. JAMA. 2018;3(5):391-9.

2. Feres F, Costa RA, Siqueira D, Costa Jr JR, Chamié D, Staico R et al. Diretriz da Sociedade Brasileira de Cardiologia e da Sociedade Brasileira de Hemodinâmica e Cardiologia Intervencionista sobre intervenção coronária percutânea. Arq Bras Cardiol. 2017;109(1Supl.1):1-81.
3. Ibanez B, James S, Agewall S, Antunes MJ, Bucciarelli-Ducci C, Bueno H, et al.; 2017 ESC Guidelines for the management of acute myocardial infarction in patients presenting with ST-segment elevation: The Task Force for the management of acute myocardial infarction in patients presenting with ST-segment elevation of the European Society of Cardiology (ESC). Europ Heart J. 2018;39(2):119-77.
4. O'Gara PT, Kushner FG, Ascheim DD, Casey DE, Chung MK, de Lemos JA, et al. 2013 ACCF/AHA guideline for the management of ST-elevation myocardial infarction. A report of the American College of Cardiology Foundation/American Heart Association Task Force on Practice Guidelines. Circulation. 2013;127:1-64.
5. Smith SW, Dodd KW, Henry TD, Dvorak DM, Pearce LA. Diagnosis of ST elevation myocardial infarction in the presence of left bundle branch block using the ST elevation to S-wave ratio in a modified Sgarbossa rule. Ann Emerg Med. 2012;60:766-76.

15

Bradiarritmias no departamento de emergência

Julio Flávio Meirelles Marchini

- A frequência cardíaca normal de 60 a 100 bpm é mantida pelo nó sinusal submetido a influências do sistema nervoso simpático e parassimpático.
- Idade e condicionamento físico são fatores que influenciam, até ultrapassando esses valores considerados normais.

COMO AS BRADIARRITMIAS SE APRESENTAM?

- Os sintomas para se suspeitar de bradiarritmia são inespecíficos:
  - Tontura.
  - Vertigem.
  - Cabeça aérea.
  - Fadiga.
  - Letargia.
  - Angina.
  - Dispneia.
  - Pré-síncope.
  - Síncope.
  - Insuficiência cardíaca.
  - Incapacidade mental.
- Os achados da eletrocardiografia fazem o diagnóstico durante o episódio, mas, em geral, quando o paciente se apresenta, a arritmia já se resolveu.
  - Nos casos de síncope, referir-se ao Capítulo 16 para necessidade de internação para investigação.
  - São normais frequências cardíacas de até 30 a 35 bpm durante o sono junto com pausas de até 2,5 segundos.
  - Na fibrilação atrial, pacientes assintomáticos podem ter pausas de até 2 segundos. Considera-se aceitáveis pausas de até 2,8 segundos durante o dia e até 4,0 segundos durante o sono.

QUAIS SÃO AS BRADIARRITMIAS E SUAS ETIOLOGIAS?

- Bradicardia sinusal:
  - Definida como frequência cardíaca abaixo de 60 bpm.
  - Pode ser fisiológica no sono e em adultos jovens bem condicionados (tônus vagal aumentado).
  - Secundária a betabloqueador, bloqueador de canal de cálcio, lítio, anitiarrítmicos, clonidina e digoxina.
- Doença do nó sinusal:
  - Apresenta-se como bradicardia sinusal persistente (a frequência cardíaca não se eleva frente a situações em que deveria se elevar).
  - Pausa sinal:
    - Falência de ativação atrial por falta de geração de sinal no nó sinoatrial ou de condução pelo átrio.
    - Consideram-se significativas as pausas maiores que 3 s.
  - Bloqueio sinoatrial.
  - Incompetência cronotrópica: incapacidade do nó sinusal de se ajustar às demandas físicas ou metabólicas. O critério é a incapacidade de atingir 80% da frequência cardíaca máxima esperada para idade no pico de teste de exercício.
    - A FC máxima é definida pela subtração da idade de 220.
  - Síndrome bradi-taqui.
    - Após um episódio de taquiarritmia reverter-se espontaneamente, existe um período prolongado para recuperação do nó sinusal com bradicardia significativa.
  - Ver Tabela 1 para causas de disfunção de nó sinusal.
- Bloqueio atrioventricular:
  - Primeiro grau: prolongamento do intervalo PR além do normal de 200 ms. O intervalo PR é medido do início da onda P até o início do complexo QRS.
  - Segundo grau: dividido em Mobitz I, Mobitz II e bloqueio 2:1 (Figura 1):
    - Mobitz I ou Wenckebach é caracterizado no ECG por um intervalo PR que aumenta batimento a batimento e ondas P intermitentes que não são conduzidas.
      - O intervalo PR do batimento antes da onda P bloqueada é maior que o intervalo PR do batimento após a onda P bloqueada.

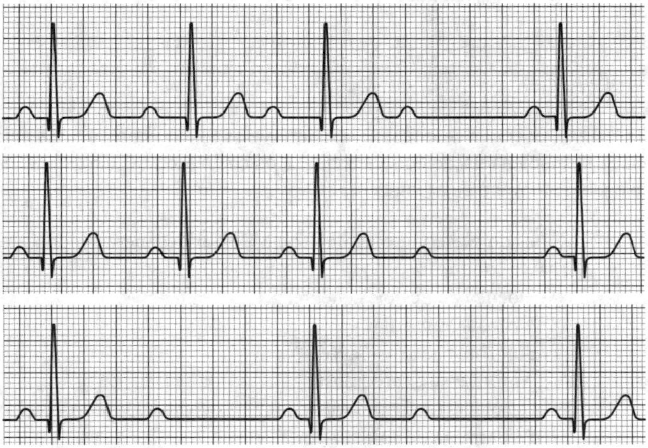

FIGURA 1 Formas de bloqueio atrioventricular de segundo grau. No primeiro ECG o intervalo PR gradualmente aumenta até que é bloqueado. No batimento pré-bloqueio o intervalo PR é maior do que no batimento após bloqueio, o que define BAV Mobitz I ou Wenckebach. No segundo ECG o intervalo PR é constante, o intervalo PP é constante e uma onda P aleatoriamente é bloqueada, o que define BAV Mobitz II. No terceiro ECG uma onda P é bloqueada para cada onda P que conduz. Não é possível definir se é Mobitz I ou II. É denominado BAV 2:1.

   » O intervalo entre ondas P é constante (se a onda P for precoce, trata-se de extrassístole atrial bloqueada).
 - Mobitz II é caracterizado no ECG por intervalo PR constante e ondas P bloqueadas intermitentemente.
   » Em geral, é um bloqueio infra-hissiano.
 - No bloqueio 2:1 não é possível caracterizar se trata-se de Mobitz I ou II; portanto, assume-se o mais grave: Mobitz II.
 - Os bloqueios podem ser avançados com condução 3:1 ou 4:1.
- Terceiro grau ou total (Figura 2):
 - Falência de condução de ondas P para os ventrículos. As ondas P têm ritmo constante independente dos complexos QRS, que têm outro ritmo constante.

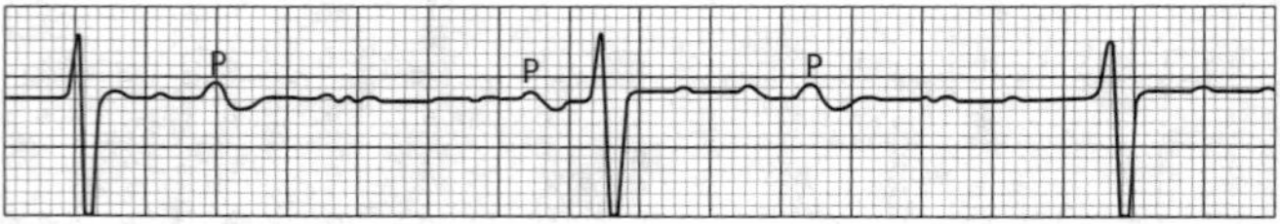

FIGURA 2 Observam-se ondas P com intervalos PP constantes, mas sem enlace AV (não há relação entre a onda P e os complexos QRS, o que define o bloqueio atrioventricular total).

- Causado por condições da Tabela 1 e por degeneração do sistema de condução.
  - Doença de Lev ou Lenègre.
  - Distrofia muscular.
  - Síndrome Kearns-Sayre.
  - Amiloidose e sarcoidose.
  - Neoplasias (linfoma cardíaco primário e/ou terapia pós-radiação).
  - Pós-terapia de ablação por cateter.

TABELA 1 Causas de disfunção de nó sinusal

Causas extrínsecas	Causas intrínsecas
▪ Medicações	▪ Fibrose degenerativa idiopática
▪ Betabloqueadores	▪ Isquemia
▪ Bloqueadores de canal de cálcio	▪ Infecção
▪ Digitálico	▪ Chagas
▪ Antiarrítmicos (classes I e III)	▪ Endocardite
▪ Simpatolíticos	▪ Difteria
▪ Lítio, fenitoína	▪ Doença inflamatória
▪ Distúrbios hidroeletrolíticos	▪ Miocardite
▪ Hipotireoidismo	▪ Doenças infiltrativas
▪ Apneia do sono	▪ Colagenoses
▪ Hipóxia	▪ Doenças musculoesqueléticas
▪ Hipotermia	▪ Cirurgia cardiotorácica
▪ Tônus vagal aumentado	▪ Troca valvar
▪ Vômito	▪ Doença cardíaca congênita
▪ Tosse	
▪ Situacional (defecação, micção)	

   » Doença de Lyme.
   » Cirurgia valvar.
   » Bloqueio atrioventricular congênito.
- Anormalidade de condução intraventricular:
  - Bloqueios de ramo e bloqueio fascicular são mais comuns em eletrocardiogramas de pacientes mais idosos.
  - Bloqueio bifascular é a combinação de bloqueio de ramo direito com os hemibloqueios de ramo anterossuperior esquerdo ou posteroinferior esquerdo.
  - Etiologias são isquemia, cirurgia cardíaca, implante de valva aórtica percutâneo, Chagas e idiopático.
  - O marca-passo é indicado para pacientes com bloqueio de ramo alternante.
- São causas potenciamente reversíveis:
  - Infarto agudo do miocárdio (IAM).
  - Distúrbio hidroeletrolítico (hipercalemia em especial).
  - Intoxicação digitálica.
  - Intoxicação por bloqueador de canal de cálcio ou betabloqueador.
  - Lesão ao sistema de condução em cirurgia cardíaca ou implante de válvula aórtica percutânea.
  - Doença de Lyme.
  - Doença de Chagas.
  - Transplante cardíaco.
  - Trauma.
  - Endocardite bacteriana subaguda.
  - Trauma por cateter.
  - Miocardite.

COMO É O MANEJO DAS BRADIARRITMIAS?

- O importante para guiar a conduta é a clínica do paciente.
- O paciente deve ser levado à sala de emergência e monitorizado.
- Atenção com pacientes assintomáticos com:
  - BAVT e assistolia por 3 segundos ou mais.
  - Ritmo de escape abaixo de 40 bpm com pacientes acordados.
  - Bloqueio bi ou trifascicular.
  - Ritmo de escape com QRS largo.

  - Disfunção ventricular.
  - Bradicardia inapropriada para a idade ou situação clínica.
- Exames indicados no PS:
  - Função tireoidiana.
  - Eletrólitos.
  - ECG.
  - Conforme história e exame físico.
- Identificação de causa de base:
  - Causas reversíveis devem ser corrigidas.
  - Medicações associadas ao quadro, suspensas.
- Farmacoterapia:
  - Se o paciente apresenta sintomas, atropina pode ser usada, mas em geral, não funcionará no bloqueio Mobitz II ou no bloqueio AV total.
  - Indicada em pacientes com sintomas graves ou instáveis pela bradicardia.
    - Atropina 0,5 mg EV repetida a cada 3 minutos até o máximo de 3 mg.
    - Na sequência, se não houver melhora, considerar o marca-passo artificial e, enquanto isso, instalar dopamina 5-20 μg/kg/min ou adrenalina 2-10 μg/kg/min.
    - Se for intoxicação por bloqueador de canal de cálcio ou betabloqueador, o glucagon está indicado (*bolus* de 5-10 mg em alguns minutos seguido de infusão contínua de 1 a 5 mg/h).
    - Pacientes com infarto agudo do miocárdio que não estão instáveis ou têm sintomas graves com bloqueio atrioventricular de segundo ou terceiro grau têm indicação de aminofilina. A dose é de 250 mg EV em *bolus*.
- Marca-passo artificial:
  - Indicado em pacientes com sintomas graves ou instáveis pela bradicardia. Em geral, doença do nó sinusal, bloqueio atrioventricular infra-hissiano e bloqueio de ramo alternante.
  - É indicado ainda em pacientes dependentes de marca-passo definitivo em que se suspeita de disfunção do gerador ou cabo do marca-passo.
  - Contraindicações:

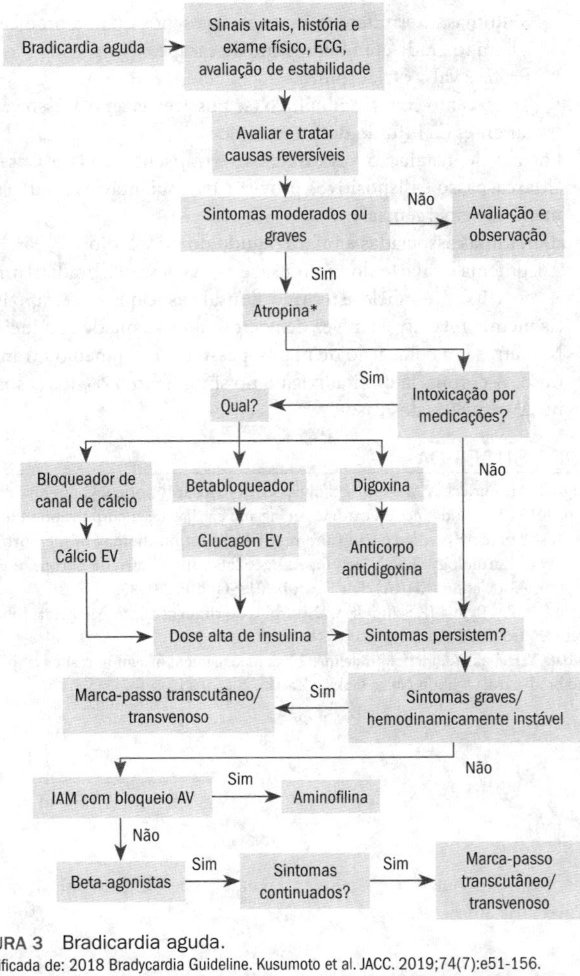

FIGURA 3 Bradicardia aguda.

Modiificada de: 2018 Bradycardia Guideline. Kusumoto et al. JACC. 2019;74(7):e51-156.

* Atropina não deve ser usada em pacientes transplantados. Em pacientes com intoxicação por medicação e sintomas graves, o preparo para marca-passo deve ser simultâneo ao tratamento farmacológico. AV: atrioventricular; ECG: eletrocardiograma; EV: endovenoso; IAM: infarto agudo do miocárdio.

- Sintomas intermitentes, raros ou leves, nos quais a bradicardia é bem tolerada com bom ritmo de escape.
- Prótese valvar tricuspídea.
- Tratamento com trombolítico (se possível, fazer o acesso vascular antes da infusão do trombolítico).

– Formas de instalação – transvenoso e transcutâneo (ver Capítulo "Marca-passo e dispositivos provisórios implantáveis no departamento de emergência"):

- Bradiarritmias associadas a infarto agudo do miocárdio:
  - A isquemia e infarto do nó sinusal e nó AV levam a bradiarritmias.
  - A reperfusão restabelece o ritmo sinusal desde que em tempo hábil (isquemia reversível em vez de necrose do sistema de condução).
  - Não atrasar a colocação de marca-passo transcutâneo ou transvenoso. A coronária direita irriga o nó sinusal em 65% dos casos e o nó AV em 80% dos casos.

LEITURA SUGERIDA

1. Brignole M, Auricchio A, Baron-Esquivias G, Bordachar P, Boriani G, Breithardt OA, et al. 2013 ESC Guidelines on cardiac pacing and cardiac resynchronization therapy: the Task Force on cardiac pacing and resynchronization therapy of the European Society of Cardiology (ESC). Developed in collaboration with the European Heart Rhythm Association (EHRA). Eur Heart J. 2013;34(29):2281-329.
2. Pazin Filho A, Pyntiá JP, Schmidt A. Distúrbios do ritmo cardíaco. Medicina, Ribeirão Preto. 2003;36:151-62.
3. Shibata Y, Hanaki Y. Practice guidelines 2005: management of symptomatic tachycardia and bradycardia. Nihon Naika Gakkai Zasshi. 2006;95(12):2447-53.

16

Perda transitória da consciência

Julio Flávio Meirelles Marchini
Rodrigo Antonio Brandão Neto
Guilherme de Abreu Pereira

- A perda transitória da consciência deve ser abordada de maneira sistemática que permita diferenciar entre síncope e outros diagnósticos diferenciais, com destaque para a crise epiléptica.
- Síncope é definida como perda de consciência transitória, abrupta, completa, com recuperação rápida e espontânea associada a perda de tônus postural. Seu mecanismo pressuposto é hipoperfusão cerebral.
- Representa cerca de 1 a 3% das visitas ao departamento de emergência (DE) por ano e 2 a 6% das internações hospitalares.
- A avaliação da perda transitória da consciência depende da caracterização minuciosa do evento. Essa caracterização vai definir os pacientes que podem ter alta e aqueles que precisam de internação hospitalar para investigação diagnóstica e terapêutica.

QUAIS SÃO AS CAUSAS DE PERDA TRANSITÓRIA DA CONSCIÊNCIA?

- A Tabela 1 apresenta as principais causas de perda de consciência e de síncope.

COMO EU AVALIO O PACIENTE COM QUEIXA DE PERDA TRANSITÓRIA DA CONSCIÊNCIA?

- Um dos principais objetivos da avaliação é identificar síncopes de alto risco que necessitem de avaliação pormenorizada (Tabela 2).
- Deve-se definir as circunstâncias e as características da perda transitória da consciência: atividade que precedeu, situação, episódios prévios, recorrência, pródromos, relação com refeições e atividade física, período de recuperação, movimentos mioclônicos ou tônico-clônicos e liberação esfincteriana.

TABELA 1 Causas de perda de consciência não traumática

Tipo	Etiologias	Comentários
Síncope cardíaca	▪ Taquiarritmia, bradiarritmia, disfunção de VE, doença valvar obstrutiva, cardiomiopatia hipertrófica obstrutiva, mixoma atrial, embolia pulmonar, hipertensão pulmonar, tamponamento, dissecção de aorta, infarto agudo do miocárdio e miocardiopatia ▪ Bradicardia: doença do nó sinusal: inclui síndrome taquicardia/bradicardia; doença do sistema de condução atrioventricular ▪ Taquicardia: supraventricular, ventricular ▪ Estrutural: estenose aórtica, troca valvar, isquemia miocárdica, cardiomiopatia hipertrófica, massa cardíaca (mixoma, tumor etc.), doença pericárdica, tamponamento, anomalia congênita de coronária, disfunção de prótese valvar, embolia pulmonar, dissecção aguda de aorta, hipertensão pulmonar	Em geral, não é precedida por sintomas
Síncope neuromediada ou reflexa	▪ Vasovagal: ortostática: em pé, mas pode ocorrer sentado; emocional: medo, dor (somática ou visceral), instrumentação, fobia ▪ Situacional: micção, gastrointestinal (deglutir, defecar), tosse, espirro, pós-exercício, outros [rir, tocar instrumento de metal (família das trompas/trompete)] ▪ Síndrome do seio carotídeo ▪ Formas não clássicas (sem pródromo e/ou sem gatilho aparente e/ou apresentação atípica)	Precedida por sintomas de baixo débito, sudorese, calor, náusea e palidez
Síncope por hipotensão ortostática	▪ Insuficiência autonômica primária: pura, atrofia multissistêmica, doença de Parkinson com insuficiência autonômica, demência com corpos de Lewy ▪ Insuficiência autonômica secundária: diabetes melito, amiloidose, trauma da medula espinal ▪ Induzida por droga: álcool, vasodilatadores, diuréticos, fenotiazinas e antidepressivos ▪ Depleção volêmica: hemorragia, diarreia, vômito, desidratação	Hipovolemia (anemia, sangramento), falência autonômica primária ou secundária, induzida por medicações

(continua)

TABELA 1 Causas de perda de consciência *(continuação)*

<table>
<tr><th>Tipo</th><th>Etiologias</th><th>Comentários</th></tr>
<tr><td>Doença cerebrovascular ou neurológica</td><td>▪ Epilepsia, ataque isquêmico transitório vertebrobasilar</td><td rowspan="3">Não síncope</td></tr>
<tr><td>Síndromes metabólicas e coma</td><td>▪ Hipoglicemia, hipoxemia, convulsões, hiperventilação com hipocapnia, narcolepsia, psicogênica, intoxicação com drogas ou álcool, coma
▪ Tipo: outras causas
▪ Etiologias: síndrome do roubo de subclávia, AIT vertebrobasilar, HSA, parada respiratória cianosante</td></tr>
<tr><td>Causa psicogênica</td><td>▪ Ansiedade, distúrbio do pânico, somatização</td></tr>
</table>

AIT: ataque isquêmico transitório; HSA: hemorragia subaracnóidea; VE: ventrículo esquerdo.
Fontes: Wu TC, Hachul DT. Síncope. In: Consolim-Colombo FM, Saraiva JFK, Izar MCO (eds.). Tratado de Cardiologia SOCESP. Barueri: Manole; 2019. Zipes DP, Calkins H. Hypotension and syncope. In: Braunwald's heart disease. 9.ed. Philadelphia: WB Saunders; 2011. p.885-95.

- O relato de testemunha, se possível, é importante para saber a duração do episódio. Pela ubiquidade dos celulares, vídeo pode ajudar se estiver disponível. Destaca-se que a presença de abalos não sustentados após perda de consciência pode acontecer na síncope e portanto não caracteriza crise convulsiva, dificultando sua diferenciação.
- Comorbidades e medicações são importantes, principalmente no idoso.
- No exame físico deve-se procurar indícios de cardiopatia e medir a pressão arterial em decúbito dorsal e novamente após 3 minutos de posição ortostática. É consistente com hipotensão ortostática quando há uma queda da pressão arterial sistólica (PAS) ≥ 20 mmHg ou PAS abaixo de 90 mmHg associada com sintomas.
  - O achado de hipotensão ortostática não exclui diagnósticos mais graves. Por exemplo, um paciente com síncope desliga-liga e cardiopatia estrutural não pode ter sua investigação limitada por um achado precoce de hipotensão postural.

TABELA 2 Características que aumentam ou diminuem a probabilidade de síncope cardiogênica em pacientes com perda transitória da consciência

Aumentam a probabilidade	Diminuem a probabilidade
▪ Idade > 60 anos ▪ Sexo masculino ▪ História de doença cardíaca isquêmica, estrutural; arritmia prévia ou redução de fração de ejeção ▪ Pródromo breve, como palpitações, ou ausência de pródromo ▪ Síncope associada a esforço físico ▪ Síncope deitado ▪ Poucos episódios de síncope ▪ Exame físico cardíaco anormal ▪ História familiar de morte súbita ▪ História de cardiopatia congênita ▪ Novo desconforto torácico, dispneia, dor abdominal ou cefaleia ▪ Síncope durante exerção ou em pé ▪ Palpitação súbita imediatamente seguida por síncope ▪ Cardiopatia estrutural grave ou isquêmica (insuficiência cardíaca, baixa fração de ejeção de ventrículo esquerdo ou infarto agudo do miocárdio prévio)	▪ Jovem ▪ Ausência de conhecimento de cardiopatia ▪ Gatilhos situacionais: tosse, riso, micção, defecação ou deglutição ▪ Episódios de síncope apenas em pé ou durante mudança postural de deitado ou sentado para em pé ▪ Gatilhos específicos: desidratação, dor, estímulo estressante ou ambiente médico ▪ Episódios recorrentes com características similares ▪ Eletrocardiograma normal ▪ Exame físico normal

- A regra de San Francisco, especificada na Tabela 3, foi validada em 1.418 pacientes consecutivos com sensibilidade de 98% e especificidade de 56% para eventos graves em 1 ano e pode ser utilizada para rastreamento de pacientes de risco no departamento de emergência, com risco existindo se pelo menos 1 dos fatores estiver presente.
  - Existem múltiplas outras ferramentas que auxiliam na avaliação de pacientes com perda transitória da consciência, como o escore *Evaluation of Guidelines in Syncope Study* (EGSYS) e o *Canadian Syncope Risk Score*, porém estes foram estudados e validados com número menor de pacientes. Faz-se a ressalva que a presença do hematócrito na regra de San Francisco ou da troponina no escore canadense não torna a solicitação destes exames complementares mandatória.

TABELA 3 Regra de San Francisco

▪ História de insuficiência cardíaca
▪ ECG anormal: ritmo diferente do sinusal, atrasos de condução ou novas mudanças tão mínimas quanto bloqueio atrioventricular de 1° grau ou quaisquer alterações morfológicas no complexo QRS ou segmento ST que não puderam ser comprovadas por traçados anteriores
▪ Hematócrito < 30%
▪ Dispneia
▪ Pressão arterial sistólica < 90 mmHg

QUAIS EXAMES DEVO PEDIR?

- Eletrocardiograma deve ser solicitado em todos os pacientes, e devem ser pesquisados QT curto, QT longo, síndrome de Brugada, displasia de VD (onda épsilon), Wolff-Parkinson-White, taquicardias, BAV Mobitz II e III grau e pausa ≥ 2 s.
- Outros exames devem ser solicitados conforme etiologias suspeitadas a partir da história e do exame físico, por exemplo, isquemia cardíaca, embolia pulmonar, doença renal, anormalidade metabólica, investigação de gravidez etc.
- Radiografia de tórax pode ajudar mostrando cardiomegalia.
- A ecocardiografia é um exame não invasivo e de baixo custo e pode ajudar na identificação de doença cardíaca estrutural (doença valvar, hipertrofia ou disfunção de ventrículo esquerdo, mixoma atrial ou outro tumor, hipertensão pulmonar, tamponamento cardíaco, cardiomiopatia hipertrófica). No entanto, a solicitação indiscriminada de ecocardiografia tem pouca utilidade.
- Em pacientes selecionados adequadamente a tomografia computadorizada faz o diagnóstico de embolia pulmonar (EP). A prevalência de EP em pacientes com síncope pode chegar a 3,8%.
- A monitorização cardíaca é útil quando a causa da síncope está incerta. Pode-se considerar monitorização por até 6 horas para identificar:
  - Disfunção de nó sinusal.
  - Fibrilação atrial nova ou de alta resposta ventricular.
  - Bloqueio atrioventricular de alto grau.
  - Arritmia ventricular.
  - Taquicardia supraventricular.

- Caso ausentes, o risco de a síncope ser atribuível à arritmia é baixo de acordo com casuística de 5.581 pacientes avaliados 30 dias após passagem pelo pronto-socorro.
- Na suspeita de cardiomiopatia arritmogênica do ventrículo direito ou doença infiltrativa como sarcoidose, a ressonância magnética é útil, mas pouco disponível no departamento de emergência.
- Outros exames, como estudo eletrofisiológico e *tilt-test* em geral, não são solicitados diretamente na avaliação do pronto-socorro.
- Imagem para avaliação de causas neurológicas de síncope na ausência de características sugestivas de doença neurológica tem valor limitado. Não há benefício de tomografia de crânio, ultrassonografia de carótidas ou eletroencefalograma de rotina para síncope quando não há alteração neurológica focal.

COMO DIFERENCIO SÍNCOPE DE OUTROS DIAGNÓSTICOS, COMO CRISE EPILÉPTICAS

- Algumas condições podem ser incorretamente diagnosticadas como síncope, incluindo convulsões, hipoglicemia e intoxicações.
- O principal diagnóstico diferencial são crises convulsivas. A Tabela 4 mostra achados sugestivos de convulsão.

TABELA 4 Achados sugestivos de convulsão

Achados sugestivos de convulsão
▪ Pródromo com característica de aura e não de síncope neurocardiogênica
▪ Episódio abrupto associado com lesão de sistema nervoso central
▪ Presença de fase tônica seguida de movimentos clônicos ou rítmicos
▪ Mordedura de língua
▪ Perda de controle esfincteriano
▪ Desvio de cabeça e postura pouco usual durante o episódio
▪ Tempo prolongado de confusão pós-evento (pós-ictal)

QUEM PODE TER ALTA E QUEM DEVE CONTINUAR NO HOSPITAL?

- Em seguimento de 398 pacientes por uma média de 2 anos, morte por qualquer causa ocorreu em 9,2% de todos os pacientes. No entanto, entre aqueles sem cardiopatia e com eletrocardiograma normal houve apenas 6 mortes (3%).

- Pacientes com diagnóstico de uma causa de síncope de risco devem ser internados (cardíaca, embolia pulmonar, hipertensão pulmonar, insuficiência vertebrobasilar, por exemplo) (Tabela 5).
- Pacientes com diagnóstico presumido de síncope neuromediada na ausência de condições médicas preocupantes podem ter alta.
- Pacientes sem clara definição diagnóstica, mas na ausência de condições médicas preocupantes (Tabela 5), também podem ter alta. Esses pacientes não têm benefício de investigação internados, e podem ser encaminhados ao consultório do especialista. Dentre esses casos, pacientes com ocupações de alto risco, como motoristas ou pilotos, devem ser afastados do trabalho até avaliação pelo especialista.

TABELA 5 Condições médicas preocupantes

Arrítmicas	Cardiovasculares não arrítmicas	Não cardíacas
▪ TV sintomática ou sustentada ▪ Bloqueio Mobitz II ou III sintomático ▪ Bloqueio de ramo alternado ▪ Disfunção de marca-passo, ressincronizador ou desfibrilador implantável ▪ História familiar de condições cardiovasculares que predispõem a arritmia ▪ Cardiomiopatia chagásica (mecanismo também pode ser cerebroembólico) ▪ Bradicardia ou pausa sinusal sintomática ▪ Taquicardia supraventricular sintomática	▪ Isquemia cardíaca ▪ Estenose aórtica grave ▪ Tamponamento cardíaco ▪ Cardiomiopatia hipertrófica ▪ Disfunção protética valvar grave ▪ Disfunção de VE moderada ou grave ▪ Dissecção de aorta ▪ Insuficiência cardíaca aguda ▪ Embolia pulmonar	▪ Anemia grave ▪ Distúrbios hidroeletrolíticos ▪ Hipotensão ▪ Anormalidades de sinais vitais persistentes ▪ Trauma importante devido à síncope ▪ Sangramento gastrointestinal grave

VE: ventrículo esquerdo.

QUAIS AS RECOMENDAÇÕES NA ALTA DOS PACIENTES?

- O tratamento é dependente da causa, e raramente causas como síncope vasovagal necessitam iniciar tratamento específico no departamento de emergência. Por outro lado, síncopes de causa cardíaca precisam ser investigadas e se possível tratadas antes da alta hospitalar.
- A síncope vasovagal é o diagnóstico mais comum de síncope. Todos os pacientes com diagnóstico presumido de síncope vasovagal devem receber informações sobre o bom prognóstico e como evitar gatilhos. Nos pacientes com pródromo mais prolongado, manobras de contrapressão são úteis.
- No caso de hipotensão ortostática, o paciente deve ser orientado a se manter bem hidratado e usar manobras de contrapressão.

LEITURA SUGERIDA

1. Brignole M, Hamdan MH. New concepts in the assessment of syncope. J Am Coll Cardiol. 2012;59(18):1583-91.
2. Prandoni P, Lensing AW, Prins MH, Ciammaichella M, Perlati M, Mumoli N, et al. Prevalence of Pulmonary embolism among patients hospitalized for syncope. N Engl J Med. 2016;375(16):1524-31.
3. Quinn J. Syncope. In: Tintinalli JE. Tintinalli emergency medicine. McGraw-Hill; 2016.
4. Shen WK, Sheldon RS, Benditt DG, Cohen MI, Forman DE, Goldberger ZD, et al. 2017 ACC/AHA/HRS guideline for the evaluation and management of patients with syncope: a report of the American College of Cardiology/American Heart Association Task Force on Clinical Practice Guidelines and the Heart Rhythm Society. Circulation. 2017;136(5):e60-e122.
5. Ungar A, Del Rosso A, Giada F, Bartoletti A, Furlan R, Quartieri F, et al. Early and late outcome of treated patients referred for syncope to emergency department: the EGSYS 2 follow-up study. Eur Heart J. 2010;31(16):2021-6.
6. Thiruganasambandamoorthy V, Rowe BH, Sivilotti MLA, McRae AD, Arcot K, Nemnom MJ, et al. Duration of electrocardiographic monitoring of emergency department patients With syncope. Circulation. 2019 Mar 12;139(11):1396-406.

17

Fibrilação atrial

Julio Flávio Meirelles Marchini
Rodrigo Antonio Brandão Neto

- A fibrilação atrial (FA) é a arritmia mais comum do pronto-socorro. Muitas vezes é secundária à causa que motivou a vinda do paciente, mas quase sempre gera necessidade de exames e medidas terapêuticas dirigidos à arritmia.
- Na avaliação de um paciente com FA é necessário determinar se a condição clínica dele é devida inteiramente ou em parte à FA ou se é apenas um epifenômeno.
- A contribuição da sístole atrial à fração de ejeção em condições normais não é tão importante, mas no paciente levado à sala de emergência, sua perda pode comprometer o débito cardíaco.
- Sinais e sintomas de alarme incluem sintomas graves como instabilidade hemodinâmica, isquemia ou evidência de pré-excitação.

QUEM PODE TER FA?

- A FA é mais frequente com o aumento da idade e é um pouco mais comum em homens. O risco para o desenvolvimento de fibrilação atrial durante a vida é de cerca de 25% em homens e mulheres com 40 anos ou mais.
- Pode-se apresentar de maneira assintomática, sendo detectada apenas em exames. Em pacientes com 75 anos, eletrocardiografia intermitente detecta FA assintomática em 3% dos casos.
- A FA tem associação com hipertensão arterial, doença valvar, insuficiência cardíaca, cardiomiopatia hipertrófica, cardiopatia congênita e tromboembolismo venoso.
- Gatilhos reversíveis de FA são cirurgia cardíaca, infecção, infarto agudo do miocárdio (IAM), álcool, tireotoxicose, pericardite, embolia pulmonar (EP) ou outra patologia pulmonar aguda.
- O consumo de álcool sem moderação em uma única ocasião pode engatilhar um episódio de FA ("*holiday heart syndrome*").

- Já para o consumo de cafeína, mesmo em altas doses, existem poucas evidências de associação com FA.
- *Smart watches* possuem a capacidade de identificação de FA. Episódios isolados de FA apenas detectados pelo *smart watch* e que chegam em ritmo sinusal no PS não possuem conduta de emergência. O paciente deve ser orientado a consultar-se com um cardiologista. Caso o paciente ainda esteja em FA, segue-se a conduta normal.

COMO É O ELETROCARDIOGRAMA DA FA?

- Existem dois elementos principais para definição de um ritmo de FA:
  - Complexos QRS espaçados de forma irregular (intervalos aleatórios).
  - Ausência de onda p.
- A linha de base da fibrilação atrial pode apresentar ondas f, que são pequenos potenciais elétricos gerados aleatoriamente pelos átrios. Essas ondas f podem ser muito finas e indistinguíveis de uma linha reta, ou podem ser grosseiras, simulando ondas de *flutter* atrial ou de taquicardia paroxística atrial.
- Na fibrilação atrial as ondas são de formato aleatório sem enlace com o complexo QRS. No *flutter* e na taquicardia paroxística atrial, as ondas p são regulares e existe um enlace AV que pode conduzir 2:1 ou 3:2 ou 3:1 etc. ou ainda de forma variável, mas não aleatória.

QUAIS EXAMES SOLICITAR NO PACIENTE COM FA?

- Exames iniciais incluem eletrocardiograma (ECG), hormônio tireoestimulante (TSH), eletrólitos, função renal, hemograma e raio X de tórax.
- Se existe suspeita de isquemia, solicitar marcadores de necrose.
- Se a hipótese diagnóstica for insuficiência cardíaca, solicitar BNP.
- Ressalta-se que uma síndrome coronariana aguda raramente se apresenta de forma isolada como uma FA.
- Ecocardiograma: pode avaliar tamanho do átrio esquerdo, função ventricular, presença de trombos, na ausência de trombos intracavitários pode-se considerar a cardioversão elétrica. Para avaliação de trombos cardíacos deve-se realizar ecocardiograma transesofágico.
- O D-dímero foi descrito como ferramenta para afastar trombose atrial. No maior estudo (Milhem JACC:EP 2019), valor de D-dímero abaixo

de 270 ng/mL apresentou valor preditivo negativo de 98,8%. No entanto, esse uso ainda não está descrito em consensos.

COMO EU TRATO A FA?

- O tratamento pode usar uma estratégia de controle de ritmo ou de frequência associada ou não à anticoagulação. Nos casos em que a fibrilação atrial é secundária, deve-se sempre tratar a causa primária.
- Os objetivos do tratamento são: melhora hemodinâmica do paciente e prevenção de acidente vascular cerebral (AVC). No contexto do departamento de emergência são preponderantes a estabilização do paciente e a melhora clínica. No entanto, assim que atingir melhora clínica, deve-se pensar em qual estratégia adotar para prevenção de AVC.

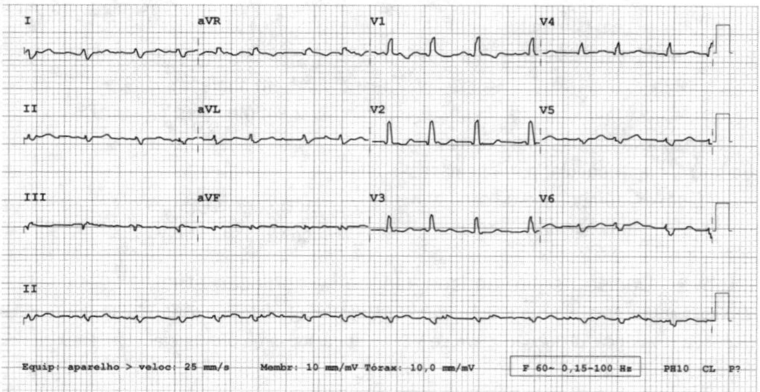

FIGURA 1 Exemplo de fibrilação atrial. Não há atividade elétrica compatível com ativação atrial visível. Os complexos QRS estão distribuídos aleatoriamente, com intervalos menores ou maiores ao acaso. A frequência cardíaca é de 95 bpm. Neste eletrocardiograma (ECG) também pode ser visibilizado bloqueio de ramo direito (complexo QRS de 160 ms com morfologia de rsR' em V1 e morfologia de rS em V6), sobrecarga de ventrículo direito (SVD) (R > S em V1, desvio de eixo extremo) e baixa voltagem, que pode ser sinal de doença infiltrativa cardíaca ou presença de algo que bloqueia o sinal, como derrame pericárdico/pleural, obesidade ou ar (doença pulmonar obstrutiva crônica [DPOC]). Um desses diagnósticos pode inclusive explicar por que a amplitude do complexo QRS em V1 não é maior que 15 mm, conforme esperado na SVD.

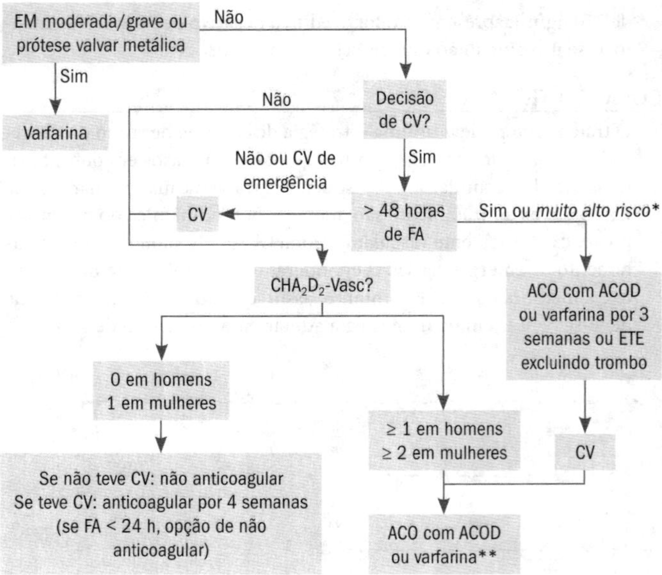

FIGURA 2 Decisão sobre anticoagulação na fibrilação atrial.

CV: cardioversão; ACO: anticoagulação oral; ACOD: anticoagulante oral direto. FA: fibrilação atrial.

*: doença reumática, disfunção grave de VE, tromboembolismo prévio, diabetes, insuficiência cardíaca.

**: anticoagular por 4 semanas após CVE ou indefinidamente em caso de FA permanente (reavaliar periodicamente se risco maior que benefício).

¶: Fazer NOAC ou uma dose de enoxaparina ou heparina EV 6 horas antes da CV. No caso de CV de emergência, fazer logo após a CV.

- Cardioversão de emergência deve ser feita na isquemia aguda coronariana, descompensação de insuficiência cardíaca com edema agudo de pulmão ou hipoperfusão tecidual.
- A anticoagulação com heparina ou novo anticoagulante deve ser iniciada, mas não deve atrasar a cardioversão.
- FA presente por tempo indeterminado ou mais de 48 horas eleva o risco de embolismo sistêmico.

- A FA pode se converter para ritmo sinusal espontaneamente.
- Em geral, sempre haverá controle de frequência nos pacientes com alta resposta ventricular.

COMO CONTROLAR A FREQUÊNCIA EM UMA FA?

- Betabloqueador intravenoso ou oral:
  - Esmolol é uma boa opção, pois tem meia-vida muito curta, e se a hemodinâmica do paciente responder adversamente, basta suspender a infusão. Dose de ataque (opcional): 0,5 mg/kg em 1 minuto. Dose de manutenção: 50 µg/kg/min até um máximo de 200 µg/kg/min. A meia-vida média em adultos é de 9 minutos.
- Bloqueador de canal de cálcio – verapamil ou diltiazem – quando fração de ejeção preservada.
  - Verapamil: *bolus* EV 0,075-0,15 mg/kg (por volta de 5 a 10 mg) em 2 minutos e dose de manutenção de 5 mg/h.
  - Diltiazem: *bolus* EV 0,25 mg/kg em 2 minutos e dose de manutenção de 5-15 mg/hora.
- Em casos de paciente com fração de ejeção reduzida, sugerimos o uso de digoxina ou amiodarona.
  - Digoxina: *bolus* EV 0,25-0,5 mg até um máximo de 1 mg (dose máxima por peso: 8-12 µg/kg).
  - Amiodarona pode ser usada, mas apresenta o risco de conversão para ritmo sinusal e embolismo sistêmico. Dose de ataque: 150 mg EV em 10 minutos. Dose de manutenção: 0,5 a 1 mg/min.
- Na FA com pré-excitação, **nunca usar** digoxina, betabloqueadores e bloqueadores de canal de cálcio. Nesses casos deve-se proceder com cardioversão elétrica de emergência.

COMO CONTROLAR O RITMO EM UMA FA?

- Pacientes com FA inédita devem ter pelo menos uma tentativa de conversão para ritmo sinusal.
  - Considerar não cardioverter aqueles muito idosos, assintomáticos, com múltiplas comorbidades.
- Medicações: amiodarona, propafenona.
  - Propafenona: dose para cardioversão: 450 mg (< 70 kg) e 600 mg (≥ 70 kg). Não repetir por pelo menos 24 horas. Por causa dos efeitos

pró-arrítmicos, no primeiro uso manter sob monitorização por pelo menos 6 horas. Pode provocar taquicardia ventricular, fibrilação ventricular, assistolia e *torsades de pointes*.

- Considerar *bolus* de magnésio (1-2 g) antes de cardioversão.
- Quanto mais tempo em ritmo de FA, maior a chance de recorrência ou de falha da cardioversão.
- O risco de embolização sistêmica é baixo quando a duração da FA é menor que 48 horas e sem cardiopatia estrutural.
- Nos casos de FA por mais de 48 horas ou indeterminado, pode-se aguardar período de anticoagulação ou excluir a presença de trombo com ecocardiografia transesofágica.

COMO ANTICOAGULAR?

- Se FA > 48 horas, recomenda-se pelo menos 4 semanas de anticoagulação após cardioversão.
- Se FA < 48 horas, avalia-se o risco usando o escore CHA_2DS_2-VASc (Tabela 1). Se o escore for 0 em homens ou 1 em mulheres, a conduta depende se a cardioversão foi realizada. Caso tenha sido realizada, é necessário anticoagular por 4 semanas*. Caso contrário, não é necessário anticoagular. Agora, se o escore for 1 ou maior em homens ou 2 ou maior em mulheres, a conduta é anticoagulação por prazo indefinido.

TABELA 1 Escore CHA_2DS_2-VASc

Letra	Descrição	Pontuação
C	Insuficiência cardíaca	1
H	Hipertensão	1
A_2	Idade ≥ 75 anos	2
D	Diabetes	1
S_2	AVC ou AIT prévio	2
V	Doença vascular coronariana ou periférica	1
A	Idade 65-74 anos	1
Sc	Sexo feminino	1

AIT: ataque isquêmico transitório; AVC: acidente vascular cerebral.

* Pode-se optar por não anticoagular pacientes com FA muito curta (no máximo 24 horas).

- Considerar adicionalmente o risco de sangramento com o escore de HAS-BLED (Tabela 2). Os pacientes com escore > 3 apresentam alto risco de sangramento, mas isso não significa que tenham contraindicação a anticoagulação, pois são na maioria das vezes pacientes de maior risco de eventos embólicos. A importância do HAS-BLED alto é que nesses pacientes deve haver foco nos fatores de risco de sangramento modificáveis, retornos mais frequentes, além de estratégias diferentes em pacientes com necessidade de angioplastia coronariana.
- Outros itens de estratégia para diminuir o risco de sangramento incluem:
  - Não fazer uso de anti-inflamatórios não esteroidais.
  - Não fazer uso de antiplaquetários, se possível. Escolher dose correta da medicação e, se for varfarina, assegurar que esteja na faixa terapêutica.

- A anticoagulação pode ser feita com a warfarina ou com os anticoagulantes orais diretos para FA não valvar, ou seja, dabigatrana, rivaroxabana, apixabana e edoxabana (Tabela 3). A preferência já é de usar os anticoagulantes orais diretos, exceto em pacientes com câncer de trato gastrointestinal.
  - Warfarina: iniciar 5 mg/d ou 2,5 mg/d se paciente idoso ou < 60 kg. Dosar o INR a partir do terceiro dia. O efeito pleno da warfarina necessita de pelo menos 7 dias de uso.
  - Dabigatrana: 150 mg 2 ×/d. Para pacientes com risco de sangramento pode-se usar 110 mg 2 ×/d.
  - Rivaroxabana: 20 mg 1 ×/d.
  - Apixabana: 5 mg 2 ×/d. Para pacientes com risco de sangramento, 2,5 mg 2 ×/d.
  - Edoxabana: 60 mg/d. A edoxabana não deve ser a preferência quando a função renal é muito boa (*clearance* de creatinina ≥ 95 mL/min).

QUANDO PRECISO INTERNAR O PACIENTE COM FA?

- Episódio de FA instável ou muito sintomático.
- Bradicardia grave após cardioversão.
- Indicação de internação para tratamento de gatilho para FA, como hipertensão grave, isquemia, TEP, DPOC.
- Insuficiência cardíaca descompensada.

TABELA 2 Escore HAS-BLED

H:	hipertensão sem controle ou PA sistólica ≥ 160
A:	alteração de função renal ou hepática anormal: creatinina > 2,6 ou diálise ou cirrose e bilirrubinas ou transaminases aumentadas significativamente
S:	AVC prévio
B:	antecedentes ou predisposição a sangramento
L:	INR lábil
E:	idosos > 65 anos
D:	uso de drogas ou álcool

AVC: acidente vascular cerebral; INR: *international normalized ratio*; PA: pressão arterial. Pode-se optar por não anticoagular pacientes com FA muito curta (no máximo 24 horas).

TABELA 3 Medicações utilizadas no manejo da fibrilação atrial

Medicação	Dose	Efeito	Efeitos adversos
Propafenona	450 mg < 70 kg 600 mg ≥ 70 kg	Cardioversão	Taquicardia ou fibrilação ventricular, assistolia e *torsades de pointes*
Magnésio	1-2 g	Estabilização de ritmo	
Warfarina	Inicialmente 2,5-5 mg/d, depois seguido por controle de INR	Anticoagulação	Hemorragia
Dabigatrana	150 mg 2 ×/d (110 mg 2 ×/d se risco de sangramento)	Anticoagulação	Hemorragia
Rivaroxabana	20 mg 1 ×/d	Anticoagulação	Hemorragia
Apixabana	5 mg 2 ×/d ou 2,5 mg 2 ×/d se risco de sangramento	Anticoagulação	Hemorragia
Edoxabana	60 mg/d	Anticoagulação	Hemorragia. Não usar em pacientes com *clearance* de creatinina ≥ 95 mL/min

(continua)

TABELA 3 Medicações utilizadas no manejo da fibrilação atrial *(continuação)*

Medicação	Dose	Efeito	Efeitos adversos
Esmolol	0,5 mg/kg em 1 min de ataque e 50-200 µg/kg/min de manutenção Diluição sugerida: esmolol 2.500 mg/10 mL 10 mL + SF 0,9% 240 mL (concentração 10 mg/mL)	Diminuição de FC	Hipotensão e choque
Verapamil	0,075-0,15 mg/kg em 2 min e dose de manutenção de 5 mg/h	Diminuição de FC	Hipotensão, redução de débito cardíaco e choque
Diltiazem	0,25 mg/kg em 2 min e dose da manutenção de 5-15 mg/h Diluição sugerida: diltiazem 50 mg/frasco 100 mg + SG 5% 100 mL (concentração 1 mg/mL)	Diminuição de FC	Hipotensão, redução de débito cardíaco e choque
Digoxina	*Bolus* EV de 0,25-0,5 mg até 1 mg	Inotrópico, diminuição de FC	Intoxicação digitálica com bradiarritmias, taquiarritmias
Amiodarona	*Bolus* EV de 150 mg em 10 min, manutenção de 0,5-1 mg/min Dose sugerida: amiodarona 150 mg/3 mL 18 mL + SG 5% 232 mL (concentração 3,6 mg/mL)	Cardioversão, diminuição de FC	Hipotensão, alargamento de intervalo QTc, instabilidade elétrica

FC: frequência cardíaca; INR: *international normalized ratio*.

DE QUE O PACIENTE PRECISA APÓS ATENDIMENTO NO DEPARTAMENTO DE EMERGÊNCIA?

- O paciente deve ser referenciado para acompanhamento com cardiologista para avaliação de manutenção de estratégia de controle de ritmo ou frequência, ajuste de doses de medicações e terapia de anticoagulação.

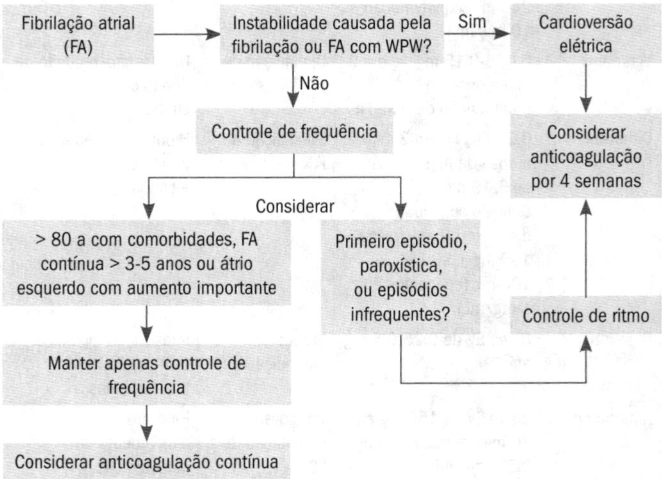

FIGURA 3 Fluxograma de atendimento da fibrilação atrial.

LEITURA SUGERIDA

1. Heilbron B, Klein GJ, Talajic M, Guerra PG. Management of atrial fibrillation in the emergency department and following acute myocardial infarction. Can J Cardiol. 2005;21(Suppl B):61B-66B.
2. Hindricks G, Potpara T, Dagres N, Arbelo E, Bax JJ,Blomström-Lundqvist C, et al., ESC Scientific Document Group. 2020 ESC Guidelines for the diagnosis and management of atrial fibrillation developed in collaboration with the European Association for Cardio-Thoracic Surgery (EACTS): The Task Force for the diagnosis and management of atrial fibrillation of the European Society of Cardiology (ESC) developed with the special contribution of the European Heart Rhythm Association (EHRA) of the ESC. European Heart Journal. 2020;ehaa612.
3. January CT, Wann LS, Calkins H, Chen LY, Cigarroa JE, Cleveland JC Jr, et al. 2019 AHA/ACC/HRS focused update of the 2014 AHA/ACC/HRS guideline for the management of patients with atrial fibrillation: A report of the American College of Cardiology/American Heart Association Task Force on Clinical Practice Guidelines and the Heart Rhythm Society. Circulation. 2019;139.
4. Phang R, Olshansky B. Management of new onset atrial fibrillation. In: Post TW (ed.). UpToDate. Waltham, MA: UpToDate Inc. http://www.uptodate.com. Acesso em 14/09/2021.
5. Lin Y, Chen Y, Chen T, et al. Comparison of clinical outcomes among patients with atrial fibrillation or atrial flutter stratified by CHA2DS2-VASc score. JAMA Netw Open. 2018;1(4):e180941.
6. Milhem A, Ingrand P, Treguer F, Cesari O, Da Costa A, Pavin D et al. Exclusion of intra-atrial thrombus diagnosis using D-dimer assay before catheter ablation of atrial fibrillation. JACC EP. 2019;5(2):223-30.

18

Outras taquiarritmias

Eric Sabatini Regueira
Julio Flávio Meirelles Marchini

- Taquicardia é definida como frequência cardíaca acima de 100 batimentos por minuto.
- As taquiarritmias podem ocorrer por aumento de automatismo, atividade deflagrada ou por circuitos de reentrada.
  - A etiologia das taquiarritmias inclui alterações genéticas (síndrome de Brugada), demanda tecidual, uso de medicações, drogas, fibrose e outras alterações estruturais e causas idiopáticas.
- São divididas entre complexo estreito e complexo largo.
- A determinação da estabilidade hemodinâmica do paciente é fundamental para o manejo..

QUAIS SÃO AS TAQUIARRITMIAS?

- São divididas de acordo com o tamanho do complexo QRS; as de complexo largo possuem QRS com duração maior que 120 ms; as demais são de complexo estreito. Abaixo seguem algumas taquicardias representando ambos as tipos.
  - Complexo largo:
    - Taquicardia ventricular (TV).
    - Taquicardia supraventricular (TSV) com condução anormal (aberrância).
    - *Torsades de pointes.*
    - Taquicardia por reentrada atrioventricular antidrômica.
  - Complexo estreito:
    - Taquicardias com intervalo RP curto:
      - Taquicardia por reentrada nodal (TRN) (típica).
      - Taquicardia por reentrada atrioventricular ortodrômica.

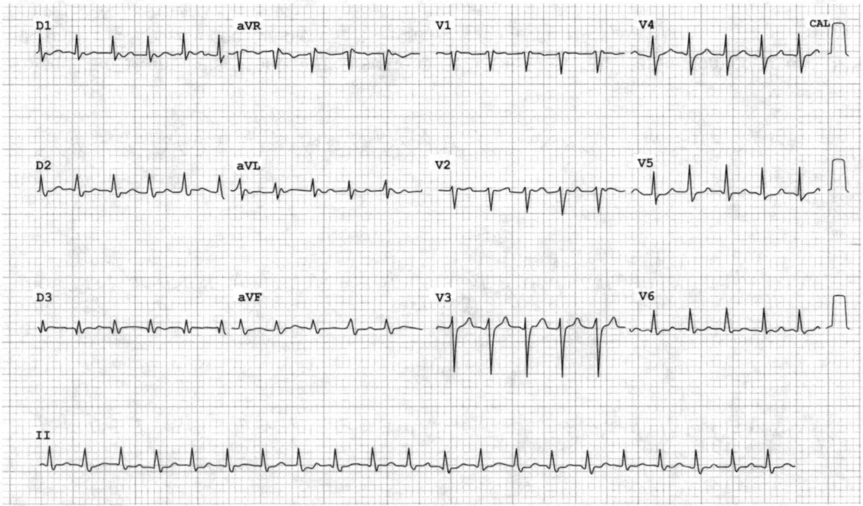

FIGURA 1 Taquicardia reentrante nodal. Observa-se a ausência de onda P (não confundir com a onda T), além da onda r' no complexo QRS de V1. Na verdade, trata-se de um pseudo r', mais conhecido como onda P. O átrio é ativado retrogradamente a partir do nó AV ao mesmo tempo que o ventrículo. Por isso, a onda P é praticamente simultânea ao QRS.

Imagem cedida pelo Dr. Acácio Fernandes Cardoso.

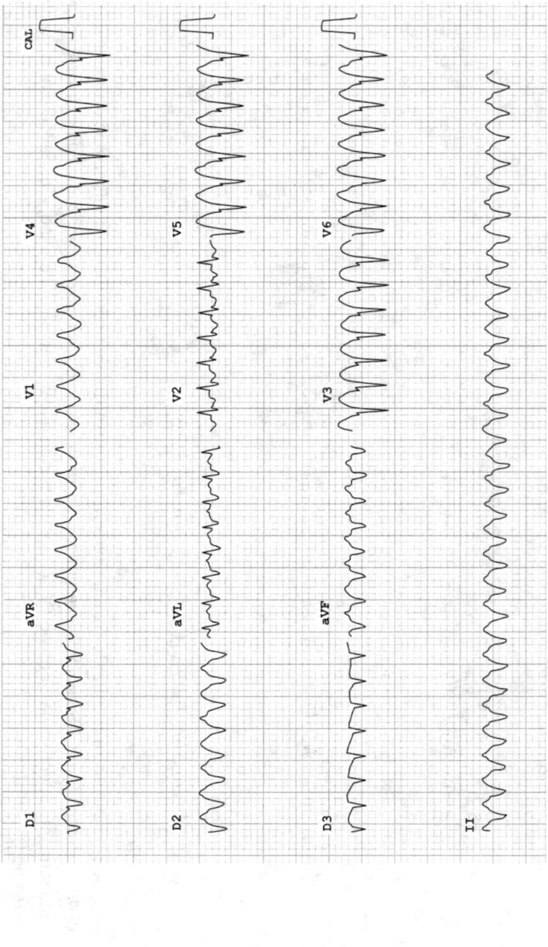

FIGURA 2 Taquicardia ventricular monomórfica sustentada. Observa-se taquicardia com complexo QRS largo e presença de onda P dissociada dos complexos QRS (em D2 é mais bem observável).
Imagem cedida pelo Dr. Acácio Fernandes Cardoso.

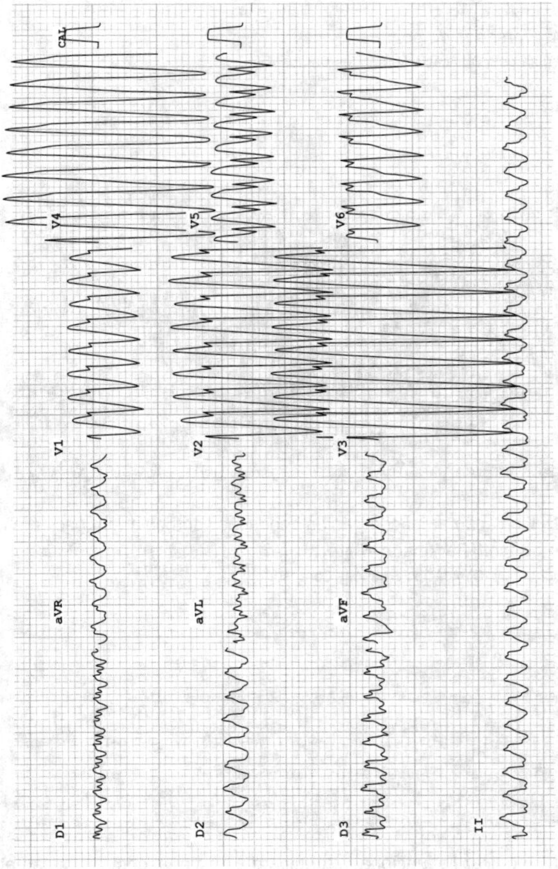

FIGURA 3 Taquicardia supraventricular com condução anormal.
Imagem cedida pelo Dr. Acácio Fernandes Cardoso.

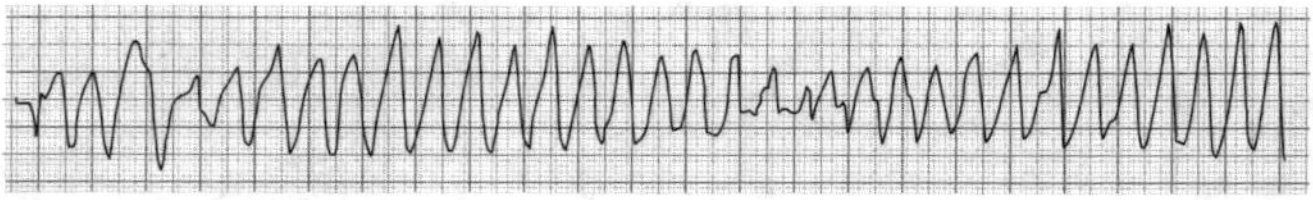

FIGURA 4 *Torsades de pointes*.
Imagem cedida pelo Dr. Acácio Fernandes Cardoso.

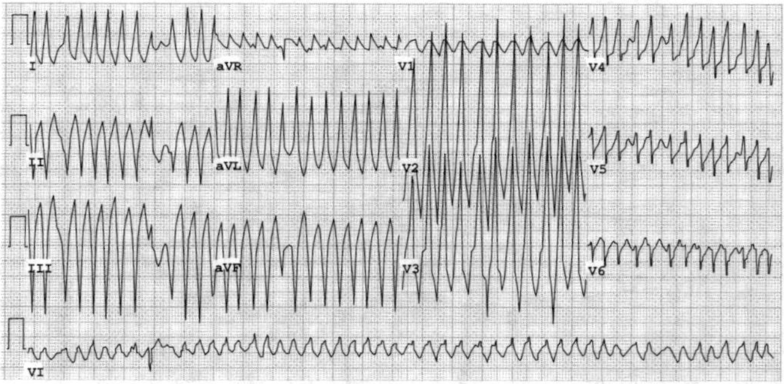

FIGURA 5 Fibrilação atrial com rápida condução ventricular em paciente com síndrome de Wolff-Parkinson-White.
Imagem cedida pelo Dr. Acácio Fernandes Cardoso.

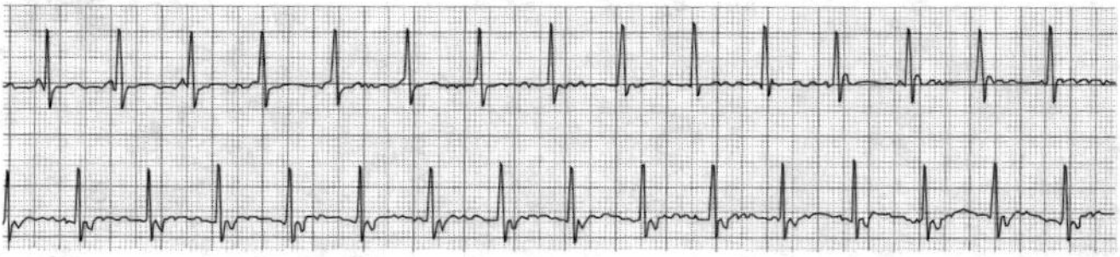

FIGURA 6 Taquicardia juncional e taquicardia juncional com condução atrial retrógrada.
Imagem cedida pelo Dr. Acácio Fernandes Cardoso.

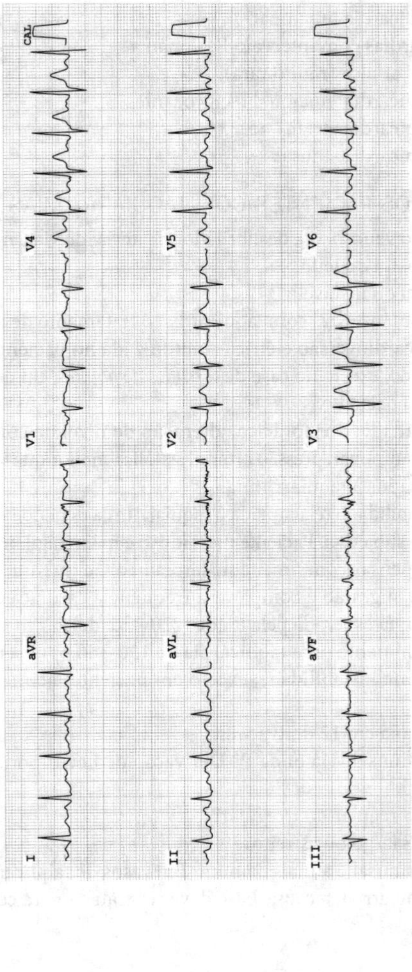

FIGURA 7 Taquicardia sinusal.

    - Taquicardia atrial com bloqueio atrioventricular de primeiro grau.
    - Taquicardia juncional.
  - Taquicardias com intervalo RP longo:
    - TRN atípica (muito rara).
    - Taquicardia juncional reciprocante.
    - Taquicardia atrial.
    - Taquicardia sinusal.

COMO TRATAR OS PACIENTES COM TAQUIARRITMIAS?

- Monitor, acesso venoso, O_2, desfibrilador, material de via aérea e parada cardíaca à beira do leito.
- Paciente estável ou instável?
  - Em pacientes instáveis com taquicardia, o tratamento deve ser imediato com cardioversão elétrica sincronizada no paciente devidamente sedado, exceto no caso de *torsades de pointes*, em que se deve desfibrilar o paciente.
    - Instabilidade: dor torácica, alteração de nível de consciência, edema pulmonar, pressão arterial sistólica menor que 90 mmHg; relacionados à taquiarritmia.
      - Instabilidade relacionada à taquiarritmia depende de um critério subjetivo. Paciente mais idoso e mais frágil poderá descompensar com uma taquicardia não tão intensa.
      - Uma sugestão é comparar a frequência cardíaca com a FC máxima esperada pela idade (220 – idade).
      - Dificilmente uma taquicardia de 130-140 bpm será a causa de uma instabilidade, exceto em pacientes acima de 70-80 anos.
- Eletrocardiografia em 12 derivações.
- É taquicardia sinusal? Há onda P? Derivação de Lewis pode ajudar a encontrá-la.
- Complexo QRS regular ou irregular?
- Complexo QRS largo ou estreito?
- A taquicardia sinusal é a mais comum. Em casos de taquicardia sinusal, juncional ou atrial, a causa-base deve ser tratada para cessar a ta-

quicardia. Hipotensão, dor, anemia, febre, hipovolemia, embolia pulmonar, infarto, ansiedade e hipertireoidismo são possíveis causas das arritmias mencionadas.

- Nos pacientes estáveis muito sintomáticos ou com doença coronariana conhecida, pode-se utilizar bloqueadores do nó atrioventricular, como betabloqueadores ou bloqueadores de canal de cálcio, com o intuito de reduzir a frequência cardíaca.

- Nos pacientes estáveis, pode-se tentar diferenciar o tipo de taquiarritmia.
  - Complexo largo:
    - No caso das arritmias de complexo largo, pode-se diferenciar TV de algum dos tipos de TSV com condução anormal por diversos critérios diagnósticos de diferentes autores: Brugada, Vereckei, dos Santos e Pava (ver abaixo).
      - » Atenção especial deve ser tomada para os casos de TSV com condução anormal em razão da síndrome de Wolff-Parkinson-White. No caso do padrão de condução antidrômico, que gera o alargamento de QRS, pode haver transformação para fibrilação ventricular caso sejam usados bloqueadores do nó atrioventricular (AV).

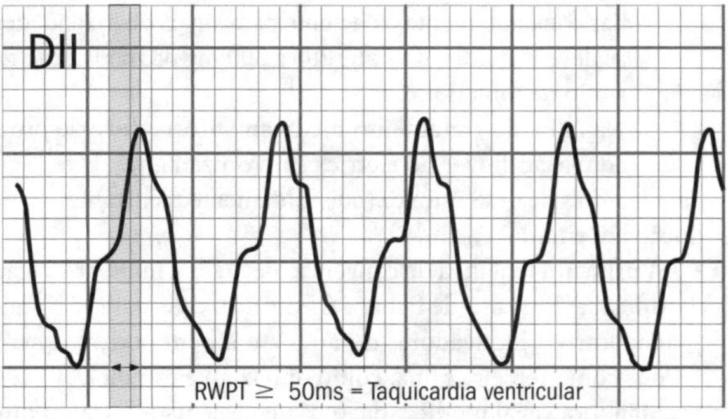

FIGURA 8 Critério de Pava. *R-Wave Peak Time* (RWPT) ≥ 50 ms em DII é 93% sensível e 99% específico para taquicardia ventricular.

      - » Em caso de dúvida diagnóstica, o tratamento deve pressupor que se trata de uma TV. Essa probabilidade é ainda maior dependendo se o paciente tem fatores clínicos de risco para cardiopatia, como fatores de risco para aterosclerose e cardiopatia de Chagas.
- Taquicardia ventricular:
  - O tratamento de primeira linha para TV monomórfica estável é a cardioversão elétrica sincronizada. Em casos em que o paciente se recusa ou não tolera a sedação para procedimento (ver Capítulo "Sedação e analgesia em procedimentos"), o tratamento pode ser medicamentoso. Duas drogas se destacam: amiodarona e procainamida. Há uma aparente vantagem no uso de procainamida para a reversão ao ritmo sinusal, porém não está disponível para uso no Brasil. No caso de pacientes com suspeita de isquemia ativa ou insuficiência cardíaca associada à TV, o tratamento medicamentoso deve ser feito com amiodarona ou lidocaína. As doses preconizadas são:
    - » Amiodarona: 150 mg (1 ampola) em 10 min, 1 mg/min pelas próximas 6 h, 0,5 mg/min pelas 18 h subsequentes.
    - » Lidocaína: 0,7 a 1,4 mg/kg em infusão de 50 mg/min. Dose de ataque pode ser repetida após 5 minutos. 1 a 4 mg/kg é a dose preconizada de infusão contínua. É fundamental reavaliar constantemente o paciente para sinais de toxicidade. Não se deve infundir mais que 200 a 300 mg da medicação no período de uma hora.
    - » Na falha do tratamento medicamentoso, deve-se proceder com a cardioversão elétrica sincronizada.
- Taquicardias de QRS estreito (ou sabidamente reentrantes com condução anormal):
  - A primeira tentativa de conversão deve ser a manobra vagal modificada. Em caso de falha, a medicação de escolha é a adenosina; outros bloqueadores do nó AV também podem ser utilizados como terceira linha, como diltiazem e esmolol.
  - Manobra vagal modificada: o paciente sentado assopra uma seringa de 10 mL vazia por 15 s, idealmente com movimento do êmbolo. Após os 15 s mantém o esforço e passivamente o pacien-

te é abaixado para decúbito dorsal com elevação dos membros inferiores por mais 15 s. A taxa de sucesso com esta manobra é a maior entre os métodos não farmacológicos, com 43% de taxa de reversão ao ritmo sinusal.

- Adenosina: a dose preconizada na bula do medicamento é de 6 mg em *bolus* rápido seguido; em caso de não resolução após 2 min, dose de 12 mg também em *bolus* rápido, podendo ser repetida uma vez. Alguns trabalhos mostram a possibilidade de se utilizar a dose de 18 mg em vez da segunda dose de 12 mg, no entanto, tal dosagem não é mencionada na bula ou em *guidelines*. Quando infundida por acesso venoso central de cava superior, a dose deve ser reduzida à metade da habitual.
  - Adenosina pode causar sensação de morte iminente; o paciente deve ser orientado previamente à infusão da medicação.
- Bloqueador de canal de cálcio: é possível o uso de verapamil ou diltiazem endovenosos para cardioversão química. A dose preconizada de verapamil é de 1 mg/min até um total de 20 mg. A dose de diltiazem é de 2,5 mg/min até a infusão de 50 mg. Deve-se cessar a infusão precocemente em caso de cardioversão. O uso de bloqueadores de canal de cálcio não está associado à sensação de morte iminente, porém pode causar hipotensão. Não fazer uso em pacientes com disfunção de ventrículo esquerdo (ou função ventricular esquerda conhecida) tampouco em pacientes com associação de fibrilação atrial com Wolff-Parkinson-White.
- Na falha do tratamento medicamentoso, deve-se proceder com a cardioversão elétrica sincronizada.

– Taquicardia ventricular polimórfica e intervalo QT longo (*torsades de pointes*):
  - No paciente estável, o tratamento consiste em:
    - Infusão de sulfato de magnésio mesmo na ausência de hipomagnesemia, com objetivo de tratar e prevenir recorrências.
      - Sulfato de magnésio: infusão de 2 g EV durante 15 min.
    - Aumento da frequência cardíaca do paciente com a intenção de reduzir o intervalo QT; pode-se utilizar marca-passo com frequência mais elevada do que a basal do paciente ou estimulação β-adrenérgica.

- Fibrilação atrial pré-excitada (síndrome de Wolff-Parkinson-White):
  - Não fazer uso de bloqueadores de canal de cálcio, digoxina. Estas medicações interrompem a condução pelo nó AV priorizando a via acessória; pode-se desenvolver fibrilação ventricular.
  - O tratamento é a cardioversão.
- Taquicardia na presença de marca-passo:
  - Em pacientes com marca-passo, uma taquicardia de QRS largo pode ocorrer por conta de o marca-passo acompanhar uma taquicardia típica ou pode ser mediada pelo próprio marca-passo.
    - O posicionamento de um ímã sobre o marca-passo ativa o modo assíncrono, podendo auxiliar nos casos de taquicardia. Atenção: em alguns casos, o efeito de ímã pode ser reprogramado.
    - Nas taquicardias mediadas pelo marca-passo, a condução retrógrada para o átrio é interpretada pelo marca-passo como nova onda "P". O marca-passo segue sua programação e dispara o ventrículo, perpetuando a taquiarritmia. Novamente, a colocação de um ímã ativa o modo assíncrono que interrompe a taquicardia até que o marca-passo possa ser reprogramado. A colocação de ímã sobre um CDI, em geral, desativa terapias antitaquicardias. Porém, mais neste caso do que em marca-passos, o efeito do marca-passo no CDI é reprogramável.

QUANDO INTERNAR O PACIENTE?

- Taquicardia ventricular e *torsades de pointes*:
  - Por serem ritmos potencialmente fatais, deve-se manter o paciente internado para investigação do fator desencadeante da arritmia.
- Taquicardia reentrante do nó atrioventricular:
  - Pacientes com retorno ao ritmo sinusal após a cardioversão devem ficar em observação no departamento de emergência, podendo receber alta após.
- Síndrome de Brugada:
  - Pacientes com síncope inexplicada e padrão de Brugada ao eletrocardiograma devem ser internados para avaliação cardiológica e necessidade de implantação de desfibrilador.

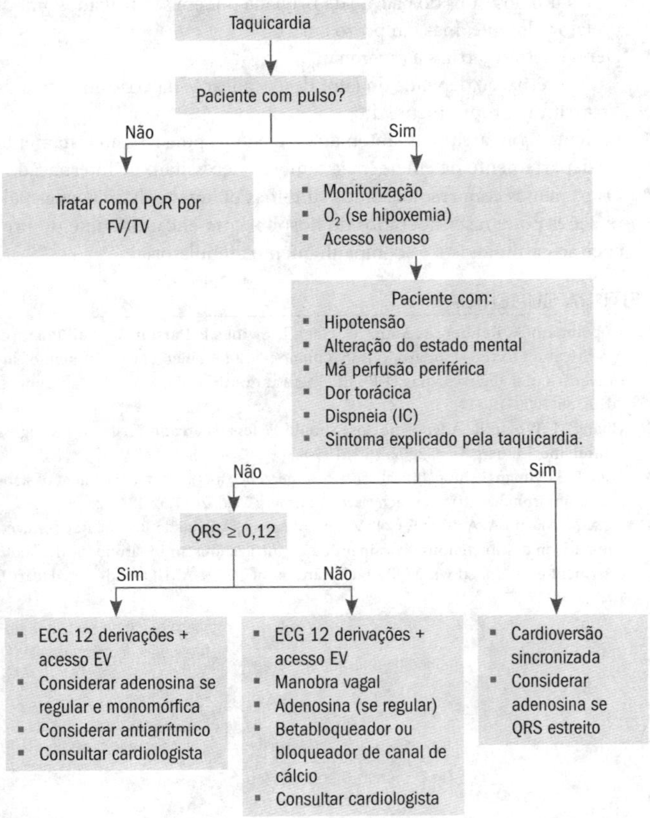

FIGURA 9 Algoritmo para tratamento das taquiarritmias.

FV: fibrilação ventricular; IC: insuficiência cardíaca; PCR: parada cardiorrespiratória; TV: taquicardia ventricular.

- Os pacientes assintomáticos em que o eletrocardiograma demonstra um dos tipos do padrão de Brugada podem ser avaliados ambulatorialmente, mas em prazo curto.
- Demais ritmos atriais e juncional:
  - A internação depende do fator desencadeante da arritmia, e não da arritmia propriamente dita.
- Pacientes com arritmias sintomáticas e não responsivos ao tratamento no departamento de emergência também necessitam de internação.
- Os pacientes com resolução dos sintomas ou que tenham apenas palpitações podem ser liberados do hospital com encaminhamento precoce ao cardiologista e acompanhamento ambulatorial.

LEITURA SUGERIDA

1. Appelboam A, Reuben A, Mann C, Gagg J, Ewings P, Barton A, et al. Postural modification to the standard Valsalva manoeuvre for emergency treatment of supraventricular tachycardias (REVERT): a randomised controlled trial. Lancet. 2015;386(10005):1747-53.
2. Chang M, Wrenn K. Adenosine dose should be less when administered through a central line. J Emerg Med. 2002;22(2):195-8.
3. Long B, Koyfman A. Best clinical practice: emergency medicine management of stable monomorphic ventricular tachycardia. J Emerg Med. 2017;52:484-92.
4. Ortiz M, Martín A, Arribas F, Coll-Vinent B, Arco CD, Peinado R, et al. Randomized comparison of intravenous procainamide vs. intravenous amiodarone for the acute treatment of tolerated wide QRS tachycardia: the PROCAMIO study. Eur Heart J. 2017;38:1329-35.

19

Emergências hipertensivas

Julio Flávio Meirelles Marchini
Júlio César Garcia de Alencar
Patricia Perez Barroso

- Trata-se de uma queixa comum, correspondendo a 3 a 25% dos atendimentos no departamento de emergência (DE).
- Didaticamente, mantivemos a divisão em urgência hipertensiva e emergência hipertensiva. No entanto, os termos não são usados em nenhum consenso atual.
- Emergência hipertensiva (EH) é uma pressão arterial elevada com doença orgânica modificada pela hipertensão (DOMH).
- Pacientes com queixas de dor torácica atípica, estresse psicológico agudo e síndrome do pânico associados à PA elevada não caracterizam EH, e sim uma pseudocrise hipertensiva, e devem ser tratados com orientação, repouso, analgésicos ou tranquilizantes.

O QUE CONSTITUI DE FATO UMA EMERGÊNCIA HIPERTENSIVA?

- Emergência hipertensiva é definida por pressão arterial elevada associada a DOMH.
- As principais LOA que devem ser pesquisadas estão elencadas na Tabela 1.

TABELA 1 Doenças orgânicas modificadas pela hipertensão

▪ Encefalopatia hipertensiva
▪ Infarto agudo do miocárdio ou angina instável
▪ Retinopatia bilateral avançada (hemorragias, manchas algodonosas e papiledema)
▪ Edema agudo de pulmão
▪ Acidente vascular encefálico (AVE)

(continua)

TABELA 1 Doenças orgânicas modificadas pela hipertensão *(continuação)*

▪ Dissecção de aorta
▪ Insuficiência renal aguda
▪ Hemólise e trombocitopenia
▪ Pré-eclâmpsia ou eclâmpsia

QUE INVESTIGAÇÃO CLÍNICA E LABORATORIAL DEVE SER REALIZADA EM UM PACIENTE COM SUSPEITA DE EMERGÊNCIA HIPERTENSIVA?

- A investigação clínica e a solicitação de exames devem ser voltadas para a adequada avaliação da PA e de DOMH.
- A apresentação clínica inclui: alterações visuais, dor torácica, dispneia, sintomas neurológicos, tontura e outros sintomas inespecíficos.
- Os antecedentes podem incluir: hipertensão preexistente, uso de anti-hipertensivos, não aderência aos anti-hipertensivos, mudanças de estilo de vida, medicações que aumentam pressão arterial (anti-inflamatórios, corticoides, imunossupressores, simpatomiméticos, cocaína, terapia antiagiogênica).
- Exame físico deve buscar avaliar as DOMH.
- A PA deve ser medida nos dois braços, de preferência em um ambiente calmo e repetida várias vezes até a estabilização (no mínimo 3 medidas).
- Deve-se rapidamente coletar informações sobre a PA usual do paciente e situações que possam desencadear o seu aumento (ansiedade, dor, sal), comorbidades, uso de fármacos anti-hipertensivos (dosagem e adesão).
- Sugerimos uma abordagem sistematizada para verificação de DOMH (Tabela 2).
- Ressalta-se que nem todos os pacientes necessitarão de exames complementares. A solicitação deve ser guiada pela suspeita clínica.

TABELA 2 Investigação de doenças orgânicas modificadas pela hipertensão

Sistema cardiovascular
▪ Clínica: dor ou desconforto no tórax, abdome ou dorso, dispneia, fadiga e tosse
▪ Exame físico: frequência cardíaca, ritmo, alteração de pulso, galope, sopros cardíacos, vasculares e estase jugular, além de congestão pulmonar, abdominal e periférica
▪ Exames complementares: ECG, monitorização eletrocardiográfica, saturação de O_2, radiografia de tórax, ecocardiograma, marcadores de necrose miocárdica, hemograma com plaquetas, LDH e angiotomografia
Sistema nervoso
▪ Clínica: tontura, cefaleia, alteração de visão, audição ou fala, nível de consciência ou coma, agitação, delírio ou confusão, déficits focais, rigidez de nuca, convulsão
▪ Exames complementares: tomografia, ressonância e punção lombar
▪ Fundoscopia: papiledema, hemorragias, exsudatos, alterações nos vasos como espasmos, cruzamentos arteriovenosos patológicos, espessamento na parede arterial e aspecto em fio de prata ou cobre
Sistema renal e geniturinário
▪ Clínica: alterações no volume ou na frequência miccional ou no aspecto da urina, hematúria, edema, desidratação, massas e sopros abdominais
▪ Exames complementares: urina I, creatininemia, ureia sérica, sódio, potássio, cloro e gasometria

COMO TRATAR UMA EMERGÊNCIA HIPERTENSIVA?

- A EH indica internação hospitalar, e o tratamento deve ser realizado de acordo com o sistema ou órgão-alvo acometido.
- As medicações são utilizadas por via parenteral e estão elencadas na Tabela 3.

TABELA 3 Medicações anti-hipertensivas utilizadas em emergência hipertensiva

Esmolol	Dissecção de aorta	Dose de ataque 0,5-1 mg/kg/min em 1 minuto seguida de dose inicial de 50-200 μg/kg/min
		Diluição sugerida: esmolol (2.500 mg/10 mL) 10 mL + SF 240 mL (concentração 10 mg/mL)

(continua)

TABELA 3 Medicações anti-hipertensivas utilizadas em emergência hipertensiva *(continuação)*

Nitroprussiato de sódio	Edema agudo de pulmão, AVC, dissecção de aorta	Dose 0,25-10 µg/kg/min
		Diluição sugerida: nitroprussiato de sódio (50 mg/2 mL) + SG 5% 248 mL (concentração 200 µg/mL)
Nitroglicerina	Infarto agudo do miocárdio	Dose 5-10 µg/min
		Diluição sugerida: nitroglicerina (25 mg/5 mL) 10 mL + SG 5% 240 mL (concentração 0,2 mg/mL)
Hidralazina	Pré-eclâmpsia ou eclâmpsia	Dose 5 mg IV, repetir 5-10 mg a cada 20 minutos (dose máxima de 30 mg em 24 h)

- Os alvos pressóricos em pacientes com EH estão elencados na Tabela 4. Esses alvos são discutidos nos capítulos específicos.

TABELA 4 Metas pressóricas nas emergências hipertensivas

Apresentação clínica	Alvo pressórico	Tempo e redução inicial
AVCI – candidatos à terapia fibrinolítica	Antes do trombolítico: < 185 mmHg de sistólica e < 110 mmHg de diastólica Após o trombolítico: < 180 mmHg de sistólica e < 105 mmHg de diastólica	1 h, redução de PAM de 15%
AVCI – não candidatos à terapia fibrinolítica	< 220 mmHg de sistólica e < 120 mmHg de diastólica Exceção a casos com infarto agudo do miocárdio, edema agudo de pulmão, dissecção de aorta ou encefalopatia hipertensiva (sugerido por náuseas, vômitos, cefaleia e agitação) associada	1 h, redução de PAM de 15%
AVCH	< 140 mmHg de sistólica se PAS na admissão entre 150-220 mmHg < 140-160 mmHg de sistólica se PAS na admissão > 220 mmHg	Imediato, PAS entre 130 e 180 mmHg

(continua)

TABELA 4 Metas pressóricas nas emergências hipertensivas *(continuação)*

Apresentação clínica	Alvo pressórico	Tempo e redução inicial
Dissecção de aorta	< 120 mmHg de sistólica e 60 mmHg de pressão arterial média. Realizar o controle da frequência cardíaca (ativo < 60 bpm) rapidamente e antes do controle da pressão arterial	Imediato, PAS abaixo de 120 mmHg e FC abaixo de 60 bpm
Infarto agudo do miocárdio e angina instável	140 mmHg de sistólica e 90 mmHg de diastólica	Imediato, PAS < 140 mmHg
Pré-eclâmpsia/ eclâmpsia ou síndrome HELLP	150 mmHg de sistólica e 80-100 mmHg de diastólica	Imediato, PAS < 160 mmHg e PAD < 105 mmHg
Encefalopatia hipertensiva	Redução de 20 a 25%	Imediato, reduzir PAM em 20 a 25%
Edema pulmonar agudo	< 140 mmHg de sistólica	Imediato, PAS < 140 mmHg
Hipertensão maligna com ou sem TMA ou insuficiência renal aguda	Redução de 20 a 25%	Várias horas, reduzir PAM em 20 a 25%

Nos demais casos, reduzir a pressão arterial sistólica em 20-25% em minutos a 1 hora.
Nas próximas 2 a 6 horas, reduzir para 160 mmHg de sistólica e 100 mmHg de diastólica.
Nas próximas 24 a 48 horas, reduzir para níveis normais.
AVCH: acidente vascular cerebral hemorrágico; AVCI: acidente vascular cerebral isquêmico; HELLP: hemolise, elevação enzimas hepáticas e plaquetopenia; PIC: pressão intracraniana; PPC: pressão de perfusão cerebral; TMA: microangiopatia trombótica.

O QUE FAZER QUANDO NÃO HÁ EMERGÊNCIA HIPERTENSIVA?

- Eventualmente, o paciente se apresenta com valores altos pressóricos, sintomas inespecíficos e ausência de DOMH.
- Não há benefício comprovado de medicar o paciente.
- No entanto, apesar de não haver conduta no PS, essa situação é um marcador de prognóstico pior. Em dois anos houve o dobro de even-

tos cardiovasculares em pacientes com urgência hipertensiva comparados a pacientes com valores de PA mais baixos.

- O plano terapêutico que recomendamos é marcar avaliação ambulatorial precoce.
- Se houver dificuldade de aderência ao plano terapêutico proposto, considerar medicação, mas insistir na importância da avaliação ambulatorial. Pode-se usar medicações anti-hipertensivas *via oral*, como captopril (dose de 6,25-12,5 mg).
- O uso da nifedipina é contraindicado nesta situação, pois reduz rapidamente a pressão arterial, podendo desencadear um acidente vascular encefálico.

LEITURA SUGERIDA

1. Anderson CS, Heeley E, Huang Y, Wang J, Stapf C, Delcour C, et al. Rapid blood-pressure lowering in patients with acute intracerebral hemorrhage. NEJM. 2013;368(25):2355-65.
2. Aronow WS. Treatment of hypertensive emergencies. Ann Transl Med. 2017;5(Suppl 1):S5.
3. Patel KK, Young L, Howell EH, Hu B, Rutecki G, Thomas G, et al. Characteristics and outcomes of patients presenting with hypertensive urgency in the office setting. JAMA Intern Med. 2016;176(7):981.
4. Vlcek M, Bur A, Woisetschläger C, Herkner H, Laggner AN, Hirschl MM. Association between hypertensive urgencies and subsequent cardiovascular events in patients with hypertension. J Hypertens. 2008;26(4):657-62.
5. Unger T, Borghi C, Charchar F, Khan NA, Poulter NR, Prabhakaran D, et al. 2020 International Society of Hypertension Global Hypertension Practice Guidelines. Hypertension. 2020;75:1334-57.

20 Síndrome aórtica aguda

Julio Flávio Meirelles Marchini

- Trata-se de um conjunto de condições raras, mas com evolução rápida e fatal. Apresentam-se com características clínicas semelhantes: hematoma intramural, úlcera aterosclerótica penetrante, trauma de aorta com laceração e dissecção de aorta.
- Em todas condições há ruptura da camada média da aorta com extravasamento de sangue entre a média e a íntima.
- O principal fator de risco é o tabagismo. Outros fatores de risco são: síndrome de Marfan, aorta bicúspide, doenças inflamatórias (Behçet, Kawasaki, sífilis). Trauma e cirurgias na aorta também contribuem.
- As dimensões da aorta aumentam com a idade.
  - Na dissecção de aorta a luz é dividida em luz falsa e verdadeira pela presença da íntima que descola da média.
  - O hematoma intramural é mais frequente na aorta descendente (60-70%).
    - Sintomas e fatores de risco são semelhantes aos da dissecção de aorta.
    - Progride para dissecção clássica (28-47% dos casos) ou então para ruptura (20-45%).
  - A úlcera aórtica pode ocorrer em qualquer altura da aorta, mas é mais comum na aorta descendente.
    - Diferentemente da dissecção de aorta, não costuma levar a insuficiência aórtica, déficit de pulso ou isquemia de órgãos.
  - A úlcera aórtica penetrante assintomática, em geral, tem evolução benigna.
    - Não há indicação de internação ou terapia anti-hipertensiva endovenosa.

    - O paciente tem indicação de controle pressórico adequado e antiplaquetário e estatina conforme perfil de risco.
    - Deve-se recomendar o seguimento com nova imagem em 3 meses.
    - Fatores para recomendar avaliação mais precoce e frequente são: hipertensão, dislipidemia, diabetes, profundidade da úlcera > 20 mm, trombose de úlcera, aneurisma sacular associado.
  - A presença de sintomas na úlcera aórtica penetrante é um preditor de mortalidade. Manejo conservador ainda pode ser uma opção em pacientes com muitas comorbidades e idosos. Porém, em geral, o paciente deve ser internado para controle pressórico e avaliação de tratamento endovascular.
  - Se houver a presença de hematoma intramural e úlcera penetrante, deve-se seguir o manejo para o hematoma intramural.
- Para referência e comparação com o que for observado no pronto-socorro, está eletivamente indicada cirurgia para aneurisma de aorta ascendente com mais de 5 cm, aneurisma de aorta descendente com mais de 5,5 cm.
  - No caso de síndrome de Marfan, o diâmetro que indica cirurgia é 4,5 cm.

COMO EU SUSPEITO DE UMA SÍNDROME AÓRTICA AGUDA?

- Pela presença de fatores de risco:
  - Hipertensão arterial crônica.
  - Tabagismo.
  - Trauma torácico (em especial de alta energia com desaceleração importante).
    - O local mais comum de lesão é o istmo aórtico, seguido pela aorta ascendente.
    - Atentar para luxações posteriores de clavícula e fraturas de esterno.
  - Doenças aórticas (coarctação de aorta, Marfan, Ehlers-Danlos, vasculite aórtica).
  - Cirurgia aórtica prévia.
  - Uso de cocaína, crack ou anfetaminas.
  - É mais comum em homens, mas quando ocorre em mulheres, o diagnóstico é mais tardio.

- Pelos sintomas:
  - Dor é o sintoma mais comum. A característica da dor depende da localização da lesão, extensão da lesão e de fatores do paciente, como diabetes.
  - Frequentemente a dor é descrita como a pior da vida, abrupta, aguda, rasgante, retroesternal, interescapular, irradiando para as costas, e já com início intenso (e não em *crescendo* como no infarto agudo do miocárdio [IAM]).
- A Tabela 1 apresenta a prevalência dos sintomas e como é difícil a diferenciação dos tipos de dissecção de Stanford apenas pela apresentação clínica.
  - Na dissecção do tipo A há mais déficit neurológico focal, hipotensão, choque e tamponamento, insuficiência aórtica e infarto.
  - Na dissecção do tipo B, há mais hipertensão no início, dor abdominal e sobrecarga de ventrículo esquerdo.

TABELA 1 Prevalência de sintomas e sinais de alterações de radiografia torácica e eletrocardiograma do registro internacional de dissecção de aorta conforme o tipo Stanford de dissecção

Categoria	Dissecção tipo A	Dissecção tipo B
Dor torácica ou nas costas	87,5%	88,7%
Dor intensa	87,5%	88,7%
Dor de início abrupto	83,3%	85,4%
Dor migratória	13,7%	16,8%
Déficit neurológico focal	17,2%	7%
Hipotensão, choque, tamponamento	32,6%	5%
Hipertensão no início	27,6%	64,6%
Déficit de pulso	35,9%	26,3%
Insuficiência aórtica	51,8%	13,6%
Dor abdominal	24,9%	41,1%
Alargamento mediastinal no raio X	53,7%	42,6%
Sobrecarga de VE no ECG	20,9%	27,3%
Isquemia/infarto no ECG	21,9%	10,1%

ECG: eletrocardiograma; VE: ventrículo esquerdo.

ALGUM EXAME AJUDA NO DIAGNÓSTICO?

- O eletrocardiograma (ECG) não demonstra nenhuma alteração específica para dissecção de aorta. Se a dissecção comprometer a perfusão coronariana, o ECG apresentará sinais de isquemia ou infarto correspondente.
- A radiografia de tórax mostra alargamento mediastinal apenas na metade dos casos. Pode mostrar ainda:
  - Contorno aórtico anormal.
  - Dupla curva aórtica.
  - Derrame pleural.
  - Desvio de traqueia.
- Solicitar hemograma completo, troponina, creatinina, AST, ALT, lactato, gasometria.
- Uma vez levantada a suspeita de síndrome aórtica, deve-se realizar o escore de risco para detecção de dissecção de aorta (ADD-RS) (Tabela 2).

TABELA 2 Escore de risco para detecção de dissecção de aorta (ADD-RS)

Antecedentes	Características da história	Exame físico
Síndrome de Marfan	História abrupta de dor	Déficit de pulso ou diferencial de pressão sistólica
História familiar de doença aórtica	Dor intensa torácica, dorsal ou abdominal	Déficit neurológico na presença de dor
Cirurgia ou manipulação aórtica	Dor lancinante, rasgante	Novo sopro de insuficiência aórtica na presença de dor
Aneurisma de aorta torácico conhecido		Hipotensão
Doença aórtica valvar		Choque

O escore de risco é feito marcando um ponto para cada coluna da tabela se o paciente tiver qualquer um dos itens da coluna. Desta forma, o escore vai variar entre 0 e 3.
Caso o paciente tenha 0 ou 1 ponto, está indicado solicitar o dímero D. Se o dímero D vier < 500 ng/mL FEU* não é necessário continuar a investigação de síndrome aórtica. Se o dímero D vier ≥ 500 ng/mL FEU está indicado solicitar a angiotomografia de aorta torácica**.
Caso o paciente tenha 2 ou 3 pontos, está indicado solicitar diretamente a angiotomografia de aorta torácica**.
* Unidades equivalentes de fibrinogênio.
** Também são exames aceitáveis a ecocardiografia transesofágica e a angiorressonância aórtica.

- Deve-se dosar o dímero-D de pacientes com ADD-RS 0 ou 1.
  - Caso venha negativo, está descartada a suspeita de síndrome aórtica. (A taxa de falso-negativo desta estratégia é de 0,3%.)
  - Caso venha positivo, deve-se realizar um exame de imagem que possa demonstrar a dissecção de aorta.
- No caso de pacientes com ADD-RS 2 ou 3 deve-se solicitar diretamente o exame de imagem.
- O exame de imagem é o mais importante para definição diagnóstica.
  - Ecocardiografia transtorácica:
    - Tem sua utilidade por sua disponibilidade em salas de emergência.
    - Pode reconhecer insuficiência aórtica, derrame pericárdico e tamponamento cardíaco.
    - Exame negativo não exclui o diagnóstico.
    - Sensibilidade de 78% no tipo A e 31-55% no tipo B.
  - Ecocardiografia transesofágica:
    - Tem a vantagem de não necessitar de contraste endovenoso.
    - Menor disponibilidade, maior custo, necessita de sedação e pode não caracterizar toda a aorta e seus ramos.
    - Sensibilidade de 97-99%, mas depende do operador.
  - Tomografia computadorizada:
    - Permite mapa completo e detalhado de toda a aorta.
    - Não pode ser realizada à beira do leito e necessita de contraste endovenoso.
    - Sensibilidade de 95%.
  - Ressonância magnética:
    - Também permite mapa completo e detalhado de toda a aorta, além de fornecer dados sobre insuficiência aórtica.
    - O exame é demorado (20-30 min para aorta) e não é adequado para pacientes com potencial de instabilidade hemodinâmica.
    - Pouca disponibilidade em emergências.
    - Sensibilidade de 95-98%.
  - Aortografia:
    - Não é mais considerada o padrão-ouro.
    - Em geral, realizada quando o paciente já tem indicação de avaliação de coronárias.

QUAL A URGÊNCIA E COMO TRATAR?

- A presença de lesões na aorta ascendente (classificada como Stanford tipo A) tem mortalidade de 1-2% por hora, atingindo 50% nas primeiras 48 horas.
- O risco é maior ainda quando há extravasamento de sangue para o espaço pericárdico (tamponamento cardíaco), envolvimento de coronárias, artérias carótidas, vertebrais e envolvimento da valva aórtica.
- O tratamento preconizado é a cirurgia de emergência.
- Se for feita a suspeita de síndrome aórtica, não se deve prescrever antiagregantes ou anticoagulantes.
- Enquanto se aguarda a cirurgia, deve-se:
  - Monitorar o paciente para qualquer uma das complicações esperadas.
  - Controlar agressivamente a pressão arterial (ver Capítulo "Emergências hipertensivas") e a frequência cardíaca com betabloqueadores (nitroprussiato de sódio e esmolol, por exemplo).
- As dissecções Stanford tipo B (aorta descendente) têm mortalidade em 30 dias de 10-25%.
  - Não têm indicação cirúrgica de emergência, exceto se houver isquemia de órgãos ou membros, progressão da dissecção, sinais de ruptura iminente, dor refratária e hipertensão refratária.
  - Deve-se controlar a pressão arterial e a frequência cardíaca.

TABELA 3 Taxa de complicações anuais em função do tamanho aórtico

	Tamanho da aorta			
	> 3,5 cm	> 4 cm	> 5 cm	> 6 cm
Ruptura	0%	0,3%	1,7%	3,6%
Dissecção	2,2%	1,5%	2,5%	3,7%
Morte	5,9%	4,6%	4,8%	10,8%
Total	7,2%	5,3%	6,5%	14,1%

LEITURA SUGERIDA

1. Baliga RR, Nienaber CA, Bossone E, Oh JK, Isselbacher EM, Sechtem U, et al. The role of imaging in aortic dissection and related syndromes. JACC Cardiovasc Imaging. 2014;7(4):406-24.
2. Bossone E, LaBounty TM, Eagle KA. Acute aortic syndromes: diagnosis and management, an update. Eur Heart J. 2017. [Epub ahead of print]
3. Cui JS, Jing ZP, Zhuang SJ, Qi SH, Li L, Zhou JW, et al. D-dimer as a biomarker for acute aortic dissection: a systematic review and meta-analysis. Medicine (Baltimore). 2015;94(4):e471.
4. DeCarlo C, Latz CA, Boitano LT, Kim Y, Tanious A, Schwartz SI, et al. Prognostication of asymptomatic penetrating aortic ulcers: A modern approach. Circulation. 2021;144:1091-101.
5. Erbel R, Eggebrecht H. Aortic dimensions and the risk of dissection. Heart. 2006;92(1):137-424.
6. Nazerian P, Muller C, Soeiro AM, Leidel BA, Salvadeo SAT, Giachino F, et al. Diagnostic accuracy of the aortic dissection detection risk score plus D-dimer for acute aortic syndromes: The ADvISED Prospective Multicenter Study. Circulation. 2018;137(3):250-8.
7. Woo KM, Schneider JI. High-risk chief complaints I: chest pain – the big three. Emerg Med Clin North Am. 2009;27(4):685-712.

21

Insuficiência cardíaca aguda

Julio Flávio Meirelles Marchini
Rodrigo Antonio Brandão Neto

- A insuficiência cardíaca (IC) é uma síndrome clínica causada por anormalidades cardíacas estruturais ou funcionais associadas a elevação de peptídeos natriuréticos ou evidência de congestão cardiogênica pulmonar ou sistêmica.
- A IC foi responsável por cerca de 199.844 internações hospitalares em 2019 no Brasil (segunda maior causa de internação). (Os dados de 2020 são enviesados pela pandemia.)
- IC aguda é definida como aparecimento de IC com sintomas agudos em pacientes sem diagnóstico prévio de IC (20% dos pacientes), ou a descompensação aguda dos sintomas em pacientes com IC conhecida (80% dos pacientes).
- Podem ainda ser classificados conforme sua função cardíaca em pacientes com fração de ejeção preservada (≥ 50%), levemente reduzida (40-49%) ou reduzida (≤ 40%).
- O *strain* longitudinal global (SLG) como medida complementar à fração de ejeção. Pacientes com fração de ejeção preservada, mas SLG reduzido (<18%), têm comprometimento da função sistólica de ventrículo esquerdo. SLG reduzido está associado de forma independente a maior morbimortalidade.

QUAL A PROBABILIDADE DE SE ESTAR DIANTE DE UM QUADRO DE IC AGUDA?

- A Tabela 1 mostra sinais e sintomas da insuficiência cardíaca.
- Estima-se a probabilidade de IC aguda diante de um paciente com sinais e sintomas de IC aguda.
- Pacientes com história compatível com IC aguda e ainda fator precipitante identificável tem alta probabilidade de IC.

TABELA 1 Sinais e sintomas de insuficiência cardíaca

	Mais específicos	Menos específicos
Sintomas	Dispneia, fadiga, ortopneia, dispneia paroxística noturna, redução de tolerância ao esforço e aumento de tempo para recuperação	Tosse noturna, sibilância, ganho de peso, caquexia, empachamento, perda de apetite, confusão, depressão, palpitações, síncope e dor torácica
Sinais	Elevação de pressão venosa jugular, refluxo abdominojugular, ritmo de galope, desvio lateral de ictus, sopros cardíacos	Edema periférico, extremidades frias, estertores crepitantes e macicez à percussão em bases pulmonares, taquicardia, pulso irregular, hepatomegalia, ascite

- Se o paciente tiver história compatível com IC aguda, mas sem fator precipitante, a probabilidade é média a alta.
- Paciente que não tem história de IC aguda, mas tem fator precipitante ou perfil de risco,* também tem probabilidade média a alta.
- Finalmente, aqueles sem história de IC e sem fatores precipitantes ou perfil de risco têm média probabilidade de IC aguda.
- Quanto menor a probabilidade, maior deve ser a atenção com diagnóstico diferencial (Tabela 2).

O QUE DEVE SER IDENTIFICADO NOS PACIENTES COM IC AGUDA?

- Etiologia:
  - As etiologias da IC são diversas e incluem doenças que afetam miocárdio, pericárdio, endocárdio, válvulas cardíacas e metabolismo.
  - Em estatísticas internacionais, a doença coronariana e a hipertensão arterial sistêmica (HAS) representam mais de 70% dos casos de IC.
  - Em nosso país, a cardiomiopatia chagásica ainda tem uma grande importância. No registro brasileiro Breathe, a prevalência das etiologias de insuficiência cardíaca foram:
    - Isquêmica: 30,3%.
    - Hipertensiva: 20,4%.

* Idoso, hipertensão, diabetes, tabagismo, dislipidemia, história familiar e história de doença cardiovascular.

TABELA 2 Diagnóstico diferencial de insuficiência cardíaca aguda descompensada

Condição	Características diferenciais
Exacerbação de DPOC	Tosse produtiva associada, usualmente cursa com hipercapnia
Exacerbação de asma	Presença de tosse, sibilância e sensação de falta de fôlego
Tromboembolismo pulmonar	Início abrupto com dor torácica e dispneia súbita
Pneumonia	Febre, leucocitose, mialgias, dor pleurítica associadas
Pneumotórax	Dor torácica, tórax silente, hiper-ressonância à percussão, pode ocorrer desvio da traqueia
Dissecção de aorta	Dor torácica súbita, diferencial de pressão entre os dois membros, normalmente o paciente se encontra hipertenso
Pericardite ou tamponamento pericárdico	Edema periférico, distensão jugular, bulhas abafadas, complexos QRS em ECG de baixa voltagem

DPOC: doença pulmonar obstrutiva crônica; ECG: eletrocardiograma.

    - Cardiomiopatia dilatada: 14,6%.
    - Valvar: 12,4%.
    - Miocardiopatia chagásica: 10,8%.
    - Miocardite: 0,8%.
    - Secundária a quimioterápico: 0,4%.
    - Outras causas: 10,3%.
- Fator de descompensação:
  - A grande maioria das descompensações de IC ocorrem por falta de adesão ao tratamento farmacológico ou às restrições de sal e água; ou ainda por falta de acesso ao tratamento correto. Na sequência, as descompensações ocorrem por evolução da cardiomiopatia de base, e em terceiro lugar, por infecções. A Tabela 3 apresenta o painel completo de causas de descompensações.
- Perfil hemodinâmico:
  - De modo geral, o que vai determinar as medidas terapêuticas iniciais é a pressão arterial média e o perfil hemodinâmico do paciente. O perfil hemodinâmico é determinado por dois fatores: perfusão (quente ou frio) e volemia (úmido ou seco).

TABELA 3 Fatores de descompensação da insuficiência cardíaca

Fatores cardiovasculares (evolução da doença de base)
▪ Isquemia miocárdica com ou sem complicação mecânica
▪ Miocardites e pericardites
▪ Emergência hipertensiva
▪ Doença valvar primária não suspeitada
▪ Piora de valvopatia mitral ou aórtica
▪ Fibrilação atrial aguda ou não controlada
▪ Taquiarritmias ou bradiarritmias
▪ Tromboembolismo pulmonar
Fatores sistêmicos não cardiovasculares
▪ Infecções ou febre
▪ Sepse
▪ Aumento de tônus simpaticomimético
▪ Exacerbação de doença pulmonar obstrutiva crônica
▪ Cirurgia e complicações perioperatórias
▪ Anemia grave
▪ Diabetes descompensado
▪ Disfunção tireoidiana
▪ Distúrbios hidroeletrolíticos
▪ Anormalidades relacionadas à gravidez e período periparto
▪ Lesão cerebrovascular
Fatores relacionados ao tratamento e ao paciente
▪ Não adesão ao tratamento farmacológico ou falta de acesso às medicações
▪ Abuso de sal e água
▪ Consumo de álcool
▪ Abuso de drogas
▪ Tabagismo
▪ Medicações (anti-inflamatório, corticoide, inotrópico negativo, quimioterápico cardiotóxico)
▪ Uso de doses inadequadas das medicações

  - A perfusão pode ser avaliada pelo tempo de enchimento capilar, temperatura da pele, sudorese, confusão mental, baixo débito urinário, livedo reticular e cianose de extremidades.
  - A volemia pode ser avaliada pela presença de edema dependente de gravidade, turgência jugular, fígado palpável, refluxo abdominojugular, ascite, dispneia por congestão pulmonar - exame físico com estertores crepitantes e eventualmente sibilância em razão do edema peribronquiolar simulando asma e outras causas de broncoespasmo.
  - O paciente bem perfundido, mas congesto, tem perfil hemodinâmico B.
  - O paciente mal perfundido, mas sem congestão, tem perfil hemodinâmico L.
  - O paciente mal perfundido e congesto tem perfil hemodinâmico C.
- Apresentações clínicas (pode haver sobreposição):
  - IC descompensada agudamente: de início gradual (dias a semanas), os mecanismos são disfunção de VE e retenção de sódio e água.
  - Edema pulmonar agudo: a instalação é rápida (em horas). O mecanismo envolve disfunção valvar, aumento de pós-carga ou ainda disfunção diastólica.
  - Insuficiência isolada de VD: a instalação é variável. O mecanismo é disfunção de VD ou hipertensão pulmonar pré-capilar.
  - Choque cardiogênico: a instalação também é variável. O mecanismo é disfunção grave de VE.

QUAIS EXAMES DEVEM SER SOLICITADOS?

- Solicitar exames que vão ajudar a guiar o tratamento e a entender a razão da descompensação, conforme a Tabela 4.
- Outros exames devem ser considerados conforme achados de história e exame físico. Pacientes com febre, por exemplo, devem ter exames para identificar um potencial foco infeccioso colhido.
- O prognóstico pode ser determinado usando três variáveis da apresentação do paciente. Pacientes com alteração em duas variáveis têm mortalidade próxima a 15%; já pacientes com os três achados apresentam mortalidade maior que 20%:
  - Ureia > 90 mg/dL.
  - Pressão arterial sistólica < 115 mmHg.
  - Creatinina > 2,7 mg/dL.

TABELA 4 Exames complementares em pacientes com insuficiência cardíaca (IC)

Exame	Achados
Radiografia de tórax	Área cardíaca aumentada, sinais de congestão pulmonar (linhas B de Kerley), opacificação do seio costofrênico, pneumotórax, condensações pulmonares e hiperinsuflação pulmonar, entre outros. Pode ajudar a confirmar o diagnóstico de IC ou identificar os fatores precipitantes Índice cardiotorácico acima de 0,6 é um achado relativamente específico para o diagnóstico de IC
Eletrocardiograma (ECG)	Pode mostrar sinais de isquemia miocárdica, sobrecargas ventriculares, distúrbios de ritmo, sinais de pericardite como baixa voltagem, entre outros achados, um paciente com IC invariavelmente apresentará alguma alteração eletrocardiográfica, assim o exame tem alto valor preditivo negativo
Creatinina e ureia	Avalia função renal e representa importante indicador de pior prognóstico quando a creatinina é > 1,5 mg/dL.
Gasometria arterial e oximetria de pulso	Podem demonstrar hipoxemia, que é um importante fator prognóstico
D-dímero	Representa passo na investigação de dissecção de aorta e tromboembolismo pulmonar (ver capítulos específicos)
Troponinas	Marcador de lesão miocárdica pode indicar isquemia miocárdica como fator descompensador da IC
BNP*	BNP < 100 pg/mL – IC improvável BNP > 400 pg/mL – IC provável
NT-proBNP*	IC provável < 50 anos: ≥ 450 pg/mL 50-75 anos: ≥ 900 pg/mL > 75 anos: ≥ 1.800 pg/mL IC improvável < 300 pg/mL
MR-proANP	MR-proANP < 120 pg/mL – IC improvável MR-proANP ≥ 120 pg/mL – IC provável
Sódio	Hiponatremia é um importante fator prognóstico na IC

(continua)

TABELA 4 Exames complementares em pacientes com insuficiência cardíaca (IC) *(continuação)*

Exame	Achados
Potássio	Hipercalemia pode ser associada a piora da função renal ou complicação do uso de medicações para IC, como os inibidores da ECA ou antagonistas da aldosterona. Hipocalemia pode ser complicação do uso de diuréticos de alça
Ecocardiograma	Mensura funções sistólica e diastólica, pode ajudar mostrando mobilidade segmentar alterada, aumento de pressão de câmaras direitas, presença de trombos, pericárdio e função valvar, ajudando no diagnóstico e na causa de descompensação
Hemograma	Pode demonstrar anemia que ocorre na IC crônica e disfunção renal associada. Pode mostrar leucocitose, que é indicativa de infecção associada
Proteína C-reativa e/ou pró-calcitonina	Pode ajudar a identificar infecção associada como fator precipitante. Não deve ser dosada de rotina
Tempo de protrombina	Principalmente em pacientes em anticoagulação por fibrilação atrial. Pacientes com congestão venosa hepática podem ainda evoluir com disfunção de síntese hepática com aumento de tempo de protrombina
Aminotransferases	Podem ser aumentadas em pacientes com hepatite isquêmica grave. Seus níveis podem superar centenas de milhares
Albumina	Pode reforçar a hipótese diagnóstica de desnutrição para síndrome edemigênica. Diminuição dos níveis de albumina é fator de pior prognóstico
Cineangiocoronariografia	Determinante na IC de etiologia isquêmica. Só deve ser considerada no departamento de emergência se isquemia cardíaca é o fator precipitante da descompensação
Urina de rotina	Pode demonstrar achados sugestivos de infecção urinária como causa de descompensação. Pode ainda apresentar achados como proteinúria, entre outros que podem indicar doença renal associada

(continua)

TABELA 4 Exames complementares em pacientes com insuficiência cardíaca (IC) *(continuação)*

Exame	Achados
Cateter de Swan-Ganz	Pode ajudar no manejo para verificar volemia e débito cardíaco do paciente. Os estudos não demonstraram benefício com seu uso e não deve ser indicado de rotina
Ultrassom à beira do leito	Identifica subjetivamente função ventricular, sobrecarga de ventrículo direito, derrame pericárdico, congestão pulmonar e outras alterações pulmonares

* FA e insuficiência renal aumentam o BNP; obesidade diminui o BNP.

COMO DEVE SER REALIZADO O MANEJO DESTES PACIENTES?

- Monitorização, verificação de pressão arterial em pé e sentado, peso corporal, eletrólitos e função renal (pelo menos 1 vez ao dia).
- O débito urinário também deve ser monitorizado, assim como a saturação de oxigênio e pelo menos um eletrocardiograma diário.
- A hipoxemia deve ser prontamente tratada com o objetivo de manter a $SpO_2 > 95\%$.
  - Oferecer conforme necessário cânula de O_2 nasal, máscara de Venturi, máscara com válvula e reservatório, ventilação não invasiva ou, quando necessário, intubação orotraqueal.
    - Contraindicações para ventilação não invasiva: rebaixamento do nível de consciência, secreção excessiva, tosse ineficaz, agitação, cirurgia recente de esôfago ou vias aéreas superiores.
- O perfil hemodinâmico e a pressão arterial média do paciente dirigem o atendimento inicial dele.
  - Noventa por cento dos pacientes com IC aguda chegam hipertensos ou normotensos. Restam ainda 9% dos pacientes que se apresentam hipotensos e 1% que está chocado.
  - Perfil B – quente e congesto:
    - Diurético de alça – melhora a congestão e a dispneia. Também tem ação venodilatadora imediata.
      - » Furosemida: dose: 0,5-1,0 mg/kg/dose. Máximo 240 mg/dia.

    - Na falha de resposta ao diurético, deve-se dobrar a dose do diurético de alça. Se mantiver resposta inadequada, deve-se associar diurético tiazídico.
  - Vasodilatador de acordo com a pressão arterial:
    - Diminui a pré e a pós-carga.
    - Nitroglicerina (10 μg/min – 200 μg/min) – uso preferencial na isquemia miocárdica.
    - Nitroprussiato (0,3 μg/kg/min – 10 μg/kg/min).
    - Inibidores da enzima conversora da angiotensina (iECA).
    - Bloqueadores do receptor de angiotensina (BRA).
    - Hidralazina e isossorbida.
  - Ventilação mecânica não invasiva:
    - CPAP.
    - VNI com EPAP e IPAP para diminuir trabalho respiratório e aumentar aceitação.
- Perfil C – frio e congesto:
  - Taxa de óbito ou transplante cardíaco desse perfil hemodinâmico é o dobro do perfil hemodinâmico B.
  - Se a principal etiologia do choque cardiogênico for isquêmica, está indicada revascularização coronariana de emergência (seja percutânea ou cirúrgica).
  - Identificar e tratar outras causas específicas.
  - Diurético de alça (vide dose acima). Na falha de resposta ao diurético, deve-se dobrar a dose do diurético de alça. Se mantiver resposta inadequada, deve-se associar diurético tiazídico.
  - Se baixo débito e/ou choque cardiogênico: inotrópico.
    - Sinais de hipoperfusão tecidual como oligúria, alterações da consciência, extremidades frias e mal perfundidas.
    - Critérios diagnósticos de choque cardiogênico são:
      - Hipotensão (PA sistólica < 90 mmHg por pelo menos 30 minutos).
      - Índice cardíaco reduzido (< 2,2 L/min/m^2).
      - Pressão capilar pulmonar elevada (> 15 mmHg).
    - Inotrópicos:

      - Dobutamina: 2,5-20 μg/kg/min.
      - Levosimendana: 0,05-0,1 μg/kg/min por 24 horas.
  - Milrinona: 0,375-0,75 μg/kg/min.
    - Considerar suporte de ventilação conforme indicado pelo quadro clínico – invasivo ou não invasivo.
    - Considerar suporte mecânico de VE:
      - Balão intra-aórtico.
      - Impella.
      - Dispositivo de assistência ao VE.
  - Se normotenso ou hipertenso:
    - Vasodilatadores intravenosos: nitroglicerina/nitroprussiato.
  - Se choque cardiogênico com hipotensão:
    - Vasopressor: noradrenalina 0,2-1,0 μg/kg/min.
    - Iniciar monitorização de pressão arterial invasiva.
    - Pressão arterial média alvo de 65 mmHg.
  - Ultrafiltração por hemodiálise: pode ser necessária para reduzir volemia em casos de oligoanúria.
- Perfil L – frio e seco:
  - A maioria encontra-se hipovolêmica (abuso de diurético).
  - Reposição volêmica em geral é o suficiente para tratamento.
  - Casos em que não haja melhora, com sinais de baixo débito: inotrópico (ver anteriormente).
- Perfil A – quente e seco:
  - Titular medicações de insuficiência cardíaca.
  - Considerar diagnósticos diferenciais.

- Na ICA, reduzir pela metade a dose de betabloqueadores de pacientes que já usavam. Se o paciente está chocado, suspender o betabloqueador.
- Profilaxia de trombose venosa profunda.
- Avaliar a resposta ao diurético:
  - Resposta adequada: sódio urinário 2 horas ≥ 50-70 mEq/L ou débito urinário em 6 horas 100-150 mL/h.
  - Caso resposta adequada: manter dose EV de diurético a cada 12 horas.
  - Caso resposta inadequada: dobrar a dose de diurético. (A dose máxima de furosemida é de 400-600 mg, mas para pacientes com insuficiência renal grave pode chegar a 1.000 mg.)

- Após dobrar uma vez o diurético, caso a resposta continue inadequada pode-se associar tiazídicos ou a acetazolamida.
- Diureticoterapia mantida até descongestão completa.
- Transição para via oral: (1) paciente estável e (2) alívio da congestão.

- Correção de distúrbios hidroeletrolíticos deve ser feita, uma vez que predispõe a arritmias.
- A digoxina é indicada em pacientes com IC com fibrilação atrial com resposta ventricular rápida (> 110 bpm).
  - Dose: 0,25 a 0,5 mg EV em pacientes sem uso prévio.
  - Idosos ou insuficiência renal: 0,0625 a 0,125 mg.
- Conhecendo-se o(s) fator(es) desencadeante(s) da IC, o tratamento específico deles deve ser realizado. A Tabela 5 especifica as medidas de manejo para diferentes fatores precipitantes de descompensação de IC aguda descompensada.

QUE PACIENTES NECESSITAM DE INTERNAÇÃO HOSPITALAR?

- Edema agudo de pulmão.
- Pacientes com IC moderada a grave pela primeira vez.
- Pacientes com IC recorrente complicada por eventos ou situações clínicas agudas graves (p. ex., infarto agudo do miocárdio [IAM] recente, edema agudo de pulmão, hipotensão, tromboembolismo pulmonar [TEP], arritmias sintomáticas e outras condições clínicas graves).
- Dispneia ao repouso com congestão significativa.
- Piora da função renal.
- Alterações hidroeletrolíticas potencialmente graves, como níveis de potássio maiores que 6 mEq/L.
- Arritmias cardíacas, alterações hemodinâmicas significativas ou pós-PCR; ou arritmia ventricular maligna.
- Síndrome coronariana aguda associada.
- Síncope associada.
- Intoxicação digitálica.
- Hipoxemia.
- Paciente com cardioversor/desfibrilador disparando múltiplos choques.
- Indicação relativa: informação limitada sobre a doença, regime de tratamento domiciliar inadeqaudo e aderência comprometida ao tratamento.

TABELA 5 Fatores precipitantes e manejo específico na insuficiência cardíaca aguda descompensada

Fator precipitante	Manejo
Isquemia miocárdica	Avaliação da anatomia coronariana para possibilidade de revascularização
Emergência hipertensiva	Redução de pelo menos 25% dos níveis pressóricos nas primeiras horas, com redução cautelosa posterior. Nitroprussiato ou, eventualmente, nitroglicerina endovenosa associada com diuréticos se paciente congesto são indicados (ver Capítulo 19)
Taquiarritmias	Manejo conforme recomendações de diretrizes, sugere-se cardioversão elétrica se houver instabilidade clínica (ver Capítulo 18)
Complicações mecânicas de síndrome coronariana aguda	Tratamento de acordo com a complicação, seja cirurgia ou outra intervenção. Na suspeita deste tipo de complicação, a realização de ecocardiograma imediatamente é mandatória
Tromboembolismo pulmonar (TEP)	Anticoagulação plena. Em casos de choque grave secundário ao TEP considerar a realização de trombólise (ver Capítulo 32)
Infecção/sepse	Antibioticoterapia

TABELA 6 Critérios para alta em pacientes com insuficiência cardíaca (IC)

Em todos os pacientes com IC
▪ Fator de exacerbação controlado ou com intervenção para controle em andamento
▪ Melhora do estado volêmico
▪ Iniciada a transição de diuréticos endovenosos para orais
▪ Orientação adequada de paciente e familiar
▪ Orientação e intervenção para interrupção do tabagismo
▪ Adequação de medicações orais
▪ Idealmente, consulta de seguimento em 1 a 2 semanas
Em pacientes com múltiplas internações por IC
▪ Regime oral com diuréticos por 24 horas
▪ Sem uso de vasodilatadores e inotrópicos endovenosos por 24 horas
▪ Capacidade de deambulação verificada
▪ Plano para seguimento após alta, idealmente com consulta pessoal ou por telefone em 72 horas

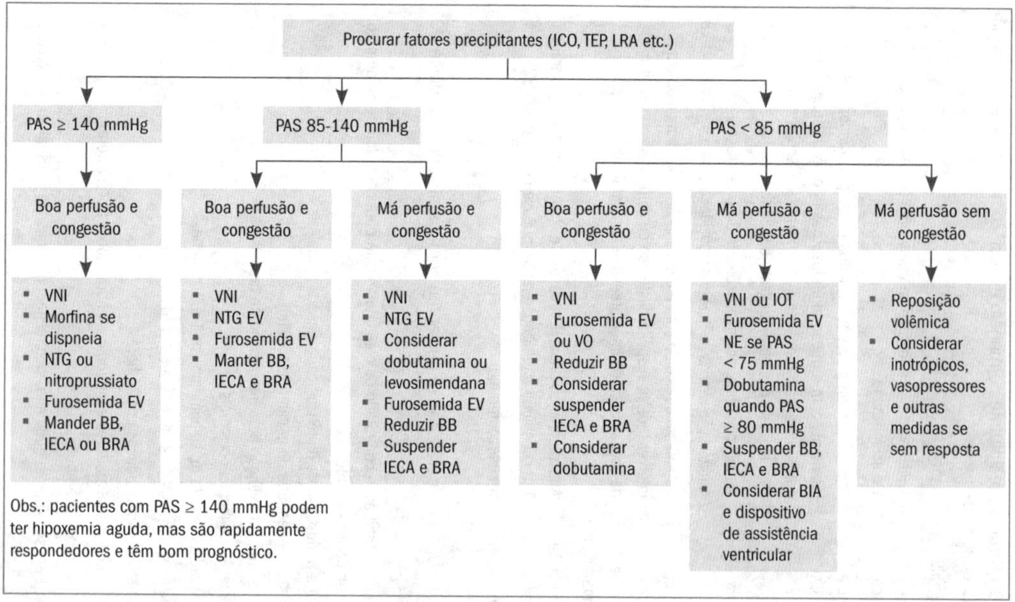

FIGURA 1 Insuficiência cardíaca aguda descompensada.
BB: betabloqueador; BIA: balão intra-aórtico; BRA: bloqueadores de receptor de angiotensina; EV: endovenoso; ICO: insuficiência coronariana; IECA: inibidor de ECA; IOT: intubação orotraqueal; LRA: lesão renal aguda; NE: norepinefrina; NTG: nitroglicerina; PAS: pressão arterial sistólica; TEP: tromboembolismo pulmonar; VNI: ventilação não invasiva.

QUANDO O PACIENTE DEVE SER INTERNADO NA UTI?

- Suporte respiratório intensivo:
  - Necessidade de intubação.
  - $SaO_2 < 90\%$ apesar de O_2 suplementar.
  - Uso de musculatura acessória ou FR > 25 irm.
- Sinais ou sintomas de hipoperfusão, síndrome do baixo débito cardíaco.
- Arritmias graves.
- FC < 40 bpm ou > 130 bpm.
- PAS < 90 mmHg.

LEITURA SUGERIDA

1. Bozkurt B, Coats AJ, Tsutsui H, Abdelhamid M, Adamopoulos S, Albert N, et al. Universal definition and classification of heart failure: A report of the Heart Failure Society of America, Heart Failure Association of the European Society of Cardiology, Japanese Heart Failure Society and Writing Committee of the Universal Definition of Heart Failure. J Card Fail. 2021 Mar 1:S1071-9164(21)00050-6.
2. Marcondes-Braga FG, Moura LAZ, Issa VS, Vieira JL, Rohde LE, Simões MV, et al. Atualização de Tópicos Emergentes da Diretriz de Insuficiência Cardíaca – 2021. Arq Bras Cardiol. 2021;
3. McDonagh TA, Metra M, Adamo M, Gardner RS, Baumbach A, Böhm M, et al, ESC Scientific Document Group. 2021 ESC guidelines for the diagnosis and treatment of acute and chronic heart failure: Developed by the Task Force for the diagnosis and treatment of acute and chronic heart failure of the European Society of Cardiology (ESC) with the special contribution of the Heart Failure Association (HFA) of the ESC. European Heart Journal. 2021;ehab368.
4. Pauly DF. Managing acute decompensated heart failure. Cardiol Clin. 2014;32:145-9.
5. Yancy CW, Jessup M, Bozkurt B, Butler J, Casey DE Jr, Drazner MH, Writing Committee Members, et al. 2013 ACCF/AHA guideline for the management of heart failure: a report of the American College of Cardiology Foundation/American Heart Association Task Force on practice guidelines. Circulation. 2013;128:e240.

22

Pericardites e miocardites agudas

Rodrigo Antonio Brandão Neto
Julio Flávio Meirelles Marchini
Carla Andrade Petrini

PERICARDITE AGUDA

O pericárdio normal

- O pericárdio é um saco fibroelástico composto de duas camadas, o pericárdio fibroso e o seroso. O pericárdio seroso recobre duplamente o mediastino, sendo que a porção aderida ao coração é chamada de visceral e a porção aderida ao pericárdio fibroso é chamada de parietal.
- O pericárdio fibroso é largamente acelular e contém fibras de colágeno e elastina, com colágeno sendo o principal componente estrutural.
- O pericárdio seroso é contínuo com e forma a camada interna do pericárdio parietal. O espaço pericárdico está contido dentro de suas duas camadas e apresenta normalmente de 15 a 50 mL de um ultrafiltrado de plasma.
- O pericárdio serve como uma barreira a infecções, e tem efeito restritivo sobre o volume cardíaco. A relação pressão-volume do espaço pericárdico é relativamente limitada e tem um volume relativamente pequeno de reserva. Quando excedida, a pressão dentro do saco passa a operar sobre a superfície do coração, podendo prejudicar suas funções e impedir o esvaziamento cardíaco.
- O pericárdio pode ser acometido por uma ampla variedade de doenças.

Qual é a definição e as principais etiologias da pericardite aguda?

- A pericardite aguda é definida como a inflamação do pericárdio. Com duração de não mais do que 1 a 2 semanas, ocorre em uma variedade de doenças, mas a maioria dos casos é considerada idiopática. A Tabela 1 resume as principais etiologias de pericardite aguda.

- Pericardite pode corresponder a até 5% dos casos de dor torácica atendidos no departamento de emergência (DE).

TABELA 1 Principais causas de pericardite aguda

▪ Idiopática (a maioria dos casos, provavelmente etiologia viral não identificada)
▪ Vírus (*Echovirus*, *Coxsackie*, adenovírus, citomegalovírus, mononucleose, HIV, SARS-CoV-2 etc.)
▪ Bacteriana (pneumococo, meningococcemia, *S. aureus*, *Mycoplasma* etc.)
▪ Micobactérias (tuberculose, *Micobacterium avium*)
▪ Fungos (coccidioidomicose, histoplasmose – raramente com quadro agudo)
▪ Doenças autoimunes do tecido conjuntivo (LES, artrite reumatoide, esclerodermia, doença mista do tecido conjuntivo etc.
▪ Induzida por medicações (hidralazina, procainamida, isoniazida etc.)
▪ Sarcoidose (raramente quadro agudo)
▪ Pós-cardiotomia
▪ Pericardite pós-infarto agudo do miocárdio
▪ Síndrome de Dressler
▪ Neoplasias (carcinoma de mama, pulmão – raramente quadro de efusão aguda)
▪ Neoplasias primárias de pericárdio (mesotelioma, fibrossarcoma – raramente quadro de efusão aguda)
▪ Hipotireoidismo (efusão usualmente crônica e adaptada)
▪ Uremia e mixedema
▪ Trauma precoce – lesão direta por ferimento perfurante) ou lesão indireta (radiação, ferimento contuso)
▪ Trauma tardio – síndrome da lesão pericárdica; pós-traumática (iatrogênico, intervenção coronariana, implante de valva percutânea, passagem de cabo marca-passo
▪ Quilopericárdio
▪ Amiloidose (raramente efusão aguda)

LES: lúpus eritematoso sistêmico. Um mnemônico para se lembrar das causas é "TINHA MAIS": Trauma, Infecciosa/Idiopática, Neoplasia, Hipotireoidismo, Amiloidose, Medicamento, Autoimune, pós-IAM, Sarcoidose.

- Pericardites ocorrendo 24 a 72 horas após infarto do miocárdio transmural e pericardite tardia em infartos (síndrome de Dressler) eram frequentemente relatadas, mas são raras nas séries atuais.

Quais são os achados clínicos na pericardite aguda?

- Os pacientes podem apresentar-se com quatro manifestações características principais. São necessárias duas das quatro manifestações a seguir para o diagnóstico:
  1. Dor torácica localizada em hemitórax esquerdo de instalação rápida, que piora com a respiração, decúbito, deglutição e caracteristicamente melhora com a inclinação do tórax para a frente.
  2. Atrito pericárdico: o atrito pode ter até três componentes repetidos durante o ciclo cardíaco; é reconhecido e auscultado geralmente na borda esternal inferior esquerda e mais audível com a inclinação do paciente para a frente; pode ser dinâmico, desaparecendo e voltando.
  3. Alterações eletrocardiográficas como elevação do segmento ST ou depressões do intervalo PR (ver abaixo).
  4. Derrame pericárdico.
- Febre é frequente e pacientes podem apresentar quadro viral precedendo o quadro em pacientes com pericardites agudas.
- A história de câncer ou doença autoimune, febre alta com calafrios, erupção cutânea e perda de peso são frequentemente pistas para doenças específicas que podem causar pericardite.
- Os pacientes com miocardite associada podem apresentar no ECG aumento da duração do intervalo QRS e sintomas de insuficiência cardíaca. A pericardite aguda está associada a miocardite em 15% dos pacientes.

Que exames complementares devemos solicitar?

- O eletrocardiograma (ECG) é o exame importante para o diagnóstico da pericardite aguda. O ECG evolui por quatro estágios. Alguns pacientes podem não apresentar todos os estágios:
  - Estágio I:
    - Elevação difusa do segmento ST exceto derivação aVR e/ou V1.
    - Infradesnivelamento de segmento PR, exceto derivação aVR onde há supradesnivelamento do segmento PR.

    - Onda T apiculada com leve aumento de amplitude.
    - É importante usar o segmento TP como linha de base.
  - Estágio II: normalização de segmentos ST e PR; achatamento da onda T.
  - Estágio III: inversão de onda T difusa.
  - Estágio IV: normalização da onda T. O estágio IV ocorre após um período de semanas ou meses.
- A distinção entre pericardite aguda e isquemia é possível por causa do envolvimento de maior número de derivações na pericardite e da depressão de ST em derivações espelho muito maiores na isquemia.
  - No entanto, diagnostica-se pericardite em detrimento de isquemia sob risco. Na dúvida, sempre conduzir a investigação como síndrome coronariana aguda.
- Radiografia de tórax: a pericardite aguda em geral não é visível na radiografia de tórax; a pericardite constritiva tem calcificação em 50% dos casos. Se houver derrame pericárdico, pode se apresentar na radiografia como aumento globular do contorno cardíaco com o formato de moringa e, na radiografia de tórax lateral, pode ser visto o sinal da bolacha recheada (*oreo cookie*).
- Uma linha vertical opaca (fluido pericárdico), separando uma linha radiotransparente retroesternal (gordura epicardica) de outra linha radiotransparente (gordura pericárdica) também pode ajudar em diagnósticos diferenciais.
- Ecocardiograma: para verificar a presença de derrame e/ou espessamento pericárdico e avaliar a função cardíaca na suspeita de miocardite associada. Deve-se lembrar que esse exame se apresenta frequentemente normal nos casos de pericardite aguda, não excluindo o diagnóstico.
- Ressonância magnética (RM) do miocárdio: a espessura pericárdica normal é de 2 mm, enquanto que uma espessura acima de 4 mm sugere pericardite.
- Proteína C-reativa: geralmente aumentada, mas pode estar normal na fase hiperaguda.
- Velocidade de hemossedimentação: geralmente aumentada. Não é sensível ou específica para o diagnóstico. Assim como a proteína C-reativa, pode estar normal na fase hiperaguda.

- Hemograma: pode ter linfocitose e leucocitose discreta.
- Troponina: útil para verificar a presença de necrose miocárdica associada.
- FAN: em mulheres jovens.

Como deve ser o manejo dos pacientes com pericardite aguda no departamento de emergência?

- O quadro é autolimitado em 80-90% dos casos.
- Em pacientes com pericardite aguda viral ou idiopática: recomenda-se terapia combinada com anti-inflamatórios não hormonais e colchicina.
- Iniciar anti-inflamatórios não hormonais (AINE) como ibuprofeno 600 a 800 mg por via oral, três vezes ao dia, ou ácido acetilsalicílico (AAS) 2 a 4 g ao dia; não existe evidência de superioridade de algum AINE específico em relação a outro agente da classe.
- A colchicina é eficaz tanto para o tratamento em pacientes sem melhora rápida com AINE como fundamental para profilaxia da recorrência; a dose é de 0,5 mg duas vezes por dia por 3 meses em pacientes com peso superior a 70 kg e 0,5 mg diário em pacientes com menos de 70 kg, com a redução da dose naqueles com comprometimento da função renal.
- Pacientes refratários têm tratamento controverso, mas a maior parte da literatura recomenda o uso de prednisona 0,25 a 0,5 mg/kg/d.
- O uso de corticoide em baixa dose também é recomendado para pacientes com contraindicação ao uso de AINE.
- Pacientes que tiverem algum dos preditores de alto risco, citados abaixo, devem ser internados e encaminhados para avaliação da cardiologia:
  - Febre.
  - Elevação de troponina.
  - Pericardite recorrente.
  - Trauma.
  - Uso de anticoagulantes.
  - Pacientes imunocomprometidos.
  - Derrame pleural significativo (mesmo sem tamponamento).
  - Tamponamento cardíaco.
  - Disfunção de ventrículo esquerdo.
  - Falência do tratamento ambulatorial em 7 dias.

Quando devo suspeitar e como manejar pacientes com tamponamento pericárdico?

- Tamponamento cardíaco ocorre em 2% dos pacientes com trauma penetrante de tórax, 10% dos pacientes com derrame pleural neoplásico e é comum na pericardite urêmica.
- Ocorre por conta da compressão das câmaras cardíacas pelo conteúdo pericárdico, principalmente fluido.
- O maior fator determinante é a velocidade de acúmulo do fluido no espaço pericárdico e não o volume (por exemplo: terá maior comprometimento clínico um derrame pericárdico pequeno, mas que acumulou rapidamente, do que um derrame pericárdico importante que acumulou em meses).
- Achados diagnósticos inespecíficos: dor torácica, tosse e dispneia (mais comum).
- A clássica tríade de Beck: hipotensão, estase jugular e abafamento de bulhas ocorre em 10 a 40% dos pacientes.
- Pulso paradoxal: queda maior que 10 mmHg na pressão arterial sistólica (PAS) durante a inspiração.
- ECG: mais comumente taquicardia sinusal e complexos de baixa voltagem; presença de alternância elétrica; pode-se observar achados de pericardite.
- Radiografia de tórax: aumento da área cardíaca.
- Ecocardiograma: presença do derrame pericárdico, colabamento sistólico do átrio direito (AD), seguido do colabamento diastólico de ventrículo direito (VD) e somente tardiamente das câmaras esquerdas, dilatação da veia cava inferior (VCI) com diminuição ou ausência da colapsabilidade inspiratória, movimento paradoxal do septo interventricular e variação respiratória aumentada aos fluxos e volumes intracavitários.
- Apesar dos achados acima antecederem os achados clínicos, o diagnóstico de tamponamento cardíaco é clínico, sendo fortalecido pelos sinais eletro e ecocardiográficos e confirmado pela melhora hemodinâmica com a drenagem pericárdica.
- Tratamento: volume para hipotensão e pericardiocentese guiada por ultrassonografia.
- Internação em UTI para todos os pacientes.

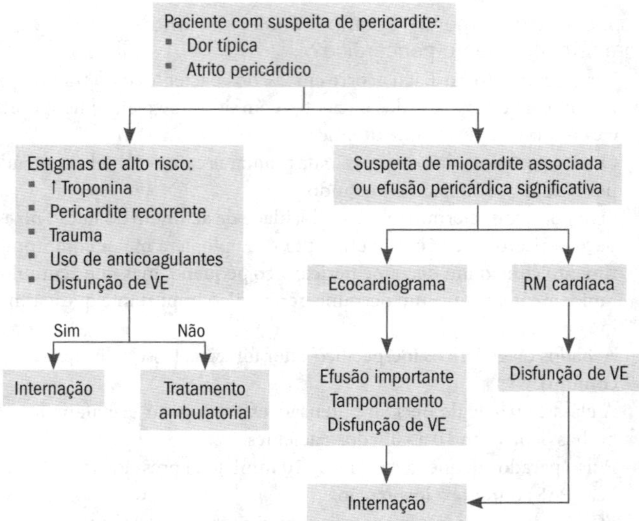

FIGURA 1 RM: ressonância magnética; VE: ventrículo esquerdo.

MIOCARDITES AGUDAS

O que é miocardite e como classificá-la?

- A miocardite representa as alterações clínicas e histológicas que ocorrem durante processos inflamatórios do miocárdio. Pode ser classificada conforme a Tabela 2.

TABELA 2 Classificação da miocardite

Classificação	Características
Forma assintomática	Sem manifestações típicas, diagnosticada principalmente em pacientes com quadro compatível com infecção de vias aéreas superiores e um dos seguintes achados: ▪ Aumento de troponina ▪ Alterações eletrocardiográficas sugestivas de lesão miocárdica aguda

(continua)

TABELA 2 Classificação da miocardite *(continuação)*

Classificação	Características
Forma assintomática	▪ Alteração de função cardíaca documentada em ecocardiograma ou ressonância magnética
Miocardite aguda	Pode cursar com três síndromes clínicas: síndrome de insuficiência cardíaca aguda, síndrome associada a dor torácica (miopericardite) e síndrome associada a pré-síncope ou síncope (ver abaixo)
Miocardite aguda fulminante	Variante da miocardite aguda, cursa com quadro de choque cardiogênico de rápida instalação
Miocardite ativa crônica	Início incerto dos sintomas, frequentes recidivas
Miocardite ativa persistente	Quadro similar ao da miocardite crônica, mas com persistência da inflamação na histologia

Quais são as principais etiologias das miocardites?

- A principal etiologia é viral, podendo ainda ser causada por infecções bacterianas, por protozoários ou ter causas não infecciosas, como medicações. A Tabela 3 resume as principais etiologias.

TABELA 3 Principais etiologias de miocardites agudas

Etiologia	Agentes
Vírus	Enterovírus (p. ex., Coxsackie B), eritrovírus (p. ex., parvovírus B19), adenovírus e herpes vírus
Bactérias	*Corynebacterium diphtheriae*, *Staphylococcus aureus*, *Borrelia burgdorferi* e espécies de *Ehrlichia*
Protozoários	Babesiose e principalmente *Trypanosoma cruzi*
Outras etiologias infecciosas	Espiroquetas, helmintos, fungos e riquétsias
Imunomediada	Alérgenos: toxoide tetânico, vacinas, doença do soro, antibióticos como penicilina e cefaclor etc. Autoantígenos: linfocítica, células gigantes. Associada a doenças autoimunes como lupus, artrite reumatóide, síndrome de Churg-Straus etc.
Tóxica	Álcool, radiação, produtos químicos (hidrocarbonetos e arsênico), metais pesados e medicamentos como a doxorrubicina etc.

Quais são as manifestações clínicas da miocardite?

- As manifestações clínicas da miocardite são muito variáveis, desde formas assintomáticas detectadas apenas por exames solicitados por outras razões, doenças subclínicas até cansaço, dor torácica, insuficiência cardíaca, choque cardiogênico, arritmias e morte súbita.
- A miocardite aguda se apresenta na forma de quatro diferentes síndromes clínicas:
  - Síndrome de insuficiência cardíaca aguda.
  - Síndrome associadas a dor torácica.
  - Síndrome associadas a pré-síncope ou síncope.
  - Miopericardite

Síndrome de insuficiência cardíaca aguda

- É a manifestação clássica da miocardite aguda. O primeiro sintoma é geralmente fadiga aos esforços, seguido de dispneia, dispneia paroxística noturna e ortopneia; em geral ocorre após infecções virais.
- O exame físico pode revelar B3 ou B4 à ausculta cardíaca e sinais de insuficiência cardíaca direita ou esquerda como distensão jugular, hepatomegalia, edema periférico e crepitações, entre outros. Alguns pacientes se apresentam com quadro de edema agudo de pulmão ou choque cardiogênico de rápida instalação.
- Ecocardiograma e ressonância magnética cardíaca: dilatação ventricular e disfunção sistólica miocárdica; o aumento da espessura da parede do ventrículo esquerdo na miocardite fulminante é secundário a inflamação ativa e pode regredir após algumas semanas.

Síndrome associada a dor torácica

- A manifestação principal neste caso é dor torácica indistinguível da síndrome coronariana aguda: a troponina pode fazer curva e o eletrocardiograma alterado.
- Associação com o parvovírus B19:
  - Pode ser necessário solicitar cineangiocoronariografia.
  - Muitas vezes o diagnóstico só é definido com a constatação de coronárias livres de lesões na estratificação invasiva.

Miopericardite

- A manifestação principal neste caso é a dor do tipo pericardite.
- Alguns pacientes podem ter comprometimento ventricular.
- Tratamento de pericardite pode ser necessário e tem boa resposta (colchicina + anti-inflamatórios não esteroidais).
- O quadro pode ser confundido com síndrome coronariana aguda.
- Prognóstico é bom.

Síndrome associada a pré-síncope ou síncope

- Apresenta-se inicialmente com quadro de pré-síncope e/ou síncope decorrente principalmente de alterações do sistema de condução, como bloqueios cardíacos ou taquiarritmias; porém, o achado eletrocardiográfico mais frequente nas miocardites é a taquicardia sinusal.
- Comum nos casos de miocardite por Chagas, doença de Lyme ou difteria.

Em que pacientes devemos suspeitar de miocardite?

- Quando manifestações de quadros infecciosos e virais incluírem piora ou aparecimento de sintomas cardíacos.
- Quando quadros virais agudos forem acompanhados de taquicardia desproporcional à febre aferida.
- Quando doenças infecciosas apresentam evidência de pericardite.
- Quando paciente jovem apresentar manifestações compatíveis com síndrome coronariana aguda, principalmente se a cineangiocoronariografia for normal.
- Quando surgirem sintomas de insuficiência cardíaca com *rash* e eosinofilia após utilização de medicamento ou vacina.

Como fazemos o diagnóstico de miocardite?

- 1 critério clínico + 1 critério de exame complementar OU 2 critérios de exame complementar (no paciente assintomático). A Tabela 4 apresenta os critérios aceitos.
- A elevação de marcardores miocárdicos se mantém em platô por maior tempo do que nas síndromes coronarianas agudas.
- Marcadores inflamatórios como PCR e VHS aumentados.
- Alterações eletrocardiográficas:
  - Taquicardia sinusal.

TABELA 4 Critérios diagnósticos para suspeita de miocardite

Critérios clínicos: I. Dor torácica aguda, com características de pericardite ou pseudoisquêmica II. Quadro novo (dias até 3 meses) ou piora de dispneia em repouso ou exercício e/ou fadiga* III. Quadro subagudo ou piora subaguda (> 3 meses) de dispneia em repouso ou exercício e/ou fadiga* IV. Palpitações, sintomas de arritmia inexplicados e/ou síncope, e/ou morte súbita abortada
Critérios de exames complementares: I. Holter, ECG, teste ergométrico: nova anormalidade no ECG de 12 derivações e/ou Holter e/ou teste ergométrico como: (1) bloqueio atrioventricular de qualquer grau, bloqueio de ramo, alteração de segmento ST, onda T (supradesnivelamento, infradesnivelamento, inversão de onda T), parada sinusal, taquicardia ventricular ou fibrilação ou assistolia, fibrilação atrial, redução da progressão de onda R, atraso de condução intraventricular (alargamento QRS), ondas Q anormais, baixa voltagem, extrassístoles frequentes, taquicardia supraventricular II. Marcadores de miocardiocitólise: elevação de troponina I/T III. Anormalidades estruturais/funcionais em imagem cardíaca (eco/angio/RM): nova ou inexplicada alteração funcional de estrutura de VE e/ou VD (incluindo achados incidentais em pacientes aparentemente assintomáticos) – alteração de mobilidade segmentar, anormalidade global sistólica ou diastólica, com ou sem dilatação de ventrículo, com ou sem aumento de espessura de paredes, com ou sem derrame pericárdico, com ou sem trombos intracavitários IV. Caracterização tecidual por RM: edema e/ou contrastação tardia por gadolínio com padrão de miocardite

* Com ou sem sinais de insuficiência cardíaca esquerda e/ou direita. ECG: eletrocardiograma; RM: ressonância magnética; VD: ventrículo direito; VE: ventrículo esquerdo.

  - Alterações de repolarização ventricular.
  - Infra ou supradesnivelamento do segmento ST de forma localizada ou difusa.
  - Bloqueios atrioventriculares ou de ramos.
  - Alargamento de QRS e ondas Q – associado com pior prognóstico.
  - Associação com achados de pericardite (ver no início do capítulo sobre pericardites).
- Radiografia de tórax:

  - Achados inespecíficos.
  - Área cardíaca aumentada.
  - Sinais de congestão pulmonar.
- Ecocardiograma:
  - Achados inespecíficos.
  - Dilatação de câmaras cardíacas.
  - Anormalidades regionais ou globais da cinesia de paredes.
  - Trombos intracavitários.
  - Disfunção de ventrículo direito (VD) (incomum e indica pior prognóstico).
  - Derrame pericárdico (sugere miopericardite).
  - Pode-se fazer diagnóstico diferencial:
    - Takotsubo.
    - Infarto agudo do miocárdio (IAM).
    - Doenças valvares agudas.
- Ressonância magnética (RM) com gadolínio: geralmente pode distinguir miocardite de cardiomiopatia isquêmica. Na miocardite, há envolvimento preferencialmente do epicárdio e do miocárdio, poupando o endocárdio, enquanto a cardiomiopatia isquêmica predomina no endocárdio com extensão variável no miocárdio e no epicárdio.

Como deve ser o manejo de pacientes com miocardite aguda?

- O tratamento deverá ser direcionado para cada apresentação clínica.
- Em quadros subclínicos: repetir dosagem de troponinas em 1-2 semanas.
- Miopericardite: colchicina com dose de 0,5 mg 2x/d por 3 meses (6 meses se recorrente), assim como o uso de AINEs.
- Síncope por arritmias ventriculares ou bloqueio cardíaco: internação para monitorização eletrocardiográfica e definição prognóstica; uso de drogas antiarrítmicas específicas; pode ser necessária a implantação de marca-passos ou desfibriladores cardíacos ou até transplante cardíaco.
- IC: tratamento similar ao de outras situações com IC. São recomendações específicas nesses pacientes:
  - Restrição de sódio 2-3 g/d e hídrica 1.000-1.500 mL/d.
  - Atividade física restrita durante a fase aguda da miocardite.
  - Restrição a álcool.

- Terapia antiarrítmica não deve ser iniciada para extrassístoles atriais ou ventriculares assintomáticas.
- Taquicardias supraventriculares devem ter reversão precoce.
- Taquicardias ventriculares (TV) não sustentadas têm indicação de iniciar terapia antiarrítmica e os casos de TV sustentada deverão ser submetidos a cardioversão imediata. As principais opções de antiarrítmicos incluem amiodarona e dofetilida; em pacientes sem choque ou classe funcional menor que IV, consideram-se betabloqueadores e bloqueadores de canal de cálcio.
- A Tabela 5 apresenta as indicações de biópsia endomiocárdica, quando poderá haver mudança de conduta dependendo do resultado da biópsia.
- Todos os pacientes têm indicação de inibidor de enzima conversora de angiotensina ou bloqueador de receptor de angiotensina, salvo contraindicações.
- Pacientes com disfunção ventricular têm indicação de betabloqueador.
- Pacientes com fibrilação atrial paroxística ou permanente, trombo intracavitário ou tromboembolismo prévio têm indicação de anticoagulação.

TABELA 5 Indicações de biópsia endomiocárdica

Biópsia recomendada	Pacientes com IC fulminante inexplicada – nova IC no máximo em duas semanas associada com comprometimento hemodinâmico
	Nova IC inexplicada com duas semanas a três meses de história associada a dilatação de VE e novas arritmias ventriculares, bloqueio AV Mobitz II ou BAVT e falha de resposta medicamentosa em cuidado otimizado por uma a duas semanas
Biópsia sugerida	IC de mais de três meses de duração associada com novas arritmias ventriculares, bloqueio AV de segundo e terceiro grau e falha de resposta medicamentosa em cuidado otimizado por uma a duas semanas
	IC associada com miocardiopatia dilatada com reação alérgica suspeita ou eosinofilia ou ambos
	Outros cenários clínicos específicos quando outra avaliação é inconclusiva e o diagnóstico pode impactar o tratamento ou prognóstico (suspeitas: sarcoidose, miocardite de grandes células, miocardite granulomatosa)

AV: atrioventricular; BAVT: bloqueio atrioventricular total; IC: insuficiência cardíaca.

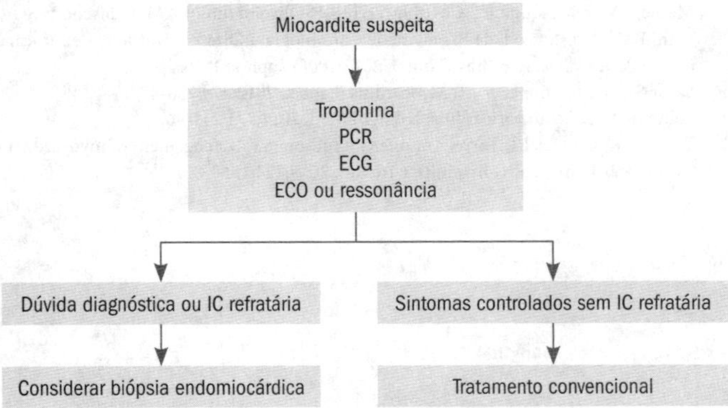

FIGURA 2 ECG: eletrocardiograma; ECO: ecocardiograma; IC: insuficiência cardíaca; PCR: proteína C-reativa.

- Em pacientes com fração de ejeção menor que 20%, considera-se anticoagulação, se houver baixo risco de sangramento e sem hepatopatias.
- Em pacientes fora da fase aguda da miocardite que apresentem arritmias com risco de vida, considera-se implantar cardiodesfibrilador.
- A terapia imunossupressora só deverá ser iniciada com a comprovação de etiologia responsiva a esse tratamento por meio de biópsia endomiocárdica.
- Considerar transplante se evolução com IC persistente e refratária.

LEITURA SUGERIDA

1. Cooper Jr LT. Clinical manifestations and diagnosis of myocarditis in adults. In: Post TW (ed.). UpToDate. Waltham, MA: UpToDate Inc. http://www.uptodate.com. Acesso em: 15 set 2021.
2. Cooper Jr LT. Natural history and therapy of myocarditis in adults. In: Post TW (ed.). UpToDate. Waltham, MA: UpToDate Inc. http://www.uptodate.com. Acesso em: 15 set 2021.
3. LeWinter MM, Hopkins WE. Pericardial diseases. In: Mann DL, Zipes DP, Libby P, Bonow RO. Brauwald's heart disease. 10. ed. Philadelphia: Elsevier; 2014.

4. Montera MW, Mesquita ET, Colafranceschi AS, Oliveira Junior AM, Rabischoffsky A, Ianni BM, et al.; Sociedade Brasileira de Cardiologia. I Diretriz Brasileira de Miocardites e Pericardites. Arq Bras Cardiol. 2013;100(4 supl. 1):1-36.
5. Sagar S, Liu PP, Cooper Jr LT. Myocarditis. Lancet. 2012;379:738-47.
6. Solomon CG. Acute pericarditis. N Engl J Med. 2014;371:2410-6.
7. Tschöpe C, Cooper LT, Torre-Amione G, Linthout SV. Management of myocarditis-related cardiomyopathy in adults. Circ Res. 2019;124:1568-83.

23 Endocardite infecciosa

Julio Flávio Meirelles Marchini
Rodrigo Antonio Brandão Neto
Maria Lorraine Silva de Rosa

- A endocardite infecciosa é uma doença rara. Tem uma incidência anual estimada de 3,9 casos a cada 100.000 pessoas em países industrializados. Associada a alta mortalidade e complicações graves.
- São cerca de dois homens acometidos para cada mulher.
- De todos os casos de endocardite infecciosa, alguns estudos prospectivos relatam 30% associados a instituições de saúde (internação ou procedimentos ambulatoriais).

QUAIS SÃO FATORES DE RISCO PARA ENDOCARDITE?

- Homens.
- Idade maior que 60 anos (em populações livres de febre reumática).
- Uso de drogas injetáveis.
- Infecções dentárias ou dentição em estado ruim e procedimentos dentários.
- Doença estrutural cardíaca.
- Doença valvar, principalmente prolapso de valva mitral e febre reumática.
- Cardiopatia congênita.
- Prótese valvar. Maior mortalidade comparada a válvula nativa e associada a mais complicações.
- Endocardite infecciosa prévia.
- Procedimento invasivo intravascular.
- Hemodiálise.
- Infecção pelo HIV.
- Presença de cateter venoso central.

COMO O PACIENTE COM ENDOCARDITE SE APRESENTA NO DEPARTAMENTO DE EMERGÊNCIA?

- Na endocardite aguda o paciente se apresenta com mal-estar geral importante e toxemiado.

- Já nos casos de endocardite subaguda os sintomas são fadiga ou então inespecíficos e é fundamental levantar a suspeita.
- A presença de febre é comum, ocorrendo em 80% dos casos.
- Na sequência, os sinais e sintomas mais prevalentes são: sopro cardíaco (80-85%), calafrios e sudorese (40-75%), anorexia, fraqueza e perda de peso (25-50%), embolia arterial (20-50%) e esplenomegalia (15-50%).
- Sinais e sintomas decorrentes de eventos cerebrais são as complicações extracardíacas mais frequentes e graves. Complicações embólicas podem ocorrer em 25% dos casos, sendo mais frequentes no cérebro, pulmão ou baço.
- A endocardite deve ser suspeitada em pacientes com febre e fatores de risco cardiovascular para desenvolver endocardite.
- O importante é ter endocardite infecciosa no diagnóstico diferencial infeccioso e buscar a confirmação ou exclusão diagnóstica.
- Os critérios de Duke têm sensibilidade e especificidade superiores a 80%. Baseados em achados clínicos, ecocardiográficos e biológicos.
- Os principais achados clínicos da endocardite infecciosa são descritos na Tabela 1 e os critérios de Duke para o diagnóstico são especificados na Tabela 2.
- Achados de exame físico: hemorragia retiniana (Roth), petéquias, novo sopro, máculas hemorrágicas não dolorosas em palmas ou plantas (Janeway), nódulos dolorosos em polpas digitais (Osler), esplenomegalia dolorosa, dor vertebral.

TABELA 1 Achados clínicos na endocardite infecciosa

Fenômeno	Prevalência
Febre	80-90%
Calafrios e sudorese	40-75%
Anorexia, fraqueza e perda de peso	25-50%
Mialgias e artralgias	15-30%
Dor lombar	7-15%
Sopro cardíaco	80-85%
Novo sopro ou piora de sopro existente	10-40%
Embolia arterial	20-50%
Esplenomegalia	15-50%
Baqueteamento digital	10-20%
Manifestações neurológicas	20-40%
Petéquias	10-40%

- Fatores de mau prognóstico na apresentação: idosos, prótese, DM, comorbidades, insuficiência cardíaca, insuficiência renal, embolia cerebral de área moderada ou maior, hemorragia cerebral, choque séptico, *S. aureus*, fungo, HACEK*, complicações perianelares, insuficiência valvar esquerda grave, fração de ejeção baixa, hipertensão pulmonar, vegetações grandes, disfunção de prótese grave, elevação de pressões diastólicas (como fechamento prematuro de válvula mitral).

QUAIS EXAMES PEDIR NA SUSPEITA DE ENDOCARDITE?

- Três pares de hemocultura coletados preferencialmente com 30 minutos entre eles, cada um contendo 10 mL de sangue, e devem ser incubados em ambientes aeróbicos e anaeróbicos.
- Eletrocardiograma: o acometimento do anel valvar pode provocar bloqueio atrioventricular.
- Hemograma: endocardite subaguda pode estar associada a anemia.
- Função renal para ajuste de dose de antibióticos.
- Conforme epidemiologia local, deve-se considerar:
  - Sorologia para *Coxiella burnetii*, *Bartonella* spp., *Aspergillus* spp., *Mycoplasma pneumoniae*, *Brucella* spp., *Legionella pneumophila*.
  - PCR para *Tropheryma whipplei*, *Bartonella* spp. e fungos (*Candida* spp., *Aspergillus* spp.).
- Ecocardiografia transtorácica: a visualização direta dos achados da endocardite define o diagnóstico, constituindo um dos critérios maiores de Duke. Dependendo dos achados, também pode ajudar na definição da antibioticoterapia empírica ou indicar tratamento cirúrgico.
- Vegetações que são grandes e móveis, ou na posição mitral e aquelas causados por *Staphylococcus aureus* são associadas com um risco aumentado de embolia cerebral sintomática.
- Ecocardiografia transesofágica – indicações:
  - Quando os resultados do ecocardiogama transtorácico são negativos, mas com suspeita importante e/ou não foi possível obter imagens com qualidade adequada.
  - Válvulas protéticas ou dispositivos intracardíacos.

---

* *Haemophilus* spp., *Aggregatibacter* spp., *Cardiobacterium hominis*, *Eikenella corrodens*, *Kingella kingae*.

TABELA 2 Critérios de Duke modificados para diagnóstico de endocardite infecciosa (EI). Para o diagnóstico de EI são necessários 2 critérios maiores ou 1 maior e 3 menores ou 5 critérios menores

Critérios maiores
1. Critério microbiológico: ▪ Isolamento dos agentes típicos de EI em duas hemoculturas distintas: – *Staphylococcus aureus* – *Streptococcus* do grupo *viridans* – *Streptococcus gallolyticus* (anteriormente classificado como *S. bovis*) – Grupo HACEK (vide acima) – Bacteremia por enterococo adquirido na comunidade (na ausência de foco primário) ▪ Hemoculturas persistentemente positivas: – Microrganismo compatível com EI isolado em duas amostras coletadas com mais de 12 horas de intervalo – Microrganismo que em geral é contaminante da pele: confirmação em três ou a maior parte de ≥ 4 hemoculturas (com um intervalo mínimo de 1 hora entre a primeira e a última amostra) ▪ Única cultura ou sorologia positiva (IgG > 1:800) para *Coxiella burnetii*
2. Evidência de envolvimento endocárdico: ▪ Ecocardiografia positiva para EI: – Vegetação (massa oscilante intracardíaca relacionada a válvula ou estruturas de apoio, no trajeto de jatos regurgitantes, relacionados a material implantado, ou na ausência de outra explicação alternativa anatômica) OU – Abscesso OU – Nova deiscência parcial de prótese valvar ▪ Novo sopro valvar (aumento ou mudança de sopro preexistente não conta como critério)
Critérios menores
1. Predisposição (uso de drogas injetáveis ou cardiopatia compatível – valvopatia com insuficiência importante ou turbulência de fluxo sanguíneo ou prótese valvar)
2. Febre ≥ 38°C
3. Fenômenos vasculares (embolia arterial importante, infarto pulmonar séptico, aneurisma micótico, hemorragia intracraniana, hemorragia conjuntival, lesões de Janeway)
4. Fenômenos imunológicos (presença de fator reumatoide, glomerulonefrite, nódulo de Osler ou manchas de Roth)

(continua)

TABELA 2 Critérios de Duke modificados para diagnóstico de endocardite infecciosa (EI). Para o diagnóstico de EI são necessários 2 critérios maiores ou 1 maior e 3 menores ou 5 critérios menores *(continuação)*

Critérios menores
5. Hemocultura positiva que não preenche critérios maiores ou evidência sorológica de infecção ativa (exclui-se hemocultura única positiva para estafilococo coagulase--negativo ou para microrganismo que raramente cause endocardite)
6. Outros critérios: esplenomegalia, proteína C-reativa > 100 mg/dL e baqueteamento digital de início recente

- Os ecocardiogramas torácico e transesofágico combinados mostram vegetações em 90% dos casos, insuficiência da válvula em 60%, abscesso paravalvar em 20% dos casos e, raramente, deiscência da prótese, pseudoaneurismas e fístula.
- Repetir a ecocardiografia em casos de suspeita de complicação da endocardite infecciosa (novo sopro, evento embólico, insuficiência cardíaca, bloqueio atrioventricular, abscesso).
- Seriar a ecocardiografia para avaliação de tamanho de vegetação, dependendo dos achados iniciais, microrganismo e resposta à terapia.
- Em pacientes com bacteremia ou cultura positiva para *Staphylococcus aureus* deve-se pedir o exame ecocardiográfico:
  - Lembrar que o exame pode ser negativo se for solicitado muito precocemente (menos de 5 dias a partir do início dos sintomas).
  - Por isso deve-se repetir o exame dentro de 5 a 7 dias se o exame inicial for negativo.
- Finalmente, repetir o exame no final da antibioticoterapia.

COMO INICIO O TRATAMENTO?

- Em pacientes com sinais e sintomas agudos sugestivos de EI com piora clínica, as culturas devem ser coletadas e iniciado o tratamento empírico. O atraso do diagnóstico e tratamento pode estar associado a complicações.
- Nos pacientes com EI subaguda e estáveis, o tratamento empírico não traz benefícios (não diminui complicações precoces).
  - Cabe antibioticoterapia empírica na EI subaguda quando múltiplas culturas são negativas e a vegetação é detectada.

- A escolha do antibiótico depende dos microrganismos mais prováveis de acordo com algumas considerações:
  1. Uso prévio de antibióticos.
  2. Infecção em válvula nativa ou prótese.
  3. Se infecção relacionada à comunidade, nosocomial, epidemiologia local.
- Em geral, a terapia empírica deve cobrir estafilococos, estreptococos e enterococos.
- O tempo da antibioticoterapia depende do local da infecção valvar e do patógeno específico; de modo geral, a duração é de 2 semanas para aminoglicosídeos, 4 a 6 semanas para os demais antibióticos, sendo pelo menos 6 semanas para endocardite de prótese ou outras complicações (Tabela 3).

TABELA 3 Tratamento empírico da endocardite infecciosa

Infeccção adquirida na comunidade, válvulas nativas ou protéticas tardias (> 12 meses da cirurgia)	Ampicilina 2 g 4/4 h + oxacilina 2 g 4/4 h (6 semanas) + gentamicina 3 mg/kg/dia 1x/dia (4 semanas) IV
Infeccção nosocomial, válvulas protéticas precoces (< 12 meses da cirurgia), alergia a penicilina	Vancomicina 30-60 mg/kg/dia + gentamicina 3 mg/kg/dia 1x/dia IV (atentar para nefrotoxicidade)

Fonte: ESC, 2015.

- Na terapia com vancomicina, monitorar função renal e, se necessário, a vancomicinemia sérica.
- Ajustar a antibioticoterapia assim que o antibiograma estiver disponível (Tabela 4).

TABELA 4 Esquemas sugeridos para tratamento da endocardite infecciosa (EI) conforme antibiograma

	Válvulas nativas	Válvulas protéticas
Estafilococos *S. aureus*	Resistente à *meticilina* (MRSA) - vancomicina, sensível à *meticilina* (MSSA) - oxacilina - 4 a 6 semanas	Oxicilina + gentamicina + rifampicina (associar após 3-5 dias) Se resistência - vancomicina

(continua)

TABELA 4 Esquemas sugeridos para tratamento da endocardite infecciosa (EI) conforme antibiograma (*continuação*)

	Válvulas nativas	Válvulas protéticas
Estreptococos *S. viridans* e *S. bovis*	**Cepas sensíveis à penicilina** (MIC < 0,12 mcg/mL) Ampicilina ou ceftriaxona por 4 semanas + gentamicina (2 semanas) ou ceftriaxona por 4 semanas **Cepas relativamente resistentes à penicilina** (MIC > 0,12 mcg/mL e < 0,5 mcg/mL) Ampicilina (4 semanas)+ gentamicina (2 semanas) ou ceftriaxona 4 semanas **Cepas totalmente resistentes à penicilina** (MIC < 0,5 mcg/mL) Ampicilina + gentamicina por 4-6 semanas se alergia à penicilina, vancomicina por 4 a 6 semanas	**Cepas sensíveis à penicilina** Ampicilina ou ceftriaxona (6 semanas) + gentamicina (2 semanas) ou monoterapia com vancomicina **Cepas relativamente e totalmente resistentes à penicilina** Ampicilina ou ceftriaxona ou vancomicina (6 semanas) + gentamicina (6 semanas)
Enterococos *E. faecalis* (90% dos casos de EI por enterococo)	Ampicilina ou vancomicina + gentamicina	Ampicilina ou vancomicina + gentamicina (6 semanas)
HACEK (bacilos Gram-negativos)	Ceftriaxona 2 g/dia por 4-6 semanas	Ceftriaxona ou ampicilina + gentamicina ou ciprofloxacino

Fonte: AHA/ESC.

- É recomendável acompanhamento com equipe multidisciplinar – infectologia, cardiologia e cirurgia cardíaca.
- O paciente pode levar 3 a 7 dias para ficar afebril (casos de estafilococcia, endocardite em câmaras direitas e casos com êmbolo séptico tendendo para períodos mais longos com febre). É razoável repetir dois pares de hemocultura a cada 48 horas para avaliar a efetividade do tratamento.

QUANDO CHAMAR A CIRURGIA CARDÍACA?

- Interconsulta com cirurgia cardíaca deve ser pedida precocemente em todos os casos em que se observam (*ou se esperam*) complicações (p. ex., infecções de próteses valvares ou insuficiência cardíaca, infecção não controlada, infecção fúngica e prevenção de eventos embólicos).
- Indicações de tratamento cirúrgico:
  - Emergência (em 24 horas):
    - Endocardite aórtica ou mitral com insuficiência grave, obstrução ou fístula causando edema pulmonar ou choque cardiogênico.
  - Urgente (em 1-2 dias):
    - Endocardite aórtica ou mitral com insuficiência grave, obstrução ou fístula causando insuficiência cardíaca ou sinais ecocardiográficos de tolerância hemodinâmica ruim.
    - Infecção local não controlada (abscesso, pseudoaneurisma, fístula e vegetação em aumento).
    - Culturas positivas apesar de antibiótico correto e controle de embolia séptica.
    - Vegetações aórticas ou mitrais maiores que 1 cm e pelo menos um evento embólico apesar de terapia antibiótica adequada.
    - Vegetações aórticas ou mitrais maiores que 1 cm associadas a estenose valvar, regurgitação e baixo risco operatório.
    - Vegetações aórticas ou mitrais maiores que 3 cm.
    - Infecção de cabo ou loja de marca-passo.
  - Urgente/eletivo:
    - Infecção por fungos ou organismos multirresistentes.
    - Endocardite de prótese causada por estafilococos ou HACEK.
    - Dispositivo intracardíaco na presença de fungo, *S. aureus* ou em paciente que vai realizar cirurgia valvar por outra razão.

LEITURA SUGERIDA

1. Baddour LM, Wilson WR, Bayer AS, Fowler VG, Jr., Bolger AF, Levison ME, et al. Infective endocarditis: diagnosis, antimicrobial therapy, and management of complications: a statement for healthcare professionals from the Committee on Rheumatic Fever, Endocarditis, and Kawasaki Disease, Council on Cardiovascular Disease in the Young, and the Councils on Clinical Cardiology, Stroke, and Cardiovascular Surgery and Anesthesia, American Heart Association: endorsed by the Infectious Diseases Society of America. Circulation. 2005;111(23):e394-434.

2. Habib G, *et al.* 2015 ESC Guidelines for the management of infective endocarditis: The Task Force for the Management of Infective Endocarditis of the European Society of Cardiology (ESC) Endorsed by: European Association for Cardio-Thoracic Surgery (EACTS), the European Association of Nuclear Medicine (EANM). European Heart Journal. 2015;36:3075-128.
3. Habib G, Hoen B, Tornos P, Thuny F, Prendergast B, Vilacosta I, et al. Guidelines on the prevention, diagnosis and treatment of infective endocarditis. Eur Heart J. 2009;30:2369-413.
4. Hoen B, Durval X. Infective endocarditis. N Engl J Med. 2013:368:1425-33.
5. Ishimura RA, Otto CM, Bonow RO, Carabello BA, Erwin JP, 3rd, Fleisher LA, et al. 2017 AHA/ACC focused update of the 2014 AHA/ACC Guideline for the Management of Patients With Valvular Heart Disease: A report of the American College of Cardiology/American Heart Association Task Force on Clinical Practice Guidelines. Circulation. 2017;135(25):e1159-e95.
6. Sexton DJ. Antimicrobial therapy of native valve endocarditis. In: Post TW (ed.). UpToDate. Waltham, MA: UpToDate Inc.; 2021. Acesso em 19/10/2021.
7. Wilson W, Taubert KA, Gewitz M, Lockhart PB, Baddour LM, Levinson M, et al. Prevention of infective endocarditis: guidelines from American Heart Association. Circulation. 2007;116:1736-54.

24

Oclusão arterial aguda

Fernanda Denadai Benatti
Victor Paro da Cunha
Lucas Oliveira Marino

- Oclusão arterial aguda (OAA) é uma emergência vascular caracterizada pela súbita oclusão de uma artéria de pequeno, médio ou grande calibre.
- Clinicamente, é definida como a presença de hipoperfusão grave de um membro, de início agudo (< 2 semanas) e com a presença de dor, palidez, ausência de pulsos, redução da temperatura local, parestesia e paralisia.

QUAIS AS PRINCIPAIS CAUSAS E ASPECTOS CLÍNICOS CORRELATOS?

TABELA 1

Mecanismo	Condições associadas	Considerações clínicas e epidemiológicas
Trombose arterial	▪ Placa aterosclerótica: DAOP	▪ Fatores de risco cardiovasculares ▪ Acometimento bilateral (↓ de pulsos, atrofia muscular, ↓ pilificação, hiperpigmentação) ▪ História de claudicação intermitente; úlcera de extremidade; circulação colateral à arteriografia ▪ Manifestações menos dramáticas por conta da circulação colateral

(continua)

TABELA 1 *(continuação)*

Mecanismo	Condições associadas	Considerações clínicas e epidemiológicas
Embolização arterial	▪ Êmbolos cardíacos (70%): FA; IAM; ICC; estenose mitral; endocardite ▪ Êmbolos de aneurismas ou placas ateroscleróticas (20%) ▪ Embolia paradoxal (2-4%) ▪ Embolização tumoral (< 1%)	▪ Doença cardíaca estrutural ▪ Pulsos contralaterais presentes ▪ Ausência de circulação colateral ▪ Embolização típica para regiões de estreitamento (placas ateroscleróticas ou bifurcações – femoral, ilíaca, poplítea, braquial) ▪ Pacientes com embolia paradoxal são tipicamente mais novos, com baixa evidência de cardiopatia estrutural ou doença vascular
Ateroembolismo por colesterol	▪ Iatrogênico (70%): angiografia, cirurgia cardiovascular, anticoagulação ▪ Espontâneo	▪ Cianose fixa e dolorosa de um ou mais pododáctilos ▪ Membro quente e pulsos distais presentes ▪ Pode apresentar AVC, IRA e hemorragia digestiva associados, além de febre e taquicardia
Hipercoagulabilidade	▪ Trombofilias	▪ Habitualmente manifestam-se na circulação venosa ▪ SAAF, malignidades, hiper-homocisteinemia e trombocitopenia induzida por heparina são condições que aumentam o risco de trombose arterial
Aneurisma	▪ Trombose aguda de aneurisma	▪ Comumente associada a aneurisma de artéria poplítea ▪ Membro contralateral pode ter pulso poplíteo hiperpulsátil ▪ Sinais de embolização distal são frequentes ▪ Complicações isquêmicas em outros aneurismas periféricos são menos comuns

(continua)

TABELA 1 *(continuação)*

Mecanismo	Condições associadas	Considerações clínicas e epidemiológicas
Lesão vascular	▪ Iatrogênica: complicações de procedimentos cardíacos e vasculares periféricos ▪ Trauma vascular fechado ou penetrante: lesão vascular direta; dissecção arterial traumática com trombose ou tromboembolismo	▪ Incidência de complicações vasculares pós-cateterismo cardíaco 1,5-9% (hematoma, fístula, pseudoaneurisma, oclusão arterial, ateroembolismo) ▪ História de trauma contuso em membros, trauma penetrante em trajeto de vasos ou luxações de articulações (p. ex., deslocamento posterior do joelho)
Formação de falso lúmen com ausência de irrigação de áreas distais	▪ Dissecção de aorta ou artérias periféricas (isolada de ilíaca, p. ex.)	▪ HAS e outros fatores de risco cardiovasculares ▪ Dor lancinante, assimetria de pulso e pressões, sinais de isquemia

AVC: acidente vascular cerebral; DAOP: doença arterial oclusiva periférica; FA: fibrilação arterial; HAS: hipertensão arterial sistêmica; IAM: infarto agudo do miocário; ICC: insuficiência cardíaca aguda; IRA: insuficiência renal aguda; SAAF: síndrome do anticorpo antifosfolípide.

- Outras etiologias raras: síndrome de encarceramento de artéria poplítea, doença cística adventicial, arterites, síndrome do desfiladeiro cervicotorácico e vasoespasmo (ergotismo/cocaína).

QUAIS AS MANIFESTAÇÕES CLÍNICAS ESPERADAS NA OAA?

- A apresentação clínica depende da duração da oclusão arterial, da localização, da existência de doença vascular subjacente e da presença de circulação colateral.
- Há duas apresentações clínicas clássicas:
  - Isquemia crônica agudizada: sintomas evoluem em tempo variável (de horas a dias); piora súbita em paciente com história de doença arterial oclusiva periférica (DAOP) é sugestiva de trombose.
  - Isquemia aguda de extremidade: súbita evolução de sintomas isquêmicos em pacientes previamente assintomáticos é sugestiva de embolização.

- As manifestações são, em inglês, divididas pelos seis "Ps": *pain* (dor), *pallor* (palidez), *pulselessness* (ausência de pulso), *poikilothermia* (redução da temperatura local), *paresthesia* (parestesia) e *paralysis* (paralisia, redução da força muscular).
- Dor é o achado mais comum e costuma ser a queixa principal no departamento de emergência (DE): início súbito ou piora recente (< 2 semanas), em cãibra ou em queimação constante, precipitada pelo esforço ou não, porém mantida durante o repouso.
- Pacientes com história de claudicação intermitente prévia relatam mudança do padrão da dor, agora constante ou com pouca melhora durante o repouso, associada à diminuição de temperatura. Pacientes com OAA de origem embólica costumam relatar dor súbita, nunca sentida antes, acometendo todo o membro ou apenas parte dele.
- Alterações cutâneas e de partes moles: palidez, cianose, livedo e dor na palpação da musculatura. Em quadros avançados, cianose fixa, epidermólise e necrose. Na DAOP, já existem alterações crônicas com hiperpigmentação, atrofia miocutânea e rarefação de pelos. Hiperemia reativa (membro isquêmico torna-se hiperemiado quando pendente) sugere presença de circulação colateral e, portanto, de doença arterial periférica prévia.
- Ausência de pulsos palpáveis: clinicamente podemos determinar o nível da obstrução por meio da palpação dos pulsos periféricos. Pacientes com ausência de pulsos no membro contralateral têm trombose arterial como etiologia mais provável.
- Alterações de temperatura: o membro acometido se torna mais frio se comparado ao contralateral; com relação à área isquêmica, idem em relação a sítios anatômicos proximais não acometidos.
- Neuropatia isquêmica: hipoestesia em regiões distais, com posterior evolução para a perda de sensibilidade superficial em áreas proximais, perda de sensibilidade vibratória, discriminativa, proprioceptiva e fraqueza em grupamentos musculares maiores. Por fim, há paralisia completa e anestesia profunda e global.
- Sintomas mais graves e com evolução mais rápida nas embolias por conta da ausência de colaterais.

COMO DIFERENCIAR O QUADRO TROMBÓTICO DO EMBÓLICO?

TABELA 2

Característica	Mecanismo trombótico	Mecanismo embólico
Dor	Claudicação intermitente com piora progressiva	Sem dor em membro anteriormente ao quadro clínico atual; relato preciso do momento do início da dor
Alteração cardíaca estrutural	Raramente	Frequentemente
Alterações cutâneas prévias	Úlcera de difícil cicatrização, pele hiperpigmentada, brilhosa, sem pelos e com unhas grossas	Ausentes
Pulsos periféricos	Previamente ausentes e com acometimento bilateral	Previamente palpáveis no membro acometido e normais no membro contralateral
Diferenciação entre área isquêmica e perfundida	Mal delimitada	Bem delimitada
Achados angiográficos	Doença vascular disseminada, com presença de ampla rede de vasos colaterais. Obstrução em local comumente acometido por doença aterosclerótica (p. ex., canal dos adutores, origem da artéria subclávia)	Oclusão vascular de delimitação bem definida, com pouco acometimento de outros vasos e pequena rede de colaterais. Acomete frequentemente bifurcações. Imagem de taça invertida

COMO REALIZAR A AVALIAÇÃO DIAGNÓSTICA E A INVESTIGAÇÃO COMPLEMENTAR DIANTE DE UM CASO SUSPEITO?

1. Ultrassonografia Doppler: exame não invasivo capaz de determinar o local exato da oclusão arterial:
   - Limitações: (1) sensibilidade reduzida em obstruções abaixo do nível da panturrilha; (2) acurácia limitada em casos de etiologia aterosclerótica (doença prévia difusa dificulta a interpretação do exame, avaliação de fluxo é limitada na presença de calcificação intensa); (3)

operador-dependente (necessita de profissional capacitado e com experiência).

2. A classificação de Rutherford é utilizada como um guia para determinar a viabilidade do membro acometido; resume-se à avaliação sensório-motora e aos achados no Doppler de vasos periféricos como forma de prever a reversibilidade após revascularização.

TABELA 3

Categoria	Prognóstico	Alteração sensitiva	Alteração motora	Doppler arterial	Doppler venoso
I - Viável	Sem lesão ameaçadora	Ausente	Ausente	Audível	Audível
IIa - Ameaçado marginalmente	Viável se tratado rapidamente	Mínima dor acometendo apenas os dedos ou ausente	Ausente	Inaudível	Audível
IIb - Imediatamente ameaçado	Viável se tratado imediatamente	Acometendo mais do que os dedos, associada ou não à dor no repouso	Pequena ou moderada	Inaudível	Audível
III - Inviável	Dano irreversível	Anestesia profunda	Paralisia com ou sem rigor	Inaudível	Inaudível

3. Contatar um cirurgião vascular o mais breve possível, previamente à solicitação de exames de imagem complementares.

QUAIS SÃO OS MÉTODOS DE IMAGEM SUBSIDIÁRIOS MAIS AMPLAMENTE EMPREGADOS?

- Tomografia computadorizada com contraste: larga disponibilidade no DE, facilidade de execução e rapidez no recebimento de seus resultados; boa capacidade de avaliar a anatomia tanto arterial quanto venosa de um membro, especialmente em vasos de maior calibre.

- Arteriografia: padrão-ouro para casos de OAA, já que é capaz de avaliar toda a anatomia da rede vascular de um membro.
  - Determina com precisão o local exato da oclusão vascular, caracterizado pelo ponto de não progressão súbita do contraste após injeção.
  - Permite associação de técnicas endovasculares para a remoção do trombo e o tratamento definitivo da lesão.
  - Auxilia a determinar o mecanismo da oclusão (embólico *vs.* trombótico).
  - Ponderar risco/benefício: potenciais complicações, como nefropatia induzida por contraste, AVC, ateroembolismo por colesterol, macroembolização.
- A avaliação complementar com angiotomografia e/ou angiografia fica a critério da equipe de cirurgia vascular. Consideram-se a gravidade de cada caso, a necessidade de abordagem de urgência/emergência e a disponibilidade dos exames complementares.
  - Pacientes com membro viável ou marginalmente ameaçado podem ser candidatos à imagem vascular complementar (angiotomografia e/ou angiografia) para estudo de anatomia e programação cirúrgica, principalmente nos casos em que haja suspeita de DAOP prévia.
  - Pacientes com membro imediatamente ameaçado usualmente são submetidos à complementação diagnóstica e terapêutica (arteriografia) em ambiente cirúrgico o mais rápido possível.

QUAIS SÃO AS MEDIDAS DE SUPORTE ROTINEIRAMENTE INSTITUÍDAS?

- Visam retardar a piora da isquemia, controlar os sintomas e reduzir o risco de complicações até a instituição do tratamento definitivo.
- Priorizar o controle dos processos patológicos iminentemente ameaçadores à vida, incluindo oxigenação, manutenção das vias aéreas, estabilização hemodinâmica, correção de distúrbios hidroeletrolíticos e suporte às disfunções orgânicas.
- Anticoagulação plena: iniciada assim que se faz o diagnóstico, antes de exames de imagem subsidiários; previne propagação adicional do trombo e embolização distal. Pode ser realizada com heparina de baixo peso molecular (Clexane®) ou com heparina não fracionada (HNF) em bomba de infusão contínua.

- Ácido acetilsalicílico (AAS): está indicado para redução de risco cárdio e cerebrovascular em paciente com aterosclerose manifesta (DAOP); clopidogrel é uma alternativa em pacientes com contraindicação ao AAS.
- Controle de temperatura: curativos oclusivos com algodão para reduzir a troca de calor com o meio externo.
- Manejo de dor: analgésicos simples, como dipirona ou paracetamol, porém é frequente a necessidade de uso de medicações mais potentes, como opioides; evitar o uso de anti-inflamatórios; para o controle da dor neuropática, gabapentina e pregabalina e os antidepressivos tricíclicos (amitriptilina e nortriptilina).

TABELA 4

Medicação	Prescrição	Cuidados
Dipirona	1-2 g EV 4/4 h ou 6/6 h	Avaliar alergia
Morfina	0,1 mg/kg EV; repetir 0,05 mg/kg 15/15 min até controle da dor. Manter dose 4/4 h	Checar sinais de intoxicação por opioides
Quetamina	0,1-0,3 mg/kg EV em 10 min; manutenção de 0,1 mg/kg/h	Evitar dose dissociativa (> 1,5 mg/kg) e observar eventos adversos (alucinações, náuseas, vômitos, *drive* ventilatório) Não fazer em *bolus* rápido. Infundir em pelo menos 5 minutos ou mais lento
Gabapentina	300 mg 1 x/dia VO; progredir 300 mg/dia até controle da dor neuropática ou até máximo de 1.200 mg 3x/d	Interação com fármacos psicotrópicos: risco de rebaixamento do nível de consciência
Amitriptilina	0,1 mg/kg VO 1 x/dia, à noite, com aumentos a cada 2 semanas, até dose máxima de 150 mg/dia	Risco de cardiotoxicidade e rebaixamento do nível de consciência
AAS	Ataque de 300 mg VO + manutenção de 100 mg 1 x/dia	Alergia e doença ulcerosa péptica
HNF	80 UI/kg IV em *bolus* + 18 UI/kg/h, com correção conforme TTPA	Perfil de anticoagulação pouco previsível
Enoxaparina	1 mg/kg/dose SC 12/12 h	Cuidado com pacientes com ClCr < 30 mL/min: monitorização com anti-Xa

AAS: ácido acetilsalicílico; ClCr: *clearance* de creatinina; EV: via endovenosa; HNF: heparina não fracionada; SC: via subcutânea; TTPA: tempo de tromboplastina parcial ativada. VO: via oral;

COMO DELINEAR O TRATAMENTO DEFINITIVO?

- O cirurgião vascular determinará a terapia definitiva indicada para a revascularização do membro, se viável, ou a amputação primária, se inviável.
- Alguns fatores impactam a decisão sobre o momento e o método de revascularização: (1) etiologia (embólico *vs.* trombose); (2) localização e extensão da lesão; (3) duração dos sintomas; (3) disponibilidade de veia autóloga para enxerto vascular; (4) condição clínica para intervenção cirúrgica aberta ou endovascular.
- Quais as técnicas mais amplamente utilizadas?
  - Trombólise intra-arterial:
    - Checar contraindicações aos trombolíticos: complicações como hemorragia intracraniana ou gastrointestinal são descritas.
    - Boa opção em pacientes com oclusão em vasos distais/trombose detectados na angiografia.
    - tPA (alteplase) parece ser mais efetivo na otimização da patência do vaso.
    - Monitorização em UTI pós-procedimento para potenciais complicações (p. ex., sangramento, piora da isquemia, síndrome compartimental, alterações neurológicas agudas).
  - Embolectomia aberta (cateter de Fogarty):
    - O fluxo sanguíneo em geral é recuperado rapidamente; cuidado com súbita liberação de ácido láctico e potássio do tecido isquêmico.
    - Excelente opção para trombos grandes alojados em local próximo da bifurcação femoral.
    - Se falha, enxerto (*bypass*) pode ser necessário, embora raro em eventos embólicos puros em pacientes sem DAOP.
  - Embolectomia transcateter:
    - Técnica que envolve aspiração direta do êmbolo durante a intervenção. Particularmente interessante em situações de embolização no decorrer do procedimento ou em casos de contraindicação a trombolítico.
  - Enxerto ou *bypass*:
    - Geralmente indicado em pacientes com DAOP prévia.

  - Resultados melhores que tratamento endovascular em obstruções longas (TASC D).
  - Uso preferencial de veias autólogas.
  - Prótese de dácron ou PTFE quando não há disponibilidade de enxerto autólogo.
  - Resultados melhores em longo prazo.
- Angioplastia transluminal percutânea (balão/*stent*):
  - Também indicada para pacientes com DAOP prévia.
  - Resultados melhores em curto e médio prazos (mortalidade, taxa de amputação e sobrevida livre de amputação).
  - Resultados piores em pacientes com DM e lesões calcificadas.
  - Uso rotineiro de *stent* farmacológico e/ou balão farmacológico ainda em estudo.
- Fasciotomia:
  - Abertura dos compartimentos musculares para tratamento de síndrome compartimental, complicação frequente pós-revascularização em casos de isquemia avançada.

▪ Como proceder no caso de membro inviável?
  - Amputação primária.
  - Imagens pré-procedimento usualmente não são necessárias, uma vez que o nível da amputação é definido por achados clínicos e pela viabilidade dos tecidos no intraoperatório.
  - Esforço máximo em preservar articulações melhora o processo de reabilitação.
  - Postergar a amputação pode resultar em infecção, rabdomiólise/injúria renal aguda e hipercalemia.

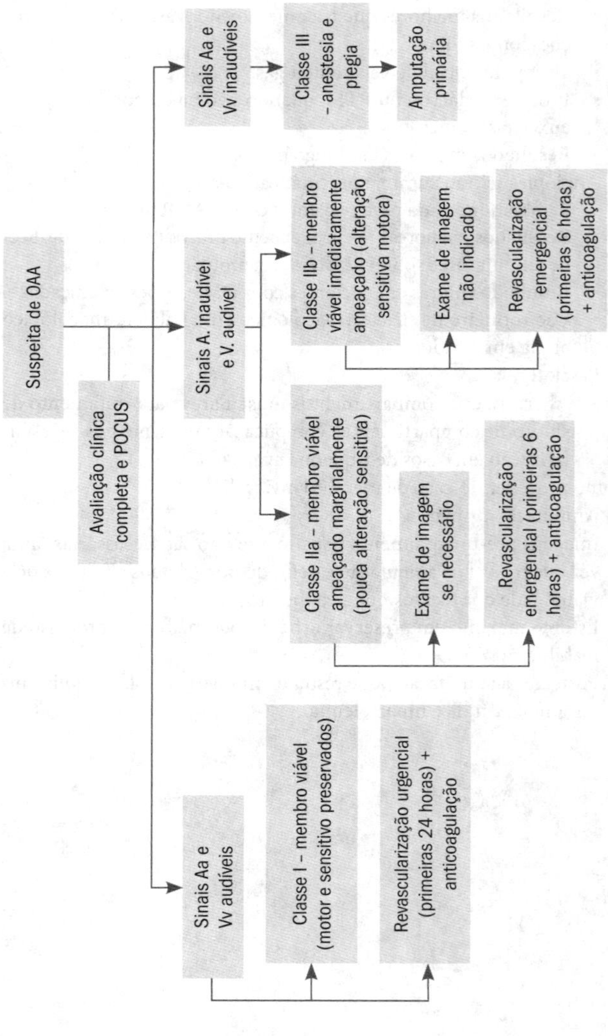

FIGURA 1 Tratamento definitivo de acordo com os critérios de Rutherford.

A.: arterial; Aa: arteriais; OAA: oclusão arterial aguda; POCUS: *point-of-care ultrassound*; V.: venoso; Vv: venosos.

LEITURA SUGERIDA

1. American College of Cardiology/American Heart Association. 2016 AHA/ACC guideline on the management of patients with lower extremity peripheral artery disease. Circulation. 2016.
2. Creager MA, Kaufman JA, Conte, MS. Acute limb ischemia. N Engl J Med. 2012;366:2198-206.
3. Mitchel ME, Carpenter JP. Clinical features and diagnosis of acute lower extremity ischemia. www.uptodate.com. 2020. Acesso 15/11/2021.
4. Olin JW. Peripheral artery disease: evolving role of exercise, medical therapy, and endovascular options. Journal of the American College of Cardiology. 2016;67:11.
5. Walls RM. Rosen's emergency medicine, concepts and clinical practice. 9. ed. Philadelphia, PA: Elsevier; 2018.

25

Trombose venosa profunda

Rodrigo Antonio Brandão Neto

- Tromboembolismo venoso (TEV) é uma doença caracterizada pela formação de um coágulo ou trombo sanguíneo na rede venosa. Divide-se em trombose venosa profunda (TVP), que é a formação e impactação de um trombo na rede venosa, e embolia pulmonar (EP), que acontece quando o trombo emboliza e impacta na circulação pulmonar, bloqueando o suprimento sanguíneo daquela região.
- A TVP representa dois terços dos casos de TEV.
- A maioria dos casos de TVP acomete a circulação venosa dos membros inferiores e pode ser dividida em duas categorias: 1. TVP distal: acomete vasos distais às veias poplíteas e o prognóstico e o risco de TEP são menores; 2. TVP proximal: envolve veias poplíteas, femorais ou ilíacas com risco de EP de 0,5%.

QUAIS SÃO OS PRINCIPAIS FATORES ASSOCIADOS COM TEV E TVP?

- A idade é o maior fator de risco para TEV, com incidência de aproximadamente 2 eventos a cada 1.000 pessoas/ano, após os 45 anos.
- Episódios de TVP ocorrem em até 50% dos procedimentos cirúrgicos que não recebem profilaxia, principalmente em neurocirurgias e cirurgias ortopédicas envolvendo quadril e joelho.
- Outros fatores de risco citados em diretrizes incluem história prévia de TEV, câncer, paralisia, paresia ou imobilização recente de membro inferior, recente restrição ao leito por mais que três dias ou grande cirurgia dentro de 4 semanas. A Tabela 1 apresenta os principais fatores associados com TVP.
- Internações hospitalares aumentam em 8 vezes o risco de TVP, e episódio prévio de TVP aumenta em 6 vezes este risco.

TABELA 1 Fatores de risco para TVP

Fatores hereditários	Fatores adquiridos
▪ Deficiência de antitrombina ▪ Deficiência de proteínas C ou S ▪ Resistência a ativação da proteína C com ou sem fator V de Leyden ▪ Mutação do gene de protrombina ▪ Disfibrinogenemia	▪ Imobilidade ▪ Idade avançada ▪ Neoplasia maligna ▪ Condição médica aguda (principalmente infecção) ▪ Grandes cirurgias ▪ Trauma ▪ Uso de anticoncepcionais ou reposição hormonal ▪ Policitemia vera ▪ Gestação e puerpério imediato ▪ Síndrome anticorpo antifosfolípides ▪ Obesidade ▪ Cateter venoso central
Fatores de associação provável	
▪ Aumento de lipoproteína A ▪ Baixos níveis de inibidor de fator tecidual ▪ Níveis aumentados de homocisteína ▪ Níveis aumentados de fibrinogênio	

QUAIS SÃO AS MANIFESTAÇÕES CLÍNICAS DA TVP?

- O diagnóstico deve ser suspeitado em qualquer paciente com dor e edema de membros inferiores, principalmente se unilateral e assimétrico. O edema é, em geral, depressível.
- A presença de fatores de risco para TVP é fundamental para o diagnóstico.
- O sinal de Homans (dor a dorsiflexão do pé), apesar de muito discutido, ajuda pouco no diagnóstico.
- Dor à palpação de musculatura de panturrilha é sugestiva do diagnóstico, embora a especificidade seja relativamente baixa.
- Os pacientes podem apresentar *flegmasia cerúlea dolens*, que ocorre em tromboses ilíacas extensas e leva a dor intensa e gangrena venosa. Em pacientes com edema progressivo, cianose de extremidades e colapso hemodinâmico deve-se realizar a suspeita diagnóstica.

- A diferença de diâmetro entre as duas panturrilhas maior do que 3 cm é o sinal clínico mais fidedigno para o diagnóstico de TVP. A Tabela 2 apresenta os critérios diagnósticos para TVP.
- A trombose venosa de membros superiores tem fatores de risco diferentes, que incluem cateter venoso central ou uso de marca-passo. Apresenta-se com dor e edema local. Os diagnósticos diferenciais são mais limitados do que na TVP de membros inferiores, e o risco de embolia pulmonar é significativamente menor.
- Na gestação, os achados mais sugestivos do diagnóstico de TVP de membros inferiores são uma diferença > 3 cm entre o diâmetro das duas panturrilhas, edema de membro inferior assimétrico não depressível e primeiro trimestre da gestação.
- Apesar da investigação, a minoria dos casos de TVP tem o diagnóstico confirmado. O diagnóstico diferencial de edema de membros inferiores é relativamente extenso e resumido na Tabela 3. O diagnóstico de edema de membros superiores tem menos diferenciais e TVP é confirmada na maioria dos pacientes.

TABELA 2 Escore de Wells para trombose venosa profunda (TVP)

Achado clínico	Pontuação
Neoplasia ativa	1
Paresia ou imobilização de extremidades	1
Restrito ao leito por mais de 3 dias ou grande cirurgia há menos de 4 semanas	1
Dor à palpação de trajeto venoso	1
Edema assimétrico de todo membro inferior	1
Diâmetro das panturrilhas 3 cm maior em um membro comparado ao outro	1
Edema depressível apenas no membro sintomático	1
Veias superficiais colaterais (não varicosas)	1
Diagnóstico alternativo mais provável do que TVP	-2

0 ponto: baixa probabilidade.
1-2 pontos: probabilidade intermediária.
3 ou mais pontos: alta probabilidade.

TABELA 3 Principais diagnósticos diferenciais de TVP de membros inferiores

Diagnóstico	Porcentagem encontrada	Características	Considerações
Insuficiência venosa periférica	7%	Secundária a hipertensão venosa periférica por refluxo ou obesidade	Presença de sinais de insuficiência venosa periférica, como dermatite ocre. Diagnóstico por USG
Tromboflebite superficial	5-10%	Cordão varicoso hipersensível e doloroso, às vezes, com hiperemia	Raramente associada a TVP
Espasmo muscular, trauma local	40%	Dor associada a mobilização sugestiva de problema ortopédico, história de trauma em membro inferior	Considerar exames radiológicos apropriados para condições ortopédicas
Paresia de membro com edema local	9%	História de paresia ou plegia de membro	Complicação comum, na maioria dos casos sem TVP associada
Cisto de Baker	5%	Dor frequentemente localizada em região poplítea de membro inferior	Diagnosticável por USG
Celulite	3%	Eritema e calor local	Tratamento com antibiótico
Linfedema	7%	Edema crônico e não agudo na maioria dos casos, edema principalmente em dedos e distal	Pode ser unilateral ou bilateral

TVP: trombose venosa profunda; USG: ultrassonografia.

COMO DEVEMOS REALIZAR A INVESTIGAÇÃO DIAGNÓSTICA PARA TVP?

- A lógica da solicitação de exames complementares na suspeita de TVP é iniciar com exames menos invasivos antes da realização de exames complementares invasivos ou de maior custo.
- Os D-dímeros (metodologias Simpli-Red ou idealmente ELISA) são exames iniciais para rastreamento. São altamente sensíveis (> 95%) e pouco específicos (35-45%). Devem ser usados em situações de baixa

probabilidade clínica; nestes casos, um D-dímero negativo exclui o diagnóstico de TVP. Os exames não devem ser solicitados nas situações especificadas pela Tabela 4.

- O ultrassom (USG) Doppler venoso com compressão é o exame não invasivo de escolha para o diagnóstico de TVP. A sensibilidade para TVP proximal é de 94% e para TVP distal, de 63%. A ausência de compressibilidade tem sensibilidade e especificidade de 95%.
- O exame realizado à beira do leito pelo médico emergencista treinado em 3 pontos pode ser utilizado, mas se recomenda repetir o exame em uma semana se permanece a suspeita de TVP.
- Pacientes com TVP distal com USG inicial negativo podem ter expansão proximal nos próximos dias. Assim, em casos em que permanece a dúvida diagnóstica recomenda-se repetir o exame em 5 a 8 dias.
- Outros exames não invasivos incluem pletismografia, angiotomografia venosa e angiorressonância magnética venosa, mas implicam maiores custos sem melhora na performance diagnóstica.
- A venografia é considerada o padrão-ouro para o diagnóstico, mas deve ser limitada a casos selecionados.
- Os valores de D-dímero aumentam com a idade. Assim, sugerimos o uso de pontos de corte adaptados para idade. O valor de corte do D-dímero individualizado para idade é: idade em anos × 10 μg/mL para pacientes com 50 anos de idade ou mais. Valores abaixo destes níveis descartam TVP em pacientes com baixa probabilidade clínica.

TABELA 4 Situações com utilidade reduzida no uso do D-dímero

▪ Pacientes internados
▪ Pós-operatório
▪ Sintomas com mais de 5 dias de duração
▪ Idade > 75 anos (ajustar D-dímero para idade)
▪ Trombose venosa de membros superiores
▪ Evento trombótico ou sangramento recentes
▪ Vigência de anticoagulação oral

COMO DEVE SER REALIZADO O MANEJO DO PACIENTE COM TVP NO DEPARTAMENTO DE EMERGÊNCIA?

- A anticoagulação é o tratamento de escolha para os casos de TVP, e reduz para 3,4% os episódios de EP.
- O tratamento pode, na maioria das vezes, ser realizado ambulatorialmente, desde que o paciente preencha todos os critérios abaixo:
  1. Paciente estável com sinais vitais normais.
  2. Ausência de alto risco de sangramento.
  3. Ausência de doença renal crônica avançada ou paciente em diálise.
  4. Capacidade de administrar medicação e monitorização posterior.
- Em pacientes com alta suspeita clínica, a anticoagulação pode ser iniciada antes da confirmação diagnóstica.
- A heparina de baixo peso molecular, em razão de sua facilidade de aplicação e de não necessitar de monitorização, é a opção recomendada. Outras opções incluem rivaroxaban e apixaban (em gestantes, preferir heparinas).
- A heparina de baixo peso molecular atua como inibidor do fator Xa; apesar de tradicionalmente utilizada 2 vezes ao dia, sua eficácia é igual em doses de 1 vez ao dia:
  - Enoxaparina SC: 1,5 mg/kg de peso, 1 ×/dia.
  - Dalteparina: 200 unidades/kg de peso, 1 ×/dia.
  - Nadroparina: 171 unidades/kg de peso, 1 ×/dia.
  - Tinzaparina: 175 unidades/kg de peso, 1 ×/dia.
- Heparina não fracionada: um estudo comparou heparina não fracionada SC com heparina de baixo peso molecular SC e encontrou resultados similares com heparina não fracionada "concentrada" (1 mL = 20.000 U de heparina ou 1 mL = 25.000 U de heparina). As preparações usadas para profilaxia de TVP (1 mL = 5.000 U de heparina) não podem ser usadas, pois o volume administrado no espaço subcutâneo é muito grande.
  - Dose inicial: 333 U/kg peso, SC.
  - Manutenção: 250 U/kg peso, SC, 12/12 h.
  - Não há necessidade de controle de coagulograma.
- As incidências de plaquetopenia, sangramento ou recorrência da TVP/EP foram semelhantes.

- Fondaparinux é um pentassacarídeo sintético com ação inibidora direta do fator Xa, também usado por via subcutânea 1 vez ao dia sem necessidade de monitorização, mas não pode ser usado em pacientes com *clearance* de creatinina < 30 mL/min. As doses são:
  - Peso menor que 50 kg: 5 mg SC, 1 ×/dia.
  - Peso 50-100 kg: 7,5 mg SC, 1 ×/dia.
  - Peso maior que 100 kg: 10 mg SC, 1 ×/dia.
- A bivalirudina é um inibidor direto da trombina, e é uma opção para pacientes que desenvolvem plaquetopenia induzida pela heparina. A sua dose é de 0,15 mg/kg/hora, mantendo TTPA entre 1,5 e 2,5 vezes o controle. Doses de 0,14 mg/kg/hora são indicadas em disfunção hepática e doses de 0,03 a 0,05 mg/kg/hora se houver disfunções hepática e renal combinadas.
- A anticoagulação oral deve ser prescrita concomitantemente à heparina. As opções incluem:
  - Warfarina sódica (antagonista da vitamina K): dose inicial de 5 mg, via oral, em jejum, 1 vez ao dia; a dose deve ser ajustada para manter o INR entre 2,0 e 3,0. A heparina pode ser suspensa apenas quando se conseguir o INR acima de 2,0 durante 2 dias seguidos.
  - Os novos anticoagulantes orais são contraindicados na insuficiência renal. Não necessitam de monitorização da anticoagulação, mas deve-se monitorizar a função renal.
  - Dabigatran (inibidor direto da trombina): dose de 150 mg, via oral, de 12/12 horas. Em estudos a medicação apresentou perfil de segurança e eficácia similar ao da warfarina, com a vantagem de não necessitar de coleta de sangue para monitorização de INR. Deve-se suspender a heparina após 7 dias de uso. Por conta do alto custo, ainda se prefere o uso da warfarina.
  - Rivaroxaban: inibidor do fator Xa, a dose inicial é de 15 mg 2 vezes ao dia por 3 semanas e depois dose de 20 mg 1 vez ao dia. Pode ser iniciado assim que descontinuada a heparinização, ou todo tratamento realizado com rivaroxaban sem necessidade de iniciar enoxaparina ou fondaparinux.
  - Apixaban: dose de 10 mg 2 vezes ao dia por 7 dias, seguida de 5 mg 2 vezes ao dia. O tratamento também é inteiramente realizado por

via oral, sem necessidade de heparina de baixo peso molecular ou fondaparinux.

- Em relação ao tempo de tratamento, temos:
  - Para pacientes com TVP causada por cirurgia ou fator de risco transitório, o tempo recomendado de tratamento é de 3 meses.
  - Para pacientes sem fator precipitante de TVP, o tempo mínimo de tratamento é de 3 meses. As diretrizes recentes recomendam 3 meses ao invés de períodos mais prolongados para pacientes com alto risco de sangramento e períodos maiores em risco pequeno/moderado de sangramento (Tabela 5).
  - Em pacientes com um seguido episódio de TEV é recomendada anticoagulação por período além de 3 meses se risco até moderado de sangramento e 3 meses se alto risco de sangramento.
  - Para pacientes com neoplasia maligna ativa, o período recomendado de tratamento é de mais de 3 meses, independentemente do risco de sangramento.
  - A warfarina deve ser evitada como tratamento de TVP em pacientes com neoplasia ativa.

TABELA 5 Fatores de risco para sangramento

▪ Idade > 65 anos
▪ Diabetes
▪ Idade > 75 anos (2 pontos)
▪ Anemia
▪ Sangramento prévio
▪ Terapia antiplaquetária
▪ Câncer
▪ Controle de anticoagulação ruim
▪ Câncer metastático (2 pontos)
▪ Comorbidades e perda de capacidade funcional
▪ Insuficiência renal

(continua)

TABELA 5 Fatores de risco para sangramento *(continuação)*

▪ Cirurgia recente
▪ Insuficiência hepática
▪ Quedas frequentes
▪ Plaquetopenia
▪ Abuso de álcool
▪ Acidente vascular cerebral (AVC) prévio
▪ Uso de anti-inflamatórios não esteroidais

Baixo risco: 0 fator. Moderado risco: 1 fator de risco. Alto risco: 2 ou mais fatores.

- Em pacientes com TEV sem fator provocativo claro recomenda-se o uso de aspirina após a interrupção da anticoagulação.
- Em pacientes com TVP distal e poucos sintomas, pode-se seriar imagens por 2 semanas e, caso não ocorra extensão da TVP, não iniciar anticoagulação. Se sintomas graves ou fatores de risco para extensão, deve-se iniciar a anticoagulação.
- O filtro de veia cava deve ser reservado apenas para situações com contraindicações para heparinização e eventos trombóticos apesar de tratamento adequado. Uma metanálise não demonstrou benefício com o uso de filtro de veia cava.
- Os trombolíticos, embora importantes no manejo da embolia pulmonar de alto risco, têm papel limitado na TVP. Podem eventualmente ser utilizados em situações de maior risco, como *flegmasia alba dolens* ou *flegmasia cerúlea dolens*. Não se recomenda terapia trombolítica para TVP de membros superiores.
- Em pacientes com recorrência de TVP, apesar do uso de terapia anticoagulante, é possível:
  - Caso em uso de dabigatran, endoxaban, apixaban ou de antagonistas da vitamina K, sugere-se temporariamente trocar para heparina de baixo peso molecular.
  - Caso em uso de heparina de baixo peso molecular, sugere-se aumentar a dose de um quarto a um terço.

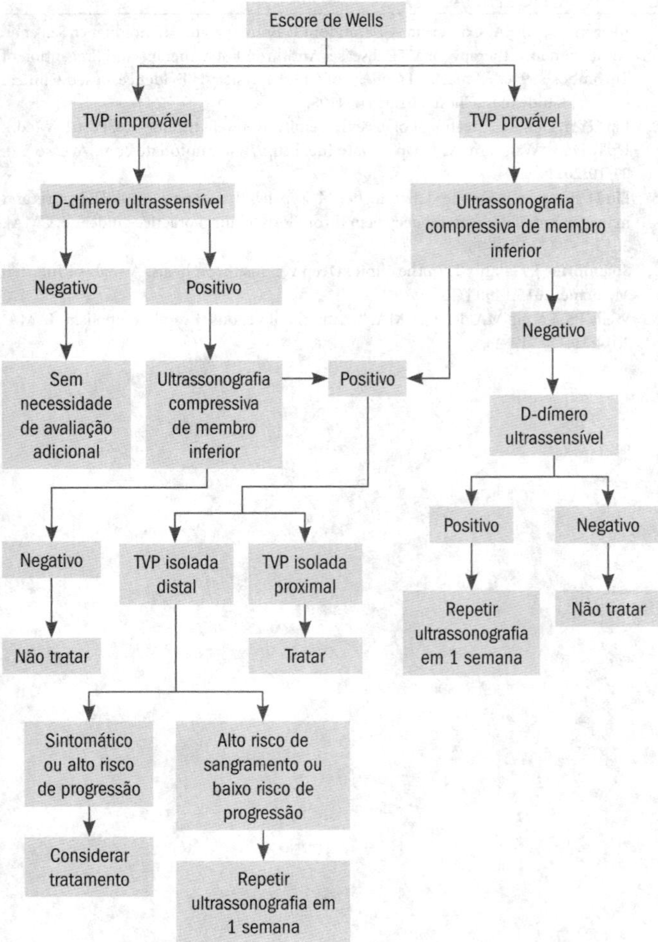

FIGURA 1 Trombose venosa profunda (TVP).

LEITURA SUGERIDA

1. Kearon C, Akl EA, Comerota AJ, Prandoni P, Bounameaux H, Goldhaber SZ, et al. Antithrombotic therapy for VTE disease: Antithrombotic Therapy and Prevention of Thrombosis. 9. ed. American College of Chest Physicians Evidence-Based Clinical Practice Guidelines. Chest. 2012;141:e419S.
2. Lip GYH, Hull RD. Treatment of lower extremity deep vein thrombosis. Post TW (ed.). UpToDate. Waltham, MA: UpToDate Inc. http://www.uptodate.com. Acesso em: 04/10/2021
3. Liu D, Peterson E, Dooner J, Baerlocher M, Zypchen L, Gagnon J, et al. Diagnosis and management of ileofemoral deep vein thrombosis: clinical practice guideline. CMAJ. 2015;187(17):1288-96.
4. Spandorfer J, Galanis T. In the clinic. Deep venous thrombosis. Annals of Internal Medicine. 2015;149:ITC3.
5. Wells PS, Forgie MA, Rodger MA. Treatment of venous thromboembolism. JAMA. 2014;311(7):717-28.

Seção III

Emergências respiratórias

26

Abordagem inicial do paciente com dispneia

Sabrina Corrêa da Costa Ribeiro
Heraldo Possolo de Souza
Rodrigo Antonio Brandão Neto

QUAIS AS PRINCIPAIS CAUSAS DE DISPNEIA NO DEPARTAMENTO DE EMERGÊNCIA?

- Um quadro de dispneia aguda (duração de minutos a horas) tem um número limitado de causas graves mais prováveis (Tabela 1), que necessitam de pronto diagnóstico e tratamento.

TABELA 1 Causas de dispneia aguda

Sistema cardiovascular
▪ Infarto agudo do miocárdio
▪ Disfunção miocárdica aguda não isquêmica
▪ Edema agudo pulmonar
▪ Tamponamento cardíaco
Sistema respiratório
▪ Broncoespasmo
▪ Embolia pulmonar
▪ Pneumotórax
▪ Pneumonia
▪ Obstrução de via aérea superior – aspiração, anafilaxia

Adaptada de: UpToDate, 2018.

- Devem ser avaliados e tratados prontamente pacientes com:
  - Frequência respiratória acima de 30 incursões por minuto.
  - Saturação abaixo de 90%.

- Uso de musculatura acessória, fala entrecortada, estridor, murmúrio vesicular assimétrico e estertores difusos.
- Cianose e sudorese.
- Agitação psicomotora.

- Quando o principal sintoma é dispneia, 85% dos casos são relacionados a:
  - Asma ou doença pulmonar obstrutiva crônica (DPOC).
  - Pneumonia.
  - Isquemia miocárdica ou insuficiência cardíaca.
  - Doença pulmonar intersticial.
  - Causas psicogênicas.
- A dispneia também pode ser secundária a:
  - Alterações na eficiência mecânica da respiração (fraqueza dos músculos respiratórios secundária a doença neuromuscular ou distúrbios eletrolíticos).
  - Condições que produzem taquipneia compensatória (hipoxemia e acidose).

QUAIS ACHADOS DE HISTÓRIA E EXAME FÍSICO PODEM AUXILIAR NO DIAGNÓSTICO?

- Quando a febre está presente, a pneumonia é a causa mais provável, mas miocardite, pericardite e embolias sépticas podem apresentar-se dessa maneira também.
- De acordo com o DATASUS, a COVID-19 foi a principal causa de morte no Brasil entre março de 2020 e março de 2021. Dispneia é um sintoma importante e marcador de gravidade na COVID-19, e deve ser lembrada e descartada em todo paciente com insuficiência respiratória (ver Capítulo "Insuficiência respiratória").
- A dor torácica, que antecede a dispneia, sugere isquemia coronariana e embolia pulmonar.
- Quando associados a sibilos, os casos de dispneia são geralmente em razão do broncoespasmo; causas potenciais incluem asma e disfunção cardíaca crônica.
- Manifestações sugestivas de doença obstrutiva respiratória incluem tabagismo > 40 maços/ano, idade maior que 45 anos e estreitamento laríngeo em exame de imagem.

- A DPOC tem achados cardinais que incluem:
  - Tosse crônica produtiva.
  - Dispneia ao esforço e progressiva.
  - Exposição aos fatores de risco.
- A asma, por sua vez, é caracterizada por tríade clínica composta por:
  - Dispneia.
  - Opressão torácica.
  - Sibilância, sendo pelo menos um desses sintomas relatado em 90% dos pacientes.
- Pneumotórax espontâneo é geralmente associado a dor torácica e ocorre em pacientes altos e magros, e em casos de doença pulmonar subjacente.
- Embolia pulmonar deve ser sempre suspeitada quando um paciente com nova dispneia apresenta uma história recente (< 4 semanas) de cirurgia, terapia com estrógeno ou outros fatores de risco para trombose venosa profunda (TVP).
- Pacientes com insuficiência respiratória sem achados radiográficos que justifiquem e sem hipoventilação têm maior chance de apresentar tromboembolismo pulmonar.
- O escore de Wells pode ser usado para estimar as probabilidades diagnósticas de tromboembolismo pulmonar. O escore está resumido na Tabela 2.

TABELA 2 Escore de Wells para probabilidade de tromboembolismo pulmonar

Achados clínicos	Pontos
Sintomas clínicos de doença tromboembólica	3
Outro diagnóstico menos provável que TEP	3
FC > 100 bpm	1,5
Imobilização ou cirurgia nas últimas 4 semanas	1,5
TEP ou TVP prévios	1,5
Hemoptise	1,5
Neoplasia maligna	1,5

FC: frequência cardíaca; TEP: tromboembolismo pulmonar; TVP: trombose venosa profunda.

- A probabilidade diagnóstica de tromboembolismo pulmonar é considerada alta, caso os pacientes apresentem pontuação maior ou igual a

6, e baixa se a pontuação for inferior a 2, com risco intermediário entre 2 e 6 pontos.

- Quando nenhum dos fatores de risco citados no escore de Wells está presente, existe uma probabilidade muito baixa (menor que 10%) de TEP, mas quando todos estão presentes, há uma probabilidade muito alta do diagnóstico (maior que 90%).
- Isquemia miocárdica silenciosa ocorre frequentemente em pacientes diabéticos e em homens; pode resultar em aumento da pressão final de enchimento de ventrículo esquerdo, insuficiência cardíaca e dispneia.
- Os pacientes com disfunção cardíaca podem apresentar ortopneia, que é a sensação de dispneia que apresenta piora com o decúbito; apesar de sugestivo de insuficiência cardíaca (IC), o sintoma não é específico para o diagnóstico.
- A dispneia paroxística noturna ocorre costumeiramente horas após o paciente deitar-se; ocorre tardiamente na evolução do paciente com cardiopatia e é relativamente específica para o diagnóstico de IC. Achados sugestivos de IC estão resumidos na Tabela 3.

TABELA 3 Achados sugestivos de disfunção cardíaca

▪ Taquicardia
▪ Hipotensão sistólica
▪ Estase jugular
▪ Refluxo hepatojugular
▪ Estertores crepitantes bibasais
▪ Presença de B3
▪ Edema de membros inferiores
▪ Radiografia com cardiomegalia ou sugestiva de congestão pulmonar

- O exame físico deve incluir a avaliação da cabeça e do pescoço, do tórax, do coração e das extremidades inferiores.
- A ausculta respiratória silente unilateral sugere a possibilidade de pneumotórax, derrame pleural extenso ou crise muito grave de asma.

QUAIS EXAMES COMPLEMENTARES DEVO SOLICITAR?

- A radiografia de tórax é um exame obrigatório, sendo essencial para o diagnóstico de pneumonia e podendo mostrar alterações sugestivas de congestão pulmonar e outros diagnósticos. A presença de índice cardiotorácico maior que 0,5 é sensível para o diagnóstico, mas quando é maior que 0,6 a especificidade diagnóstica é maior.

- O eletrocardiograma (ECG) também faz parte da investigação básica, é quase invariavelmente alterado em pacientes com ICC e caso seja normal outros diagnósticos devem ser considerados.
- Se um paciente tiver taquicardia e hipoxemia, mas uma radiografia de tórax e um ECG normais, embolia pulmonar, anemia e acidose metabólica devem ser investigadas.
- A tomografia computadorizada (TC) de tórax de alta resolução é particularmente útil na avaliação da doença pulmonar intersticial e alveolar. A TC helicoidal é útil para diagnosticar a embolia pulmonar, mas deve-se minimizar os testes desnecessários e a irradiação, tentando sempre usar o escore de Wells antes de decidir fazer o exame.
- Os níveis séricos elevados de peptídio natriurético atrial tipo B são sensíveis e específicos para o diagnóstico de disfunção ventricular esquerda em pacientes sintomáticos. O peptídio natriurético cerebral (BNP) ajuda a diferenciar a dispneia por IC de outras doenças; e níveis normais de BNP tornam o diagnóstico de IC extremamente improvável. O uso sistemático do BNP na avaliação da dispneia no serviço de emergência não parece ter um impacto clinicamente significativo no diagnóstico dos pacientes e não afeta a mortalidade. Valores de BNP > 100 pg/mL têm sensibilidade, especificidade e valor preditivo positivo para diagnóstico de insuficiência cardíaca, respectivamente, de 90%, 76% e 83%.
- A gasometria arterial pode ser considerada se o exame clínico e exames complementares não forem diagnósticos ou se o paciente estiver em insuficiência respiratória.
- A gasometria pode distinguir as causas obstrutivas de dispneia (acidose respiratória com hipoxia) com taquipneia compensadora (acidose metabólica) da dispneia psicogênica. Fora dessas situações, um estudo demonstrou pouca utilidade da gasometria arterial no diagnóstico diferencial da dispneia nos serviços de emergência.
- A dispneia episódica pode ser um desafio para a avaliação. Devem ser descartadas as causas ameaçadoras de vida, incluindo pneumonia, isquemia cardíaca e doença reativa das vias aéreas.
- Quando associada a sibilância, deve-se considerar a disfunção de cordas vocais, particularmente em um indivíduo que não está tratando

asma. A espirometria é muito útil na classificação de pacientes com doença das vias aéreas obstrutivas, mas raramente é necessária ou disponível na avaliação inicial de pacientes com dispneia aguda.

- A ultrassonografia tem assumido papel cada vez mais importante na avaliação de pacientes com dispneia, sendo o protocolo Blue desenvolvido e validado para esses pacientes (ver Capítulo "Ultrassonografia – aplicações no departamento de emergência").
- Em pacientes com COVID-19, a ultrassonografia pulmonar (escore LUS) demonstrou correlação com necessidade de intubação e óbito, sendo uma ferramenta essencial e podendo ser realizada à beira-leito.

TABELA 4 Achados clínicos de doenças associadas à dispneia

Condição	História	Achados clínicos	Exames
COVID-19	Tosse, febre, mialgia, dispneia, sintomas gripais, diarreia, anosmia e disgeusia, contato com paciente com COVID-19 confirmado	Febre em aproximadamente metade dos pacientes, dispneia, idosos podem ter sintomas inespecíficos como quedas, inapetência e *delirium*	TC pode mostrar opacidades em vidro fosco bilaterais, ultrassonografia pulmonar pode evidenciar linhas B bilaterais e consolidações
Embolia pulmonar	Diaforese e dispneia aos esforços, antecedente de malignidade e outros fatores de risco para TVP	Taquicardia, taquipneia, pode ter febre baixa	Aumento do gradiente alveoloarterial; ECG: taquicardia sinusal + alteração de repolarização; USG: com TVP; D-dímero aumentado; cintilografia V/Q ou ângio-TC positivas
Pneumonia	Febre, tosse e dor pleurítica	Febre, crepitações e diminuição de sons pulmonares	RX obrigatório; culturas como apropriado; gasometria se ocorrer hipóxia

(continua)

TABELA 4 Achados clínicos de doenças associadas à dispneia *(continuação)*

Condição	História	Achados clínicos	Exames
Pneumotórax	Início abrupto, dor torácica, ocorre após trauma ou em pacientes magros do sexo masculino	Estase jugular, redução de sons pulmonares, traqueia desviada e colapso cardiovascular	RX: mostra pneumotórax, eventualmente fraturas e hemotórax; TC: em casos de diagnóstico difícil
DPOC/asma	Piora com infecções respiratórias, história prévia de ataques ou tabagismo, diaforese e sensação de perda de fôlego	Uso de musculatura acessória, cianose	RX em casos de DPOC modifica a conduta em 20-25% dos casos; *peak-flow* em asma; gasometria arterial em pacientes graves
Neoplasia	Perda de peso, tabagismo ou outras exposições ocupacionais, disfagia às vezes associada	Hemoptise	RX ou TC: massa, adenopatia, atelectasia focal
Congestão	Aparecimento gradual, dor torácica, antecedente de IC, fator precipitante	Ortopneia, distensão jugular, presença de B3 ou B4, estase jugular	RX: cardiomegalia, linhas B de Kerley, derrame pleural; BNP aumentado; ECG com disfunção; EEG: avaliar isquemia
Anafilaxia	Exposição a alérgenos, início abrupto	Angioedema, estridor, sibilância, lesões urticariformes	

BNP: peptídeo natriurético cerebral; DPOC: doença pulmonar obstrutiva crônica; ECG: eletrocardiograma; EEG: eletroencefalograma; IC: insuficiência cardíaca; RX: raio X; TC: tomografia computadorizada; TVP: trombose venosa profunda; USG: ultrassom.

QUAIS MEDIDAS DEVO INSTITUIR DE FORMA EMERGENCIAL?

- O tratamento das causas emergenciais de dispneia deve ajudar a aliviar a causa subjacente.
- Os pacientes com hipoxemia devem receber oxigênio suplementar imediatamente, a menos que haja hipercapnia significativa presente na gasometria arterial, no caso em que a obstrução e o distúrbio ventilatório devem ser tratados com ventilação não invasiva ou invasiva, se necessário.
- A dispneia frequentemente ocorre em pacientes que se aproximam do final da vida e pode ser abordada com medicações como opioides, que diminuem a percepção de dispneia (Ver Capítulo "Manejo de sintomas em pacientes paliativos no departamento de emergência").
- A oxigenoterapia é benéfica para pacientes com hipoxemia significativa (PaO_2 menor que 55 mmHg). Em pacientes com DPOC grave e hipoxemia, a terapia com oxigênio diminui a mortalidade e melhora o desempenho em exercícios. Os programas de reabilitação pulmonar têm potencial terapêutico para pacientes com doença pulmonar obstrutiva grave e fibrose pulmonar intersticial causada por exacerbação aguda de DPOC, mas a eficácia desse tratamento ainda é incerta.

QUANDO O PACIENTE COM DISPNEIA DEVE SER INTERNADO?

- Prejuízo de trocas gasosas independentemente da causa.
- Suspeita de embolia pulmonar até o diagnóstico definitivo.
- Sintomas suspeitos de intoxicação por cianeto.

COMO DEVEMOS TRATAR PACIENTES COM DISPNEIA?

- Tratamento dependente da etiologia.
- Oxigenioterapia benéfica se hipoxemia significativa ($PaO_2 < 55$ mmHg ou $SaO_2 < 90\%$).
- Em pacientes em fase terminal de vida, considera-se o uso de opioides, como morfina. Ver Capítulo 104, "Manejo de sintomas em pacientes paliativos no departamento de emergência".

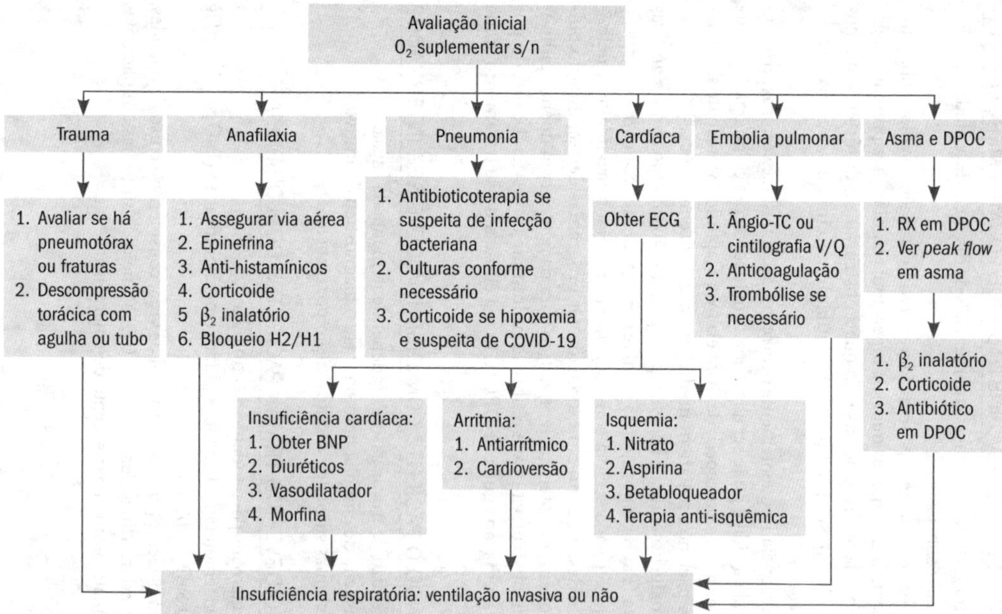

FIGURA 1 Avaliação do paciente com dispneia.

BNP: peptídeo natriurético cerebral; DPOC: doença pulmonar obstrutiva crônica; ECG: eletrocardiograma; RX: raio X; TC: tomografia computadorizada.

LEITURA SUGERIDA

1. Ahmed A, Graber MA. Evaluation of the adult patient with dyspnea in the emergency department. In: Post TW (ed.). UpToDate. Waltham, MA: UpToDate Inc. http://www.uptodate.com. Acesso em: 06 set 2021.
2. Alencar J, Marchini J, Marino L et al. Lung ultrasound score predicts outcomes in COVID-19 patients admitted to the emergency department. Ann Int Care. 2021;11:10.
3. Datasus. Dados de mortalidade no Brasil – Mortes por Covid-19 entre 12 de março de 2020 e 11 de março de 2021.
4. Nadler PL, Gonzales R. Common symptoms. In: Papadakis MA, McPhhe SJ. Current medical diagnosis and treatment. 5. ed. McGraw-Hill; 2016.
5. Parshall MB, Schwartzstein RM, Adams L, Banzett RB, Manning HL, Bourbeau J, et al. An official American Thoracic Society statement: update on the mechanisms, assessment, and management of dyspnea. Am J Respir Crit Care Med. 2012;185:435.

27

Insuficiência respiratória

Eduardo Alher João
Rodrigo Costa Bonardi
Lucas Oliveira Marino

- A insuficiência respiratória aguda (IRpA) é um diagnóstico sindrômico. Trata-se da incapacidade, instalada agudamente, do sistema respiratório de efetuar as trocas gasosas adequadamente.
- A taquipneia (FR > 20 ipm) é a alteração no exame clínico mais frequente. Caso haja aumento importante do trabalho respiratório, é possível identificar: tiragem intercostal, uso de musculatura acessória (esternocleidomastóideo, escaleno, intercostais externos), respiração paradoxal (fadiga da musculatura diafragmática).
- Uma gama variada de achados clínicos é dependente da gravidade da hipóxia tecidual e suas respectivas disfunções orgânicas, da acidose respiratória (quando presente) e da causa primária da condição.
- Cianose central é dependente dos níveis séricos de desoxi-hemoglobina (somente se maiores que 4 g/dL). É intuitivo perceber que este sinal ocorre em níveis mais graves de hipoxemia em pacientes anêmicos comparado àqueles policitêmicos.
- Em termos de trocas gasosas (em ar ambiente), utiliza-se como ponto de corte para diagnóstico de IRpA uma PaO_2 < 60 mmHg (ou SpO_2 < 90%) ou a $PaCO_2$ > 45 mmHg.

TABELA 1 Quais os principais parâmetros utilizados para avaliar a oxigenação?

Parâmetro	Particularidades
$SatO_2$	▪ Proporção de hemácias cuja hemoglobina está ligada a O_2
	▪ Medida pela oximetria de pulso ou gasometria arterial
	▪ Limiar de normalidade pouco claro → $SatO_2$ > 95% (DPOC → 88-92%)

(continua)

TABELA 1 Quais os principais parâmetros utilizados para avaliar a oxigenação? *(continuação)*

Parâmetro	Particularidades
PaO_2	▪ O_2 dissolvido no plasma → medido pela gasometria arterial
	▪ Limiar de normalidade também pouco claro → $PaO_2 > 80$ mmHg
Gradiente alvéolo-arterial de O_2 (gradiente A-a)	▪ Diferença entre O_2 alveolar (PAO_2) e arterial (PaO_2)
	▪ Em ar ambiente, na pressão atmosférica de SP, o valor encontrado é 130 - (PaO_2 + $PaCO_2$)
	▪ Valor normal esperado = 4 + idade/4 ou 2,5 + (0,21 × idade). Alguns estudos adotam valor < 15 como normal
PaO_2/FiO_2	▪ Habitualmente utilizada em pacientes em ventilação mecânica
	▪ Valor normal entre 300-500 mmHg; < 200 mmHg sugere grave hipoxemia

A HIPOXEMIA É O GRANDE MARCO DA IRpA. QUAIS SÃO OS SEUS MECANISMOS E CAUSAS RELACIONADAS?

- Entender o mecanismo da hipoxemia é fundamental para a abordagem diagnóstica e terapêutica.

TABELA 2

Mecanismos	Causas	Como reconhecer?
Hipoventilação	▪ RNC → intoxicação, alterações estruturais do SNC ▪ Hipoventilação da obesidade ▪ Doenças neuromusculares e diafragmáticas ▪ Redução da complacência da caixa torácica (cifoescoliose, aumento de volume abdominal)	▪ Acidose respiratória ($PaCO_2$ elevada) ▪ Gradiente A-a normal ▪ Corrige facilmente com pequeno aumento na FiO_2
Redução da pressão inspirada de O_2 (PiO_2)	▪ Altas altitudes	▪ Gradiente A-a normal ▪ Corrige facilmente com pequeno aumento na FiO_2

(continua)

TABELA 2 *(continuação)*

Mecanismos	Causas	Como reconhecer?
Shunt verdadeiro ▪ Sangue passa do lado direito para o esquerdo do coração sem ser oxigenado	▪ Anatômico: intracardíaco, malformações arteriovenosas pulmonares, síndrome hepatopulmonar ▪ Fisiológico: grandes atelectasias; preenchimento alveolar extenso (SDRA, EAP)	▪ Distúrbio V/Q extremo ▪ Gradiente A-a aumentado ▪ Hipoxemia de difícil correção, mesmo com O_2 a 100%
Distúrbio ventilação perfusão (V/Q) ▪ Desbalanço entre fluxo sanguíneo e ventilação ▪ Efeito *shunt*: alvéolos perfundidos, mas não ventilados ▪ Espaço morto: alvéolos ventilados, mas não perfundidos	▪ Doença obstrutiva de via aérea (asma, DPOC) ▪ Alveolar (pneumonia) ▪ Vascular (embolia pulmonar)	▪ Gradiente A-a aumentado ▪ Correção da hipoxemia com fluxo baixo a moderado de O_2 ▪ Principal causa de hipoxemia
Alteração na barreira de troca gasosa ▪ Movimento de O_2 do alvéolo ao capilar pulmonar prejudicado	▪ Acometimento intersticioalveolar: doença intersticial, congestão	▪ Hipoxemia induzida por esforço ou exacerbação ▪ Isoladamente, não é causa frequente de hipoxemia, salvo se distúrbio V/Q associado ou em casos graves

COMO A INSUFICIÊNCIA RESPIRATÓRIA É CLASSIFICADA?

- Tipo 1 – hipoxêmica ($PaO_2 < 60$ mmHg/$PaCO_2 < 45$ mmHg):
  - Há falência primária na oxigenação.
  - Condições em que a ventilação se encontra preservada: a hipoxemia é decorrente da alteração na relação ventilação/perfusão (V/Q) – efeito *shunt* ou espaço morto – ou na difusão dos gases pela membrana alveolocapilar.

  - Gasometria arterial: hipoxemia está sempre presente, sem hipercapnia; a $PaCO_2$ pode estar até mesmo baixa na tentativa de se compensar a hipoxemia com hiperventilação.
- Tipo 2 – hipercápnica (PaO_2 < 60 mmHg/$PaCO_2$ > 45 mmHg):
  - Hipercapnia é definida como $PaCO_2$ > 45 mmHg.
  - Qual o mecanismo da hipercapnia?
    - A pressão parcial de CO_2 é diretamente proporcional à sua produção (VCO_2) e inversamente à ventilação alveolar (sua eliminação).
    - A ventilação alveolar é dependente da ventilação minuto e da relação entre espaço morto e volume corrente.
      - Aumento do espaço morto e redução da ventilação minuto são causas comuns de hipercapnia.
      - Aumento da produção de CO_2 raramente resulta em hipercapnia importante em razão dos mecanismos de compensação.
  - Gasometria arterial: hipoxemia + hipercapnia (Figura 1).
- IRpA mista:
  - Os dois tipos ocorrem concomitantemente.
  - Exemplos:
    - IRpA inicialmente hipoxêmica (tipo I) em que, na tentativa de compensação da hipoxemia com hiperventilação, houve fadiga de musculatura respiratória e, consequentemente, hipercapnia associada.
    - Síndrome de desconforto respiratório agudo (tipo I) em que se institui ventilação mecânica protetora e há acidose respiratória iatrogênica.
    - Paciente com crise asmática grave exacerbada por pneumonia (hipoxemia + acidose respiratória + gradiente A-a ↑).

COMO PROCEDER A INVESTIGAÇÃO DO PACIENTE ADMITIDO COM DESSATURAÇÃO?

- A gasometria arterial e a radiografia de tórax são os dois exames iniciais fundamentais na avaliação da IRpA. A primeira confirma a presença da síndrome, classifica-a e avalia a gravidade; a segunda fornece indícios etiológicos, bem como revela potenciais complicações.
- Desde sua identificação em 2019 até setembro de 2021, o SARS-CoV-2 infectou mais de 229 milhões de pessoas e causou 4.700.000 mortes (apenas casos confirmados).

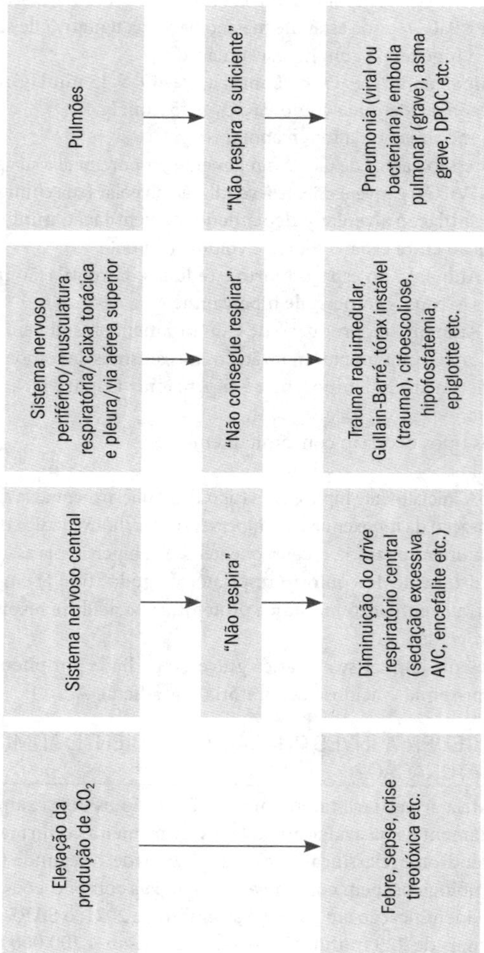

FIGURA 1 Etiologias e mecanismo de hipercapnia.

AVC: acidente vascular cerebral; DPOC: doença pulmonar obstrutiva crônica.

TABELA 3

IRpA	Etiologias	Achados clínicos e complementares específicos
Hipercápnica	Síndrome de Guillain-Barré	Fraqueza muscular ascendente
	Miastenia gravis	Fraqueza muscular, ptose palpebral, disfunção da deglutição e fala
	Intoxicação de sedativos/opioides	Depressão do nível de consciência, diminuição da frequência respiratória
	Trauma raquimedular	Nível sensitivo e motor
Hipoxêmica	SDRA	Hipoxemia refratária, opacidades alveolares bilaterais no raio X de tórax
	Edema agudo cardiogênico	Alterações hemodinâmicas e do ECG, aumento da área cardíaca e sinais de congestão no raio X de tórax
	Pneumonia grave	Tosse e expectoração purulenta, focos de consolidação no raio X de tórax
	Tromboembolismo pulmonar	Hipoxemia com raio X de tórax frequentemente normal
Mista	Cifoescoliose grave com infecção respiratória	Anormalidades da caixa torácica
	Exacerbação de DPOC, estado de mal asmático	Sinais de hiperinsuflação pulmonar no exame físico e no raio X de tórax
	Politrauma → traumatismo cranioencefálico + trauma torácico	Alterações do nível de consciência, múltiplas fraturas de arcos costais e pneumotórax
	Qualquer IRpA hipoxêmica que evolui com fadiga muscular respiratória	Movimento respiratório paradoxal, respiração rápida e superficial

DPOC: doença pulmonar obstrutiva crônica; ECG: eletrocardiograma; IRpA: insuficiência respiratória aguda; SDRA: síndrome do desconforto respiratório agudo.

- Pacientes com insuficiência respiratória devem ser testados para COVID-19 através de teste rápido ou PCR.
- Ver fluxograma na Figura 4.
- A partir destes dados, bem como na avaliação clínica, novos exames podem ser solicitados, a depender da suspeição etiológica.

QUAIS SÃO AS PARTICULARIDADES DO PACIENTE COM HIPERCAPNIA?

- Quais são as manifestações clínicas?
  - São basicamente neurológicas e respiratórias, dependentes da gravidade e da velocidade de instalação.

TABELA 4

Gravidade e instalação	Manifestações
Leve a moderada ou de instalação lenta	Ansiedade, cefaleia, sonolência, dispneia leve
Instalação rápida	*Delirium*, paranoia, RNC, confusão, coma
Grave	*Mioclonus*, convulsão, papiledema

  - Indivíduos normais não desenvolvem RNC com níveis de $PaCO_2$ < 75-80 mmHg; pacientes com hipercapnia crônica usualmente não o fazem até 90-100 mmHg.
- Como identificar o tempo de instalação da hipercapnia?

TABELA 5

Tempo de instalação	Gasometria arterial
Aguda ou crônica agudizada	$PaCO_2$ > 45 mmHg e pH < 7,35*
Crônica	$PaCO_2$ > 45 mmHg e pH próximo do limite inferior da normalidade (7,33-7,35)

* Nos casos crônicos agudizados, o pH é superior ao predito.

- Qual a importância do gradiente A-a?
  - Útil para diferenciar, no caso de uma IRpA hipercápnica, hipoventilação global (causas extrapulmonares) de alterações de trocas gasosas por condições pulmonares intrínsecas.
    - Gradiente A-a dentro da normalidade: hipoventilação global.

    - Gradiente A-a > 20 mmHg: doença pulmonar intrínseca contribui para a hipercapnia (ver Figura 4).
- Quais detalhes no manejo devem ser lembrados?
  - Atenção: a suplementação de O_2 não reverte a hipercapnia. Esta requer intervenções que aumentem a ventilação alveolar, como a ventilação mecânica invasiva ou não invasiva.
  - Ventilação com bolsa-valva-máscara: propicia alto fluxo e alta concentração de O_2. O fluxo de oxigênio deve ser utilizado a 15 L/min. Além de prover alta concentração de O_2, em casos de parada respiratória, pode ser utilizada para ventilações; medida temporária para pacientes cuja etiologia da IRpA hipercápnica será rapidamente resolvida.
  - Ventilação não invasiva (VNI): não há critérios gasométricos específicos para a indicação de VNI, embora pacientes com acidose respiratória ao menos moderada (pH < 7,3) e com algum grau de desconforto respiratório sejam usualmente candidatos, na ausência de contraindicações (ver detalhes a seguir).
  - Cateter nasal de alto fluxo: permite o fornecimento de O_2 aquecido e umidificado através de dispositivos especiais. Em adultos, permite a administração de fluxos até 60 L/min, gerando uma pequena pressão positiva nas vias aéreas superiores; a FiO_2 ofertada pode ser regulada conforme a titulação de O_2. Pode apresentar melhor tolerância e conforto pelos pacientes em comparação com dispositivos de VNI. De forma geral, o O_2 de alto fluxo parece ser uma alternativa aos pacientes que necessitam de VNI, porém apresentam baixa tolerância ao dispositivo associado e não têm risco de hipercapnia.
  - Titulação de O_2: em casos de IRpA hipercápnica, a administração de O_2 em excesso pode agravar o quadro por efeito inibitório da hiperóxia no *drive* ventilatório e pela indução de atelectasias de absorção e eventual piora da relação V/Q, principalmente em pacientes com DPOC; embora não haja metas absolutas, manter $SatO_2$ 90-93% (PaO_2 60-70 mmHg) é razoável (ou níveis próximos do basal caso este seja pior).

QUAL O PAPEL DO ULTRASSOM NA INVESTIGAÇÃO ETIOLÓGICA?

- A ultrassonografia pulmonar tem ganhado papel de destaque na avaliação inicial do paciente com IRpA.

- Com o intuito de se reduzir o tempo necessário para o diagnóstico etiológico, utiliza-se o **Protocolo BLUE** (*Bedside Lung Ultrasound in Emergency*), uma ferramenta rápida, com duração de execução estimada menor que 3 minutos, a ser realizada logo após o exame clínico.
- Edema pulmonar, TEP, pneumonia, pneumotórax e DPOC e asma exacerbadas são as principais causas de IRespA no departamento de emergência. O referido protocolo, por meio de um fluxograma que inclui diferentes perfis ultrassonográficos, apresenta acurácia geral de 90,5% no diagnóstico dessas condições.
- Pacientes com COVID-19 apresentam perfil B à ultrassonografia (a presença de consolidações subpleurais e a ausência de derrame pleural aumentam a probabilidade de COVID-19 e reduzem a de edema pulmonar). Um estudo realizado em nosso serviço demonstrou que a extensão do acometimento pulmonar medida pelo escore LUSS (*lung ultrasound score*) se correlaciona com aumento na taxa de internação em UTI, intubação e mortalidade.
- Como procedê-lo?

1. Posicionar o transdutor nos pontos conforme orientado na Figura 2:
   - Ponto superior: entre os dedos anelar e médio.
   - Ponto inferior: meio da mão inferior.
   - Ponto **PLAPS** (*posterolateral alveolar or pleural syndromes*): intersecção entre uma linha horizontal no nível do ponto inferior e uma linha vertical na linha axilar posterior.

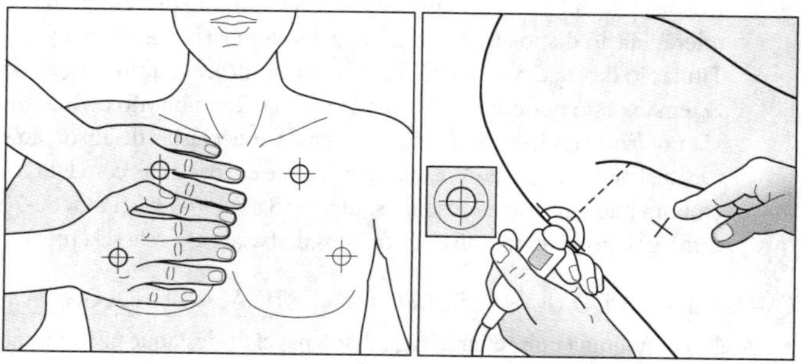

FIGURA 2

2. Após a avaliação de cada ponto, deve-se seguir o fluxograma baseado nos perfis ultrassonográficos encontrados (Tabela 6).

TABELA 6

Perfil A	Predomínio de linhas A (semicírculos hiperecogênicos imóveis que aparecem em intervalos regulares no mesmo sentido da linha pleural), associado a sinal do deslizamento pleural
Perfil A'	Perfil A, porém sem sinal do deslizamento
Perfil B	Predomínio de linhas B (artefatos verticais hiperecogênicos que se movem em sincronia com o ciclo respiratório, pelo menos três por espaço intercostal), associado a sinal do deslizamento
Perfil B'	Perfil B, porém sem sinal do deslizamento
Perfil A/B	Achados assimétricos entre os hemitóraces (perfil A de um lado, B em outro)
Perfil C	Consolidação (estrutura de tecido – hepatização – contendo pontos hiperecogênicos compatíveis com broncograma aéreo)
Perfil A-V-PLAPS	Combinação do perfil A anteriormente com o achado de consolidação ou derrame pleural no ponto PLAPS
Deslizamento pleural	Movimento regular da linha pleural (descrito como cintilância ou brilho) em ciclos regulares acompanhando cada movimento respiratório

COMO PROCEDER O TRATAMENTO?

- A maioria dos pacientes com IRpA requer suplementação de oxigênio como medida de suporte, porém a intervenção no fator etiológico é fundamental.
- A abordagem direcionada à causa é esmiuçada em cada capítulo específico.
- Como suplementar O_2? Ver Tabela 7.

TABELA 7

Dispositivo	FiO_2	Principais indicações
Cateter nasal de O_2	▪ Cada L/min aumenta em 3 a 4% a FiO_2 ▪ Ex.: 3 L/min de FiO_2 de 30 a 34% ▪ Uso de baixos fluxos, máximo de 5 L/min	▪ Casos menos graves ▪ Qualquer IRpA sem *shunt* como mecanismo predominante

(continua)

TABELA 7 *(continuação)*

Dispositivo	FiO_2	Principais indicações
Máscara facial de Venturi	▪ Mistura ar-oxigênio ▪ FiO_2 definida (24 a 50%) ▪ Uso de altos fluxos	▪ Necessidade de precisão de titulação de FiO_2 ▪ Exacerbação de DPOC ou IRpA mista
Máscara facial de aerossol	▪ Combinações variáveis de O_2 e fluxos moderados	▪ Qualquer IRpA hipoxêmica não refratária a O_2
Máscara facial com reservatório	▪ Alta concentração (90 a 100%) de O_2 e altos fluxos	▪ IRpA hipoxêmica com predomínio de *shunt* (SDRA, pneumonia grave)

DPOC: doença pulmonar obstrutiva crônica; IRpA: insuficiência respiratória aguda.

QUAL O PAPEL DA VENTILAÇÃO NÃO INVASIVA NO MANEJO DA IRpA?

- O termo "ventilação não invasiva" refere-se à ventilação com pressão positiva mediada por uma interface (máscara facial total, oronasal, nasal, capacete).
- Quais são as indicações?
  - Clínicas: dispneia moderada a grave, FR 24-30 ipm, sinais de aumento do trabalho respiratório, uso de musculatura acessória.
  - Gasométricas: $PaCO_2 > 45$ mmHg ou piora em relação ao basal em retentores crônicos; hipoxemia grave (relação $PaO_2/FiO_2 <$ 200 mmHg).
- Quais as condições com maior evidência de benefício?
  - Exacerbação de DPOC com acidose respiratória ($PaCO_2 > 45$ mmHg ou pH < 7,3).
  - Edema pulmonar cardiogênico.
  - IRpA hipoxêmica em pacientes imunossuprimidos (benefício questionável).
  - Extubação de alto risco (idade > 65 anos; ICC; DPOC, APACHE II > 12 → ver detalhes no Capítulo 37, "Ventilação mecânica no departamento de emergência").
- Quais as contraindicações?
  - Qualquer situação que indique ventilação mecânica invasiva (ver Capítulo 37, "Ventilação mecânica no departamento de emergência").

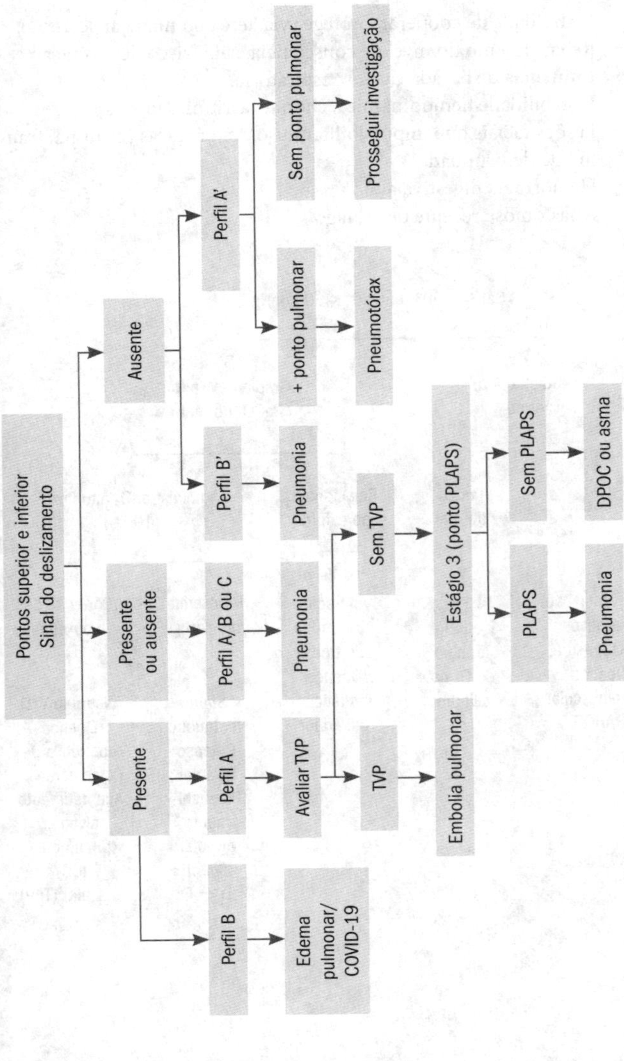

FIGURA 3 DPOC: doença pulmonar obstrutiva crônica; TVP: trombose venosa profunda.

- Inabilidade de cooperar, proteger via aérea ou manejar secreção.
- Rebaixamento do nível de consciência e alto risco de aspiração.
- Iminência de parada cardiorrespiratória.
- Instabilidade hemodinâmica, choque, arritmias graves.
- Lesões faciais que impossibilitem uso de máscaras (cirurgia, trauma ou deformidade).
- Hemorragia digestiva alta.
- Anastomose recente de esôfago.

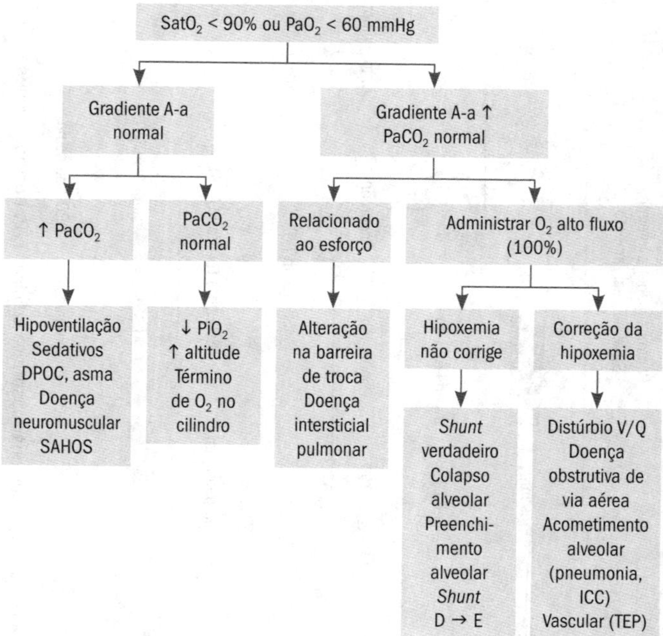

FIGURA 4

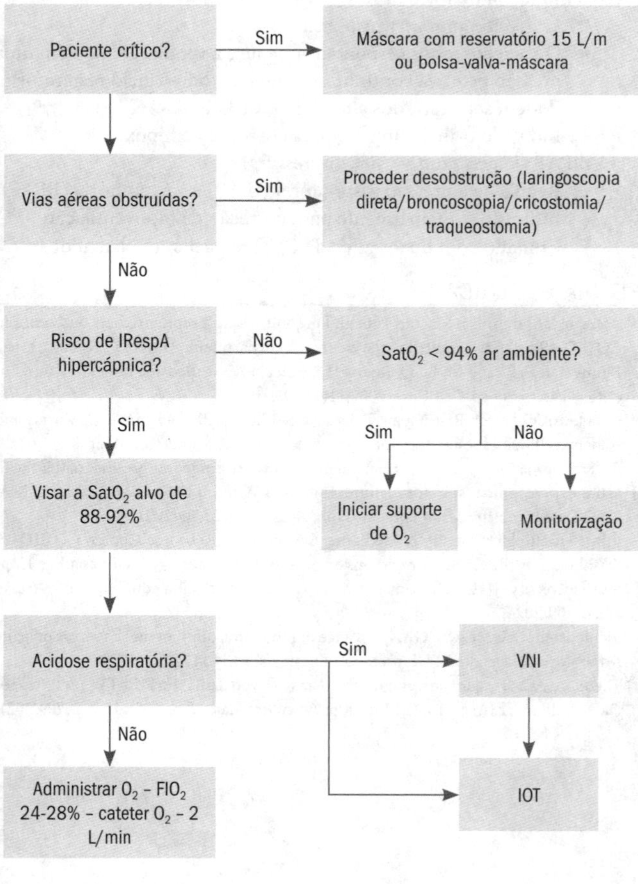

FIGURA 5

IOT: intubação orotraqueal; IRespA: insuficiência respiratória aguda; VNI: ventilação não invasiva.

- Qual modo ventilatório utilizar?
  - CPAP (*continuous airway pressure*):
    - O paciente respira espontaneamente e a ventilação mantém uma pressão positiva contínua ao longo de todo o ciclo respiratório.
    - Podem ser utilizados altos fluxos de O_2.
    - Indicado principalmente para correção de hipoxemia.
  - BiPAP (*bilevel positive airway pressure*):
    - Regula-se a pressão inspiratória (IPAP) e a expiratória (EPAP).
    - Indicado principalmente para correção de hipoventilação.
    - Cuidado com fluxos altos de O_2 para pacientes obstruídos.

LEITURA SUGERIDA

1. Alencar J, Marchini J, Marino L, et al. Lung ultrasound score predicts outcomes in COVID-19 patients admitted to the emergency department. Ann Int Care, 2021;11(6).
2. Bouhemad B, Zhang M, Lu Q, Rouby JJ. Clinical review: Bedside lung ultrasound in critical care practice. Crit Care. 2007;11(1):205.
3. Broaddus VC, Mason RJ, King Jr. TE, Lazarus SC, Murray JF, Nadel JA, et al. Murray and Nadel's textbook of respiratory medicine. 6. ed. Canada: Saunders; 2015. p. 1740-60.
4. Feller-Kopman DJ. The evaluation, diagnosis, and treatment of the adult patient with acute hypercapnic respiratory failure. In: Post TW (ed.). UpToDate. Waltham, MA: UpToDate Inc. http://www.uptodate.com. Acesso em: 21/09/2021.
5. Johns Hopkins University & Medicine. Coronavirus Resource Center. COVID-19 Dashboard by the Center for Systems Science and Engineering (CSSE) at Johns Hopkins University (JHU). Disponível em: https://coronavirus.jhu.edu/map.html. Acesso em: 21/09/2021.
6. Lichtenstein DA, Mezière GA. Relevance of lung ultrasound in the diagnosis of acute respiratory failure: the BLUE protocol. Chest. 2008;134:117-25.
7. Theodore AC. Oxygenation and mechanisms of hypoxemia. In: Post TW (ed.). UpToDate. Waltham, MA: UpToDate Inc. http://www.uptodate.com. Acesso em: 21/09/2021.

28

Hemoptise no departamento de emergência

Rodrigo Antonio Brandão Neto
Alfredo Nicodemos da Cruz Santana

- Hemoptise é a expectoração de sangue originário dos pulmões ou da árvore traqueobrônquica. Hemoptise maciça (5% dos casos) é a expectoração de sangue que excede 200 a 600 mL em 24 horas ou que evolui com instabilidade hemodinâmica.

QUAIS SÃO AS PRINCIPAIS ETIOLOGIAS DE HEMOPTISE?

- As principais causas de hemoptise são doenças pulmonares inflamatórias, bronquiectasias, tuberculose e neoplasia pulmonar.
- Em pacientes com doença pulmonar obstrutiva crônica, traqueobronquites são a principal causa de hemoptise e geralmente se manifestam com escarro com laivos de sangue, embora ocasionalmente os pacientes tenham episódios de hemoptise pura.
- Abscessos e infecções pulmonares com necrose também são causas importantes de hemoptise.
- Neoplasias pulmonares podem, em 7 a 10% dos casos, cursar com hemoptise como primeira manifestação. Tumores centrais são os mais frequentemente associados com hemoptise maciça. Neoplasias benignas, como o tumor carcinoide brônquico, também podem ser causa de hemoptise, pois são lesões hipervascularizadas.
- Tuberculose pode cursar com hemoptise por lesão inflamatória de bronquíolos, por formação de aneurisma de Rasmussen, que ocorre dentro das cavitações, e por sequelas pulmonares, como bronquiectasias.
- Hemoptise também pode ser causada por alterações da circulação pulmonar. Os pulmões são vascularizados por dupla circulação arterial: artérias pulmonares e artérias brônquicas. Embora as artérias brônquicas sejam responsáveis por apenas 1-2% da circulação arterial pulmonar, geralmente são suas afecções, como bronquiectasias crônicas, que

aumentam a pressão arterial brônquica, que são responsáveis por hemoptise.

- Pacientes com estenose mitral, durante episódios de congestão pulmonar, podem cursar com episódios de hemoptise pelo sangramento de varizes brônquicas.
- Em pacientes com tromboembolismo pulmonar (TEP), os episódios de hemoptise são relativamente infrequentes e pouco volumosos, em geral associados a episódios menores de TEP.
- Uso de anticoagulantes ou coagulopatia grave em uma doença aguda são fatores precipitantes de hemoptise.

TABELA 1 Causas de hemoptise

Doenças das vias aéreas	Doenças hematológicas
Traqueobronquite	Coagulopatias
Bronquiectasia	CIVD
Neoplasia	Plaquetopenias e disfunção plaquetária
Trauma	
Corpo estranho	
Doenças do parênquima pulmonar	**Doenças cardíacas**
Tuberculose	Estenose mitral e outras valvopatias
Pneumonias e abscesso pulmonar	Doenças cardíacas congênitas
Infecção fúngica	Endocardite
Neoplasias	
Doenças vasculares	**Outras doenças**
Tromboembolismo pulmonar	Drogas: cocaína, crack
Malformações arteriovenosas	Fístulas traqueobrônquicas
Aneurisma de aorta	Pós-procedimento
Hipertensão pulmonar	
Vasculites (granulomatose com poliangeíte, lúpus, síndrome de Goodpasture)	

CIVD: coagulação intravascular disseminada.

QUAIS SÃO OS ACHADOS CLÍNICOS ASSOCIADOS À HEMOPTISE?

- Os achados clínicos dependem da etiologia da hemoptise.
- Em pacientes com traqueobronquites ou bronquiectasias infectadas, sintomas como febre e expectoração podem estar presentes.
- Presença de telangiectasias sugere fístulas arteriovenosas como etiologia da hemoptise.
- Sopro em foco mitral tipo "ruflar diastólico", em crescendo, com B2 hiperfonética é sugestivo de estenose mitral.
- Pacientes com vasculites pulmonares ou endocardite podem apresentar alterações cutâneas, como *rash* e hematomas.
- A presença de baqueteamento digital é sugestiva de doenças pulmonares crônicas, como neoplasia de pulmão e cardiopatias congênitas.
- É importante diferenciar o achado de escarro com laivos hemoptoicos da hemoptise franca e volumosa, pois são patologias com prognósticos diferentes. Pacientes com escarro com laivos hemoptoicos podem ser avaliados ambulatorialmente na maioria das vezes, enquanto hemoptise franca e volumosa indica internação hospitalar.
- Também deve-se diferenciar sangramento de trato gastrointestinal e hemoptise. Pacientes com sangramento gastrointestinal usualmente apresentam melena, náusea e dor abdominal. Quando o sangramento é de origem em vias aéreas ou em pulmão, costuma ter coloração avermelhada brilhante.

TABELA 2 Achados de anamnese e de exame físico na hemoptise

História clínica
Doença pulmonar, cardíaca ou renal prévias
Tabagismo
Sintomas pulmonares ou infecciosos
Antecedente familiar de hemoptise ou aneurisma
Viagem recente
Exposição ocupacional (p. ex., asbesto)
Uso de aspirina ou anticoagulantes
Doença de vias aéreas altas

(continua)

TABELA 2 Achados de anamnese e de exame físico na hemoptise *(continuação)*

História clínica
Alterações do trato digestivo
História de perda de peso (neoplasia, tuberculose pulmonar)
Exame físico
Presença de telangiectasias: familiar, Rendu-Osler-Weber
Manchas de Roth, nódulos de Osler: endocardite
Hematomas: coagulopatias
Rash cutâneo: vasculite, LES, endocardite infecciosa, embolia gordurosa
Baqueteamento digital: neoplasia, cirrose, pneumopatias crônicas
Murmúrios pulmonares que aumentam com a inspiração: fístulas ou malformação arteriovenosa
B2 hiperfonética, sopro tricúspide ou pulmonar: hipertensão pulmonar
Sopros cardíacos: cardiopatias congênitas, endocardite, estenose mitral
Edema assimétrico de membros inferiores, sinais de TVP: TEP
Sinais de emagrecimento, dentes em mau estado: tuberculose, abscesso pulmonar

LES: lúpus eritematoso sistêmico; TEP: tromboembolia pulmonar; TVP: trombose venosa profunda.

QUE EXAMES COMPLEMENTARES DEVO SOLICITAR?

- A radiografia de tórax é o primeiro exame indicado e pode estar normal em 15 a 30% dos pacientes. É particularmente útil em pacientes com massas pulmonares e sugere o pulmão responsável pela hemoptise.
- Em pacientes na sala de emergência, a ultrassonografia de tórax substitui com vantagens a radiografia.
- Exames laboratoriais a serem solicitados estão elencados na Tabela 3.
- Broncoscopia deve ser realizada precocemente para aumentar as chances de localizar o sangramento.
- Em pacientes em que a broncoscopia não foi diagnóstica ou não foi resolutiva, o próximo passo é a realização da arteriografia. A preferência inicial é a realização de arteriografia brônquica, pois mais de 90% das hemoptises são associadas com alteração desta circulação, e permite, se necessário, a embolização da artéria brônquica.
- Outros exames, indicados conforme a apresentação clínica, incluem a análise do escarro, citologia oncótica e ecocardiograma.

TABELA 3 Principais exames complementares

Exames laboratoriais	Exames de imagem	Exames localizatórios e terapêuticos
Hemograma completo	Radiografia de tórax	Broncoscopia
Gasometria arterial	Ultrassonografia de tórax	Arteriografia pulmonar
Função renal e eletrólitos	Tomografia de tórax de alta resolução	
INR e outros exames de coagulação	Ecocardiograma	
Albumina e função hepática		
Tipagem sanguínea		

COMO DEVEMOS MANEJAR OS PACIENTES COM HEMOPTISE?

- A prioridade inicial deve ser proteção das vias aéreas, ventilação e estabilização hemodinâmica.
- Pacientes com hemoptise maior do que escarro hemoptoico devem ser admitidos para observação hospitalar.
- Em pacientes com hipoxemia ou instabilidade clínica, é recomendado realizar intubação orotraqueal, se possível com cânula de grosso calibre.
- Em pacientes com traqueobronquites, o tratamento com antibióticos ou corticosteroides pode ser o suficiente para resolução dos sintomas.
- Medicações para suprimir tosse, como a codeína (dose: codeína 30 mg 6/6 h), devem ser utilizadas com cuidado, pois é necessário que o paciente mantenha a capacidade de expelir o sangue das vias aéreas.
- Caso o paciente apresente hemoptise significativa, sem resolução com medidas de suporte, a broncoscopia ou a arteriografia para localização e para embolização do sangramento devem ser realizadas. A broncoscopia flexível é usualmente o primeiro procedimento, sendo a arteriografia reservada para casos de falha da broncoscopia.
- Pacientes com sangramento incontrolável devem ser submetidos a tratamento cirúrgico: lobectomia ou pneumectomia. Pacientes com pneumopatia grave podem não ser candidatos a esses procedimentos.

TABELA 4 Tratamento resumido da hemoptise maciça

1. Monitorização padrão, acesso venoso e oxigênio suplementar se necessário
2. Posicionar o paciente: se o sangramento for à direita, colocar o paciente em decúbito lateral direito; se for à esquerda, em decúbito lateral esquerdo
3. Assegurar via aérea patente, se necessário com intubação orotraqueal seletiva com cânula de duplo lúmen
4. Em pacientes hipotensos ou mal perfundidos, realizar ressuscitação volêmica e introduzir drogas vasopressoras, se necessário
5. Definir sítio de sangramento com exames complementares
6. Controlar o sangramento, se coagulopatia presente, corrigir com derivados, como plasma fresco congelado ou concentrado de plaquetas
7. Broncoscopia deve ser realizada para identificar e interromper o sangramento. É possível pela broncoscopia fazer procedimentos como tamponamento por balão, lavagem com salina gelada, vasoconstritores tópicos ou embolização com *laser*
8. Em casos sem sucesso com broncoscopia, considerar arteriografia pulmonar com embolização
9. Cirurgia pulmonar deve ser considerada em casos refratários

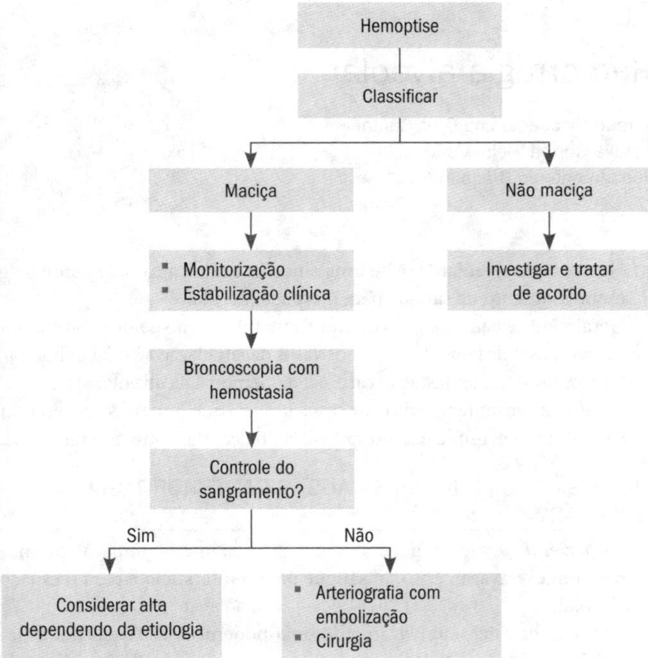

FIGURA 1 Manejo da hemoptise.

LEITURA SUGERIDA

1. Brown III CA. Hemoptysis. In: Walls R, Hockberger R, Gausche-Hill M. Rosen's emergency medicine. Philadelphia: Elsevier; 2018.
2. Davidson K, Shojaee S. Managing massive hemoptysis. Chest. 2020;57:77-88.
3. Ingbar DH. Overview of massive hemoptises. Post TW (ed.). UpToDate. Waltham, MA: UpToDate Inc. http://www.uptodate.com. Acesso em: 22 ago 2021
4. Jean-Baptiste E. Clinical assessment and management of massive hemoptysis. Crit Care Med. 2000;28:1642.
5. Sims T. Hemoptysis. In: Tintinalli JE. Tintinalli's emergency medicine. New York: McGraw Hill Education; 2016.

29

Hemorragia alveolar

Alfredo Nicodemos da Cruz Santana
Natalia Correa Vieira de Melo
Rodrigo Antonio Brandão Neto

- Hemorragia alveolar (HA) é uma síndrome clínica caracterizada pelo extravasamento de sangue para o espaço alveolar.
- Geralmente é causada por ruptura da membrana alveolocapilar ou por outras causas de lesão de pequenos vasos da circulação arterial pulmonar.
- Hemoptise é a manifestação cardinal da hemorragia alveolar (HA), mas pode estar ausente mesmo em casos graves, que podem se apresentar com dispneia e insuficiência respiratória no departamento de emergência.

QUAIS SÃO AS PRINCIPAIS CAUSAS DE HEMORRAGIA ALVEOLAR?

- Os pacientes apresentam geralmente lesão da microcirculação pulmonar com extravasamento do sangue para o interstício e para o espaço alveolar.
- As lesões da microcirculação pulmonar podem ser causadas por inflamação da parede vascular e capilarite alveolar. Essa é a fisiopatologia da HA nas vasculites, como a granulomatose com poliangeíte, por exemplo.
- HA pode ocorrer sem lesão da arquitetura alveolar, como nos casos de hemossiderose pulmonar, coagulopatias, estenose mitral e inalação de substâncias tóxicas.
- O dano alveolar difuso é outro mecanismo fisiopatológico de HA. Neste caso, etiologias prováveis incluem a síndrome do desconforto respiratório agudo (SDRA), lúpus eritematoso sistêmico (LES), inalação de cocaína, transplante de medula óssea e lesões actínicas, entre outras.
- Medicações como amiodarona, nitrofurantoína e propiltiouracil também podem ser associadas com HA. A Tabela 1 aborda as principais causas de HA de acordo com seus possíveis mecanismos fisiopatológicos.

TABELA 1 Principais etiologias de hemorragia alveolar conforme mecanismo fisiopatológico

Capilarite	Hemorragia sem lesão estrutural	Dano alveolar difuso	Outras
Vasculites (PHS, crioglobulinemia etc.)	Estenose mitral	SDRA	Linfangioleiomiomatose
Doenças autoimunes (LES, SAF, AR etc.)	Síndrome do anticorpo antimembrana basal glomerular	Infecções oportunistas difusas (p. ex., pneumocistose)	Doença veno-oclusiva pulmonar
Terapia anti-TNF alfa	LES	Pneumonias bilaterais	Angiossarcoma
Propiltiouracil	Plaquetopenia	LES	Esclerose tuberosa
Ácido retinoico	Anticoagulante	Drogas inalatórias (p. ex., cocaína)	Metástases pulmonares (p. ex., tumor renal)
Leptospirose	Hemossiderose pulmonar	Amiodarona	Coriossarcoma
Retocolite ulcerativa	Leucemia pró-mielocítica	Nitrofurantoína	
Transplante de medula óssea		Pneumonia em organização criptogênica	
Rejeição aguda de transplante pulmonar		Pneumonia intersticial aguda	
		Drogas citotóxicas	
		Pneumonite actínica	

LES: lúpus eritematoso sistêmico; SDRA: síndrome do desconforto respiratório agudo; SAF: síndrome do anticorpo antifosfolípide; AR: artrite reumatoide; PHS: púrpura de Henoch-Schölein.

QUAIS SÃO AS PRINCIPAIS MANIFESTAÇÕES CLÍNICAS DA HEMORRAGIA ALVEOLAR?

- O quadro clínico costuma ter instalação súbita, com eliminação de grande quantidade de sangue (500 mL ou mais) pela via aérea.
- Dispneia está presente em 25-100% dos casos, e hemoptise, apesar de ser a manifestação cardinal da HA, pode estar ausente em 25-33% dos casos.
- Os achados clínicos podem sugerir o diagnóstico etiológico da HA. As Tabelas 2 e 3 trazem os principais sintomas encontrados na HA e as possíveis etiologias.

TABELA 2 Principais achados na hemorragia alveolar

Achado	Frequência
Dispneia	25-100%
Hemoptise	67-100%
Tosse	50-80%
Dor torácica	20-30%
Febre	25-100%
Hipoxemia	20-50%

TABELA 3 Achados diagnósticos e possível etiologia da hemorragia alveolar

Achado diagnóstico	Etiologia
Tabagismo, anasarca, hematúria ou proteinúria	Síndrome pulmão-rim (síndrome do anticorpo antimembrana basal glomerular)
Dor torácica, palpitações, fibrilação atrial, sinais de congestão pulmonar ou edema periférico	Valvopatia mitral
Febre, icterícia, antecedente epidemiológico positivo	Leptospirose
Uso de varfarina	Coagulopatia pelo uso de antagonista da vitamina K
Sinais de vasculite, plaquetopenia, história de artralgias	Lúpus eritematoso sistêmico (LES), síndrome do anticorpo antifosfolípide

(continua)

TABELA 3 Achados diagnósticos e possível etiologia da hemorragia alveolar (*continuação*)

Achado diagnóstico	Etiologia
Uso de cocaína ou outras drogas ou medicações	Dano alveolar difuso por pneumonite tóxica ou crise adrenérgica no caso de cocaína
Sinusopatia, cavitações em imagem, otite crônica, perfuração de septo	Granulomatose com poliangeíte
Hemoculturas positivas e febre persistente	Endocardite infecciosa
Uveíte, úlceras orais e genitais	Síndrome de Behçet
Alergia a leite da vaca	Doença celíaca ou hemossiderose pulmonar
Alteração de urina 1, proteinúria, insuficiência renal	Granulomatose com poliangeíte, síndrome anticorpo antimembrana basal glomerular, LES, poliangeíte microscópica
Neuropatia periférica	Vasculites, LES
Lesões cutâneas	Vasculites, LES, poliangeíte microscópica

- SDRA e congestão pulmonar podem inicialmente se confundir com hemorragia alveolar.
- Pacientes submetidos a transplante de medula óssea podem evoluir tanto com hemorragia alveolar quanto com SDRA.

TABELA 4 Principais causas de HA e características clínicas

Patologia	Características clínicas
Granulomatose com poliangeíte	▪ Acometimento de ouvido, seios da face, pulmão e rins ▪ ANCA-c positivo ▪ Biópsia pulmonar: capilarite ou granuloma
Poliangeíte microscópica	▪ Acometimento renal, pulmonar e cutâneo ▪ Pode acometer nervos periféricos ▪ ANCA-p positivo e complemento normal
Síndrome de Goodpasture	▪ Acometimento de pulmão e rins ▪ Anticorpo antimembrana basal glomerular positivo e complemento normal ▪ Biopsiar pulmão se anticorpo antimembrana basal glomerular negativo

(continua)

TABELA 4 Principais causas de HA e características clínicas (*continuação*)

Patologia	Características clínicas
Lúpus eritematoso sistêmico	▪ Acometimento de múltiplos sistemas, incluindo pele, pulmões, rins, SNC, hematológico ▪ Complemento baixo ▪ FAN positivo e Ac anti-DNA positivo
Hemossiderose pulmonar	▪ Diagnóstico de exclusão, só acomete pulmão ▪ Não cursa com capilarite ▪ Principalmente crianças e adultos jovens ▪ Associação com doença celíaca
Púrpura de Henoch-Schönlein	▪ Púrpura palpável, dor abdominal ▪ Acometimento renal é raro ▪ Biópsia com depósito de IgA
Doença de Behçet	▪ Úlceras orais e genitais, acometimento ocular e vasculite de SNC ▪ Vasculite e aneurisma de artéria pulmonar

HA: hemorragia alveolar; SNC: sistema nervoso central.

QUAIS EXAMES COMPLEMENTARES DEVEM SER SOLICITADOS PARA UM PACIENTE COM HA E QUAIS SÃO AS ALTERAÇÕES ESPERADAS?

- A radiografia de tórax deve ser o primeiro exame a ser realizado e costuma revelar infiltrado alveolointersticial em 80-100% dos pacientes, geralmente bilateral e peri-hilar, embora possa ser unilateral ou até lobar.
- A tomografia de tórax com cortes finos ou de alta resolução é o segundo exame a ser realizado e consegue diferenciar de forma mais clara as diferentes etiologias da HA.
- Presença de queda de hemoglobina de pelo menos 1 g/dL é um achado quase universal nesses pacientes.
- A confirmação diagnóstica pode ser feita por meio de broncoscopia com lavado broncoalveolar (LBA), que mostra sangramento difuso ao se instilar soro. Em pacientes sem hemorragia ativa, o achado de macrófagos com hemossiderina confirma o diagnóstico.
- Outro exame confirmatório do diagnóstico de HA é a cintilografia pulmonar com a medida de difusão de monóxido de carbono (DLCO), que se encontra caracteristicamente aumentada na HA.

- Outros exames complementares são dependentes de anamnese e de exame físico e servem para investigação diagnóstica de pacientes com HA. A Tabela 5 resume os exames a serem solicitados.
- O diagnóstico de hemorragia alveolar depende da presença de três critérios diagnósticos, que são infiltrado pulmonar novo, queda de hemoglobina e piora da saturação de oxigênio ou hipoxemia.

TABELA 5 Exames complementares para pacientes com hemorragia alveolar

▪ Hemograma
▪ Coagulograma
▪ AST, ALT, bilirrubinas, gama-GT
▪ Ureia, creatinina, sódio, potássio
▪ Urina 1
▪ ANCA
▪ FAN
▪ Anticorpo antimembrana basal glomerular
▪ Sorologia para HIV
▪ Pesquisa/cultura de bactérias, micobactérias, fungos e *P. carinii* no LBA
▪ PCR para *P. carinii*, CMV, HSV, vírus sincicial, parvovírus
▪ Antigenemia para CMV e criptococo em imunodeprimidos
▪ Sorologia para herpes em imunodeprimidos
▪ Pesquisa de galactomanas em imunodeprimidos
▪ Sorologia para leptospirose e hantavirose na suspeita clínica
▪ Sorologia para criptococo, histoplasmose e paracoco na suspeita clínica

COMO DEVE SER O MANEJO DESSES PACIENTES?

- O manejo inicial prioriza a estabilização respiratória e hemodinâmica do paciente. A hipoxemia deve ser corrigida com suporte de oxigênio.
- Casos de hipoxemia refratária podem necessitar de ventilação invasiva. Sugerimos volume corrente baixo (4-6 mL/kg) e PEEP alto (de forma similar à SDRA). Em pacientes com sangramento importante, o uso de altos níveis de PEEP pode ajudar a controlar a hemorragia alveolar.

- O tratamento deve ser direcionado para causa etiológica. Em pacientes com suspeita de doença autoimune, pulsoterapia com metilprednisolona (500 a 1.000 mg EV por dia) durante 3 a 5 dias consecutivos deve ser iniciada. Nesta situação, o lavado broncoalveolar, além de confirmar o diagnóstico de hemorragia alveolar, pode ser de grande auxílio na exclusão de causas infecciosas antes do início da pulsoterapia.
- Em pacientes com LES, ciclofosfamida em pulsos mensais (750 mg/m^2) deve ser realizada.
- Em pacientes com granulomatose com poliangeíte, a ciclofosfamida por via oral em dose de 2-3 mg/kg e a plasmaférese são opções terapêuticas. O rituximab tem sido estudado para casos refratários com sucesso.
- Na síndrome do anticorpo antimembrana basal glomerular, o tratamento com plasmaférese diária por 2 semanas deve ser iniciado.
- Na hemossiderose pulmonar, corticoterapia pode ser útil.
- Em pacientes com HA refratária, circulação extracorpórea pode ser utilizada.
- Em pacientes com história de coagulopatias ou uso de anticoagulantes, o tratamento da HA é a descontinuação da medicação e correção da coagulopatia com as medidas necessárias, que podem incluir vitamina K, plasma fresco congelado, complexo protrombínico e uso de antifibrinolíticos, conforme a indicação clínica.

TABELA 6 Tratamento da hemorragia alveolar

1. Suporte ventilatório e hemodinâmico, usar PEEP alto em pacientes entubados
2. Correção de coagulopatias e, se Hb < 7 g/dL, transfusão de concentrado de hemácias
3. Descartar e tratar infecções
4. Corticoterapia, idealmente com pulsoterapia com metilprednisolona 500-1.000 mg EV por 3 a 5 dias, se indicado
5. Plasmaférese, se indicado
6. Ciclofosfamida, se indicado
7. Outras modalidades de tratamento dependentes da etiologia específica da HA
8. Circulação extracorpórea em casos refratários

EV: endovenosa; HA: hemorragia alveolar; Hb: hemoglobina; PEEP: pressão positiva expiratória final.

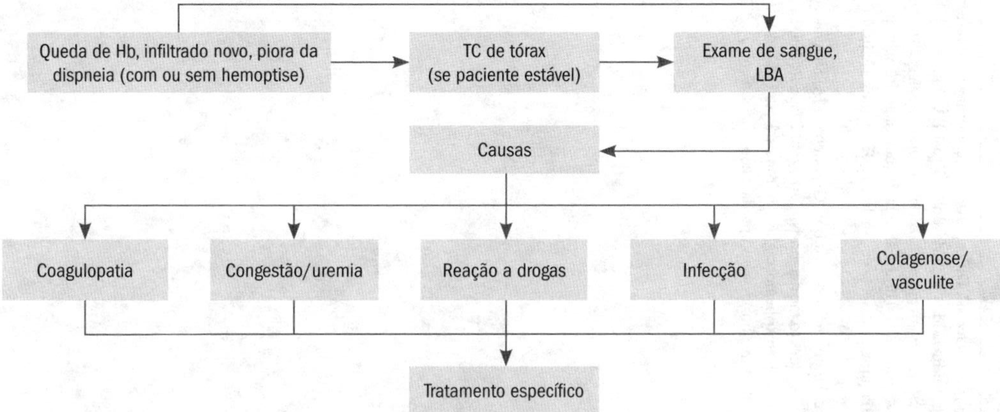

FIGURA 1 Abordagem da hemorragia alveolar difusa.

Hb: hemoglobina; TC: tomografia computadorizada; LBA: lavado broncoalveolar.

LEITURA SUGERIDA

1. Collard HR, King TE Jr, Schwarz MI. Diffuse alveolar hemorrhage and rare infiltrative disorders of the lung. In: Broaddus VC, Mason RJ, Ernst JD, et al. (eds.). Murray & Nadel's textbook of respiratory medicine. 6. ed. New York: Elsevier; 2015. p. 1207.
2. Lara AR, Frankel SK, Schwarz MI. Diffuse alveolar hemorrhage. In: Schwarz MI, King TE Jr (eds.). Interstitial lung disease. 5. ed. Shelton, CT: People's Medical Publishing House; 2011. p. 805.
3. Lichtenberger JP 3rd, Digumarthy SR, Abbott GF, Shepard JA, Sharma A. Diffuse pulmonary hemorrhage: clues to the diagnosis. Curr Probl Diagn Radiol. 2014;43:128.
4. Schwarz NI. The diffuse alveolar hemorraghe syndromes. Post TW (ed.). UpToDate. Waltham, MA: UpToDate Inc. http://www.uptodate.com. Acesso em: 3 set 2021.

30

Asma

Rodrigo Antonio Brandão Neto

- Asma é uma doença inflamatória crônica e intermitente das vias aéreas, caracterizada por exacerbações de dispneia, tosse, sibilos, obstrução variável e hiper-responsividade das vias aéreas. Em geral é reversível, mas pode ser severa e fatal.
- Exacerbações de asma são caracterizadas por piora progressiva dos sintomas, além das variações usuais do dia, que exigem uma mudança no tratamento e necessitam frequentemente de visitas ao departamento de emergência.
- Incidência no Brasil: 5-10% da população com antecedente de asma. A asma é responsável por cerca de 115 mil internações hospitalares ao ano e um pouco mais de 500 óbitos anuais.

O QUE PODE PRECIPITAR UMA EXACERBAÇÃO DE ASMA?

- Infecção viral é responsável por cerca de 80% das exacerbações, sendo os agentes mais frequentes os rinovírus, influenza vírus e vírus sincicial respiratório.
- Pacientes com asma não parecem ter maior risco de doença grave ou morte em decorrência de infecção por coronavírus, apesar de alguns estudos sugerirem maior taxa de intubação e tempo de ventilação mecânica.
- A recomendação de especialistas é de que pacientes com asma se protejam ao máximo da exposição ao SARS-CoV-2 e que as medicações de uso contínuo sejam mantidas normalmente durante a pandemia.
- Outras causas de exacerbação frequentes são: exposição a aeroalérgenos, exercício físico, estresse emocional, medicações (p. ex., betabloqueadores e aspirina) e infecções bacterianas principalmente por microrganismos atípicos como *Chlamydia pneumoniae*.

- 5-10% dos pacientes apresentam doença grave e refratária a medicações como corticosteroides.

QUAIS SÃO OS ACHADOS CLÍNICOS ESPERADOS?

- Caracterizada por tríade clínica composta por dispneia, opressão torácica e sibilância, sendo pelo menos um desses sintomas relatado em 90% dos pacientes.
- Tosse é um sintoma muito frequente, sendo sobretudo noturna.
- Sibilância é um fator preditor de obstrução, mas a ausência de sintomas pode ser enganadora; a presença de tórax silente pode ser um sinal de insuficiência respiratória aguda.
- A asma pode ser classificada em gravidade pelos achados clínicos, como exemplificado na Tabela 1.

TABELA 1 Classificação de gravidade das exacerbações agudas de asma

Sintoma	Leve	Moderada	Grave	Iminência de parada cardiorrespiratória
Dispneia	Com atividade física	Ao falar	Repouso	
Capacidade de falar	Várias frases	Frases	Palavras	Incapaz de falar
Posição corporal	Capaz de deitar	Prefere ficar sentado	Incapaz de deitar	
Frequência respiratória	Aumentada	Aumentada	> 30 irm	
Musculatura acessória	Normalmente não usa	Comumente usa	Uso da musculatura acessória	Respiração paradoxal
Ausculta	Sibilos expiratórios moderados	Sibilos expiratórios difusos	Sibilos inspiratórios e expiratórios	Tórax silente
Frequência cardíaca	< 100 bpm	100-120 bpm	> 120 bpm	Bradicardia relativa
Pulso paradoxal	< 10 mmHg	10-25 mmHg	> 25 mmHg	

(continua)

TABELA 1 Classificação de severidade das exacerbações agudas de asma *(continuação)*

Sintoma	Leve	Moderada	Grave	Iminência de parada cardiorrespiratória
Estado mental	Agitado ou normal	Agitado	Agitado	Confuso ou sonolento
VEF 1 ou *peak-flow*	> 80%	60-80%	< 60%	
SaO_2	> 95%	91-95%	< 90%	
PaO_2	Normal	> 60 mmHg	< 60 mmHg	
$PaCO_2$	< 45 mmHg	< 45 mmHg	> 45 mmHg	

- Alguns fatores predizem gravidade da exacerbação aguda de asma e são citados na Tabela 2.

TABELA 2 Fatores preditores de exacerbação aguda de asma grave

▪ História de intubação ou de necessidade de UTI (mais importante preditor de evolução desfavorável)
▪ História de exacerbação grave, cujo aparecimento é súbito
▪ Paciente com má percepção dos sintomas (apresenta poucos sintomas apesar de ter um grave broncoespasmo)
▪ Rápida piora clínica
▪ Uso de mais de 2 frascos de beta-2-agonista/mês
▪ Acompanhamento ambulatorial inadequado
▪ Presença de comorbidades (cardiovasculares ou doença pulmonar obstrutiva crônica [DPOC])
▪ Hospitalização ou visita ao departamento de emergência há menos de 1 mês
▪ Duas ou mais internações hospitalares em período menor que 1 ano
▪ Três ou mais visitas ao pronto-socorro em período inferior a 1 ano

COMO AVALIAR O PACIENTE NO SERVIÇO DE EMERGÊNCIA? PRECISO DE EXAMES COMPLEMENTARES?

- A história deve focar em severidade dos sintomas, rapidez do aparecimento, possíveis fatores precipitantes, história de anafilaxia, com especial atenção aos fatores associados com risco de evolução desfavorável já citados.

- O exame físico deve procurar os sinais da gravidade das exacerbações citados na Tabela 1.
- O exame físico deve procurar ainda sinais de complicações como pneumotórax, anafilaxia e pneumomediastino.
- Radiografia de tórax: não é rotineiramente indicado, pois raramente modifica a terapêutica e só deve ser solicitado se houver indicação (suspeita de pneumonia, pneumotórax, derrame pleural, febre > 38,3°C, dor torácica, leucocitose, hipoxemia etc.), em casos com indicação de internação e de paciente sem melhora esperada com o tratamento.
- Saturação arterial de oxigênio: deve ser verificada em todos os pacientes e, se menor do que 90%, oxigênio suplementar deve ser prescrito.
- Gasometria arterial: indicada para pacientes com desconforto respiratório importante, VEF1 ou pico de fluxo expiratório (PFE) < 50% do predito. Os pacientes que apresentam $PaCO_2$ > 45 mmHg devem ser considerados como candidatos a internação em UTI.
- Hemograma: indicado para pacientes febris com expectoração purulenta.
- Eletrólitos: em pacientes com indicação de internação.
- Eletrocardiograma: em pacientes com doença cardíaca, DPOC associada e idade maior que 50 anos. O exame ocasionalmente demonstra padrão de *strain* ventricular direito, reversível muitas vezes com o tratamento da asma. Outros achados ainda são sobrecarga de câmaras direitas e alterações de ritmo como taquicardia atrial multifocal, fibrilação atrial e extrassístoles ventriculares.
- Prova de função pulmonar ou aferição do pico de fluxo (*peak flow*) é indicada em todos os pacientes com exacerbação aguda de asma monitorados no serviço de emergência. A estimativa realizada por parâmetros clínicos da gravidade da obstrução clínica pode ser equivocada.
- A indicação de realização de outros exames é dependente das condições associadas e características individuais de cada caso.

QUE OUTROS DIAGNÓSTICOS DEVO CONSIDERAR?

- Obstrução de vias aéreas superiores.
- Disfunção de glote: há um estreitamento de glote durante a inspiração e expiração, produzindo episódios de obstrução parcial de vias aéreas. O diagnóstico é confirmado pela visualização da glote durante um episódio agudo.

- Doença endobrônquica: pode se manifestar com paroxismos de tosse, dispneia e sibilos localizados em um dos hemotórax. As causas são: tumor, estenose ou corpo estranho.
- Insuficiência cardíaca descompensada: pode levar a sibilos bilaterais. Entretanto, na insuficiência cardíaca costumam surgir: galope por B3, crepitações e escarro sanguinolento, entre outros sintomas sugestivos de disfunção cardíaca.
- Pneumonia eosinofílica.
- Vasculites sistêmicas: especialmente a síndrome de Churg-Strauss.
- Tumor carcinoide, embolia pulmonar ou DPOC: podem se manifestar com sibilos recorrentes.
- Outros: pneumonias relacionadas a agentes químicos ou exposição a drogas (colinérgicas ou inseticidas).

COMO É O MANEJO DESTES PACIENTES?

- Importante reavaliar paciente a cada 1 ou no máximo 2 horas.
- A decisão de internar ou não o paciente idealmente deve ser tomada em no máximo 6 a 8 horas da entrada no departamento de emergência.

Beta-2 agonista inalatório

- Constitui a base para o tratamento desses pacientes. Seu benefício é potencializado caso seja realizado o uso sequencialmente em inalações. Recomendamos uma inalação a cada 15-20 minutos, totalizando três inalações na primeira hora de atendimento no pronto-socorro.
- A dose recomendada da bomba com espaçador é de 4-8 jatos a cada 15-20 minutos na primeira hora de tratamento. Quando usado nebulizador, a dose usual é de 10-20 gotas de fenoterol diluídas em 3-5 mL de soro fisiológico a cada 15-20 minutos na primeira hora de tratamento; após este período a medicação será repetida conforme a necessidade no máximo a intervalos de 1/1 hora. O uso de nebulização contínua ou de demanda é equivalente no tratamento desses pacientes.
- Beta-agonistas parenterais não apresentam benefícios adicionais e são associados a complicações como acidose lática, hipocalemia significativa e taquiarritmias. Em nosso serviço não utilizamos beta-2 agonista parenteral. Seu uso pode ser considerado nas seguintes situações:

- Suspeita de asma como manifestação de anafilaxia: adrenalina 0,3 a 0,5 mg intramuscular a cada 20 minutos (máximo 3 doses).
- Em crises graves, na impossibilidade de administrar broncodilatador inalatório: adrenalina 0,3 mg ou terbutalina intramuscular a cada 20 minutos (máximo 3 doses).

Anticolinérgicos

- A combinação destes com os beta-agonistas adrenérgicos é recomendada em múltiplas doses em pacientes com ataque agudo severo de asma, definido por VEF1 < 60%.
- O uso de dose única de anticolinérgico associado a beta-2 agonistas é associado com modesta melhora de função pulmonar, mas sem diminuição de taxas de admissão hospitalar, de modo que a associação de anticolinérgicos deve ser feita em todas as inalações.
- Os anticolinérgicos recomendados para o uso na emergência são brometo de ipratrópio, brometo de tiotrópio e brometo de oxitrópio. Em razão da disponibilidade e do baixo custo, recomendamos o uso do brometo de ipratrópio na emergência.
- A dose ideal de brometo de ipratrópio é controversa, mas a dose de 500 μg parece obter dilatação máxima brônquica; recomendamos a adição de brometo de ipratrópio ao beta-2 agonista, em dose de 30-50 gotas repetidas em inalações juntamente com o beta-2 agonista. Em aerossol a dose usual é de 2 a 3 *puffs* (400 a 600 μg) com intervalo de 6 a 8 horas.

Corticosteroides

- A maioria das exarcebações em que o paciente precisa procurar o departamento de emergência devem ser tratadas com curso de corticoide sistêmico entre 5-14 dias, usando prednisona em dose de 20-60 mg dia.
- Uma alternativa em pacientes que utilizam corticosteroides inalatórios é quadruplicar a dose deles. Estudos demonstraram que dobrar as doses dos corticosteroides inalatórios não é eficaz.
- Não existe necessidade de retirada gradual do corticoide quando usado por períodos inferiores a 3 semanas.
- A dose de corticoide parenteral inicial é de 20-60 mg de metilprednisolona de 6/6 horas.

Oxigênio

- O objetivo da suplementação de O_2 é manter a saturação de oxigênio maior que 92%; em crianças e gestantes, o objetivo é saturação acima de 95%.

Sulfato de magnésio

- A medicação parece ser útil em pacientes com crises graves definidas por VEF1 < 30%, falência em responder a terapêutica inicial, falência em melhorar além do VEF1 > 60% após 1 hora.
- A dose recomendada é de 1,2-2,0 g diluídos em solução fisiológica de 100-500 mL EV, para correr em 20 minutos.

Outros

- Recentemente foi descrito o uso de enoximone, que é um inibidor seletivo da fosfodiesterase em crises de asma graves. As doses descritas variam de duas doses de 25 mg a 100 mg até uso por infusão intravenosa contínua. Seu uso ainda não pode ser recomendado de rotina.
- Quetamina tem propriedades broncodilatadoras e deve ser considerada quando a intubação for indicada.

QUANDO PRECISO CONSIDERAR INTUBAÇÃO OROTRAQUEAL NESSES PACIENTES? EXISTEM PARTICULARIDADES QUE DEVO CONHECER SOBRE O PROCEDIMENTO E A VENTILAÇÃO DO PACIENTE COM EXACERBAÇÃO AGUDA DE ASMA?

- O paciente que chega com crise de asma no serviço de emergência com alteração do nível de consciência, bradicardia e outros achados que caracterizem crise muito grave com eminência de parada cardiorrespiratória deve ser prontamente intubado.
- Assim que decidido, o procedimento deve ser realizado prontamente, com estabelecimento de acesso venoso de grosso calibre, com monitorização cardíaca, oximetria de pulso e pré-oxigenação utilizando oxigênio em altos fluxos ou ventilação não invasiva.
- A quetamina por conta de suas propriedades broncodilatadoras é a medicação sedativa de escolha; propofol ou midazolam são opções e deve-se considerar o uso de bloqueadores neuromusculares como a succinilcolina.

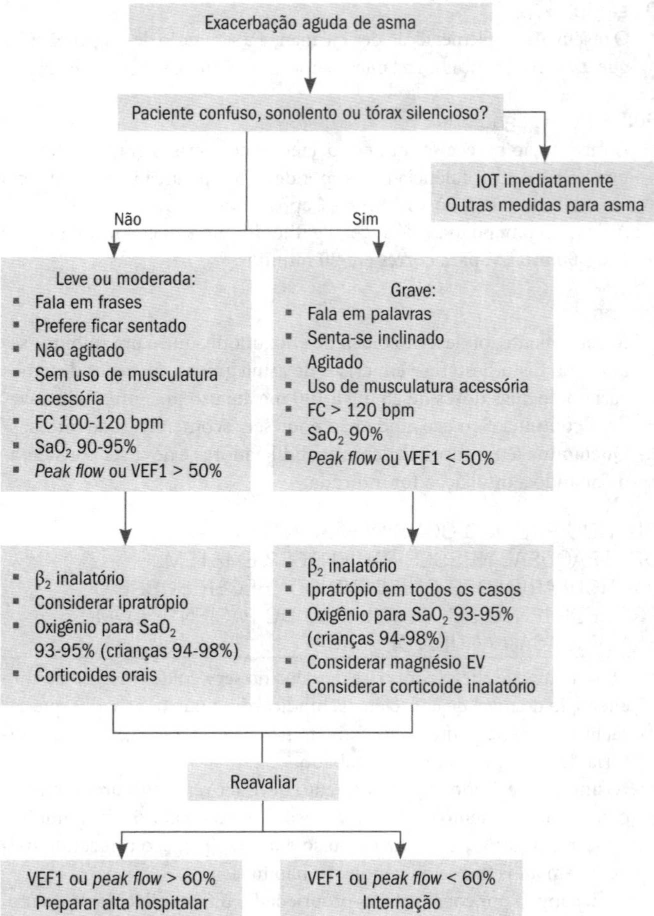

FIGURA 1 Exacerbação aguda de asma.
FC: frequência cardíaca; IOT: intubação orotraqueal.

- A ventilação não invasiva em asma ainda precisa de estudos prospectivos para validar seu uso; considerando os resultados em doença pulmonar obstrutiva crônica, é provável que o uso seja benéfico também em crises agudas de asma.
- O uso de modo de ventilação controlada com baixos volumes correntes, frequência respiratória entre 6-12 incursões respiratórias por minuto e tempo inspiratório curto ajuda a diminuir essa hiperinsuflação, mesmo ocorrendo aumentos moderados da $PaCO_2$. Nesses pacientes ainda são importantes os cuidados de aspiração frequente das secreções.

QUE MEDICAÇÕES NÃO TÊM BENEFÍCIO DEMONSTRADO NESSES PACIENTES?

- Antibioticoterapia de rotina não tem benefício.
- Hélio.
- Uso de antagonistas de leucotrienos.
- Metilxantinas, como aminofilina e teofilina.

LEITURA SUGERIDA

1. British Thoracic Society, Scottish Intercollegiate Guidelines Network. British guideline on the management of asthma. Thorax. 2014;69(Suppl 1):1.
2. Fanta CH. Management of acute exacerbations of asthma in adults. In: Post TW (ed.). UpToDate. Waltham, MA: UpToDate Inc. http://www.uptodate.com. 16/09/2021
3. Global Initiative for Asthma (GINA). Global Burden of Asthma Report. Disponível em: www.ginasthma.org. Acesso em: 18/05/2021
4. Lalloo UG, Ainslie GM, Abdool-Gaffar MS, Awotedu AA, Feldman C, Greenblatt M, et al. Guideline for the management of acute asthma in adults: 2013 update. S Afr Med J. 2012;103(3):189-98.
5. National Asthma Education and Prevention Program. Expert Panel Report III: Guidelines for the diagnosis and management of asthma. Bethesda, MD: National Heart, Lung, and Blood Institute; 2007.

31

Doença pulmonar obstrutiva crônica

Rodrigo Antonio Brandão Neto

- A doença pulmonar obstrutiva crônica (DPOC) cursa com alteração progressiva de limitação do fluxo aéreo que não é totalmente reversível. Sua associação com tabagismo representa a grande maioria dos casos, mas a inalação de poeiras ambientais e fatores genéticos como a deficiência de α-1 antitripsina também estão associados. Cerca de 7 milhões de pacientes brasileiros apresentam DPOC e ela representa a necessidade de 107 mil internações hospitalares, com prevalência em tabagistas de longa data de aproximadamente 15%.
- Algumas definições são necessárias:
  - Bronquite crônica: tosse produtiva por 3 meses ou mais por 2 anos consecutivos, que ocorre por hipersecreção de muco, não necessariamente com obstrução ao fluxo aéreo.
  - Enfisema: permanente e anormal aumento dos espaços aéreos, distalmente aos bronquíolos terminais, acompanhada de destruição de suas paredes, sem fibrose óbvia.
  - DPOC apresenta uma definição funcional: segundo o GOLD (*Global Initiative for Chronic Obstrutive Lung Disease*), a presença de VEF1 < 80% do predito após uso de broncodilatador ou VEF1/CVF < 70% confirma a presença de uma obstrução ao fluxo que não é totalmente reversível.

COMO PODEMOS DEFINIR E CLASSIFICAR AS EXACERBAÇÕES AGUDAS DE DPOC?

- Exacerbação aguda de DPOC é definida como uma piora de sintomas caracterizada por três sintomas cardinais: piora da dispneia, aumento de expectoração ou alteração da característica do escarro (o escarro se torna purulento). As exacerbações podem ser classificadas conforme a presença dos sintomas cardinais (Tabela 1).

TABELA 1 Classificação das exacerbações agudas de doença pulmonar obstrutiva crônica (DPOC)

Classificação	Definição
Leve	1 manifestação cardinal Tratamento com broncodilatadores de curta duração é suficiente
Moderada	2 manifestações cardinais Necessita de tratamento sistêmico com corticoide e/ou antibióticos
Grave	3 manifestações cardinais Necessidade de hospitalização por sintomas graves (hipoxemia, taquipneia importante, alteração do nível de consciência)

QUAIS SÃO OS FATORES PRECIPITANTES DAS EXACERBAÇÕES AGUDAS DE DPOC?

- Os pacientes com DPOC podem apresentar piora por conta dos fatores precipitantes, que incluem fatores pulmonares e extrapulmonares, como visto na Tabela 2.

TABELA 2 Fatores precipitantes de exacerbações agudas de doença pulmonar obstrutiva crônica (DPOC)

Fatores intrapulmonares	Fatores extrapulmonares
▪ Bronquite aguda ▪ Pneumonia ▪ Broncoespasmo ▪ Edema pulmonar ▪ Tromboembolismo pulmonar (TEP) ▪ Hipertensão pulmonar ▪ Pneumotórax	▪ Diminuição do *drive* ventilatório ▪ Diminuição da força muscular respiratória (miopatias, uso de corticosteroides) ▪ Aumento da demanda metabólica (infecções, sepse) ▪ Diminuição da tensão atmosférica de oxigênio ▪ Arritmias cardíacas ▪ Isquemia miocárdica

- A traqueobronquite aguda representa a grande maioria das exacerbações agudas em pacientes com DPOC.

- Uma revisão sistemática de 7 estudos encontrou TEP em 16% dos pacientes com exacerbações. Um estudo subsequente encontrou TEP em 6% dos pacientes nas primeiras 48 horas. Portanto, deve-se considerar investigar TEP em pacientes sem causa clara de exacerbação. Uma radiografia de tórax normal e o predomínio de dispneia e hipoxemia sobre expectoração e tosse podem ser sugestivos de TEP.

QUAIS SÃO AS MANIFESTAÇÕES CLÍNICAS DAS EXACERBAÇÕES AGUDAS DE DPOC?

- Os pacientes apresentam principalmente dispneia e tosse com achados de broncoespasmo, como sibilos, roncos e uso de musculatura acessória.
- Exacerbações agudas graves podem apresentar cianose e hipoxemia.
- Os pacientes podem apresentar sinais de hipertensão pulmonar com edema periférico, B2 hiperfonética, estase jugular, hepatomegalia.
- O tabagismo e a intensidade dele são fatores que aumentam muito a chance do diagnóstico de exacerbação aguda de DPOC, como é possível verificar na Tabela 3. As Tabelas 4 e 5 citam os principais achados na história e sinais de alarme em exacerbações agudas de DPOC.

TABELA 3 Achados clínicos e probabilidade diagnóstica de exacerbação aguda de doença pulmonar obstrutiva crônica (DPOC)

Achados	Sensibilidade	Especificidade	LR+	LR-
Tabagismo	92%	49%	1,8	0,16
> 70 maços/ano	40%	95%	8,0	0,63
História de sibilância	51%	84%	3,8	0,66
Expectoração	20%	95%	4,0	0,84
Sibilos	15%	99,6%	36	0,85
Roncos	8%	99%	5,9	0,95
↓ Murmúrio vesicular	29-82%	63-96%	3,2	0,5
Dispneia aos esforços	27%	88%	2,2	0,83

LR +: *likelihood ratio* positivo ou aumento da probabilidade do diagnóstico; LR-: *likelihood ratio* negativo ou diminuição da probabilidade do diagnóstico.

TABELA 4 Achados que devem ser procurados em exacerbações agudas de doença pulmonar obstrutiva crônica (DPOC)

▪ Severidade da obstrução
▪ Duração dos sintomas
▪ Número de exacerbações prévias
▪ Comorbidades
▪ Características da expectoração
▪ Dor torácica
▪ Sintomas constitucionais
▪ Tratamento atual

TABELA 5 Achados que sugerem gravidade em exacerbações agudas de doença pulmonar obstrutiva crônica (DPOC)

▪ Uso de musculatura acessória
▪ Movimentos paradoxais da parede torácica
▪ Aparecimento ou piora de cianose
▪ Presença de edema periférico
▪ Instabilidade hemodinâmica
▪ Sinais de insuficiência cardíaca direita
▪ Alterações sensoriais
▪ Acidose respiratória

QUE EXAMES COMPLEMENTARES DEVO SOLICITAR?

- Saturação de oxigênio: deve ser verificada em todos os pacientes.
- Raio X de tórax: deve ser solicitado em todos os pacientes, pois pode alterar a conduta em cerca de 20% deles. Achados incluem diafragma direito abaixo da 7ª costela, aumento do espaço retroesternal e diâmetro cardíaco < 11,5 cm e principalmente achados que sugiram algum fator precipitante, como consolidações ou pneumotórax.
- Pacientes com exacerbações agudas de DPOC devem ser testados para SARS-CoV-2.

- Hemograma: policitemia e leucocitose podem ocorrer em pacientes infectados. O exame é sugerido em todos os pacientes com indicação de internação.
- Eletrólitos e função renal: devem ser colhidos em todos os pacientes com indicação de internação. Pode ocorrer hipocalemia como efeito de broncodilatadores usados repetidamente.
- Eletrocardiograma (ECG): deve ser realizado em todos ao pacientes com dor torácica, taquicardia ou bradicardia. Achados sugestivos de hipertensão pulmonar como onda p pulmonale e desvio do eixo QRS para a direita podem ser encontrados. Taquicardias, em particular a taquicardia atrial multifocal, são comuns em pacientes com exacerbação aguda de DPOC.
- Tomografia computadorizada (TC) de tórax: em pacientes com dúvidas diagnósticas ou em que se contempla a possibilidade de TEP.
- Gasometria arterial: indicada em todos os pacientes com indicação de internação hospitalar:
  - $PaO_2 < 60$ mmHg e/ou $PaCO_2 > 50$ mmHg: indicam insuficiência respiratória.
  - $PaO_2 < 50$ mmHg, $PaCO_2 > 70$ mmHg e $pH < 7,3$: episódio de grande gravidade.
- Outros exames, como a prova de função pulmonar e *peak-flow*, apesar de seu papel na classificação ambulatorial da DPOC (classificação de GOLD), não têm papel modificador no manejo das exacerbações e não devem ser realizados.

QUAL É A ETIOLOGIA MICROBIANA DAS EXACERBAÇÕES AGUDAS DA DPOC?

- As exacerbações agudas de DPOC, em pouco mais de 80% dos casos, se devem a infecções respiratórias virais (em torno de 1/3 a 2/3 dos casos) ou bacterianas (1/3 a metade dos casos).
- As principais bactérias encontradas incluem *S. pneumoniae* (15 a 30%), *Haemophylus influenzae* (14 a 30%) e *Moraxella catarrhalis* (2 a 7%). *Pseudomonas aeruginosa* aparece principalmente em pacientes com bronquiectasias e uso crônico de corticosteroides.

- Agentes atípicos como *Mycoplasma pneumoniae* e *Chlamydia pneumoniae* ocorrem em menos de 4% dos pacientes.

COMO DEVE SER O MANEJO DE PACIENTES COM DPOC?

- Oxigênio deve ser suplementado para manter SaO_2 entre 88-92%. Não existe benefício em manter níveis maiores de SaO_2 e ocorre um potencial risco de carbonarcose com altos índices de $PaCO_2$.
- Os broncodilatadores são o esteio do tratamento; e os β_2-agonistas de curta ação (demanda) representam a terapia broncodilatadora de escolha, devendo ser usados sempre que possível. A associação com um anticolinérgico (brometo de ipratrópio) é benéfica, principalmente nos casos mais graves.
- Doses:
  - Beta-agonistas inalatórios: salbutamol ou fenoterol: 10 a 20 gotas (2,5 a 5 mg) diluídas em 3 a 5 mL de soro fisiológico; realizar três inalações a cada 15-20 minutos ou mesmo contínuas. Após as primeiras três inalações, espaçá-las em intervalos de 1/1 hora ou mais, aumentando o tempo conforme a melhora do paciente. O uso de salbutamol (4 *puffs*) em bomba com espaçador é uma alternativa aceitável. Atualmente a maioria dos autores recomenda que a dose de salbutamol ou fenoterol não ultrapasse 10 gotas em cada inalação.
  - Anticolinérgicos: 20-40 gotas em cada inalação com β_2-agonistas. Tendência a usar dose máxima.
- O uso de corticoide sistêmico é mandatório nas exarcebações das doenças obstrutivas, devendo ser continuado por 5 dias, sendo cursos mais longos associados a maior mortalidade e risco de pneumonia. O corticoide inalatório não apresenta papel definido na exacerbação aguda, embora possa ser associado como medicação de manutenção. A dose de prednisona é de 40 mg VO ou uso endovenoso de metilprednisolona EV 20-60 mg a cada 6 horas em casos graves nas primeiras 72 horas.
- Os antibióticos são indicados nas exacerbações moderadas e graves de DPOC, com benefício de diminuir o tempo de sintomas, e em pacientes em ventilação invasiva um estudo demonstrou diminuição de mortalidade. Pacientes sem fatores de risco como VEF1 > 50%, sem história prévia de exacerbações, podem eventualmente ser tratados apenas

com amoxacilina. A maioria dos pacientes apresenta indicação de amoxacilina/clavulonato, cefalosporinas de segunda geração ou quinolonas; e pacientes com risco de infecção por *Pseudomonas aeruginosa* (uso de glicocorticoides, doença pulmonar estrutural, uso de antibiótico recente) devem receber necessariamente quinolonas ou combinação de antibióticos. A duração do tratamento com antibióticos é de 5 a 7 dias.

- A ventilação não invasiva (VNI) é associada a diminuição de mortalidade e diminuição de intubação orotraqueal. As indicações para seu uso são resumidas na Tabela 6. Inicia-se usualmente com baixas pressões como pressão inspiratória (IPAP) 8-12 cmH_2O e pressão expiratória (CPAP) 3 a 5 cmH_2O.
- O cateter nasal de alto fluxo (CNAF) pode melhorar oxigenação e padrão respiratório em pacientes com exacerbação de DPOC, no entanto não existem ainda estudos robustos que justifiquem sua utilização rotineira.

TABELA 6 Indicações de ventilação não invasiva (VNI) na exacerbação aguda de doença pulmonar obstrutiva crônica (DPOC)

▪ Acidose respiratória, pH 7,35 e $PaCO_2$ > 60 mmHg
▪ Dispneia moderada a grave com uso de musculatura acessória sem melhora com as medidas
▪ Hipoxemia refratária

- Pacientes com alteração do nível de consciência, bradicardia ou nos casos em que o médico considerar que apresentam eminência de parada cardiorrespiratória devem ser imediatamente submetidos a intubação orotraqueal (IOT) e ventilação invasiva. Pacientes com evolução desfavorável também devem ser considerados para IOT; as indicações de ventilação invasiva são resumidas na Tabela 7. Pacientes com teto terapêutico estabelecido (não IOT) ou em cuidado paliativo pleno devem ter a dispneia controlada de forma não invasiva (vide capítulo sobre controle de sintomas em pacientes em CP).
- Os parâmetros iniciais da ventilação invasiva incluem:

- Manter FiO_2 para SaO_2 90-94% e PaO_2 60-72 mmHg.
- VC: 5-6 mL/kg.
- FR: 8-12 irm.
- Pressão de pico < 45 cmH_2O e pressão de platô < 30 cmH_2O.
- I/E : 3/1.
- PEEP inicial de 3-5 cmH_2O.

- Deve-se monitorar balanço hídrico em pacientes internados, utilizando diuréticos quando clinicamente indicado.
- Utilizar profilaxia de TEV durante a internação hospitalar, salvo contraindicação.
- Tratar condições associadas.
- Introduzir na alta hospitalar beta-2 agonistas de longa duração para os pacientes com indicação.

TABELA 7 Indicações de ventilação invasiva em exacerbações de DPOC

▪ Falência da VNI ou ela é contraindicada
▪ Pós-PCR
▪ Rebaixamento do nível de consciência
▪ Períodos de pausa respiratória com rebaixamento do nível de consciência
▪ Persistente inabilidade para remover secreções respiratórias ou aspiração
▪ Instabilidade hemodinâmica grave sem resposta a cristaloide e droga vasopressora
▪ Graves arritmias ventriculares

DPOC: doença pulmonar obstrutiva crônica; PCR: parada cardiorrespiratória; VNI: ventilação não invasiva.

TABELA 8 Indicações de internação hospitalar em exacerbações agudas de DPOC

▪ Sintomas severos
▪ Insuficiência respiratória
▪ Sinais novos como cianose e edema periférico
▪ Falha de resposta ao tratamento inicial
▪ Condições associadas potencialmente sérias
▪ Insuficiente suporte no lar

DPOC: doença pulmonar obstrutiva crônica.

TABELA 9 Indicações de internação em UTI

▪ Dispneia severa com pouca resposta ao tratamento
▪ Alterações do estado mental
▪ Hipoxemia com PaO_2 < 40 mmHg ou acidose respiratória importante, pH < 7,25
▪ Necessidade de ventilação invasiva
▪ Instabilidade hemodinâmica

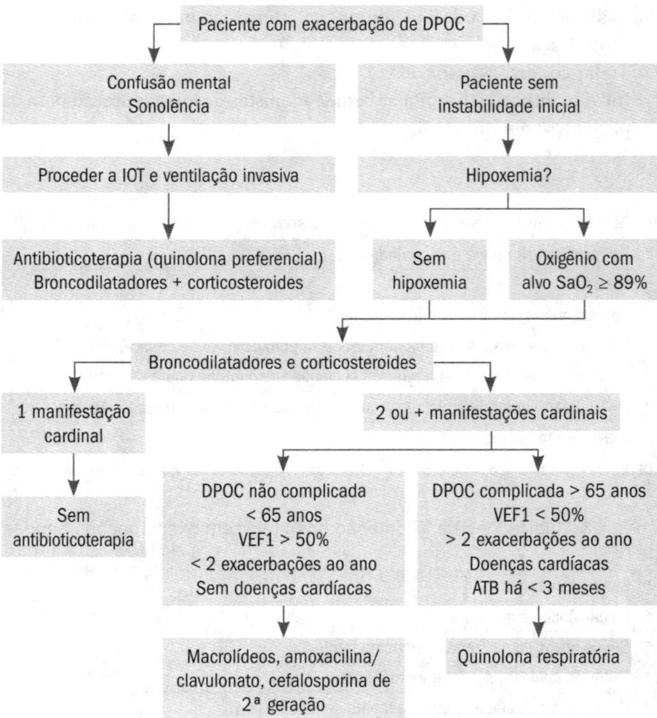

FIGURA 1 ATB: antibioticoterapia; DPOC: doença pulmonar obstrutiva crônica; IOT: intubação orotraqueal.

- Medidas ineficazes incluem xantinas como teofilina e aminofilina, mucolíticos e fisioterapia respiratória (sem benefício na exacerbação aguda de DPOC) e não devem ser indicadas.

LEITURA SUGERIDA

1. Criner GJ, Bourbeau J, Diekemper RL, Ouellette RL, Goodridge D, Hernandez P, et al. Prevention of acute exacerbations of COPD: American College of Chest Physicians and Canadian Thoracic Society Guideline. Chest. 2015;147:894.
2. Couturaud F, Bertoletti L, Pastre J, et al. Prevalence of pulmonary embolism among patients with COPD hospitalized with acutely worsening respiratory symptoms. JAMA. 2021;325:59.
3. Global Initiative for Chronic Obstructive Lung Disease (GOLD). Global strategy for the diagnosis, management and prevention of COPD. Global Initiative for Chronic Obstructive Lung Disease (GOLD). Disponível em: http://www.goldcopd.org. Acesso em 20/09/2021.
4. Leuppi JD, Schuetz P, Bingisser R, Bodmer M, Briel M, Drescher T, et al. Short-term vs conventional glucocorticoid therapy in acute exacerbations of chronic obstructive pulmonary disease: the REDUCE randomized clinical trial. JAMA. 2013;309:2223.
5. Pisani L, Astuto M, Prediletto I, et al. High flow through nasal cannula in exacerbated COPD patients: a systematic review. Pulmonology. 2019;25(6):348-54.
6. Stoller JK. Management of exacerbation of chronic obstructive pulmonary disease. In: Post TW (ed.). UpToDate. Waltham, MA: UpToDate Inc. http://www.uptodate.com. Acesso em: 20/09/2021.
7. Wedzicha JA, Miravitlles M, Hurst JR, Calverley PM, Albert RK, Anzueto A, et al. Management of COPD exacerbations: a European Respiratory Society/American Thoracic Society guideline. Eur Respir J. 2017;49.

32

Tromboembolismo pulmonar

Pedro Perez Barbieri
Eric Sabatini Regueira
Julio Flávio Meirelles Marchini

- É causado pela impactação de um ou mais êmbolos venosos na circulação pulmonar.
- Os pacientes podem se apresentar pouco sintomáticos, com instabilidade hemodinâmica ou até morte.
- Os principais sítios de formação de trombose venosa são as veias pélvicas e dos membros inferiores.
- Há um desequilíbrio entre regiões do pulmão ventiladas e regiões perfundidas.
- Quando ocorre a obstrução das artérias pulmonares, há um aumento da resistência vascular pulmonar com aumento da obstrução da via de saída do ventrículo direito. Isso provoca sobrecarga ventricular direita e disfunção ventricular e redução na pré-carga para o ventrículo esquerdo.

COMO SUSPEITAR DE TROMBOEMBOLISMO PULMONAR?

- Os sinais e sintomas são extremamente variáveis na maioria das vezes.
  - A tríade clássica do tromboembolismo pulmonar (TEP) – dispneia, dor torácica pleurítica e hemoptise – não está sempre presente.
- A Tabela 1 apresenta a prevalência dos sinais e sintomas encontrados em pacientes com tromboembolismo pulmonar.
- Em alguns pacientes a suspeita de tromboembolismo pulmonar é feita apenas pela presença de fatores de risco (Tabela 2), pois os sinais e sintomas são sutis.
  - Escores de risco para tromboembolismo pulmonar são métodos sistematizados para quantificar a probabilidade pré-teste: Wells e Geneva (Tabela 3).

– Uma metanálise avaliou 7.178 pacientes internados com COVID-19 e demonstrou uma incidência de embolia pulmonar de 14,7% dos pacientes internados em enfermaria e 23,4% dos pacientes em UTI. Deve-se ter alto grau de suspeição para TEP em pacientes com COVID e piora súbita, associada a elevações significativas do D-dímero.

TABELA 1 Sinais e sintomas em pacientes com tromboembolismo pulmonar confirmado na chegada ao departamento de emergência

Sinal/sintoma	Prevalência
Dispneia em repouso	50,1%
Dor torácica pleurítica	39,4%
Dispneia aos esforços	27%
Edema assimétrico de MMII	23,5%
Esforço respiratório	16,4%
Tosse seca	22,9%
Dor torácica	15,2%
Tontura	12,2%
Diaforese	11,7%
Dor abdominal	10,7%
Estertores	8,4%
Febre	9,7%
Sudorese	7,1%
Hemoptise	7,6%
Dor unilateral de membro inferior	5,9%
Síncope	5,5%
Alteração do nível de consciência	4,8%
Angina	3,9%

MMII: membros inferiores.

TABELA 2 Fatores de risco para tromboembolismo pulmonar

Risco alto – risco relativo > 10
▪ Antecedente de trombose venosa
▪ Infarto agudo do miocárdio até 3 meses
▪ Cirurgia do quadril ou joelho
▪ Fratura de membros inferiores
▪ Lesão medular
▪ Politrauma
▪ Internação recente por insuficiência cardíaca ou fibrilação atrial
Risco intermediário – risco relativo 2-9
▪ Insuficiência cardíaca descompensada
▪ Acidente vascular encefálico
▪ Insuficiência respiratória aguda
▪ Pneumonia comunitária
▪ Infecção urinária
▪ Cateter venoso central
▪ Neoplasias
▪ Quimioterapia
▪ Parto e puerpério
▪ Uso de anticoncepcionais orais
▪ Doenças autoimunes
▪ Trombofilias
▪ Trombose venosa central
▪ Hemotransfusão
▪ Doença inflamatória intestinal
Risco baixo – risco relativo < 2
▪ Idade avançada
▪ Hipertensão arterial sistêmica
▪ Viagem prolongada
▪ Obesidade
▪ *Diabetes mellitus*
▪ Gravidez
▪ Veias varicosas
▪ Repouso no leito por mais de 3 dias

TABELA 3 Probabilidade pré-teste conforme os escores de Wells e Geneva

Escore de Wells simplificado para tromboembolismo pulmonar	
Característica	Pontuação
Antecedente de tromboembolismo pulmonar ou trombose venosa profunda	1
Frequência cardíaca > 100 bpm	1
Cirurgia ou imobilização nas últimas 4 semanas	1
Hemoptise	1
Neoplasia ativa	1
Sinais de trombose venosa profunda	1
Tromboembolismo pulmonar é o principal diagnóstico	1
Probabilidade clínica	Somatória
Tromboembolismo pulmonar provável	0-1
Tromboembolismo pulmonar improvável	≥ 2

- Quando a probabilidade pré-teste for improvável (baixo risco), pode-se aplicar o escore PERC (Tabela 4) para descartar a suspeita de tromboembolismo pulmonar e encerrar a investigação.
  - O desempenho do escore PERC foi determinado por meio dos pacientes que não tinham tromboembolismo pulmonar, mas também naqueles em que a própria investigação traz mais danos que o conhecimento do diagnóstico.

TABELA 4 Escore PERC (*Pulmonary Embolism Rule-Out Criteria*)

▪ Idade ≥ 50 anos?
▪ Hemoptise?
▪ Frequência cardíaca ≥ 100?
▪ SaO2 em ar ambiente < 95%?
▪ Edema unilateral de membro inferior?
▪ Cirurgia ou trauma há menos de 4 semanas, com necessidade de anestesia geral?
▪ Antecedente de tromboembolismo pulmonar ou TVP?
▪ Uso de estrogênio?
Quando a resposta for negativa para todos os fatores, a suspeita de tromboembolismo pulmonar pode ser considerada descartada.

SaO_2: saturação de oxigênio; TVP: trombose venosa profunda.

- Os fluxogramas nas Figuras 1 e 2 indicam os próximos passos de acordo com a probabilidade pré-teste.
- Na suspeita de tromboembolismo pulmonar e em pacientes com probabilidade pré-teste provável, a primeira dose de anticoagulação já deve ser iniciada (antes da confirmação diagnóstica). Ver tratamento a seguir.

QUAIS EXAMES DEVO SOLICITAR?

- Radiografia de tórax:
  - Os achados possíveis estão na Tabela 5.
- ECG:
  - Os achados mais comuns do ECG no tromboembolismo pulmonar são a taquicardia e a inversão de onda T em V1 (presentes em 38% dos casos).
  - No entanto, se forem analisados apenas os pacientes que evoluíram para colapso hemodinâmico ou morte, a razão de risco para os achados de ECG está apresentada na Tabela 6 e na Figura 3.
    - É importante ressaltar que esses achados significam elevação de pressões em câmaras direitas. Em alguns casos isso pode ser crônico e não ter relação com o quadro agudo do paciente.
- Gasometria arterial:
  - Avaliar a oxigenação.
  - Calcular o gradiente alvéolo-arterial.
  - Algumas alterações comuns:
    - Alcalose respiratória.
    - Hipoxemia.
    - Gradiente alvéolo-arterial aumentado.
  - Completamente normal em 25-35% dos pacientes.
- D-dímero (ELISA):
  - Deve ser solicitado em pacientes com baixa e moderada probabilidade pré-teste pelo alto valor preditivo negativo quando esse exame é negativo.
  - O valor de corte é:
    - 500 µg/L em pacientes com menos de 50 anos de idade.
    - (10 × idade em anos do paciente) µg/L para pacientes com mais de 50 anos.

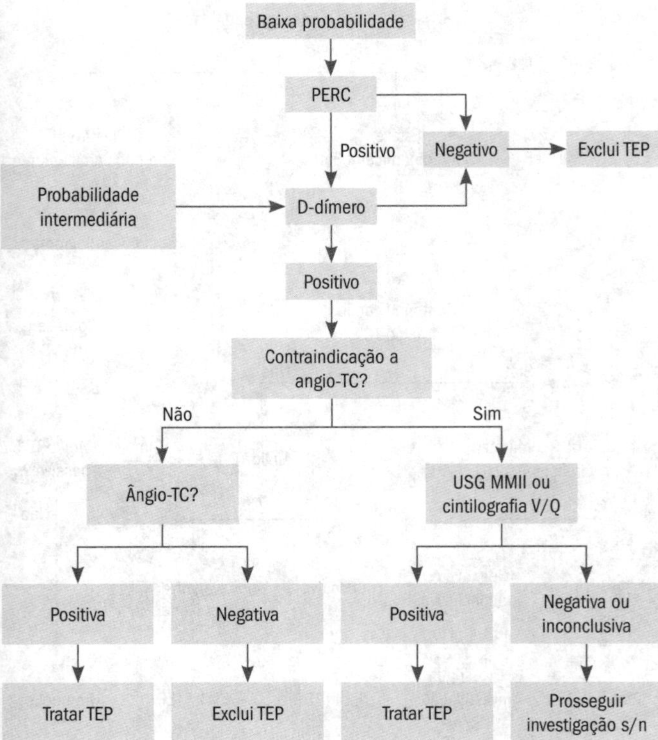

FIGURA 1 Fluxograma para baixa probabilidade pré-teste de tromboembolismo pulmonar (TEP). Ao seguir para o passo de tratar TEP, consultar o fluxograma da Figura 4.

MMII: membros inferiores; TC: tomografia computadorizada; USG: ultrassonografia.

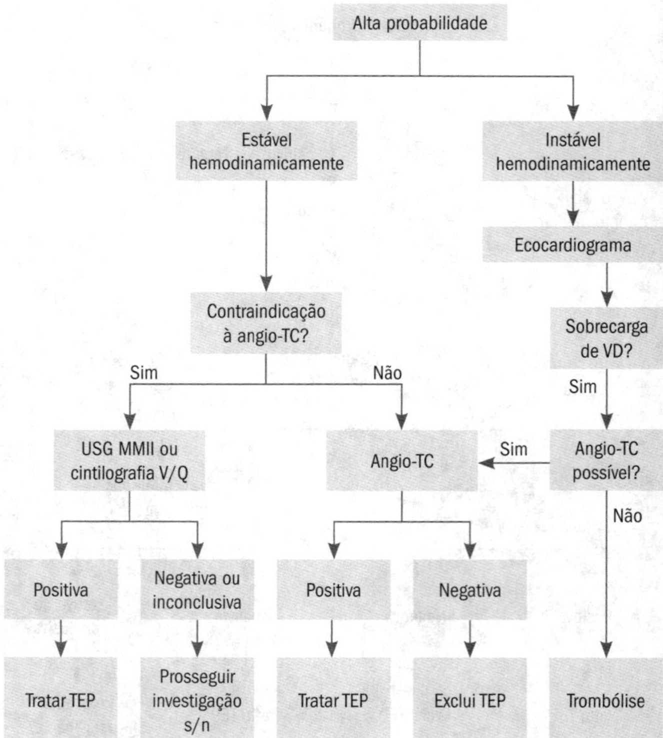

FIGURA 2 Fluxograma para média e alta probabilidades pré-teste de tromboembolismo pulmonar (TEP). Ao seguir para o passo de tratar TEP, consultar o fluxograma da Figura 4.

MMII: membros inferiores; TC: tomografia computadorizada; USG: ultrassonografia; VD: ventrículo direito.

TABELA 5 Alterações encontradas na radiografia torácica em pacientes com tromboembolismo pulmonar

Achados	Frequência
Normal	40,1%
Sinal de Westermark	0,4%
Corcova de Hampton	0,8%
Atelectasia	16,9%
Infiltrado pulmonar	13,5%
Derrame pleural	16,2%
Elevação diafragmática	2,5%
Cardiomegalia	11,9%

TABELA 6 Razão de risco (*odds ratio*) para componentes de ECG predizendo colapso hemodinâmico e óbito em pacientes com diagnóstico de tromboembolismo pulmonar

Achado do ECG	Razão de risco (IC 95%)
FC > 100 bpm*	4,46 (1,68-11,84)
S1*	1,76 (1,09-2,85)
Q3	0,98 (0,5-1,93)
T3	1,68 (0,44-6,52)
S1Q3T3*	2,06 (1,23-3,45)
Bloqueio de ramo direito incompleto	1,05 (0,46-2,42)
Bloqueio de ramo direito completo*	2,67 (1,81-3,95)
Inversão de onda T V1-V4	1,69 (0,83-3,43)
Inversão de onda T V1*	2,63 (1,47-4,73)
Inversão de onda T V2*	6,94 (2,41-19,96)
Inversão de onda T V3*	7,07 (1,13-44,22)
Supradesnivelamento de ST em aVR*	5,24 (3,98-6,91)
Fibrilação atrial*	1,75 (1,15-2,66)

* $p < 0,05$. IC: intervalo de confiança; FC: frequência cardíaca.

Prolongamento do intervalo QTc não foi testado neste estudo, mas outros estudos mostram associação com sobrecarga de ventrículo direito.

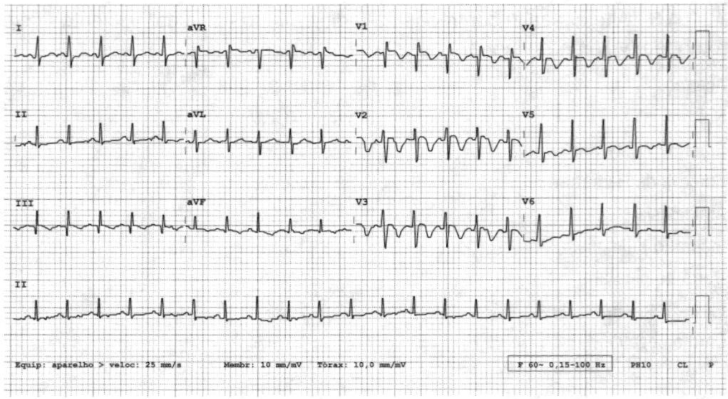

FIGURA 3 Eletrocardiografia de paciente com sinais de sobrecarga de ventrículo direito: S1Q3T3, bloqueio de ramo direito incompleto, inversão de onda T de V1 a V4 e intervalo QTc prolongado e no qual foi identificado tromboembolismo pulmonar segmentar bilateral no decorrer da investigação.

- Angiotomografia computadorizada de artéria pulmonar e ramos:
  - Indicada para pacientes com probabilidade clínica pré-teste alta ou aqueles com D-dímero positivo.
  - Permite avaliar doenças simultâneas a tromboembolismo pulmonar, investigar diagnósticos diferenciais.
  - É segura e não invasiva.
  - Contribui na estratificação de risco do tromboembolismo pulmonar.
- Cintilografia ventilação/perfusão:
  - É uma alternativa para pacientes que não podem receber contraste iodado ou se submeter à radiação. Exemplos: gravidez, anafilaxia com contraste EV, doença renal crônica.
- Ecocardiografia:
  - Não consegue excluir o diagnóstico de tromboembolismo pulmonar (valor preditivo negativo de 40-50%).
  - Sinais de sobrecarga de ventrículo direito podem estar presentes em pacientes com outras patologias, como hipertensão pulmonar crônica ou doença pulmonar obstrutiva crônica (DPOC), sem ter tromboembolismo pulmonar (assim como no ECG).

- No paciente que se apresenta com instabilidade hemodinâmica, mas sem diagnóstico, o ecocardiograma pode mostrar sinais de sobrecarga de ventrículo direito, direcionando o diagnóstico para tromboembolismo pulmonar.
- A principal indicação de trombolítico é quando o tromboembolismo pulmonar é causa de instabilidade hemodinâmica.

- USG venoso de membros inferiores:
  - Disponível e barato.
  - Pode ser realizado à beira do leito.
  - Positivo em 30-50% dos pacientes com tromboembolismo pulmonar:
    - Nestes pacientes com diagnóstico clínico provável de tromboembolismo pulmonar.
  - Geralmente não é indicado quando a suspeita é tromboembolismo pulmonar. Fica reservado para pacientes com contraindicações para realizar a angiotomografia e/ou para complementar cintilografia ou angiotomografia inconclusivas.
- Troponina e BNP: são importantes para prognosticar a gravidade do TEP.
- Arteriografia pulmonar:
  - Padrão-ouro de diagnóstico, pois tem alta sensibilidade e especificidade, porém é um exame caro, invasivo e em desuso.

COMO TRATAR TROMBOEMBOLISMO PULMONAR?

- Suporte hemodinâmico e respiratório.
- Anticoagulação, exceto se houver contraindicações.
  - Estudos pequenos mostram algum grau de associação entre anticoagulação e recanalização do trombo tardiamente.
- Enoxaparina:
  - A dose é de 1 mg/kg por via subcutânea (SC) de 12/12 h.
  - Alternativamente pode-se fazer 1,5 mg/kg SC 1x/d. Esse esquema é prático para uso domiciliar.
  - Em pacientes com câncer a enoxaparina é a droga de escolha para início do tratamento. Após cinco dias pode ser transicionado para edoxabana.
  - Ajustar dose em pacientes com *clearance* de creatinina abaixo de 30 mL/min para 1 mg/kg 1 x/dia. Sugerimos não usar em pacientes com *clearance* de creatinina menor que 15 mL/min.

- Heparina não fracionada (HNF):
  - Deve ser preferida em casos de instabilidade hemodinâmica, disfunção renal, extremos de peso e idade, além de pacientes com alto risco de sangramento.
  - A dose é de 80 UI/kg IV em *bolus*, seguida de 18 UI/kg/h; ajusta-se de acordo com TTPA (Tabela 7).

TABELA 7 Protocolo para ajuste da infusão de heparina não fracionada endovenosa. Recomendação de ajuste de dose de heparina não fracionada de acordo com o resultado de TTPA

TTPA	Novo *bolus*	Ajustar infusão
< 35 segundos	80 UI/kg	Aumentar 4 UI/kg/h
35-45 segundos	40 UI/kg	Aumentar 2 UI/kg/h
46-70 segundos		Manter
71-90 segundos		Diminuir 2 UI/kg/h
> 90 segundos	Parar infusão por 1 hora	Diminuir 3 UI/kg/h

Adaptada de Raschke et al., 1996.

- Varfarina:
  - Deve ser iniciada concomitantemente à anticoagulação parenteral, exceto nos casos com alto risco de sangramento ou de malignidade.
  - Inicia-se com 5 mg por dia com ajustes conforme INR.
- Rivaroxabana:
  - Dose de 15 mg por via oral (VO) a cada 12 h, por 21 dias, seguida de 20 mg VO 1 x/dia.
- Apixabana:
  - 10 mg VO a cada 12 h, por 7 dias, seguidos de 5 mg VO a cada 12 h.
- Edoxabana:
  - Pacientes com menos de 60 kg: 30 mg VO 1 x/dia; pacientes com mais de 60 kg: 60 mg VO 1 x/dia.
  - O efeito da edoxabana é reduzido em pacientes com *clearance* de creatinina melhor que 95 mL/min.
- Nos casos de probabilidade pré-teste intermediária ou alta, anticoagulação deve ser iniciada antes da confirmação diagnóstica.

- Tanto a rivaroxabana como a apixabana são contraindicadas em caso de disfunção renal.

TABELA 8 Trombolíticos aprovados para tromboembolismo pulmonar e dose

Estreptoquinase	250.000 UI IV em *bolus* em 30 min, seguidos de 100 UI/h por 12-24 h
	1.500.000 UI IV em 2 horas - preferível
rtPA	100 mg IV em 2 horas - preferível
	0,6 mg/kg IV em 15 min (dose máxima de 50 mg)

- Na suspeita de PCR por TEP pode ser tentada trombólise com 50 mg de alteplase em *bolus* durante a RCP. Ela deverá continuar por no mínimo 60 minutos após a administração do trombolítico. A alteplase pode ser repetida uma vez.
- A HNF não deve ser infundida durante a administração de estreptoquinase e uroquinase, mas pode ser mantida quando se usa alteplase.
- Nos pacientes recebendo enoxaparina ou fondaparinux é necessário aguardar 12 a 24 h para iniciar a HNF.
- Pacientes com contraindicação à trombólise podem ser direcionados para embolectomia.

TABELA 9 Contraindicações à trombólise

Absolutas
▪ Antecedente de AVE hemorrágico ou de etiologia desconhecida
▪ AVE isquêmico nos últimos 6 meses
▪ Neoplasia de SNC
▪ Politrauma, TCE ou cirurgia nas últimas 3 semanas
▪ Hemorragia digestiva alta no último mês
▪ Coagulopatia
Relativas
▪ AIT nos últimos 6 meses
▪ Uso de anticoagulantes

(continua)

TABELA 9 Contraindicações à trombólise *(continuação)*

Relativas
▪ Gestação ou puerpério na primeira semana
▪ Punção venosa em sítio não compressivo
▪ RCP traumática
▪ PAS > 180 mmHg refratária
▪ Insuficiência hepática
▪ Endocardite
▪ Úlcera péptica

AIT: ataque isquêmico transitório; AVE: acidente vascular encefálico; PAS: pressão arterial sistêmica; RCP: ressuscitação cardiopulmonar; SNC: sistema nervoso central; TCE: trauma cranioencefálico.

POSSO IMPLEMENTAR TRATAMENTO CONSERVADOR PARA TROMBOEMBOLISMO PULMONAR SUBSEGMENTAR?

- O paciente com TEP subsegmentar detectado em angiotomografia de artéria pulmonar não tem evidência clara de conduta, existindo duas possibilidades.
  - Uma possibilidade é a anticoagulação, como nos demais tipos de TEP.
  - A outra conduta é não anticoagular, associada às seguintes medidas:
    - Certificar-se de que não há TVP associada que mereça anticoagulação (solicitar ultrassom Doppler venoso bilateral de membros inferiores).
    - Manter acompanhamento ambulatorial e observação do quadro clínico do paciente.
    - Redução e prevenção dos fatores de risco que propiciam formação de tromboembolismo venoso.

PRECISO INTERNAR TODO PACIENTE COM TROMBOEMBOLISMO PULMONAR?

- Estratifique o paciente com diagnóstico confirmado de tromboembolismo pulmonar quanto à gravidade do quadro (risco de mortalidade) calculando o escore PESI com a Tabela 10 e a Figura 4.

TABELA 10 Cálculo do escore PESI (*Pulmonary Embolism Severity Risk*)

Variável	Pontuação
Idade	Idade em anos
Sexo masculino	10
Neoplasia	30
ICC	10
DPOC	10
Frequência cardíaca ≥ 110	20
Pressão sistólica < 100 mmHg	30
Frequência respiratória > 30	20
Temperatura < 36°C	20
Alteração aguda do nível de consciência	60
Saturação arterial de O_2 < 90%	20
Classificação	**Pontos**
Classe I	≤ 65
Classe II	66-85
Classe III	86-105
Classe IV	106-125
Classe V	> 125

DPOC: doença pulmonar obstrutiva crônica; ICC: insuficiência cardíaca congestiva.

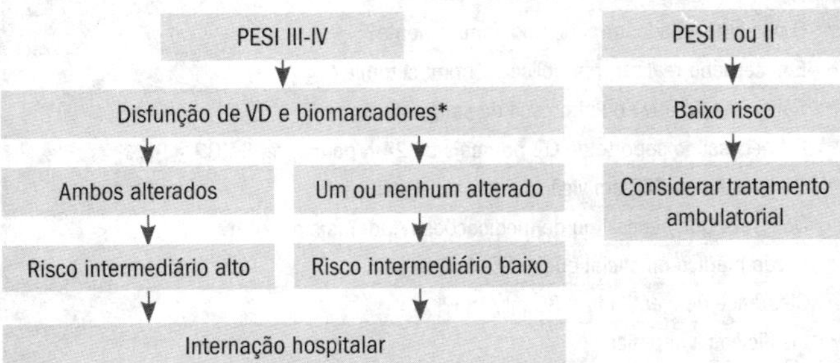

FIGURA 4 Fluxograma de tratamento do tromboembolismo pulmonar (TEP) de acordo com a gravidade do quadro medido pelo escore PESI. * Os biomarcadores desse fluxograma são a elevação de BNP ou de troponina.

VD: ventrículo direito.

- Conduta para os pacientes PESI classes I e II:
  - Baixo risco.
  - Considerar tratamento domiciliar ou alta precoce:
    - O critério HESTIA define quais pacientes podem ser tratados ambulatorialmente. Se todas as respostas forem negativas e o paciente for classificado como PESI I ou II, ele é um candidato.
  - Nesses pacientes não é necessária dosagem de troponina e BNP:
    - Caso seja feita e venha positiva, o paciente é reclassificado como de risco intermediário baixo.
- Conduta para os pacientes classes III e IV:
  - Dosagem de troponina e BNP.
  - Aferição de disfunção de VD (ecocardiograma ou TC).
  - Caso apenas uma das duas venha alterada, o paciente é classificado como de risco intermediário baixo. Esses pacientes devem ser internados e monitorizados.
  - Caso os dois venham alterados, o paciente é classificado como de risco intermediário alto.
    - Além de internação e monitorização, deve-se ficar atento para descompensação hemodinâmica que indica a trombólise.

TABELA 11 Critérios HESTIA para possibilidade de tratamento ambulatorial de tromboembolismo pulmonar (TEP)

Critérios de exclusão para tratamento ambulatorial
▪ O paciente está instável hemodinamicamente?
▪ É necessário realizar trombólise ou trombectomia?
▪ Sangramento ativo ou alto risco de sangramento?
▪ Foi necessário suporte de O2 por mais de 24 h para obter SatO2 > 90%?
▪ Diagnóstico de TEP em vigência de anticoagulação?
▪ Dor grave que necessitou de medicações IV por mais de 24 h?
▪ Razão médica ou social que indica internação?
▪ Clearance de creatinina < 30 mL/min?
▪ Insuficiência hepática?
▪ A paciente está grávida?
▪ Histórico documentado de plaquetopenia induzida por heparina?

LEITURA SUGERIDA

1. Kline JA. Pulmonary embolism and deep vein thrombosis. In: Walls RM, Hockberger RS, Gausche-Hill M (eds.). Rosen's emergency medicine: concepts and clinical practice. 9. ed. Philadelphia: Elsevier; 2018. p.1051-66.
2. Kline JA, Mitchell AM, Kabrhel C, Richman PB, Courtney DM. Clinical criteria to prevent unnecessary diagnostic testing in emergency department patients with suspected pulmonary embolism. J Thromb Haemost. 2004;2(8):1247-55.
3. Nisio MD, Es NV, Buller HR. Deep vein thrombosis and pulmonary embolism. Lancet; 2016. doi:10.1016/S0140-6736(16)30514-1.
4. Roncon L, Zuin N, Barco S, et al. Incidence of acute pulmonary embolism in COVID-19 patients: Systematic review and meta-analysis. Eur J Intern Med. 2020;82:29-37.
5. Thompsom T, Kabhrel C. Overview of pulmonary embolism in adults. In: Post TW (ed.). UpToDate. Waltham, MA: UpToDate Inc. http://www.uptodate.com. Acesso em: 27/09/2021.
6. Torbicki A, Perrier A, Konstantinides S, Agnelli G, Galiè N, Pruszczyk P, et al. Guidelines on the diagnosis and management of acute pulmonary embolism: the Task Force for the Diagnosis and Management of Acute Pulmonary Embolism of the European Society of Cardiology (ESC). Eur Heart J. 2014;35:3033-80.

33

Pneumonia adquirida na comunidade

Patrick Aureo Lacerda de Almeida Pinto
Lucas Oliveira Marino
Rodrigo Antonio Brandão Neto

- Definida como infecção do trato respiratório inferior por um ou mais patógenos, adquirida fora do contexto hospitalar.
- Terceira causa de morte no mundo (mais comum causa de morte por doença infecciosa, cerca de 3,5 milhões de mortes no mundo/ano).
- Responsável por > 10% das internações hospitalares no Brasil (aproximadamente 1 milhão de internações hospitalares/ano).

QUAIS OS AGENTES ETIOLÓGICOS?

TABELA 1 Agentes etiológicos

Vírus respiratórios	Bactérias típicas	Bactérias atípicas
▪ Rinovírus ▪ Influenza ▪ Metapneumovírus	▪ Pneumococo *Hemophilus influenzae*	▪ *Mycoplasma* ▪ *Chlamydia pneumoniae* ▪ *Legionella pneumophila*

- Não recomendamos a diferenciação entre pneumonia típica e atípica por conta da falta de correlação entre o germe causador e a apresentação clínica.
- 50% dos casos têm identificação etiológica.
- Em épocas de epidemia, lembrar-se de outras etiologias. No pico da epidemia de p-H1N1 2009, o vírus influenza foi etiologia de cerca de 50% das pneumonias adquiridas na comunidade (PAC) internadas no HC-FMUSP.
- Na pandemia de COVID-19, a grande maioria das pneumonias foi causada por este agente, reforçando a necessidade de identificação de causas virais em situações de pandemia.

COMO REALIZAR A ABORDAGEM DIAGNÓSTICA?

- O diagnóstico se baseia em quadro clínico + infiltrado novo no exame de imagem.
- O quadro clínico resume-se a:
  - Tosse, dispneia, febre, dor torácica, presença de expectoração e sudorese.
  - No idoso e em pacientes com doenças crônicas, o quadro pode ser inespecífico.
  - Febre persistente, frequência respiratória > 25 ipm, presença de expectoração, frequência cardíaca > 100 bpm, estertores, diminuição dos sons respiratórios, mialgia e sudorese noturna são achados que aumentam a probabilidade do diagnóstico de PAC.
- Os achados no exame de imagem incluem:
  - Infiltrado alveolar, consolidação, cavitação, derrame pleural, envolvimento difuso do parênquima.
- Quando solicitar a tomografia de tórax?
  - Ausência de infiltrado na radiografia em paciente com quadro clínico compatível.
  - Na suspeita de complicações.
  - A ultrassonografia pulmonar à beira-leito é uma ferramenta importante e a identificação de consolidação possui elevada sensibilidade e especificidade na detecção de pneumonia (82% e 94% respectivamente em metanálise recente).

COMO ESTRATIFICAR O RISCO DOS PACIENTES?

- Deve-se obter do paciente informações sobre idade, comorbidades e sinais de alarme na história e no exame físico, e a partir daí decidir se está indicada a coleta de exames laboratoriais para estratificação de risco de acordo com as escalas de gravidade.
- Recomenda-se coleta de exames laboratoriais em todos aqueles com mais de 50 anos ou que apresentem fatores modificadores de doença, como hepatopatia e doença pulmonar obstrutiva crônica (DPOC). Esses exames incluem hemograma, ureia, creatinina, sódio, potássio e glicemia e são indicados para todos os pacientes em que se considera a internação.
- A verificação de saturação de oxigênio é indicada para todos os pacientes, e se desconforto respiratório estiver presente, gasometria ar-

terial deve ser colhida. Outros exames são realizados conforme a circunstância clínica, incluindo dosagens de provas inflamatórias, como PCR e procalcitonina (particularmente útil para decidir antibioticoterapia; se < 0,1 ng/mL, considerar fortemente não introduzir e/ou descontinuar antibióticos).

- Hemoculturas são positivas em 20-25% dos pacientes com PAC, mas devem ser colhidas.
- Pacientes com menos de 50 anos devem ser abordados para investigação dos seguintes fatores:
  - Sinais de alarme: confusão mental, hipotensão, taquicardia, hiper ou hipotermia, taquipneia, hipoxemia, infiltrado difuso na radiografia, derrame pleural.
  - Comorbidades: neoplasia, insuficiência cardíaca, insuficiência renal, hepatopatia, sequela neurológica, DPOC.
- Caso o paciente apresente algum desses achados, também se recomenda a coleta de exames laboratoriais para melhor estratificação de risco.

TABELA 2 Exames indicados para investigação etiológica de PAC no protocolo de atendimento do HCFMUSP (semelhante a recomendações do ATS e IDSA)

Indicações	Hemocultura	Cultura de escarro	Pesquisa de antígeno para *Legionella* na urina	Pesquisa de antígeno para pneumococo na urina	Outros
Paciente em UTI	Sim	Sim	Sim	Sim	Sim
Falha com antibiótico ambulatorial		Sim	Sim	Sim	
Infiltrados cavitários	Sim	Sim			Sim
Leucopenia	Sim			Sim	
Etilismo	Sim	Sim	Sim	Sim	
Doença hepática grave	Sim			Sim	
DPOC ou pneumopatia estrutural		Sim			
Asplenia	Sim			Sim	
Viagem recente (2 semanas)			Sim		

(continua)

TABELA 2 Exames indicados para investigação etiológica de PAC no protocolo de atendimento do HCFMUSP (semelhante a recomendações do ATS e IDSA) *(continuação)*

Indicações	Hemocultura	Cultura de escarro	Pesquisa de antígeno para *Legionella* na urina	Pesquisa de antígeno para pneumococo na urina	Outros
Pesquisa de *Legionella* positiva na urina	Sim				
Pesquisa de pneumococo positiva na urina	Sim	Sim			
Derrame pleural	Sim	Sim	Sim	Sim	Sim

DPOC: doença pulmonar obstrutiva crônica; PAC: pneumonia adquirida na comunidade; UTI: unidade de terapia intensiva.

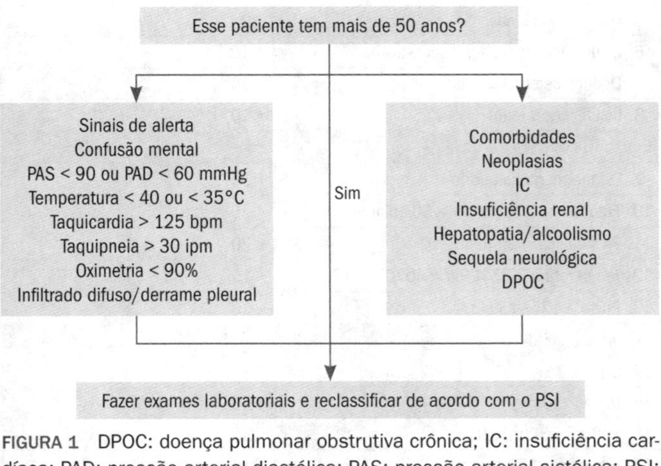

FIGURA 1 DPOC: doença pulmonar obstrutiva crônica; IC: insuficiência cardíaca; PAD: pressão arterial diastólica; PAS: pressão arterial sistólica; PSI: *Pneumonia Severity Index*.

- Em seguida, deve-se calcular o *Pneumonia Severity Index* (PORT/PSI), uma ferramenta de predição de mortalidade em 30 dias, que deve ser usada como adjuvante da decisão terapêutica.
- Os pacientes são classificados em baixo risco (PORT I e II), risco intermediário (PORT III) e alto risco (PORT IV e V).
- Aqueles com menos de 50 anos e que não apresentam comorbidades ou sinais de alarme são automaticamente classificados como PORT I e podem ter alta hospitalar imediata com programação de tratamento ambulatorial.

TABELA 3

Fatores demográficos	
1. Idade do homem	Número de anos
2. Idade da mulher	Número de anos - 10%
3. Residente em casa de repouso	Número de anos + 10%
Comorbidade	
4. Câncer	+ 30
5. Doença hepática	+ 20
6. Insuficiência cardíaca congestiva	+ 10
7. Doença cerebrovascular	+ 10
8. Insuficiência renal	+ 10
Exame físico	
9. Estado mental alterado	+ 20
10. Frequência respiratória > 30/minuto	+ 20
11. PA sistólica < 90 mmHg	+ 20
12. Temperatura < 35°C ou > 40°C	+ 15
13. Pulso > 125/minuto	+ 10
Laboratório e radiografia	
14. pH < 7,35	+ 30
15. Ureia > 30 mg/dL	+ 20
16. Sódio < 130 mEq/L	+ 30
17. Glicemia > 250 mg/dL	+ 10

(continua)

TABELA 3 *(continuação)*

18. Hematócrito < 30%	+ 10
19. PaO_2 < 60 mmHg ou saturação de O_2 < 90%	+ 10
20. Derrame pleural	+ 10

PA: pressão arterial.

TABELA 4

Escala de risco	Pontos	Mortalidade
PORT I	Ausência de preditores	0,1-0,4%
PORT II	< 71 pontos	0,6-0,7%
PORT III	71-90 pontos	0,9-2,8%
PORT IV	91-130 pontos	8,2-9,3%
PORT V	> 130 pontos	27,0-31,1%

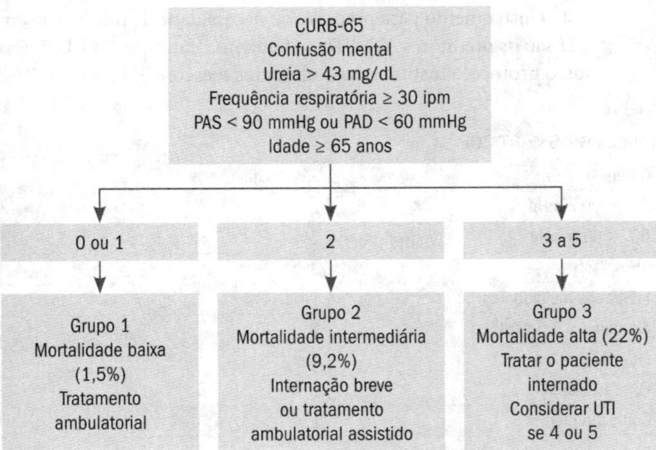

FIGURA 2 PAS: pressão arterial sistólica; UTI: unidade de terapia intensiva. PAD: pressão arterial diastólica.

TABELA 5

PORT I e II	PORT III	PORT IV e V
Tratamento ambulatorial	Internação 24-48 h	Internação em enfermaria ou UTI

- Levar sempre em conta os fatores socioeconômicos e a possibilidade de acesso rápido ao sistema de saúde quando for decidido por alta hospitalar.
- Caso não exista nenhum acesso fácil a exames laboratoriais, pode-se utilizar outra ferramenta de gravidade, o CURB-65 ou CRB-65.
  - Deve-se ter em mente que esta ferramenta prediz mortalidade em 30 dias e apresenta falha na predição de mortalidade intra-hospitalar ou necessidade de cuidados intensivos.
- Mais recentemente, foi desenvolvida uma ferramenta que prediz a necessidade de internação em UTI, o SMART-COP:
  - Apresenta 8 variáveis clínicas e, se o paciente atinge 3 ou mais pontos, há benefício de internação em leito de terapia intensiva (correlação > 90% com necessidade de suporte ventilatório invasivo ou não e drogas vasopressoras).
  - Outro instrumento para predição de necessidade de internação em UTI são os preditores ATS/IDSA, também citados na Tabela 7. Em nosso protocolo institucional, adotamos o escore SMART-COP.

TABELA 6 SMART-COP

Critérios	Pontuação
PAS < 90 mmHg	2
PO_2 < 60 mmHg	2
pH < 7,35	2
Infiltrados multilobares	1
Albumina < 3,5 g/dL	1
FR > 30 ipm	1
FC > 124 bpm	1
Confusão mental	1

FC: frequência cardíaca; FR: frequência respiratória; PAS: pressão arterial sistólica.

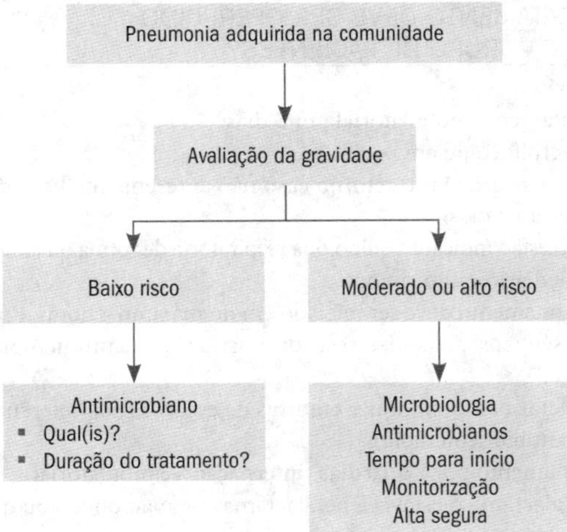

FIGURA 3

TABELA 7 Preditores de necessidade de terapia intensiva ATS/IDSA

Critérios maiores
▪ Choque séptico com necessidade de vasopressores
▪ Necessidade de ventilação mecânica invasiva
Critérios menores
▪ Frequência respiratória ≥ 30 ipm
▪ Relação $PaO_2/FiO_2 \leq 250$
▪ Inflitrados multilobares
▪ Confusão/desorientação
▪ Ureia ≥ 43 mg/dL
▪ Leucopenia (leucograma < 4.000 células/mm^3)
▪ Trombocitopenia (plaquetometria < 100.000/mm^3)
▪ Hipotermia (temperatura central < 36°C)
▪ Hipotensão que requer ressuscitação volêmica agressiva

Obs.: são necessários 1 critério maior ou 2 menores.

QUAL TRATAMENTO DEVE SER OFERECIDO PARA CADA GRUPO DE PACIENTES?

- Baixo risco:
  - Tratamento ambulatorial por 5 dias.
  - Macrolídeo ou amoxicilina.
  - Deve-se orientar o retorno caso não apresente melhora dos sintomas em 3 dias.
  - Não estão indicadas quinolona respiratória de rotina ou terapia dupla.
- Intermediário e alto risco:
  - O tratamento deve ser iniciado em no máximo 4 horas. Em pacientes sépticos, preconiza-se a administração do antimicrobiano na 1ª hora.
  - Coletar hemoculturas e culturas de escarro (de preferência, antes da antibioticoterapia).
  - Tratamento por 7 a 10 dias (internação + ambulatorial).
  - Betalactâmico estável a betalactamase + macrolídeo ou quinolona respiratória.
  - Betalactâmicos possíveis:
    - Amoxicilina/clavulanato, cefuroxima, ceftriaxona e cefotaxima.
  - Macrolídeos possíveis:
    - Azitromicina e claritromicina.
  - Considerar solicitar adicionalmente:
    - Pesquisa de antígenos urinários para pneumococo e *Legionella*.
    - PCR para influenza nos meses de alta incidência do vírus ou quadro clínico sugestivo.
    - PCR ou teste rápido para coronavírus.
  - Não há indicação de corticoterapia sistêmica adjuvante na maioria dos pacientes com pneumonia. Seu uso pode ser considerado em pacientes com choque séptico e necessidade de altas doses de vasopressores.
    - Metilprednisolona 0,5 mg/kg 12/12 h EV por 5 dias.

QUE PECULIARIDADES APRESENTAM ALGUNS SUBGRUPOS ESPECÍFICOS?

- Se o paciente é candidato a tratamento ambulatorial, porém apresenta comorbidades tais como insuficiência cardíaca, diabetes, doença renal

ou hepática, neoplasia maligna, crônica, DPOC ou uso de antibióticos nos últimos 3 meses, considera-se ampliar a antibioticoterapia:
  - Amoxicilina em dose dobrada + macrolídeo ou levofloxacino.
- Quais os fatores de risco para *Pseudomonas aeruginosa*? Como tratar?
  - Uso de ATB EV no último mês, internação por mais de 48 horas na última semana, doença estrutural pulmonar, uso de corticoterapia sistêmica prolongada (prednisona > 10 mg/dia), neutropenia grave.
  - Betalactâmico antipseudomonas ± levofloxacino.
  - Opções de betalactâmicos: piperacilina/tazobactam, ceftazidime, cefepime, meropenem ou imipenem.
- Recentemente, têm causado preocupação os pacientes com risco de PAC por agentes multirresistentes e os critérios para identificá-los não são claros; outra preocupação são os pacientes com possibilidade de germes meticilino-resistentes (necessitariam de cobertura com vancomicina). As Tabelas 8 e 9 especificam estes pacientes.
- A recomendação das diretrizes ATS/IDSA é de abandonar o termo "pneumonia associada aos cuidados de saúde" e não fazer cobertura antipseudomonas ou contra agentes MRSA como rotina, exceto em pacientes com pneumonia grave e com fatores de risco idealmente validados localmente.

TABELA 8 Fatores de risco para infecção por *Pseudomonas aeruginosa*

▪ Uso de antibióticos endovenosos no último mês
▪ Internação por mais de 48 horas na última semana
▪ Doença estrutural pulmonar (p. ex., bronquiectasia)
▪ Neutropenia grave

TABELA 9 Características clínicas sugestivas de pneumonia adquirida na comunidade com MRSA

▪ Infiltrados cavitários ou necrose
▪ Aumento rápido do derrame pleural
▪ Hemoptise pura
▪ Influenza concomitante

(continua)

TABELA 9 Características clínicas sugestivas de pneumonia adquirida na comunidade com MRSA *(continuação)*

▪ Neutropenia
▪ Exantema eritematoso
▪ Pústulas na pele
▪ Paciente jovem, previamente saudável
▪ Pneumonia grave durante os meses de verão

- Evitar uso de quinolona na suspeita de tuberculose.
- Pacientes que apresentem pneumonia secundária a macroaspiração pulmonar recebem antibioticoterapia diferenciada (pneumonia aspirativa bacteriana).
  - Se risco de infecção por anaeróbios (escarro com odor pútrido, pneumonia necrotizante, abscesso pulmonar): cobertura empírica para anaeróbios.
  - Se não há risco de infecção por anaeróbios: betalactâmico estável a betalactamase isolado.
  - Mais detalhes no Capítulo 35, "Síndromes aspirativas e abscesso pulmonar".

TABELA 10

Grupos de risco	Antibióticos
Baixo risco, hígidos e sem uso de ATB nos últimos 3 meses	Amoxicilina 500 mg 8/8 h Azitromicina 500 mg 1 x/d*
Baixo risco com comorbidades ou uso de ATB nos últimos 3 meses	Amoxicilina 1 g 8/8 h + azitromicina 500 mg 1 x/d Levofloxacino 500 mg 1 x/d
Risco intermediário	Amoxicilina 1 g 8/8 h + azitromicina 500 mg 1 x/d Levofloxacino 500 mg 1 x/d
Alto risco	Ceftriaxona 1 g 12/12 h + azitromicina 500 mg 1 x/d Levofloxacino 500 mg 1 x/d

(continua)

TABELA 10 *(continuação)*

Grupos de risco	Antibióticos
Risco de *Pseudomonas*	Ceftazidima 2 g 8/8 h + levofloxacino 750 mg 1 x/d ou azitromicina 500 mg 1 x/d Cefepime 2 g 8/8 h + levofloxacino 750 mg 1 x/d ou azitromicina 500 mg 1 x/d Piperacilina/tazobactam 4,5 g 6/6 h + levofloxacino 750 mg 1 x/d ou azitromicina 500 mg 1 x/d Meropenem 1 g 8/8 h+ levofloxacino 750 mg 1 x/d ou azitromicina 500 mg 1 x/d

* Azitromicina pode ser substituída por claritromicina 500 mg VO/EV 12/12 h. ATB: antibioticoterapia.

COMO SABER SE O PACIENTE ESTÁ MELHORANDO E QUANDO DAR ALTA?

- A resposta terapêutica deve ser monitorizada com parâmetros clínicos (sinais vitais, saturação e nível de consciência) associada a marcadores inflamatórios (PCR ou procalcitonina).
- A procalcitonina pode ser usada como critério de suspensão da antibioticoterapia, caso reduza a níveis menores que 0,5 μg/L ou 80% do valor máximo.
- Considerar transicionar a antibioticoterapia de via endovenosa para via oral quando:
  - Não houver exacerbação das doenças de base.
  - Houver sinais de melhora clínica.
  - O paciente for capaz de ingerir por via oral.
- Não há necessidade de manter o paciente internado para observação quando a antibioticoterapia endovenosa for substituída por via oral.
- A alta deve ser considerada quando:
  - Sinais vitais estáveis por 24 horas:
    - Temperatura < 37,5°C.
    - Frequência respiratória < 24 ipm.
    - Frequência cardíaca < 100 bpm.

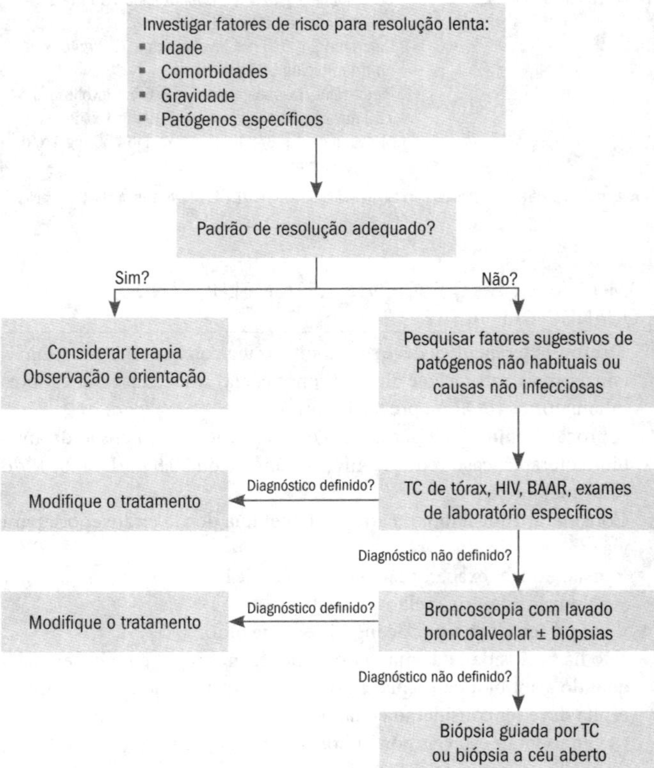

FIGURA 4 BAAR: bacilo álcool-ácido resistente; TC: tomografia computadorizada.

- Pressão sistólica ≥ 90 mmHg.
- Saturação de O_2 > 90% em ar ambiente.
- Retorno ao *status* mental basal.

QUAIS SÃO AS ORIENTAÇÕES QUE DEVEM SER DADAS NA ALTA DO PACIENTE?

- Explicar que os sintomas vão melhorar gradativamente e que dependem da gravidade inicial e das comorbidades e orientar retorno em caso de sinais de piora dos sintomas.
- Tendência de resolução dos sintomas:
  - 1 semana: febre deve ter resolvido.
  - 4 semanas: dor torácica e escarro devem ter reduzido.
  - 6 semanas: tosse e dispneia devem ter melhorado.
  - 3 meses: a maioria dos sintomas deve estar resolvida, porém fadiga pode se manter.
  - 6 meses: a maioria das pessoas deve voltar ao *status* basal.

QUAIS AS POTENCIAIS RAZÕES PARA AUSÊNCIA DE MELHORA CLÍNICA?

- Tempo insuficiente: pode levar 72 horas ou mais para haver melhora inicial.
- Posologia errada da antibioticoterapia.
- Complicações: abscesso pulmonar, derrame complicado → considere tomografia computadorizada (TC).
- Resistência antimicrobiana (p. ex., *Pseudomonas*, MRSA) → considere broncoscopia e lavado broncoalveolar para pesquisa microbiológica.
- Diagnóstico errado → pneumonia por fungos/vírus, tromboembolismo pulmonar (TEP), insuficiência cardíaca congestiva (ICC), síndrome do desconforto respiratório agudo (SDRA), doença intersticial, hemorragia alveolar, neoplasia, vasculites, colagenoses – considere TC.
- Infecção metastática (endocardite, meningite, artrite).

LEITURA SUGERIDA

1. Carratalà J, Garcia-Vidal C, Ortega L, Fernández-Sabé N, Clemente M, Albero G, et al. Effect of a 3-step critical pathway to reduce duration of intravenous antibiotic

therapy and lenght of stay in community-acquired pneumonia. Arch Intern Med. 2012;172(12):922-8.

2. Charles PG, Wolfe R, Whitby M, Fine MJ, Fuller AJ, Stirling R, et al. SMART-COP: a tool for predicting the need for intensive respiratory or vasopressor support in community-acquired pneumonia. Clin Infect Dis. 2008 Aug 1;47(3):375-84.
3. Corrêa RA, Lundgren FLC, Pereira-Silva JL, Silva RLF, Cardoso AP, Lemos ACM, et al. Diretrizes brasileiras para pneumonia adquirida na comunidade em adultos imunocompetentes. J Bras Pneumol. 2009;35(6):574-601.
4. Fine MJ, Stone RA, Singer DE, Coley CM, Marrie TJ, Lave JR, et al. Processes and outcomes of care for patients with community-acquired pneumonia, results from the Pneumonia Patient Outcomes Research Team (PORT) cohort study. Arch Intern Med. 1999;159(9):970-98.
5. Jain S, Self WH, Wunderink RG, Fakhran S, Balk R, Bramley AM, et al. Community-acquired pneumonia requiring hospitalization among U.S. adults. N Engl J Med. 2015 Jul 30;373(5):415-27.
6. Metlay J, Waterer T, Long A, et al. Diagnosis and treatment of adults with community--acquired pneumonia. An official clinical practice guideline of the American Thoracic Society and Infectious Diseases Society of America. Am J Respir Crit Care Med. 2019;200(7):45-67.
7. Nathan RV, Rhew DC, Murray C, Bratler DW, Houck PM, Weingerten SR. In-hospital observation after antibiotic switch in pneumonia: a national evaluation. Am J Med. 2006;119(6):512.
8. National Institute for Health and Care Excellence. Diagnosis and management of community- and hospital-acquired pneumonia in adults. London: National Institute for Health and Care Excellence (UK); 2014.
9. Seagraves T, Gottlieb M. Are corticosteroids beneficial in the treatment of community-acquired pneumonia? Ann Emerg Med. 2018. doi:10.1016/j.annemergmed.2018.05.001.
10. Staub L, Mazzali R, Kaszubowsky E, Maurici R. Lung ultrasound for the emergency diagnosis of pneumonia, acute heart failure, and exacerbations of chronic obstructive pulmonary disease/asthma in adults: A systematic review and meta-analysis. J Emerg Med. 2019;56(1):53.
11. Wan YD, Sun TW, Liu ZQ, Zhang SG, Wang LX, Kan QC. Efficacy and safety of corticosteroids for community-acquired pneumonia: a systematic review and meta-analysis. Chest. 2016 Jan;149(1):209-19.
12. Watkins RR, Lemonovich TL. Diagnosis and management of community-acquired pneumonia in adults. Am Fam Physician. 2011 Jun 1;83(11):1299-306.
13. Wunderink RG, Waterer GW. Community-acquired pneumonia. N Engl J Med. 2014 Feb 6;370(6):543-51.

34 Pneumotórax

Clécio Francisco Gonçalves
Heraldo Possolo de Souza

- Pneumotórax é definido como a presença de ar livre no espaço pleural. A maioria dos casos está relacionada a trauma ou iatrogenia, porém pode ser secundário a uma doença pulmonar (doença pulmonar obstrutiva crônica [DPOC], tuberculose, pneumonia, neoplasia, fibrose cística) ou espontâneo (quando não há história prévia de doença pulmonar). Pneumotórax e pneumomediastino também são complicações comuns em pacientes com formas graves de COVID-19, ocorrendo em até 1% dos pacientes internados e 2% dos admitidos em terapia intensiva.

QUANDO PENSAR EM PNEUMOTÓRAX?

- As principais queixas são dispneia e dor torácica ventilatório-dependente. Ao exame físico, podem ser encontrados taquipneia, taquicardia, diminuição do MV e da expansibilidade no lado afetado, enfisema subcutâneo, hipoxemia e, em casos mais graves, hipotensão, choque e parada cardiorrespiratória (PCR).
- Deve-se descartar a presença de pneumotórax hipertensivo, que ocorre quando há um efeito do tipo válvula unidirecional, em que o ar entra no espaço pleural, porém não consegue sair, ocasionando uma grande pressão intrapleural.
- O pneumotórax hipertensivo é quase sempre associado a trauma.
- Pneumotórax hipertensivo deve receber tratamento imediato e é causa de choque e parada cardiorrespiratória em atividade elétrica sem pulso.

COMO FAZER O DIAGNÓSTICO DE PNEUMOTÓRAX?

- Suspeitar em pacientes com história de dor torácica aguda, dispneia e exame físico com assimetria de MV.

- Radiografia de tórax é o exame de escolha e revela ausência de trauma vascular e linha pleural visceral, indicando que o espaço pleural está preenchido por ar. Em casos graves pode ser visto desvio de traqueia contralateral à lesão.
- Em pneumotórax pequeno pode ser necessário o ultrassom (USG) de tórax na sala de emergência, que tem sensibilidade maior que 90% quando realizado por médicos com experiência. Tomografia computadorizada (TC) de tórax sem contraste pode ser necessária.

COMO TRATAR UM PACIENTE COM PNEUMOTÓRAX?

- Pneumotórax hipertensivo, com instabilidade hemodinâmica ou PCR: drenagem de emergência (ver a seguir).
- Analgesia (opioides, anti-inflamatórios não esteroides [AINE]) e oxigênio suplementar devem ser sempre prescritos. O tratamento deve ser direcionado conforme a classificação do pneumotórax.

Pneumotórax simples pequeno

- Não apresenta desvio de mediastino, não gera instabilidade. Por definição, acomete menos de 1/3 do parênquima pulmonar.
- Para mensurar, traçar uma linha entre a caixa torácica (pleura parietal) e a pleura visceral. Se o espaço de ar que separa as pleuras for menor que 2 cm (< 50%), define-se pneumotórax pequeno.
- Fornecer oxigênio em alto fluxo com fração inspirada > 30% e observar por algumas horas (4-6 horas). Se não ocorrer aumento do pneumotórax ou havendo redução, pode-se dar alta hospitalar com acompanhamento ambulatorial precoce. Para poder receber alta, o paciente tem de preencher critérios de estabilidade clínica, que são os seguintes:
  - Frequência respiratória (FR) < 24 respirações/min.
  - Sem dispneia em repouso.
  - Fala em frases completas.
  - Frequência cardíaca (FC) > 60 e < 120 bpm.
  - Pressão arterial normal.
  - Saturação de oxigênio no ar ambiente > 90%.
  - Ausência de hemotórax.

- Realizar drenagem se o paciente será submetido a ventilação mecânica com pressão positiva ou realizar viagem de avião em cabine pressurizada (risco de evolução para pneumotórax hipertensivo).

Pneumotórax moderado

- Se o pneumotórax for maior que 2 cm, porém sem sinais de gravidade (instabilidade, desvio de traqueia etc.), deve ser drenado por uma de diversas técnicas de drenagem:
  - Punção e aspiração do pneumotórax: introdução de agulha (gelco) no 2º espaço intercostal na linha hemiclavicular sob técnica asséptica adequada. Por meio de uma seringa, o ar é aspirado. Verificar quantidade de ar aspirado, se > 2 a 3 L indica possibilidade de fístula pleural; neste caso, optar por drenagem tubular.
  - Dreno pela técnica de Seldinger: passagem de dreno fino próprio ou *pigtail*, semelhante a um acesso central, no 5º espaço intercostal na linha axilar média. Útil quando o pneumotórax é de média intensidade ou então, em pacientes com pneumotórax de repetição, pode-se acoplar uma válvula de Heimlich (unidirecional), dando maior liberdade ao paciente.
  - Tru-Close: dispositivo preparado para ser introduzido no espaço pleural e pode ser fixado na pele, permitindo maior mobilidade e conforto ao paciente.
  - Drenagem tubular: passagem de dreno no quinto espaço intercostal na linha axilar média, que deve ser acoplado a um selo d'água.

Pneumotórax grande, hipertensivo com repercussão hemodinâmica

- Deve ser drenado de imediato. A instabilidade hemodinâmica e o desvio acentuado do mediastino caracterizam um pneumotórax como hipertensivo, cujo tratamento é mandatório.
- O diagnóstico é clínico e não deve se esperar por exames complementares para iniciar o tratamento imediatamente.
- As características clínicas diagnósticas do pneumotórax hipertensivo são desvio da traqueia, hiper-ressonância do lado afetado, hipotensão e dispneia significativa.
- Inicialmente, realizar uma toracocentese de alívio. O ATLS, em sua 10ª edição, recomenda que a toracocentese seja realizada no **5º espaço intercostal**, na linha axilar média (anteriormente, a recomendação era que fosse realizada no 2º espaço intercostal na linha hemiclavicular).

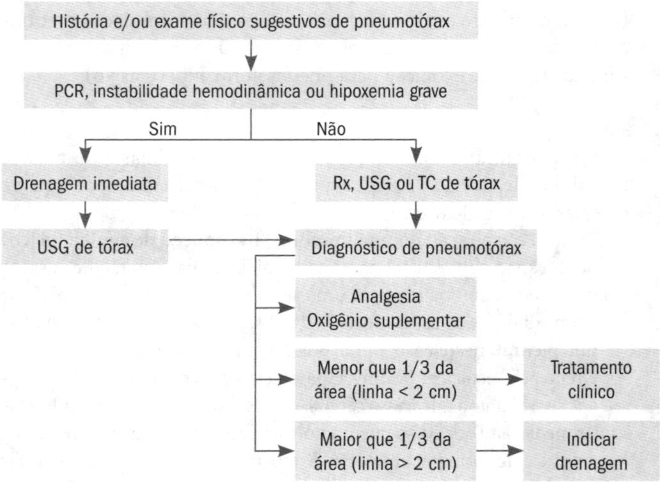

FIGURA 1 PCR: parada cardiorrespiratória; Rx: Radiografia; TC: tomografia computadorizada; USG: ultrassom.

- O tratamento definitivo consiste em drenagem tubular no 5º espaço intercostal, na linha axilar média.
- Cuidado para que o esvaziamento não seja de forma rápida, pois pode desencadear um quadro de edema agudo pulmonar não cardiogênico por lesão da membrana alveolocapilar.

LEITURA SUGERIDA

1. Lichtenstein DA, Menu Y. A bedside ultrasound sign ruling out pneumothorax in the critically ill. Lung Sliding Chest. 1995;108:1345-8.
2. Light RW. Secondary spontaneous pneumothorax in adults. In: Post TW (ed.). UpToDate. Waltham, MA: UpToDate Inc. http://www.uptodate.com. Acesso em: 24/08/2021.
3. Alrajab S, Youssef AM, Akkus NI, Caldito G. Pleural ultrasonography versus chest radiography for the diagnosis of pneumothorax: review of the literature and meta-analysis. Critical Care. 2013;17:R208.

4. Roberts D, Leigh-Smith S, Faris P, Blackmore C, Ball CG, Robertson HL, et al. Clinical presentation of patients with tension pneumothorax: a systematic review. Ann Surg. 2015;261(6):1068-78.
5. American College of Surgeons. Advanced Trauma Life Support Student Course Manual. 10. ed. Chicago: American College of Surgeons; 2017;907-97.
6. Martinelli T, Ingle T, Newman J, et al. COVID-19 and pneumothorax: A multicentre retrospective case series. European Respiratory Journal. 2020. Disponível em: https://doi.org/10.1183/13993003.02697-2020.

35

Síndromes aspirativas e abscesso pulmonar

Patrick Aureo Lacerda de Almeida Pinto
Lucas Oliveira Marino
Rodrigo Antonio Brandão Neto
Alfredo Nicodemos da Cruz Santana

- As síndromes aspirativas incluem a pneumonite química aspirativa, a pneumonia por aspiração e o abscesso pulmonar. A pneumonite aspirativa (síndrome de Mendelson) é uma lesão química decorrente da acidez gástrica, causando lesão do epitélio da mucosa traqueal brônquica e parênquima pulmonar.

PNEUMONIA ASPIRATIVA

Introdução e definições

- Infecção do parênquima pulmonar por bactérias patogênicas por conta da aspiração de grande quantidade de conteúdo gástrico e/ou orofaríngeo. Ocorre, geralmente, quando:
  - Funções imunes e mecânicas da via aérea e do pulmão estão prejudicadas.
  - Há grande quantidade de bactérias inoculadas.
- Infecção geralmente polimicrobiana e corresponde a flora orofaríngea:
  - Adquirida na comunidade: *S. pneumoniae*, *H. influenzae*, enterobactérias, anaeróbios.
- Os anaeróbios costumam ser isolados em processos mais arrastados (abscesso pulmonar, empiema) e possuem papel incerto no quadro agudo.
- Adquirida no hospital: *S. aureus*, germes MDR, especialmente bacilos Gram-negativos (*Enterobacteriacea*).
- É necessário que se diferencie pneumonia aspirativa de pneumonite química, que é:
  - Lesão química induzida pela aspiração de conteúdo ácido do trato gastrointestinal (TGI).
  - Processo inflamatório agudo, com infiltrado pulmonar.
  - Inicialmente estéril.

Quais os principais fatores de risco e como é o quadro clínico?

- Pacientes provenientes da comunidade: institucionalização, disfagia (por sequela neurológica, neoplasia de esôfago, acalasia, demência), alteração do nível de consciência (intoxicação por álcool ou outras drogas, acidente vascular cerebral [AVC], convulsão, trauma cranioencefálico [TCE]), vômitos, incapacidade para proteger via aérea (esclerose lateral amiotrófica [ELA], miastenia *gravis*, esclerose múltipla, Parkinson).
- Pacientes críticos: gastroparesia, posição supina prolongada e sedação.
- Videofluoroscopia da deglutição é um exame de imagem que pode predizer o risco de desenvolvimento de pneumonia aspirativa.
- O quadro clínico costuma ser similar ao de outras formas de pneumonia, porém com curso mais indolente.

Como proceder o diagnóstico?

- O diagnóstico é dado quando existe risco presumido ou aspiração documentada associados a:
  - Hipoxemia nova, febre, taquipneia ou leucocitose.
  - Infiltrado pulmonar em regiões pulmonares gravidade-dependentes (raio X ou tomografia computadorizada [TC]).
    - Segmento posterior de lobos superiores e segmentos superiores de lobos inferiores (depende da posição em que ocorreu a aspiração). A cultura aeróbia de escarro está indicada em pacientes graves, com quadro arrastado (considerar micobactérias) ou em pacientes internados que recebem cobertura empírica para estafilococos resistentes a oxacilina ou *P. aeruginosa*.
- Em pacientes com indicação de internação é indicada a coleta de hemoculturas e em pacientes intubados a coleta de aspirado traqueal ou lavado broncoalveolar pode ser útil.
- O diagnóstico diferencial abrange:
  - Pneumonite química.
  - Pneumonia adquirida na comunidade.
  - Pneumonia associada a ventilação mecânica e pneumonia hospitalar.
  - Fibrose pulmonar.
  - Obstrução de via aérea.

TABELA 1 Achados clínicos das principais síndromes aspirativas

Pneumonite aspirativa	▪ Pacientes jovens com rebaixamento do nível de consciência ▪ Episódio presenciado de aspiração ▪ Quadro clínico variável, desde sintomas respiratórios leves até insuficiência respiratória e óbito ▪ Geralmente sem febre ou sinal de infecção bacteriana
Pneumonia aspirativa	▪ Pacientes idosos, com doença neurológica ou institucionalizados ▪ Febre, tosse, expectoração, dispneia, crepitação ao exame físico
Abscesso pulmonar	▪ Etilistas com dentes em mau estado de conservação ▪ Sintomas subagudos de febre, perda de peso, tosse produtiva por semanas ▪ Halitose e expectoração pútrida

TABELA 2 Diagnósticos diferenciais

Pneumonite aspirativa	▪ Pneumonia aspirativa: presença de sinais sugestivos de infecção como leucocitose, febre, tosse produtiva, relativamente tardia com relação ao evento de aspiração (até 48 horas) ▪ Embolia pulmonar: quadro agudo de dispneia em geral com hipoxemia e fator de risco para trombose, como neoplasia ou uso de anticoncepcional ▪ Tuberculose: quadro subagudo de infecção, quadro consumptivo presente, imagem radiológica de predomínio apical ▪ Carcinomas pulmonares: sobretudo bronquioloalveolar, que se manifesta como infiltrado alveolar eventualmente multifocal com crescimento lento ▪ Congestão pulmonar de origem cardíaca: outros sinais de IC associados: edema de membros inferiores, estase jugular, aumento de área cardíaca, ECG alterado ▪ Bronquiectasias com exacerbação infecciosa: quadro de supuração exuberante, com episódios de infecção pulmonar de repetição ▪ Sarcoidose: sintomas pulmonares pouco exuberantes, eventualmente associados a linfonodomegalias mediastinais e hilares ▪ Pneumonia organizante criptogênica (BOOP ou COP): doença inflamatória pulmonar de várias etiologias, caracterizando-se por infiltrados pulmonares migratórios ▪ Pneumonia de hipersensibilidade (PH): quadro agudo associado com exposição a antígenos inalatórios, como mofo, fezes de aves ▪ Granulomatose de Wegener: vasculite pulmonar associada a ANCA-c, cursa com infiltrado pulmonar, hemorragia alveolar e queda de Hb, Ht
Pneumonia aspirativa	▪ Pneumonite aspirativa: infiltrado alveolar agudo sem estigmas infecciosos, com relação temporal muito próxima ao evento de aspiração ▪ Demais diagnósticos anteriores

(continua)

TABELA 2 Diagnósticos diferenciais *(continuação)*

Abscesso pulmonar	▪ Tuberculose: apresentação com cavitação de predomínio em lobos superiores ▪ Carcinoma pulmonar: principalmente os subtipos escamoso e grande, com células que podem evoluir com escavação. Sem achados infecciosos ▪ Embolia pulmonar com áreas de infarto e necrose ▪ Lesões endobrônquicas: variadas etiologias, sendo as mais comuns os corpos estranhos (na infância), estenoses brônquicas primárias ou secundárias e tumores endobrônquicos como o tumor carcinoide ▪ Bronquiectasias ▪ Endocardite com embolia séptica: múltiplos abscessos pulmonares seguindo o eixo vascular ▪ Empiema: diagnóstico diferencial com abscessos periféricos com acometimento pleural ▪ Granulomatose com poliangeíte ou granulomatose de Wegener que pode cursar com nódulos escavados

BOOP: bronquiolite obliterante com pneumonia em organização; COP: pneumonia criptogênica em organização; ECG: eletrocardiograma; Hb: hemoglobina; Ht: hematócrito; IC: insuficiência cardíaca.

Que exames solicitar?

TABELA 3 Exames complementares na avaliação das principais síndromes aspirativas

Quadro clínico	Exames
▪ Qualquer caso sintomático	▪ Radiografia de tórax em PA e perfil
▪ Evolução prolongada (sem resposta clínica após 2 semanas de antibiótico ou piora do quadro clínico e radiológico na vigência de tratamento)	▪ Pesquisa e culturas de agentes etiológicos no escarro (considerar micobactérias) ▪ Considerar tomografia de tórax ▪ Considerar broncoscopia
▪ Insuficiência respiratória grave ▪ Necessidade de ventilação mecânica, choque séptico, $PAO_2/FiO_2 < 250$, envolvimento de mais de um lobo, pressão arterial sistólica < 90 mmHg, pressão arterial diastólica < 60 mmHg	▪ Função renal, hepática, hemograma, gasometria arterial ▪ Hemoculturas ▪ Considerar broncoscopia com coleta de amostra de trato respiratório ▪ Considerar tomografia de tórax

Como tratar?

- Não há evidência suficiente para guiar a antibioticoterapia ideal nesses casos.
- Na pneumonite aspirativa, aspiração imediata das vias aéreas e cuidados de suporte conforme necessidade.
- Deve-se ter em mente que a melhor evidência para cobertura empírica de anaeróbios é restrita aos casos em que há abscesso pulmonar/pneumonia necrotizante.
  - A presença de fatores de risco para anaeróbios, contudo, autoriza o tratamento.
- Para escolha da antibioticoterapia, considera-se a síndrome aspirativa clássica (fatores de risco para aspiração + infiltrado pulmonar sugestivo), associada a fatores de risco para infecção por anaeróbios. Devem receber cobertura empírica para anaeróbios apenas pacientes de alto risco:
  - Dentes em mau estado de conservação e/ou gengivite.
  - Escarro com odor pútrido.
  - Pneumonia necrotizante/abscesso pulmonar.

TABELA 4 Antibióticos de escolha

Pneumonia aspirativa bacteriana	
Comunidade	Betalactâmico com inibidor de betalactamase
	▪ Amoxicilina-clavulanato 500/125 8/8 h
	▪ Ampicilina-sulbactam 1,5-3 g IV 6/6 h
	Clindamicina 600 mg 8/8 h IV/VO → alérgicos a penicilina
	Ceftriaxona 2 g/dia ± metronidazol 500 mg 8/8 h
Hospitalar	Piperacilina-tazobactam 4,5 g 6/6 h
	Meropenem 1 g 8/8 h
	Cefepime 1 g 8/8 h + metronidazol 500 mg 8/8 h

- Se não houver fator de risco para anaeróbios, sugere-se cobrir germes aeróbios com quinolona respiratória ou betalactâmico estável a betalactamase:
  - Levofloxacino 500 mg 1 x/dia.
  - Ceftriaxona 1 g 12/12 h.

- Se desejar realizar cobertura tanto para anaeróbios quanto para pneumonia adquirida na comunidade, deve-se prescrever um desses esquemas:
  - Levofloxacino + clindamicina ou metronidazol.
  - Moxifloxacino em monoterapia: apresenta atividade *in vitro* contra anaeróbios, apesar de ainda não ter sido adequadamente estudado em pneumonia aspirativa.
- O tempo de tratamento necessário vai de 5-7 dias para pacientes com boa evolução clínica, sendo necessário tratamento mais prolongado em pacientes com pneumonia necrotizante, abscesso ou empiema.

Quais são as medidas para prevenção de pneumonia aspirativa?

- Se aspiração presenciada, deve-se realizar:
  - Controle e proteção de via aérea.
  - Sucção orofaríngea imediata.
  - Não é recomendada antibioticoterapia empírica na fase aguda.
  - Considerar a introdução de antibióticos se o paciente não apresentar melhora do quadro após 48-72 h.
- Em pacientes intubados, tentar minimizar o uso de sedativos ou bloqueadores neuromusculares (reduzem o reflexo de tosse), manter o decúbito em 30-45° e realizar adequada higienização oral.

Quais as complicações mais associadas à pneumonia aspirativa?

- Derrame parapneumônico complicado e empiema pleural.
- Abscesso pulmonar.
- Fístula broncopleural.

ABSCESSO PULMONAR

- É definido como uma coleção circunscrita, que resulta da necrose do parênquima pulmonar induzida por uma infecção bacteriana, sendo o abscesso pulmonar a evolução clínica da pneumonia necrotizante.
- É a principal complicação da pneumonia aspirativa e se tornou bem menos comum após o início da era antibiótica.
- Outros mecanismos de surgimento de abscesso pulmonar são:
  - Embolia séptica por endocardite de válvulas direitas.
  - Disseminação hematogênica de tromboflebite séptica.
  - Nesses casos geralmente são múltiplos e envolvem áreas não contíguas do pulmão.

- Pode-se desenvolver a partir de microrganismos aeróbios e anaeróbios (mais comumente).

TABELA 5 Microrganismos responsáveis

Bactérias anaeróbias	*Peptostreptococcus, Prevotella, Bacteroides, Fusobacterium*
Bactérias aeróbias	*Streptococcus milleri, Streptococcus* do grupo A, *S. aureus, K. pneumoniae, E. coli, Pseudomonas aeruginosa*
Micobactérias	Principalmente *M. tuberculosis*
Parasitas	*Entamoeba histolytica, Paragonimus westermani*
Fungos	*Aspergillus, Blastomyces, Histoplasma*
Nocardia	Principalmente em imunossuprimidos

- Atenta-se que geralmente as infecções por germes anaeróbios são polimicrobianas e aquelas por aeróbios são monomicrobianas.

Qual é o quadro clínico e como proceder o diagnóstico?

- O quadro clínico costuma ser arrastado, com perda de peso, sudorese noturna, tosse com expectoração purulenta de odor fétido e hemoptise.
- No exame físico pode haver baqueteamento digital, febre, dentes em mau estado de higiene e na ausculta pode haver sopro cavernoso.
  - O quadro pode se mostrar de forma mais aguda nas pneumonias necrotizantes causadas por *K. pneumoniae* e *S. aureus*, com febre alta, leucocitose, com extensão precoce para o espaço pleural.
- O diagnóstico é dado pela presença de cavidade no exame de imagem (radiografia ou TC), com paredes espessadas e nível hidroaéreo, podendo ou não existir infiltrado pulmonar ao redor da lesão.
  - A TC é mais acurada na identificação de pequenos abscessos, diferenciação entre empiema e abscesso (⅓ dos abscessos está associado a empiema) e identificação de neoplasia.
  - A American Thoracic Society recomenda TC nos casos de pneumonia não responsiva a antibióticos, a fim de identificar complicações e definir melhor as lesões anatômicas associadas.
- Assim como na pneumonia aspirativa, o diagnóstico microbiológico é difícil, por conta da contaminação por germes da flora oral. Dessa forma, a cobertura para anaeróbios deve ser realizada de maneira empírica.

- Hemoculturas são raramente positivas em pacientes com abscesso pulmonar.
- No Brasil, a pesquisa e a cultura para *M. tuberculosis* estão sempre indicadas nesses casos.
- O diagnóstico diferencial é amplo e abrange:
  - Empiema.
  - Embolia séptica.
  - Neoplasias (primário de pulmão, tumor metastático, linfoma não Hodgkin).
  - Infarto pulmonar (secundário a embolia pulmonar).
  - Pneumonia necrotizante (sem formação de abscesso pulmonar).
    - Tuberculose, nocardiose, actinomicose, infecção fúngica e parasitária.
  - Vasculites:
    - Granulomatose com poliangeíte.
    - Acometimento pulmonar da artrite reumatoide.
  - Bronquiectasias.
  - Bolha pulmonar, *blebs* e cistos.
- O tratamento se baseia na cobertura empírica de germes anaeróbios estritos e *Streptococcus* microaerófilos:
  - Clindamicina 600 mg IV 8/8 h seguidos de 150 a 300 mg VO 6/6 h (terapia de escolha).
  - Ampicilina-sulbactam 3 g IV 6/6 h ou amoxicilina-clavulanato 500/125 mg VO 8/8 h.
  - Penicilina + metronidazol.
  - Quinolona com atividade contra anaeróbios (p. ex., moxifloxacino).
- A duração da terapia é controversa e pode ser baseada tanto no tempo quanto na resposta clínico-radiológica:
  - Pode ser realizada por 3 a 8 semanas; e/ou
  - Manter antibioticoterapia até apresentar radiografia limpa ou lesão pequena e estável.
  - A terapia EV pode ser trocada para VO assim que o paciente apresentar sinais vitais estáveis, associada a retorno ao *status* mental basal e via oral patente.
- Os pacientes que apresentam falha à terapêutica medicamentosa são candidatos a drenagem percutânea ou endoscópica ou abordagem cirúrgica.

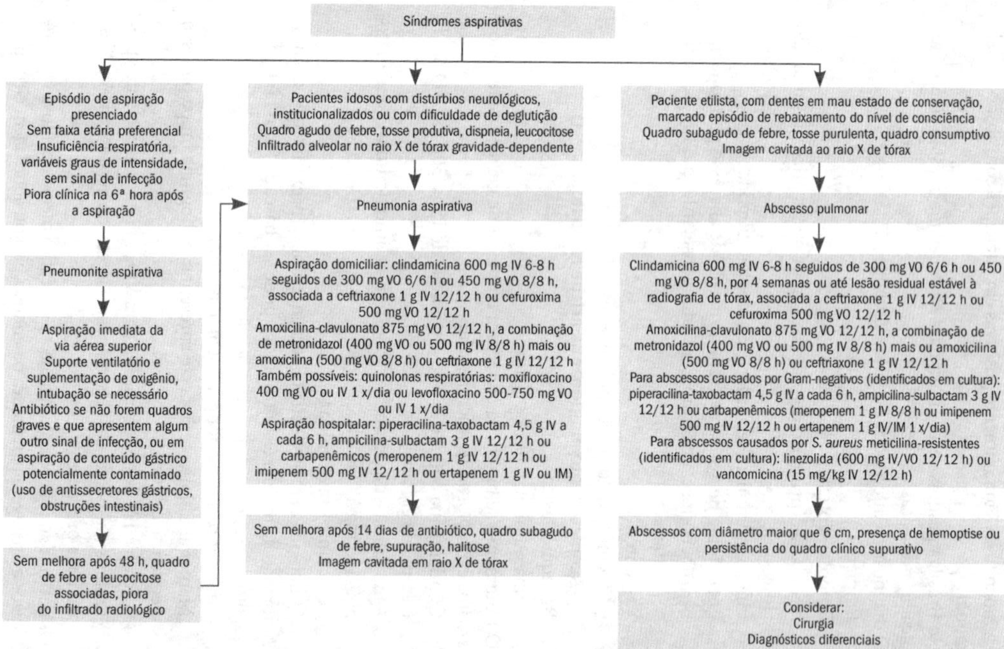

FIGURA 1 Síndromes aspirativas.

- As principais causas de falha terapêutica são: abscesso > 8 cm, infecção por germes resistentes, neoplasia obstrutiva e hemoptise maciça.
- A prevenção do abscesso pulmonar baseia-se em medidas que reduzam a aspiração pulmonar.

LEITURA SUGERIDA

1. Bartlett JG. Aspiration pneumonia in adults. In: Post TW (ed.). UpToDate. Waltham, MA: UpToDate Inc. http://www.uptodate.com. Acesso em: 04/10/2021.
2. Bartlett JG. How important are anaerobic bacteria in aspiration pneumonia: when should they be treated and what is optimal therapy. Infect Dis Clin North Am. 2013;27:149.
3. Bartlett, JG. Lung abscess. In: Post TW (ed.). UpToDate. Waltham, MA: UpToDate Inc. http://www.uptodate.com. Acesso em: 04/10/2021.
4. Desai H, Agrawal A. Pulmonary emergencies: pneumonia, acute respiratory distress syndrome, lung abscess, and empyema. Med Clin North Am. 2012 Nov;96(6):1127-48.
5. Mandell L, Niederman S. Aspiration pneumonia. N Engl J Med. 2019;380:651-63.
6. Marik PE. Aspiration pneumonitis and aspiration pneumonia. N Engl J Med. 2001;344:665.
7. Metlay J, Waterer G, Long A, et al. Diagnosis and treatment of adults with community-acquired pneumonia. An official clinical practice guideline of the American Thoracic Society and Infectious Diseases Society of America. Am J Respir Crit Care Med. 2019;200(7):e45-e67.
8. Mody L. Editorial commentary: Preventing aspiration pneumonia in high-risk nursing home residents: role of chlorhexidine-based oral care questioned again. Clin Infect Dis. 2015;60:858.
9. Reza Shariatzadeh M, Huang JQ, Marrie TJ. Differences in the features of aspiration pneumonia according to site of acquisition: community or continuing care facility. J Am Geriatr Soc. 2006;54:296.
10. Snydman DR, Jacobus NV, McDermott LA, Golan Y, Hecht DW, Goldstein EJ, et al. Lessons learned from the anaerobe survey: historical perspective and review of the most recent data (2005-2007). Clin Infect Dis. 2010;50(Suppl 1):S26.
11. Taylor JK, Fleming GB, Singanayagam A, Hill AT, Chalmers JD. Risk factors for aspiration in community-acquired pneumonia: analysis of a hospitalized UK cohort. Am J Med. 2013;126:995.

36

Derrame pleural

Patrick Aureo Lacerda de Almeida Pinto
Heraldo Possolo de Souza
Rodrigo Antonio Brandão Neto

- Derrame pleural (DP) é o acúmulo de líquido em excesso no espaço pleural.
- O DP pode se desenvolver como resultado de diversas patologias pleuropulmonares ou sistêmicas. A fisiopatologia do DP está ligada a um dos seguintes mecanismos:
  - Desbalanço entre as pressões hidrostáticas e/ou oncóticas, fazendo o líquido sair do vaso e se acumular no espaço pleural: transudato.
  - Processo inflamatório da pleura, acumulando líquido no local: exsudato.
- Toracocentese guiada por ultrassonografia com análise do líquido pleural é uma maneira simples e segura de determinar a causa de um DP.

O QUE CAUSA O DERRAME PLEURAL?

- As causas do transudato são geralmente relacionadas a doenças sistêmicas, enquanto o exsudato está relacionado a causas pleuropulmonares (Tabela 1).

TABELA 1 Causas de derrame pleural

Tipo	Fisiopatologia	Etiologia
Transudatos	Aumento da pressão hidrostática	Insuficiência cardíaca Insuficiência renal
	Diminuição da pressão oncótica	Síndrome nefrótica Cirrose hepática

(continua)

TABELA 1 Causas de derrame pleural *(continuação)*

Tipo	Fisiopatologia	Etiologia
Exsudatos	Inflamação pleural	Secundário à pneumonia bacteriana (parapneumônico) Tuberculose Neoplasias Embolia pulmonar Doenças autoimunes (LES, AR)

COMO FAÇO O DIAGNÓSTICO DE DERRAME PLEURAL?

- A história específica do DP geralmente é pobre, porém devem ser buscados fatores que possam ajudar na investigação etiológica (Tabela 2). O paciente com DP pode se queixar de dispneia, tosse ou dor pleurítica, mas muitas vezes a evolução é assintomática.
- Ao exame físico, podem ser detectados macicez a percussão, redução de frêmito e murmúrio vesicular abolido, porém esses achados dependem basicamente do tamanho do DP.

TABELA 2 Sintomas e sinais associados ao derrame pleural (DP) e etiologia

Diagnóstico etiológico	Sintomas e sinais associados ao DP
Insuficiência cardíaca	Hipoxemia, edema periférico, congestão pulmonar, terceira bulha, ortopneia
Cirrose hepática	Ascite, veias abdominais distendidas, eritema palmar, ginecomastia
Síndrome nefrótica	Anasarca, proteinúria
Pneumonia	Febre, calafrios, tosse com expectoração, infiltrado pulmonar
Tuberculose	Febre vespertina, sudorese noturna, perda de peso
Neoplasias	História de neoplasia (pulmão em homens, mama em mulheres), hemoptise, adenomegalia, hepatoesplenomegalia
Embolia pulmonar	Dispneia, dor torácica pleurítica, edema de membro inferior assimétrico, imobilização
Mesotelioma	Massa pleural, história de exposição a asbesto

QUE EXAMES RADIOLÓGICOS DEVO PEDIR PARA DIAGNÓSTICO?

- A radiografia de tórax comumente é suficiente para identificar o DP. Na posição ortostática (AP), o líquido tende a se acumular na porção inferior, causando uma imagem homogênea que oblitera o seio costofrênico. Esse achado radiológico ocorre com derrames > 200 mL. A radiografia em decúbito lateral com raios horizontais é mais sensível e pode demonstrar coleção pleural de até 50 mL. Radiografia pode também sugerir etiologias para o DP:

- Derrame bilateral sugere insuficiência cardíaca (mais comum) ou neoplasia (na ausência de cardiomegalia).
- Loculações sugerem inflamação pleural e podem estar associadas a empiema, tuberculose ou hemotórax.
- Derrames volumosos estão mais comumente associados à malignidade.
- Ultrassonografia (USG) pleural deve ser usada para diagnóstico diferencial quando há dúvida na radiografia (derrame ou massa pulmonar), para guiar toracocentese e para diagnóstico de septações pleurais.
- Tomografia computadorizada (TC) de tórax é o principal instrumento de imagem para o diagnóstico etiológico, identificando lesões pulmonares malignas ou infecciosas, ou embolia pulmonar (com contraste).

QUANDO DEVO PUNCIONAR O DERRAME PLEURAL E QUE EXAMES SOLICITAR PARA ANÁLISE DO LÍQUIDO PLEURAL?

- A indicação clássica de toracocentese diagnóstica é um derrame pleural novo e > 1 cm na radiografia em decúbito lateral.
- Radiografia de controle não é necessária após toracocentese, exceto se o paciente apresentar tosse, dispneia, dor torácica, saída de ar na seringa de punção ou alteração na ausculta pulmonar.
- Não recomendamos a punção torácica em derrame pleural bilateral com suspeita de transudato, a não ser que apresente um dos seguintes achados: febre, dor pleurítica, tamanhos discrepantes, ausência de cardiomegalia, derrame que não diminuiu com o tratamento da causa-base.
- Devem ser retirados 50-60 mL para análise laboratorial e devem ser solicitados:
  - Celularidade e diferencial, citologia oncótica, DHL, proteínas, glicose, pH, ADA, pesquisa de BAAR, bacterioscopia e culturas.
- A avaliação do aspecto macroscópico do líquido pleural (LP) pode, de imediato, sugerir etiologia e indicar condutas (Tabela 3).

TABELA 3 Correlação entre aspecto do líquido pleural e etiologia do derrame pleural

Aspecto	Suspeita diagnóstica
Sanguinolento	Hematócrito > 50%: hemotórax Hematócrito < 50%: neoplasia, tuberculose, TEP, parapneumônico complicado
Turvo	Empiema ou quilotórax. A centrifugação consegue diferenciar as duas causas: se o líquido sobrenadante é límpido, sugere empiema e indica drenagem de urgência (o sobrenadante do quilo permanece leitoso)
Marrom	Abscesso amebiano
Preto	Infecção por *Aspergillus*, melanoma
Restos alimentares	Ruptura esofágica
Odor pútrido	Empiema
Esverdeado	Fístula biliar
Leitoso	Quilotórax ou pseudoquilotórax

TEP: tromboembolismo pulmonar.

- Na análise do LP, o primeiro passo é usar os critérios de Light para diferenciar transudato de exsudato. A presença de um dos critérios já caracteriza o DP como exsudato. Se não houver nenhum critério, o derrame é um transudato (Tabela 4).

TABELA 4 Critérios de Light para diferenciação de transudato e exsudato

Critério	Transudato	Exsudato
Relação proteína pleural/sérica	< 0,5	> 0,5 (proteína pleural > 3 g/dL pode ser suficiente)
Relação DHL pleural/sérico	< 0,6	> 0,6
DHL do líquido pleural	< 2/3 o limite superior do DHL sérico	≥ 2/3 o limite superior do DHL sérico (DHL pleural > 300 pode ser usado)

- Outra forma de determinar se um LP é um exsudato ou um transudato é o gradiente de albumina sericopleural; se < 1,2 g/dL, indica exsudato com sensibilidade de 87% e especificidade de 92%. Esse critério é particularmente útil em pacientes em uso de diuréticos, que falseiam os critérios de Light.
- Existem critérios alternativos que dispensam a dosagem sérica de proteína ou DHL. O líquido pleural pode ser caracterizado como exsudato ao apresentar ao menos uma destas características:
  - Proteína acima de 2,9 g/dL.
  - Colesterol acima de 45 mg/dL.
  - DHL acima de 0,45x limite superior do DHL sérico.
- Nos exsudatos, a pesquisa da celularidade com diferencial nos ajuda da seguinte forma:
  - Leucócitos totais > 10.000 sugerem empiema.
  - Neutrófilos: exsudato neutrofílico ou polimorfonuclear > 50% sugere parapneumônico, doenças abdominais, malignidade (20%) ou tuberculose (TB) (fase aguda).
  - Linfócitos: exsudato linfocítico ou linfomononuclear > 50% sugere neoplasia, TB; > 80% sugere TB, linfoma, artrite reumatoide ou sarcoidose.
  - Eosinófilos: eosinófilos > 10% ocorrem com etiologias malignas (> 15% apresentam sensibilidade e especificidade por volta de 60% e benignas, como pneumotórax, hemotórax, infarto pulmonar, doença parasitária ou infecção por fungos [coccidioidomicose, criptococose, histoplasmose]).
- Exames adicionais do LP que podem auxiliar o diagnóstico etiológico:
  - Pesquisa de células neoplásicas: diagnostica neoplasia em 60% dos casos e a imunocitoquímica pode ser usada para diferenciar os tipos de neoplasia.
  - Glicose: < 60 mg/dL sugere parapneumônico complicado, TB, neoplasia; se < 30 mg/dL sugere artrite reumatoide.
  - pH: < 7,3 sugere parapneumônico, neoplasia, colagenoses, TB, ruptura esofágica; < 7,2 indica necessidade de drenagem no derrame parapneumônico.
  - ADA (adenosina deaminase): ADA > 40 sugere TB (90% dos casos), empiema (60%) ou malignidade.
  - Colesterol (CT) e triglicerídeos (TG): úteis para diferenciar quilotórax de pseudoquilotórax (no pseudoquilotórax, o CT está alto e o TG está baixo).

- BNP: pode ser útil no diagnóstico de IC, quando o derrame foi classificado como exsudato após uso de diureticoterapia.
  - Em um estudo, valor de pro-BNP pleural ≥ 1.500 pg/mL tinha sensibilidade de 91% e especificidade de 93% para diagnóstico de insuficiência cardíaca.
- Amilase: elevada na pancreatite e na perfuração esofágica.
- FAN: FAN no líquido ≥ 1:160 ou relação com o FAN sérico > 1 sugerem pleurite lúpica.
- Creatinina: relação creatinina pleural/sérica > 1 é fortemente sugestiva do diagnóstico (ocorre na nefropatia obstrutiva).
- Videotoracoscopia com biópsia ou biópsia pleural guiada por tomografia são métodos diagnósticos que podem ser usados quando a investigação inicial for inconclusiva, principalmente nos casos de malignidade e suspeita de tuberculose pleural.

QUAIS SÃO AS CARACTERÍSTICAS DO LÍQUIDO PLEURAL DA TUBERCULOSE?

- Interferon-gama: valores acima de 140 pg/mL com sensibilidade e especificidade respectivamente de 94% e 92%.
- Lisozima: menos utilizada: valores acima de 15 pg/mL em 80% dos pacientes com tuberculose e relação pleural/sérico maior que 1,0 sugestivos do diagnóstico.
- PCR: sensibilidade de 48-80%.
- Pesquisa de BAAR: raramente é positiva.
- Cultura: demora 2 meses e chega a 30% de positividade.
- Biópsia cega: positividade de 50-65%.
- Toracoscopia: sensibilidade de 95%

COMO TRATAR O DERRAME PLEURAL?

- O tratamento do derrame pleural é sempre dirigido à sua causa.
- Se a etiologia for conhecida, deve-se tratar a causa e reavaliar depois. Se a causa não for conhecida, investigação diagnóstica ampla deve ser empreendida.
- A toracocentese de alívio deve ser realizada sempre que houver o diagnóstico de insuficiência respiratória restritiva.

- A drenagem pleural fechada, isto é, a inserção de um dreno para retirada contínua do líquido pleural, deve ser indicada em derrames parapneumônicos complicados. Os achados sugestivos de DP complicado são: pH < 7,2, glicose < 40 mg/dL ou < 60 mg/dL, DHL > 1.000 unidades/L, bacterioscopia/cultura positiva ou empiema (aspecto purulento do líquido) (Figura 2).
- Além da drenagem pleural fechada, outros tipos de abordagens cirúrgicas, como videotoracoscopia, toracotomia com decorticação ou cirurgia aberta, podem ser indicados em DP complicado. O procedimento a ser escolhido vai depender das características do DP e das abordagens prévias.
- A antibioticoterapia em DP complicado deve ser guiada para pneumococos e anaeróbios. Macrolídeos para cobertura empírica de atípicos não estão indicados.
- Em caso de DP não complicado, antibioticoterapia deve ser mantida e deve ter a mesma cobertura da pneumonia não complicada.
- Caso exista dúvida se o derrame é complicado ou não, existe a possibilidade da realização de toracocenteses seriadas, com o objetivo de acompanhar a evolução dos parâmetros laboratoriais do líquido.
- Sempre realizar profilaxia para TEV, salvo contraindicações.

TABELA 5 Classificação de Light do DP parapneumônico

Classe	Características	Tratamento
I	Pequeno e não puncionável, < 10 mm, raio X em decúbito lateral	Tratar pneumonia, não puncionar
II. Parapneumônico não complicado	> 10 mm espessura, pH > 7,2, glicose > 40 mg/dL e DHL do líquido < 1.000 u/L. Gram ausente e cultura negativa	Tratar pneumonia Repetir punção, caso paciente sem melhora
III. Líquido limítrofe	pH entre 7,0 e 7,2; glicose > 40 mg/dL e DHL > 1.000 u/L, Gram ausente e cultura negativa (atualmente pH < 7,2 já indica drenagem)	Toracocentese esvaziadora Caso sem melhora, drenagem torácica com tubo fino
IV. Parapneumônico complicado	pH < 7,0 ou glicose < 40 mg/dL ou Gram ou cultura positivos (atualmente critério de pH < 7,2)	Drenagem torácica

(continua)

TABELA 5 Classificação de Light do DP parapneumônico (*continuação*)

Classe	Características	Tratamento
V. Parapneumônico complicado com loculação	Semelhante ao IV com loculações	Drenagem torácica com injeção de trombolítico no dreno ou videotoracoscopia para tirar loculações
VI. Empiema	Líquido francamente purulento	Drenagem torácica com trombolítico ou não e videotoracoscopia precoce
VII. Empiema loculado	Líquido purulento com loculações	Drenagem torácica Videotoracoscopia para tirar loculações Se evolução ruim, considerar toracotomia com decorticação

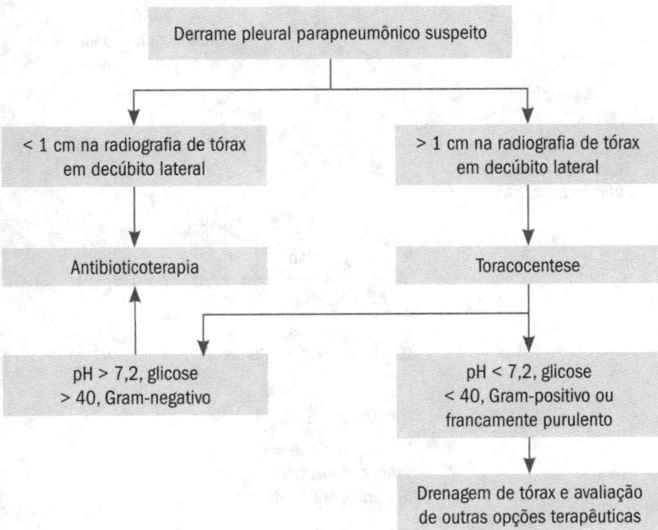

FIGURA 1 Fluxograma na presença de derrame pleural e pneumonia.

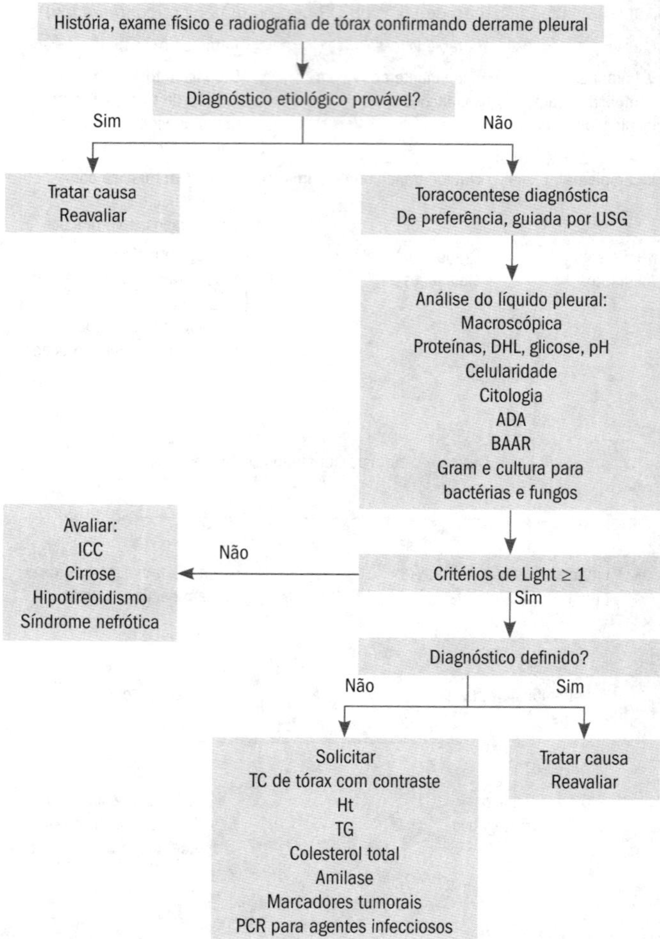
História, exame físico e radiografia de tórax confirmando derrame pleural
Diagnóstico etiológico provável?
Sim
Não
Tratar causa
Reavaliar
Toracocentese diagnóstica
De preferência, guiada por USG
Análise do líquido pleural:
Macroscópica
Proteínas, DHL, glicose, pH
Celularidade
Citologia
ADA
BAAR
Gram e cultura para
bactérias e fungos
Avaliar:
ICC
Cirrose
Hipotireoidismo
Síndrome nefrótica
Não
Critérios de Light ≥ 1
Sim
Diagnóstico definido?
Não
Sim
Solicitar
TC de tórax com contraste
Ht
TG
Colesterol total
Amilase
Marcadores tumorais
PCR para agentes infecciosos
Tratar causa
Reavaliar

FIGURA 2

LEITURA SUGERIDA

1. Feller-Kopman D, Light R. Pleural disease. N Engl J Med. 2018;378(8):740-51.
2. Heffner JE, Brown LK, Barbieri CA. Diagnostic value of tests that discriminate between exudative and transudative pleural effusions. Primary Study Investigators. Chest. 1997;111(4):970.
3. Hooper C, Lee YC, Maskell N, BTS Pleural Guideline Group. Investigation of a unilateral pleural effusion in adults: British Thoracic Society Pleural Disease Guideline 2010. Thorax. 2010 Aug;65(Suppl 2):ii4-17.
4. Saguil A, Wyrick K, Hallgren J. Diagnostic approach to pleural effusion. Am Fam Physician. 2014 Jul 15;90(2):99-104.

37

Ventilação mecânica no departamento de emergência

Vinicius Galdini Garcia
Patrick Aureo Lacerda de Almeida Pinto
Lucas Oliveira Marino

QUAIS SÃO AS PRINCIPAIS INDICAÇÕES?

- Hipoxemia ($PO_2 < 60$) associada a esforço respiratório sem melhora após aporte adequado de O_2 (cateter nasal, máscara de Venturi, máscara não reinalante e ventilação não invasiva quando indicada).
- Hipercapnia ($PCO_2 > 55$) em pacientes não retentores crônicos, principalmente quando associada a falência ventilatória e/ou carbonarcose.

QUAIS SÃO AS FASES DO CICLO VENTILATÓRIO?

- Fase inspiratória (1): o ventilador realiza a insuflação pulmonar, conforme as propriedades elásticas e resistivas do sistema respiratório.
- Ciclagem (2): transição entre a fase inspiratória e a fase expiratória.

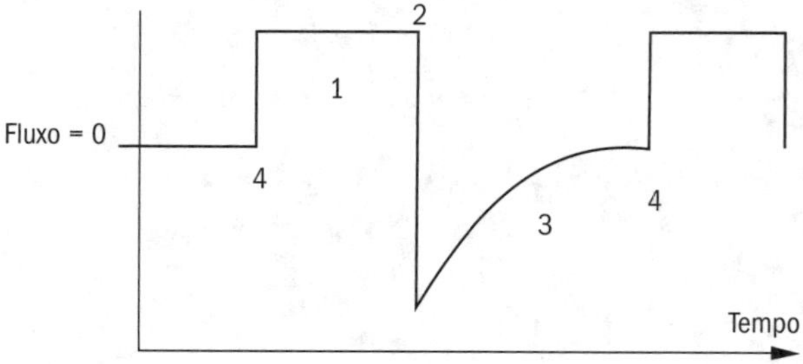

FIGURA 1 Curva de fluxo no modo VCV.
Adaptada de Diretrizes Brasileiras de Ventilação Mecânica 2013.

- Fase expiratória (3): abertura da válvula expiratória, levando a queda passiva da pressão do sistema respiratório e ao equilíbrio com a pressão expiratória final determinada no ventilador (PEEP).
- Disparo (4): mudança da fase expiratória para a fase inspiratória.

QUAIS SÃO OS CONCEITOS FISIOLÓGICOS BÁSICOS DA MECÂNICA VENTILATÓRIA?

- Resistência (Rva): variação de pressão no sistema respiratório em razão ao fluxo do ar (Ppico – Pplatô/fluxo); valores normais entre 4-8 $cmH_2O/L/s$ em ventilação mecânica.
- Complacência estática (Cst): variação do volume pulmonar em razão da variação de pressão alveolar (volume corrente/Pplatô – PEEP); valores normais entre 50-80 mL/cmH_2O.
- Constante de tempo: resistência × complacência estática (3 a 5 constantes de tempo → tempo necessário para o esvaziamento alveolar adequado).

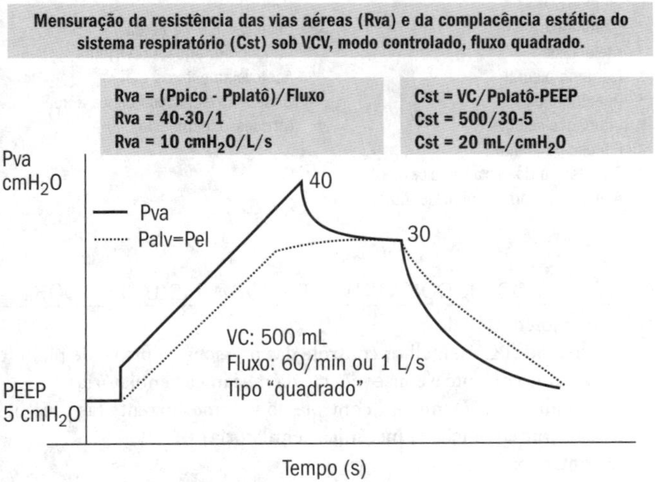

FIGURA 2 Exemplo de cálculo de mecânica ventilatória.
Adaptada de Diretrizes Brasileiras de Ventilação Mecânica 2013.

QUAIS CONDIÇÕES ASSEGURAR PARA O CÁLCULO DA MECÂNICA VENTILATÓRIA?

1. Modo ventilação por volume controlado.
2. Curva de fluxo quadrada (unidade convertida para L/s).
3. Garantir que não haja esforço muscular respiratório, de preferência sedado e bloqueado.
4. Realizar pausa inspiratória de 2-3 segundos (sem vazamento no sistema).

COMO INTERPRETAMOS OS DADOS DE COMPLACÊNCIA E RESISTÊNCIA?

TABELA 1 Causas de diminuição de complacência estática e aumento de resistência

↓ Complacência	↑ Resistência
▪ Edema agudo de pulmão ▪ Síndrome do desconforto respiratório agudo (SDRA) ▪ Pneumonia ▪ Atelectasia ▪ Derrame pleural ▪ Pneumotórax ▪ Intubação seletiva ▪ Fibrose pulmonar ▪ Resistência da caixa torácica ▪ Aumento de pressão intra-abdominal	▪ Asma ▪ Doença pulmonar obstrutiva crônica (DPOC) ▪ Secreção em via aérea ▪ Cânula orotraqueal (COT) fina ▪ Acotovelamento da COT ▪ Obstrução extrínseca da via aérea (abscesso, neoplasia)

QUAIS SÃO OS MODOS VENTILATÓRIOS MAIS UTILIZADOS?

- Assistido/controlados:
  - Pressão (PCV): melhor controle das pressões de pico e de platô (o volume corrente é consequência da mecânica ventilatória).
  - Volume (VCV): melhor controle do volume corrente (as pressões são consequência da mecânica ventilatória).
- Espontâneo:
  - Pressão de suporte (PSV): o paciente necessita ter *drive* respiratório (iniciar o mais precocemente possível).

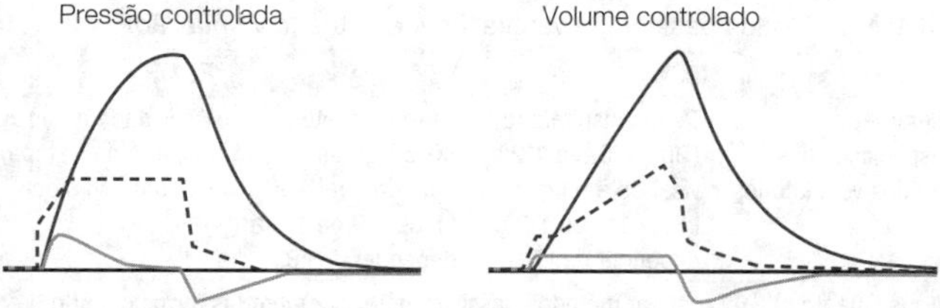

FIGURA 3 Representação esquemática das curvas de volume x tempo (preto); fluxo x tempo (cinza). Pressão x tempo (pontilhado) nos modos ventilação controlada a pressão (PCV) e ventilação controlada a volume (VCV).

TABELA 2 Modos básicos de ventilação e ajustes

Parâmetros	PCV	VCV	PSV
Disparo	Tempo (ventilador), pressão ou fluxo (paciente)	Tempo (ventilador), pressão ou fluxo (paciente)	Pressão ou fluxo (paciente)
Ciclagem	Tempo (ciclagem ocorre quando o ventilador atinge a pressão determinada no tempo inspiratório)	Volume (ciclagem ocorre quando o ventilador atinge o volume determinado)	Queda do pico de fluxo – inicialmente ajustado em 25% (alguns ventiladores permitem entre 5 e 80%)
Volume corrente (Vt)	Regular a pressão inspiratória objetivando Vt 6-8 mL/kg	Regulagem direta do Vt 6-8 mL/kg	Regular a pressão de suporte objetivando Vt 6-8 mL/kg
PEEP	3-5 cmH_2O inicialmente com ajuste conforme necessário		
FiO_2	Inicialmente a 100% com ajuste posterior objetivando $SatO_2$ 93-97%		$SatO_2$ 93-97%
Frequência respiratória (FR)	Inicialmente entre 12-16 rpm com ajuste de tempo inspiratório visando à relação I:E em 1:2 ou 1:3	Inicialmente entre 12-16 rpm com ajuste de fluxo inspiratório visando à relação I:E em 1:2 ou 1:3	*Drive* do paciente (ajustar ventilação de apneia)

(continua)

TABELA 2 Modos básicos de ventilação e ajustes *(continuação)*

Parâmetros	PCV	VCV	PSV
Parâmetros específicos dos modos ventilatórios	Tempo inspiratório (Tins) - 0,8 a 1,2 s visando à relação I:E de 1:2 ou 1:3 a depender da FR	Fluxo inspiratório 30-60 L/min visando à relação I:E de 1:2 ou 1:3 a depender da FR	Velocidade do fluxo inspiratório (rampa, *rise time* ou *slope*)
Aquecimento e umidificação	Utilizar métodos passivos, optar por métodos ativos quando o paciente apresentar secreção espessa		
Alarmes	Regulação individualizada		

QUAIS AS ASSINCRONIAS MAIS FREQUENTES? QUAL A IMPORTÂNCIA E COMO MANEJÁ-LAS?

- Aumentam o trabalho respiratório e prolongam a ventilação mecânica. No paciente em ventilação mecânica que instabiliza rapidamente de forma inesperada, devemos checar as seguintes causas (resumidas no mnemônico DOPE):
  D- Deslocamento do tubo endotraqueal.
  O- Obstrução do tubo endotraqueal.
  P- Pneumotórax.
  E- Falha de equipamento.

TABELA 3 Identificação e resolução das principais assincronias

Assincronias de disparo	Assincronias de fluxo	Assincronias de ciclagem
Disparo ineficaz: ▪ Identificação: esforço inspiratório, porém o ciclo ventilatório não é iniciado ▪ Resolução: diminuição da sensibilidade do disparo (*trigger*) ▪ Cuidados: evitar autodisparo e identificação de fatores de confusão, principalmente auto-PEEP	Fluxo insuficiente: ▪ Identificação: ocorre frequentemente no modo VCV, quando o fluxo fornecido pelo ventilador é menor que a demanda do paciente e este apresenta sinais de desconforto inspiratório (uso de musculatura acessória)	Ciclagem prematura: ▪ Identificação: interrupção precoce do fluxo inspiratório (dupla ciclagem); pode ser visualizada concavidade em direção à linha de base na curva de fluxo durante a fase expiratória

(continua)

TABELA 3 Identificação e resolução das principais assincronias *(continuação)*

Assincronias de disparo	Assincronias de fluxo	Assincronias de ciclagem
Duplo disparo: ▪ Identificação: o paciente realiza dois ciclos consecutivos ▪ Resolução: – VCV: reduzir o fluxo e/ou aumentar o Vt – PCV: aumentar o tempo inspiratório e/ou a pressão – PSV: aumentar a pressão ou reduzir a % do pico de fluxo inspiratório utilizado para ciclagem	▪ Resolução: – Corrigir febre, dor, ansiedade e acidose – Aumentar o fluxo em VCV – Trocar modo ventilatório para PCV ou PSV	▪ Resolução: – VCV: reduzir o fluxo e/ou aumentar o Vt – PCV: aumentar o tempo inspiratório e/ou a pressão – PSV: aumentar a pressão ou reduzir a % do pico de fluxo inspiratório utilizado para ciclagem ▪ (Semelhante ao duplo disparo)
Autodisparo: ▪ Identificação: FR maior que a ajustada no ventilador com ciclos ventilatórios não precedidos pelo esforço inspiratório do paciente ▪ Resolução: – Retirar condensado no circuito – Correção de vazamentos – Aumentar a sensibilidade do disparo (*trigger*)	Fluxo excessivo: ▪ Identificação: – VCV: pico de pressão precoce – PCV ou PSV: pressão ultrapassa o limite ajustado ▪ Resolução: – VCV: reduzir o fluxo – PCV ou PSV: diminuição da velocidade do fluxo inspiratório (rampa, *rise time* ou *slope*)	Ciclagem tardia: ▪ Identificação: observado prolongamento do tempo inspiratório ▪ Resolução: – VCV: aumentar o fluxo e diminuir o Vt em caso de valor excessivo – PCV: diminuir o tempo inspiratório – PSV: aumentar a % do pico de fluxo inspiratório utilizado para ciclagem

QUAIS AS PARTICULARIDADES DA VM NO PACIENTE OBSTRUÍDO GRAVE?

- O que não esquecer?
  - Pacientes obstruídos graves podem apresentar quadro de hiperinsuflação dinâmica, levando a auto-PEEP com retenção de CO_2 e instabilidade hemodinâmica em razão do aumento da pressão pleural.

- Como identificar a auto-PEEP?
  - Durante a fase expiratória, a curva de fluxo não toca a linha de base antes de um novo disparo.
  - Realiza-se uma pausa expiratória no ventilador e verifica-se que a PEEP aferida pelo equipamento é maior que a PEEP regulada.
- Como evitar e otimizar?
  - Realizar intubação com cânulas mais calibrosas se possível.
  - Diminuição do espaço morto não fisiológico.
  - Aumento do tempo expiratório (atentar para a constante de tempo).
- Como ajustar a VM?
  - Ver Tabela 4.

TABELA 4 Ajuste do ventilador no paciente obstruído grave

Parâmetros	PCV	VCV
Volume corrente (Vt)	Vt 6 mL/kg inicialmente	
PEEP	3-5 cmH_2O inicialmente → regular a 85% do valor da auto-PEEP se necessário	
FiO_2	Inicialmente a 100% com ajuste posterior objetivando $SatO_2 > 92\%$	
Frequência respiratória (FR)	Inicialmente entre 8-12 rpm com ajuste de tempo inspiratório visando à relação I:E ≥ 1:3	
Parâmetros específicos dos modos ventilatórios	Tins ≤ 1 s → relação I:E > 1:3 a depender da FR	Fluxo ≥ 60 L/min → relação I:E > 1:3 a depender da FR
Alarmes	Evitar Pplatô > 30 cmH_2O Evitar Ppico > 45 cmH_2O	

- De que detalhes devemos nos lembrar?
  - Não é necessário o ajuste do valor de CO_2 da gasometria arterial para valores fisiológicos. Tolera-se hipercapnia se pH > 7,2.
  - Evita-se relação I:E > 1:5: risco de retenção importante de CO_2.
  - Rápida deterioração clínica e hemodinâmica: pneumotórax hipertensivo secundário a barotrauma.

QUAIS AS PARTICULARIDADES DA VM NO PACIENTE COM SDRA?

- Como classificar a SDRA? Critérios de Berlim → relação PO_2/FiO_2 com PEEP ≥ 5 cmH_2O:
  - Leve: 201-300.
  - Moderada: 101-200.
  - Grave: ≤ 100.
- Como otimizar a VM?
  - Nas primeiras 48-72 horas, recomenda-se o uso de modos controlados (PCV e VCV).
  - Diminuição do espaço morto não fisiológico.
  - Pacientes inicialmente com relação PO_2/FiO_2 < 150: considerar bloqueio neuromuscular para otimização da ventilação protetora durante 48 horas.
- Como ajustar o ventilador?
  - Ver Tabela 5.

TABELA 5 Ajuste do ventilador no paciente com SARA

Parâmetros	PCV	VCV
Volume corrente (Vt)	Leve: Vt 6 mL/kg Moderada/grave: Vt 3-6 mL/kg	
PEEP	Leve/moderada: conforme tabela de PEEP baixo × FiO_2 Grave: conforme tabela de PEEP alto × FiO_2	
FiO_2	Inicialmente a 100% com ajuste posterior objetivando $SatO_2$ > 92%	
Frequência respiratória (FR)	Inicialmente a 20 rpm → podem ser necessárias 35-45 rpm em casos mais graves (atentar para auto-PEEP)	
Parâmetros específicos dos modos ventilatórios	Tins ≤ 1 s → relação I:E que permita o esvaziamento pulmonar (≥ 1:2)	Fluxo 45-60 L/min → relação I:E que permita o esvaziamento pulmonar (≥ 1:2)
Alarmes/observações	Manter Pplatô ≤ 30 cmH_2O Evitar Pplatô – PEEP ("*driving pressure*") > 15 cmH_2O	

- Como titular a PEEP?

TABELA 6 PEEP baixo × FiO_2

FiO_2	0,3	0,4	0,4	0,5	0,5	0,6	0,7	0,7	0,7	0,8	0,9	0,9	0,9	1,0
PEEP	5	5	8	8	10	10	10	12	14	14	14	16	18	18↔24

TABELA 7 PEEP alto × FiO_2

Tabela do estudo ALVEOLI										
FiO_2	0,3	0,3	0,4	0,4	0,5	0,5	0,5↔0,8	0,8	0,9	1,0
PEEP	12	14	14	16	16	18	20	22	22	22↔24

Tabela do estudo LOVS								
FiO_2	0,3	0,4	0,5	0,6	0,7	0,8	0,9	1,0
PEEP	5↔10	10↔18	18↔20	20	20	20↔22	22	22↔24

- Observações:
  - Os resultados práticos do uso das duas tabelas de PEEP alto × FiO_2 são muito semelhantes.
  - Não é necessário o ajuste do valor de CO_2 da gasometria arterial para valores fisiológicos. Tolera-se hipercapnia se o valor do pH > 7,2.

QUAIS RECURSOS PODEMOS UTILIZAR NO PACIENTE COM HIPOXEMIA GRAVE?

- Posição prona:
  - Trata-se de recomendação forte dos *guidelines* da ATS/ESICM/SCCM de 2017 por seu potencial de redução de mortalidade em pacientes com SDRA grave.
  - É uma estratégia adjuvante com alguns benefícios fisiológicos: otimização do recrutamento alveolar em áreas dorsais; redução do *shunt* pulmonar; melhora da mecânica respiratória; maior drenagem de secreções; melhora na distribuição das forças mecânicas lesivas.

  - Quando indicar? Relação $PO_2/FiO_2 \leq 150$ após 12-24 horas de ventilação protetora adequada.
  - Por quanto tempo manter? Em caso de melhora de relação PO_2/FiO_2, manter na posição por pelo menos 16 horas.
- Manobras de recrutamento alveolar: consistem no aumento transitório da pressão transpulmonar com o intuito de recrutar áreas colapsadas e reduzir atelectasias.
  - O consenso da ATS/ESICM/SCCM se posiciona a respeito do tema como recomendação condicional com baixa a moderada confiança de evidência. Mais ensaios clínicos randomizados robustos são necessários para definir o real benefício da estratégia.
- Óxido nítrico: é um vasodilatador natural que, quando administrado por via inalatória, dilata de maneira seletiva a vasculatura pulmonar. Sua indicação se respalda em pacientes com hipertensão pulmonar grave agudamente hipoxêmicos ou hemodinamicamente instáveis, porém, por limitadas evidências, acaba sendo utilizado como terapia de resgate no contexto de hipoxemia refratária.
- ECMO (oxigenação por membrana extracorpórea) venovenosa:
  - Considerar em caso de refratariedade às medidas de resgate.
  - A sobrevida reportada em adultos com indicação respiratória primária é de 56%, conforme os registros da Extracorporeal Life Support Organization.
  - Muitos autores argumentam que pacientes com SDRA que falham ao tratamento convencional devem ser manejados com ECMO-VV precocemente, e não como terapia de resgate, apesar de publicação recente (estudo EOLIA) não evidenciar diferença de mortalidade com essa estratégia (resultados criticáveis por interrupção precoce e vieses metodológicos).

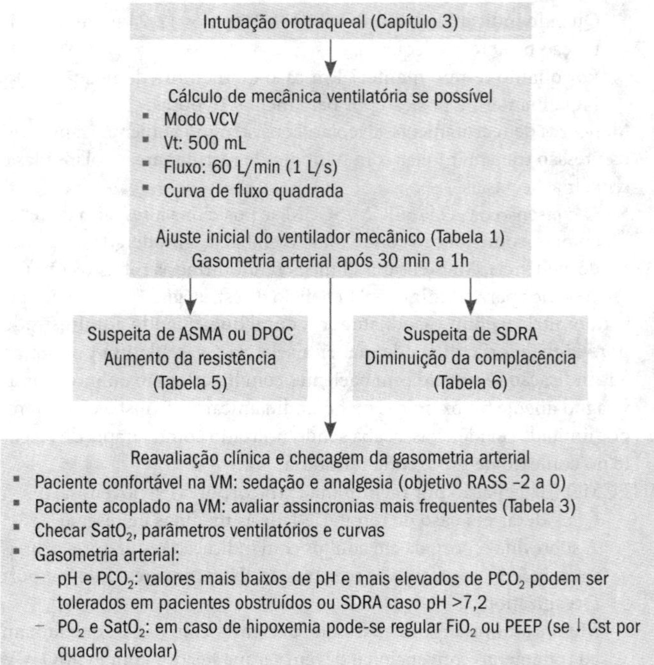

FIGURA 4 Avaliação do paciente pós-intubação e ajuste inicial do ventilador.

COMO PROCEDER O DESMAME E A RETIRADA DA VM?

Suspender a sedação

↓

Parâmetros subjetivos:

- Resolução do motivo que levou a intubação?
- Tosse e *drive* respiratório adequados?

Parâmetros objetivos:

- Oxigenação adequada ($PO_2 \geq 60$ mmHg com $FiO_2 \leq 0,4$; relação $PO_2/FiO_2 \geq 150$ e PEEP ≤ 5 a 8 cmH_2O)
- Estabilidade hemodinâmica (FC < 140 bpm; sem vasopressores ou com doses baixas)
- Equilíbrios acidobásico e hidroeletrolítico adequados
- Melhora do nível de consciência
- Ausência de febre, níveis adequados de hemoglobina

↓

Proceder teste de respiração espontânea (TRE)

↓

PSV 5-7 cmH_2O 30-60 min

↓

Paciente apresenta algum dos seguintes durante TRE?

- FC > 140 bpm
- FR > 35 rpm
- $SatO_2$ < 90%
- PAS > 180 mmHg ou < 90 mmHg
- Agitação, sudorese, esforço respiratório importante ou rebaixamento do nível de consciência

Sim ↓ Não extubar! Reiniciar sedação, se necessário Reajuste da VM

Não ↓ Extubar!

FIGURA 5 Avaliação e desmame de ventilação mecânica.

LEITURA SUGERIDA

1. Acute Respiratory Distress Syndrome Network, Brower RG, Matthay MA, Morris A, Schoenfeld D, Thompson BT, et al. Ventilation with lower tidal volumes as compared with traditional tidal volumes for acute lung injury and the acute respiratory distress syndrome. N Engl J Med. 2000;342:1301-8.
2. American Thoracic Society/European Society of Intensive Care Medicine/Society of Critical Care Medicine (ATS/ESICM/SCCM). 2017 guideline on mechanical ventilation in adults with acute respiratory distress syndrome. Am J Respir Crit Care Med. 2017 May 1;195(9):1253.
3. Associação de Medicina Intensiva Brasileira (AMIB)/Sociedade Brasileira de Pneumologia e Tisiologia (SBPT). Diretrizes Brasileiras de Ventilação Mecânica. AMIB/SBPT; 2013.
4. British Thoracic Society/Intensive Care Society (BTS/ICS) guideline on ventilatory management of acute hypercapnic respiratory failure in adults. Thorax. 2016 Apr;71 Suppl 2:ii1.
5. Brower RG, Lanken PN, MacIntyre N, Matthay MA, Morris A, Ancukiewicz M, et al. Higher versus lower positive end-expiratory pressures in patients with the acute respiratory distress syndrome. N Engl J Med. 2004;351:327-36.
6. Carvalho CRR, Toufen Jr. C, Franca SA. Ventilação mecânica: princípios, análise gráfica e modalidades ventilatórias. Jornal Brasileiro de Pneumologia. 2007;33(Suppl. 2):5470. Disponível em: https://dx.doi.org/10.1590/S1806-37132007000800002.
7. Cavalcanti AB, Suzumura A, Laranjeira LN, et al., Writing Group for the Alveolar Recruitment for Acute Respiratory Distress Syndrome Trial (ART) Investigators. Effect of lung recruitment and titrated positive end-expiratory pressure (PEEP) vs. low PEEP on mortality in patients with acute respiratory distress syndrome: a randomized clinical trial. JAMA. 2017 Oct 10;318(14):1335-45.
8. Combes A, Hajage D, Capellier G, et al. Extracorporeal membrane oxygenation for severe acute respiratory distress syndrome. N Engl J Med. 2018;378:1965.
9. Guérin C, Reignier J, Richard JC, Beuret P, Gacouin A, Boulain T, Mercier E, et al. PROSEVA Study Group. Prone positioning in severe acute respiratory distress syndrome. N Engl J Med. 2013 Jun 6;368(23):2159-68.
10. Hou P, Baez A. Mechanical ventilation of adults in the emergency department. Walls (ed) Up to Date. Waltham MA: Up to date Inc http://www.uptodate.com. Acesso em 04/10/2021.
11. MacIntyre NR, Cook DJ, Ely EW Jr., Epstein SK, Fink JB, Heffner JE, et al. Evidence-based guidelines for weaning and discontinuing ventilatory support: a collective task force facilitated by the American College of Chest Physicians; the American Association for Respiratory Care; and the American College of Critical Care Medicine. Chest. 2001;120(6):375S-395S. Also in: Respir Care. 2002;47(2):69-90.
12. Meade MO, Cook DJ, Guyatt GH, Slutsky AS, Arabi YM, Cooper DJ, et al. Lung Open Ventilation Study Investigators: Ventilation strategy using low tidal volumes, recruitment maneuvers, and high positive end-expiratory pressure for acute lung injury and acute respiratory distress syndrome: a randomized controlled trial. JAMA. 2008;299:637-45.
13. Papazian L, Forel JM, Gacouin A, Penot-Ragon C, Perrin G, Loundou A, et al. ACURASYS Study Investigators. Neuromuscular blockers in early acute respiratory distress syndrome. N Engl J Med. 2010 Sep 16;363(12):1107-16.

Seção IV

Emergências neurológicas

38

Acidente vascular cerebral isquêmico

Gabriel Taricani Kubota

- O acidente vascular cerebral isquêmico (AVCi) corresponde ao infarto de estruturas encefálicas por conta da redução do aporte sanguíneo a elas por múltiplos mecanismos possíveis.
- A redução do aporte sanguíneo leva à formação de uma área menor de tecido isquemiado (cuja função é comprometida de forma irreversível), e uma área maior de penumbra adjacente (cuja função pode ser recuperada caso seja obtida a reperfusão tecidual). A cada minuto que passa, a área de isquemia cresce sobre a área de penumbra e a probabilidade de recuperação funcional do paciente diminui. Ou seja, tempo é cérebro.
- O objetivo do tratamento inicial do AVCi é permitir a reperfusão cerebral o quanto antes, além de prevenir e tratar as suas complicações clínicas associadas.

QUANDO SE DEVE SUSPEITAR DE AVCI E QUAIS SÃO SEUS DIAGNÓSTICOS DIFERENCIAIS?

- Deve-se suspeitar de AVCi quando da ocorrência de qualquer déficit neurológico de início súbito.
- A Tabela 1 elenca os principais diagnósticos diferenciais do AVCi.

TABELA 1 Principais diagnósticos diferenciais ao acidente vascular cerebral isquêmico

Diagnóstico diferencial	Características sugestivas
Síncope	Rebaixamento do nível de consciência transitório, sem déficits focais
Crise epiléptica	Sintomas positivos (abalos musculares, automatismos, formigamento, fotopsias etc.), antecedente de epilepsia, período pós-ictal com alteração de consciência prolongada
Hipoglicemia	Rebaixamento de nível de consciência, glicemia capilar baixa, antecedente de diabetes melito

(continua)

TABELA 1 Principais diagnósticos diferenciais ao acidente vascular cerebral isquêmico *(continuação)*

Diagnóstico diferencial	Características sugestivas
Aura de enxaqueca	Sintomas positivos e negativos transitórios, concomitantes ou seguidos de cefaleia migranosa, múltiplos eventos prévios semelhantes
Encefalopatia de Wernicke	Antecedente de etilismo e/ou desnutrição, confusão mental, ataxia cerebelar, oftalmoplegia
Hemorragia subdural crônica agudizada	Antecedente de quedas frequentes, déficit neurológico progressivo com piora súbita
Tumor cerebral	Antecedente de neoplasia, déficit neurológico progressivo com ou sem piora súbita
Transtorno conversivo	Ausência de déficits neurológicos objetivos, achados inconsistentes ao exame físico

COMO DEVE SER REALIZADO O MANEJO INICIAL DO PACIENTE COM AVCI NO DEPARTAMENTO DE EMERGÊNCIA?

- Se possível, obter história com paciente, familiares e acompanhantes.
- Estabelecer o tempo do último momento em que o paciente estava assintomático.
- Obter dados sobre antecedentes mórbidos e medicações em uso. Se uso de anticoagulantes, questionar quando foi administrada a última dose.
- Avaliar a presença de contraindicações para trombólise endovenosa (TEV).
- Monitorizar sinais vitais e coletar glicemia capilar.
- Aferir pressão arterial (PA) em quatro membros. A assimetria significativa da PA entre membros superiores, ou entre membros superiores e inferiores, pode sugerir dissecção aórtica (ver Capítulo "Síndrome aórtica aguda"). Pensar também nessa possibilidade em paciente com dor torácica e sinal focal agudo.
- Realizar exame neurológico sucinto e calcular o *National Institutes of Health Stroke Scale* (NIHSS) (Tabela 2).

COMO DEVE SER REALIZADA A ESTABILIZAÇÃO INICIAL DO PACIENTE COM AVCI?

- Obedecer a sequência de avaliação ABC (A – via aérea, B – *breathing*/ respiração, C – cardiovascular e hemodinâmico).

TABELA 2 Pontuação do *National Institutes of Health Stroke Scale* (NIHSS)

Item	Aspecto avaliado	Pontuação
1A	Nível de consciência	0 - Alerta 1 - Desperta a estímulos leves 2 - Desperta a estímulos vigorosos, repetitivos e/ou dolorosos 3 - Não desperta
1B	Orientação (idade do paciente e mês atual)	0 - Responde adequadamente às 2 questões 1 - Responde adequadamente a 1 questão 2 - Não responde adequadamente a ambas as questões
1C	Resposta a comandos simples (abrir e fechar mão, abrir e fechar olhos)	0 - Realiza adequadamente os 2 comandos 1 - Realiza adequadamente 1 comando 2 - Não realiza adequadamente ambos os comandos
2	Olhar conjugado horizontal	0 - Normal 1 - Alteração do olhar conjugado horizontal em um ou ambos os olhos, desde que não preencha os critérios para pontuação 2 2 - Desvio conjugado do olhar horizontal não suprimível pelo reflexo oculocefálico OU oftalmoparesia de todos os movimentos horizontais dos olhos
3	Campo visual	0 - Normal 1 - Hemianopsia incompleta ou quadrantoanopsia OU extinção visual 2 - Hemianopsia completa 3 - Cegueira
4	Paralisia facial	0 - Ausente 1 - Discreta 2 - Evidente, apenas em andar inferior da hemiface 3 - Evidente, em andares superior e inferior de hemiface
5	Motricidade de membro superior (5a - esquerdo e 5b - direito)	0 - Sem queda por 10 s 1 - Queda em menos de 10 s, sem encostar em suporte ou leito 2 - Queda em menos de 10 s, encostando em suporte ou leito 3 - Não vence gravidade 4 - Sem movimento Não testável - se amputação ou fusão articular

(continua)

TABELA 2 Pontuação do *National Institutes of Health Stroke Scale* (NIHSS) *(continuação)*

Item	Aspecto avaliado	Pontuação
6	Motricidade de membro inferior (5a – esquerdo e 5b – direito)	0 – Sem queda por 5 s 1 – Queda em menos de 5 s, sem encostar em suporte ou leito 2 – Queda em menos de 5 s, encostando em suporte ou leito 3 – Não vence gravidade 4 – Sem movimento Não testável – se amputação ou fusão articular
7	Ataxia de membro	0 – Ausente 1 – Presente em 1 membro 2 – Presente em 2 membros Não testável – amputação ou fusão articular
8	Sensitivo	0 – Normal 1 – Hemi-hipostesia 2 – Hemianestesia OU comprometimento sensitivo bilateral OU paciente em coma
9	Linguagem	0 – Normal 1 – Leve. Presente, porém, com limitação pequena à comunicação 2 – Grave, com limitação importante à comunicação 3 – Mutismo ou comunicação impossibilitada, ou doente em coma
10	Disartria	0 – Normal 1 – Presente, porém compreensível 2 – Comunicação não compreensível ou anartria X – Não testável (presença de barreira à avaliação [p. ex.. cânula endotraqueal])
11	Extinção ou heminegligência	0 – Ausente 1 – Extinção presente para 1 modalidade (visual, auditiva, somestésica) 2 – Extinção presente para mais de 1 modalidade, não reconhece parte de próprio corpo ou orienta comportamento motor para apenas 1 hemimundo

- Considerar intubação orotraqueal se escore em escala de coma de Glasgow ≤ 8 ou risco de aspiração significativo por disfagia.
- Manter saturação de oxigênio > 94%. Não há benefício em suplementar oxigênio se saturação ≥ 95% em ar ambiente.
- Em caso de hipotensão, corrigir utilizando expansão volêmica (a solução de escolha é solução fisiológica 0,9%) e vasopressores se necessário. A presença de hipotensão é infrequente no AVCi, e deve motivar investigação de causa subjacente (infecção, infarto agudo do miocárdio, dissecção de aorta etc.).
- Caso não haja indicação de trombólise endovenosa (TEV), manter PA < 180 × 105 mmHg, nas primeiras 24 h.
- Caso haja indicação de TEV e PA inicial ≥ 220 × 110 mmHg, é razoável reduzir em 15% a PA nas primeiras 24 h. Reduções mais agressivas de PA podem ser consideradas, mediante análise individual de risco-benefício de cada caso, em situações de condições comórbidas que requeiram tratamento agudo da PA (ex.: infarto agudo do miocárdio, insuficiência cardíaca aguda, dissecção aórtica, pré-eclâmpsia/eclâmpsia).
- Corrigir hipoglicemia em caso de glicemia capilar < 60 mg/dL.
- Obter acesso venoso periférico.

TABELA 3 Medicações recomendadas para controle de hipertensão arterial no AVCi agudo* com indicação de terapia de reperfusão aguda

Medicação	Dose
Nitroprussiato	Diluição sugerida: nitroprussiato de sódio (50 mg/2 mL) + SG 5% 248 mL (concentração 200 μg/mL). Dose inicial 0,25 μg/kg/min

* O nitroprussiato de sódio tem risco teórico de indução de hipertensão intracraniana e disfunção plaquetária.

As medicações labetalol e micardipina endovenosas não estão disponíveis no Brasil.

AVCi: acidente vascular cerebral isquêmico.

QUAIS SÃO OS EXAMES COMPLEMENTARES INICIAIS A SEREM SOLICITADOS?

- Os únicos exames laboratoriais que devem preceder a TEV são: glicemia capilar; tempo de protrombina (em caso de uso de varfarina ou novos anticoagulantes orais em últimas 48 h); tempo de tromboplastina parcial ativada (em caso de uso de heparina não fracionada ou novos anticoagulantes orais em últimas 48 h); atividade de fator Xa direto apropriado, tempo de trombina, tempo de coagulação de ecarina e plaquetas (em caso de uso de novos anticoagulantes orais em últimas 48 h).

- Outros exames que devem ser colhidos são: troponina, eletrocardiograma (ECG), hemograma, ureia e creatinina, eletrólitos, radiografia simples de tórax.
- Exame de imagem do encéfalo é obrigatório em toda suspeita de AVCi agudo e tem como objetivo excluir diagnósticos diferenciais, identificar complicações do AVCi e, em casos selecionados, identificar os pacientes que poderiam se beneficiar de trombectomia mecânica e/ou craniectomia descompressiva.
- Em geral, a tomografia computadorizada de crânio sem contraste é suficiente. No AVCi a tomografia computadorizada (TC) pode ser normal ou evidenciar sinais discretos de isquemia encefálica. É possível quantificar a extensão das alterações isquêmicas iniciais na TC de crânio por meio do *Alberta Stoke Programme Early CT Score* (ASPECTS). A pontuação máxima do escore é 10, e quanto menor a pontuação, mais extensa a área de isquemia. Um escore < 8 sugere pior prognóstico funcional.
- Deve-se solicitar uma angiotomografia (ATC) de artérias cervicais e intracranianas para os pacientes que preencham os critérios seguintes. (A realização desse exame NÃO deve atrasar a administração de TEV):
  - Se ictus ≤ 6 h: NIHSS ≥ 6 e ASPECTS ≥ 6;
  - Se ictus entre 6 h e 16 h: preencher os critérios de inclusão dos estudos DAWN ou DEFUSE 3 (Tabela 9).
  - Se ictus entre 16 h e 24 h: preencher os critérios de inclusão do estudo DAWN (Tabela 9).
- Caso haja indicação de ATC, é razoável realizar a injeção de contraste antes do resultado da creatinina sérica, desde que o paciente não tenha antecedente de nefropatia.
- Caso a ATC encontre oclusão de arteria carótida interna (ACI) ou segmento M1 da artéria cerebral média (ACM), o paciente tenha sofrido o ictus entre 6 h e 24 h, e preencha os critérios de seleção dos estudos DAWN e/

ou DEFUSE 3, recomenda-se avaliar o volume de isquemia e de penumbra para indicação de trombectomia mecânica com ressonância magnética (RM) sequência DWI e/ou as sequências de perfusão da ressonância magnética (RM) ou TC. Nos estudos que validaram essa intervenção foi utilizado o *software* RAPID (iSchemaView) para o cálculo desses parâmetros.

QUAIS SÃO AS TERAPIAS DE REPERFUSÃO CEREBRAL DISPONÍVEIS PARA O AVCI?

- TEV com alteplase: considerar para todo paciente com AVCi cujo último tempo em que estava assintomático foi há menos de 4,5 h.
- A eficácia da terapia é eminentemente tempo-dependente e ela deve ser iniciada o quanto antes. Deve-se evitar atrasos no início da TEV para realizar exames complementares desnecessários.
- Antes de administrar a terapia, recomenda-se informar o paciente e/ou seu responsável legal sobre os riscos e benefícios da terapia, bem como obter termo de consentimento por escrito deles para a infusão do trombolítico.
- Uma alternativa à alteplase em casos de déficit leve e ausência de oclusões de grandes artérias intracranianas é a tenecteplase 0,4 mg/kg EV em *bolus* único.
- Mesmo quando há dúvida quanto à hipótese diagnóstica, deve-se considerar administrar a TEV, desde que não haja contraindicações a ela. Isso é recomendado, pois por um lado o risco de complicações relacionadas à TEV em pacientes com diagnósticos diferenciais de AVCi é baixo, e por outro, deixar de administrar TEV em paciente com indicação pode privá-lo dos benefícios da terapia.

TABELA 4 Critérios de indicação e contraindicações para trombólise endovenosa com alteplase

Critérios de indicação	
▪ ≥ 18 anos ▪ < 3 h da última vez em que estava assintomático ▪ Entre 3 e 4,5 h de quando estava assintomático e NIHSS ≤ 25	
Critérios de contraindicação absoluta	
▪ Sinais de hemorragia na TC de crânio ▪ AVCi em últimos 3 meses	▪ Área extensa de hipoatenuação evidente em TC de crânio

(continua)

TABELA 4 Critérios de indicação e contraindicações para trombólise endovenosa com alteplase *(continuação)*

▪ Cirurgia intracraniana ou intraespinhal em últimos 3 meses ▪ Suspeita clínica e/ou radiológica de hemorragia subaracnóidea ▪ Plaquetas < 100.000/mm^3, INR > 1,7, TTPa > 40 s ou TP > 15 s	▪ Traumatismo cranioencefálico grave em últimos 3 meses ▪ Antecedente de sangramento intracraniano ▪ Neoplasia gastrointestinal ou sangramento gastrointestinal em últimos 21 dias
▪ Uso de inibidores diretos de trombina ou de fator Xa em ≤ 48 h, EXCETO SE todas as provas de coagulação normais* ▪ Uso concomitante de antagonistas de receptores de glicoproteína IIb/IIIa ▪ Suspeita de dissecção de aorta ▪ Pressão arterial ≥ 185 × 110 mmHg (pode ser reduzida com medicação, deixando de ser contraindicação)	▪ Recebeu dose terapêutica de heparina de baixo peso molecular em últimas 24 h ▪ Uso recente, porém há > 48 h, de inibidores diretos de trombina ou de fator Xa e função renal alterada ▪ Suspeita de endocardite infecciosa ▪ Neoplasia intracraniana intra-axial (p. ex., glioblastoma multiforme)
Situações que merecem consideração de risco e benefício	
Situação clínica	**Comentário**
Situações especiais entre 3 e 4,5 h: > 80 anos, uso de varfarina + INR ≤ 1,7, antecedente de AVC e diabetes melito	Benefício provável e segurança estabelecida para > 80 anos e provável para as outras situações
Déficits neurológicos leves (NIHSS ≤ 5) e não incapacitantes (ou seja, ausência de afasia, alteração de marcha, comprometimento de campo visual, fraqueza em membro no qual o doente não vence a gravidade)	A TEV é eficaz mesmo em déficits leves, porém relação risco-benefício deve ser considerada
Funcionalidade prévia comprometida (escala de Rankin modificada ≥ 2)	Benefício pode ser menor e risco de mortalidade maior
Crise epiléptica em ictus	Aumenta chance de diagnóstico diferencial. A TEV é razoável se houver déficits neurológicos residuais após a crise não atribuíveis ao pós-ictal
Glicemia < 50 mg/dL ou > 400 mg/dL	A administração do TEV é razoável após correção
Melhora precoce dos sintomas	A TEV deve ser considerada se o déficit residual for significativo

(continua)

TABELA 4 Critérios de indicação e contraindicações para trombólise endovenosa com alteplase *(continuação)*

Coagulopatia	Se história prévia de sangramentos e/ou coagulopatia, porém com plaquetas > 100.000/mm^3, INR ≤ 1,7, TTPa ≤ 40 s ou TP ≤ 15 s, a eficácia e o benefício da TEV são desconhecidos. Considerar caso a caso
Punção lombar dural	Pode ser considerada a TEV, mesmo se o procedimento foi realizado há menos de 7 dias
Punção arterial em sítio não compressível em menos de 7 dias	A eficácia e o benefício da TEV são desconhecidos
Sangramento genitourinário ou gastrointestinal prévio	O risco de sangramento é baixo, mas pode ocorrer
Traumatismo grave em últimos 14 dias, não comprometendo cabeça	Ponderar gravidade de potencial déficit neurológico sequelar com risco de sangramento de lesões relacionadas ao trauma
Cirurgia de grande porte em últimos 14 dias	Ponderar benefícios de redução de déficit neurológico por TEV com risco de sangramento em sítio cirúrgico
Menstruação e menorragia	Pode haver aumento do fluxo menstrual se TEV durante menstruação, mas o benefício provavelmente supera riscos. Se sangramento uterino recente, especialmente associado a hipotensão e/ou anemia, discutir risco e benefício, de preferência com ginecologista
Dissecção arterial	Se extracraniana, a TEV é razoavelmente segura. Já se intracraniana, benefício e risco não são estabelecidos
Aneurisma intracraniano não roto e não tratado	Se < 10 mm, a TEV é razoável e provavelmente recomendável. Já se ≥ 10 mm, o benefício e o risco não são bem estabelecidos
Malformação vascular intracraniana não rota e não tratada	Risco de sangramento aumentado, considerar se benefícios de TEV superam riscos

(continua)

TABELA 4 Critérios de indicação e contraindicações para trombólise endovenosa com alteplase *(continuação)*

Microssangramentos cerebrais em RM de encéfalo	Se ≤ 10, a TEV é razoável. Se > 10, pode haver maior risco de sangramento e benefícios são incertos
Neoplasia intracraniana extra-axial (p. ex., meningioma)	TEV é provavelmente recomendável
Infarto agudo do miocárdio atual	TEV em dose recomendada para isquemia cerebral, seguida de angioplastia coronariana, é recomendável
Infarto agudo do miocárdio em < 3 meses	Há risco de rotura miocárdica, mas a TEV pode ser considerada. O risco é maior se infarto com supra-ST e/ou se em parede anterior
Pericardite	Discutir risco-benefício, de preferência com cardiologista
Trombo em átrio ou ventrículo esquerdos	É razoável se déficit moderado ou grave, porém o benefício é incerto se déficit leve
Mixoma cardíaco ou fibroelastoma papilar	TEV pode ser razoável se déficit grave
AVCi periprocedimento (angioplastia cerebral ou coronariana)	TEV é razoável
Neoplasia sistêmica	Segurança e eficácia não estabelecidos. Considerar TEV especialmente se prognóstico > 6 meses
Gestação	Considerar se déficit moderado ou grave, pois há risco de sangramento uterino
Pós-parto < 14 dias	Risco e benefícios não estabelecidos
Doença oftalmológica hemorrágica (p. ex., retinopatia diabética hemorrágica)	Ponderar risco de perda visual *versus* o risco de sequela por AVC
Doença falciforme	Pode ser benéfica
Uso de drogas ilícitas	Pode ter contribuído para AVC. TEV é razoável

* Provas de coagulação: INR, tempo de tromboplastia parcial ativada, contagem de plaquetas, tempo de trombina, tempo de coagulação de ecarina, atividade de fator Xa direto apropriado. AVC: acidente vascular cerebral; AVCi: AVC isquêmico; INR: razão normalizada internacional; NIHSS: *National Institutes of Health Stroke Scale*; RM: ressonância magnética; TC: tomografia computadorizada; TEV: trombólise endovenosa; TP: tempo de protrombina; TTPa: tempo de tromboplastina parcial ativada.

TABELA 5 Administração de alteplase

Dose e administração: 0,9 mg/kg (no máximo 90 mg). Administrar 10% da dose em *bolus* de 1 min, e restante da dose ao longo de 60 min
Controle de PA: manter PA < 180 × 105 mmHg por 24 h. Aferir PA a cada 15 min por 2 h, depois a cada 30 min por 6 h, e então a cada 1 h até o fim das primeiras 24 h
Sinais de alarme para transformação hemorrágica: náuseas, vômitos, hipertensão aguda e/ou refratária, cefaleia intensa e deterioração neurológica. Nesses casos, interromper alteplase e realizar TC de crânio de emergência
Cuidados nas primeiras 24 h: evitar passar sonda nasoenteral, sonda vesical de demora ou cateter intra-arterial. Evitar início de anticoagulantes e antiplaquetários, a menos que haja condições concomitantes em que o risco da não introdução dessas medicações seja substancial (p. ex., tromboembolismo pulmonar grave). Realizar TC de crânio ou RM de encéfalo após as 24 h iniciais

PA: pressão arterial; RM: ressonância magnética; TC: tomografia computadorizada.

COMO TRATAR AS COMPLICAÇÕES DA INFUSÃO DE ALTEPLASE?

- A complicação mais importante da infusão de alteplase é a transformação hemorrágica sintomática. Ela ocorre em 5 a 6% dos pacientes e os fatores de risco são: NIHSS elevado, uso prévio de antiagregante ou anticoagulante, presença de microssangramentos em RM de encéfalo. A suspeita clínica é levantada se o paciente desenvolver hipertensão aguda e/ou refratária, náuseas, vômitos, cefaleia intensa e/ou deterioração neurológica. O tratamento é apresentado na Tabela 6.
- Outra complicação é o angioedema orolingual. Ele ocorre em 1,3 a 5,1% dos pacientes. Os fatores de risco são: uso de inibidor da conversão de angiotensina e infartos em córtex fontal e ínsula. A suspeita clínica se dá quando há edema de língua, lábios ou orofaringe, em geral contralateral à isquemia cerebral. O tratamento é apresentado na Tabela 7.

TABELA 6 Tratamento do sangramento intracraniano sintomático nas primeiras 24 h de administração de alteplase

▪ Interromper infusão de alteplase
▪ Exames laboratoriais: colher hemograma, INR, TTPa, fibrinogênio e tipagem sanguínea
▪ Reversão de angicoagulação: infundir crioprecipitado 10 UI EV em 10-30 min. Se após administração fibrinogênio < 200 mg/dL, considerar dose adicional

(continua)

TABELA 6 Tratamento do sangramento intracraniano sintomático nas primeiras 24 h de administração de alteplase *(continuação)*

▪ Alternativas: ácido tranexâmico 10-15 mg/kg EV em 20 min OU ácido ε-aminocaproico 4-5 g EV
▪ Avaliação de especialista: avaliação de neurocirurgia e hematologia

INR: razão normalizada internacional; TTPa: tempo de tromboplastina parcial ativada.

TABELA 7 Tratamento do angioedema orolingual associado à infusão de alteplase

Proteção de via aérea: considerar intubação orotraqueal em caso de insuficiência respiratória ou edema envolvendo laringe, palato, assoalho da boca ou orofaringe e/ou com progressão em menos de 30 min
Suspender a infusão de alteplase e inibidores da conversão de angiotensinas
Medicações: metilprednisolona 125 mg EV + difeniframina 50 mg EV + ranitidina 50 mg EV
Se progressão do angioedema: epinefrina 0,1% 0,3 mL subcutânea ou 0,5 mL por nebulização

QUANDO INDICAR A TROMBECTOMIA MECÂNICA?

- Deve ser considerada tanto em pacientes que receberam quanto nos que não receberam TEV.
- Da mesma forma que a TEV, a eficácia da trombectomia mecânica é tempo-dependente.
- Os critérios de indicação de trombectomia mecânica variam de acordo com o tempo de *ictus* (ou seja, a última vez que o indivíduo estava assintomático). Para pacientes com *ictus* entre 6 h e 24 h, são candidatos aqueles que preenchem os critérios do estudo DAWN e/ou do DEFUSE 3.
- Após trombectomia, além dos cuidados gerais para pacientes com AVCi, é razoável manter a PA ≤ 180 × 105 mmHg por 24 h.

TABELA 8 Indicações de trombectomia mecânica em indivíduos com *ictus* < 6 h até início de tratamento

▪ Idade ≥ 18 anos
▪ Escala de Rankin modificada (ERm) prévia de 0 a 1
▪ Oclusão de artéria carótida interna ou ramo M1 de artéria cerebral média

(continua)

TABELA 8 Indicações de trombectomia mecânica em indivíduos com *ictus* < 6 h até início de tratamento *(continuação)*

▪ NIHSS ≥ 6
▪ ASPECTS ≥ 6
Obs.: Apesar de benefício incerto, a trombectomia mecânica pode ser considerada em ASPECTS < 6, NIHSS < 6, ERm > 1 e oclusões de segmentos M2 ou M3 da artéria cerebral média, ou de outras grandes artérias intracranianas (artérias cerebrais anterior e posterior, artéria basilar ou artérias vertebrais). ASPECTS: *Alberta Stroke Programme Early CT Score;* NIHSS: *National Institutes of Health Stroke Scale*.

TABELA 9 Indicações de trombectomia mecânica em indivíduos com *ictus* entre 6 e 24 h

De acordo com o estudo DAWN
Critérios de inclusão
▪ ≥ 18 anos de idade
▪ Oclusão de ACI e/ou segmento M1 de ACM
▪ Entre 6 h e 24 h de última vez que estava assintomático
▪ ERm prévia de 0-1
▪ < 80 anos + NIHSS ≥ 10 + VI < 31 mL
OU
▪ < 80 anos + NIHSS ≥ 20 + VI < 51 mL
OU
▪ ≥ 80 anos + NIHSS ≥ 10 + VI < 21 mL
Critérios de exclusão
▪ Expectativa de vida < 6 meses
▪ Traumatismo cranioencefálico grave nos últimos 3 meses, com déficit neurológico residual
▪ Recuperação neurológica rápida para NIHSS < 10 ou evidência recanalização arterial antes de procedimento
▪ Crises epilépticas iniciais que impeçam a obtenção de escore NIHSS adequado ou que tornem o diagnóstico de AVCi duvidoso
▪ Glicemia < 50 mg/dL ou > 400 mg/dL*
▪ Hb < 7 mmol/L
▪ Pla < 50.000/µl

(continua)

TABELA 9 Indicações de trombectomia mecânica em indivíduos com *ictus* entre 6 e 24 h *(continuação)*

▪ Na < 130 mmol/L, K < 3 mEq/L ou K > 6 mEq/L
▪ Cr > 3 mg/dL (exceto se paciente com doença renal dialítica)
▪ Hemorragia ativa ou recente nos últimos 30 dias
▪ Alergia grave a contraste iodado
▪ Gestante ou lactante
▪ Coagulopatia prévia, deficiência de fator de coagulação, uso de anticoagulante com INR > 3 ou TP > 3 vezes o valor de normalidade, ou uso de inibidor de fator Xa nas últimas 48 h + TP alterado*
▪ PA sistólica > 185 mmHg e/ou PA diastólica > 110 mmHg de forma sustentada
▪ Suspeita de endocardite bacteriana ou de êmbolo séptico
▪ Evidência de hemorragia intracraniana em TC ou RM de encéfalo
▪ Infarto cerebral envolvendo mais de 1/3 do território da ACM na TC ou RM de encéfalo
▪ Tratamento com qualquer aparelho de trombectomia neurovascular ou outra terapia intra-arterial neurovascular antes do procedimento
▪ Evidência de ângio-TC ou ângio-RM de tortuosidade excessiva de vasos cervicais que provavelmente impeça o procedimento
▪ Suspeita de vasculite cerebral com base no quadro clínico e ângio-TC e/ou ângio-RM
▪ Suspeita de dissecção de aorta com base no quadro clínico e ângio-TC e/ou ângio-RM
▪ *Stent* intracraniano implantado em mesmo território vascular que impediria a liberação e/ou retirada segura do equipamento de trombectomia
▪ Oclusões em múltiplos territórios vasculares confirmados em ângio-TC e/ou ângio-RM, ou evidência clínica de acidente vascular cerebral isquêmico bilateral ou em múltiplos territórios vasculares
▪ Desvio de linha média por efeito de massa significativo confirmado por TC e/ou RM
▪ Evidência de tumor intracraniano (exceto meningioma pequeno) confirmado por TC e/ou RM
▪ Evidência em ângio-TC e/ou ângio-RM de dissecção carotídea com limitação de fluxo, estenose crítica ou oclusão completa de artéria carótida cervical que exige angioplastia com *stent* no momento da trombectomia
De acordo com o estudo DEFUSE 3
Critérios de inclusão
▪ 18-90 anos

(continua)

TABELA 9 Indicações de trombectomia mecânica em indivíduos com *ictus* entre 6 e 24 h *(continuação)*

▪ NIHSS ≥ 6
▪ Oclusão de ACI ou segmento M1 de ACM
▪ Entre 6 h e 16 h de última vez que estava assintomático
▪ ERm prévia de 0-2
▪ VI < 70 mL
▪ Relação de *mismatch*** ≥ 1,8
▪ Volume de *mismatch*** > 15 mL
Critérios de exclusão
▪ Tratado com trombólise endovenosa > 4,5 h do último momento em que estava assintomático
▪ Expectativa de vida < 6 meses
▪ Gestante
▪ Contraindicação a realização de sequências de perfusão com RM ou TC com contraste
▪ Alergia a contraste iodado
▪ Glicemia < 50 ou > 400 mg/dL
▪ Pla < 50.000
▪ Coagulopatia congênita, deficiência de fator de coagulação, uso de anticoagulante oral com INR > 3
▪ Uso de novo anticoagulante oral recente + ClCr < 30 mL/min
▪ PA sistólica > 185 mmHg e/ou PA diastólica > 110 mmHg sustentada
▪ Suspeita de endocardite bacteriana ou êmbolo séptico
▪ Se o doente recebeu trombólise endovenosa com janela de 3 a 4,5 h: > 80 anos, uso atual de anticoagulante, antecedente de AVC + diabetes melito, e/ou NIHSS > 25
▪ ASPECTS < 6
▪ Evidência de tumor (exceto meningioma pequeno), hemorragia intracraniana e/ou malformação arteriovenosa intracraniana
▪ Desvio de linha média por efeito de massa
▪ Oclusões agudas sintomáticas em mais de um território vascular, confirmadas por ângio-TC ou ângio-RM
▪ *Stent* intracraniano implantado em mesmo território vascular que impede liberação de equipamento de neurotrombectomia

(continua)

TABELA 9 Indicações de trombectomia mecânica em indivíduos com *ictus* entre 6 e 24 h *(continuação)*

▪ Dissecção de ACI que limita fluxo ou dissecção de aorta
▪ Crises epilépticas iniciais que impeçam a obtenção de escore NIHSS adequado
▪ Tentativa de trombectomia com uso de aparelho de neurotrombectomia nas 6 h que antecederam o início dos sintomas
▪ Qualquer condição que, na opinião do médico assistente, contraindique o procedimento endovascular ou represente risco significativo ao paciente caso seja realizado

* No estudo DAWN não foi permitida a correção de níveis de glicemia ou de eventuais alterações dos parâmetros de coagulação que contraindiquem o procedimento para permitir a indicação dele.
** Calculados a partir de sequências de perfusão de TC ou RM, com auxílio do *software* RAPID (*iSchemaView*). ACI: artéria carótida interna; ACM: artéria cerebral média; ASPECTS: *Alberta Stroke Programme Early CT Score*; AVC: acidente vascular cerebral; ClCr: depuração de creatinina; Cr: creatinina; ERm: escala de Rankin modificada; Hb: hemoglobina; INR: razão normalizada internacional; K; potássio; Na: sódio; NIHSS: *National Institutes of Health Stroke Scale*; PA: pressão arterial; Pla: plaquetas; RM: ressonância magnética; TC: tomografia computadorizada; TP: tempo de protrombina; VI: volume de infarto.

QUAIS SÃO AS MEDIDAS TERAPÊUTICAS PARA O EDEMA CEREBRAL ASSOCIADO AO AVCI?

- O edema cerebral relacionado ao AVCi é uma complicação potencialmente letal que tende a atingir seu ápice entre o 3º e o 4º dia após o *ictus*.
- A monitorização em ambiente de UTI é necessária em todo AVCi agudo, especialmente em caso de edema cerebral e/ou cerebelar significativo. Medidas clínicas para hipertensão intracraniana (p. ex., terapia osmótica e hiperventilação moderada breve) devem ser consideradas nesses casos, quando houver sinais de deterioração neurológica.
- Não há evidência de eficácia e há aumento potencial do risco de infecção para o tratamento de edema cerebral isquêmico com corticoides.
- Para infartos extensos de artéria cerebral média com deterioração neurológica nas primeiras 48 h após *ictus*, pode ser considerada a hemicraniectomia descompressiva (Tabela 11). Essa cirurgia reduz expressivamente a mortalidade e tem benefícios modestos, mas estatisticamente significativos, na melhora da funcionalidade. Os riscos e benefícios dessa terapia devem, portanto, ser discutidos com o paciente e seus responsáveis legais antes da tomada de conduta.

TABELA 10 Tratamento cirúrgico do edema cerebral em infartos cerebelares

▪ Ventriculostomia ± craniectomia descompressiva suboccipital com expansão dural: indicada na presença de hidrocefalia obstrutiva após infarto cerebelar
▪ Craniectomia descompressiva suboccipital com expansão dural: indicada em paciente com infarto cerebelar com herniação do cerebelo sobre o tronco encefálico levando a deterioração neurológica, apesar do tratamento clínico otimizado

TABELA 11 Hemicraniectomia descompressiva em infartos de território da artéria cerebral média

Indicações
▪ ≤ 60 anos
▪ ≤ 48 h de *ictus*
▪ Isquemia em ≥ 50% do território da ACM ou VI ≥ 145 mL
▪ NIHSS > 15
▪ Item 1A de NIHSS ≥ 1
Condições em que o risco-benefício da cirurgia é provavelmente desvantajoso
▪ ERm prévio ≥ 3
▪ Pupilas midriáticas e fixas bilateralmente
▪ Isquemia unilateral contralateral ou outras lesões encefálicas que determinem prognóstico ruim
▪ Transformação hemorrágica do infarto com efeito de massa
▪ Expectativa de vida < 3 anos
▪ Coagulopatia conhecida
▪ Contraindicação à anestesia
▪ Gravidez
▪ Escala de Glasgow < 6
Resultados
▪ Redução de mortalidade em cerca de 50% - 55% dos que sobrevivem voltam a deambular (ERm 2 a 3) e 18% retornam a independência funcional (≤ ERm 2) em 12 meses
▪ Em indivíduos > 60 anos o procedimento pode ser realizado. A redução de mortalidade é mantida em 50%, mas apenas 11% voltam a ser capazes de deambular (ERm 3) e nenhum retorna a independência funcional em 12 meses

ACM: artéria cerebral média; ERm: escala de Rankin modificada; NIHSS: *National Institutes of Health Stroke Scale*; VI: volume de infarto.

TABELA 12 Escala de Rankin modificada

Escore	Descrição
0	Assintomático
1	Sintomático, porém sem limitação funcional
2	Limitação funcional leve, sem necessidade de auxílio
3	Limitação funcional moderada, com necessidade de auxílio, porém capaz de andar sem assistência
4	Incapaz de andar sem auxílio
5	Restrito ao leito, incontinente, requer cuidados de enfermagem constantemente
6	Morte

QUAIS SÃO OS CUIDADOS PARA O PACIENTE COM AVCI RECENTE?

- Administrar ácido acetilsalicílico (AAS) 160 a 300 mg 1 x/dia. A medicação deve ser iniciada em até 48 h do *ictus*. Se o paciente foi submetido a TEV, introduzir medicação após 24 h da infusão do trombolítico. A depender do resultado da investigação do mecanismo de AVC, pode-se optar posteriormente por trocar a medicação por outra para profilaxia secundária de AVCi.
- Se o doente já utilizava AAS quando sofreu AVCi, o benefício de trocar a medicação antiagregante ou aumentar sua dose não é bem estabelecido.
- Em doentes com AVCi e NIHSS ≤ 3 ou acidente isquêmico transitório com escore ABCD2 ≥ 4, pode-se considerar dupla antiagregação em vez de monoterapia com AAS. Nesse caso, orienta-se uso por 21 dias de AAS 100 mg/dia associado a clopidogrel com dose de ataque de 300 mg no primeiro dia (se o doente tiver ≤ 75 anos de idade) seguido de 75 mg/dia.
- Manter saturação de oxigênio > 94%.
- Se o doente não foi submetido a trombólise e estiver com PA ≥ 220 × 120 mmHg, considerar reduzir 15% da PA nas primeiras 24 h.
- É seguro iniciar ou reiniciar medicações anti-hipertensivas durante a internação hospitalar em doentes com PA persistentemente > 140 x 90mmHg e que estejam neurologicamente estáveis, na ausência de contraindicações.
- Evitar hipertermia (temperatura axilar > 38°C) e investigar e tratar possíveis focos de infecção que a justifiquem.

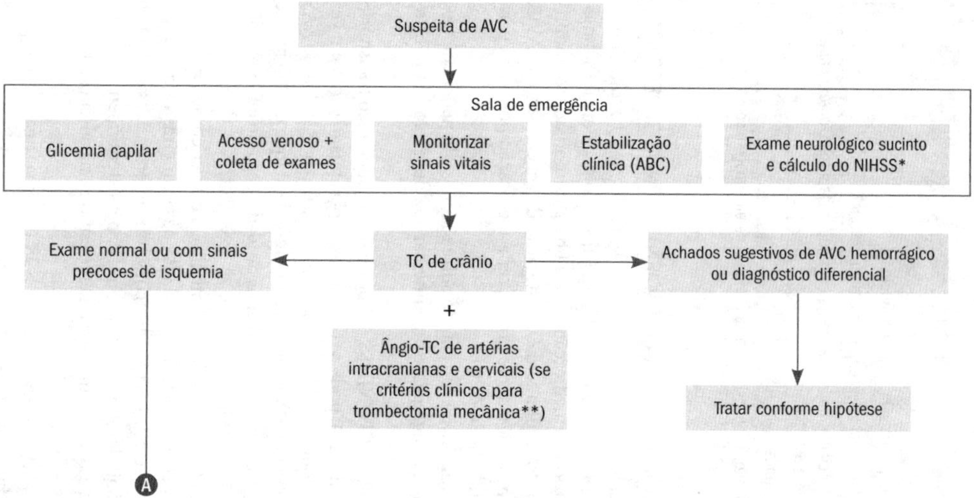

FIGURA 1 Atendimento inicial ao paciente com suspeita de acidente vascular cerebral isquêmico. AAS: ácido acetilsalicílico; AVC: acidente vascular cerebral; AVCi: AVC isquêmico; NIHSS: *National Institutes of Health Stroke Scale*; RM-DWI: sequência difusão de ressonância magnética de encéfalo; RM-DWI-P: sequência de difusão e perfusão de ressonância magnética de encéfalo; TC: tomografia computadorizada; TCP: perfusão cerebral por tomografia computadorizada; UTI: unidade de terapia intensiva.

(continua)

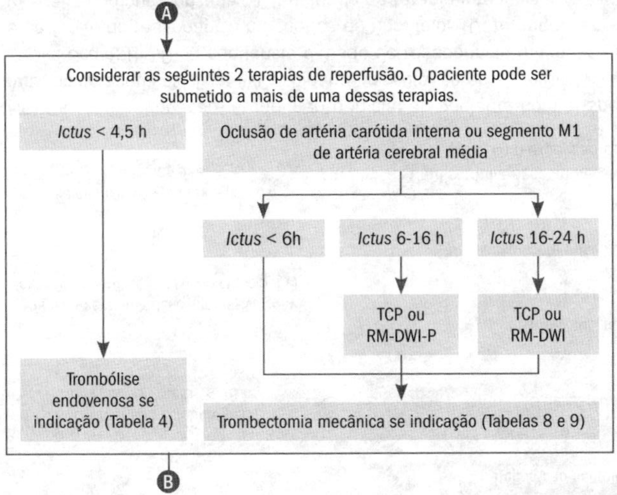

* NIHSS – *National Institutes of Health Stroke Scale*
** Critérios Clínicos de Indicação de Trombectomia Mecânica:
- < 16 h de *ictus*: NIHSS ≥ 6
- 16-24 h de *ictus*: NIHSS ≥ 10

*** AVCi que compromete mais de 50% do território da artéria cerebral média ou tem > 145 mL de volume no território dessa artéria.
TC – Tomografia computadorizada
TCP – Perfusão cerebral por tomografia computadorizada
RM-DWI – Sequência de difusão de ressonância magnética de encéfalo
RM-DWI-P – Sequência de difusão e perfusão de ressonância magnética de encéfalo

FIGURA 1 *(Continuação)* Atendimento inicial ao paciente com suspeita de acidente vascular cerebral isquêmico. AAS: ácido acetilsalicílico; AVC: acidente vascular cerebral; AVCi: AVC isquêmico; NIHSS: *National Institutes of Health Stroke Scale*; RM-DWI: sequência difusão de ressonância magnética de encéfalo; RM-DWI-P: sequência de difusão e perfusão de ressonância magnética de encéfalo; TC: tomografia computadorizada; TCP: perfusão cerebral por tomografia computadorizada; UTI: unidade de terapia intensiva.

(continua)

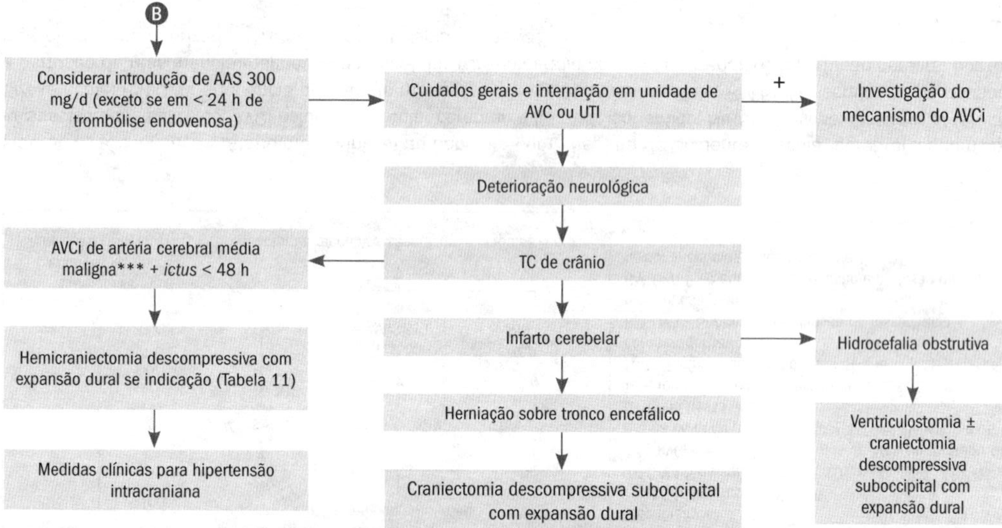

FIGURA 1 *(Continuação)* Atendimento inicial ao paciente com suspeita de acidente vascular cerebral isquêmico. AAS: ácido acetilsalicílico; AVC: acidente vascular cerebral; AVCi: AVC isquêmico; NIHSS: *National Institutes of Health Stroke Scale*; RM-DWI: sequência difusão de ressonância magnética de encéfalo; RM-DWI-P: sequência de difusão e perfusão de ressonância magnética de encéfalo; TC: tomografia computadorizada; TCP: perfusão cerebral por tomografia computadorizada; UTI: unidade de terapia intensiva.

- Tratar hiperglicemia com alvo terapêutico de glicemia de 140 a 180 mg/dL, especialmente nas primeiras 24 h do ictus. Evitar hipoglicemia.
- Realizar rastreio para disfagia, de preferência por fonoaudiologista, em todos os pacientes antes de introdução de dieta oral. Em caso de dúvida quanto à presença de disfagia, ministrar dieta por sonda até avaliação de especialista.
- Instituir profilaxia para doença trombótica venosa em doentes com limitação da mobilidade, de preferência com compressão pneumática intermitente, se não houver contraindicações. Não utilizar meias elásticas.
- Instituir medidas para a prevenção de úlceras de estresse (mudança de decúbito regular, higiene de pele, uso de colchões adequados) em indivíduos acamados e vigiar o surgimento delas.

LEITURA SUGERIDA

1. Chernyshev OY, Martin-Schild S, Albright KC, Barreto A, Misra V, Acosta I, et al. Safety of tPA in stroke mimics and neuroimaging-negative cerebral ischemia. Neurology. 2010;74(17):1340-5.
2. Correction to: 2018 guidelines for the early management of patients with acute ischemic stroke: A guideline for healthcare professionals from the American Heart Association/American Stroke Association. Stroke. 2018;49(6):e233-4.
3. Correction to: 2018 guidelines for the early management of patients with acute ischemic stroke: A guideline for healthcare professionals from the American Heart Association/American Stroke Association. Stroke. 2018;49(3):e138.
4. Frontera JA, Lewin JJ, Rabinstein AA, Aisiku IP, Alexandrov AW, Cook AM, et al. Guideline for reversal of antithrombotics in intracranial hemorrhage: a statement for healthcare professionals from the Neurocritical Care Society and Society of Critical Care Medicine. Neurocrit Care. 2016;24(1):6-46.
5. Furie KL, Jayaraman MV. 2018 guidelines for the early management of patients with acute ischemic stroke. Stroke. 2018;49(3).
6. Powers W, Rabinstein A, Ackerson T, Adeoye O, Bambakidis N, Becker K, et al. Guidelines for the early management of patients with acute ischemic stroke: 2019 update to the 2018 Guidelines for the Early Management of Acute Ischemic Stroke: A Guideline for Healthcare Professionals From the American Heart Association/American Stroke Association. Stroke. 2019;50(12):e344-e418.
7. Wijdicks EFM, Sheth KN, Carter BS, Greer DM, Kasner SE, Kimberly WT, et al. Recommendations for the management of cerebral and cerebellar infarction with swelling: a statement for healthcare professionals from the American Heart Association/American Stroke Association. Stroke. 2014;45(4):1222-38.

39

Hemorragias cranianas intraparenquimatosas

Rodrigo Antonio Brandão Neto

- Os acidentes vasculares cerebrais hemorrágicos (AVCh) podem ser divididos em:
  A. Hemorragias intraparenquimatosas (HIP): sangramento não traumático do parênquima cerebral.
  B. Hemorragia subaracnóidea (HSA): hemorragia que ocorre no espaço entre as membranas pia-máter e aracnoide.
  C. Causas não traumáticas de HSA incluem aneurismas cerebrais, malformações arteriovenosas, tumores, angiopatia amiloide cerebral e vasculopatias (como vasculite).
- Serão abordados neste capítulo os pacientes com hemorragias ou hematomas intraparenquimatosos.

QUAIS SÃO OS FATORES DE RISCO PARA HIP?

TABELA 1 Fatores de risco para hemorragia intracraniana parenquimatosa

▪ Hipertensão arterial sistêmica
▪ Idade > 55 anos
▪ Uso excessivo de álcool
▪ Colesterol total < 160 mg/dL
▪ Angiopatia amiloide cerebral (alelo e4 do gene *ApoE*)
▪ Tabagismo
▪ Uso de cocaína
▪ Sexo feminino
▪ Doença do tecido conectivo subjacente

QUAIS SÃO AS LOCALIZAÇÕES PREFERENCIAIS DA HIP?

- Localizações preferenciais:
  - Lobos cerebrais.
  - Gânglios da base.
  - Tálamo.
  - Tronco cerebral (principalmente em ponte).
  - Cerebelo.
- As HIP não são eventos monofásicos e apresentam expansão em cerca de 30% dos casos. A expansão pode ocorrer por sangramento contínuo ou ruptura mecânica de vasos adjacentes.
- Fatores de mau prognóstico:
  - Escore de Glasgow < 9.
  - Hematomas > 60 mL.
  - Sangue no ventrículo.
  - Em pacientes com escore de Glasgow < 9 e hematoma > 60 mL, a mortalidade é maior que 90%.
- O escore ICH pode ser utilizado. A soma dos pontos abaixo corresponde a um prognóstico que pode ser lido na Tabela 2.
  - Escala de Glasgow: 3 a 4 (2 pontos); 5 a 12 (1 ponto); 13 a 15 (0).
  - Volume do hematoma: ≥ 30 cm^3 (1); < 30 cm^3 (0).
  - Extensão intraventricular da hemorragia: presente (1); ausente (0).
  - Origem infratentorial (1 ponto).
  - Idade > 80 anos (1 ponto).

TABELA 2 Mortalidade em quadros de hemorragia intraparenquimatosa segundo o escore ICH

Escore ICH	Mortalidade em 30 dias
1	13%
2	26%
3	72%
4	97%
5	100%

QUAIS SÃO AS MANIFESTAÇÕES CLÍNICAS DA HIP?

- Cefaleia e vômitos ocorrem em 50% dos casos.
- Convulsões ocorrem em 4 a 29% dos casos nos primeiros dias de apresentação (principalmente em hemorragias lobares).
- Manifestações neurológicas dependem do local da hemorragia: putâmen (35%), subcorticais (30%), cerebelo (16%), tálamo (15%) e ponte (5-12%).
- Em pacientes com rebaixamento do nível de consciência, a presença de vômitos, pressão arterial sistólica (PAS) > 220 mmHg, cefaleia intensa, coma ou diminuição do nível de consciência, bem como a progressão dos sintomas ao longo de minutos ou horas, sugerem o diagnóstico de HIP.
- Pacientes inicialmente alertas podem, em até 25% dos casos, apresentar deterioração do nível de consciência durante a evolução, que ocorre principalmente por expansão do hematoma.

COMO É REALIZADA A AVALIAÇÃO DIAGNÓSTICA DA HIP?

- A neuroimagem é mandatória; tomografia de crânio (TC) e ressonância magnética (RM) são opções razoáveis. A TC é muito sensível e é considerada exame de escolha.
- A angiorressonância magnética, a angiorressonância magnética venosa e a angiotomografia ou angiotomografia venosa podem identificar causas específicas de hemorragia, incluindo malformações arteriovenosas, tumores, síndrome Moya-Moya e trombose venosa cerebral.
- A ultrassonografia de nervo óptico pode ser útil para detectar hipertensão intracraniana nestes pacientes.
- Em pacientes com quadro e localização típicos e apresentando pico hipertensivo à admissão, em geral nenhum outro exame é necessário para estabelecer sua etiologia, que deve ser HAS.

QUE EXAMES LABORATORIAIS DEVEM SER SOLICITADOS?

- Os exames incluem função renal, eletrólitos, hemograma, coagulograma, glicemia, troponina, exame toxicológico, urina 1 e urocultura, teste de gestação para mulheres, além de eletrocardiograma, que deve ser realizado em todos os pacientes.

QUAIS SÃO AS MEDIDAS NECESSÁRIAS PARA O MANEJO DOS PACIENTES COM HIP?

- Os pacientes com coagulopatia ou trombocitopenia graves devem receber terapia com fator apropriado de substituição ou transfusão de plaquetas.
- Os pacientes com HIP, cujo INR é elevado por causa do uso de antagonista de vitamina K, devem ter esse uso descontinuado, receber terapia para substituir fatores dependentes de vitamina K e corrigir o INR, bem como receber 10 mg de vitamina K endovenosa.
- Os pacientes com HIP devem realizar compressão pneumática intermitente para prevenção de tromboembolismo venoso.
- A Tabela 3 faz as recomendações para reversão dos anticoagulantes orais diretos.

TABELA 3 Reversão de sangramento com novos anticoagulantes

Anticoagulantes	Reversão
Dabigatran	▪ Idaricuzumab
	▪ Complexo protrombínico ativado
	▪ Agentes antifibrinolíticos (ácido transnexâmico ou épsilon aminocaproico)
	▪ Descontinuar anticoagulação
	▪ Carvão ativado (se menos de 2 horas de ingestão)
	▪ Transfusão de plaquetas se plaquetopenia
	▪ Intervenções endoscópicas e outras se necessário
Rivaroxaban, apixaban, endoxaban e betrixaban	▪ 4F PCC (concentrado de complexo protrombínico de 4 fatores). Ainda não disponível no DE do HCFMUSP
	▪ Agentes antifibrinolíticos (ácido transnexâmico ou épsilon aminocaproico)
	▪ Considerar descontinuação da anticoagulação
	▪ Carvão ativado (se menos de 2 horas de ingestão)
	▪ Transfusão de plaquetas se plaquetopenia
	▪ Intervenções endoscópicas e outras se necessário

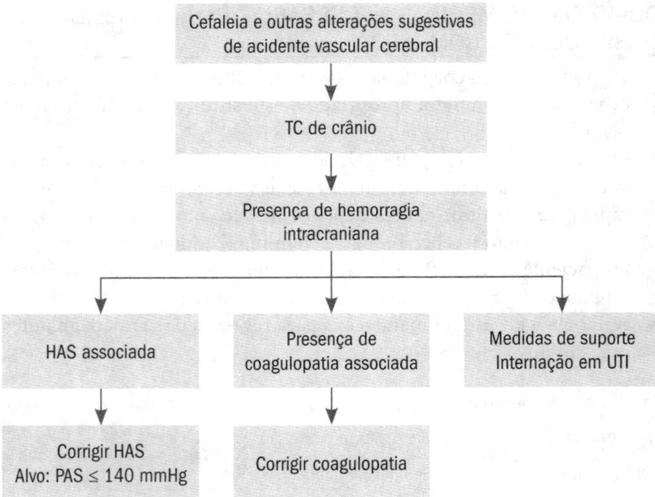

FIGURA 1

HAS: hipertensão arterial sistêmica; PAS: pressão arterial sistêmica; TC: tomografia computadorizada; UTI: unidade de terapia intensiva.

- Em pacientes com HIP com PAS entre 150 e 220 mmHg e sem contraindicação para tratamento pressórico, a diminuição para níveis de PAS de 140 mmHg é segura e desejável.
- Os pacientes devem ser transferidos assim que possível para UTI.
- Os níveis glicêmicos devem ser vigiados, evitando-se hiperglicemia e hipoglicemia (valores entre 70-180 mg/dL).
- Se convulsões clínicas ou alterações em eletroencefalograma compatíveis, deve-se iniciar anticonvulsivantes.
- Avaliação para disfagia antes de iniciar ingestão oral.
- Os pacientes com hemorragia cerebelar que apresentam deterioração neurológica ou que têm compressão do tronco cerebral e/ou hidrocefalia por obstrução ventricular devem ser submetidos à remoção cirúrgica da hemorragia assim que for possível.

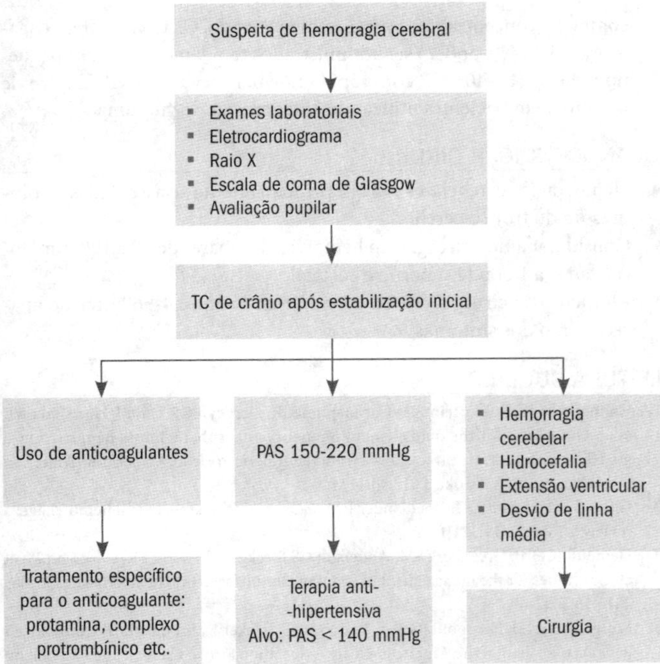

FIGURA 2

PAS: pressão arterial sistêmica; TC: tomografia computadorizada.

COMO MANEJAR A HIP ASSOCIADA A USO DE ANTICOAGULANTES E OUTROS AGENTES?

- HIP associada a infusão de heparina intravenosa: sulfato de protamina em injeção intravenosa a uma dose de 1 mg/100 U de heparina (dose máxima de 50 mg).
- HIP com INR alterado: plasma fresco congelado (PFC) 15-20 mL/kg, juntamente com a vitamina K1 dose de 5-10 mg administrada lentamente EV (nunca utilizar vitamina K isoladamente). Outra opção mais rápida é o uso de complexo concentrado de protrombina (CCP) ou

complexo concentrado de protrombina ativado. Os CCP contêm os fatores II, IX e X e podem ser administrados rapidamente em um pequeno volume (20-40 mL) com rápida normalização do INR (dentro de minutos) em pacientes utilizando antagonistas de vitamina K.

QUANDO INDICAR CIRURGIA?

- Hemorragias cerebelares > 3 cm principalmente se associadas a compressão do tronco cerebral.
- Considerar ainda cirurgia em hemorragias lobares de 10 a 100 mm^3 localizadas a 1 cm da superfície cortical
- Momento da cirurgia controverso, variando entre 4-96 horas do aparecimento dos sintomas.

LEITURA SUGERIDA

1. Connolly ES Jr., Rabinstein AA, Carhuapoma JR, Derdeyn CP, Dion J, Higashida RT, et al. Guidelines for the management of aneurysmal subarachnoid hemorrhage: a guideline for healthcare professionals from the American Heart Association/American Stroke Association. Stroke. 2012;43:1711.
2. Gross BA, Jankowitz BT, Friedlander RM. Cerebral intraparenchymal hemorrhage: a review. JAMA. 2019;321:1295.
3. Hempfill JC 3rd, Greenberg SM, Anderson CS, Becker K Bendok BR, Cushman M, et al. Guidelines for the management of spontaneous intracerebral hemorrhaghe. Stroke. 2015;46:2032-60.
4. Morgenstern LB, Hemphill JC 3rd, Anderson C, Becker K, Broderick JP, Connolly ES Jr, et al.; on behalf of the American Heart Association Stroke Council and Council on Cardiovascular Nursing. Guidelines for the management of spontaneous intracerebral hemorrhage: a guideline for healthcare professionals from the American Heart Association/American Stroke Association. Stroke. 2010;41:2108-29.
5. Rodorf G, McDonald C. Spontaneous intracerebral hemorraghe: patoghenesis, clinical features and diagnosis. In: Post TW (ed.). UpToDate. Waltham, MA: UpToDate Inc. http://www.uptodate.com. Acesso 03/10/2021.
6. Rodorf G, McDonald C. Spontaneous intracerebral hemorraghe: treatment and prognosis. In: Post TW (ed.). UpToDate. Waltham, MA: UpToDate Inc. http://www.uptodate.com. Acesso 03/10/2021.

40

Hemorragia subaracnóidea não traumática

Rodrigo Antonio Brandão Neto
Patrick Aureo Lacerda de Almeida Pinto
Karina Turaça

O QUE É HEMORRAGIA SUBARACNÓIDEA (HSA)?

- É definida como o preenchimento do espaço subaracnóideo por sangue.
- A causa mais frequente é a ruptura de aneurismas cerebrais, que consistem em protrusões anormais das paredes das artérias do polígono de Willis e seus ramos principais.
- Outras causas também incluem coagulopatias, malformações arteriovenosas, trombose venosa cerebral, dissecção arterial intracraniana e angiopatia amiloide.
- Em alguns casos a causa da HSA pode não ser identificada mesmo após estudos angiográficos, sendo denominados hemorragia subaracnóidea não aneurismática, incluindo a HSA perimesencefálica, que apresenta uma distribuição do sangue nas cisternas perimesencefálicas anteriores ao tronco cerebral e a HSA pretruncal secundária a hematoma intramural de artéria basilar.

QUAL A EPIDEMIOLOGIA DA HSA?

- Representa 20% de todos os acidentes cerebrais vasculares (AVC) e 50% dos AVC hemorrágicos.
- Cerca de 80-85% dos casos são causados por aneurismas intracranianos.
- A incidência é de 10,5 casos a cada 100 mil habitantes na população mundial.
- É mais frequente em mulheres, na 5ª ou 6ª décadas de vida.
- Está associada a hipertensão, tabagismo, uso de drogas simpaticomiméticas (p. ex., cocaína), abuso de álcool e história familiar. Os principais fatores de risco são citados na Tabela 1.

TABELA 1 Fatores de risco para HSA

▪ Tabagismo (principalmente em homens, aumenta em 2-7 vezes o risco de HSA)
▪ HAS (risco relativo de 2,5)
▪ Deficiência estrogênica
▪ Risco genético (parente de primeiro grau com HSA aneurismática)
▪ Consumo de álcool
▪ Terapia antitrombótica
▪ Doença policística renal
▪ Displasia fibromuscular
▪ Síndrome de Ehler-Danlos
▪ Síndrome de Marfan
▪ Coarctação de aorta

HAS: hipertensão arterial sistêmica; HSA: hemorragia subaracnóidea.

QUAIS SÃO AS MANIFESTAÇÕES CLÍNICAS DA HSA?

Quadro clínico

- O principal sintoma apresentado é a cefaleia, geralmente descrita como quadro súbito e de forte intensidade, que pode atingir a máxima intensidade em poucos segundos (*thunderclap headache*). Cerca de 80% dos pacientes referem como a "pior cefaleia da vida". A cefaleia está presente em 97% dos casos e em 40% dos casos é o único sintoma.
- Outros sinais de alerta para cefaleia incluem:
  - Alteração do nível de consciência.
  - Crise convulsiva.
  - Início súbito.
  - Piora progressiva da cefaleia.
  - Cefaleia de início recente em paciente com mais de 50 anos de idade ou mudança do padrão habitual.
  - Cefaleia agravada ou desencadeada por esforço físico, tosse ou manobra de Valsalva.
  - Cefaleia com interrupção do sono.
  - Presença de sintomas sugestivos de doença secundaria, como febre e perda de peso.

  - Cefaleia em pacientes imunossuprimidos ou em uso de anticoagulantes.
- Carca de 43% dos pacientes com HSA também podem apresentar a chamada cefaleia sentinela, que consiste em uma cefaleia de moderada a forte intensidade, autolimitada, que precede a ruptura do aneurisma em 1 a 2 semanas. Outros sintomas incluem: perda transitória da consciência (53%), náuseas e vômitos (77%), sinais meníngeos (35%), déficits neurológicos focais, alterações visuais e fotofobia.

Exame físico

- Os pacientes podem apresentar um amplo espectro de apresentações clínicas, desde cefaleia isoladamente até crises convulsivas, rebaixamento de nível de consciência e, de forma menos frequente, coma. A avaliação do paciente com suspeita de HSA deve incluir exame neurológico completo e fundo de olho. As alterações mais frequentemente encontradas são:
  - Hipertensão arterial sistêmica.
  - Sinais meníngeos.
  - Alterações neurológicas focais:
    - Paralisia do III nervo craniano (aneurisma de comunicante posterior).
    - Paralisia do VI nervo craniano (por conta do aumento da pressão intracraniana).
    - Paresia de ambos os membros inferiores (aneurisma de comunicante anterior).
    - Hemiparesia, afasia e heminegligência (aneurisma de artéria cerebral média).
  - Hemorragia vítrea – sinal de pior prognóstico (Figura 1).
  - Papiledema – associado a hipertensão intracraniana.

Regra de Ottawa

- A regra de Ottawa é utilizada para pacientes sem rebaixamento do nível de consciência, e auxilia na avaliação clínica de pacientes que apresentam quadro de cefaleia súbita e não traumática; a presença de um fator positivo indica investigação para HSA. Estudos mostraram que o

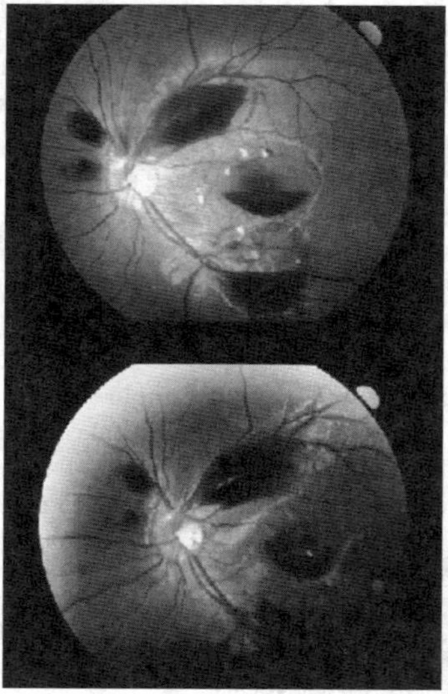

FIGURA 1

uso dessa ferramenta apresenta uma sensibilidade de 100% e especificidade de 15% para HSA, excluindo apenas 14% dos pacientes da necessidade de investigação adicional (Tabela 2).

TABELA 2 Regra de Ottawa

▪ Idade ≥ 40 anos
▪ Dor cervical ou rigidez de nuca
▪ Limitação da flexão cervical ao exame clínico
▪ Perda de consciência presenciada
▪ Início durante esforço físico
▪ *Thunderclap headache*

Escalas de avaliação clínica da HSA

- A escala de Hunt-Hess consiste em uma escala de avaliação clínica do paciente com HSA no momento da admissão e pode, com algumas limitações, predizer risco cirúrgico e prognóstico desses pacientes (Tabela 3).

TABELA 3 Classificação de Hunt-Hess

I – Assintomático ou cefaleia leve e rigidez de nuca discreta
II – Cefaleia moderada a intensa, sinais meníngeos, sem déficits neurológicos (exceto paralisia de nervos cranianos)
III – Sonolência ou confusão mental, déficit neurológico focal
IV – Estupor, hemiparesia moderada ou grave
V – Coma e postura de descerebração

- Outra escala proposta é a escala da Federação Internacional de Neurologia (CFIN) que associa a escala de Glasgow com a presença de déficit motor (Tabela 4).

TABELA 4 Classificação da Federação Internacional de Neurologia (CFIN)

Grau	Escala de coma de Glasgow	Déficit motor
1	15	Ausente
2	13-14	Ausente
3	13-14	Presente
4	7-12	Ausente ou presente
5	3-6	Ausente ou presente

COMO REALIZAR O DIAGNÓSTICO DE HSA?

TC de crânio

- Diante da suspeita clínica de HSA está indicada a realização da TC de crânio sem contraste como primeiro exame para todos os pacientes. A ausência de diagnóstico ou o diagnóstico tardio estão associados a atrasos no tratamento e piores desfechos.

- A TC de crânio quando realizada nas primeiras 24 horas tem 92% de sensibilidade e mais de 95% se realizada na primeira hora.
- Na TC de crânio da HSA observa-se presença de sangue (imagem hiperatenuante) nas cisternas basais, fissuras sylvianas, fissuras inter-hemisféricas, fossa interpeduncular e cisternas suprasselares. Além disso, a depender da gravidade do sangramento, também podem ocorrer sangramentos intraparenquimatosos e hemoventrículo.
- A classificação de Fisher (Tabela 5) é uma escala baseada no padrão de hemorragia apresentado na TC de crânio relacionada à quantidade e localização do sangramento. É utilizada para predizer risco de vasoespasmo, porém não apresenta correlação clínica.

TABELA 5 Classificação de Fisher

1. Ausência de sangramentos
2. Sangramento com espessura < 1 mm
3. Sangramento com espessura > 1 mm
4. Presença de hemoventrículo ou hemorragia intraparenquimatosa

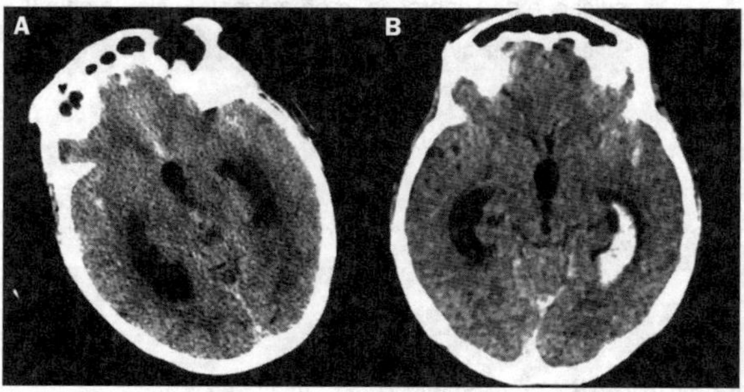

FIGURA 2 (A) Presença de imagem hiperatenuante em região de fissura sylviana correspondendo a sangramento subaracnóidea com lâmina de espessura > 1 mm (HSA Fisher III). (B) Presença de imagem hiperatenuante em região de fissura sylviana e ventrículo esquerdo correspondendo a sangramento subaracnóideo e hemoventrículo (HSA Fisher IV).

Punção lombar

- A punção lombar está indicada em pacientes com suspeita clínica de HSA, mas com TC de crânio normal. Devem ser realizadas avaliação de pressão de abertura, inspeção visual do liquor e análise bioquímica.
- A pressão de abertura elevada é sugestiva de HSA.
- A coloração do liquor é hemática e apresenta a característica de não diminuir conforme se coletam outros tubos de exames, o que diferencia a HSA do acidente de punção. Além disso, a análise laboratorial realiza a centrifugação do liquor, o aspecto xantocrômico após centrifugação também sugere HSA e é utilizado para diferenciar do acidente de punção.
- A análise bioquímica apresenta como principal característica a contagem elevada de hemácias, além de proteínas normais ou discretamente aumentadas e leucócitos normais.

Outros exames

- A ressonância magnética (RM) tem sensibilidade similar à da TC de crânio, mas é menos validada para uso no departamento de emergência (DE) por ser menos disponível.
- Os exames complementares incluem função renal, eletrólitos, hemograma, coagulograma e glicemia, além de eletrocardiograma, que deve ser realizado em todos os pacientes.

QUE EXAMES DEVO REALIZAR PARA DETERMINAR A ETIOLOGIA DA HSA?

- O exame de escolha é a angiografia cerebral digital. Este é considerado o exame padrão-ouro para diagnóstico e evidencia uma causa para o sangramento na maioria dos casos. Quando o exame é negativo, recomenda-se repeti-lo em 4 a 14 dias, quando se identifica um aneurisma previamente oculto em cerca de 24% dos casos.
- Outras opções incluem angiotomografia arterial intracraniana e angiorressonância magnética, com as vantagens da rapidez e da facilidade com que podem ser realizadas.
- A angiotomografia pode ser o primeiro exame, em razão de ser mais disponível e menos invasiva, reservando a realização de angiografia cerebral para casos de angiotomografia negativa.

QUAIS SÃO AS PRINCIPAIS COMPLICAÇÕES DA HSA?

- Ressangramento: trata-se da principal complicação em pacientes que não foram submetidos a correção do aneurisma. Ocorre em 8 a 23% dos casos, a maioria dos casos nas primeiras 48 horas, sobretudo nas primeiras 6 horas. Fatores de risco incluem retardo na correção do aneurisma, classificação de Hunt-Hess (Tabela 3), diâmetro do aneurisma e presença de cefaleia sentinela. A apresentação clínica pode ser variada a depender da intensidade do ressangramento, mas em geral manifesta-se como deterioração clínica e rebaixamento do nível de consciência.
- Vasoespasmo: a maior incidência de vasosespasmo ocorre do 7º ao 10º dia, com resolução em 21 dias. Cerca de 60% dos pacientes com HSA desenvolvem vasoespasmo assintomático e um terço é sintomático. Os pacientes com vasoespasmo podem apresentar cefaleia, sinais meníngeos, febre baixa, taquicardia, confusão mental, alteração do nível de consciência ou sinais neurológicos focais. O Doppler transcraniano pode ser utilizado para medidas de fluxo diário nos primeiros 7 dias e posteriormente em dias alternados por 14 dias; aumento maior que 50% da velocidade do fluxo é indicativo do aparecimento de vasoespasmo. O melhor preditor de sua ocorrência é a quantidade de sangue na tomografia inicial e a escala de Fisher (Tabela 5).
- Hidrocefalia aguda (Figura 3): uma das complicações mais graves, ocorre em 15-20% dos casos. É secundária à obstrução da drenagem liquórica nas cisternas devido à presença de sangue no espaço liquórico. Cerca de 40% dos casos são sintomáticos e a clínica cursa com cefaleia intensa, rebaixamento do nível de consciência e hipertensão intracraniana. Os sintomas tendem a piorar progressivamente até o paciente ser abordado cirurgicamente.
- Convulsões: ocorrem em 6 a 18% dos casos, podendo ser manifestação de outras complicações como o ressangramento.
- Hiponatremia: secundária à secreção inapropriada de ADH ou síndrome cerebral perdedora de sal.
- Hipertensão intracraniana (HIC): todas as complicações descritas podem levar a um aumento da pressão intracraniana, o qual pode se estabelecer em diferentes graus e com diferentes apresentações clínicas, a depender do volume da hemorragia, área de isquemia, pre-

sença ou não de hidrocefalia. O manejo da HIC agudamente no contexto de HSA está descrito a seguir.

COMO DEVO MANEJAR OS PACIENTES?

Medidas gerais

- Todos os pacientes com HSA têm indicação de internação em UTI.
- Deve-se reverter a anticoagulação (ver pacientes com hemorragia intraparenquimatosa) e manter profilaxia de tromboembolismo venoso (TEV) com compressão pneumática.
- Manter pacientes normotérmicos e normoglicêmicos.
- Manter níveis de hemoglobina acima de 8 g/dL.
- Manter pressão arterial sistêmica (PAS) < 160 mmHg, pressão intracraniana menor que 20 mmHg e perfusão cerebral maior que 70 mmHg. Utilizar medicações parenterais como nitroprussiato de sódio se necessário.
- Intubação orotraqueal se rebaixamento do nível de consciência e ausência de proteção de vias aéreas, aumento de pressão intracraniana ou hipoxemia.
- Realizar exame neurológico sumário a cada 1 a 4 horas e manter aferição contínua dos sinais vitais.

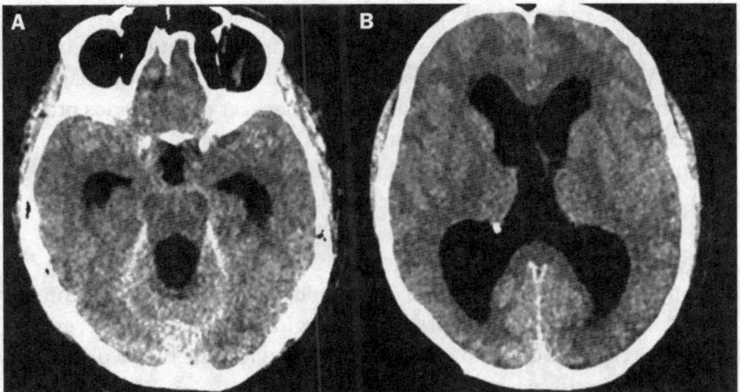

FIGURA 3 Imagem de hemorragia subaracnóidea (HSA) com presença de sangue em região de fissuras sylvianas e aumento do volume dos ventrículos, sugerindo quadro de hidrocefalia aguda secundária.

Condutas medicamentosas específicas

- Nimodipino: dose de 60 mg VO ou por sonda a cada 4 horas em todos os pacientes por 21 dias. Apesar de não ser comprovada a redução de vasoespasmo, está relacionado com melhor prognóstico neurológico.
- Anticonvulsivantes: indicados para pacientes que apresentaram crise convulsiva secundária a HSA. Não recomendados como uso profilático sem ocorrência de crise prévia.
- Ácido tranexâmico pode ser uma opção nas primeiras 72 h em pacientes que não foram submetidos à correção do aneurisma, a fim de reduzir o risco de ressangramento precoce.
- A hipervolemia profilática com a intenção de prevenir vasoespasmo não é recomendada.

Manejo da hipertensão intracraniana

- As medidas para hipertensão intracraniana devem ser instituídas no departamento de emergência como medidas de ponte até o tratamento cirúrgico definitivo, e incluem:
  - Manter cabeceira elevada a 30°.
  - Evitar acessos cervicais.
  - Intubação orotraqueal.
  - Sedação adequada do paciente visando RASS-5.
  - Hipocapnia com pCO_2 entre 31 e 35 mmHg visando vasoconstrição de vasos cerebrais – essa medida não deve ser instituída de rotina e quando utilizada não deve permanecer por períodos prolongados devido ao risco de hipoperfusão cerebral.
- Em casos mais graves com sinais de herniação cerebral também está indicada administração de solução salina hipertônica ou manitol.

Manejo de vasoespasmo

- A manutenção da euvolemia e do volume circulante efetivo é recomendada, com a intenção de prevenir o surgimento de isquemia cerebral tardia. Há um benefício controverso na indução de hipervolemia em casos de vasosespasmo já instituído.
- Benefício controverso com uso de estatinas.
- Pode-se considerar terapia com indução de hipertensão com alvos de pressão arterial média (PAM) em torno de 100 mmHg (uso de fenilefrina), mas a evidência de benefício é pequena.

- O tratamento definitivo é realizado com angioplastia ou uso intra-arterial de vasodilatadores.

Tratamento cirúrgico

- Em casos de hidrocefalia não comunicante e pressão intracraniana elevada estão indicadas derivação ventrículo externa (DVE) e colocação de cateter de pressão intracraniana para monitorização.
- Deve-se realizar a clipagem cirúrgica ou abordagem endovascular do aneurisma o mais precocemente possível, a fim de reduzir o risco de ressangramento.
- A abordagem endovascular deve ser considerada para pacientes que possam ser submetidos a ambos os procedimentos, porém a decisão deve ser multidisciplinar e baseada na experiência da equipe.

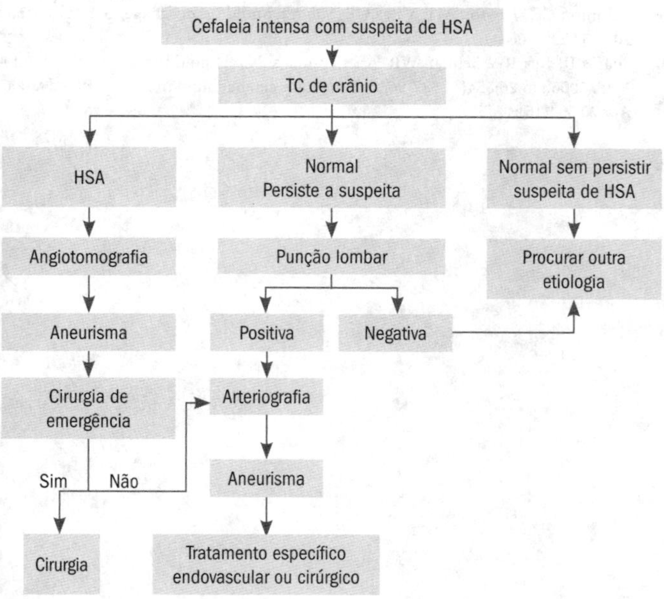

FIGURA 4 HSA: hemorragia subaracnóidea; TC: tomografia computadorizada.

LEITURA SUGERIDA

1. Connolly ES Jr., Rabinstein AA, Carhuapoma JR, Derdeyn CP, Dion J, Higashida RT, et al. Guidelines for the management of aneurysmal subarachnoid hemorrhage: a guideline for healthcare professionals from the American Heart Association/American Stroke Association. Stroke. 2012;43:1711.
2. Johnson VE, Huang JH, Pilcher WH. Special cases: Mechanical ventilation of neurosurgical patients. Crit Care Clin. 2007;23(2):275-90.
3. Perry JJ, Stiell IG, Sivilotti ML, Bullard MJ, Hohl CM, Sutherland J, et al. Clinical decision rules to rule out subarachnoid hemorrhage for acute headache. JAMA. 2013;310(12):1248.
4. Singer R, Ogilvy CS, Rordorf G. Clinical manifestations and diagnosis of aneurysmal subarachnoid hemorraghe. In: Post TW (ed.). UpToDate. Waltham, MA: UpToDate Inc. http://www.uptodate.com. Acesso em 14/01/2019.
5. Singer R, Ogilvy CS, Rordorf G. Treatment of aneurysmal subarachnoid hemorraghe. In: Post TW (ed.). UpToDate. Waltham, MA: UpToDate Inc. http://www.uptodate.com. Acesso em 14/01/2019.
6. Solomon CG, Lawton MT, Vates GE. Subarachnoid hemorrhage. N Engl J Med. 2017;377:257-66.
7. Suarez JI, Tarr RW, Selman WR. Aneurysmal subarachnoid hemorrhage. N Engl J Med. 2006 Jan 26;354(4):387-96, commentary can be found in N Engl J Med. 2006 Apr 20;354(16):1755.

41 Cefaleia

Marcio Nattan Portes Souza
Herval Ribeiro Soares Neto

- A cefaleia está entre as principais causas de visita ao pronto-socorro e é a queixa principal em cerca de 5% dos atendimentos.
- São uma manifestação comum a doenças benignas as cefaleias primárias e outras de alta letalidade.
- Os principais objetivos da avaliação inicial do paciente com cefaleia são:
  1. Reconhecer os fatores de risco para causas graves e encaminhar a adequada investigação.
  2. Realizar o tratamento e encaminhamento adequado das cefaleias primárias.
- Em relação à etiologia, as cefaleias são classificadas em:
  - Cefaleias primárias: não são causadas por outra patologia. Compreendem até 90% dos casos no pronto atendimento. Têm menor letalidade, mas grande impacto sobre a qualidade de vida.
  - Cefaleias secundárias: causadas por outra patologia subjacente, com gravidade variável (p. ex., sinusite, hemorragia subaracnóidea, tumor cerebral).
- A história e o exame clínico são os passos mais importantes para a identificação do tipo de cefaleia, e fundamentais para a determinação do adequado fluxo de investigação.
- O primeiro passo no atendimento de urgência é garantir a estabilidade clínica. Contudo, a imensa maioria dos pacientes que se apresentam com cefaleia no pronto-socorro não apresenta sinais de instabilidade. Deve-se então realizar uma anamnese sistemática dirigida a identificar os principais fatores de risco para patologias secundárias de maior gravidade. Por fim, as características fenotípicas da dor podem auxiliar na identificação do tipo de cefaleia primária e direcionar o tratamento mais adequado.

AVALIAÇÃO INICIAL

Quais são os dados mais importantes da anamnese?

TABELA 1

Características da cefaleia	Características do paciente	Outros
▪ Forma de instalação (gradual ou em *thunderclap*)* ▪ Intensidade ▪ Duração ▪ Frequência ▪ Local e irradiação ▪ Qualidade (pulsátil, em peso, em choque) ▪ Presença de aura ▪ Fatores de precipitação e alívio ▪ Associação com fotofobia, fonofobia e náusea ▪ Associação com esforço físico	▪ Idade de início (> 40 anos) ▪ História familiar ▪ Comorbidades e sintomas sistêmicos ▪ Sintomas neurológicos ▪ Peso ▪ Distúrbios do sono ▪ História recente de trauma ▪ História gestacional	▪ Uso de analgésicos ▪ Tratamento profilático ▪ Tabagismo ▪ Uso de contraceptivo hormonal ▪ Influência sobre atividade laboral e de lazer

* *Thunderclap*: do início da dor a dor intensa em segundos a minutos.

Quais dados do exame clínico sugerem cefaleia secundária?

- Exame geral:
  - Sinais de sepse e toxemia.
  - Emergências hipertensivas.
  - Síndrome consumptiva.
- Estado mental:
  - Rebaixamento do nível de consciência.
  - Agitação, estado confusional.
- Alterações focais ao exame neurológico:
  - Assimetria de força, reflexos profundos, sensibilidade ou coordenação.
  - Alteração do equilíbrio ou da marcha.
  - Papiledema (sinal de hipertensão intracraniana).
  - Alterações visuais (hemianopsia, diplopia, amaurose súbita).

  - Motricidade ocular alterada.
  - Reflexos pupilares.
  - Sintomas autonômicos (miose, ptose, lacrimejamento, hiperemia conjuntival e rinorreia unilateral).
- Sinal de Horner.
- Sinais meníngeos:
  - Rigidez nucal.
  - Sinal de Kernig.
  - Sinal de Brudzinski.
- Inspeção e palpação da cabeça:
  - Lesões de pele vesicobolhosas (sugestiva de herpes-zóster).
  - Turgência, enrijecimento e dor à palpação das artérias temporais em pacientes > 50 anos (sugestivo de arterite temporal).
  - Alodínea na emergência dos nervos occipitais maior e menor.
  - Palpação da articulação temporomandibular.
- Ausculta (cervical, olho, crânio):
  - Presença de sopro.

Quais os diferenciais e a abordagem de investigação mais adequada?

TABELA 2

Sinal de alarme	Principais diagnósticos diferenciais	Investigação complementar
Início súbito (pico em segundos a minutos)	HSA, aneurisma, HIP, TVC, dissecção	Neuroimagem Estudo de vasos cranianos e cervicais Punção lombar (após neuroimagem)
Piora progressiva	HSD, hipertensão intracraniana (neoplasia)	Neuroimagem
Início após os 50 anos	Arterite de células gigantes, neoplasias, glaucoma	VHS Neuroimagem

(continua)

TABELA 2 *(continuação)*

Sinal de alarme	Principais diagnósticos diferenciais	Investigação complementar
Sintomas sistêmicos associados (febre, emagrecimento)	Meningite, encefalite, doenças autoimunes, neoplasia	Neuroimagem Punção lombar Hemograma e exames séricos Provas inflamatórias e autoimunes
Alteração neurológica focal ou do nível de consciência	HSA, AVCh, dissecção, infecção, neoplasia	Neuroimagem Considerar estudo de vasos cranianos e cervicais Punção lombar (após neuroimagem)
Papiledema	Lesão expansiva, hipertensão benigna, meningite	Neuroimagem Punção lombar (após neuroimagem)
Comorbidades: HIV e neoplasia	Infecções oportunistas, metástase	Neuroimagem Punção lombar
Gestação e puerpério	Trombose venosa central, dissecção arterial	Neuroimagem Estudo de vasos cranianos e cervicais
Deflagrada por esforço ou manobra de Valsalva	Hemorragia subaracnóidea, vasoconstrição arterial reversível	Neuroimagem Estudo de vasos cranianos e cervicais Considerar punção lombar
História de traumatismo craniano	Hematoma subdural, hemorragia subaracnóidea, dissecção arterial	Neuroimagem Estudo de vasos cranianos e cervicais

AVCh: acidente vascular cerebral hemorrágico; HIP: hemorragia intraparenquimatosa; HSA: hemorragia subaracnóidea; HSD: hematoma subdural; TVC: trombose venosa central; VHS: velocidade de hemossedimentação.

CEFALEIA EM *THUNDERCLAP*

- Instalação aguda com pico de intensidade máxima em poucos segundos a minutos.
- Sinal de alarme para doenças graves e potencialmente letais. Sua presença deve indicar investigação agressiva.

- Causas mais comuns: hemorragia subaracnóidea, vasoconstrição arterial reversível, trombose venosa cerebral e dissecções arteriais cranianas e cervicais.
- Outras etiologias menos prováveis: acidente vascular isquêmico, apoplexia hipofisária, glaucoma de ângulo fechado, encefalopatia hipertensiva.
- Cefaleia primária em *thunderclap* é um diagnóstico de exclusão.
- Investigação recomendada:
  1. Neuroimagem: tomografia pode ser preferível pela maior disponibilidade e rapidez de execução.
  2. Punção lombar: caso a tomografia seja normal, recomenda-se realizar o exame do liquor para diagnóstico de hemorragia subaracnóidea (HSA) não evidenciada à tomografia inicial. Esses pacientes tendem a ter sintomas mais leves, estado geral melhor e menos frequentemente apresentam alterações neurológicas focais, sendo, portanto, os que mais se beneficiariam do exame do liquor.
  3. Estudo de vasos (angiotomografia ou angiorressonância): recomenda-se o estudo arterial cervical e craniano para exclusão de diferenciais como dissecção arterial e aneurisma não roto e de sistema venoso cerebral para exclusão de trombose venosa central.

CEFALEIAS SECUNDÁRIAS

Quais são as principais causas?

TABELA 3

Intracranianas			Extracranianas
Vasculares	Expansivas	LCR e meníngeas	
▪ HSA ▪ TVC ▪ AVCh ▪ Dissecção arterial ▪ SVAR	▪ Hematoma subdural ▪ Neoplasia primária ou metástase	▪ Meningite ▪ Meningoencefalite ▪ HII	▪ Arterite temporal ▪ Glaucoma de ângulo fechado ▪ Distúrbios da ATM

AVCh: acidente vascular cerebral hemorrágico; ATM: articulação temporomandibular; HII: hipertensão intracraniana idiopática; HSA: hemorragia subaracnóidea; LCR: líquido cefalorraquidiano; SVAR: síndrome da vasoconstrição arterial reversível; TVC: trombose venosa central.

Hemorragia subaracnóidea

- Cefaleia súbita, em *thunderclap*.

- Rebaixamento do nível de consciência, meningismo, crise, náusea e vômito.
- A principal etiologia na HSA não traumática é o aneurisma cerebral.
- Investigação com estudo de vasos por angiotomografia e angiorressonância pode não evidenciar a formação aneurismática. Pode ser necessário repetir o exame após 2 semanas ou, em casos de alto índice de suspeição, realizar uma arteriografia digital.

Trombose venosa central

- O sintoma mais comum é a cefaleia, geralmente persistente e progressiva.
- Pode se manifestar com crise, déficit neurológico focal, alteração do nível de consciência.
- Avaliar o fundo de olho em busca de papiledema.
- Investigar fatores pró-trombóticos: neoplasia, tabagismo, gestação e puerpério, cirurgia recente.
- Exame de neuroimagem sem contraste pode não evidenciar a trombose, sendo necessário o estudo de sistema venoso cerebral (angiotomografia ou angiorressonância).
- O tratamento indicado é a anticoagulação.

Dissecção arterial

- Causa comum de cefaleia e cervicalgia em jovens. Pode ser espontânea (mais comum em mulheres) ou traumática (mais comum em homens).
- A dor é a única queixa na maioria dos casos. Ao exame pode-se detectar rigidez nucal e, no caso de dissecção carotídea, o sinal de Horner.
- Quando há formação de trombo junto à dissecção, pode evoluir com oclusão arterial ou embolização, resultando em acidente vascular isquêmico (AVCi).
- A dissecção associada ao AVCi é uma emergência e, caso não seja detectada hemorragia subaracnóidea associada, pode-se proceder o tratamento trombolítico ou a trombectomia quando indicada.
- O tratamento da dissecção arterial, além do controle de sintomas, visa evitar progressão trombótica e o AVCi, e pode ser realizado com antiagregante ou anticoagulante, devendo-se individualizar o tratamento conforme o perfil de risco.

Vasoconstrição arterial reversível

- Causa comum de cefaleia em *thunderclap* recorrente.
- Exame neurológico tipicamente normal.
- Acomete todas as faixas etárias e pode ser idiopática ou secundária a uso de drogas vasoconstritoras, *cannabis*, inibidores seletivos da recaptação de serotonina, relação sexual e gestação.
- Investigação inicial com angiorressonância ou angiotomografia pode ser negativa em até 50%. Recomenda-se repetir em até 2 semanas ou em caso de recorrência. A alteração típica é a dilatação e constrição arterial em padrão conhecido como "*sausage on a string*".
- Não há tratamento específico com evidência documentada, além do suporte clínico com controle pressórico, tratamento sintomático e de complicações. O uso de bloqueadores de canal de cálcio é feito como extrapolação de evidências relacionadas a vasoconstrição por outras etiologias, mas não encontra suporte de evidência na literatura.

Hipertensão intracraniana idiopática

- Cefaleia com piora da intensidade progressiva ao longo de dias a semanas, piora ao abaixar a cabeça e ao deitar-se, piora pela manhã e melhora ao se levantar.
- As principais causas são: neoplasia primária ou metastática, hematoma subdural, *pseudotumor cerebri*.
- Ao exame clínico é fundamental a fundoscopia para avaliar a presença de papiledema. Diplopia horizontal pode estar presente secundária à hipertensão intracraniana, não necessariamente indicando lesão focal.
- Cefaleia com progressão de piora há meses ou anos também deve ser investigada, mas na ausência de alterações neurológicas ao exame raramente está relacionada a causas expansivas, sendo comumente progressão de cefaleia primária não tratada.
- Investigação: exame de neuroimagem, preferencialmente ressonância magnética de crânio; excluídas lesões com efeito de massa, deve-se realizar a punção lombar com o paciente em decúbito lateral para aferição da pressão de abertura. Níveis superiores a 25 cmH_2O indicam hi-

pertensão intracraniana. Deve-se prosseguir com estudo venoso para excluir trombose venosa central.

- Excluídas causas secundárias, na presença de papiledema ou diplopia horizontal, a principal hipótese é de hipertensão intracraniana idiopática. Deve-se prosseguir com avaliação de campo visual. O tratamento é iniciado com acetazolamida.

CEFALEIAS PRIMÁRIAS

- Responsáveis pela maioria das visitas ao pronto atendimento.
- Com base nas características clínicas podem ser classificadas em quatro grandes grupos: tensional, migrânea, trigêmino-autonômicas e outras cefaleias primárias.

Cefaleia tensional

- Intensidade leve a moderada, bilateral ou holocraniana, não pulsátil.
- Pode ser acompanhada de foto ou fonofobia, não costuma apresentar náusea.
- Tratamento do episódio agudo: analgésico comum (dipirona, paracetamol) ou AINE (cetoprofeno, ibuprofeno, nimesulida).
- Avaliar risco para cronificação e abuso de analgésicos.
- Encaminhar ambulatorialmente para tratamento profilático nos casos indicados.

Migrânea

- Cefaleia episódica recorrente mais comum no pronto atendimento.
- Dor unilateral, pulsátil, de moderada a forte intensidade.
- Foto e fonofobia, náusea e/ou vômitos, piora com esforço.
- Tratamento:
  - Triptanos são as drogas de primeira escolha na migrânea sem aura. Têm melhor resultado quando administrados no começo da crise. Formulação intranasal e subcutânea é mais efetiva quando já instaurados náusea ou vômitos. Contraindicados para arteriopatas (coronariopatia, AVCi prévio). Triptanos e outros vasoconstritores devem ser evitados na migrânea com aura, em especial o sumatriptano SC durante a fase de aura.
  - AINE: naproxeno, ibuprofeno, cetoprofeno, nimesulida.

- Analgésicos comuns: dipirona e paracetamol.
- Antieméticos/bloqueadores dopaminérgicos: drogas adjuvantes, com atividade sobre a náusea e efeito independente sobre a dor. Clorpromazina tem formulação oral em gotas e parenteral (nesse caso, recomenda-se monitorização cardíaca durante a infusão). Metoclopramida, no contexto de pacientes com náuseas, deve ser administrada via parenteral. Recomenda-se administração diluída e lenta em razão do risco de efeitos colaterais como acatisia, que pode ser prevenida pelo pré-tratamento com difenidramina 12,5 mg EV.
- Corticoide: recomendado em pacientes com maior risco de recidiva em curto prazo (crises prolongadas, história de crises recentes). Dose recomendada: dexametasona 10 mg EV.
- Hidratação adequada é fundamental para melhora sintomática.
- Antagonistas de receptores CGRP: drogas específicas recentemente lançadas para o tratamento da crise de migrânea e profilaxia. Ainda não disponíveis no Brasil.

Cefaleia em salvas

- Forma mais comum das trigêmino-autonômicas.
- Predomina no sexo masculino.
- As crises são recorrentes e se caracterizam por ciclos circadianos (com ataques predominando no período da noite) e circanuais.
- A dor é geralmente retro ou supraorbitária, de forte intensidade e pode ser lancinante.
- Manifestações autonômicas unilaterais são marcadores clínicos importantes: ptose, miose, eritema conjuntival, rinorreia, descarga conjuntival e rubor facial.
- Tratamento da crise aguda:
  - Oxigênio a 10 L/min, administrado em máscara não reinalante por 10-15 minutos.
  - Sumatriptano 6 mg via subcutânea (formulações orais não apresentam efeito adequado).
- Após controle da dor deve-se iniciar tratamento de ponte, geralmente feito com dexametasona, e encaminhar para profilaxia, realizada com verapamil.

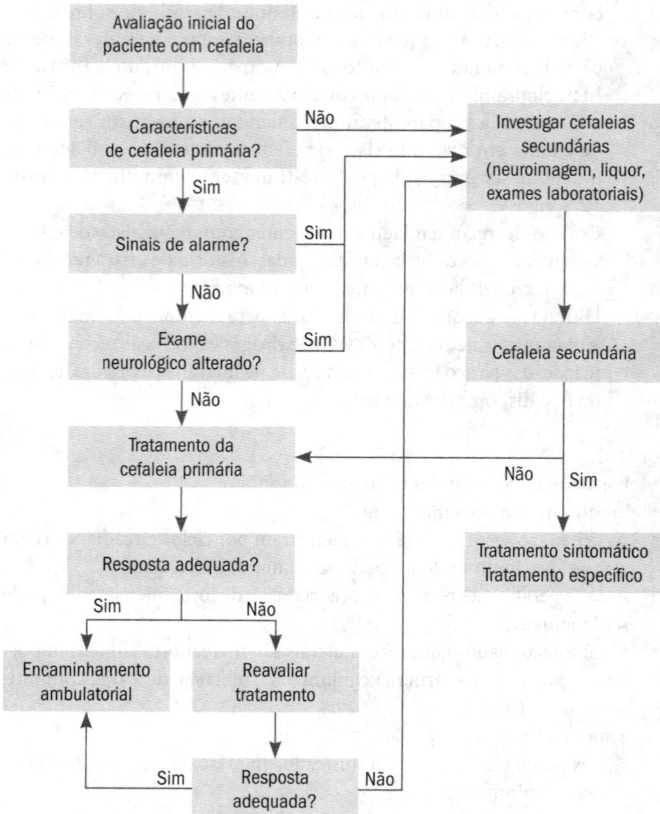

FIGURA 1 Avaliação inicial do paciente com cefaleia.

EQUÍVOCOS COMUNS

- A resposta terapêutica tem pouco valor diagnóstico. Portanto, todo paciente com cefaleia de forte intensidade deve receber tratamento analgésico otimizado e de ação rápida. Muitas vezes após analgesia consegue-se obter uma história mais bem detalhada do quadro.
- Apesar de o termo "sinusite" ser amplamente utilizado por médicos e pacientes, tanto a sinusite aguda quanto a crônica são causas incomuns de cefaleia recorrente, e muitos desses pacientes apresentam critérios para o diagnóstico de enxaqueca.
- Pacientes frequentemente atribuem cefaleia a distúrbios oftalmológicos refrativos, contudo esse tipo de etiologia é raro. Deve-se lembrar do glaucoma de ângulo fechado quando houver associação de cefaleia com alteração visual aguda (por exemplo, um olho agudamente vermelho).
- É comum que pacientes atribuam a cefaleia à hipertensão arterial sistêmica. Tal associação pode ser verdadeira nos casos de emergências hipertensivas, mas já existe ampla evidência de que fora desse contexto a hipertensão não é a etiologia provável para cefaleia.

LEITURA SUGERIDA

1. Charles A. Migraine. NEJM. 2017;377:553-61.
2. Detsky M, McDonald D, Baerlocher M, Tomlinson GA, McCrory DC, Booth CM. Does this patient with headache have a migraine or need neuroimaging? JAMA. 2006;296:1274-83.
3. Loder E, Weizenbaum E, Frishberg B, Silberstein S. Choosing wisely in headache medicine: The American Headache Society's list of five things physicians and patients should question. Headache. 2013;53:1651-9.
4. Meurer W, Walsh B, Vilke G, Coyne CJ. Clinical guidelines for the emergency department evaluation of subarachnoid hemorrhage. J Emerg Med. 2016;50:696-701.
5. Robbins MS, Grosberg BM, Lipton RB. Headache. 1. ed. London: Wiley-Blackwell; 2013.

42

Vertigem

Emanuelle Roberta da Silva Aquino

- A queixa de tontura é muito frequente e o grande desafio do médico no pronto-socorro é diferenciar as causas potencialmente graves desse sintoma daquelas benignas. Entretanto, tal sintoma é muito limitante, e mesmo o paciente com causas menos graves necessita de atenção, abordagem diagnóstica e tratamento.
- Quando o paciente refere sentir "tontura", é essencial especificar tal queixa na anamnese, visando classificá-la em um dos tipos a seguir:
  - Vertigem: é a tontura rotatória, na qual o paciente tem a sensação de que ele ou o ambiente estão girando. É acompanhada de instabilidade, náuseas e vômitos.
  - Desequilíbrio: dificuldade de ficar em pé e de caminhar; pode haver quedas.
  - Pré-síncope: sensação de escurecimento visual, "quase desmaio", desfalecimento.
  - Tontura inespecífica: mal-estar com descrição vaga, sem se encaixar nos tipos anteriores.

QUAIS AS PRINCIPAIS CAUSAS DE TONTURA NA EMERGÊNCIA?

TABELA 1

Vertigem	Episódio único e prolongado	Neurite vestibular
		AVC de fossa posterior
	Vertigem recorrente	VPPB
		Doença de Ménière
		Migrânea vestibular

(continua)

TABELA 1 *(continuação)*

Tontura não vertiginosa	Causas cardiovasculares	Hipotensão postural
		Arritmias
	Causas sistêmicas	Medicações ou drogas ilícitas
		Desidratação
		Anemia
		Distúrbios hidroeletrolíticos
		Disfunção renal
		Disfunção hepática
	Causas psiquiátricas	

AVC: acidente vascular cerebral; VPPB: vertigem posicional paroxística benigna.

IMPORTÂNCIA

- Neste capítulo, será abordada a condução do caso do paciente com queixa de vertigem na emergência. A síndrome vestibular aguda é caracterizada por episódio de vertigem de início rápido, náuseas, vômitos e desequilíbrio, com duração de dias a semanas. É essencial diferenciar esta situação, na qual o paciente apresenta um episódio único e prolongado de vertigem, das vertigens recorrentes.
- A síndrome vestibular aguda pode ter origem periférica (sendo o principal diagnóstico a neurite vestibular) ou central (acidente vascular cerebral de fossa posterior). A avaliação clínica tem o objetivo de diferenciar esses dois diagnósticos. AVCs hemorrágicos de fossa posterior são facilmente detectados na tomografia de crânio; porém, a tomografia de crânio tem baixa sensibilidade para isquemia na fossa posterior, e mesmo a ressonância nuclear magnética é falso-negativa em 12 a 13,3% dos casos de vertigem de origem central causada por AVC isquêmico nas primeiras 48 horas de sintomas. Assim, a avaliação clínica atenciosa é mais sensível na detecção das causas centrais de vertigem que os exames complementares disponíveis.

DADOS DE ANAMNESE E EXAME GERAL

- O escore ABCD2, utilizado inicialmente para avaliar o risco de AVC isquêmico pós-ataque isquêmico transitório, permite identificar entre os pacientes com queixa de vertigem na emergência aqueles com maior risco de vertigem central por AVC.

TABELA 2 Escore ABCD2

A	*Age*/idade	≥ 60 anos	1 ponto
		< 60 anos	0
B	*Blood pressure*/pressão arterial	≥ 140 × 90 mmHg	1
		< 140 × 90mmHg	0
C	*Clinical features*/sintomas	Motor	2
		Fala	1
		Outros	0
D	*Duration*/duração	≥ 60 minutos	2
		10-59 minutos	1
		< 10 minutos	0
D	Diabetes melito	Sim	1
		Não	0

- O somatório dos pontos dá o risco final de vertigem central por AVC. O diagnóstico final de AVC ocorreu em 1% dos pacientes com ABCD2 ≤ 3 e 8,1% dos pacientes com somatório entre 4 e 7.

EXAME NEUROLÓGICO

- Déficits focais ao exame neurológico estão claramente associados à origem central da vertigem. Entretanto, quando a vertigem é o único sintoma e o paciente não apresenta déficits grosseiros ao exame neurológico, deve-se dar atenção especial ao exame da motricidade ocular extrínseca. Três itens, quando avaliados em conjunto, têm maior sensibilidade e especificidade que a ressonância para o diagnóstico de AVC isquêmico, causando vertigem, e os três formam o acrônimo HINTS.

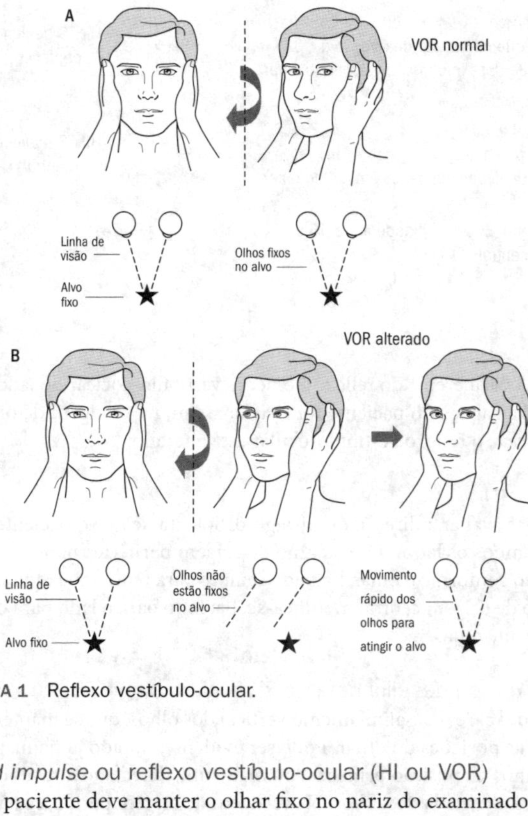

FIGURA 1 Reflexo vestíbulo-ocular.

Head impulse ou reflexo vestíbulo-ocular (HI ou VOR)

- O paciente deve manter o olhar fixo no nariz do examinador, e realiza-se um movimento rápido e abrupto de versão cefálica para cada um dos lados. O normal é os olhos manterem-se fixos no alvo. Quando o reflexo está alterado, o movimento ocular pode ser mais lento que o movimento da cabeça, os olhos se atrasam e pode-se observar uma sacada de correção para que o olho chegue no alvo (nariz do examina-

VOR alterado e
Nistagmo que não muda de direção e
Ausência de desalinhamento vertical do olhar → HINTS benigno (periférico)

VOR normal e/ou
Nistagmo que muda de direção e/ou
Presença de desalinhamento vertical do olhar → HINTS maligno (central)

HINTS maligno → sensibilidade entre 96 e 100% para lesão central

FIGURA 2

dor). A via aferente do reflexo é o nervo vestíbulo-coclear do lado para o qual a cabeça do paciente foi virada; assim, na vertigem de origem periférica, o reflexo vestíbulo-ocular está alterado.

Nistagmo (N)

- Deve-se avaliar a direção do nistagmo. Solicita-se que o paciente olhe para ambos os lados. O nistagmo de origem periférica não altera sua direção conforme o olhar, batendo sempre para o mesmo lado[1]. O nistagmo de origem central modifica-se, batendo para o lado para o qual o paciente olha.

Test of skew ou desalinhamento vertical do olhar (TS)

- Desvio *skew* é o desalinhamento vertical dos olhos, que se mantém em todas as posições do olhar. Pode ser evidente, notado já na inspeção dos olhos na posição primária, ou mais sutil, detectado através da cobertura alternada dos olhos. Na vertigem de origem periférica não haverá desalinhamento vertical do olhar; já na vertigem de origem central, por lesão de tronco encefálico, podemos ter olhos desalinhados (Figura 3).

---

[1] O nistagmo tem um movimento rápido para uma direção seguido de um movimento mais lento de volta. A definição do lado que o nistagmo bate é o componente rápido do movimento.

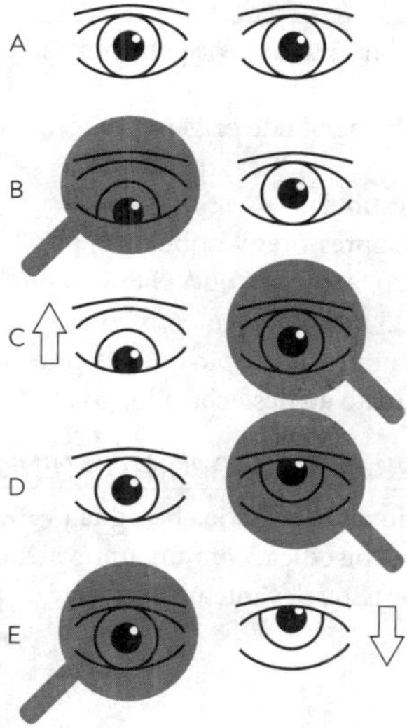

FIGURA 3 Teste de cobertura alternada para avaliação de desalinhamento vertical do olhar, evidenciando neste caso olho direito hipotrópico e olho esquerdo hipertrópico. A: Olhos na posição primária, aparentemente alinhados; B: cobertura do olho direito, que deprime-se; C: ao descobrir o olho direito e cobrir o esquerdo, observa-se o deslocamento do olho direito para cima; D: o olho esquerdo coberto eleva-se; E: ao descobrir o olho esquerdo e cobrir o direito, observa-se o deslocamento do olho esquerdo para baixo.

Audição

- Pode-se adicionar ainda a avaliação breve da audição com o esfregar de dedos (*finger rubbing*), o que junto com os dados de motricidade ocular extrínseca foi chamado de HINTS *plus*.
- Considerando-se qualquer perda auditiva sugestiva de lesão central (o contrário do que o senso comum sugeria previamente), o HINTS *plus* teve sensibilidade de 99,2% e especificidade de 97% para vertigem de origem central, o que é muito superior à tomografia e à ressonância de encéfalo.

TRATAMENTO

- Síndrome vestibular aguda de origem central: conduzir como AVC agudo.
- Síndrome vestibular aguda de origem periférica: conduzir como neurite vestibular:
  - Reabilitação vestibular.
  - Sintomáticos (supressores vestibulares) por 2 a 3 dias:
    - Dimenidrato 50 mg EV ou VO 8/8 ou 6/6 horas.
    - Meclizina 25 mg VO 8/8 ou 6/6 horas.
  - Corticoide (maior recuperação do nervo no curto prazo; evidência insuficiente quanto ao desfecho a longo prazo).

VERTIGEM RECORRENTE NO PRONTO ATENDIMENTO

- A **vertigem posicional paroxística benigna (VPPB)** é a causa mais comum de vertigem episódica, com uma prevalência de 2,4% ao longo da vida, sendo por isso relevante no ambiente de pronto atendimento.

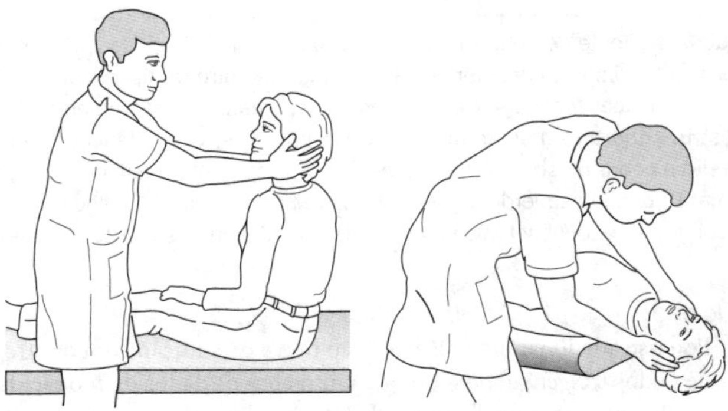

FIGURA 4 Nesta manobra, deve-se inicialmente virar a cabeça do paciente 45° para o lado da orelha a ser testada e então deitá-lo rapidamente com a cabeça pendente. Aguardam-se 30 segundos, observando se há surgimento de nistagmo.

- A doença ocorre quando cristais de cálcio, chamados de otoconias, que estão localizados na mácula do utrículo, órgão responsável pela detecção da aceleração linear, se soltam e caem nos canais semicirculares, sendo o canal posterior o mais comumente envolvido.
- A vertigem é então desencadeada por mudanças na posição da cabeça e tem a duração de segundos a no máximo um minuto.

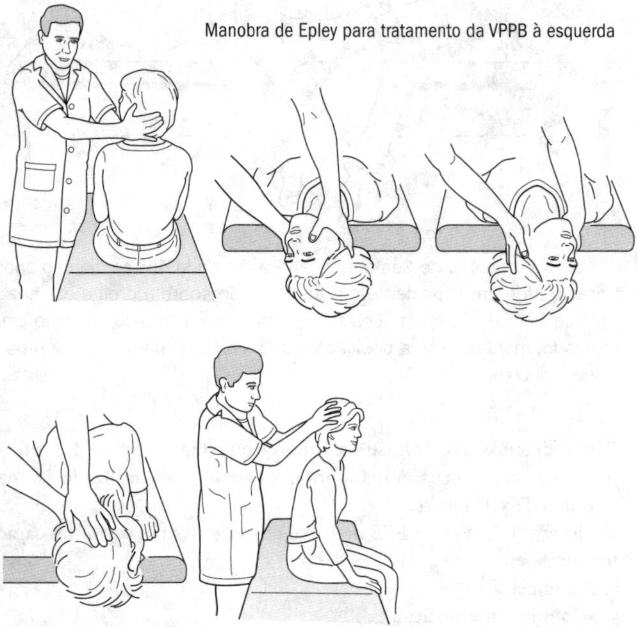

FIGURA 5 A manobra de Epley começa com o paciente sentado e a cabeça virada 45° para o lado que se deseja tratar. O paciente é então deitado rapidamente com a cabeça pendente. Vira-se 90° a cabeça para o outro lado e posteriormente mais 90°, deixando o paciente em decúbito lateral. Em cada posição deve-se aguardar 30 segundos. Finalmente, o paciente é sentado.

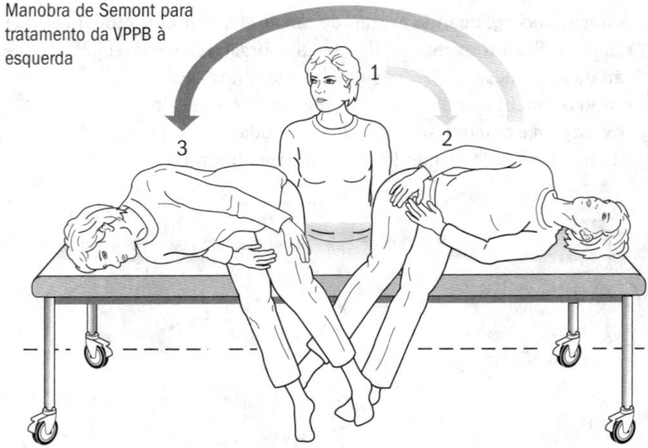

FIGURA 6 Na manobra de Semont, a cabeça é rodada 45° na direção oposta à orelha afetada. O paciente é então deitado sobre a orelha afetada e aguarda-se 1 minuto. Depois, joga-se rapidamente o corpo do paciente para o outro lado, mantendo-se a posição da cabeça. Aguardam-se 2 minutos e senta-se o paciente.

- Para o diagnóstico, deve-se reconhecer o nistagmo típico durante as manobras posicionais. A manobra mais comumente utilizada é a manobra de Dix-Hallpike.
- O nistagmo típico da VPPB do canal posterior tem as seguintes características:
  - Latência.
  - Componente vertical.
  - Componente rotatório batendo para a orelha de baixo.
  - Aspecto em crescente-decrescente.
  - Duração curta (menor que 1 minuto).
  - Fatigabilidade.
- Para o tratamento da VPPB, indicam-se as manobras de reposicionamento. As mais utilizadas são as manobras de Epley e de Semont.

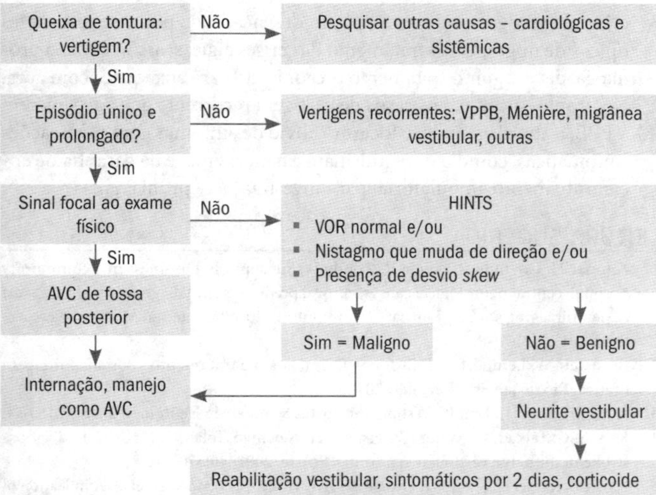

FIGURA 7 Abordagem da vertigem na emergência.
AVC: acidente vascular cerebral; VOR: reflexo vestíbulo-ocular; VPPB: vertigem posicional paroxística benigna.

OUTRAS CAUSAS DE VERTIGEM RECORRENTE

- Além da VPPB, outras causas frequentes de recorrência de crises de vertigem são doença de Menière e migrânea vestibular. Causas mais raras incluem ataque isquêmico transitório de circulação posterior, paroxismia vestibular, deiscência de canal semicircular superior, doença autoimune da orelha interna.
- A doença de Menière é uma doença crônica causada por hidropsia do espaço endolinfático e caracteriza-se por crises de vertigem, com duração de minutos a poucas horas, e sintomas cocleares, como hipoacusia, zumbido e sensação de plenitude aural. Betaistina e diuréticos são utilizados para profilaxia de crises de vertigem.
- Na migrânea vestibular a duração das crises de vertigem é variável, podendo durar de minutos até dias. A suspeita deve ser feita em pacientes com diagnóstico de enxaqueca, com relação temporal entre a dor e as

crises de vertigem, ou com vertigem desencadeada por desencadeantes típicos de migrânea. O tratamento das crises álgicas, assim como a profilaxia, deve seguir o tratamento preconizado para enxaqueca com aura.

- No pronto-socorro, nos casos de vertigem recorrente que não sugerem VPPB, a abordagem deve focar no alívio de sintomas com medicações sintomáticas, como o dimenidrinato e a meclizina, e na garantia de encaminhamento ambulatorial para investigação e profilaxia.

LEITURA SUGERIDA

1. Ammar H, Govindu R, Fouda R, Zohdy W, Supsupin E. Dizziness in a community hospital: central neurological causes, clinical predictors, and diagnostic yield and cost of neuroimaging studies. Journal of Community Hospital Internal Medicine Perspectives. 2017;7(2):73-8.
2. Bronstein A, Lempert T. Tonturas – Diagnóstico e tratamento – Uma abordagem prática. Rio de Janeiro: Revinter; 2010.
3. Jeong SH, Kim HJ, Kim JS. Vestibular neuritis. Seminars in Neurology. 2013;33:185-94.
4. Kattah JC, Talkad AV, Wang DZ, Hsieh YH, Newman-Toker DE. HINTS to diagnose stroke in the acute vestibular syndrome. Stroke. 2009; 40:3504-10.
5. Navi BB, Kamel H, Shah MP, Grossman AW, Wong C, Poisson SN, et al. Application of the ABCD2 score to identify cerebrovascular causes of dizziness in the emergency department. Stroke. 2012;43:1484-9.
6. Newman-Toker DE, Kerber KA, Hsieh YH, Pula JH, Omron R, Saber Tehrani AS, et al. HINTS outperforms ABCD2 to screen for stroke in acute continuous vertigo and dizziness. Academic Emergency Medicine. 2013;20:987-96.

43

Neuroinfecção no departamento de emergência

Bruno Fukelmann Guedes
Rodrigo Antonio Brandão Neto

QUANDO SUSPEITAR DE MENINGITE OU ENCEFALITE?

- Meningites e encefalites são infecções do sistema nervoso central (SNC) com grande potencial de gravidade, e a caracterização clínica precisa ser realizada rapidamente com poucas informações – o tratamento e a investigação ocorrem em paralelo.
- É importante, na abordagem inicial de pacientes com suspeita de infecção do SNC, observar dados clínicos que sugiram acometimento predominantemente meníngeo ou encefálico (ou misto).

Meningite

- Os quatro sinais clássicos são: febre, cefaleia, alteração do nível de consciência e sinais de rigidez de nuca – uma minoria dos pacientes apresenta a tétrade completa, e a suspeita deve ser realizada em quaisquer pacientes com ao menos dois sinais clássicos, que estarão presentes em mais de 90% deles.

Encefalite

- A marca das encefalites é a presença de sinais de envolvimento do parênquima encefálico – crises convulsivas, alteração cognitivo-comportamental como agitação ou psicose, rebaixamento de consciência mais proeminente, e sinais focais como afasia ou hemiparesia. Febre também é comum em encefalites.

Meningoencefalite

- Sinais e sintomas de meningite e encefalite frequentemente se sobrepõem no que classificamos clinicamente como meningoencefalite.

COMO ABORDAR INICIALMENTE NA EMERGÊNCIA?

- Meningites e encefalites são emergências potenciais. Seu manejo deve ser realizado inicialmente em sala de emergência ou unidade de terapia intensiva (UTI).
- Todos os pacientes com suspeita de meningite bacteriana devem permanecer em isolamento respiratório. Em pacientes sépticos, o tratamento da sepse deve ser priorizado, com atenção ao ajuste de dose de antibióticos para cobertura de SNC (Tabela 1).
- O prognóstico das meningites é dramaticamente modificado pelo tempo de administração dos antibióticos, e a mortalidade pode aumentar

TABELA 1 Padrões laboratoriais de infecções de SNC

LCR	Meningite viral	Encefalite herpética	Meningite bacteriana	Meningoencefalite tuberculosa
Pressão de abertura	Normal	Normal	Aumentada	Aumentada
Celularidade	5-500	5-500	> 1.000	5-1.000
Contagem diferencial	Linfócitos/monócitos	Linfócitos/monócitos	Predomínio neutrofílico	Perfil misto
Glicose	nl	nl	< 40 mg/dL*	< 40 mg/dL*
Proteína	< 100 mg/dL	< 100 mg/dL	> 100 mg/dL	> 100 mg/dL
Pró-calcitonina (ng/dL)	< 0,25	< 0,25	> 1,0	Incerto
Proteína C-reativa (mg/L)	< 8,0	< 8,0	> 90,0	Incerto
Bacterioscópico	-	-	+	-
Cultura aeróbia	-	-	+	-
pBAAR	-	-	-	+
Hemocultura	-	-	+	-
HSV-1/2 PCR	-	+	-	-
EV PCR	+	-	-	-

* Como alternativa, considerar glicorraquia < 2/3 da sérica. EV: enterovírus; nl: normal; +: positivo ou detectado; –: negativo ou não detectado; HSV-1/2: vírus herpes simplex 1/2; LCR: líquido cefalorraquidiano; SNC: sistema nervoso central.

até 15% para cada hora de atraso (Figura 1). A administração precoce de antibióticos é a prioridade máxima, e deve inclusive preceder a coleta de exames como hemocultura ou líquido cefalorraquidiano (LCR) quando houver qualquer perspectiva de demora em sua coleta. Para drogas e doses, ver Tabela 2.

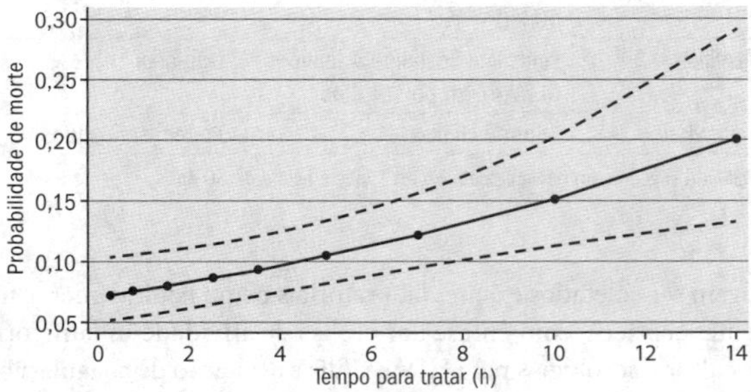

FIGURA 1 Letalidade vs. tempo para antibióticos.
Adaptada de Glimaker M, Johansson B, Grindborg O, Bottai M, Lindquist L, Sjolin J, et al. Adult bacterial meningitis: earlier treatment and improved outcome following guideline revision promoting prompt lumbar puncture. Clin Infect Dis. 2015;60(8):1162-9.

TABELA 2 Drogas e doses

Microrganismo	Antibioticoterapia	Corticoides
Bactéria não identificada (tratamento empírico)	Ceftriaxona 2 g EV 12/12 h ± Ampicilina* 2 g EV 4/4 h por 10-14 dias	Dexametasona 0,15 mg/kg/dose EV 6/6 h por 4 dias
Streptococcus pneumoniae	Ceftriaxona 2 g EV 12/12 h por 10-14 dias	Dexametasona 0,15 mg/kg/dose EV 6/6 h por 4 dias
Neisseria meningitidis	Ceftriaxona 2 g EV 12/12 h por 7 dias	Sem benefício, mas seguro
Lysteria monocytogenes	Ampicilina 2 g EV 4/4 h por 21 dias	Não usar
Haemophylus influenzae	Ceftriaxone 2 g EV 12/12 h por 7 dias	Sem benefício, mas seguro

(continua)

TABELA 2 Drogas e doses *(continuação)*

Microrganismo	Antibioticoterapia	Corticoides
Encefalite herpética	Aciclovir 10 mg/kg/dose EV 8/8 h por 14-21 dias	Não usar
Neurotuberculose	RIPE 4 comp VO 1 x/dia por 2 meses + RI 2 comp VO 1 x/dia por 7 meses (para maiores de 50 kg)	Dexametasona 12-40 mg/d EV inicialmente. Desmame em 8 semanas
Neurossífilis	Penicilina cristalina 4 milhões UI EV 4/4 h por 14 dias	Não usar
Meningite viral	Suporte clínico	Podem ser usados

* Ampicilina é sugerida em pacientes abaixo de 1 mês e acima de 50 anos.

- Devem ser coletados exames laboratoriais como habitualmente nos pacientes sépticos, com ênfase em provas de atividade inflamatória, hemocultura, sorologias para HIV e sífilis e avaliação de coagulação (para coleta de LCR).
- Crises convulsivas são tratadas de acordo.
- Em pacientes com suspeita de encefalite ou meningoencefalite herpética, preconiza-se administração precoce de aciclovir endovenoso.

POSSO COLHER LCR? PRECISO DE TOMOGRAFIA?

- Passado o manejo inicial, quando sepse, crises convulsivas e outras complicações foram tratadas, e com o paciente já em uso empírico de antibióticos ou antivirais, somente a coleta e a análise de parâmetros laboratoriais objetivos permitem diferenciar os casos com maior probabilidade de doença por vírus, bactérias ou micobactérias.
- A coleta de LCR é fundamental nesse processo. No entanto, antes dela é preciso verificar se há segurança – pacientes com hipertensão intracraniana grave ou lesões com efeito de massa podem sofrer herniação uncal ou central após coleta.
- Duas abordagens para neuroimagem antes da coleta de LCR podem ser consideradas conforme a disponibilidade de exames no serviço (Figura 2).

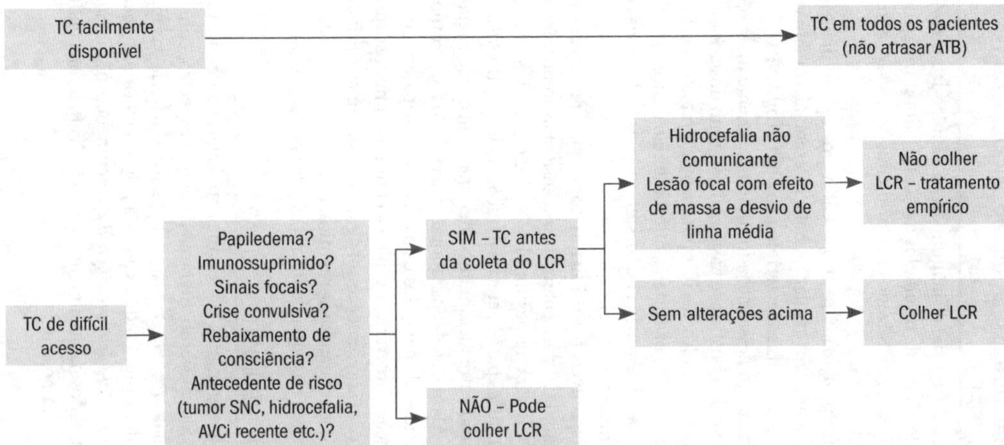

FIGURA 2 Indicação de tomografia computadorizada (TC) de crânio pré-coleta de líquido cefalorraquidiano (LCR).

ATB: antibioticoterapia; AVCi: acidente vascular cerebral isquêmico; SNC: sistema nervoso central.

MENINGITE BACTERIANA, VIRAL OU MICOBACTERIANA? COMO INVESTIGAR?

- O diagnóstico diferencial de neuroinfecção é clinico-laboratorial, e deve ser reavaliado diante de resultados de LCR e laboratório geral.
- Os parâmetros mais utilizados nas primeiras horas são: apresentação clínica e:
  - No sangue: proteína C-reativa (PCR) e pró-calcitonina séricas.
  - No LCR: contagem celular global e diferencial, proteínas, glicose, bacterioscópico, micobacteriológico direto (pBAAR) (Tabela 1).
- O valor de cada um desses achados individualmente pode ser bastante limitado, e o diagnóstico se baseia no conjunto dos achados.
- Após revisão diagnóstica: decidir por manter terapia empírica mais direcionada a meningite bacteriana, micobacteriana, encefalite viral, combinações em casos de dúvida ou mesmo suspensão de drogas em casos de provável meningite viral.
- Exames indisponíveis nas primeiras horas, mas que devem ser solicitados de início: PCR para enterovírus (causa mais frequente de meningite viral), PCR para herpes simples 1/2, PCR para *Mycobacterium tuberculosis*, culturas para bactérias e micobactérias, pBAAR.
- A diferenciação entre meningite bacteriana e micobacteriana pode ser mais difícil. Além dos dados laboratoriais citados, neurotuberculose deve ser considerada em todos os pacientes com epidemiologia sugestiva (população carcerária, pacientes com HIV, imunossuprimidos e brasileiros), com apresentação subaguda dos sintomas e principalmente com sinais de tuberculose sistêmica. Exames adicionais como raio X ou TC de tórax e pesquisa de BK no escarro podem ser úteis.

COMO TRATAR MENINGITE AGUDA?

- Antibióticos: meningites bacterianas prováveis ou definitivas devem ser tratadas com antibioticoterapia de amplo espectro, considerando os agentes mais prováveis em cada contexto. A maioria das meningites bacterianas de comunidade é causada por *Streptococcus pneumoniae* (pneumococo), *Neisseria meningitides* (meningococo) ou *Haemophylus influenza*, todos habitualmente sensíveis a ceftriaxona endovenosa. Ver Tabela 2 para posologia.

- Alguns grupos de pacientes têm risco adicional para doença por *Lysteria monocytogenes* (listeria). São eles: imunossuprimidos, usuários de corticoides, crianças < 1 mês, adultos > 50 anos, gestantes.
- Vancomicina é muito citada em diretrizes norte-americanas em razão da alta prevalência de pneumococos resistentes a cefalosporinas nos Estados Unidos. Seu uso rotineiro não se justifica no Brasil.
- Corticoides: pacientes com meningite pneumocócica ou possivelmente pneumocócica (agente não identificado) devem receber corticoterapia com dexametasona endovenosa ou dose equivalente de prednisona, preferencialmente desde a primeira dose do antibiótico, até ao menos 4 dias após início do tratamento (ver Tabela 2 para doses). Idealmente, corticoides devem ser iniciados nos primeiros minutos em meningites bacterianas ou micobacterianas.
- Meningite viral: meningites virais são essencialmente benignas. Seu manejo se limita ao controle de sintomas. Pode ser considerada alta precoce.

COMO TRATAR ENCEFALITE AGUDA?

- Meningoencefalite herpética é o maior medo nesses casos. Tempo para início de antivirais é um importante determinante prognóstico. A confirmação diagnóstica geralmente ocorre a partir do 3º dia, quando o resultado de PCR para HSV-1/2 fica disponível. Sendo assim, é prudente iniciar prontamente aciclovir na dose preconizada (Tabela 2), desde a suspeita diagnóstica.
- Todos os pacientes devem idealmente ser internados em terapia intensiva, pelo risco de deterioração.
- Crises epilépticas convulsivas e não convulsivas são muito comuns – eletroencefalograma isolado ou contínuo deve ser prontamente solicitado na internação ou se clinicamente indicado. Todo paciente que tiver crises convulsivas deve manter o uso de droga antiepiléptica durante a internação.
- Deve ser solicitada ressonância magnética de encéfalo assim que possível.
- Cuidado com uso de aciclovir – monitorizar função renal para reajuste da dose.

SEGUIMENTO NOS PRIMEIROS DIAS

- Idealmente, todos os pacientes discutidos neste capítulo, à exceção daqueles com meningites virais, passam por revisão diagnóstica e terapêutica após os primeiros dias (Figura 3), quando ficam disponíveis os resultados de provas laboratoriais específicas – PCR para HSV1/2, hemocultura, cultura de LCR, VDRL em LCR, PCR para M. tuberculosis. O manejo pormenorizado de cada patologia não será discutido neste capítulo.

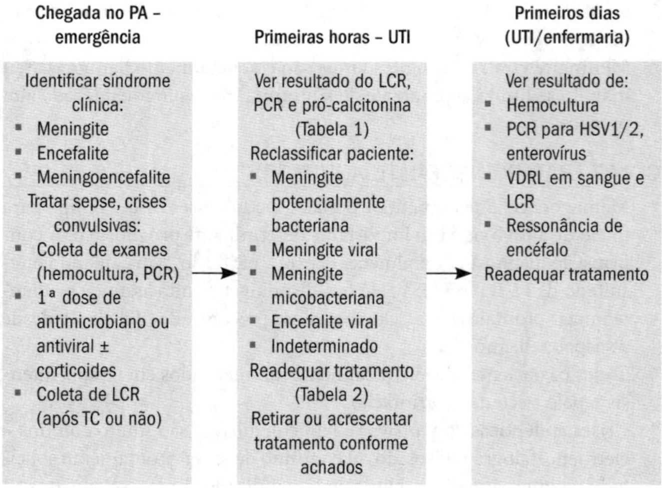

FIGURA 3 Fluxograma de atendimento a pacientes com suspeita de neuroinfecção na emergência.

LCR: líquido cefalorraquidiano; PCR: proteína C-reativa; TC: tomografia computadorizada; VDRL: *venereal disease research laboratory*.

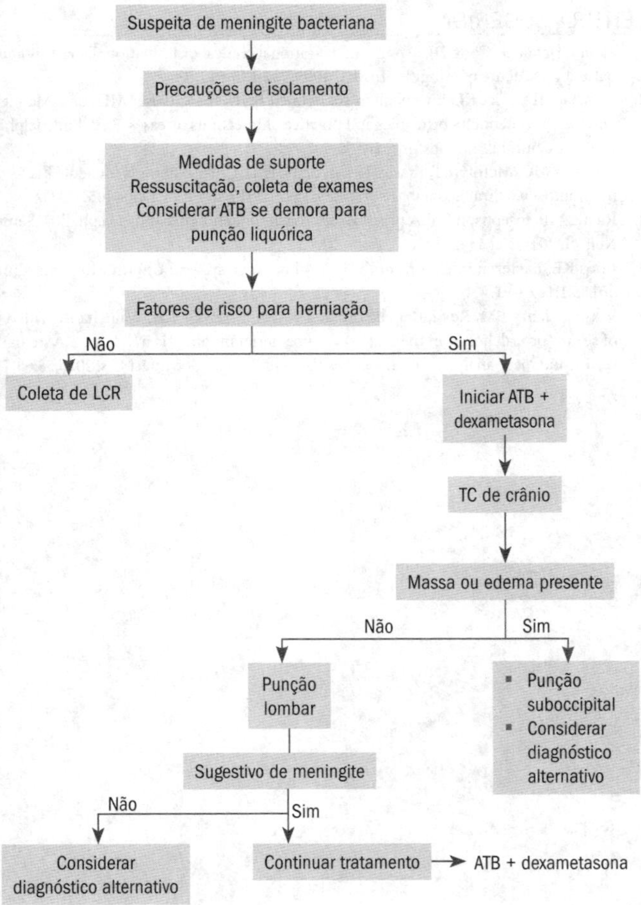

FIGURA 4 Abordagem das meningites bacterianas.
ATB: antibioticoterapia; LCR: líquido cefalorraquidiano; TC: tomografia computadorizada.

LEITURA SUGERIDA

1. Attia J, Hatala R, Cook DJ, Wong JG. The rational clinical examination. Does this adult patient have acute meningitis? JAMA. 1999;282:175-81.
2. Beckham JD, Tyler KL. Encephalitis. In: Bennett JE, Dolin R, Blaser MJ (eds.). Mandell, Douglas, and Bennett's principles and practice of infectious diseases. 9.ed. Philadelphia: Elsevier Churchill Livingstone; 2019.
3. Brouwer MC, McIntyre P, Prasad K, van de Beek D. Corticosteroids for acute bacterial meningitis. Cochrane Database Syst Rev. Epub 2015 Sep 12.:CD004405.
4. Richie MB, Josephson SA. A practical approach to meningitis and encephalitis. Semin Neurol. 2015;35:611-20.
5. Roos KL. Bacterial infections of the central nervous system. Contin Minneap Minn. 2015;21:1679-91.
6. Vikse J, Henry BM, Roy J, Ramakrishnan PK, Tomaszewski KA, Walocha JA. The role of serum procalcitonin in the diagnosis of bacterial meningitis in adults: a systematic review and meta-analysis. Int J Infect Dis IJID Off Publ Int Soc Infect Dis. 2015;38:68-76.

44

Paralisias flácidas agudas

Ronnyson Susano Grativvol
Herval Ribeiro Soares Neto

- Paralisia flácida aguda (PFA) consiste em uma síndrome clínica caracterizada por fraqueza muscular de rápida instalação (de horas até semanas) associada a alteração do tônus muscular e dos reflexos profundos (ambos geralmente diminuídos). Estabelecer o diagnóstico topográfico e etiológico correto é fundamental para a condução do caso e a decisão da terapêutica apropriada.

QUAIS SÃO OS DIAGNÓSTICOS TOPOGRÁFICOS POSSÍVEIS?

- A PFA geralmente decorre de uma disfunção na unidade motora. A unidade motora, por sua vez, é formada principalmente pelas seguintes estruturas: corno anterior da medula, nervo periférico, junção neuromuscular e músculo. O acometimento de qualquer uma dessas estruturas citadas anteriormente pode se manifestar clinicamente como PFA (Tabela 1).

TABELA 1 Diagnóstico topográfico

Topografia	Fraqueza	Reflexo	Tônus	Sensibilidade	Outros sinais
Corno anterior	Variável (proximal e/ou distal)	↓ ou ↑	↓ ou ↑	Normal	Atrofia, fasciculações Sinais piramidais
Nervo periférico	Distal > proximal	↓	↓	↓	Disautonomia
Junção neuromuscular	Proximal	Normal	Normal	Normal	Ptose palpebral, diplopia, fatigabilidade
Músculo	Geralmente proximal	Normal	Normal ou ↓	Normal	Atrofia, dor, miotonia

- Outro diagnóstico topográfico possível inclui o acometimento dos tratos corticoespinhais da medula em uma fase aguda (fase de "choque medular"). Os sinais de alerta que nos fazem pensar nessa topografia consistem no envolvimento precoce da função esfincteriana ou na presença de nível sensitivo no exame neurológico.

QUAIS SÃO OS DIAGNÓSTICOS ETIOLÓGICOS MAIS COMUNS?

- Após a erradicação da poliomielite causada pelo vírus selvagem na maioria dos países, a causa mais frequente de PFA passou a ser a síndrome de Guillain-Barré (SGB). No entanto, outros diagnósticos diferenciais etiológicos devem ser lembrados (Tabela 2).

TABELA 2 Diagnóstico diferencial entre as paralisias flácidas agudas

Principais etiologias de paralisia flácida aguda	Topografia
Poliomielite	Corno anterior
Síndromes pólio-*like*	Corno anterior
Síndrome de Guillain-Barré	Nervo periférico
Polineuropatias tóxicas	Nervo periférico
Porfiria intermitente aguda	Nervo periférico
Miastenia *gravis*	Junção neuromuscular
Botulismo	Junção neuromuscular
Miopatias inflamatórias	Músculo
Paralisias periódicas	Músculo
Mielopatias (diferentes diagnósticos nosológicos)	Medula espinal

O QUE DEVEMOS SABER SOBRE SGB?

- A SGB representa a causa mais comum de PFA e é ocasionada por um ataque autoimune ao sistema nervoso periférico.
- Quadro clínico: fraqueza muscular progressiva (até 4 semanas), ascendente, simétrica e geralmente associada a arreflexia ou hiporreflexia dos segmentos acometidos. Os achados de alteração de sensibilidade são leves, e o quadro clínico predominante consiste na presença de fraqueza muscular distal e proximal. O envolvimento do nervo facial pode

ocorrer em até 50% dos casos, disfunção dos músculos bulbares (disfagia ou disfonia) em 40%, e oftalmoparesia ou ptose palpebral em cerca de 10% dos doentes. Os pacientes podem ainda relatar dor intensa do tipo radicular ou neuropática em até 2/3 dos casos e também é comum encontrarmos sinais de disautonomia (mais comumente taquicardia sinusal).

- Dados epidemiológicos: podemos encontrar a história de um possível pródromo infeccioso em aproximadamente 70% dos pacientes. As causas mais comuns compreendem infecção das vias aéreas superiores e gastroenterocolite aguda causada por *Campylobacter jejuni*. Outras causas menos comuns incluem infecções bacterianas (*Mycoplasma pneumoniae*), infecções virais (influenza, citomegalovírus, Epstein-Barr, HIV, varicela, hepatite B ou C, dengue, Zika vírus) e história de vacinação recente.
- Variantes (Tabela 3): destacam-se a forma desmielinizante clássica (AIDP – *acute inflammatory demyelination poliradiculoneuropathy*) e as formas axonal motora pura (AMAN – *acute motor axonal neuropathy*) e sensitivo-motora (AMSAN – *acute motor and sensory axonal neuropathy*). No ocidente, a forma AIDP é mais comum do que as formas axonais.

TABELA 3 AIDP vs. AMAN

Característica	AIDP	AMAN
Infecção prévia	Influenza e outros agentes	*Campylobacter jejuni*
Epidemiologia	Países ocidentais	Países orientais
Acometimento de nervos cranianos	Frequente (60%)	Incomum (20%)
Alteração de sensibilidade	Frequente (70%)	Incomum (10%)
Dor	Frequente (70%)	Incomum
Disautonomia	Frequente	Rara
Reflexos profundos	Ausentes	Geralmente ausentes (preservados em 20%)
Eletroneuromiografia	Desmielinizante	Axonal

AIDP: *acute inflammatory demyelination poliradiculoneuropathy;* AMAN: *acute motor axonal neuropathy.*

QUAIS EXAMES COMPLEMENTARES DEVEMOS SOLICITAR?

- Os exames complementares devem ser solicitados de acordo com os diagnósticos topográfico e etiológico suspeitados após anamnese e exame neurológico minucioso. Por exemplo, caso exista suspeita de uma mielopatia, devemos inicialmente solicitar uma ressonância magnética (RM) da coluna com urgência, de acordo com a topografia mais provável. No caso de crianças, a PFA é de notificação compulsória e deve ser sempre pesquisada a presença de poliovírus nas fezes. Caso existam dúvidas em relação ao diagnóstico topográfico da PFA, a eletroneuromiografia pode complementar e confirmar os achados do exame neurológico.
- Exames laboratoriais: devem ser realizados de acordo com a suspeita clínica. Entre os mais importantes, destacamos os níveis séricos de potássio (avaliação de paralisias periódicas), sódio, cálcio, magnésio, fósforo e dosagem de CPK (avaliação de miopatias, apesar de também poder estar levemente alterado em processos neurogênicos). Outros exames laboratoriais poderão ser solicitados de acordo com a suspeita clínica e entre eles podemos citar: hemograma completo, sorologias para HIV, herpes, Lyme, dosagem de porfirinas, hormônios tireoidianos e provas de atividade inflamatória sistêmica (VHS e PCR).
- Outros exames complementares: é muito importante obter os valores de capacidade vital forçada (CVF) e pressão inspiratória negativa máxima (Pi máx) nos pacientes com SGB na admissão do pronto-socorro. Esses valores podem nos auxiliar em predizer quais pacientes poderão evoluir com necessidade de ventilação mecânica (Tabela 4).

TABELA 4 Critérios de ventilação mecânica invasiva na SGB

Critérios maiores	Critérios menores
$pCO_2 > 48$ mmHg	Dificuldade de tossir
$pO_2 < 56$ mmHg	Dificuldade de engolir
CVF < 15 mL/kg	Atelectasia
Pi máx < 30 cmH_2O	
Critérios: 1 critério maior ou 2 critérios menores	

CVF: capacidade vital forçada; Pi máx: pressão inspiratória negativa máxima; pCO_2: pressão parcial de dióxido de carbono; pO_2: pressão parcial de oxigênio.

- Na SGB, os dois principais exames complementares a serem solicitados são:
  - Liquor: pode evidenciar dissociação proteinocitológica, com elevação proteica (> 50 mg/dL) e celularidade normal (até 4 células/mm^3). Quando houver aumento da celularidade (acima de 10 células/mm^3), devemos considerar outras etiologias, como HIV, citomegalovírus, lúpus, doença de Hodgkin e doença de Lyme, entre outras. A dissociação proteíno-citológica pode estar ausente em até 50% dos pacientes na 1ª semana e em 25% dos casos na 3ª semana, sobretudo nas variantes axonais.
  - Eletroneuromiografia: pode mostrar alterações neurofisiológicas compatíveis com desmielinização na forma AIDP (aumento da latência das ondas F, diminuição das velocidades de condução, bloqueios de condução, aumento das latências motoras e dispersão temporal). Vale lembrar que existem variantes axonais da SGB (AMAN e AMSAN) nas quais encontramos diminuição das amplitudes dos potenciais de ação motor e/ou sensitivo. Além disso, o exame é muito importante para exclusão dos outros diagnósticos diferenciais citados anteriormente. Os exames realizados precocemente podem não preencher os critérios diagnósticos para SGB, mas raramente são normais.

QUAIS SÃO OS *RED FLAGS* PARA O DIAGNÓSTICO DE SGB?

- Sempre que houver a suspeita de SGB, devemos pesquisar ativamente os principais *red flags* em busca de diagnósticos alternativos:
  - Fraqueza de instalação notadamente assimétrica.
  - Presença de disfunção esfincteriana.
  - Presença de nível sensitivo.
  - > 50 células/mm^3 no liquor.

COMO É FEITO O TRATAMENTO DA SGB?

- Em um primeiro momento, devemos nos preocupar com o suporte clínico intensivo do paciente com diagnóstico de SGB. Cuidados relacionados a disautonomia, profilaxia de trombose venosa profunda, suporte nutricional, respiratório e de reabilitação motora são fundamentais para redução da morbidade e da mortalidade.

- Em relação à intervenção terapêutica medicamentosa, não se discute o tratamento dos casos com grave acometimento motor (*Score GBS* de incapacidade ≥ 3, conforme mostra a Tabela 5). No entanto, nos casos leves a moderados, a decisão é mais controversa e muitos autores adotam conduta expectante. Existe uma tendência atual de também tratarmos os pacientes com *Score GBS* de incapacidade 2 (capazes de andar 10 metros ou mais sem ajuda, porém incapazes de correr).
- Estudos têm demonstrado eficácia da plasmaférese (250 mL/kg divididos em 5 sessões em dias alternados) e da imunoglobulina intravenosa (0,4 g/kg/dia durante 5 dias consecutivos), com resultados equivalentes. Vale ressaltar que o tempo de instalação dos sintomas também é fundamental na determinação do tratamento, uma vez que os benefícios dele foram demonstrados nos pacientes com até 4 semanas do início dos sintomas (Tabela 6). Não há evidências em relação ao uso concomitante das duas terapias.

TABELA 5 *Score GBS* de incapacidade (com 2 semanas da admissão)

Score GBS de incapacidade	Quadro clínico
0	Assintomático
1	Sintomas leves e capaz de correr
2	Anda 10 metros sem ajuda, mas não corre
3	Anda 10 metros com ajuda
4	Restrito ao leito ou à cadeira de rodas
5	Suporte ventilatório em alguma parte do dia
6	Morte

QUAL É O PROGNÓSTICO DO PACIENTE COM SGB?

- Os fatores de pior prognóstico para SGB incluem:
  - Evolução rápida dos sintomas, com grave comprometimento motor.
  - Necessidade de ventilação mecânica.
  - Pacientes idosos (> 60 anos).
  - Quadro de gastroenterocolite precedendo os sintomas (*Campylobacter jejuni*).

TABELA 6 Recomendações da AAN sobre tratamento da SGB – 2003

Plasmaférese
▪ Pacientes que não deambulam dentro de 4 semanas do início dos sintomas (A)
▪ Pacientes que deambulam com auxílio dentro de 2 semanas do início dos sintomas (B)
Imunoglobulina
▪ Pacientes que deambulam com auxílio dentro de 2 semanas do início dos sintomas (A)
▪ Pacientes que deambulam com auxílio dentro de 4 semanas do início dos sintomas (B)
Corticosteroides
▪ Não há recomendações para uso de corticoides na SGB (A)

- Quadro de infecção por citomegalovírus (CMV) precedendo os sintomas.
- Redução dos potenciais de ação muscular composto (CMAP) na eletroneuromiografia (< 20% do limite inferior de normalidade).

▪ Podemos também usar escalas para quantificar o prognóstico de recuperação da marcha do paciente (Tabelas 5 e 7 e Figura 1).

TABELA 7 *Erasmus GBS Outcome Score* (EGOS)

	Categorias	Escore
Idade de início (anos)	> 60 anos 41-60 anos < 41 anos	1 0,5 0
História de diarreia prévia	Ausente Presente	0 1
Score GBS de incapacidade (com 2 semanas da admissão)*	0 ou 1 2 3 4 5	1 2 3 4 5
Erasmus GBS Outcome Score (EGOS)		1-7

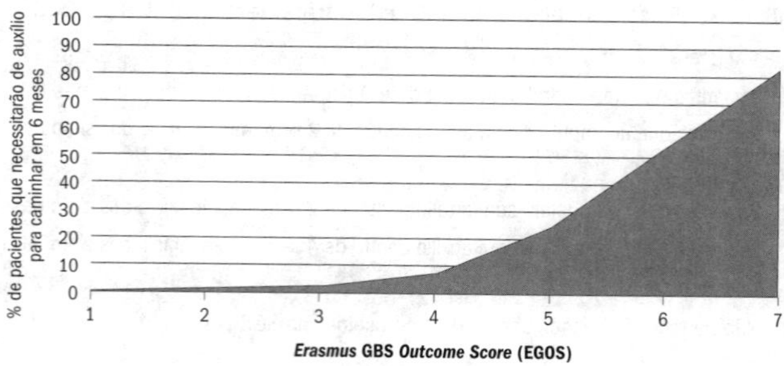

FIGURA 1 Avaliação prognóstica na síndrome de Guillain-Barré.

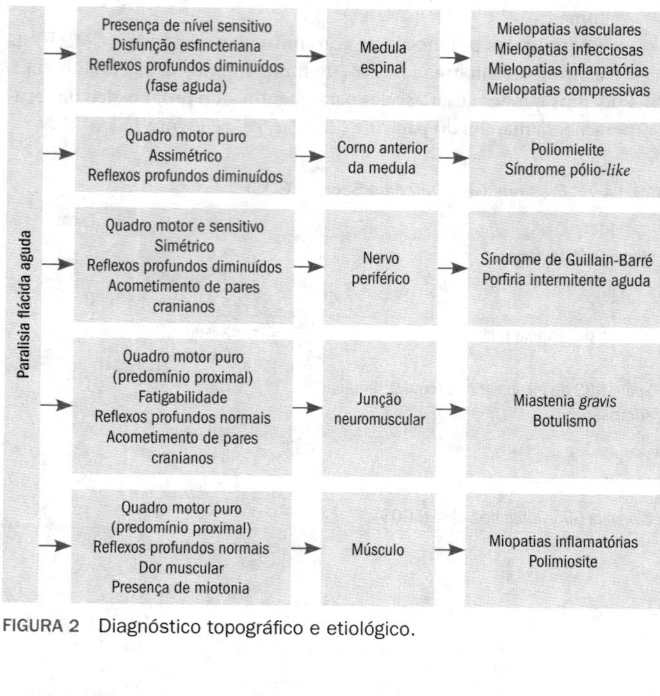

FIGURA 2 Diagnóstico topográfico e etiológico.

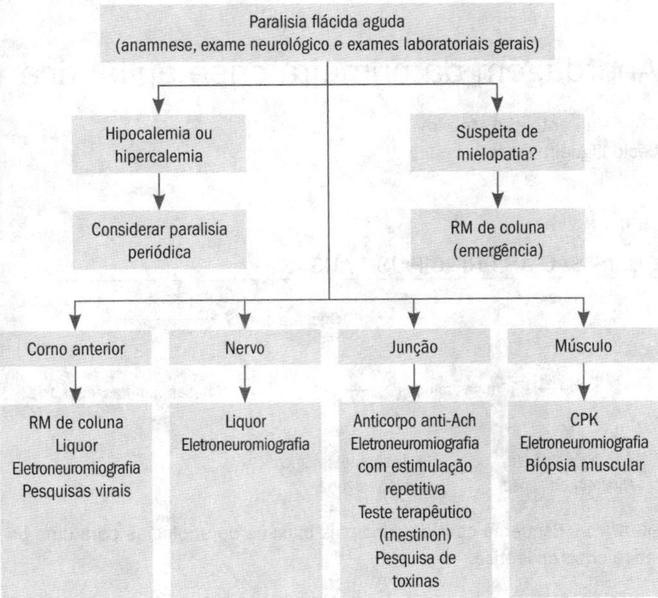

FIGURA 3 Algoritmo diagnóstico.
Ach: acetilcolina; CPK: creatinofosfoquinase; RM: ressonância magnética.

LEITURA SUGERIDA

1. Burakgazi AZ, Höke A. Respiratory muscle weakness in peripheral neuropathies. J Peripher Nerv Syst. 2010;15:307-13.
2. Donofrio PD. Guillain-Barré syndrome. Continuum (Minneap Minn). 2017;23(5):1295-309.
3. Fokke C, van den Berg B, Drenthen J, Walgaard C, van Doorn PA, Jacobs BC. Diagnosis of Guillain-Barré syndrome and validation of Brighton criteria. Brain. 2014;137(Pt 1):33-43.
4. Kaushik R, Kharbanda PS, Bhalia A, Rajan R, Prabhakar S. Acute flaccid paralysis in adults: Our experience. J Emerg Trauma Shock. 2014;7:149-54.
5. van Koningsceld R, Steyerberg EW, Hughes RA, Swan AV, van Doorn PA, Jacobs BC. A clinical prognostic scoring system for Guillain-Barré syndrome. Lancet Neurol. 2007 Jul;6(7):589-94.

45

Abordagem da primeira crise epiléptica

Gabriela Pantaleão Moreira
Lécio Figueira Pinto

QUAIS SÃO AS PRINCIPAIS CAUSAS?

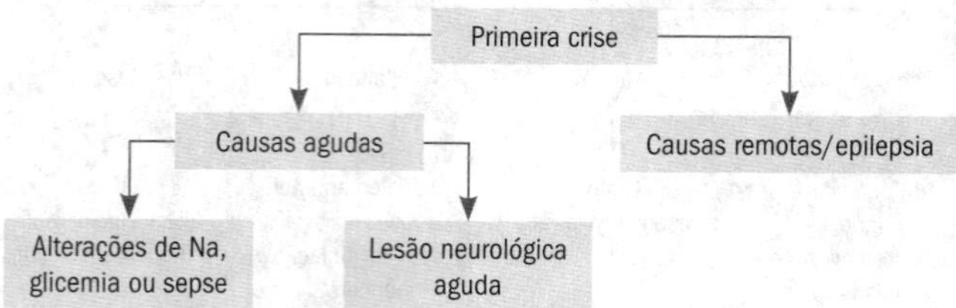

FIGURA 1 Esquema com as principais classes de etiologias para uma primeira crise epiléptica.
Na: sódio.

1. Crise provocada ou sintomática aguda: fator causal identificável, que pode ser uma condição clínica (Tabela 1) ou lesão neurológica aguda (Tabela 2).
2. Crise sintomática remota: lesão cerebral antiga, que leva a crise epiléptica tardiamente, em geral mais de um mês após lesão (Tabela 3). Não havendo outros fatores que contribuíram para a ocorrência da crise, considera-se que o paciente tem o diagnóstico de epilepsia, em razão do maior risco de recorrência (ver definição de epilepsia).
3. Epilepsia: definida por:
   - Duas ou mais crises não provocadas, ocorrendo com mais de 24 horas de intervalo; OU
   - Uma crise não provocada associada à probabilidade de outras crises semelhante ao observado após duas crises não provocadas (≥ 60%), em período de 10 anos; OU
   - Síndrome epiléptica conhecida.

TABELA 1 Principais causas clínicas de crises sintomáticas agudas

▪ Crise febril na infância – não vale para adultos!
▪ Alterações eletrolíticas (Na, Ca, P e Mg)
▪ Hipoglicemia, hiperglicemia não cetótica
▪ Alterações metabólicas: uremia, síndrome de desequilíbrio na diálise, insuficiência hepática
▪ Sepse ou infecções de focos não neurológicos
▪ Abstinência a álcool e drogas (benzodiazepínicos e barbitúricos)
▪ Abuso de drogas lícitas e ilícitas (anfetaminas, cocaína)
▪ Medicações que potencialmente podem reduzir o limiar convulsivo:
– Analgésicos: tramadol, fentanil
– Antibióticos: carbapenêmicos, cefalosporinas, isoniazida, penicilina
– Antidepressivos: amitriptilina, bupropiona
– Antipsicóticos: haloperidol, clorpromazina, olanzapina, clozapina
– Quimioterápicos: metotrexate, clorambucil, vincristina
– Broncodilatadores: aminofilina, teofilina
– Simpatomiméticos: efedrina, terbutalina
– Anestésicos locais: lidocaína, bupivacaína

Na: sódio; Ca: cálcio; P: fósforo; Mg: magnésio.

TABELA 2 Principais causas neurológicas de crise sintomática aguda

▪ Hemorragia cerebral (hematoma intraparenquimatoso ou hemorragia subaracnóidea)
▪ Traumatismo cranioencefálico
▪ Isquemia cerebral
▪ Meningoencefalite
▪ Abscessos cerebrais
▪ Infecções parasitárias (p. ex., cisticercose, toxoplasmose)
▪ Trombose venosa cerebral: pode causar infartos venosos e hemorragias subaracnóideas
▪ Síndrome da encefalopatia posterior reversível (mais conhecida pelo seu acrônimo em inglês, PRES)
▪ Encefalites inflamatórias ou imunomediadas
▪ Anóxia cerebral

TABELA 3 Principais causas de crise sintomática remota

▪ Sequela de isquemia cerebral
▪ Sequela de hemorragia cerebral
▪ Trauma de crânio prévio, com lesão sequelar no parênquima cerebral
▪ Neurocirurgia prévia com área de encefalomalácia
▪ Sequela de infecções no sistema nervoso central

- Questionar ativamente a presença de crises prévias, mesmo que sutis, pois duas ou mais crises configuram diagnóstico de epilepsia → considerar iniciar tratamento medicamentoso para evitar novas crises. Obs.: é comum encontrar história de pelo menos uma crise anterior em aproximadamente 50% dos pacientes após uma suposta primeira crise.
- Há algumas situações que apontam para um provável diagnóstico sindrômico, como o tipo de crise (mioclonias e crises tônico-clônicas, ausências típicas etc.), mesmo com exames de imagem e eletrocardiograma (EEG) normais, o que permite diagnóstico de epilepsia mesmo antes do segundo evento. Exemplo: adolescente com mioclonias ao acordar, que evoluiu com crise tônico-clônica generalizada, após noite de privação de sono e libação alcoólica – quadro muito sugestivo de epilepsia mioclônica juvenil.

QUAIS SÃO OS DADOS MAIS IMPORTANTES NA ANAMNESE?

- Caracterização minuciosa do evento e pós-ictal:
  - Qual o primeiro sinal ou sintoma (referido pelo paciente e/ou presenciado por testemunha)? Aponta área cerebral envolvida no início da crise.
  - Qual a sequência de eventos durante a crise (p. ex., primeiro houve interrupção do comportamento, seguido de movimentos mastigatórios e versão cefálica)?
  - Quanto tempo durou a crise? Cuidado, a maioria das pessoas descreve tempos muito longos, pela ansiedade ao presenciar a crise ou por contar o tempo de recuperação.
  - Ficou confuso ou sonolento após o término da crise? Em quanto tempo voltou ao normal? Houve afasia durante ou após a crise?
- Entrevistar quem presenciou a crise sempre que possível.
- Condições em que ocorreu/eventos precipitantes:
  - Em vigília ou durante o sono?

- Durante atividades físicas ou esforço?
- Privação de sono?
- Ingesta alcoólica prévia ou abstinência?
- Uso de outras substâncias?
- Ambiente com estimulação luminosa intermitente?
- Durante refeição ou alguma outra atividade específica?
- Houve cefaleia súbita associada?
- Trauma craniano imediatamente antes do evento?
- Usou nova medicação por algum motivo médico ou houve alteração de dose de remédios em uso?

- Antecedentes patológicos do paciente, principalmente neurológicos:
  - Crise febril na infância?
  - Complicações perinatais?
  - Trauma cranioencefálico (TCE), acidente vascular cerebral (AVC), neuroinfecções.
  - Doenças sistêmicas potencialmente associadas: neoplasia, imunossupressão, doenças autoimunes.
- História familiar de epilepsia e crises ou outras doenças neurológicas.
- Uso de medicações, álcool e substâncias (uso regular ou esporádico), anticoagulantes.
- Com o amplo acesso ao celular, é válido perguntar se há registro em vídeo da crise.

O QUE DEVEMOS OBSERVAR NO EXAME FÍSICO?

- Avaliação clínica:
  - Sinais vitais e glicemia capilar.
  - Ritmo cardíaco.
  - Sinais de hipotensão postural.
- Exame neurológico:
  - Nível e conteúdo de consciência.
  - Linguagem (capacidade de nomear objetos, manter discurso, compreensão de comandos e perguntas).
  - Presença de sinais focais: déficits motores, sensitivos e atencionais (heminegligência). Tais déficits podem corresponder à paralisia de Todd (déficit pós-ictal, reversível e transitório) ou a sinais de patologias neurológicas agudas ou prévias.

- Fundo de olho.
- Rigidez de nuca.

QUAIS SÃO OS PRINCIPAIS DIAGNÓSTICOS DIFERENCIAIS?

- Síncope e outras causas cardiológicas (Tabela 4).
- Amnésia global transitória.
- Aura de enxaqueca.
- Ataque isquêmico transitório, em especial *limb shaking* (fenômenos motores em paciente com isquemia transitória).

TABELA 4 Características diferenciais entre síncope e crise epiléptica

	Síncopes	Crises TCG
Ocorrência	Circunstanciais	Espontâneas
Duração*	< 30 s	1-2 min
Evento precipitante	50% dos casos	Comum não haver nenhum
Queda	Flácida ou rígida	Rígida
Convulsões	80% são breves, arrítmicas, multifocais ou generalizadas	2-3 min, rítmicas, generalizadas
Olhos	Abertos, desvio para cima ou para o lado transitório	Abertos, desvio sustentado por alguns segundos
Alucinações	Tardia	Pode preceder TCG (aura olfativa, gustativa, sensações psíquicas)
Cor da face	Pálida	Cianótica
Hipersalivação, sialorreia	Ausente	Comum
Incontinência	Comum	Comum
Mordedura de língua	Rara	Comum
Tempo para recuperação	< 30 s, sem comprometimento da consciência após término	1-2 min, sendo comuns confusão e sonolência pós-ictal

Obs.: apesar de a história clínica ser o principal instrumento para guiar a diferenciação entre síncopes e crises, pode ser difícil na prática clínica julgar determinados eventos, pois as características deles se sobrepõem. São comuns os termos "síncope convulsiva" para os casos de síncope que envolve abalos motores ou mioclonias (podem ocorrer em até 90% dos casos). Não há maior risco para epilepsia ou crise epiléptica caso a síncope apresente essas características.
* Duração do evento e gravidade da perda de consciência não aumentam a acurácia diagnóstica.
TCG: tônico-clônicas generalizadas.

- Ataque de pânico.
- Narcolepsia e outros distúrbios do sono.
- Distúrbios paroxísticos do movimento (discinesias).
- *Delirium*.
- Crises não epilépticas psicogênicas (CNEP).

COMO PROCEDER A INVESTIGAÇÃO COMPLEMENTAR?

- Exames laboratoriais:
  - Glicemia.
  - Sódio, cálcio, magnésio e fósforo.
  - Ureia e creatinina.
  - Gasometria.
  - Hemograma e outros, conforme quadro clínico.
  - CPK: pode estar aumentada em casos de crises com manifestações motoras significativas, mas o resultado normal não exclui evento epiléptico.
  - Sorologias: HIV etc. – conforme suspeição clínica e antecedentes pessoais.
  - Nível sérico de fármacos antiepilépticos – em pacientes com antecedente de epilepsia, para avaliar aderência ao tratamento.
- Neuroimagem:
  - Tomografia de crânio: considerar em todos os casos, principalmente se houver fatores de risco para patologia aguda intracraniana (Tabela 5).

TABELA 5 Principais fatores de risco/suspeição clínica para patologia neurológica aguda

▪ Febre
▪ Imunodeprimido (HIV, transplantado, uso de corticosteroide)
▪ História de trauma cranioencefálico
▪ Anticoagulação
▪ História de neoplasia
▪ Sinais neurológicos focais
▪ Crises com manifestação motora focal, alteração de consciência
▪ Cefaleia persistente
▪ Idade > 40 anos

- Eletroencefalograma (EEG):
  - Desejável no atendimento inicial, mas não obrigatório.
  - 23% dos exames de EEG feitos após 1ª crise são anormais; se realizados nas primeiras 24-48 h após o evento, até 70% dos exames resultarão anormais.
  - EEG ideal do ponto de vista técnico: Tabela 6.

TABELA 6 Condições técnicas ideais do eletroencefalograma após primeira crise epiléptica

▪ Duração mínima: 20-30 minutos
▪ Incluir registro de vigília, sonolência e sono
▪ Métodos de ativação [exceto se o paciente apresenta contraindicação a algum(ns): abertura e fechamento ocular; fotoestimulação intermitente; hiperpneia e privação de sono (orientada no preparo do exame)]

  - Funções do EEG no contexto da primeira crise:
    - Classificação das crises (focal *vs.* generalizada) e na identificação de síndromes epilépticas específicas (principalmente as generalizadas).
    - Estimar o risco de recorrência de um novo evento e, portanto, é útil para decisão terapêutica.
- Estudo do líquido cefalorraquidiano (LCR):
  - Obrigatório se suspeita de infecção no sistema nervoso central (SNC), neoplasia e em pacientes com imunossupressão (HIV, transplantados, doença autoimune).
  - Contraindicações: lesão intracraniana com efeito de massa/coagulopatia.
  - Indicações: sempre que não há causa bem definida para a crise; pensar nas doenças imunomediadas.
- Outros:
  - Triagem toxicológica: útil em casos selecionados.
  - Dosagem de prolactina: aumentada principalmente nas tônico-clônicas generalizadas, porém a sensibilidade é baixa (34-100%) e o valor preditivo negativo também, de modo que, sendo normal, não exclui crise.

QUAIS SÃO OS PASSOS PRÁTICOS PARA O TRATAMENTO?

Abordagem inicial

- Se ainda está em crise na entrada → diazepam IV ou midazolam IM. Diazepam EV: 0,15 mg/kg (máximo 10 mg); midazolam é preferido se não houver acesso venoso. Nesse caso a dose é de 10 mg IM ou 0,2 mg/kg IM, uma única vez.
- Não iniciar fenitoína de rotina.
- Se crises recorrentes ou o paciente apresenta nova crise durante a avaliação: iniciar medicação antiepiléptica. Fenitoína é a mais utilizada e disponível em nosso meio – dose de ataque de 15-20 mg/kg de peso, diluída em soro fisiológico e administrada em bomba, com velocidade de 50 mg/min, sob monitorização cardíaca e de pressão arterial. A velocidade de infusão pode ser reduzida em pacientes idosos e cardiopatas para 20-25 mg/min. Outras opções podem ser consideradas (lacosamida e brivaracetam IV) inclusive por via oral (levetiracetam, topiramato, valproato de sódio) se não houver urgência na prevenção de novas crises, por serem também mais toleradas e seguras para uso em longo prazo.
- Investigar etiologia e tratar o fator causal nos casos de crise sintomática aguda.
- Nas crises sintomáticas agudas, a crise geralmente é generalizada. Se a crise foi claramente focal, mesmo no contexto de fator que poderia ser responsável, investigar lesão cerebral ou patologia neurológica aguda ou prévia. Exceções nesses casos são hipo/hiperglicemia, que podem gerar crises focais.

Quando instituir tratamento profilático para novas crises?

- Crise sintomática aguda: fármaco antiepiléptico deve ser mantido por tempo limitado (em média 12 semanas após resolução do fator causal).
- Na ausência de um fator causal agudo, a decisão por instituir tratamento com fármaco antiepiléptico em longo prazo deve levar em conta:

- Risco de recorrência: alguns fatores são preditores de um maior risco de recorrência (Tabela 7).

TABELA 7 Principais preditores de recorrência de crises e aumento do risco relativo

Principais preditores de recorrência	Risco de recorrência	Aumento do risco relativo *vs.* controles
Lesão cerebral prévia (sequelas de TCE, AVC, neoplasias cerebrais etc.) - pacientes com crise sintomática remota (que passarão a ter o diagnóstico de epilepsia)	1 ano - 26% 3 anos - 41% 5 anos - 48%	2,55 (IC 95% 1,44-4,51)
EEG	Normal - 30% Anormalidade não epileptiforme (p. ex., alentecimentos) - 45% Anormalidade epileptiforme (paroxismos epileptiformes) - 60%	2,16 (IC 95% 1,07-4,38)
Anormalidade em neuroimagem (potencialmente implicada na gênese da crise)	-	2,44 (IC 95% 1,09-5,44)
Crise noturna (durante o sono)	-	2,1 (IC 95% 1,0-4,3)

Adaptada de: Shinnard et al. Pediatrics (1996); Academia Americana de Neurologia (2015).
AVC: acidente vascular cerebral; EEG: eletroencefalograma; TCE: trauma cranioencefálico.

- Consequências sociais e profissionais da crise para um determinado paciente (p. ex., ocupação que envolva atividades com risco de lesão física ou segurança de terceiros).
- Eficácia do tratamento proposto:
  - Previne uma segunda crise nos próximos 2 anos (reduz em 35% o risco absoluto).
  - Diminuir a frequência das crises implica: menor restrição para dirigir veículos; menor risco de acidentes domésticos ou problemas no trabalho.

    - Não previne refratariedade clínica futura.
  - Tolerabilidade aos fármacos selecionados:
    - Incidência de efeitos colaterais é estimada em 7-31%, para fármacos de primeira geração (fenitoína, fenobarbital, carbamazepina, lamotrigina).
    - A maior parte desses efeitos é leve e reversível com redução da dose ou suspensão da droga.

Situações especiais

- Idosos:
  - Pacientes com 1ª crise após 60 anos: sempre suspeitar de lesão estrutural.
  - Crises não provocadas, mesmo quando têm investigação normal, devem ser consideradas sintomáticas = maioria doença cerebrovascular, incluindo-se isquemias subclínicas (mais bem identificadas na ressonância magnética nuclear).
  - Crises devem ser interpretadas como possivelmente focais mesmo que a manifestação seja descrita como generalizada.
- Escapes de crises em pacientes previamente epilépticos:
  - Perda de aderência ao tratamento é a principal causa de escape de crises em pacientes sabidamente epilépticos. Se disponível, dosar nível sérico do fármaco em uso sempre que possível.
  - Avaliar se há distúrbios hidroeletrolíticos, glicêmicos e/ou infecciosos em curso, descompensando o controle basal de crises.
  - Epilepsia de difícil controle, com refratariedade já conhecida ao tratamento clínico – sempre perguntar se a crise teve semiologia habitual e qual a frequência prévia de crises desses pacientes. Nem sempre é preciso modificar o tratamento em caráter de urgência.
  - O tratamento deve ser individualizado: ajustar dose das medicações em uso, reestabelecer tratamento se foi abandonado pelo paciente. Considerar associar nova droga – benzodiazepínicos podem ser uma boa opção pelo rápido efeito e boa eficácia (clobazam é o fármaco mais recomendado), podendo ser usados como adjuvantes enquanto as demais drogas estão sendo tituladas.

CHECK-LIST PARA ATENDIMENTO

- O evento é sugestivo de crise epiléptica? Quais os possíveis diagnósticos diferenciais para o caso?
- Anamnese: minuciosa, incluir dados do observador que testemunhou o evento.

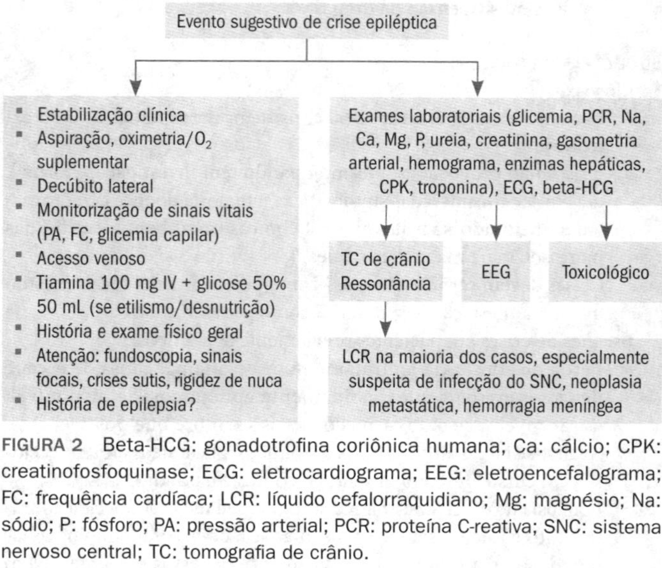

FIGURA 2 Beta-HCG: gonadotrofina coriônica humana; Ca: cálcio; CPK: creatinofosfoquinase; ECG: eletrocardiograma; EEG: eletroencefalograma; FC: frequência cardíaca; LCR: líquido cefalorraquidiano; Mg: magnésio; Na: sódio; P: fósforo; PA: pressão arterial; PCR: proteína C-reativa; SNC: sistema nervoso central; TC: tomografia de crânio.

- Causa: exames complementares.
- Crise provocada *vs.* aguda sintomática *vs.* remota sintomática/epilepsia.
- Iniciar droga antiepiléptica? Qual o risco de recorrência estimado, qual o impacto de uma nova crise na vida pessoal e profissional do paciente e riscos/implicações do tratamento?
- Orientações (seguimento, direção de veículos, trabalho, prática de esportes, situações de risco em caso de crise).

LEITURA SUGERIDA

1. Glauser T, Shinnar S, Gloss D, Alldredge B, Arya R, Bainbridge J, et al. Evidence-based guideline: treatment of convulsive status epilepticus in children and adults: report of the guideline committee of the American Epilepsy Society. Epilepsy Currents. 2016;16(1):48-61.
2. Hantus S. Epilepsy emergencies. Continuum (Minneap Minn). 2016;22(1):173-90.
3. Hirsch L, Gaspard N. Status epilepticus. Continuum (Minneap Minn). 2013;19(3):767-94.
4. Krumholz A, Shinnar S, French J, Gronseth G, Wiebe S. Evidence-based guideline: Management of an unprovoked first seizure in adults. Neurology. 2015;84:1705-13.
5. Pohlmann-Eden B, Beghi E, Camfield C, Camfield P. The first seizure and its management in adults and children. BMJ. 2006;332:339-42.

46

Abordagem do estado de mal epiléptico no departamento de emergência

Gabriela Pantaleão Moreira
Lécio Figueira Pinto

QUAIS SÃO OS PRINCIPAIS CONCEITOS BÁSICOS?

- Estado de mal epiléptico (EME) é uma condição patológica que resulta da falha dos mecanismos neuronais envolvidos no término e/ou início de crises epilépticas, levando a uma crise anormalmente prolongada (tempo 1) ou crises que se repetem sem a recuperação funcional entre os eventos.
- Definições operacionais:
  - Tempo 1 (T1): a partir do qual não se espera cessação espontânea da crise, ou seja, já está indicado iniciar tratamento.
  - Tempo 2 (T2): a partir do qual há risco de dano/morte neuronal, além de modificação de redes neurais, acarretando potenciais consequências a longo prazo. Não se deve aguardar esse ponto para instituir tratamento, mas justifica-se tratamento mais agressivo.
- Esses tempos operacionais são diferentes a depender do tipo de crise, conforme apresentado na Tabela 1.

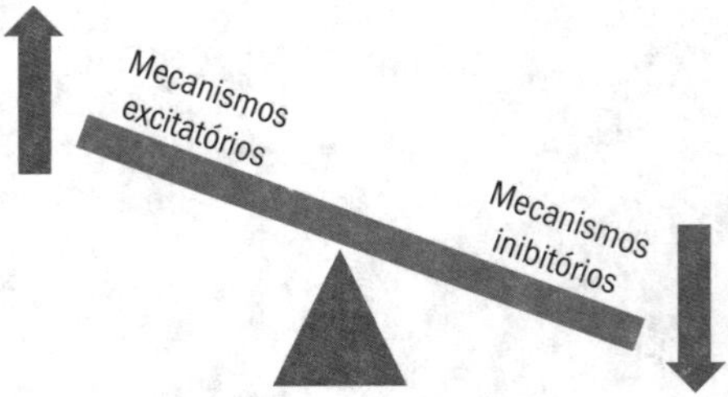

FIGURA 1 O desequilíbrio entre mecanismos excitatórios e inibitórios neurais é a base fisiopatológica do estado de mal epiléptico.

TABELA 1 Definição operacional de estado de mal epiléptico (EME)

Tipo de EME	T1	T2
EME convulsivo (EMEC)	5 min (EME iminente)	30 min (EME estabelecido)
EME focal com comprometimento da consciência	10 min	60 min
Estado de mal de ausência	10-15 min	Desconhecido

- Do ponto de vista prático, o EME é classificado quanto à atividade motora e alteração da consciência. Existem várias formas, sendo as mais comuns e relevantes para emergência:
  - Convulsivo (EMEC): presença de atividade motora intensa, com alteração da consciência e abalos/hipertonia bilateral – o que em geral é descrito como crise tônico-clônica generalizada.
  - Não convulsivo (EMENC): não é observada atividade motora ou ela ocorre de maneira sutil. No eletroencefalograma (EEG) é observada atividade epileptiforme ictal prolongada ou recorrente. Clinicamente, há uma variedade de possibilidades: alteração do comportamento e/ou da cognição em relação ao basal do paciente (psicose, perseveração, ilusões/delírios, agitação, anorexia, catatonia), variando de leve alteração do nível de consciência até o coma. Essa categoria contempla o estado de mal parcial complexo (paciente desperto, mas confuso, EEG focal), de ausência (EEG generalizado) e o estado de mal no coma (sem manifestações clínicas, diagnóstico apenas pelo EEG).
- É comum o paciente que iniciou com abalos motores (EMEC) evoluir com manifestações mais discretas como abalos sutis, movimentos oculares (EMENC), especialmente após administração dos fármacos antiepilépticos: necessário EEG. Nesse cenário, quase metade apresenta alterações eletrográficas que justificam tratamento, compatíveis com EMENC.

QUAIS SÃO AS PRINCIPAIS CAUSAS?

- Semelhantes às de uma primeira crise epiléptica (ver Capítulo "Abordagem da primeira crise epiléptica"), sendo mais prevalentes as causas neurológicas agudas e os fatores desencadeantes de crises em pacientes previamente epilépticos (Tabela 3).
- É mais frequente haver lesão neurológica subjacente aguda ou prévia.

TABELA 2 Classificação do EME quanto à etiologia

	Principais etiologias
Sintomático agudo	▪ TCE
	▪ AVC
	▪ Hemorragias intracranianas
	▪ Trombose venosa cerebral
	▪ Infecções de SNC (> 50% não são identificadas)
	▪ Tumor cerebral (pode ser apresentação inicial)
	▪ Pós-operatório de neurocirurgia
	▪ Tóxico-metabólico (sepse, falência renal ou hepática, distúrbios hidroeletrolíticos, hiper ou hipoglicemia, medicações, abuso de substâncias)
	▪ Abstinência de álcool e medicamentos
	▪ Eclâmpsia
	▪ PRES
Sintomático progressivo	▪ Tumor cerebral (tratamento incompleto ou mal-sucedido)
	▪ Infecções crônicas de SNC ou condições pós-infecciosas (PESS, HIV, neurossífilis)
	▪ Encefalites autoimunes/paraneoplásicas (anti-NMDA, anti-LGI1, anti-VGKC, anti-GAD)
	▪ Afecções inflamatórias e/ou imunomediadas do SNC (neurossarcoidose, neuro-Behçet, encefalite de Rasmussen, ADEM, encefalite de Hashimoto)
	▪ Porfiria
	▪ Mitocondriopatias
	▪ Degenerativas (doença de Alzheimer)
Sintomático remoto	▪ Sequela de TCE, AVC ou neuroinfecção prévios
	▪ Tumor benigno, estável (p. ex., meningeoma)
	▪ Insultos pré ou perinatais
Idiopático ou epilepsia	▪ Síndromes epilépticas geneticamente determinadas
	▪ Lesões não identificadas (p. ex., displasia)
	▪ Condições autoimunes não conhecidas

ADEM: encefalomielite disseminada aguda; AVC: acidente vascular cerebral; EME: estado de mal epiléptico; PESS: panencefalite esclerosante subaguda; PRES: *posterior reversible encephalopathy syndrome*; SNC: sistema nervoso central; TCE: trauma cranioencefálico.

QUAIS SÃO OS PILARES DO TRATAMENTO?

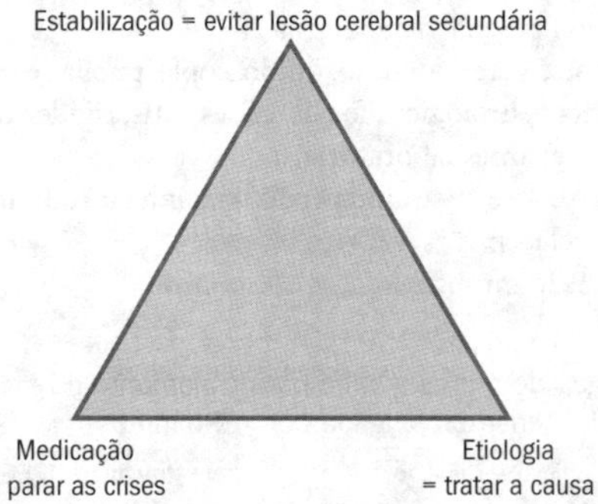

FIGURA 2 Princípios do tratamento do estado de mal epiléptico.

Estado de mal epiléptico convulsivo (EMEC)

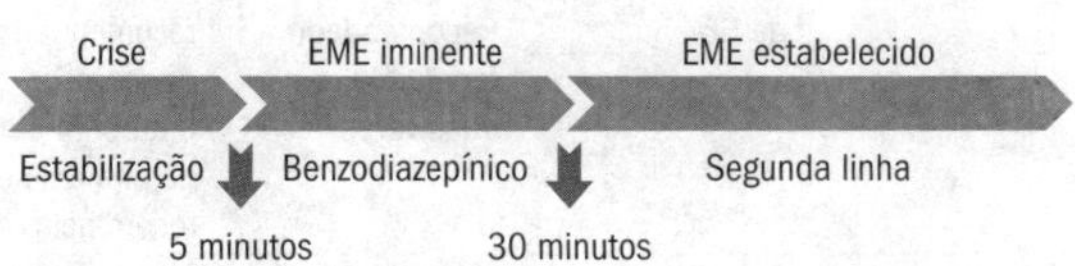

FIGURA 3 Fluxo inicial do tratamento do estado de mal epiléptico convulsivo (EMEC).

- Primeiro passo – estabilização clínica:
  - Tempo: primeiros 5 minutos – ABC.
  - Oximetria, aspiração de vias aéreas e O_2 suplementar.
  - Decúbito lateral.
  - Monitorização de sinais vitais, gluco/dextro.
  - Acesso venoso → coleta de exames.
  - G50% 50 mL + tiamina 100 mg EV (se etilismo/desnutrição).

- História: tempo desde o início dos sintomas, uso de álcool e/ou drogas ilícitas, medicações, comorbidades agudas ou crônicas, história familiar ou pessoal de epilepsia.
- Exame físico geral. Atenção: fundoscopia, pupilas e motricidade ocular, déficits neurológicos focais, crises sutis, rigidez de nuca e febre.
- Coleta de exames laboratoriais.

▪ Segundo passo – se crise ainda em curso, iniciar tratamento de primeira linha (Tabela 4):
  - Tempo: 5-20 minutos.

TABELA 3 Drogas de primeira linha para tratamento do estado de mal epiléptico convulsivo (crise prolongada por > 5 minutos)

Droga	Dose inicial adulto	Diluição sugerida	Administração	Efeitos colaterais e considerações
Diazepam	10 mg EV	Não diluído ou 1 amp 10 mg/mL em 9 mL de SF	EV 5 mg/min (adulto) 2 mg/min em crianças Recomendado repetir até duas vezes	Hipotensão/ depressão respiratória Altamente recomendado uso de fenitoína após diazepam em razão da alta taxa de recorrência
Midazolam	10 mg IM	Sem diluição	Intramuscular Reduzir dose para 5 mg se peso de 13-40 kg Sem recomendação de repetição	Hipotensão/depressão respiratória Primeira opção se o paciente não estiver com acesso venoso

- Se nenhum dos dois medicamentos estiver disponível, deve-se considerar:
  - Fenobarbital 15 mg/kg/dose, EV, em dose única.
  - Opções: apesar de apresentação comercial indisponível no Brasil, podem ser considerados: midazolam nasal ou bucal, diazepam retal.
  - Se possível, tratamento pré-hospitalar com os benzodiazepínicos, em especial midazolam, é fortemente recomendado.

- Terceiro passo – crise ainda persiste, proceder ao tratamento de segunda linha (Tabela 4).
  - Tempo: 20-40 minutos.
  - Não há evidência sobre qual a melhor opção terapêutica, as seguintes opções são recomendadas por especialistas.

TABELA 4 Drogas de segunda linha para tratamento do estado de mal epiléptico convulsivo (crise persiste após primeira linha de tratamento)

Droga	Dose inicial adulto	Apresentação/ diluição	Administração	Efeitos colaterais e considerações
Fenitoína	20 mg/kg	250 mg/5 mL Diluir em SF, incompatível com soro glicosado Recomendado uso de filtro de linha	Velocidade máxima de infusão 50 mg/min, para idosos e cardiopatas reduzir para 20-25 mg/min	Hipotensão e bradicardia se infusão rápida Extravasamento pode causar necrose local Se paciente refere sintomas locais leves próximo ao acesso (ardência, calor), reduzir velocidade de administração
Ácido valproico (retirado em 2017 do mercado brasileiro)	40 mg/kg (dose máxima 3.000 mg)	500 mg/5 mL Diluir em 100 mL de SF	Sugestão de infusão 100 mg/min ou 6 mg/kg/min	Pode causar disfunção plaquetária e hiperamonemia
Lacosamida (disponível em instituições do setor privado, ainda não disponível no SUS)	200 a 400 mg EV	Diluir em 100 a 250 mL de SF, SG ou Ringer	Infusão em 5 a 15 min	Pode prolongar intervalo PR, atenção em cardiopatas ou uso concomitante de outras medicações com efeito na condução cardíaca
Fenobarbital (se nenhum dos anteriores disponível)	15 a 20 mg/kg	200 mg/2 mL	50 a 100 mg/min	Sedação e depressão respiratória

- Quarto passo – crise ainda em curso?
  - EME refratário: proceder ao tratamento de terceira linha (Tabela 5).
  - Tempo: 40-60 minutos.

- Não há evidência sobre qual melhor opção terapêutica: é possível repetir terapia de segunda linha com outra droga ou proceder à infusão contínua de anestésicos e hipnóticos.

TABELA 5 Drogas de infusão contínua para tratamento de terceira linha do estado de mal epiléptico convulsivo

Droga	Dose inicial em *bolus*	Apresentações	Manutenção (infusão contínua)	Considerações/ padrão EEG
Midazolam	0,2 mg/kg. Pode ser repetido *bolus*	15 mg/3 mL 5 mg/mL 50 mg/10 mL	0,1 a 2 mg/kg/h	Pode causar hipotensão e depressão cardiorrespiratória, em menor grau que tiopental
Propofol	2 a 3 mg/kg. Pode ser repetido *bolus*	Frasco ampola 10 mg/mL ou 20 mg/mL	4 a 10 mg/kg/h	Pode causar síndrome de infusão do propofol (efeito tóxico raro levando a acidose metabólica e rabdomiólise)
Quetamina	1,5 mg/kg repetido a cada 5 min até 4,5 mg/kg	Frasco ampola 500 mg/ 10 mL	2 a 5 mg/kg/h	Pode causar confusão, *delirium* e agitação, uso em geral associado a midazolam ou propofol Menor risco de hipotensão
Tiopental	3 a 5 mg/kg *bolus*, pode ser repetido a cada 2 a 3 minutos	Frascos 0,5 a 1 g Diluir em SF	3 a 7 mg/kg/h	Causa hipotensão e depressão cardiorrespiratória, frequente necessidade de uso de vasopressores Aumento do risco de infecção

EEG: eletroencefalograma; SF: solução fisiológica.

- Classifica-se o EME, conforme resposta ao tratamento, em:
  - EME refratário: falha em responder à droga de primeira e de segunda linha.
  - EME super-refratário: falha em responder a drogas de infusão contínua.

- O tempo faz diferença! Se o estado de mal persiste, ocorrem modificações, com alterações sinápticas que tornam a condição progressivamente menos responsiva ao tratamento com os fármacos habitualmente utilizados.
- Após controle com as drogas anestésicas (guiado por EEG), deve-se manter o paciente por 24 horas em coma induzido. Não está claro se o EEG deve estar em surtossupressão, pode ser aceitável apenas o controle das crises. Após 24 horas iniciar a redução da infusão em 25% a cada 6 horas, com controle eletrográfico. Se o paciente voltar a apresentar crises, interconsulta neurológica é fortemente recomendada.
- O paciente deverá estar em uso de ao menos duas drogas antiepilépticas em doses terapêuticas antes de iniciar a redução das medicações anestésicas, de preferência de uso parenteral ou com rápida titulação por sonda (como topiramato, benzodiazepínicos, levetiracetam e vigabatrina).

Estado de mal epiléptico não convulsivo

- O tratamento de primeira e segunda linhas é semelhante ao usado para tratamento do EMEC:
  - Deve-se evitar o uso de drogas sedativas e anestésicas, pois o risco de lesão cerebral e complicações sistêmicas no EMENC é menor.
  - Após primeira droga de segunda linha, pode-se associar outro fármaco de segunda linha ou usá-las de forma sequencial.
  - O tratamento de terceira linha deve ser de exceção, realizado em pacientes mais jovens, que tolerem o tratamento e quando se julgar que o padrão apresentado contribui de forma significativa para alteração da consciência.
  - É aceitável o uso de drogas por via não parenteral (sonda ou oral). Nesse caso, dá-se preferência por fármacos que possam ser mais rapidamente titulados até atingir nível sérico terapêutico, como topiramato, levetiracetam (indisponível na formulação IV no Brasil), vigabatrina, clobazam e carbamazepina.

QUE EXAMES COMPLEMENTARES DEVEMOS PEDIR?

- Exames laboratoriais: hemograma, eletrólitos, função renal e hepática, gasometria, dosagem de amônia (diagnóstico diferencial de encefalopatia e também para monitorizar possíveis efeitos adversos de drogas como valproato de sódio e topiramato).

- Tomografia computadorizada (TC) de crânio e/ou ressonância magnética (RM) de encéfalo:
  - Investigação etiológica.
  - Achados resultantes do EME *per se*: edema cerebral; apagamento de sulcos; perda da diferenciação corticossubcortical; realce cortical delineando os giros; focos de hipersinal em T2 com restrição à difusão.
- EEG:
  - É dispensável para o manejo inicial de urgência, não devendo sob nenhuma hipótese retardar o início do tratamento.
  - É necessário em pacientes que não recobram a consciência após cessar uma crise epiléptica ou EME e na suspeita de EMENC.
  - Preferencialmente, o registro deve ser prolongado – quanto maior o tempo de monitorização, maior a sensibilidade para a detecção de crises epilépticas.
  - 90% dos pacientes que apresentaram pelo menos uma crise documentada e persistem com algum grau de encefalopatia vão ter crises eletrográficas nas primeiras 24 horas de monitorização prolongada.
  - Em pacientes comatosos, sem antecedente de crise, a primeira crise eletrográfica pode demorar mais de 24 horas para ser registrada; recomenda-se até 48 horas de registro nesses casos.
  - Recomenda-se monitorizar o paciente por ao menos 24 horas após um EMEC ser controlado, para descartar crises eletrográficas e/ou EMENC.
  - A presença de crises eletrográficas (sem fechar critérios para EME) pode ser um marcador de lesão neurológica ou pode estar implicada na persistência da encefalopatia. Não está claro se tratar crises eletrográficas tem impacto prognóstico na recuperação funcional do paciente.
  - Padrões eletroencefalográficos:
    - O registro EEG pode mostrar um padrão ictal inequívoco, com crise contínua ou crises reentrantes.
    - Alguns padrões são mais complexos, como LPD (descargas periódicas lateralizadas), GPD (descargas periódicas generalizadas), BiPDS (descargas periódicas bilaterais independentes). Apesar de não serem obrigatoriamente correlatos ictais (indicativos de crise em curso), a presença deles está relacionada a maior

probabilidade de que estejam ocorrendo crises e em alguns momentos podem inclusive ser ictais. Sugere-se interconsulta neurológica nesses casos.

- Estudo do líquido cefalorraquidiano (LCR):
  - Para todos os casos com causa não identificada.

QUAL O IMPACTO PROGNÓSTICO?

- A mortalidade está associada principalmente à causa do estado de mal, mas também a fatores de pior prognóstico para desfecho com óbito (Tabela 6).
- Mortalidade de 30% em adultos, atingindo até 48% em casos refratários.
- Elevada morbidade (infecções, arritmia, insuficiência respiratória, rabdomiólise, sequelas cognitivas), maior tempo de internação hospitalar, especialmente em UTI, ventilação mecânica prolongada.
- Entre 20-50% dos sobreviventes apresentarão algum comprometimento funcional significativo, que tende a ser pior em pacientes com lesão neurológica aguda e EME refratário.

TABELA 6 Fatores de pior prognóstico para mortalidade no EME

Fatores
▪ Idade avançada
▪ Maior duração do EME
▪ EMENC após EMEC
▪ Presença de comorbidades clínicas

LEITURA SUGERIDA

1. Glauser T, Shinnar S, Gloss D, Alldredge B, Arya R, Bainbridge J, et al. Evidence-based guideline: treatment of convulsive status epilepticus in children and adults: report of the guideline committee of the American Epilepsy Society. Epilepsy Currents. 2016;16(1):48-61.
2. Hantus S. Epilepsy emergencies. Continuum (Minneap Minn). 2016;22(1):173-90.
3. Hirsch L, Gaspard N. Status epilepticus. Continuum (Minneap Minn). 2013;19(3):767-94.
4. Krumholz A, Shinnar S, French J, Gronseth G, Wiebe S. Evidence-based guideline: Management of an unprovoked first seizure in adults. Neurology. 2015;84:1705-13.
5. Pohlmann-Eden B, Beghi E, Camfield C, Camfield P. The first seizure and its management in adults and children. BMJ. 2006;332:339-42.

Seção V

Atendimento ao paciente traumatizado

47

Atendimento inicial do paciente politraumatizado

Jorge Lucas Andrade Reis Carvalho
Júlio César Garcia de Alencar

PONTOS IMPORTANTES

- O trauma é uma pandemia. Trata-se da principal causa de morte na população até os 40 anos, e é a segunda ou terceira maior causa de morte na maioria dos países. Além disso, cerca de 45 milhões de pessoas sofrem incapacidade moderada a grave todos os anos em decorrência de traumas.
- No Brasil, o trauma é responsável por mais de 140 mil mortes por ano, e por causar incapacidade em mais de 400 mil pacientes.
- A principal causa de óbito relacionada ao trauma é hemorragia. Outras causas relevantes são traumatismo craniano e lesão torácica.
- A maior parte dos óbitos relacionados ao trauma ocorre na cena ou nas primeiras horas depois. Uma parcela de pacientes ainda pode falecer por complicações relacionadas à internação, como sepse.
- O cuidado do paciente traumatizado deve ser organizado de acordo com os conceitos de triagem, avaliação rápida, ressuscitação, diagnóstico e intervenção terapêutica.

COMO DEVEM SER ORGANIZADOS OS SERVIÇOS DE EMERGÊNCIA PARA O ATENDIMENTO INICIAL DE PACIENTES POLITRAUMATIZADOS?

- O atendimento pré-hospitalar deve representar um contínuo com o atendimento hospitalar, com todas as medidas sistematizadas para a avaliação de pacientes politraumatizados.
- Antes da chegada do paciente no hospital, os responsáveis pelo atendimento pré-hospitalar devem enviar ao departamento de emergência (DE) as informações essenciais sobre o mecanismo de trauma, lesões suspeitas, sinais vitais, sintomas clínicos, achados de exames e tratamentos realizados na cena. A equipe do DE deve ser notificada para preparação de equipes de cirurgia de trauma, obstetrícia e radiologia, entre outras.

- Os recursos para o atendimento, como centro cirúrgico, ultrassonografia e drenos, entre outros, além de hemoderivados, devem ser preparados antes da chegada do paciente.
- As precauções universais como aventais, gorros e máscaras devem fazer parte da preparação da equipe de trauma. Os aventais de chumbo para a equipe devem estar disponíveis se as radiografias portáteis forem realizadas durante os esforços de ressuscitação.
- Independentemente da configuração com mais ou menos membros, todas as equipes devem ter um líder claramente designado que determine o plano geral de manejo e atribua tarefas específicas.
- O bom atendimento começa com um *briefing* pré-chegada e a atribuição de papéis gerais e tarefas específicas, e continua ao longo da ressuscitação, uma vez que a equipe usa comunicação em circuito fechado e mantém uma visão comum do plano de atendimento. Se o paciente estiver alerta, ele deve ser avisado dos procedimentos que estão sendo realizados.

COMO DEVE SER O ATENDIMENTO DO PACIENTE TRAUMATIZADO NO DEPARTAMENTO DE EMERGÊNCIA?

- O atendimento ao traumatizado deve ser feito de maneira sistematizada e rápida para que não haja perda de tempo nem falhas de tratamento. O ideal é que a vítima de trauma receba o tratamento definitivo de suas lesões dentro da primeira hora após o trauma.
- Ao contrário do atendimento de outras doenças, a assistência ao paciente traumatizado obedece algumas regras próprias. Não se segue a ordem história, exame físico, exame complementar e tratamento. Deve-se adotar a sistematização do emergencista:

1. Executar exame primário que seja capaz de identificar e iniciar o tratamento de lesões que impõem imediato risco à vida.
2. Seguir a sequência correta de prioridades de acordo com o protocolo estabelecido; no caso do ATLS (*Advanced Trauma Life Support* ®), deve-se utilizar o acrônimo ABCDE.
3. Executar um exame secundário no qual são identificadas e tratadas as lesões com risco potencial de morte e com risco de sequelas.
4. Realizar história dirigida que possa identificar o mecanismo de trauma e acontecimentos posteriores.

5. Identificar peculiaridades relativas a faixa etária, condições fisiológicas, doenças preexistentes, uso de medicações e alergias que possam oferecer dificuldade diagnóstica ou barreiras ao tratamento.

COMO DEVE SER O EXAME PRIMÁRIO NO PACIENTE VÍTIMA DE TRAUMA?

- O objetivo do exame primário é identificar as prioridades de tratamento, os sinais vitais e as lesões, de acordo com o mecanismo de trauma. As prioridades não mudam mesmo que as vítimas sejam diferentes.
- Não se pode esquecer que crianças, idosos e gestantes podem apresentar particularidades importantes de anatomia e de fisiologia, que podem modificar alguns dos procedimentos e tratamentos, porém com manutenção das prioridades.
- O exame primário deve ser executado de maneira sistemática e completa. Devemos ter em mente a sequência de atendimento ABCDE. Essa sequência deve ser seguida com o objetivo de estruturar e evitar que informações importantes, que podem colocar em risco iminente o paciente, sejam perdidas.

A. Vias aéreas e proteção da coluna cervical

- O primeiro passo sempre deve ser preservar a patência das vias aéreas. A incapacidade do médico emergencista em manter a patência das vias aéreas pode acarretar morte ou sequelas graves, decorrentes da hipoxemia.
- O diagnóstico de obstrução das vias aéreas é clínico e não requer exames complementares.
- Inicialmente, deve-se observar se o paciente está falando. Uma resposta clara e precisa verifica a capacidade do paciente de proteger suas vias aéreas, pelo menos temporariamente. Deve-se ainda observar o rosto, pescoço, tórax e abdome para detectar presença de estridor, rouquidão, ruído respiratório anormal ou qualquer outra dificuldade respiratória que possa significar obstrução das vias aéreas. Outros sinais de obstrução das vias aéreas são agitação ou torpor, tiragem e cornagem.
- Caso não existam esses sinais, deve-se tentar sentir a movimentação do ar através das vias aéreas.

- Além da monitoração clínica, pode-se avaliar a oxigenação do doente com a colocação do oxímetro de pulso. Considera-se adequada a medida de saturação de hemoglobina igual ou superior a 95%.
- Deve-se inspecionar a cavidade orofaríngea verificando a presença de lesões nos dentes ou na língua, sangue, vômitos ou secreções.
- No paciente traumatizado são causas frequentes de obstrução das vias aéreas:
  - Rebaixamento do nível de consciência, por queda da base da língua.
  - Trauma direto das vias aéreas.
  - Presença de corpo estranho nas vias aéreas (mais comumente sangue ou vômito).
  - Edema da glote provocado por queimadura ou por trauma secundário a tentativas repetidas de intubação.
- Uma vez diagnosticada a obstrução das vias aéreas, deve-se proceder imediatamente às manobras para correção:
  - Aspiração de vias aéreas, com cânula rígida ligada a aspirador.
  - Retirada manual (ou com pinças) de material que esteja obstruindo as vias aéreas.
  - Elevação da base da língua, com tração da mandíbula (*jaw thrust*) ou com introdução da cânula de Guedel (desde que paciente sem reflexo de vômito).
  - Ventilação com bolsa e máscara.
- É importante lembrar que, durante essas manobras, em nenhum momento deve-se realizar a hiperextensão da cabeça.
- Se essas manobras iniciais não surtirem efeito na obstrução, deve-se partir para manobras mais avançadas:
  - Dispositivos supraglóticos (tubo laríngeo).
  - Intubação orotraqueal (IOT).
- A IOT é muitas vezes complicada pela necessidade de manter a imobilização cervical, mas deve ser realizada de imediato em pacientes com nível de consciência prejudicado (escala de Glasgow < 8) para proteção imediata das vias aéreas.
- A IOT não deve ser tentada com a porção anterior do colar cervical no lugar, assim, quando necessária uma intervenção na via aérea, a porção anterior do colar cervical deve ser removida, pois intubações realizadas com o colar cervical completo no local estão associadas a maior

subluxação espinhal do que aquelas realizadas com a porção anterior removida e a estabilização manual do pescoço.

- O uso do *bougie* em pacientes com colar cervical aumenta as chances de sucesso na primeira tentativa de intubação.
- Os pacientes com trauma crítico em risco de hipotensão após sedação e paralisia para intubação devem ser tratados de forma agressiva antes da intubação. A hipotensão pós-intubação deve ser antecipada e evitada, se possível.
- Caso não seja possível realizar a IOT, deve obter uma via aérea cirúrgica (ver Capítulo 3).
- Até que seja descartada lesão de coluna cervical, o paciente não pode ter seu pescoço submetido a qualquer movimento, quer seja de extensão, flexão, rotação ou lateralização.
- Se for necessário remover os dispositivos de imobilização (colar cervical e coxins laterais), alguém da equipe deve manter a cabeça e o pescoço alinhados e imobilizados.
- Muitas vezes, é impossível descartar lesão de coluna cervical pelo exame físico, mesmo o exame neurológico completo. É o que acontece, por exemplo, no paciente inconsciente. Assim, é fundamental proteger a coluna cervical. O diagnóstico da lesão não é prioritário; a proteção, sim.
- Em pacientes alertas, alguns critérios como a NEXUS (*National Emergency X-Radiography Study*) e o CCTR (*Canadian CT Trauma Rule*) podem ser utilizados para retirada do colar cervical sem realização de exame de imagem.

TABELA 1 Critérios para retirada de colar cervical

Critério *NEXUS (National Emergency X-Radiography Study)*
▪ Ausência de dor ou fragilidade na linha média cervical posterior
▪ Sem evidência de intoxicação
▪ Paciente alerta (GCS 13-15)
▪ Sem déficit neurológico focal
▪ Sem outras fontes de dor significativas que prejudicam a atenção do paciente
Se todos os critérios estiverem presentes, pode-se retirar o colar cervical sem exame de imagem

(continua)

TABELA 1 Critérios para retirada de colar cervical (*continuação*)

Critério CCR (*Canadian c-spine Rule*)
1. Ausência de fatores de alto risco:
▪ Idade > 65 anos
▪ Mecanismo perigoso de trauma: – Queda de mais de 1 m ou 5 degraus – Carga axial na região da cabeça (acidente por mergulho) – Colisão em alta velocidade (> 100 km/h) – Acidente com veículo motorizado recreacional – Ejeção de veículo – Colisão de bicicleta/moto com objeto imóvel
▪ Parestesias nas extremidades
Se qualquer um desses fatores estiver presente, realizar **tomografia** de coluna cervical
2. Fatores de baixo risco que permitem avaliação segura da amplitude de movimento:
▪ Colisão automobilística simples em paciente que estava sentado na traseira do automóvel
▪ Paciente estava ou esteve deambulando após acidente
▪ Aparecimento tardio de dor no pescoço
▪ Se nenhuma dessas situações estiver presente, está indicada radiografia
3. Capaz de girar o pescoço 45° para direita e esquerda
Se não for capaz de girar o pescoço, está indicada a **tomografia** de coluna cervical

- Alguns detalhes devem ser considerados ao utilizar os escores citados. O mais importante deles é a utilização da tomografia computadorizada (TC). Atualmente não existe razão para realizar radiografias de coluna cervical, a não ser que o local não possua TC à disposição. Isso porque o raio X tem sensibilidade de apenas 52% para detecção de lesões na região, enquanto a TC apresenta 98% de sensibilidade.
- Atente-se para o fato de que NEXUS não pode ser usado em indivíduos > 60 anos, uma vez que sua sensibilidade reduz substancialmente.
- CCR e NEXUS não foram validados para utilização na pediatria.

B. Respiração ou ventilação

- Uma vez que a via aérea é controlada, passa-se à próxima etapa do atendimento inicial do paciente traumatizado, que é identificação e tratamento dos problemas relacionados à ventilação que colocam em risco a vida.

Deve-se realizar inspeção, palpação, ausculta e, se necessário, percussão de tórax para verificar a possibilidade de problemas respiratórios.

- Todo o tórax deve estar exposto para o exame e tratamento. A inspeção identifica a frequência, o padrão, a simetria e a amplitude das incursões respiratórias, sinais de tiragem e a utilização de músculos acessórios da ventilação e presença de cianose (sinal tardio de problemas respiratórios).
- Os ferimentos penetrantes e as lesões da parede torácica devem ser identificados na inspeção. A palpação pode identificar a presença de dor, crepitação das fraturas de costelas, enfisema de subcutâneo, irregularidades da parede torácica e sangramento de partes moles. Ausculta pode verificar se murmúrio vesicular está ausente ou diminuído e ruídos hidroaéreos no tórax levam a suspeita de hérnia diafragmática traumática com herniação de vísceras ocas. A percussão possibilita a identificação de sons hipertimpânicos, como no pneumotórax, e sons maciços, como no hemotórax ou na hérnia diafragmática.
- Lesões significativas incluem pneumotórax hipertensivo, tórax instável com contusão pulmonar, hemotórax volumoso, pneumotórax aberto e hérnia diafragmática traumática. Todos devem ser diagnosticados durante o exame primário. Qualquer um desses achados justifica intervenção imediata.
- Pneumotórax hipertensivo: paciente apresenta dispneia e insuficiência respiratória. A expansão torácica está diminuída no lado afetado, o murmúrio vesicular está ausente e há percussão hipertimpânica. A pressão arterial está diminuída e a frequência cardíaca aumentada, com sinais inequívocos de choque. Deve-se tratar o pneumotórax hipertensivo inicialmente com uma punção, com agulha revestida por cateter plástico calibroso, no 5º espaço intercostal na linha axilar média. A agulha deve estar conectada a uma seringa de 20 mL com soro fisiológico estéril. A punção transforma o pneumotórax hipertensivo em pneumotórax aberto. A seguir, deve-se fazer a drenagem na projeção do quarto ou quinto espaço intercostais entre as linhas axilar média e axilar anterior. A drenagem é feita após assepsia, antissepsia e anestesia local com xilocaína a 2%, com incisão de 2 a 3 cm na borda superior do arco costal. A seguir, devulsiona-se a musculatura intercostal com pinça de Kelly e perfura-se a pleura. Com o dedo indicador, examina-se a cavidade pleural para identificar aderências pleurais ou eventual

presença de vísceras abdominais na cavidade torácica. Em seguida, coloca-se o dreno tubular multiperfurado n. 24 a 28, fixa-se na pele com fio inabsorvível e conecta-se a selo d'água. Posteriormente reavalia-se a expansibilidade pulmonar e a ventilação do paciente. Caso não exista mais risco de morte, realiza-se a radiografia de tórax na sala de emergência, sem que o paciente seja removido.

- O hemotórax volumoso é definido como o acúmulo rápido de mais de 1.500 mL de sangue na cavidade torácica. Ocorre perda de sangue importante com hipóxia grave. Os sinais clínicos são choque hipovolêmico e ausência de murmúrio vesicular em um hemitórax, associado ou não a macicez à percussão. O tratamento inicial é a descompressão torácica com dreno, associada à reposição volêmica. A drenagem do tórax deve ser realizada da mesma forma como descrito no parágrafo anterior, com a utilização de dreno multiperfurado n. 38. Deve-se sempre ter à mão solução cristalina aquecida a 38ºC para a reposição volêmica inicial em duas veias calibrosas. Caso a drenagem inicial de sangue seja igual ou superior a 1.500 mL, existe alta probabilidade de necessidade de toracotomia de urgência. Caso a drenagem inicial seja inferior a 1.500 mL de sangue, porém a drenagem subsequente seja superior a 200 mL/hora nas próximas 2 a 4 horas, cogita-se também a possibilidade de toracotomia de urgência.
- A toracotomia de emergência na sala de emergência só deve ser realizada por cirurgião habilitado e com treinamento para a realização de tal procedimento.
- Pneumotórax aberto: tratamento inicial provisório com a colocação de curativo oclusivo de três lados. O curativo quadrangular colocado sobre a lesão da parede é ocluído em três lados, deixando-se um lado aberto para funcionar como válvula unidirecional.
- Hérnia diafragmática traumática: o diagnóstico da hérnia diafragmática traumática deve ser suspeitado quando existe trauma importante na transição toracoabdominal, em associação com fratura pélvica por trauma fechado e em ferimentos penetrantes da transição toracoabdominal. A transição toracoabdominal é uma região delimitada abaixo do quarto espaço intercostal na fase anterior, pelo sexto espaço intercostal na face lateral do tórax e pela ponta da escápula ou oitavo espaço na região dorsal, tendo como limite inferior a região epigástrica. O paciente pode apresentar insuficiência respiratória e no exame do tórax encontra-se diminuição da expansibilidade torácica, diminuição

do murmúrio vesicular à ausculta pulmonar e macicez à percussão. A drenagem torácica deve ser feita com cuidado para que se evite a lesão da víscera herniada durante o posicionamento do dreno de tórax. O tratamento definitivo deve ser feito pelo cirurgião e consiste em reduzir a hérnia e suturar o diafragma, corrigindo-se outras eventuais lesões durante uma laparotomia exploradora.

C. Circulação (com controle de hemorragias)

- A avaliação inclui nível de consciência, cor da pele e presença e magnitude dos pulsos periféricos. Observar a frequência cardíaca e presença de pulsos. Como parte da pesquisa primária nos setores pré-hospitalar e hospitalar, deve-se identificar e controlar hemorragias externas. O risco de lesões exsanguinantes é abordado de maneira prioritária até mesmo à via aérea. Podemos utilizar uma adaptação do mnêmonico do atendimento inicial, o X-ABCDE, com X sendo atribuído à exsanguinação.
- Se um pulso carotídeo ou femoral for verificado e não for observada uma lesão externa exsanguinante óbvia, a circulação pode momentaneamente ser considerada intacta.
- O sangramento externo deve ser controlado por compressão local ou por dispositivos pneumáticos de imobilização, que devem ser transparentes, para poder avaliar sua eficiência em promover a hemostasia. Os torniquetes podem ser utilizados para controle da hemorragia em três situações:
  - Refratariedade à pressão direta, eletrocauterização ou ligadura.
  - Hemorragia exsanguinante.
  - Interrupção de sangramento em extremidade para avaliação cautelosa da lesão.
- No entanto, essas ferramentas não são isentas de risco. O torniquete pode causar isquemia do membro, comprometendo sua viabilidade e também lesar vasos e nervos devido à pressão excessiva. De maneira geral, torniquetes não devem permanecer comprimindo o membro por mais de 2 horas.
- Após a detecção e o controle do sangramento (quando possível), deve-se obter acesso venoso (no mínimo dois cateteres de grosso calibre em veias periféricas preferencialmente em membros superiores, se não for possível considerar acesso intraósseo) e fazer reposição volêmica. A reposição será guiada com o objetivo de manter uma hipotensão permis-

siva [pressão arterial sistólica (PAS) 80-90 mmHg e pressão arterial média (PAM) 50-60 mmHg]. A exceção será o paciente com TCE grave, no qual a manutenção de pressão deve buscar um alvo de PAM > 80 mmHg.

- A principal recomendação atual é o uso de volumes restritos, alíquotas 250-500 mL, para manter a PA no alvo até o controle do sangramento. Na presença de hipotensão severa devem ser adicionados vasopressores (e inotrópicos se disfunção miocárdica associada).
- A transfusão de sangue está bem indicada em pacientes que mantêm instabilidade hemodinâmica após ressuscitação volêmica inicial (1-3 L de cristaloides) ou pacientes com hemorragia severa/moderada persistente.
- Protocolos de transfusão maciça (PTM) não devem ser confundidos com o conceito de transfusão maciça, que é uso de 10 UI de concentrado de hemácias nas primeiras 24 h.
- PTM tem indicações diferentes em diferentes serviço; uma delas é o ABC (*Assessment Blood Consumption*) escore > 2. Os critérios que pontuam nesse escore são (cada critério vale um ponto): trauma penetrante torácico, FAST positivo, PAS ≤ 90, frequência cardíaca ≥ 120.
- Se a transfusão maciça é necessária, uma proporção 1:1:1 de plasma, plaquetas e hemácias deve ser realizada, pois é associada à diminuição de mortalidade.
- Diante de um paciente politraumatizado com choque devemos considerar inicialmente a hipovolemia como causa principal, não somente pelo mecanismo, mas também pela prevalência nesses casos. Os locais mais frequentes de perda sanguínea são abdome, pelve, tórax e ossos longos. No entanto, é importante ampliar o diagnóstico diferencial, uma vez que diferentes mecanismos de trauma associados a apresentações clínicas específicas podem falar a favor de outros tipos de choque. Em um paciente com evidente trauma raquimedular que se apresenta com choque e bradicardia devemos sempre considerar choque neurogênico. Em um paciente com evidente trauma torácico devemos considerar a possibilidade de choque obstrutivo por pneumotórax hipertensivo ou tamponamento cardíaco.
- A presença de sangue no pericárdio indica sua drenagem. Idealmente ela deve ser feita por via cirúrgica, no entanto, pode ser medida salvadora à vida, em um contexto que a cirurgia não esteja imediatamente disponível à pericardiocentese. Isso porque geralmente o procedimento não é capaz de evacuar o sangue coagulado e nem mesmo corrigir a lesão, além

do risco de lesão de músculo cardíaco. A punção deve ser realizada logo abaixo do apêndice xifoide direcionada para a ponta da escápula esquerda em angulação de 45º com a pele. O paciente deve estar monitorado para que se identifique a punção inadvertida do músculo cardíaco. Visualização com ultrassonografia confere segurança ao procedimento. Se houver saída de sangue, a punção é considerada positiva e o paciente deve ser encaminhado para toracotomia.

- Deve-se lembrar de monitorizar o paciente, além do uso de sonda gástrica (pode identificar sangramento) e vesical (monitorizar débito urinário). A sonda gástrica não deve ser passada pelo nariz se houver sinais de fratura de base de crânio (hemotímpano, sinal do guaxinim), e a sonda vesical não deve ser passada em caso de sinais de lesão de uretra: trauma peniano evidente, hematoma escrotal, uretrorragia ou hematúria franca.
- Em pacientes em uso de anticoagulantes, deve-se considerar a reversão da anticoagulação (ver Capítulo "Distúrbios da hemostasia no departamento de emergência").
- Como citado, choque sem identificação de causa deve, até prova contrária, ser considerado causado por hemorragia. Considerar realização de protocolo de ultrassonografia FAST para identificar hemorragia. Se aparelho de ultrassonografia indisponível, considerar lavado peritoneal diagnóstico; nesse caso, realiza-se uma incisão longitudinal de 3-4 cm na linha média abaixo da cicatriz umbilical, com abertura do peritônio e colocação de cateter peritoneal. Se não houver saída de sangue, infundem-se 1.000 mL de solução fisiológica ou 10 mL/kg em crianças, aspira-se o lavado e verifica-se se está sanguinolento. Caso o lavado seja positivo, indica-se cirurgia.
- Também pode haver considerável perda de sangue por traumatismo contuso na pelve e nos membros sem exteriorização. Se na palpação da sínfise púbica forem identificados hematoma ou anel pélvico aberto, deve-se imobilizar fraturas pélvicas abertas com dispositivo pélvico ou, na sua ausência, lençóis. O lençol é posicionado na altura dos trocânteres maiores e amarrado. Deve-se ainda reduzir e imobilizar as fraturas dos membros.
- Os pacientes com trauma podem desenvolver uma diátese hemorrágica quase no tempo da lesão, o que resulta em coagulação alterada e pode facilitar a correção dessa coagulopatia.
- O estudo CRASH 2 foi um marco no atendimento ao trauma, verificando o benefício de infundir ácido tranexâmico na hemorragia conhecida

ou suspeita, pelo seu efeito antifibrinolítico nesses pacientes, desde que com menos de 3 horas do trauma em dose de 1 g em *bolus* de ácido tranexâmico IV em 10 minutos, seguida de 1 g IV ao longo de 8 horas.

D. Disabilidade (neurológico)

- Uma vez que a via aérea, a respiração e a circulação foram abordadas e estabilizadas, realizar uma avaliação neurológica para avaliar o nível de consciência, tamanho e reatividade pupilar e função motora. Avaliar a escala de coma de Glasgow-P (com avaliação pupilar).
- Avaliação da causa de redução do nível de consciência deve incluir a mensuração da glicemia capilar e a consideração de possíveis agentes intoxicantes.
- Deve-se sempre supor que um paciente com um mecanismo de lesão compatível, traumatismo craniano e estado mental alterado ou um escore de coma de Glasgow < 15 tenha uma lesão craniana significativa até que seja comprovado o contrário.
- Pacientes com escala de Glasgow ≤ 8 geralmente têm prognóstico grave; nesse caso, deve-se assegurar uma via aérea definitiva para proteger contra aspiração ou asfixia.

E. Exposição

- Não há como avaliar completamente o paciente sem desnudá-lo e examinar cuidadosamente os hematomas ocultos, lacerações, corpos estranhos empalados e fraturas abertas. Antes de prosseguir com a avaliação secundária, recomenda-se reavaliar o ABCDE do paciente; caso identificado algum problema, deve-se resolvê-lo antes de prosseguir com a avaliação secundária.

COMO PROCEDER COM A AVALIAÇÃO SECUNDÁRIA?

- Todo paciente politraumatizado considerado estável após o exame primário deve ser submetido a uma avaliação secundária pormenorizada da cabeça aos pés.
- Essa avaliação consiste em história detalhada, exame físico completo e provas diagnósticas complementares direcionadas; visa detectar lesões que por ventura tenham passado desapercebidas.

- Focar, junto aos socorristas responsáveis no atendimento pré-hospitalar no mecanismo do trauma:
  - Trauma fechado: uso de cinto de segurança? Houve deformação no volante? O *airbag* foi acionado? Qual a direção do impacto? Qual o estado do veículo? A vítima foi ejetada? Qual a altura da queda?
  - Trauma penetrante: tipo de arma de fogo. Qual a distância e o número dos disparos? Tipo e comprimento da lâmina.
  - Atenção especial também deve ser dada à história medicamentosa (destaque para antiplaquetários e anticoagulantes), alergias e antecedentes clínicos e cirúrgicos.

E QUANTO AO EXAME FÍSICO?

TABELA 2 Exame físico no paciente politraumatizado

Cabeça e face	Inspeção e palpação de todo o crânio e ossos da face – sensibilidade, deformidade e sangramentos
	Há sinais de fratura de base de crânio? Hemotímpano, equimose retroauricular* (sinal do Battle) e periorbitária (sinal do guaxinim)*
	Exame ocular – pupila, motricidade, ruptura do globo, hemorragia intraocular
Pescoço	Admite-se que todos os pacientes politraumatizados apresentam lesão na coluna cervical até se provar o contrário. Reveja o NEXUS
	Inspeção e palpação de toda a extensão da coluna
Tórax	Inspeção e palpação de toda a caixa torácica, especialmente esterno e clavículas (fraturas subdiagnosticadas que costumam indicar lesões intratorácicas subsidiárias). Palpe também a pele em busca de enfisema subcutâneo – indicativo de pneumotórax
	A ausculta pode auxiliar no diagnóstico de pneumotórax, hemotórax, derrame pericárdico
Abdome	Inspeção do abdome e flanco em busca de lacerações, contusões e equimoses
	Marcas de cinto de segurança, peritonismo, distensão sugerem lesões intra-abdominais

(continua)

TABELA 2 Exame físico no paciente politraumatizado (*continuação*)

Reto e genitourinário	A inspeção do períneo deve ser realizada em todos os casos
	Quando realizar o toque retal? ▪ Suspeita de lesão uretral ou trauma retal penetrante ▪ Atentar para a presença de sangue (lesão de intestino?), elevação da próstata (lesão uretral?), tônus esfincteriano anormal (lesão medular?), fragmentos ósseos (fratura pélvica?) ▪ A realização de toque retal de rotina é dispensável, uma vez que a sensibilidade e especificidade do exame para detecção de lesões espinhais, pélvicas e intestinais é baixa. Além de sua difícil realização em posição supina e em obesos
	Realizar exame vaginal em todos os casos suspeitos de lesão local (dor abdominal baixa, fratura pélvica, laceração perineal)
Musculoesquelético	Inspeção, palpação e avaliação do *status* neurovascular dos quatro membros
	Manipulação ativa e passiva de todas as articulações, mesmo sem lesões aparentes
	Imobilizar e obter radiografias de regiões com suspeita de fratura. A imobilização dessas regiões deve impedir a movimentação de uma articulação acima e uma abaixo do ponto de fratura suspeito
	Avaliação de cuidados de feridas penetrantes quanto à presença de fratura subjacente para detecção precoce de fratura exposta (irrigação, debridamento, limpeza e antimicrobiano profilático)
	Avaliar evolução para síndrome compartimental pós-traumática (piora da dor, compartimentos tensos, dor ao alongamento da musculatura envolvida)
	Inspeção e palpação da pelve – solicitar imagem se equimose ou dor/sensibilidade ao longo do anel pélvico Instabilidade pélvica ou descontinuidade do anel pélvico ao exame de imagem indicam imobilização e avaliação ortopédica imediata
Neurológico	Exames seriados são necessários, uma vez que o *status* neurológico pode mudar
	Avaliação sensitiva e motora das extremidades e repetir a escala de coma de Glasgow é fundamental na avaliação secundária
Pele	Lacerações, abrasões, equimoses, hematoma
	Não esquecer zonas potencialmente "ocultas" – escalpo, axila, períneo, costas

* Usualmente não aparecem antes de 24 horas.

QUE EXAMES DE IMAGEM DEVEM SER SOLICITADOS?

- Radiografias – avaliar pelve e extremidades quanto a fratura, deslocamentos e corpo estranho. Suspeitas de fratura vertebral devem ser investigadas com tomografia computadorizada. Radiografia não é mais indicada, reveja a discussão sobre avaliação primária A: Via aérea e coluna cervical. Em relação à coluna toracolombar não existem evidências robustas para descartar fraturas na região. O julgamento clínico deve seguir o racional:
  - Houve mecanismo de força importante?
    - Queda de > 3 m.
    - Ejeção de veículo.
    - Colisão de moto.
    - Atropelamento por carro ou veículo maior.
    - Outra lesão importante que cause distração.
    - > 60 anos (queda da propria altura deve ser considerada).
    - Rebaixamento do nível de consciência ou intoxicação.
    - O paciente apresenta: dor à palpação da coluna, sinais de trauma direto (equimose, hematoma, desvio evidente), déficit neurológico consistente com lesão medular.
- A decisão de realizar a TC de coluna geralmente se dá pela presença do mecanismo de força importante e de algum sinal alterado no exame da coluna. Qualquer fratura vertebral, incluindo cervical, é indicação formal de TC de coluna completa. Lesões vertebrais em 20% dos casos não são contíguas.
- Tomografia computadorizada de corpo inteiro:
  - Esta abordagem parece ser benéfica no subgrupo de pacientes vítimas de trauma de alto risco (explosões, colisões em alta velocidade, queda de grandes alturas).
  - A indicação universal não apresenta respaldo em estudos robustos, além de incrementar substancialmente os custos assistenciais e pode se associar a desfechos negativos de curto e longo prazo (nefropatia induzida por contraste e exposição potencialmente desnecessária à radiação, respectivamente).
  - Alguns autores orientam a realização de TC de corpo inteiro em pacientes com alteração do nível de consciência (associação a menor mortalidade em banco de dados, porém sem validação prospectiva).
  - Adiciona-se que a estabilidade clínica, principalmente hemodinâmica, é condição básica para a transferência à sala de tomografia.

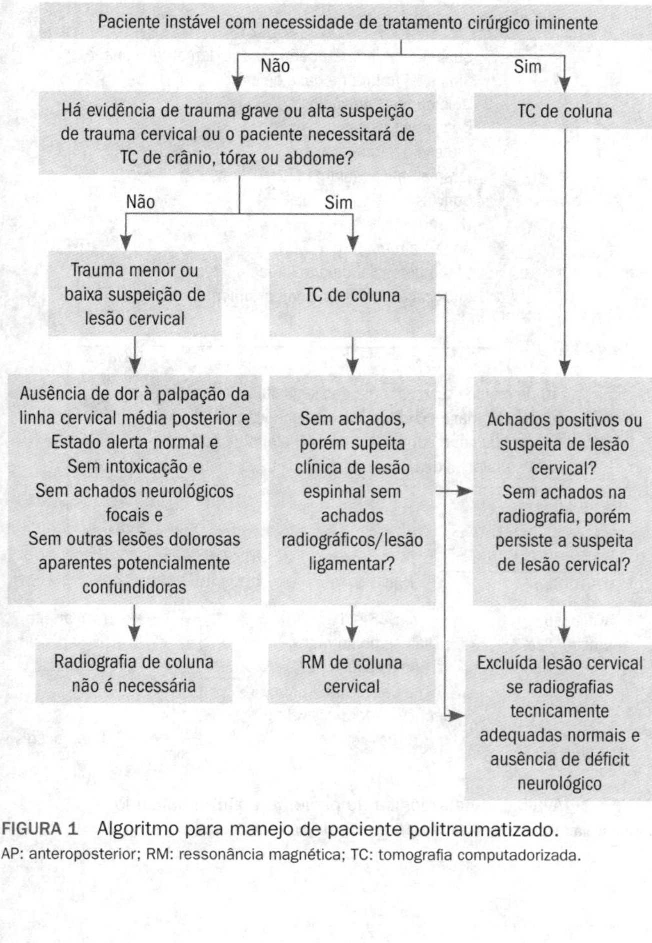

FIGURA 1 Algoritmo para manejo de paciente politraumatizado.
AP: anteroposterior; RM: ressonância magnética; TC: tomografia computadorizada.

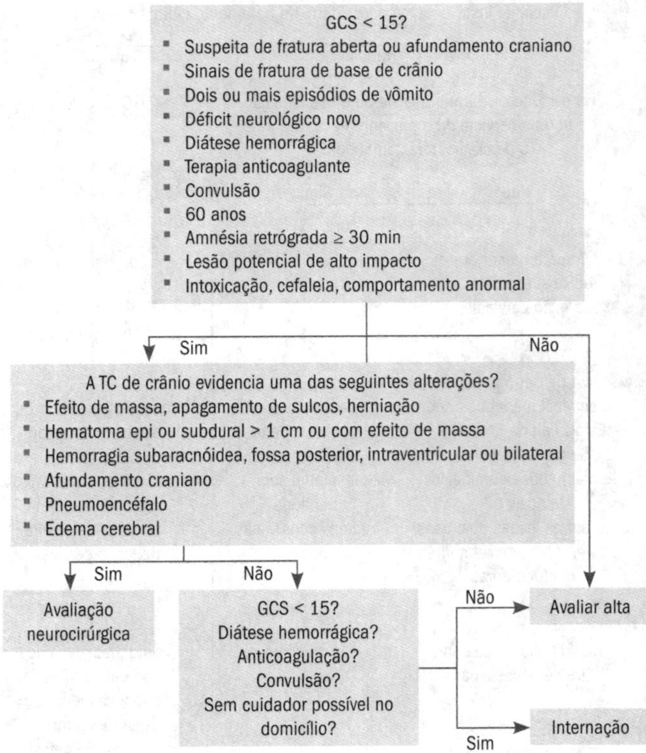

FIGURA 2 Avaliação neurológica do paciente politraumatizado.
GSC: escala de coma de Glasgow; TC: tomografia computadorizada.

LEITURA SUGERIDA

1. American College of Surgeons Committee on Trauma. Advanced Trauma Life Support (ATLS) student course manual. 9. ed. Chicago: American College of Surgeons; 2012.
2. Brohi K. Emergency department thoracotomy. Trauma.org 6:6. June 2001. Disponível em: www.trauma.org.
3. Cameron P, Knapp BJ. Trauma in adults. In: Tintinalli JE. Tintinalli's emergency medicine. 8. ed. New York: McGraw-Hill; 2016.
4. Raja A, Zane RD. Initial Management of trauma in adults. In: Post TW (ed.). UpTo Date. Waltham, MA: UpToDate Inc. http://www.uptodate.com. Acesso em 04/10/2021.

48

Atendimento pré-hospitalar

Ricardo Galesso Cardoso
Maria Lorraine Silva de Rosa
Saionara Maria Nunes Nascimento

O QUE É ATENDIMENTO PRÉ-HOSPITALAR?

- A Portaria n. 2048/GM do Ministério da Saúde, de 05/11/2002, estabelece dois conceitos distintos de atendimento pré-hospitalar (APH). São eles: o APH fixo e o APH móvel.
  - APH fixo: "O APH fixo é aquela assistência prestada, num primeiro nível de atenção, aos pacientes portadores de quadros agudos, de natureza clínica, traumática ou ainda psiquiátrica. Este atendimento é prestado por um conjunto de unidades básicas de saúde, unidades do Programa de Saúde da Família (PSF), Programa de Agentes Comunitários de Saúde (PACS), ambulatórios especializados, serviços de diagnóstico e terapia e unidades não hospitalares de atendimento às urgências e emergências".
  - APH móvel: "Considera-se como nível de atendimento pré-hospitalar móvel na área de urgência o atendimento que procura chegar precocemente à vítima, após ter ocorrido um agravo à sua saúde (de natureza clínica, cirúrgica, traumática, inclusive as psiquiátricas), que possa levar a sofrimento, sequelas ou mesmo à morte, sendo necessário, portanto, prestar-lhe atendimento e/ou transporte adequado a um serviço de saúde devidamente hierarquizado e integrado ao Sistema Único de Saúde".
- O presente capítulo trata especificamente dos serviços de APH móvel.

O QUE SÃO AMBULÂNCIAS?

- Ambulâncias: são definidas como veículos destinados exclusivamente ao transporte de enfermos, e são classificadas conforme a Tabela 1.
- Viaturas de intervenção rápida (VIR): são utilizadas para o transporte de médicos (ou equipe médica), com equipamentos que possibilitam oferecer suporte avançado de vida (SAV) em apoio às ambulâncias dos tipos A, B, C ou F.
- A composição das equipes, conforme o tipo de ambulância, é explicada na Tabela 1.

TABELA 1 Classificação das ambulâncias segundo características operacionais

Tipo	Características operacionais
A - Ambulância de transporte	Veículo destinado ao transporte em decúbito horizontal de pacientes que não apresentam risco de morte, para remoções simples e de caráter eletivo
B - Ambulância de suporte básico	Veículo destinado ao transporte inter-hospitalar de pacientes com risco de morte conhecido e ao atendimento pré-hospitalar de pacientes com risco de morte desconhecido, não classificados com potencial de necessitar de intervenção médica no local e/ou durante transporte até o serviço de destino
C - Ambulância de resgate	Veículo de atendimento de urgências pré-hospitalares de pacientes vítimas de acidentes ou pacientes em locais de difícil acesso, com equipamentos de salvamento (terrestre, aquático e em alturas)
D - Ambulância de suporte avançado	Veículo destinado ao atendimento e transporte de pacientes de alto risco em emergências pré-hospitalares e/ou de transporte inter-hospitalar que necessitam de cuidados médicos intensivos. Deve contar com os equipamentos médicos necessários para esta função
E - Aeronave de transporte médico	Aeronave de asa fixa ou rotativa utilizada para transporte inter-hospitalar de pacientes e aeronave de asa rotativa para ações de resgate, dotada de equipamentos médicos homologados pela Agência Nacional de Aviação Civil (ANAC)
F - Embarcação de transporte médico	Veículo motorizado aquaviário, destinado ao transporte por via marítima ou fluvial. Deve possuir os equipamentos médicos necessários ao atendimento de pacientes conforme sua gravidade

QUAIS SÃO AS DIFERENÇAS ENTRE APH E ATENDIMENTO INTRA-HOSPITALAR?

- O atendimento realizado pelo APH segue os mesmos princípios preconizados no intra-hospitalar. A diferença é a limitação de recursos no APH.
- O ambiente pré ou extra-hospitalar possui peculiaridades que devem ser levadas em conta, e exigem treinamento específico das equipes de atendimento. São elas:
  - Deslocamento até o local do atendimento utilizando viaturas terrestres, aeronaves ou embarcações, o que significa o risco de acidentes da equipe e do paciente.

TABELA 2 Tripulação conforme tipo de ambulância

Tipo de veículo	Tripulação
Ambulância de transporte	2 profissionais, sendo um o motorista e o outro um técnico ou auxiliar de enfermagem
Ambulância de suporte básico	2 profissionais, sendo um o motorista e um técnico ou auxiliar de enfermagem
Ambulância de resgate	3 profissionais militares, policiais rodoviários, bombeiros militares, e/ou outros profissionais reconhecidos pelo gestor público, sendo um motorista e os outros dois profissionais com capacitação e certificação em salvamento e suporte básico de vida
Ambulância de suporte avançado	3 profissionais, sendo um motorista, um enfermeiro e um médico
Aeronave de transporte médico	▪ Para os casos de atendimento pré-hospitalar móvel primário não traumático e secundário, deve contar com o piloto, um médico e um enfermeiro ▪ Para o atendimento a urgências traumáticas em que sejam necessários procedimentos de salvamento, é indispensável a presença de profissional capacitado para tal
Embarcação de transporte médico	2 ou 3 profissionais, de acordo com o tipo de atendimento a ser realizado, contando com o condutor da embarcação e um auxiliar técnico de enfermagem em casos de suporte básico de vida, e um médico e um enfermeiro, em casos de suporte avançado de vida

- Local de atendimento: risco de atropelamento, incêndios, desabamentos, contaminação por produtos perigosos, intoxicação por fumaça, ferimentos, quedas e choque elétrico, entre outros.
- Exposição às intempéries: sol, chuva, vento, calor, frio, neve.
- Iluminação inadequada, principalmente em atendimentos noturnos.
- Atendimentos em locais com índices de violência e criminalidade elevados.
- Dificuldade de realizar procedimentos em ambiente estéril, caso necessário.
- Exposição imediata à mídia e veículos de imprensa.
- Contato direto com familiares e população.

■ O APH requer trabalho em conjunto com equipe da central de regulação e equipes de intervenção.

■ A equipe da central de regulação é composta por técnicos auxiliares de regulação médica (TARM), médicos reguladores e radio-operadores. São responsáveis por receber os chamados telefônicos da população, realizar triagem das demandas e definir o envio de unidades de intervenção.

■ A equipe da central de regulação deve conhecer a rede de serviços de saúde do seu território, incluindo os recursos disponíveis e as taxas de ocupação, a fim de direcionar de modo mais eficiente as equipes de intervenção.

■ As equipes de intervenção têm composição diferente, de acordo com objetivo e complexidade. São responsáveis pelo atendimento direto dos pacientes no local da ocorrência.

■ As equipes de intervenção são responsáveis por realizar a checagem de todos os recursos da ambulância, garantindo que o material esteja disponível e em bom estado para uso. Este *check-list* deve ser realizado a cada plantão. As equipes devem ainda realizar descarte, troca e substituição de material a cada atendimento.

■ Cada ocorrência requer o trabalho integrado da equipe da central de regulação e das equipes de intervenção. Podemos resumir as etapas de atendimento da seguinte forma:
  - Recebimento do chamado pela central de regulação.
  - Triagem e acionamento das equipes de atendimento.
  - Deslocamento das equipes até o local de atendimento.
  - Avaliação da segurança, cena e situação.

  - Atendimento ao(s) paciente(s).
  - Definição do destino mais adequado ao paciente.
  - Contato com estabelecimento de saúde de destino.
  - Transporte do paciente.
  - Passagem do caso à equipe do serviço que recebe.
- Regresso à base.
- A seguir serão discutidos os aspectos mais relevantes relacionados às etapas do atendimento descritas.

COMO SÃO FEITAS A TRIAGEM, A REGULAÇÃO MÉDICA E O ACIONAMENTO DAS EQUIPES?

- Realizados pelo médico regulador e demais profissionais da central de regulação (técnico auxiliar de regulação médica – TARM e despachadores).
- O contato do solicitante com a central de regulação é feito através dos números 192 (SAMU) e 193 (Corpo de Bombeiros).
  - Os TARM fazem a identificação do solicitante e da queixa principal, na maioria das vezes auxiliados por um software específico, com questões predefinidas, que levam a uma orientação quanto ao nível de gravidade do problema de saúde apresentado.
  - O médico regulador coleta mais informações do solicitante e orienta as primeiras ações a serem tomadas antes da chegada das equipes de atendimento, caso necessário. Também é de sua responsabilidade definir qual tipo de suporte será acionado. Na Tabela 3 está um exemplo dos critérios utilizados para acionamento imediato de equipes de suporte avançado de vida no Corpo de Bombeiros de São Paulo.
- Os radio-operadores identificam a equipe de atendimento disponível mais próxima, conforme recurso definido pelo médico regulador, e realizam o acionamento.
- As equipes de intervenção devem permanecer de prontidão, evitando situações que atrasem a saída e o deslocamento, aumentando assim o tempo de resposta.
- Durante o deslocamento, a equipe de intervenção deve, a partir das informações já transmitidas pela central de regulação, iniciar o planejamento e a divisão de tarefas do atendimento.

TABELA 3 Quando utilizar restrição de movimento da coluna vertebral (RMC)?

Trauma contuso em adulto	Trauma contuso em criança
▪ Paciente > 65 anos ▪ Escala de coma de Glasgow < 15 (aguda) ▪ Sinais clínicos de intoxicação ▪ Lesões de distração ▪ Cinemática perigosa ▪ Dor ou sensibilidade ou deformidade na coluna ▪ Sinais neurológicos focais ▪ Barreira linguística	▪ Escala de coma de Glasgow < 15 (aguda) ▪ Sinais clínicos de intoxicação ▪ Colisão, mergulho, lesão de tronco ▪ Contratura muscular cervical ▪ Sinais neurológicos focais

CHEGANDO EM CENA, QUAIS SÃO OS PRIMEIROS PASSOS?

- Essa etapa deve obrigatoriamente ser realizada antes do início do atendimento ao paciente, e é conhecida como os "três 'S'" do APH (adaptado do inglês *Safety, Scene & Situation*).

Segurança

- A segurança é etapa fundamental e obrigatória. Os profissionais envolvidos no atendimento não podem e não devem se tornar outras vítimas, pois caso isso ocorra o atendimento em si será comprometido, bem como haverá necessidade do envolvimento de mais equipes para atender esses socorristas acidentados.
- A avaliação da segurança deve ser transversal e contínua, devendo se iniciar ainda na central de regulação, quando informações acerca do tipo de ocorrência devem ser coletadas (agressão, incêndio, acidente químico, acidente elétrico etc.) e recursos adicionais podem ser acionados (Corpo de Bombeiros, Polícia Militar etc.).
- A segurança é responsabilidade de todos os agentes envolvidos no atendimento, sejam da equipe de saúde ou não. Pode-se elencar diversas etapas a serem seguidas para a realização de um atendimento seguro:
  - Deslocamento até o local de atendimento com veículos de emergência: respeito ao limite de velocidade máximo da via, manutenção correta das viaturas, uso de cinto de segurança, uso de sirene e luzes de emergência, ultrapassagens seguras.
  - Estacionamento em posição e local adequados. Ideal: posicionar viatura antes do local do atendimento, em 45° em relação ao eixo da via, com os sinais luminosos ligados.

- Sinalização correta do local e isolamento da área (cones, fitas de isolamento, sinais luminosos). Posicionar cones antes da viatura. Ideal: iniciar a sinalização a uma distância em metros igual ou superior ao valor da velocidade máxima da via (Figura 1).
- Utilização de equipamentos de proteção individual (EPI) adequados ao tipo de situação (além das precauções universais padrão): capacete, óculos, capa e calça resistentes ao calor e à abrasão, botas, luvas de couro ou material resistente a superfícies cortantes e ao calor, equipamento de proteção respiratória, equipamento de proteção química, biológica ou radiológica, de acordo com o nível de ameaça presente, flutuadores, coletes salva-vidas, roupas resistentes ao fogo.
- Estabelecimento, na medida do possível, das áreas "quente", "morna" e "fria". Na área "quente" só podem adentrar os profissionais com EPI e treinamento adequados para aquela situação, e que estejam diretamente envolvidos no atendimento. A área fria é o local de maior segurança, e onde se deve procurar realizar o atendimento médico ao paciente. A área morna é a zona de transição entre as duas anteriores.
- No caso de atendimento envolvendo transporte aeromédico, deve-se apenas se aproximar do helicóptero pela frente ou pelas laterais, sob visão do piloto e após autorização dos tripulantes. Nunca se aproximar do rotor de cauda da aeronave (Figura 2).

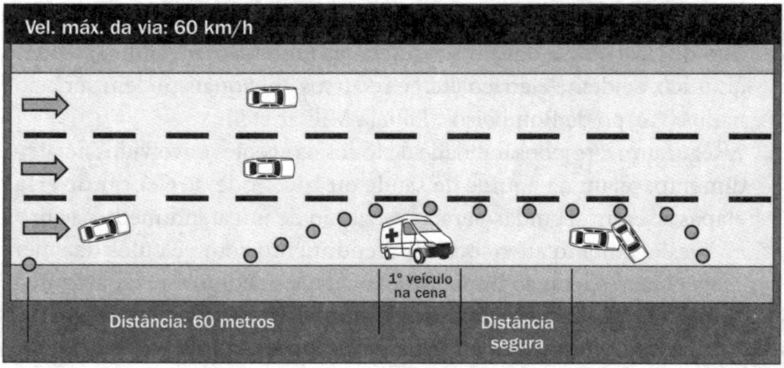

FIGURA 1 Esquema de estacionamento e sinalização de veículo de emergência em atendimento.

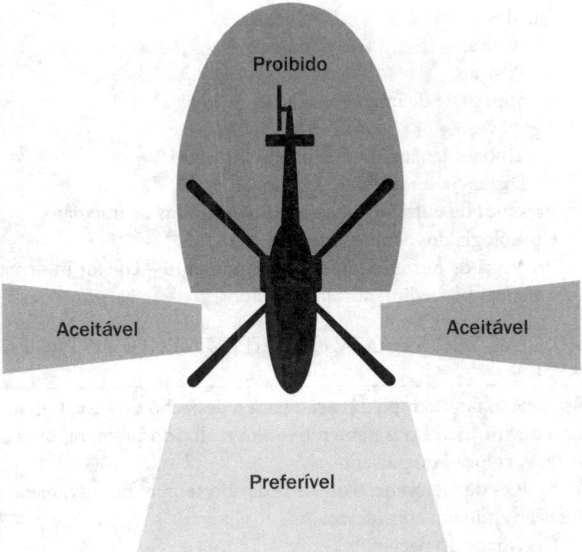

FIGURA 2 Zonas de aproximação em aeronaves de asas rotativas.

Cena e situação

- Nesta etapa devem ser observados os seguintes aspectos:
  - Local no qual ocorreu a emergência (estrada, rua, residência, ambiente fechado ou aberto etc.).
  - Mecanismo da lesão, caso seja vítima de trauma:
  - Acidentes automobilísticos e atropelamentos:
    - Velocidade da via.
    - Velocidade que o veículo desenvolvia no momento do acidente.
    - Tipo de veículo envolvido.
    - Posição da vítima no veículo.
    - Dispositivos de segurança utilizados (cinto, *airbag*, capacete).
    - Grau de deformidade do veículo.
    - Presença de capotamento ou ejeção.

- Quedas:
  - Altura.
  - Posição.
  - Superfície de impacto.
- Agressões:
  - Tipo de armamento ou objeto utilizado.
  - Distância do agressor.
- Presença de outras vítimas não identificadas de imediato.
- Cronologia dos acontecimentos.
- Presença de outras equipes de atendimento – coletar informações e elencar procedimentos já realizados.

COMO DEVE SER REALIZADO O ATENDIMENTO AO PACIENTE NO APH?

- No APH, o fator tempo é crucial para o desfecho do caso. Quanto antes o diagnóstico e o tratamento forem realizados, maiores as chances de boa evolução do paciente.
- As equipes de intervenção do APH devem sempre ponderar suas condutas levando em consideração:
  - Gravidade do paciente.
  - Recursos disponíveis na cena.
  - Capacitação técnica da equipe.
  - Distância e tempo de deslocamento até o estabelecimento de saúde de destino.
- A tendência atual de conduta no APH é a individualização do atendimento, procurando-se realizar na cena apenas os procedimentos salvadores de vida (*life saving interventions*) que sejam necessários e suficientes para a estabilização do paciente.
- A avaliação primária dos pacientes deve ser feita de acordo com o tipo de ocorrência, respeitando as peculiaridades de atendimentos clínicos e de trauma.

Atendimento ao paciente vítima de trauma

- Sugerimos que vítimas de trauma sejam abordadas a partir do acrônimo XABCDE:

X. Controle de hemorragias externas exsanguinantes.
A. Estabilização cervical e abertura de via aérea.
B. Oxigenioterapia e avaliação respiratória.
C. Circulação e controle de choque hemodinâmico.
D. Glicemia capilar e exame neurológico sumário.
E. Exposição e controle de hipotermia.

- Situações de PCR no ambiente extra-hospitalar possuem peculiaridades.
- Esforços de reanimação não devem ser realizados em vítimas com lesões incompatíveis com a vida (decapitação, hemicorporectomia) ou sinais claros de óbito (*rigor* e *livor mortis*).
- Em caso de PCR traumática, as evidências atuais sugerem que vítimas de ferimento penetrante e com sinais de vida à chegada da equipe de saúde têm maior chance de sobrevida.
- Em PCR traumática, a prioridade é o diagnóstico e reversão de lesões potencialmente fatais (p. ex., pneumotórax hipertensivo, tamponamento pericárdico). Compressões torácicas devem ser iniciadas simultaneamente a essa abordagem, porém, em situações de restrição de equipe, o início das compressões deve ser retardado e as intervenções garantidas.
- Está indicada realização de toracostomia bilateral em todos os pacientes, pela possibilidade de PCR secundária a pneumotórax hipertensivo. Podem ser utilizadas as técnicas com agulha ou digital.
- O USG *point-of-care* pode auxiliar no diagnóstico e tratamento de tamponamento pericárdico e deve ser utilizado, caso disponível.
- Até o momento, o uso de técnicas como toracotomia de reanimação, REBOA e ECMO no ambiente extra-hospitalar carece de evidência robusta na literatura e vem sendo realizado de forma restrita por serviços com protocolos e profissionais especializados.
- A decisão de iniciar a reanimação na cena e realizar os procedimentos descritos deve levar em conta a distância e tempo de deslocamento até um centro especializado, onde poderá ser realizado tratamento definitivo das lesões. Há discordância na literatura quanto a permanecer em cena até que haja retorno da circulação espontânea ou remover o paciente enquanto realiza-se a reanimação. Ambas as abordagens devem ser ponderadas quanto ao recurso que o paciente necessita, sua disponibilidade e o tempo de remoção.

Atendimento ao paciente clínico

- Sugerimos que pacientes clínicos sejam abordados conforme o acrônimo ABCDE, sendo o CAB respeitado em caso de PCR.
- Em caso de PCR extra-hospitalar de etiologia não traumática, as evidências atuais sugerem que idade avançada, PCR não presenciada e ritmo não chocável à chegada da equipe se correlacionam com piores desfechos. Alguns escores podem ser utilizados para auxiliar na decisão de não iniciar e/ou interromper RCP, como os critérios de Bokutoh, porém mais estudos são necessários para universalizar seu uso.
- Até o momento, as evidências sugerem que, no que diz respeito a pacientes com PCR de causa clínica, há benefício em realizar a RCP na cena e o paciente deve ser removido após o retorno à circulação espontânea.

RESTRIÇÃO DE MOVIMENTO DA COLUNA VERTEBRAL (RMC)

- O colar cervical e a prancha rígida ou maca *scoop* têm como objetivo evitar lesão neurológica secundária. As técnicas atuais limitam o movimento da coluna, mas não imobilizam.
- Quando a restrição do movimento está indicada, como em vítimas de trauma, deve ser aplicada em toda a coluna. É fundamental utilizar o colar cervical de tamanho adequado para limitar o segmento cervical.
- A técnica consiste em manter a cabeça e o tronco alinhados. Nos pacientes conscientes, o profissional auxilia em manter a coluna na posição neutra e orienta a limitar o movimento do pescoço.
- A prancha rígida ou a maca *scoop* possuem a função de extricação, ou seja, retirar a vítima do local, e não de transporte. O uso prolongado da prancha rígida pode causar alguns malefícios como: dor, estresse, úlceras de pressão. Assim, o tempo máximo permitido para que o paciente aguarde sobre a prancha é de 30 minutos.
- Paciente deambulando na cena pode ser encaminhado para a maca da ambulância, deve caminhar no plano, sem subir ou descer degraus. De acordo com as novas diretrizes, não é recomendado o uso da técnica de "pranchamento em pé".
- Em traumas penetrantes, a restrição da coluna não é indicada.

COMO DEFINIR O DESTINO DO PACIENTE?

- É responsabilidade do médico regulador definir o local para onde o paciente vai ser transportado. Para isso, usa as informações fornecidas pelas equipes de atendimento, a grade de recursos disponíveis naquele momento e a localização tanto da equipe como do estabelecimento de saúde.
- Alguns índices de gravidade e fluxograma de triagem podem auxiliar as decisões do médico regulador, tais como: MGAP (*Mechanism, Glasgow, Age, Pressure*) e Escore de Trauma Revisado, versão Triagem (t-RTS – *Triage RTS*).

MGAP (*Mechanism, Glasgow, Age, Pressure*)

- Desenvolvido pelo SAMU da França, para ser usado em sistemas de APH com médico.
- Parâmetros avaliados e pontuação:
  - Mecanismo de trauma:
    - Aberto = 4 pontos.
    - Fechado = 0 ponto.
  - Escala de coma de Glasgow:
    - Pontuação igual ao valor obtido na avaliação (3 a 15).
    - Idade:
    - < 60 anos = 5 pontos.
  - Pressão arterial sistólica:
    - > 120 mmHg = 5 pontos.
    - 60-120 mmHg = 3 pontos.
    - < 60 mmHg = 0 ponto.
- Podem ser obtidos valores entre 3 e 29 pontos.
- Classificação:
  - Leve: 3-17.
  - Moderado: 18-22.
  - Grave: 23-29.

Escore de Trauma Revisado, versão Triagem (t-RTS – *Triage RTS*)

- Calculado pela soma dos valores obtidos na Tabela 4, de acordo com os sinais vitais.
- Varia de 0 a 12, sendo que valores menores do que 11 têm indicação de transporte a um centro de trauma.

Comunicação

- A comunicação é ponto crucial para o bom funcionamento de um serviço de APH. Todas as etapas do atendimento necessitam de troca de informações entre os agentes envolvidos:
  - Solicitante → central de regulação.
  - Central de regulação → equipes de atendimento.
  - Equipes de atendimento → outras equipes envolvidas no atendimento.
  - Equipe de atendimento → central de regulação.
  - Central de regulação → hospital.
- As informações devem ser transmitidas com eficácia, rapidez e clareza, de uma maneira padronizada. Para tal, o meio mais utilizado é a comunicação via rádio, e a fraseologia adotada pela maioria dos serviços no Brasil é a linguagem utilizando o "Código Q", conforme indicado na Tabela 5.
- Utiliza-se também o alfabeto fonético, caso haja necessidade de soletrar palavras ou descrever qualquer tipo de dado utilizando letras (Tabela 6).

TABELA 4 *Triage*-RTS

Escala de coma de Glasgow	Pressão arterial sistólica (mmHg)	Frequência ventilatória (movimentos por minuto)	Valor
13-15	> 89	10-29	4
9-12	76-89	> 29	3
6-8	50-75	6-9	2
4-5	1-49	1-5	1
3	0	0	0

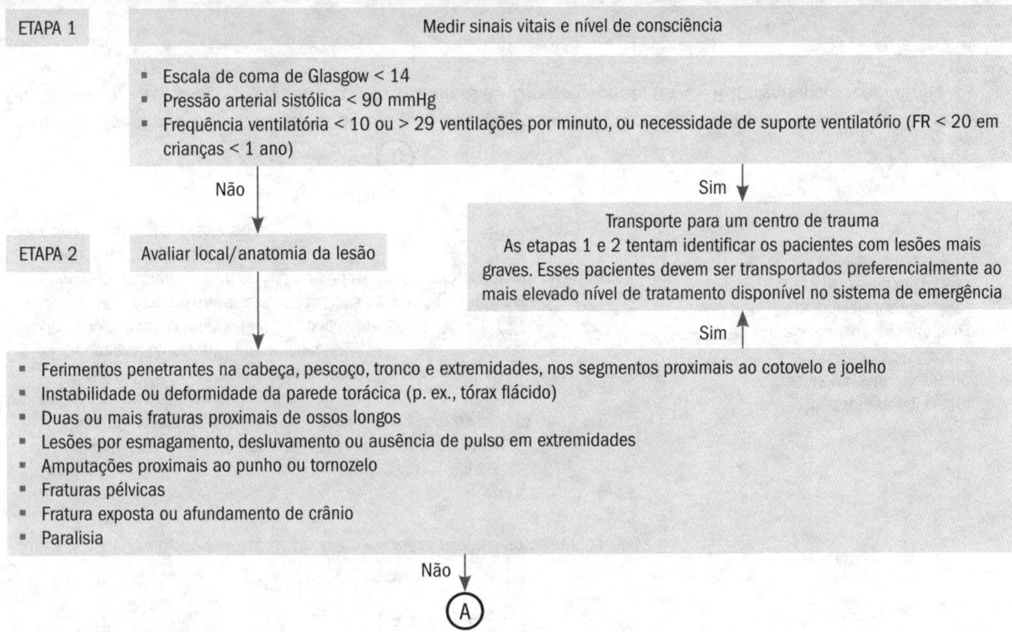

FIGURA 3 Fluxograma de triagem do CDC (*Center for Diseases Control* – EUA). Adaptado de: 2011 *Guidelines for Field Triage of Injured Patients – Centers for Disease Control (CDC)*. FR: frequência respiratória.

(continua)

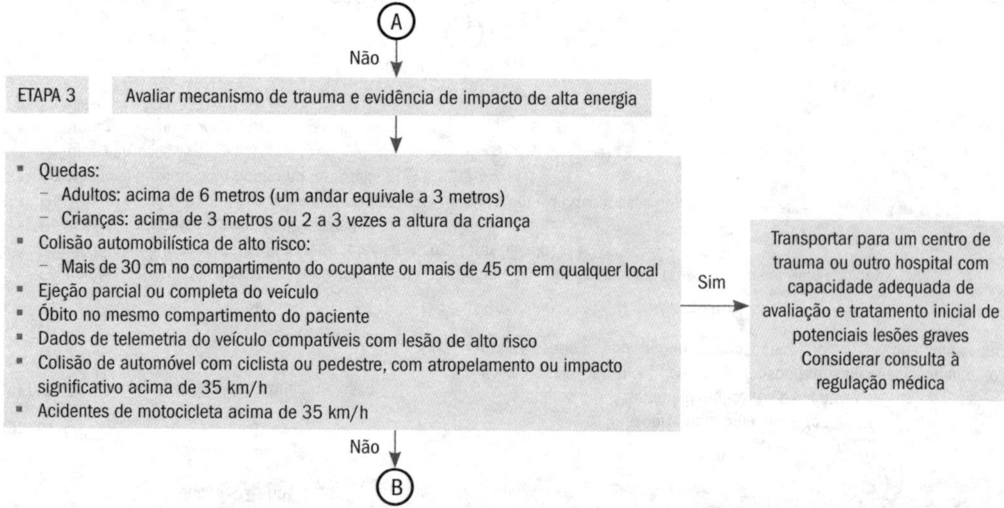

FIGURA 3 *(continuação)* Fluxograma de triagem do CDC (*Center for Diseases Control* – EUA). Adaptado de: 2011 *Guidelines for Field Triage of Injured Patients* – *Centers for Disease Control* (*CDC*). FR: frequência respiratória.

(continua)

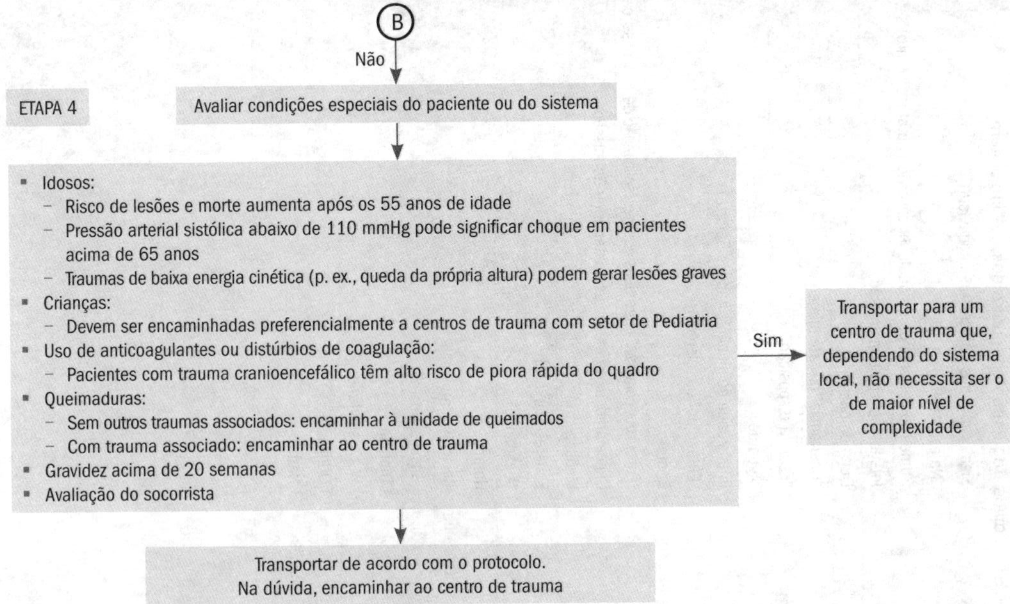

FIGURA 3 *(continuação)* Fluxograma de triagem do CDC (*Center for Diseases Control* – EUA). Adaptado de: *2011 Guidelines for Field Triage of Injured Patients – Centers for Disease Control (CDC)*. FR: frequência respiratória.

TABELA 5 Códigos frequentemente utilizados na "linguagem Q"

Código	Significado (nos serviços de emergência)
QAP	"Na escuta"
QRA	Nome (do paciente ou de qualquer envolvido no atendimento)
QRM	Interferência na transmissão
QRT	Óbito do paciente
QRU	"Ocorrência" ou "atendimento"
QRV	"Estou à disposição"
QRX	"Aguarde"
QSA	Intensidade do sinal (1, fraco, a 5, forte)
QSL	"Entendido" ou "ciente"
QSO	Contato
QSP	"Ponte" ou "conversa" entre duas equipes/solicitação de transmissão
QTA	Cancelamento da mensagem anterior ou da missão
QTC	Mensagem
QTH	Endereço ou local
QTI	"A caminho"
QTR	Horário
Outros verbetes utilizados com frequência	
Código	**Significado**
QSJ	Dinheiro
QTO	W. C./sanitário
TKS	Obrigado
Nihil (pronúncia "Nil")	Nada

TABELA 6 Alfabeto fonético (obs.: a letra "X" pode eventualmente ser pronunciada como "Xingu", uma adaptação utilizada pelos serviços de APH brasileiros)

Letra	Palavra
A	Alfa
B	Bravo
C	Charlie
D	Delta
E	Echo
F	Foxtrot
G	Golf
H	Hotel
I	India
J	Juliet
K	Kilo
L	Lima
M	Mike
N	November
O	Oscar
P	Papa
Q	Quebec
R	Romeo
S	Sierra
T	Tango
U	Uniform
V	Victor
W	Whiskey
X	X-ray
Y	Yankee
Z	Zulu

LEITURA SUGERIDA

1. Brasil. Ministério da Saúde, Secretaria de Atenção à Saúde. Regulamento técnico dos sistemas estaduais de urgência e emergência – Portaria n. 2.048 GM/MS, 5 nov. 2002.
2. GRAU – Grupo de Resgate e Atenção às Urgências e Emergências. Pré-hospitalar. 2. ed. Barueri: Manole; 2015.
3. National Association of Emergency Medical Technicians (NAEMT). Prehospital Trauma Life Support – PHTLS. 9. ed. Jones & Bartlett Learning; 2018.
4. Evans C, Quinlan DO, Engels PT, Sherbino J. Reanimating patients after traumatic cardiac arrest: a practical approach informed by best evidence. Emerg Med Clin North Am. 2018 Feb;36(1):19-40.
5. Lott C, Truhlář A, Alfonzo A, Barelli A, González-Salvado V, Hinkelbein J, et al.; ERC Special Circumstances Writing Group Collaborators. European Resuscitation Council Guidelines 2021: Cardiac arrest in special circumstances. Resuscitation. 2021 Apr;161:152-219. Erratum in: Resuscitation. 2021 Aug 31;167:91-9.

Seção VI

Emergências gastrointestinais

49

Dor abdominal

Helio Bergantini Neto

- A dor abdominal revela-se a queixa mais comum nas salas de emergência. Em virtude da diversidade de moléstias que potencialmente ocasionam o sintoma, o diagnóstico do quadro torna-se muitas vezes desafiador.
- Embora a queixa seja extremamente comum, é imprescindível que todo médico a encare com seriedade e de maneira correta, pois, muitas vezes, a dor abdominal reflete uma moléstia ameaçadora, que demanda a necessidade de um diagnóstico precoce e um manejo preciso.
- Independentemente da causa subjacente, primordialmente, todo médico deve, diante da queixa de dor abdominal, possuir a capacidade de excluir a existência de uma moléstia potencialmente fatal e estabilizar o doente de forma adequada.
- No presente capítulo, forneceremos uma base de informações para que o médico emergencista conheça as enfermidades possivelmente causadoras de dor abdominal, realize uma avaliação adequada do doente e execute o manejo inicial correto do quadro. As abordagens específicas das diversas enfermidades associadas à dor abdominal revelam-se distribuídas pelos demais capítulos deste livro.

QUAIS SÃO AS PRINCIPAIS CAUSAS DE DOR ABDOMINAL NA EMERGÊNCIA?

- Dor abdominal revela-se a queixa mais comum no setor de emergência, representando até 12% do total das causas de admissão ao pronto-socorro.
- A diversidade de entidades clínicas compreendidas pela queixa é extremamente ampla: causas cirúrgicas, clínicas, ginecológicas, obstétricas e até psiquiátricas, entre outras. O espectro das doenças relacionadas à queixa envolve desde causas leves até morbidades ameaçadoras.

- Como a queixa de dor abdominal revela-se comum entre todas as populações, fatores como idade, etnia, sexo e história familiar devem ser levados em consideração na investigação do quadro.
- Embora diversos métodos adjuvantes tenham evoluído consideravelmente nos últimos anos, a taxa de erro diagnóstico diante de um quadro de dor abdominal ainda é, infelizmente, significante.
- Por esse motivo, todo médico que atua nas salas de emergência deve ser capacitado a avaliar e manejar o quadro de dor abdominal de forma correta.
- A seguir, apresentamos na Tabela 1 as principais causas de dor abdominal, epidemiologias específicas, características clínicas, exames adjuvantes pertinentes, complicações associadas e manejo específico subsequente (de forma geral). O espectro das morbidades varia: desde causas simples até moléstias ameaçadoras.
- Ressaltamos, também, algumas moléstias extraintestinais que podem ocasionar dor abdominal (Tabela 2).
- Obviamente, cada paciente deve ser avaliado de forma individualizada, e o manejo primordial, em todos os quadros, consiste na estabilização do doente e na exclusão de causas ameaçadoras.
- O principal objetivo do médico, assim, ao avaliar um paciente com queixa de dor abdominal, consiste em excluir os diagnósticos potencialmente fatais (Tabela 3).
- A Tabela 1 deve ser utilizada apenas como base na avaliação inicial e diagnóstica do quadro. Aqui, apresentamos o manejo de cada condição de forma generalizada. Os manejos específicos de cada doença encontram-se distribuídos pelos demais capítulos deste livro. Reforçamos que o objetivo primordial do médico na emergência consiste na exclusão de causas ameaçadoras e na estabilização do paciente.

TABELA 1 Dor abdominal – principais etiologias

Condição clínica	Epidemiologia	Quadro clínico	Exames adjuvantes pertinentes	Complicações	Tratamento
Apendicite aguda	Adultos jovens Principalmente homens	Dor periumbilical que migra à fossa ilíaca direita Febre Hiporexia Náuseas e vômitos Sinal de Blumberg Defesa abdominal Peritonite	Hemograma completo Eletrólitos TC de abdome com contraste US de abdome	Peritonite Abscesso Perfuração Sepse	Antibioticoterapia e suporte Apendicectomia
Colelitíase	Meia-idade Principalmente mulheres Obesidade Uso de anticoncepcionais	Dor em hipocôndrio direito, intermitente, após refeições	Hemograma completo Enzimas hepáticas e canaliculares US abdominal	Colecistite aguda Coledocolitíase Colangite aguda Pancreatite aguda	Colecistectomia eletiva
Colecistite aguda	Meia-idade Principalmente mulheres Obesidade Uso de anticoncepcionais	Dor em hipocôndrio direito, contínua Febre Náuseas e vômitos Sinal de Murphy Plastrão palpável	Hemograma completo Eletrólitos Enzimas hepáticas e canaliculares US abdominal	Peritonite Perfuração Sepse, choque Abscesso Fístulas Síndrome de Mirizzi	Antibioticoterapia e suporte Colecistectomia/ colecistostomia

(continua)

TABELA 1 Dor abdominal – principais etiologias *(continuação)*

Condição clínica	Epidemiologia	Quadro clínico	Exames adjuvantes pertinentes	Complicações	Tratamento
Colangite aguda	Meia-idade Principalmente mulheres	Dor em hipocôndrio direito, contínua Febre Náuseas e vômitos Icterícia Hipotensão Confusão mental	Hemograma completo Eletrólitos Enzimas hepáticas e canaliculares US abdominal ColangioRM CPRE	Sepse	Antibioticoterapia Desobstrução de emergência Colecistectomia
Pancreatite aguda	Meia-idade Principalmente homens História de cálculo biliar, uso de álcool, dislipidemias, envenenamento, uso de medicações e hormônios, acidentes com animais peçonhentos, trauma, procedimentos endoscópicos	Dor epigástrica em faixa com irradiação dorsal Febre Náuseas e vômitos Sinal de Grey-Turner, sinal de Cullen	Hemograma completo Enzimas pancreáticas Enzimas canaliculares e hepáticas US abdominal (avaliar etiologia)	Complicações locais (coleção fluida aguda, pseudocisto, necrose, abscesso) Complicações sistêmicas (sepse, SARA, disfunção orgânica)	Suporte Jejum (dieta quando possível) Avaliação de complicações

(continua)

TABELA 1 Dor abdominal – principais etiologias *(continuação)*

Condição clínica	Epidemiologia	Quadro clínico	Exames adjuvantes pertinentes	Complicações	Tratamento
Diverticulite aguda	Idosos	Dor em quadrante inferior esquerdo Febre Sintomas urinários	Hemograma completo Proteína C-reativa TC de abdome US de abdome	Sepse Perfuração/ peritonite Abscesso Fístula	Suporte Antibioticoterapia Drenagem guiada Cirurgia
Cólica ureteral	Meia-idade Principalmente homens História prévia de cálculo renal	Dor importante em região de flanco, com irradiação para a virilha Náuseas e vômitos Hematúria	Urina 1 Urocultura Hemograma completo Eletrólitos Função renal TC de abdome e pelve US de rins e vias urinárias	Pielonefrite obstrutiva Sepse	Suporte Avaliar desobstrução de emergência
Cistite aguda	Mulheres Principalmente jovens	Dor em região suprapúbica Disúria Noctúria Polaciúria	Urina 1 Urocultura Hemograma completo Eletrólitos Função renal	Pielonefrite	Antibioticoterapia

(continua)

TABELA 1 Dor abdominal – principais etiologias *(continuação)*

Condição clínica	Epidemiologia	Quadro clínico	Exames adjuvantes pertinentes	Complicações	Tratamento
Pielonefrite aguda	Mulheres Principalmente jovens	Dor em região lombar Febre Sinal de Giordano + Sintomas de cistite	Urina 1 Urocultura Hemograma completo Eletrólitos Função renal US de rins e vias urinárias TC de abdome e pelve	Sepse Choque Abscesso	Antibioticoterapia Avaliar desobstrução
Gastroenterocolite aguda	Qualquer idade Suspeita de intoxicação alimentar Suspeita de parasitoses	Dor abdominal em cólica Diarreia Náuseas e vômitos Febre	Hemograma completo Eletrólitos Cultura de fezes	Desidratação Sepse	Hidratação Suporte Avaliar antibioticoterapia
Parasitoses intestinais	Crianças Condições sanitárias precárias	Dor abdominal em cólica Diarreia Náuseas e vômitos Sintomas respiratórios Sinais e sintomas cutâneos	Hemograma completo Eletrólitos Sorologias Testes fecais Cultura de fezes RX de tórax US de abdome TC de abdome	Desidratação Desnutrição Anemia Abscessos Obstruções Perfurações Sepse	Hidratação Suporte Antiparasitários

(continua)

TABELA 1 Dor abdominal – principais etiologias *(continuação)*

Condição clínica	Epidemiologia	Quadro clínico	Exames adjuvantes pertinentes	Complicações	Tratamento
Gastrite aguda	Qualquer idade	Dor em queimação em região epigástrica, associada à ingestão alimentar Distensão abdominal	Endoscopia digestiva alta (busca por *Helicobacter pylori*)	Doença do refluxo gastroesofágico Doença ulcerosa péptica Perfuração	Antiácidos Tratamento do *Helicobacter pylori*
Colite	Idosos Uso prévio de antibióticos Internação hospitalar	Dor em cólica Diarreia aquosa Febre Distensão abdominal Rigidez abdominal	Hemograma completo Eletrólitos Cultura de fezes Pesquisa de toxinas (*Clostridium difficile*) TC de abdome	Perfuração Sepse	Antibioticoterapia
Doenças inflamatórias intestinais	História familiar Homens jovens	Dor em cólica Diarreia aquosa ou sanguinolenta Sintomas extraintestinais	Hemograma completo Eletrólitos Proteína C-reativa Marcadores específicos (ASCA, ANCA...); TC de abdome Colonoscopia	Manifestações extraintestinais Infecção, sepse, choque Obstrução Perfuração Estenoses Megacólon Câncer	Imunossupressores Agentes biológicos Corticosteroides Cirurgia

(continua)

TABELA 1 Dor abdominal – principais etiologias *(continuação)*

Condição clínica	Epidemiologia	Quadro clínico	Exames adjuvantes pertinentes	Complicações	Tratamento
Abscesso hepático	Jovens Principalmente homens Diabéticos História de doenças hepáticas, biliares ou transplante	Dor em hipocôndrio direito Náuseas e vômitos Febre	Hemograma completo Coagulograma Eletrólitos Enzimas hepáticas e canaliculares Cultura do material US abdominal TC abdominal	Sepse Choque	Antibioticoterapia Drenagem Cirurgia
Hepatite aguda	Uso de álcool Doença metabólica Uso de drogas injetáveis História de sexo sem proteção Epidemiologia para arboviroses Condições precárias de higiene Uso de medicamentos	Dor em hipocôndrio direito Náuseas e vômitos Febre Anorexia Icterícia	Hemograma completo Coagulograma Eletrólitos Enzimas hepáticas e canaliculares Sorologias US de abdome TC de abdome	Sepse Choque Cirrose	Suporte Avaliar corticoterapia Avaliar transplante Tratar causa

(continua)

TABELA 1 Dor abdominal – principais etiologias *(continuação)*

Condição clínica	Epidemiologia	Quadro clínico	Exames adjuvantes pertinentes	Complicações	Tratamento
Doença ulcerosa péptica	Idade avançada Principalmente mulheres Presença de *Helicobacter pylori* Tabagismo Uso de anti--inflamatórios	Dor epigástrica importante após alimentação Náuseas e vômitos	Pesquisa de sangue oculto nas fezes Endoscopia digestiva alta	Perfuração Sangramento	Tratamento das complicações (sangramento, perfuração) Erradicação do *Helicobacter pylori* Uso de IBPs Interrupção do tabagismo e do uso de anti--inflamatórios
Perfuração visceral	Idade avançada História de doença ulcerosa péptica	Dor epigástrica intensa e súbita Distensão abdominal Náuseas e vômitos Febre Sinal de Jobert Defesa abdominal/ abdome em tábua/ peritonite Sinais de choque	Hemograma completo Eletrólitos Gasometria RX de abdome agudo TC de abdome	Sepse, choque	Cirurgia

(continua)

TABELA 1 Dor abdominal – principais etiologias *(continuação)*

Condição clínica	Epidemiologia	Quadro clínico	Exames adjuvantes pertinentes	Complicações	Tratamento
Hérnias da parede abdominal	Idade avançada Principalmente homens Obesidade Tabagismo DPOC Doenças do colágeno	Dor que piora ao esforço Abaulamento Dor súbita, náuseas e vômitos, irredutibilidade (encarceramento) Toxemia, flogose e obstrução intestinal (estrangulamento)	Hemograma completo Eletrólitos Gasometria US de parede abdominal TC de abdome	Encarceramento Estrangulamento Obstrução intestinal Isquemia intestinal	Cirurgia
Obstrução intestinal	Qualquer idade História de cirurgia prévia Perda ponderal	Dor abdominal em cólica Distensão abdominal Parada ou diminuição da eliminação de flatos e fezes Náuseas e vômitos Peristalse de luta Taquicardia Hipertimpanismo abdominal Toque retal sem fezes na ampola retal	Hemograma completo Eletrólitos Gasometria com lactato RX de abdome agudo TC de abdome	Estrangulamento Isquemia Perfuração	Suporte Avaliar cirurgia de emergência

(continua)

TABELA 1 Dor abdominal – principais etiologias *(continuação)*

Condição clínica	Epidemiologia	Quadro clínico	Exames adjuvantes pertinentes	Complicações	Tratamento
Isquemia mesentérica	Idosos Principalmente homens Doença aterosclerótica Arritmia Cardiopatias	Dor abdominal intensa e desproporcional ao exame físico Náuseas e vômitos Diarreia Taquicardia e arritmia Discrepância entre temperatura retal e temperatura axilar	Hemograma completo Eletrólitos Gasometria com lactato Lipase e amilase CPK AngioTC AngioRM Angiografia	Necrose intestinal Perfuração Sepse	Cirurgia de emergência Tratamento endovascular Anticoagulação
Aneurisma roto de aorta	Idosos Principalmente homens Hipertensão Doença aterosclerótica Tabagismo	Dor intensa súbita com irradiação para o dorso Sopro abdominal Massa abdominal palpável Discordância entre pulsos Síncope Choque, taquicardia, hipotensão	Hemograma completo Eletrólitos Gasometria com lactato US abdominal AngioTC Arteriografia	Choque Isquemia dos membros	Cirurgia Tratamento endovascular

(continua)

TABELA 1 Dor abdominal – principais etiologias *(continuação)*

Condição clínica	Epidemiologia	Quadro clínico	Exames adjuvantes pertinentes	Complicações	Tratamento
Gravidez ectópica rota	Mulheres em idade fértil História prévia de gravidez ectópica rota ou DIPa Uso de DIU	Dor súbita e intensa Amenorreia Taquicardia e hipotensão Massa anexial Rigidez Sangue vaginal	Hemograma completo Eletrólitos Gasometria com lactato B-HCG Testes gestacionais US transvaginal	Choque Sepse	Cirurgia Tratamento conservador
Descolamento prematuro de placenta	Gestantes Segunda metade da gestação Trauma	Dor súbita e intensa em região uterina Hipertonia uterina Sofrimento fetal Sangramento escuro	Hemograma completo Coagulograma Eletrólitos	Óbito fetal Choque CIVD	Suporte Amniotomia Resolução do parto
Rotura uterina	Gestantes Segunda metade da gestação Trauma	Dor intensa em região uterina que cessa Distensão uterina Sangramento vaginal	Hemograma completo Eletrólitos	Óbito fetal Óbito materno Choque	Cirurgia

(continua)

TABELA 1 Dor abdominal – principais etiologias *(continuação)*

Condição clínica	Epidemiologia	Quadro clínico	Exames adjuvantes pertinentes	Complicações	Tratamento
Aborto	Gestantes Primeira metade da gestação	Dor abdominal baixa Gestação recente ou suspeita Sangramento vaginal Sinais e sintomas de toxemia Taquicardia e hipotensão	Hemograma completo Eletrólitos Testes gestacionais US transvaginal	Choque	Tratamento conservador Vacuoaspiração Curetagem
Cisto de ovário roto	Mulheres jovens	Dor abdominal súbita e intensa unilateral em região pélvica ou fossa ilíaca Após intercurso sexual Taquicardia e hipotensão	Hemograma completo Eletrólitos Testes gestacionais US transvaginal	Choque	Cirurgia
Torção anexial	Mulheres jovens	Dor abdominal súbita e intensa unilateral em região pélvica ou fossa ilíaca Náuseas e vômitos Massa anexial palpável	Hemograma completo Eletrólitos Testes gestacionais US transvaginal	Choque Isquemia e necrose	Cirurgia

(continua)

TABELA 1 Dor abdominal – principais etiologias *(continuação)*

Condição clínica	Epidemiologia	Quadro clínico	Exames adjuvantes pertinentes	Complicações	Tratamento
Endometriose	Mulheres em idade reprodutiva	Dor pélvica associada à menstruação Dispareunia Infertilidade Sintomas urinários	US transvaginal	Endometriomas Infertilidade Obstrução intestinal	Tratamento clínico – sintomáticos, anticoncepcionais Ressecção cirúrgica
Doença inflamatória pélvica aguda (DIPa)	Mulheres jovens História de relação sexual sem proteção	Dor abdominal baixa Febre Náuseas e vômitos Corrimento vaginal Dor à mobilização do colo uterino Dor à palpação de anexos Defesa abdominal	Hemograma completo Eletrólitos *Swabs* vaginais para gonorreia e clamídia Testes gestacionais US transvaginal	Abscesso tubo-ovariano Gestação ectópica Sepse	Antibioticoterapia Drenagem
Trauma	História de trauma Jovens Principalmente homens	Dor abdominal Sinais e sintomas de injúria traumática	Hemograma completo Eletrólitos Gasometria com lactato E-FAST TC de abdome Videolaparoscopia	Choque Peritonite	Cirurgia Tratamento conservador

ANCA: *antineutrophil cytoplasmic antibodies*; ASCA: *anti-Saccharomyces cerevisiae*; B-HCG: hormônio gonadotrófico coriônico; CIVD: coagulação intravascular disseminada; ColangioRM: colangiografia por ressonância magnética; CPK: creatinofosfoquinase; CPRE: *colangiopancreatografia retrógrada endoscópica*; E-FAST: *extended focused assessment with sonography for trauma*; DIU: dispositivo intrauterino; DPOC: doença pulmonar obstrutiva crônica; IBPs: inibidores de bomba de prótons; RX: raio X; SARA: síndrome da angústia respiratória aguda; TC: tomografia computadorizada; US: ultrassonografia.

TABELA 2 Etiologias extra-abdominais

Sistêmicas	Cetoacidose diabética
	Anemia falciforme
	Lúpus eritematoso sistêmico
	Porfiria
	Uremia
Torácicas	Infarto
	Pericardite/miocardite
	Pneumonia
	Embolia pulmonar
	Dissecção aguda de aorta
Toxicológicas	Intoxicação por ferro/chumbo
	Acidentes por animais peçonhentos
Infecciosas	Febre tifoide
	Arboviroses
	Mononucleose
	Faringoamigdalite
Parede abdominal	Espasmo muscular/hematoma
	Herpes-zóster
Genitourinárias	Torção testicular

TABELA 3 Dor abdominal – principais etiologias potencialmente fatais

▪ Perfuração visceral
▪ Isquemia mesentérica
▪ Trauma grave
▪ Causas hemorrágicas: rotura de aneurisma de aorta, gestação ectópica rota...
▪ Infarto agudo do miocárdio
▪ Obstrução intestinal aguda
▪ Hemorragias digestivas
▪ Pancreatite aguda

COMO AVALIAR A DOR ABDOMINAL NA EMERGÊNCIA?

- Descreveremos, a seguir, os principais aspectos relacionados à avaliação completa de um paciente com queixa de dor abdominal.

Anamnese

- A aquisição de uma história completa do quadro revela-se fundamental para a avaliação de dor abdominal. A seguir, apresentamos alguns aspectos importantes na avaliação da história do quadro.

Identificação do paciente

- Sexo, idade, etnia, procedência, religião. Como vimos, as características epidemiológicas dos pacientes ajudam no esclarecimento do quadro.
- Como exemplo, a diverticulite aguda revela-se um quadro tipicamente de pessoas mais velhas.
- Em mulheres em idade fértil, devem ser avaliadas causas ginecológicas e obstétricas.
- Em crianças, pneumonias e faringoamigdalites podem simular dor abdominal.

Caracterização da dor

- **Caráter:**
  - **A dor somática** ocorre devido à irritação do peritônio parietal. Seu caráter é constante e localizado e, com o passar do tempo, o paciente apresenta rigidez e defesa abdominal.
  - **A dor visceral**, por outro lado, resultado da distensão de um nociceptor visceral localizado em um órgão, apresenta caráter difuso, em cólica, intermitente e mal localizado. A localização da dor corresponde à localização embriológica da víscera acometida.
- **Localização:**
  - Tipicamente, o abdome é dividido em nove regiões: hipocôndrios, fossas ilíacas, flancos, epigástrio, mesogástrio e hipogástrio. Uma outra divisão utilizada é a em quatro quadrantes.
  - A dor visceral causada por estruturas originárias do intestino anterior, como estômago, pâncreas, fígado, via biliar e duodeno proximal é comumente referida em região epigástrica.

- A dor visceral causada por estruturas originárias do intestino médio, como o restante do intestino delgado, apêndice e terço proximal do cólon localiza-se em região periumbilical.
- A dor visceral causada por estruturas originárias do intestino posterior, como bexiga, terços médio e inferior do intestino grosso e de órgãos pélvicos e genitourinários tipicamente se localiza em região suprapúbica.
- A dor oriunda de órgãos retroperitoneais, como aorta e rins, localiza-se, geralmente, nas costas.

■ **Início e frequência:**
- A dor aguda, especialmente quando intensa, deve levantar a suspeita de alguma enfermidade potencialmente fatal, como hemorragia intra-abdominal, isquemia mesentérica, dissecção de aorta e perfuração visceral.
- Quadros de caráter inflamatório, como apendicite aguda, tipicamente apresentam dor de início pouco preciso e com caráter progressivo.
- Algumas patologias, como nefrolitíase, gastrite, doença do refluxo e colelitíase podem apresentar padrão álgico intermitente.

■ **Intensidade:**
- A queixa de dor intensa deve levantar suspeita de diagnósticos potencialmente fatais, como perfuração intestinal, isquemia mesentérica, pancreatite aguda e síndromes aórticas, entre outros.
- A queixa de dor leve, entretanto, não indica, necessariamente, que a enfermidade subjacente não se revela potencialmente fatal, especialmente em idosos e outras populações especiais.

■ **Irradiação:**
- **A dor referida** é aquela localizada em um sítio distante da víscera acometida. Geralmente, a dor é percebida em um sítio que compartilha a mesma raiz de inervação.
- O sinal de Kehr, por exemplo, indicativo de irritação diafragmática, é referido como dor no ombro.
- Cálculos renais impactados podem resultar em dor irradiada para região escrotal e vulvar.
- Pancreatite aguda e síndromes aórticas podem ocasionar irradiação dorsal da dor.

- **Fatores de alívio e piora:**
  - Movimentos como a tosse e a deambulação podem piorar quadros de irritação peritoneal.
  - A doença ulcerosa péptica pode ser desencadeada (gástrica) ou aliviada (duodenal) pela alimentação.
  - Outros quadros álgicos agravados pela ingestão de alimentos são a colelitíase e a angina abdominal crônica.
- **Frequência e progressão:**
  - Em geral, o médico deve se preocupar com uma dor que apresenta piora progressiva. Por outro lado, nos quadros em que a dor evolui com melhora, geralmente o prognóstico é favorável.
  - A apendicite aguda apresenta um caráter típico de progressão da dor, que inicialmente revela-se mal localizada em região periumbilical e, posteriormente, se localiza em fossa ilíaca direita.
  - A colelitíase geralmente cursa com uma dor intermitente, enquanto a colecistite aguda apresenta um caráter álgico contínuo.
  - Uma piora abrupta no padrão da dor abdominal pode sugerir perfuração, hemorragia ou isquemia.
- **Episódios prévios do quadro:**
  - Alguns pacientes apresentam história recorrente de dor por nefrolitíase, colelítiase, angina abdominal crônica, gastrite, doença do refluxo.
  - Outros pacientes relatam a ocorrência prévia de complicações semelhantes, como surtos de diverticulite.
- **Outros sintomas associados:**
  - **Anorexia** pode sugerir apendicite.
  - **Vômitos** podem estar presentes em diversos quadros. Vômitos precoces e biliosos podem sugerir obstrução intestinal alta, enquanto vômitos tardios e fecaloides podem sugerir obstrução intestinal baixa. Devem ser avaliados aspecto, periodicidade, consistência, presença de bile, fezes, sangue e de náuseas.
  - A **diarreia** pode indicar a presença de gastroenterocolite, parasitose, inflamação ou obstrução intestinal.
  - A **constipação** pode sugerir obstrução intestinal.

- A presença de **sangramentos** pode indicar isquemia intestinal, colite, sangramento ativo.
- **Sintomas urinários** podem indicar doenças do trato genitourinário, doenças intestinais e complicações (fístulas).
- **Febre** pode indicar a presença de um quadro inflamatório, infeccioso ou neoplásico.
- **Perda ponderal** pode sugerir neoplasia.
- **Sintomas pulmonares e sistêmicos** podem apontar para uma causa extra-abdominal.

Revisão dos múltiplos sistemas

- É imprescindível uma avaliação minuciosa de sinais e sintomas neurológicos, gastrointestinais, genitourinários, respiratórios, circulatórios e constitucionais. Avaliação de trauma recente.

Comorbidades subjacentes, uso de medicamentos, histórico médico e cirúrgico e histórico ginecológico e obstétrico

- É de grande importância a avaliação de **comorbidades**, como: doença aterosclerótica, diabetes, hipertensão, neoplasias, doenças cardíacas, HIV, doenças intestinais, doenças hepáticas e renais, dentre outras.
- O **uso de medicamentos** pode precipitar um quadro de dor abdominal. Assim, revela-se imprescindível a avaliação do uso, especialmente de: anticoagulantes e antiagregantes plaquetários, antibióticos, anti-hipertensivos, antidiabéticos, quimioterápicos, anti-inflamatórios, anticoncepcionais, hormônios e imunossupressores, dentre outros.
- O **histórico médico** dos pacientes deve ser analisado. Alguns pacientes apresentam episódios prévios do quadro, como aqueles que apresentam crises recorrentes de dor abdominal por crise falciforme, colelitíase, nefrolitíase e pacientes sabidamente diabéticos que podem apresentar cetoacidose diabética.
- O **passado cirúrgico** também se revela de grande importância. Pacientes com histórico prévio de cirurgias abdominais, por exemplo, podem apresentar obstrução por bridas. Por outro lado, pacientes colecistectomizados de longa data dificilmente apresentarão colelitíase.

- Em mulheres em idade fértil, é essencial a avaliação da **história ginecológica e obstétrica**: uso de métodos anticoncepcionais, data da última menstruação, número de gestações, número de filhos, número de abortos, tipo de parto, relações desprotegidas...

Alergias, hábitos e perfil socioeconômico

- Deve ser verificada a existência de **alergias**, especialmente a medicamentos e contrastes.
- A pesquisa dos **hábitos** também se revela fundamental. Tabagistas, por exemplo, apresentam risco aumentado para desenvolvimento de aneurismas e úlceras. Etilistas, por sua vez, possuem maior chance de desenvolvimento de úlceras e doenças hepáticas.
- O **perfil socioeconômico**, por fim, auxilia na elucidação epidemiológica da etiologia. Pacientes com condições de saneamento precárias podem apresentar intoxicações e parasitoses com maior frequência.

Histórico familiar

- Por fim, é frequente a associação familiar em casos de neoplasias, doenças cardíacas e doenças inflamatórias intestinais, dentre outras.

Exame físico

- Um exame físico adequado revela-se essencial na avaliação de um quadro de dor abdominal. Serão resumidos os principais pontos do exame:
  - **Sinais vitais:** pressão arterial, frequência cardíaca, frequência respiratória, temperatura, saturação de oxigênio, estado de consciência (Glasgow), aparência, escala de dor, glicemia.
  - **Exame físico geral:** avaliação de hidratação, coloração. Avaliação neurológica, exame cardíaco, exame respiratório, avaliação de extremidades. Nas crianças, exame craniocaudal completo.
  - **Inspeção abdominal:** pesquisa de cicatrizes cirúrgicas (bridas), estigmas de cirrose (telangiectasias, circulação colateral, ascite), sinais de trauma, distensão abdominal (oclusões), pesquisa de massas palpáveis (gestação, neoplasias, hérnias, aneurismas), tipo de abdome (globoso, em avental, plano).

- **Ausculta abdominal:** ausculta de ruídos hidroaéreos (diminuídos: íleo paralítico, isquemia, peritonite; aumentados: peristalse de luta), ausculta de sopros (aneurisma de aorta abdominal).
- **Palpação abdominal:** palpação do local da dor e de outras regiões, pesquisa de defesa abdominal voluntária e involuntária, pesquisa de peritonite, palpação de massas, palpação de visceromegalias.
- **Percussão abdominal:** pesquisa de pneumoperiônio, avaliação de ascite.
- **Exame da região inguinal:** avaliação da região genital e inguinal, pesquisa de hérnias.
- **Toque retal:** pesquisa de doenças orificiais, sangramentos e fezes na ampola retal em casos de suspeita de obstrução. Em pacientes portadores de ostomias, toca-se a ostomia.
- **Avaliação ginecológica/obstétrica:** inspeção vaginal, exame especular, toque vaginal, dinâmica uterina, palpação do colo e de anexos.

▪ Como já dito anteriormente, diante de um quadro de dor abdominal, prioritariamente devemos excluir as causas ameaçadoras à vida. Alguns sinais e sintomas que sugerem a existência de um quadro grave incluem: sinais de choque ou instabilidade hemodinâmica, diminuição do nível de consciência, desconforto respiratório, sinais de toxemia, sangramento digestivo, peritonite, defesa abdominal, ausência de ruídos intestinais.

QUAIS EXAMES DEVEMOS SOLICITAR?

▪ Em algumas ocasiões, uma anamnese adequada e um exame físico bem realizado são suficientes para a determinação etiológica e para o manejo adequado do quadro. Entretanto, muitas vezes, torna-se necessária a realização de exames laboratoriais e imaginológicos para auxílio na investigação, estratificação e condução do quadro.

▪ Descreveremos, a seguir, alguns exames e algumas de suas aplicações. Ressaltamos, novamente, entretanto, que cada caso deve ser avaliado de forma individualizada.

Exames laboratoriais

▪ **Hematócrito:** hemorragias, trauma.

- **Leucograma:** infecções, inflamações.
- **Plaquetas:** sangramentos, coagulopatias.
- **Coagulograma:** sangramentos, coagulopatias, trauma.
- **Eletrólitos:** inflamações, obstruções, sangramentos, isquemias, trauma, pacientes com comorbidades, desidratação, perfuração, choque, sepse.
- **Gasometria com lactato:** trauma, sangramentos, isquemias.
- **Glicemia:** pancreatite, instabilidade, diminuição da consciência, sintomas neurológicos, cetoacidose diabética.
- **Enzimas pancreáticas:** hepatites, doenças da via biliar e pâncreas.
- **Enzimas hepáticas e canaliculares:** hepatites, doenças da via biliar e pâncreas, cirróticos.
- **Função renal:** desidratação, injúria renal, doentes renais crônicos, doenças do trato urinário, pielonefrite, nefrolitíase, distúrbios hidroeletrolíticos e acidobásicos.
- **Urina 1:** cistite, pielonefrite, nefrolitíase, hematúria, cetoacidose diabética, comorbidades do trato genitourinário.
- **Urocultura:** cistite, pielonefrite, nefrolitíase.
- **Testes gestacionais:** situações em que não se pode descartar gestação.
- **Pesquisa de sangue oculto nas fezes:** sangramentos.
- **Cultura das fezes:** diarreias.
- **Hemoculturas:** infecções, sepse.

Exames de imagem

- **Radiografia de abdome agudo (tórax ortostático, abdome ortostático e abdome em decúbito dorsal):** obstruções, perfurações, ingestão de corpo estranho.
- **Ultrassonografia abdominal:** trauma, doenças do fígado e das vias biliares, doenças do trato genitourinário, doenças da parede abdominal, perfurações, obstruções, sangramentos, inflamações, abscessos, avaliação da bexiga, avaliação volêmica, avaliação pulmonar e cardíaca.
- **Ultrassonografia transvaginal:** anormalidades ginecológicas e obstétricas.
- **Tomografia computadorizada (TC):** infecções, obstruções, trauma, doenças do fígado e das vias biliares, doenças do trato genitourinário, doenças da parede abdominal, perfurações, sangramentos, abscessos, isquemias, avaliação de estruturas retroperitoneais,

- **Eletrocardiograma:** doenças cardíacas, comorbidades.
- **Colonoscopia/retossigmoidoscopia:** sangramentos, volvo, empalhamentos.
- **Endoscopia digestiva alta:** sangramentos, intoxicações, gastrite, doença do refluxo, esofagites, ingestão de corpo estranho.
- **Ressonância magnética (RM)/colangioRM:** doenças das vias biliares, gestantes.
- **AngioTC:** isquemias, sangramentos.
- **Angiografia:** isquemias, sangramentos.

COMO DEVE SER REALIZADO O TRATAMENTO?

- Primordialmente, as causas potencialmente fatais devem ser excluídas. Caso alguma causa rapidamente fatal for identificada, o tratamento específico deve ser instítuido de emergência.
- Os sinais vitais devem avaliados de forma seriada. Em casos pertinentes, os doentes devem ser colocados sob monitorização contínua.
- O tratamento inicial, em geral, independentemente da causa subjacente, envolve a estabilização do doente. Para todos os pacientes, deve-se preconizar: via aérea garantida, oxigenação adequada, estabilidade hemodinâmica e *status* neurológico adequado.
- O tratamento específico do quadro pode envolver desde apenas medidas de suporte e uso de sintomáticos até a necessidade de cirurgias de grande porte, a depender da etiologia. Logo, o manejo específico de cada caso foge aos objetivos do presente capítulo e encontra-se distribuído pelos demais capítulos deste livro.
- Por fim, devemos lembrar que, independentemente da etiologia, o tratamento da dor deve ser realizado. O tratamento da dor, sabidamente, não atrapalha o diagnóstico nem aumenta a morbimortalidade do quadro. O manejo da dor revela-se primordial pois, além de confortar o paciente, associa-se a melhores prognósticos.

CONCLUSÃO

- Devido às inúmeras etiologias possíveis, abordagem de dor abdominal nas salas de emergência revela-se, muitas vezes, desafiadora.
- O médico deve ser capaz, primordialmente, de reconhecer os quadros potencialmente ameaçadores e manejar de forma correta.

- Este capítulo fornece uma base de informações sobre avaliação diagnóstica e diagnósticos diferenciais possíveis diante de um caso de dor abdominal aguda. Ressaltamos que cada paciente deve ser avaliado e conduzido de forma individualizada. O manejo específico das moléstias causadoras de dor abdominal revela-se distribuído pelos demais capítulos deste livro.
- Esperamos, assim, que, após a leitura do presente capítulo, o médico emergencista seja capaz de reconhecer adequadamente um quadro de dor abdominal, avaliar o paciente da forma correta, excluir as causas potencialmente fatais e, por fim, direcionar o manejo do quadro conforme a enfermidade subjacente.

LEITURA SUGERIDA

1. Mehta H. Abdominal pain. Clinical Pathways in Emergency Medicine. 2016;329-45.
2. Macaluso CR, McNamara RM. Evaluation and management of acute abdominal pain in the emergency department. Int J Gen Med. 2012;5:789-97.
3. Penner RM, et al. Evaluation of the adult with abdominal pain. In: Post TW (ed.). UpToDate. Waltham, MA: UpToDate Inc. http://www.uptodate.com. Acesso 16 nov 2021.
4. Penner RM, et al. Causes of abdominal pain in adults. In: Post TW (ed.). UpToDate. Waltham, MA: UpToDate Inc. http://www.uptodate.com. Acesso 16 nov 2021.
5. Penner RM, et al. Evaluation of the adult with abdominal pain in the emergency department. In: Post TW (ed.). UpToDate. Waltham, MA: UpToDate Inc. http://www.uptodate.com. Acesso16 nov 2021.

50

Hemorragia digestiva alta

Rodrigo Antonio Brandão Neto

- A hemorragia digestiva alta (HDA) é definida como sangramento intraluminal resultante de uma lesão proximal ao ligamento de Treitz, podendo envolver esôfago, estômago e duodeno. Clinicamente é caracterizada por saída de laivos de sangue ou vômitos com características de "borra de café" ou hematêmese franca ou melena (fezes escurecidas com um odor característico intenso). Ocorrem 48 a 160 casos a cada 100.000 habitantes ao ano aproximadamente, sendo responsável por cerca de 1 internação a cada 10.000 adultos/ano e ocorrendo com 2 vezes mais frequência em homens em comparação a mulheres.

QUAIS SÃO AS PRINCIPAIS ETIOLOGIAS DA HDA?

- A doença ulcerosa péptica é a maior causa de HDA, representando cerca de 25-30% de todas as causas, o que é uma diminuição em relação aos números próximos a 50% em décadas anteriores.
- Os principais fatores associados com sangramento em úlceras pépticas são infecção pelo *H. pylori* e o uso de anti-inflamatórios não esteroidais. Outros fatores que contribuem são o estresse, como sepse e choque, no caso aparecendo as chamadas úlceras de estresse e a acidez gástrica, com condições como hipersecreção ácida aumentando a incidência de doença ulcerosa péptica e suas complicações.
- As úlceras de estresse são lesões da mucosa gastroduodenal que ocorrem relacionadas a doenças críticas, principalmente em pacientes em ventilação mecânica, complicando 1,5% das internações em unidades de terapia intensiva (UTI).
- As esofagites erosivas representam cerca de 15% de todas as HDA, com incidência em rápido crescimento, mas felizmente com menor gravidade.

- As varizes esofágicas associadas a hipertensão portal e cirrose representam cerca de 10-15% de todos os casos de HDA com alta mortalidade associada.
- A lesão de Dieulafoy caracteriza-se por um vaso aberrante dilatado, não sendo associada a úlcera, podendo cursar com HDA maciça. Outras etiologias de HDA são apresentadas na Tabela 1.

TABELA 1 Principais etiologias de hermorragia digestiva alta

▪ Úlcera péptica
▪ Varizes esofagogástricas
▪ Mallory-Weiss (laceração mucosa de esôfago pelo esforço ao vomitar)
▪ Úlceras de estresse
▪ Gastropatia portal hipertensiva
▪ Esofagite
▪ Lesão de Dieulafoy
▪ Angiodisplasias e teleangiectasias
▪ Ectasia vascular gástrica
▪ Fístula aortoentérica
▪ Doença de Crohn

QUAIS SÃO OS PRINCIPAIS ACHADOS CLÍNICOS ASSOCIADOS?

- A forma de apresentação mais comum é a melena, mas até 11% dos pacientes podem apresentar-se com hematoquezia, principalmente em caso de trânsito intestinal rápido.
- Toque retal é indicado em todos os pacientes e pode demonstrar sangue na luva. A presença de linfonodos supraclaviculares é sugestiva de doença neoplásica maligna.
- O lavado com sonda nasogástrica pode orientar a fonte de sangramento, mas 16% dos pacientes com HDA apresentam lavado negativo, que deve ser realizado rotineiramente.
- Pacientes com úlcera péptica ou esofagites podem ter sintomas dispépticos prévios. Pacientes com doenças neoplásicas podem ter história de perda de peso.

- Achados como *spiders* e teleangiectasias, hepatomegalia, esplenomegalia ou presença de encefalopatia hepática sugerem sangramento varicoso por cirrose ou hipertensão portal.
- Deve-se perguntar sempre sobre ingesta alcoólica e medicamentos como anti-inflamatórios não esteroidais que podem se associar a etiologias de HDA.
- Os pacientes podem apresentar-se com taquicardia e hipotensão por conta do choque hipovolêmico associado (ver Capítulo 4).

COMO DEVEMOS REALIZAR O MANEJO INICIAL DESTES PACIENTES?

- Pacientes com hemorragia digestiva alta (HDA) aguda devem ser avaliados prontamente e ressuscitados e um acesso venoso calibroso bilateral deve ser obtido. Os pacientes devem ser preparados para endoscopia digestiva alta, assim que possível. A queda da pressão arterial sistólica em mais de 10 mmHg ou o aumento do pulso em mais de 10 bpm, quando o paciente passa da posição de decúbito para ortostase, indica perda de pelo menos 1.000 mL de sangue.
- A reposição volêmica é inicialmente realizada e deve ser conservadora, pois reposição excessiva aumenta o risco de ressangramento. O objetivo é atingir uma pressão arterial sistêmica (PAS) de 100 mmHg e frequência cardíaca (FC) < 100 bpm.
- Alvo de hemoglobina (Hb) entre 7-9 g/dL; alvos maiores estão associados a aumento de ressangramento.
- Pacientes com sangramento ativo e coagulopatia (tempo de protrombina prolongado com INR > 1,5) ou plaquetas inferiores a 50.000/mm^3 devem receber plasma fresco congelado e plaquetas, respectivamente. A utilização do fator VII recombinante, por sua vez, não mostrou benefícios significativos, mas usualmente é indicada se INR > 2.

QUANDO DEVEMOS REALIZAR A ENDOSCOPIA DIGESTIVA ALTA NESTES PACIENTES?

- A endoscopia digestiva alta (EDA) deve ser realizada o mais precocemente possível (em menos de 24 horas), assim que o paciente se encontrar estabilizado.
- Deve-se acrescentar que a endoscopia emergencial (< 12 horas) foi associada a piores desfechos, provavelmente devido a ressuscitação volê-

mica insuficiente antes do procedimento. Assim, é importante estabilizar o paciente antes do procedimento.

- Se a visualização estiver prejudicada ou o sangramento já tiver sido interrompido no momento da EDA, é recomendável repetir a EDA em 24 horas.
- Em pacientes em que se presume que pode haver visibilidade prejudicada, como aqueles com gastroparesia, pode-se utilizar eritromicina 3 mg/kg de 20 a 120 minutos antes do procedimento, pois a medicação aumenta a motilidade gastrointestinal e pode melhorar a visibilidade na EDA.

QUE OUTROS EXAMES COMPLEMENTARES DEVEMOS SOLICITAR?

- Além da EDA, caso a fonte de sangramento não seja detectada, uma possibilidade é a cintilografia com mapeamento de hemácias marcadas por tecnécio, que consegue detectar taxas de sangramento de até 0,1 mL/minuto, mas o exame só é positivo em 45% dos casos em que a EDA é negativa e sua acurácia localizatória é menor que 80%.
- A arteriografia consegue detectar sangramentos tão pequenos como 0,5 mL/minuto e pode realizar o diagnóstico em casos de EDA negativa ou em sangramentos importantes com visualização difícil pela EDA.
- Outras opções incluem enteroscopia e a cápsula endoscópica, mas são pouco validadas para uso no departamento de emergência (DE).
- Outros exames necessários incluem hemoglobina/hematócrito, INR e outros exames de coagulação (conforme circunstância clínica), função renal e outros exames conforme indicação específica de cada caso.

COMO PODEMOS ESTRATIFICAR O RISCO DOS PACIENTES COM HDA NO DE?

- Existem alguns escores de risco importantes, que podem ser utilizados na avaliação no DE. Um dos principais é o escore de Blatchford, que pode verificar a necessidade de EDA de emergência.
- O escore de Glasgow Blatchford simplificado é sumarizado na Tabela 2. As diretrizes de 2019 aceitam até 1 ponto de escore sem indicar o exame de endoscopia digestiva alta no departamento de emergência:

TABELA 2 Escore de Glasgow Blatchford simplificado

Variável	Pontuação
Hb 12,12,9 em homens e 10,0 a 10,9 em mulheres	1
Hb de 10,0 a 11,9 em homens	3
Hb < 10 em homens ou mulheres	6
PAS entre 100-109 mmHg	1
PAS entre 90-99 mmHg	2
PAS < 90 mmHg	6
FC ≥ 100 bpm	1
Ureia > 30 mg/dL	1
História de melena ou síncope na apresentação	1
História de doença hepática ou cardíaca	2

- A presença de um único fator já é indicativa da realização de EDA precoce. Caso se obtenha escore 0, pode-se realizar o procedimento ambulatorialmente em alguns dias.
- O escore de Rockall também tem grande importância na estratificação e pode ser realizado antes e após a EDA, como visto nas Tabelas 3 e 4.

TABELA 3 Escore de Rockall pré-endoscopia

Variável	Pontuação
< 60 anos	0
60-79 anos	1
≥ 80 anos	2
Sem alterações hemodinâmicas	0
FC > 100 bpm e PAS ≥ 100 mmHg	1
PAS < 100 mmHg	2
Sem comorbidades	0
IC ou comorbidade grave	2
CA metastático, IRA ou insuficiência hepática	3

TABELA 4 Índice de ressangramento conforme escore

Escore	Taxa de ressangramento
0	0,2%
1	2,4%
2	5,6%
3	11%
4	24,6%
5	39,6%
6	48,9%
7	50%

- Variáveis após a EDA do escore incluem:
  - Mallory-Weiss ou sem lesões e sangramento: 0 ponto.
  - Outros diagnósticos: 1 ponto.
  - Neoplasia maligna: 2 pontos.
  - Presença de sangue, coágulo ou vaso sangrante ou visível: 2 pontos.
- Caso a soma do escore pré e das variáveis pós de Rockall seja superior a 8, a mortalidade ultrapassa 40%. Escores de 0 a 2 têm mortalidade < 0,2%.

QUE OUTRAS MEDIDAS DEVEMOS REALIZAR NA HDA POR DOENÇA ULCEROSA PÉPTICA?

- A base do tratamento medicamentoso é a administração precoce intravenosa de inibidores da bomba de prótons (IBP) em pacientes que se apresentam com sinais de HDA. Os bloqueadores H2 podem ser utilizados em doença ulcerosa péptica, mas os IBP sempre são preferencialmente utilizados em pacientes com HDA.
- Os pacientes devem ser estratificados conforme a classificação endoscópica de Forrester na Tabela 5.

TABELA 5 Classificação de Forrester

I. Sangramento ativo
I-a: sangue esguichando
I-b: sangue babando

(continua)

TABELA 5 Classificação de Forrester *(continuação)*

II. Estigmas de sangramento
IIa: vaso visível
IIb: um coágulo aderido na base da úlcera
IIc: uma mancha pigmentada plana
III. Úlcera com base limpa sem sinais de sangramento

- Pacientes com classificação I a IIa têm indicação de terapia endoscópica hemostásica e uso de doses altas de IBP endovenoso. A dose usual de omeprazol é de 80 mg EV em *bolus* seguidos de 8 mg/hora em infusão contína por 72 horas. Pacientes sem esses achados podem usar doses convencionais de IBP, como 80 mg de omeprazol EV ao dia.
- Em pacientes com classificação IIb, se possível deve-se tentar deslocar o coágulo para verificar se existe vaso visível atrás dele; se existe, os pacientes devem ser tratados com IBP em alta dose, como descrito no parágrafo anterior. Caso não seja possível deslocar o coágulo, deve-se tratar presumindo a existência de vaso visível.
- O tratamento endoscópico pode ser dividido em métodos por injeção, térmicos e mecânicos. Injeção de adrenalina diluída isoladamente agora é considerada como tratamento insuficiente; assim, deve-se sempre realizar dois métodos de hemostasia endoscópica em pacientes com indicação do procedimento (classe I a classe IIa).
- Uma segunda endoscopia de rotina após hemostasia endoscópica inicial não é recomendada. Porém, é necessária ambulatorialmente a confirmação de cura em todos os pacientes com úlcera péptica complicada, como por hemorragias.
- O ácido tranexâmico teve benefícios em estudos, mas aumentou as complicações tromboembólicas, de modo que seu uso não é recomendado rotineiramente.
- Pacientes com sangramento maciço que não respondem ao controle primário têm indicação de cirurgia ou embolização angiográfica alternativamente.

QUAIS SÃO AS MEDIDAS NECESSÁRIAS NO MANEJO DO SANGRAMENTO POR VARIZES GASTROESOFÁGICAS?

- Prioridade de estabilização hemodinâmica. A reposição volêmica deve ser conservadora, pois reposição excessiva aumenta o risco de ressangramento, e o objetivo é atingir PAS de 100 mmHg, FC < 100 bpm e Hb entre 7-9 g/dL. A preferência é por uso de soluções cristaloides balanceadas como o Ringer-lactato.
- Valores > 9 g/dL podem ser considerados em pacientes de alto risco como pacientes com insuficiência coronariana instável.
- Deve-se considerar terapia farmacológica antes mesmo da endoscopia em caso de suspeita de sangramento por varizes gastroesofágicas. Opções incluem:
  - Terlipressina.
  - Somatostatina.
  - Octreotídeo.
- A terlipressina é considerada de primeira escolha, por não necessitar de bomba de infusão contínua. Pode ser administrada em *bolus* de 4/4 horas, na dose de 2 a 4 mg IV seguida de 1 a 2 mg a cada 4 horas.
- A somatostatina é bem tolerada e possui poucos efeitos colaterais. Pode ser mantida por até 5 dias e é administrada na dose inicial de 250 μg e seguida por uma infusão contínua de 250 a 500 μg/h.
- O octreotídeo, análogo da somatostatina, é usado em dose de 50 μg em *bolus*, seguidos de 50 μg EV a cada hora em bomba de infusão contínua.
- Pacientes com sangramento ativo e coagulopatia (tempo de protrombina prolongado com INR > 1,5) e/ou com plaquetas inferiores a 50.000/mm^3 devem receber plasma fresco congelado e plaquetas, respectivamente. A utilização do fator VII recombinante, por sua vez, não mostrou benefícios significativos.
- Terapia endoscópica em todos os pacientes. A preferência é pela ligadura elástica (EVL) em comparação com a escleroterapia endoscópica. A terapia endoscópica pode ser repetida uma vez em caso de varizes esofágicas.
- As varizes gástricas são tratadas com obliteração endoscópica com o uso de adesivos de tecido, tais como N-butil-2-cianoacrilato. Não é possível repetir o procedimento no manejo agudo da HDA.

- O tamponamento com balão é realizado em sangramentos que não foram resolvidos ou como ponte para estabilização do paciente. Esse balão aplica uma pressão direta sobre a variz sangrante (balão de Sengstaken-Blakemore, tubo de Minnesota).
- Em casos que não se resolveram com o segundo procedimento endoscópico, a colocação de derivação portossistêmica transjugular (TIPS) tem taxa de sucesso acima de 90%. Outra opção é a realização de cirurgia, como os *shunts* cirúrgicos.

QUANDO DEVO REALIZAR PROFILAXIA DE SANGRAMENTO EM PACIENTES COM VARIZES ESOFÁGICAS? E PROFILAXIA DE PERITONITE BACTERIANA ESPONTÂNEA NOS PACIENTES COM ASCITE E HDA?

- Profilaxia primária: em pacientes com varizes de baixo risco, que são as varizes de fino calibre (< 5 mm), sem marcas vermelhas e na ausência de grave doença hepática, ou seja, pacientes com Child A, os betabloqueadores não seletivos podem atrasar o crescimento de varizes e, assim, prevenir sangramento, sendo considerados opcionais nessa situação.
- Em pacientes com varizes de fino calibre que estão associados com um alto risco de hemorragia (com marcas vermelhas ou com Child B ou C), os betabloqueadores não seletivos são recomendados.
- Em pacientes com varizes de grosso ou médio calibre (> 5 mm), tanto os betabloqueadores não seletivos como a ligadura endoscópica são alternativas. A escleroterapia endoscópica não deve ser realizada nesses pacientes, pois está associada com aumento do risco de sangramento varicoso.
- Profilaxia secundária: em pacientes com sangramento prévio por varizes gastroesofágicas, a combinação farmacológica de betabloqueadores e nitratos ou a combinação de ligadura endoscópica, além da terapia medicamentosa (betabloqueadores), são indicadas em razão do alto risco de recorrência.
- Todos os pacientes cirróticos com ascite e HDA devem receber antibioticoterapia para prevenir infecções e peritonite bacteriana espontânea. Os esquemas utilizados empregam norfloxacina oral 400 mg a cada 12 horas ou ciprofloxacina 500 EV a cada 12 horas por 7 dias ou ceftriaxona em dose de 1-2 g EV por 7 dias.

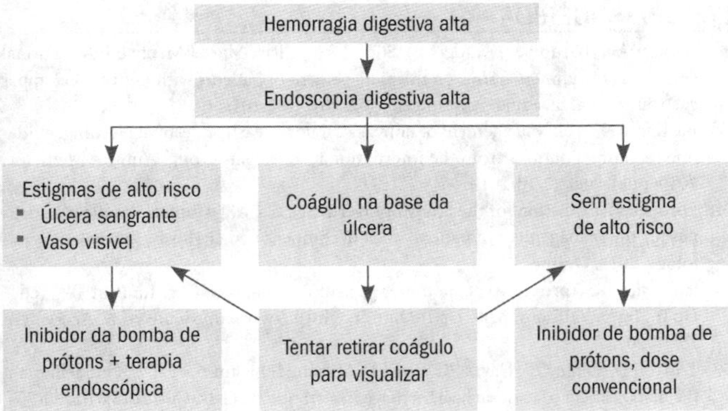

FIGURA 1 Doença ulcerosa péptica.

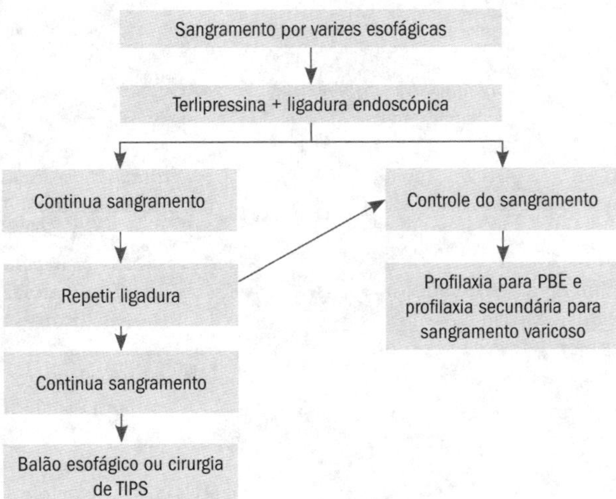

FIGURA 2 Sangramento por varizes esofágicas.

PBE: peritonite bacteriana espontânea; TIPS: derivação portossistêmica transjugular.

LEITURA SUGERIDA

1. Barkun AN, Bardou M, Kuipers EJ, Sung J, Hunt RH, Martel M, et al. International consensus recommendations on the management of patients with nonvariceal upper gastrointestinal bleeding. Ann Intern Med. 2010;152:101.
2. BarKun AN, et al. Management of nonvariceal upper gastrointestinal bleeding: guideline recommendations from the international consensus group. Ann Int Medicine. 2019; published 22/10/2019.
3. European Association for the Study of Liver Disease. EASL Clinical Practice Guidelines for the management of patients with decompensated cirrhosis. Journal of Hepatology. 2018. Online.
4. Saltzman JR. Aproach to acute upper gastrointestinal bleeding. In: Post TW (ed.). UpToDate. Waltham, MA: UpToDate Inc. http://www.uptodate.com. Acesso em 15/10/2021.
5. Tripathi D, Stanley AJ, Hayes PC, Patch D, Milson H, Austin A, et al. UK guidelines on the management of variceal haemorrhage in cirrhotic patients. Gut. 2015;64:1680-704.

51

Hemorragia digestiva baixa

Rodrigo Antonio Brandão Neto

- A hemorragia digestiva baixa (HDB) é definida como sangramento intraluminal distal ao ligamento de Treitz (ponto onde termina o duodeno e se inicia o jejuno). Pode-se manifestar desde com sangramento oculto até enterorragia franca e quadros de melena (em pacientes com trânsito gastrointestinal lento). Cerca de 90% ou mais dos casos de HDB apresentam resolução espontânea.

QUAIS SÃO AS PRINCIPAIS CAUSAS DE HDB?

- As etiologias variam substancialmente com a idade, mas a doença diverticular é a causa mais frequente de HDB. A Tabela 1 apresenta as principais causas de HDB conforme a faixa etária.
- Cerca de 15% dos pacientes que se apresentam com quadro sugestivo de HDB têm hemorragia digestiva alta, de modo que em pacientes em que o diagnóstico não ficar claro, a realização de endoscopia digestiva alta pode demonstrar uma fonte de sangramento antes não suspeitada.

TABELA 1 Principais causas de hemorragia digestiva baixa (HDB)

Adultos	Crianças
▪ Doença diverticular	▪ Fissura anorretal
▪ Angiodisplasias	▪ Divertículo de Meckel (tecido gástrico no íleo terminal)
▪ Doença inflamatória intestinal	▪ Colite infecciosa
▪ Doenças anorretais (hemorroidas, doenças anorretais)	▪ Pólipos juvenis
▪ Neoplasia maligna de cólon	▪ Intussuscepção

(continua)

TABELA 1 Principais causas de hemorragia digestiva baixa (HDB) *(continuação)*

Adultos	Crianças
▪ Colite isquêmica	▪ Doença inflamatória intestinal
▪ Sangramento gastrointestinal alto	
▪ Pólipos colônicos e polipectomia (sangramento pode ocorrer até 3 semanas após procedimento)	
▪ Colite por radiação	
▪ Trauma	
▪ Endometriose	
▪ Biópsia de próstata	
▪ Fístula aortoentérica	

TABELA 2 Frequência de causas de sangramento colônico sintomático (série de casos UCLA)

Etiologia	Frequência
Doença diverticular	30%
Doença hemorroidária	14%
Colite isquêmica	12%
Doença inflamatória intestinal	9%
Pós-polipectomia	8%
Neoplasia colônica maligna/pólipos	6%
Úlcera retal	6%
Ectasia vascular	3%
Colite ou proctite actínica	6%
Outras causas	6%

QUAIS SÃO AS MANIFESTAÇÕES CLÍNICAS ESPERADAS EM PACIENTES COM HDB?

- Os pacientes podem apresentar sinais de hipovolemia, e a presença de taquicardia indica hipovolemia leve a moderada, enquanto a presença de hipotensão ortostática indica perda de pelo menos 15% da hipovolemia e hipotensão arterial ou choque indicam perda de 40%.

TABELA 3 Características das patologias associadas à hemorragia digestiva baixa (HDB)

Doença	Características
Doença diverticular	Hematoquezia sem dor associada História de diverticulose
Divertículo de Meckel	Sangramento mal explicado desde a infância
Neoplasia colônica	Perda de peso Alteração de hábito intestinal Sangramento oculto ou subagudo História familiar de neoplasia
Angiodisplasia intestinal	Idade > 60 anos de idade
Colite isquêmica	Doença cardiovascular Sangramento associado a dor abdominal em cólica
Doença inflamatória intestinal	Sangramento gastrointestinal Pode ter febre e sinais inflamatórios Antecedente familiar
Fissura anal	Hematoquezia com dor anal
Doença hemorroidária	Sangramento com evacuação
Teleangiectasias	Idade > 70 anos Associação com sangramento nasal Associação com teleangiectasia hereditária (Osler- -Weber-Rendu)
Colite actínica	História de radioterapia

- O toque retal deve ser realizado em todos os pacientes e 40% dos indivíduos com carcinoma colorretal com sangramento são alcançáveis pelo toque retal. Anoscopia pode realizar o diagnóstico etiológico de HDB em alguns casos.
- Além das alterações de sinais vitais, queda do hematócrito maior que 8 pontos e transfusão de mais de 2 concentrados de hemácias são indicativos de HDB maciça.
- Substâncias que alteram a coloração das fezes, como sulfato ferroso e bismuto, podem simular quadro de HDB, como podemos ver na Tabela 4.

TABELA 4 Situações que simulam hemorragia digestiva baixa (HDB)

▪ Ingestão de substâncias como sulfato ferroso e bismuto
▪ Uso de carvão ativado
▪ Sangramento nasofaríngeo
▪ Hemorragia digestiva alta (úlcera péptica e Malory-Weiss, entre outras causas)
▪ Sangramento vaginal
▪ Hematúria profusa em mulheres
▪ Ingestão de alimentos ou medicações com corantes vermelhos ou de cor vermelha (beterraba, uvas etc.)

QUAIS EXAMES COMPLEMENTARES DEVEMOS SOLICITAR NA SUSPEITA DE HDB?

- Em pacientes com sangramento significativo, além da investigação habitual, deve ser considerada a realização de endoscopia digestiva alta.
- A colonoscopia é o melhor método no serviço de emergência para diagnóstico, com capacidade de realizá-lo em 70-90% dos casos.
- A cintilografia pode detectar sangramentos tão baixos como 0,1 mL/min, conseguindo fazer diagnóstico de sangramento intermitente (ocorrendo até 24 horas antes), mas não é um bom exame para localizar o sangramento.
- A arteriografia consegue localizar sangramentos de até 0,5 mL/min, sendo superior à cintilografia para localização do sangramento e com possibilidade de realizar terapêutica local. A angiotomografia tem sido testada com sensibilidade de 85% e especificidade de 92% para detectar sangramento ativo. A Tabela 5 discute as vantagens e desvantagens das principais modalidades diagnósticas para HDB.

TABELA 5 Exames para identificar causa de hemorragia digestiva baixa (HDB)

Exame	Vantagens	Desvantagens
Colonoscopia	Exame de escolha Diagnóstico preciso Sensibilidade > 80% Terapia endoscópica	Necessita de preparo do cólon Procedimento com sedação e seus riscos Precisa de endoscopista experiente

(continua)

TABELA 5 Exames para identificar causa de hemorragia digestiva baixa (HDB) *(continuação)*

Exame	Vantagens	Desvantagens
Cintilografia com tecnécio	Alta sensibilidade se sangramento ativo (necessita pelo menos 0,1 mL/min) Exame seguro e poucos efeitos adversos Pouco invasivo	Baixa sensibilidade Ruim para localização da lesão Sem possibilidade terapêutica
Angiotomografia	Não invasivo Pode localizar fonte de sangramento	Precisa de sangramento ativo Exposição à radiação Sem possibilidade terapêutica
Angiografia	Sensível (detecta sangramentos de 0,5 mL/minuto) Bom para localizar sangramento Possibilidade terapêutica com embolização	Precisa de sangramento ativo Alto índice de complicações sérias (2-5%) com tromboses ou sangramentos

- A enteroscopia e a cápsula endoscópica podem ser consideradas em pacientes sem diagnóstico após os exames iniciais.
- Exames laboratoriais que devem ser solicitados incluem hemograma completo, eletrólitos, função renal, eletrólitos e coagulograma.

COMO DEVE SER O MANEJO DESTES PACIENTES NO DEPARTAMENTO DE EMERGÊNCIA?

- O foco inicial do tratamento é a ressuscitação dos pacientes, com acessos venosos calibrosos em duas veias periféricas, com o objetivo de manter a pressão sistólica acima de 80 mmHg.
- Em pacientes com INR > 1,5 ou plaquetas < 50.000 céls./µL, deve-se transfundir plasma fresco congelado (se INR alterado) ou plaquetas (se plaquetas diminuídas).
- A transfusão de concentrado de hemácias é indicada em pacientes com Hb < 7 g/dL.
- Pacientes sem resolução do sangramento com colonoscopia ou arteriografia devem ser considerados para cirurgia.
- Em cerca de 90% dos pacientes, o sangramento se resolve espontaneamente. Assim, a agressividade da abordagem terapêutica depende da

intensidade e da evolução da HDB, não sendo necessários outros procedimentos na emergência além da colonoscopia, se o sangramento se resolve espontaneamente.

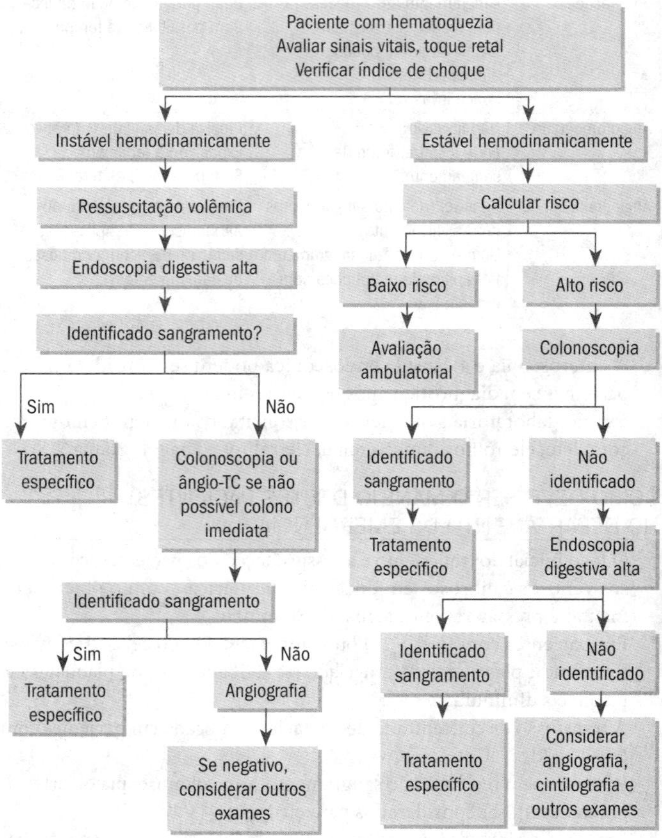

FIGURA 1 Tratamento do paciente com hematoquezia.

- Os pacientes devem realizar endoscopia digestiva alta se instáveis ou suspeita de HDA. Em pacientes instáveis (índice de choque > 1) que não podem aguardar o exame endoscópico, uma opção é a angiotomografia computadorizada. Pacientes com sangramentos menores definidos pela classificação de Oakland < 8 (Tabela 6) podem ser seguidos ambulatorialmente, já em pacientes com escore > 8 as diretrizes recomendam internação para realização de colonoscopia.

TABELA 6 Escore Oakland de sangramento na hemorragia digestiva baixa (HDB)

Preditor	Pontuação
Idade < 40 anos	0
40 a 69 anos	1
≥ 70 anos	2
Sexo feminino	0
Sexo masculino	1
Sem HDB prévia	0
HDB prévia	1
Frequência cardíaca < 70 bpm	0
70-89 bpm	1
90-109 bpm	2
≥ 110 bpm	3
Pressão arterial sistólica < 90 mmHg	5
90-119 mmHg	4
120-129 mmHg	3
130-159 mmHg	2
≥ 160 mmHg	0
Hb < 7 g/dL	22
Hb entre 7 e 8,9 g/dL	17
Hb entre 9,0 e 10,9 g/dL	13
Hb entre 11,0 e 12,9 g/dL	8
Hb entre 13,0 e 15,9 g/dL	4
Hb > 16,0 g/dL	0

Escore ≤ 8: sangramento menor, pode ter alta para seguimento ambulatorial.

LEITURA SUGERIDA

1. Kerlin MP, Tokar JL. In the clinic: acute gastrointestinal bleeding. Ann Intern Med. 2013;159(3).
2. Meguerdichian DA, Goralnik E. Gastrointestinal bleeding. In: Walls RM (ed.). Rosen's emergency medicine. 9. ed. Philadelphia: Elsevier; 2018.
3. Oakland K, et al. Diagnosis and management of acute lower gastrointestinal bleeding: Guidelines from the British Society of Gastroenterology. Gut. 2019;68:776-89.
4. Savides TJ, Jensen DM. Gastrointestinal bleeding. In: Feldman M, Friedman LS, Brandt LJ (edd.). Sleisenger and Fordtran's gastrointestinal and liver disease. 10. ed. Philadelphia: Elsevier; 2016.
5. Strate L. Approach to acute gastrointestinal bleeding in adults. In: Post TW (ed.). UpToDate. Waltham, MA: UpToDate Inc. http://www.uptodate.com. Acesso em 15/10/2021.

52 Diarreia

Rodrigo Antonio Brandão Neto
Júlio César Garcia de Alencar
Guilherme de Abreu Pereira

- A diarreia aguda é definida por aumento do número de evacuações ou diminuição da consistência de fezes, sendo necessário um mínimo de três evacuações diárias (algumas definições usam volume de fezes > 250 g em 24 horas).
- A duração do quadro é geralmente de 2-4 dias e deve ser menor que 2 semanas; pacientes com diarreia por períodos maiores apresentam diarreia persistente, já períodos maiores que 4-8 semanas definem diarreia crônica.
- Em 90% dos casos, a diarreia aguda apresenta uma causa infecciosa e a ingestão de água e alimentos contaminados com microrganismos patogênicos é a principal forma de aquisição da doença.

QUAIS SÃO AS PRINCIPAIS ETIOLOGIAS DE DIARREIA AGUDA?

- Incluem etiologias infecciosas e não infecciosas, como mostrado na Tabela 1.

COMO É A APRESENTAÇÃO CLÍNICA DOS QUADROS DE DIARREIA AGUDA?

- Quadros virais têm náuseas e vômitos proeminentes e que costumam aparecer antes da diarreia.
- Podem ocorrer desidratação significativa e dor abdominal associada em pacientes com diarreia inflamatória.
- Diarreia inflamatória: caracterizada por evacuações frequentes, geralmente de menor volume, com presença de produtos patógenos nas fezes como muco, pus ou sangue. A febre é frequente, com temperatura de cerca de 38,5°C, toxemia, dor abdominal intensa e tenesmo. As fezes apresentam grande quantidade de leucócitos e de sangue quando

TABELA 1 Etiologias da diarreia aguda

Causas não infecciosas	Vírus	Bactérias	Toxinas
▪ Medicações ou uso de outras substâncias osmóticas ▪ Substâncias contendo magnésio ▪ Medicações que causam diarreia por outros meios (principalmente antibióticos como clavulanato)	▪ Calicivírus, entre eles os Norovírus (antes denominados Norwalk) ▪ Rotavírus ▪ Adenovírus ▪ Astrovírus	▪ *Vibrio cholera* ▪ *Escherichia coli* ▪ *Shigella* ▪ *Salmonella* ▪ *Campylobacter* ▪ *Yersinia enterocolitica* ▪ *Clostridium perfrigens* ▪ *Klebsiella oxytoca*	▪ Estafilococos ▪ *Clostridioides difficile* ▪ *Bacillus cereus* ▪ *E. coli*

avaliadas em exame coprológico. As causas mais frequentes são bactérias enteroinvasivas.

- Diarreia não inflamatória: fezes em grande volume e aquosas, em geral sem produtos patógenos, pode haver febre baixa. Causada principalmente por infecções virais.
- Tempo de instalação da diarreia:
  - Em até 6 horas: toxina pré-formada *S. aureus* e *Bacillus cereus*.
  - De 8-16 horas: vírus e *Clostridium perfringens*.
  - Mais de 16 horas: infecções virais e bacterianas.

TABELA 2 Principais causas de diarreia e manifestações clínicas

Norovírus
▪ Apresentação aguda com vômitos
▪ Mais frequente no inverno
▪ Transmissão via alimentar e pessoa-pessoa
▪ Período de incubação: 1-2 dias
▪ Alta taxa de ataque: 50%
▪ Geralmente resolução completa em até 3 dias
▪ Sem testes específicos para o diagnóstico

(continua)

TABELA 2 Principais causas de diarreia e manifestações clínicas *(continuação)*

Toxina por *S. aureus*
▪ Apresentação inicial com vômitos e dor abdominal em cólica
▪ Febre costuma ser baixa
▪ Recuperação em 12-48 horas
▪ PI: 1-6 horas
▪ Fonte em geral: dieta rica em proteínas
Rotavírus
▪ Semelhante ao norovírus em suas manifestações
▪ Epigastralgia é frequente
▪ Diarreia não inflamatória e autolimitada por 2-3 dias
▪ Pode ter febre baixa
▪ Quadro de intolerância à lactose transitória frequente após gastroenterite por rotavírus
Salmonelose
▪ Curso subagudo, febre por 1-2 dias, diarreia por 5-7 dias
▪ Pode evoluir com diarreia inflamatória
▪ Febre eventualmente alta
▪ Transmissão por ovos e quase todos os tipos de alimento, além de transmissão interpessoal
▪ Pode cursar com bacteriemia e febre tifoide
Campylobacter jejunii
▪ Incidência de 12,7 casos/100.000 pessoas ao ano
▪ Sintomas constitucionais precedem o aparecimento de diarreia
▪ Diarreia sanguinolenta iniciada 2-3 dias depois da diarreia aquosa
▪ Complicações: artrite reativa, síndrome de Guillain-Barré
▪ Bactéria permanece por 4-5 semanas nas fezes e pode ocorrer reinfecção
Shigelose
▪ Quadro semelhante ao do *Campylobacter*
▪ Tenesmo frequente durante a evolução
▪ Pacientes mais gravemente doentes apresentam probabilidade maior de shigelose
▪ Dor abdominal frequente

(continua)

TABELA 2 Principais causas de diarreia e manifestações clínicas *(continuação)*

Shigelose
▪ Leucocitose na maioria dos casos
▪ Altamente infecciosa
▪ Coprocultura é o padrão-ouro para o diagnóstico
▪ Tratamento: ciprofloxacina
E. coli enterotoxigênica
▪ PI: 12-24 horas, compatível com toxinas
▪ Diarreia secretória em razão de toxinas que estimulam guanilciclase e adenilciclase com perda de cloro
▪ Diarreia aquosa, não inflamatória e em grande volume
▪ Importante causa de diarreia de viajantes
▪ Sem indicação de antibióticos de rotina
E. coli O 157: êntero-hemorrágica
▪ Diarreia com dor abdominal, principalmente em quadrante inferior direito
▪ Diarreia sanguinolenta é comum
▪ Náuseas, vômitos e febre incomuns
▪ 1,3 caso/100.000 pessoas ao ano
▪ Principalmente em crianças
▪ 5% dos casos evoluem com PTT
▪ Tratamento controverso, potencial de aumentar casos de PTT
E. coli O 104:H4
▪ Descoberta recente, associada a 3.222 casos na Alemanha com 39 mortes
▪ 25% evoluíram com síndrome hemolítico-urêmica
▪ PI: em média 8 dias
▪ Diarreia sanguinolenta na maioria dos casos
▪ Vômitos frequentes em crianças
Yersinia enterocolitica
▪ Período de incubação de 1 a 2 dias
▪ Diarreia inflamatória com leucócitos fecais positivos, associada com adenopatia e ileíte, pode mimetizar apendicite

(continua)

TABELA 2 Principais causas de diarreia e manifestações clínicas *(continuação)*

Yersinia enterocolitica
▪ Dor abdominal pode ser persistente
▪ Tratamento de escolha: Bactrim® ou quinolonas
Clostridioides difficile
▪ 10-20% dos casos de diarreia associada a ATB
▪ Pode ocorrer 6 meses após o uso de ATB
▪ Causado por toxinas: pode evoluir com diarreia grave
▪ Pesquisa de toxina para diagnóstico
▪ Sintomas persistentes são indicação de sigmoidoscopia
▪ Recidiva em 20-25% dos casos
▪ Descontinuar ATB
▪ Casos leves: metronidazol VO; moderados: metronidazol ou vancomicina VO; graves: vancomicina VO + metronidazol IV
▪ Evitar antidiarreicos
Giardia lambia
▪ Pode apresentar-se com quadro crônico ou agudo
▪ Maioria dos casos por ingestão de água contaminada
▪ Diarreia, perda de peso, dor abdominal são manifestações frequentes
▪ Febre é incomum
▪ PPF e sorologia para diagnóstico
▪ Tratamento com metronidazol VO

ATB: antibioticoterapia; VO: via oral. PPF: protoparasitológico de fezes; PI: período de incubação; PPT: púrpura trombocitopênica trombótica.

TABELA 3 Causas de diarreia inflamatória

▪ *Shigella*
▪ *Escherichia coli*
▪ *Campylobacter*
▪ *Salmonella*
▪ *Yersinia enterocolitica*
▪ *Clostridioides difficile*
▪ *Klebsiella oxytoca*

QUANDO PRECISAMOS REALIZAR INVESTIGAÇÃO DIAGNÓSTICA E QUE EXAMES SOLICITAMOS?

- Em pacientes hipovolêmicos e com importante desidratação, deve-se considerar coleta de sódio, potássio e função renal. A Tabela 4 apresenta as indicações de investigação de etiologia bacteriana.

TABELA 4 Indicações de investigação etiológica da diarreia aguda

▪ Diarreia aquosa profusa com sinais de hipovolemia
▪ Presença de produtos patógenos
▪ Temperatura > 38,5°C
▪ Dor abdominal grave
▪ Uso recente de antibióticos ou hospitalização recente
▪ Idosos ou imunocomprometidos
▪ Sinais sistêmicos de doença
▪ Sintomas extraintestinais: olho vermelho, artralgia, lesões cutâneas (eritema nodoso, pioderma gangrenoso)

- Em pacientes com suspeita de diarreia inflamatória, hemograma completo e provas inflamatórias como proteína C-reativa (apenas em pacientes graves) podem ser úteis.
- Exames de fezes incluem pesquisa de leucócitos fecais e coprocultura. Lactoferrina fecal e sangue oculto nas fezes são marcadores de diarreia inflamatória, mas pouco utilizados na prática.
- Deve-se considerar exame protoparasitológico de fezes em diarreia persistente (> 7 dias), diarreia grave em homoafetivos, surtos comunitários por fonte de água e diarreia sanguinolenta com pesquisa de leucócitos fecais negativa.
- Pesquisa de toxina de *Clostridioides difficile* em suspeita de colite pseudomembranosa.
- Procedimentos endoscópicos indicados nos seguintes casos:
  - Para diferenciar doença inflamatória intestinal de doença infecciosa.
  - Diagnóstico de colite pseudomembranosa.
  - Pacientes imunocomprometidos com risco de infecção oportunista.
  - Suspeita de colite isquêmica.

COMO É O MANEJO DOS PACIENTES COM DIARREIA AGUDA?

- Na maioria dos casos autolimitados, é recomendada apenas a hidratação oral.
- Hidratação parenteral é indicada em pacientes hipotensos e taquicárdicos com cerca de 15-20 mL/kg com soluções isotônicas e repetida se necessário.
- Tratamento sintomático de vômitos com metoclopramida ou ondansetrona EV ou por via oral.
- Dor abdominal medicada com sintomáticos como escopolamina/dipirona. Descartar doenças cirúrgicas.
- Loperamida é um medicamento antidiarreico seguro e pode ser usado em dose inicial de 4 mg VO (2 comprimidos) e repetido 1 comprimido

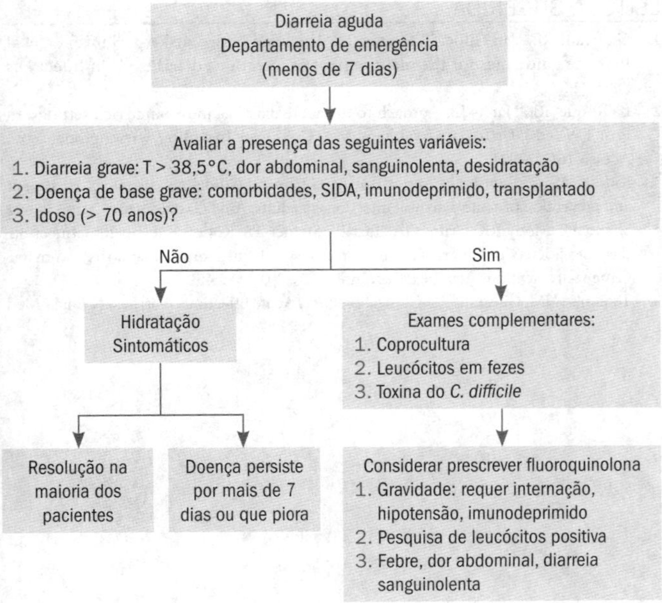

FIGURA 1 Diarreia aguda.

a cada evacuação, com dose máxima de 16 mg ao dia. Não utilizar em diarreia inflamatória; pode aumentar possibilidade de ocorrer PTT.

- O uso de probióticos como *Saccaromyces boulardii* em dose de 200 mg VO a cada 12 horas não tem nenhum benefício comprovado na literatura. O uso de inibidores da encefalinase, como o racecadotril, também não tem nenhum benefício, por isso não é recomendado.
- Antibióticos devem ser considerados em pacientes imunossuprimidos, com instabilidade hemodinâmica e diarreia inflamatória. Ciprofloxacina em dose oral de 500 mg 12/12 horas ou 400 mg EV 12/12 horas ou cefalosporinas como cefuroxima 250-500 mg 12/12 horas ou ceftriaxone 2 g EV 1 vez ao dia são opções. O tempo recomendado de antibioticoterapia é de até 5 dias na maioria dos casos.

LEITURA SUGERIDA

1. Guerrant RL, Van Gilder T, Steiner TS, Thielman NM, Slutsker L, Tauxe RV, et al. Practice guidelines for the management of infectious diarrhea. Clin Infect Dis. 2001;32:331.
2. La Roque RL, Harris JB. Aproach to the acute diarrhea in resource rich settings. In: Post TW (ed.). UpToDate. Waltham, MA: UpToDate Inc. http://www.uptodate.com. Acesso 16/11/2021.
3. Riddle MS, DuPont HL, Connor BA. ACG Clinical Guideline: diagnosis, treatment, and prevention of acute diarrheal infections in adults. Am J Gastroenterol. 2016;111:602.
4. Shane AL, Mody RK, Crump JA, Tarr PI, Steiner TS, Kotloff K, et al. 2017 Infectious Diseases Society of America clinical practice guidelines for the diagnosis and management of infectious diarrhea. Clin Infect Dis. 2017;65:e45.
5. Thielman NM, Guerrant RL. Clinical practice. Acute infectious diarrhea. N Engl J Med. 2004;350:38.

53

Náuseas e vômitos

Heraldo Possolo de Souza
Rodrigo Antonio Brandão Neto

QUAIS SÃO AS DEFINIÇÕES DE NÁUSEA E DE VÔMITO?

- Náusea é definida como a sensação subjetiva de necessidade de vomitar, usualmente percebida na garganta ou no epigastro.
- Vômito é a ejeção de conteúdo gastrointestinal pela boca. Não deve ser confundido com regurgitação, que é o retorno de conteúdo esofágico para a hipofaringe sem esforço.
- Usualmente os vômitos são precedidos por náuseas. Vômitos não precedidos por náuseas, conhecidos como "vômitos em jato", são clássica, mas não exclusivamente, associados à hipertensão intracraniana.
- Náuseas e vômitos são sintomas comuns em doenças gastrointestinais, metabólicas, neurológicas e intoxicações. Causam impacto social significativo, muitas vezes com restrição de atividades e absenteísmo.
- A etiologia muitas vezes é multifatorial, incluindo quadros obstrutivos, gastroparesia, induzidos por medicações (opioides, antagonistas do receptor serotonina tipo 3) e até o próprio tratamento a que o paciente é submetido.

QUAIS SÃO AS ETIOLOGIAS DAS NÁUSEAS E DOS VÔMITOS?

- Náuseas e vômitos dependem de um fator etiológico e de uma complexa interação de componentes nervosos, humorais, musculares e gastrointestinais.
- Fatores etiológicos incluem irritantes da mucosa gastrointestinal, como agentes infecciosos, quimioterápicos e radioterapia; dilatação da mucosa gastrointestinal, como íleo paralítico e obstrução intestinal; desordens do labirinto; transtorno de ansiedade e aumento da pressão intracraniana (Tabela 1).

TABELA 1 Principais etiologias de náuseas e vômitos

1. Associadas a medicações	3. Causas infecciosas
▪ Quimioterápicos	▪ Gastroenterites
▪ Analgésicos e anti-inflamatórios	▪ Outros quadros infecciosos com toxemia
▪ Antibióticos	4. Causas de SNC
▪ Digoxina	▪ Enxaqueca
▪ Sulfassalazina	▪ Hipertensão intracraniana (p. ex., hemorragia, isquemia, tumor, hidrocefalia...)
▪ Teofilina	▪ Pós-convulsão
▪ Opioides	▪ Doenças psiquiátricas associadas
▪ Vômitos pós-radioterapia	▪ Doenças vestibulares
▪ Uso abusivo de álcool	5. Causas endócrinas e metabólicas
2. Alterações peritoneais e intestinais	▪ Insuficiência adrenal
▪ Obstrução mecânica	▪ Hipertireoidismo
▪ Alteração funcional gastrointestinal (p. ex., gastroparesia, dispepsia)	▪ Hipo e hiperparatireoidismo
▪ Inflamação peritoneal	▪ Uremia
▪ Úlcera péptica	▪ Porfiria
▪ Pancreatite	6. Vômitos pós-cirurgia
▪ Colecistite	7. Vômitos cíclicos
▪ Isquemia mesentérica	8. Infarto agudo do miocárdio e outras causas
▪ Hepatites (principalmente virais)	
▪ Doença inflamatória intestinal	
▪ Carcinoma gastrointestinal	
▪ Metástases peritoneais	
▪ Radiação	

SNC: sistema nervoso central.

- Entre as causas infecciosas de náuseas e vômitos, a gastroenterite aguda é a mais frequente. Vômitos são particularmente frequentes antes dos 3 e após os 20 anos de idade, e são mais comuns nos quadros virais em comparação com os bacterianos.

- Obstruções gástricas ou intestinais levam a náusea importante, que pode ter alívio sintomático com o vômito. Alterações de motilidade intestinal como a pseudo-obstrução intestinal e a gastroparesia do diabetes também podem cursar com náuseas e vômitos.
- Doenças inflamatórias como colecistite, apendicite ou pancreatite podem ativar vias aferentes em peritônio e evoluir com vômitos.
- A incidência e a gravidade da náusea e do vômito associados a radiação estão relacionadas ao campo irradiado e à dose. O campo irradiado é o fator mais importante. Seguem taxas de incidência de vômito de acordo com o campo irradiado:
  - < 10%: mamas, extremidades.
  - 10 a 30%: cérebro, cabeça, pescoço, tórax ou pelve.
  - 30 a 90%: abdome superior ou cranioespinhal.
  - 90 a 100%: corpo inteiro.
- Os principais preditores para náusea e vômito associados a quimioterapia são o agente e combinação de agentes. Existem três mecanismos distintos:
  - Êmese aguda: em 1-2 horas da infusão com pico em 4-6 horas.
  - Êmese tardia: mais de 24 horas após infusão.
  - Êmese antecipatória: resposta condicionada a pacientes que tiveram náusea significativa durante ciclos prévios.
- Náusea e vômito associados ao câncer sem relação com tratamento são comuns no final de vida.
- Náusea e vômito são sintomas presentes no estágio final de vida em pacientes com condições outras diversas como SIDA, DPOC, insuficiência cardíaca e insuficiência renal.
- O aumento da pressão intracraniana está associado com vômitos, principalmente se ultrapassa 80 mmHg.

QUAL É A AVALIAÇÃO DIAGNÓSTICA PARA NÁUSEAS E VÔMITOS?

- O diagnóstico depende da história clínica, exame físico, uso de álcool, lista completa de medicações e quimioterápicos, além de antecedentes pessoais, como doenças e cirurgias, devem ser valorizados.
- Procurar sintomas associados, como dor abdominal, queimação retroesternal, vertigem e nistagmo, posição, febre, diarreia ou cefaleia e

qual associação com náuseas e vômitos, que podem sugerir gastroenterite ou meningite, por exemplo.

- Pacientes ansiosos que já tiveram náusea e vômitos frequentes ou graves estão sob risco de êmese antecipatória.
- Buscar a relação dos sintomas com a ingesta de alimentos. Vômitos após se alimentar sugerem obstrução gástrica ou gastroparesia. Gastroparesia responde a medicações procinéticas.
- Pesquisar a permanência dos sintomas após vômitos. Nos quadros de obstrução ou gastroparesia, a náusea habitualmente melhora após vômitos. Em contraste, pacientes com náusea de etiologia medicamentosa ou metabólica não melhoram após vômitos.
- Associação com confusão, *delirium*, rebaixamento ou alteração de comportamento sugere anormalidade metabólica. Cefaleia e déficit motor sensitivo sugerem doença intracraniana (buscar sinais focais e papiledema – ou US de bainha de nervo ótico).
- Pesquisar sobre hábito intestinal e constipação. A combinação de disfunção autonômica, opioides e antagonistas de serotonina tipo 3 (como antieméticos), tumor gastrointestinal e metástases aumenta o risco de constipação grave, que por sua vez, provoca náusea.
- Comorbidades como isquemia miocárdica, insuficiência adrenal, pancreatite e hepatite também podem causar náuseas e vômitos.
- Procurar no exame físico sinais que auxiliem no diagnóstico e no plano terapêutico, como desidratação (mucosas secas, taquicardia, alargamento do tempo de enchimento capilar), sinais de obstrução intestinal (distensão abdominal, timpanismo, ruídos hidroaéreos aumentados), adenomegalias (sugestivas de neoplasia), hepatomegalia e ascite (sugestiva de hepatite), rigidez de parede abdominal (sugestiva de abdome agudo inflamatório).
- Vômitos associados a diarreia, mialgia, febre e cefaleia são a causa mais comum de vômitos no departamento de emergência.
- Vômitos imediatamente após ingesta alimentar e acompanhados de dor abdominal sugerem obstrução gástrica. Gastroparesia cursa com vômitos 5-10 minutos após alimentação.
- Vômitos com sangue ou em "borra de café" ocorrem em gastrite hemorrágica, doença ulcerosa péptica e ruptura de varizes esofágicas.

- Acalasia e divertículo de Zenker cursam com vômitos de alimentos não digeridos.
- Vômitos fecaloides ocorrem em obstrução intestinal. Vômitos biliosos sugerem obstrução intestinal com piloro pérvio.

QUAIS EXAMES COMPLEMENTARES DEVO SOLICITAR?

- A maioria dos pacientes não necessita de exames complementares. A Tabela 2 traz as principais indicações de acordo com a hipótese diagnóstica.

TABELA 2 Exames complementares

Exame	Indicação e achados
Hemograma completo	Indicado na suspeita de condições inflamatórias. Pode ocorrer leucopenia em infecções virais, leucocitose em infecções bacterianas e anemia por perdas ou por inflamação crônica
β-HCG	Em mulheres com suspeita de gestação
Eletrólitos e função renal	Em pacientes com suspeita de desidratação secundária ou uremia
VHS e proteína C-reativa	Marcadores inflamatórios para casos com sinais de gravidade (raramente indicados)
Enzimas hepáticas	Em suspeita de hepatite
Gasometria venosa	Em casos de gravidade, pode ocorrer acidose metabólica se houver hipoperfusão tecidual ou alcalose metabólica pela desidratação
Amilase e lipase	Em suspeita de pancreatite
Radiografia de abdome em 3 posições	Baixo custo, pode mostrar sinais de obstrução intestinal e perfuração visceral
Endoscopia digestiva alta	Em suspeita de lesões de mucosa esofágica e gastroduodenal. Indicada para pacientes com hemorragia digestiva ou com suspeita de obstrução do trato digestivo superior

(continua)

TABELA 2 Exames complementares *(continuação)*

Exame	Indicação e achados
Tomografia de abdome	Em suspeita de obstrução intestinal ou acometimento inflamatório de vísceras, como pancreatite. Não é um exame bom para detectar implantes peritoneais individuais quando o tumor é < 1 cm
Exames radiográficos contrastados	Em suspeita de obstrução
Tomografia de crânio	Em suspeita de hipertensão intracraniana. Pode mostrar lesões estruturais de SNC
Liquor	Em suspeita de meningites

HCG: gonadotrofina coriônica humana; SNC: sistema nervoso central; VHS: velocidade de hemossedimentação.

COMO MANEJAR ESSES PACIENTES?

- É papel do médico emergencista excluir causas de náuseas e vômitos ameaçadoras à vida, como obstrução intestinal, isquemia mesentérica, pancreatite aguda e infarto agudo do miocárdio.
- Inicialmente deve ser avaliada a necessidade de reposição volêmica. Alteração de turgor da pele e hipotensão ortostática indicam perda de mais de 10% da volemia e são indicativas de reposição endovenosa com solução fisiológica ou ringer lactato.
- Para quadros graves de gastroparesia, a reposição de potássio só deve ser realizada se o débito urinário for adequado e houver hipocalemia.
- Pacientes com obstrução gastrointestinal ou íleo paralítico com distensão gástrica podem se beneficiar da passagem de sonda nasogástrica.
- Dieta preferencialmente líquida.
- Pacientes podem ser tratados com medicações pró-cinéticas ou antieméticas. No Brasil, a metoclopramida é o agente pró-cinético mais comum, e a dose habitual é de 10-30 mg a cada 6 horas, sendo as doses de 30 mg

reservadas para pacientes com vômitos de difícil controle pós-quimioterapia. Quando utilizada por via endovenosa, a medicação deve ser infundida lentamente, em 15 minutos ou mais, para evitar efeitos colaterais, que ocorrem em até 20% dos pacientes e incluem a discinesia tardia. Outras medicações pró-cinéticas incluem a domperidona e a bromoprida, em dose habitual de 10 mg, 3-4 vezes/dia (Tabela 3).

- Em pacientes diabéticos é descrito o uso de eritromicina, que aumenta a motilidade gastrointestinal. A dose endovenosa é de 3 mg/kg a cada 8 horas seguida de dose oral de 250 mg a cada 8 horas.
- Fenotiazidas como clorpromazina, proclorferazina e prometazina podem ser utilizadas em doses habituais de 10 mg a cada 6 horas.
- Em pacientes com distúrbios vestibulares, o dimenidrato e a mezicmeclizina são úteis. A dose de dimenidrato é de 10-50 mg EV a cada 6 horas na dose máxima de 300 mg/dia, ou por via oral 50-100 mg a cada 6-8 horas.
- As medicações mais eficazes para controle de vômitos costumavam ser os inibidores de receptores de serotonina do tipo 3 (5HT-3). Entre as medicações desta classe, podem ser utilizados ondansetron, granisetron e dolasetron. A dose usual do ondansetron é de 8-16 mg EV ou VO a cada 8-12 horas; a eficácia das diferentes drogas desta classe é similar.
- Inalação de álcool isopropílico 70% inalado, comerciamente disponível em lenços de álcool, é descrita como melhor do que a ondansentrona para controle de náuseas.
- Considerar benzodiazepínicos em transtornos de ansiedade.
- Corticosteroides, como a dexametasona, são úteis para vômitos em pacientes em quimioterapia, principalmente em combinação com outras medicações. A dose de dexametasona é de 10-20 mg/dia.
- Os inibidores da neurocinina são a primeira linha de tratamento para vômitos associados a quimioterapia. Medicações incluem aprepitanto e fosaprepitanto. A olanzapina também é eficaz nesses casos.
- Cannabinoides sintéticos orais devem ser limitados para manejo de sintomas "*breakthrough*" de náusea e vômitos associados a quimioterapia.

TABELA 3 Tratamento de náuseas e vômitos

Etiologia	Mecanismo	Principais mediadores	Tratamento sugerido
Constipação, pseudo-obstrução intestinal, íleo paralítico	Distensão da parede intestinal	Receptores de dopamina D2 no trato gastrointestinal	Antieméticos antidopaminérgicos (metoclopramida, haloperidol)
Radiação, quimioterapia, infecção, invasão direta de tumores	Lesão da parede intestinal	Receptores de serotonina 5-HT3 no trato gastrointestinal	Antagonistas serotoninérgicos (ondansetron)
Drogas, toxinas bacterianas	-	Receptores D2, 5-HT3, neurocinina tipo 1 na zona do *trigger*	Antieméticos antidopaminérgicos e antagonistas serotoninérgicos
Cinetose, labirintite	Desordens do labirinto e movimento	Receptores de histamina H1 e muscarínicos no sistema vestibular	Anti-histamínicos (difenidramina) e anticolinérgicos (escopolamina, prometazina)
Transtorno de ansiedade generalizada	-	Desconhecido	Benzodiazepínicos
Aumento da pressão intracraniana	-	Desconhecido	Glicocorticoides
Gestação	-	Desconhecido	Anti-histamínicos (difenidramina)

EXISTEM CAUSAS TRATÁVEIS?

- Medicações como opioides, antibióticos, tramadol, anti-inflamatórios não esteroidais e antidepressivos podem ser a causa.
- Opioides podem ser tratados com:
  - Antieméticos, assim como demais causas de náusea e vômito.
  - Rotação de opioide.
  - Casos refratários: metoclopramida + antipsicótico atípico (olanzapina ou risperidona).

- Tratamento de insuficiência adrenal.
- Manejo de constipação (modificação de dieta, fluidos, fibra ou tratamento de causa mecânica).
- Elevação da pressão intracraniana.
- Dismotilidade gastroduodenal.
- Obstrução gastrointestinal.

LEITURA SUGERIDA

1. Longstreth G. Approach to the adult patient with nausea and vomiting. Post TW (ed.). UpToDate. Waltham, MA: UpToDate Inc. http://www.uptodate.com. Acesso em: 16/11/2021.
2. Quigley EM, Hasler WL, Parkman HP. AGA technical review on nausea and vomiting. Gastroenterology. 2001;120(1):263-86.
3. Scorza N, Williams A, Phillips JD, Shaw J. Evaluation of nausea and vomiting. Am Pham Physic. 2007;76(1):76-84.
4. Smith JM, Refuerzo JS, Fox KA. Treatment and outcome of nausea and vomiting of pregnancy. Post TW (ed.). UpToDate. Waltham, MA: UpToDate Inc. http://www.uptodate.com. Acesso em: 6 jan. 2018.

54 Diverticulite aguda

Helio Bergantini Neto

- A diverticulite aguda revela-se um quadro potencialmente grave e de alta prevalência, comumente verificado nas salas de emergência.
- Para o manejo adequado do quadro, o médico emergencista deve estar apto a reconhecer os sinais e sintomas, indicar os exames necessários, estratificar a doença e realizar o tratamento correto.
- O objetivo, neste capítulo, consiste em fornecer, de forma concisa, uma base sólida de conhecimentos teórico-práticos fundamentais para o manejo adequado da diverticulite aguda.

O QUE É DIVERTICULITE AGUDA?

- A doença diverticular do cólon revela-se uma enfermidade de alta prevalência mundial e grande impacto nos sistemas de saúde, especialmente nos países ocidentais.
- A morbimortalidade considerável é reflexo da prevalência importante da doença, especialmente na população idosa. Aproximadamente 60% da população acima de 60 anos encontra-se acometida pela enfermidade.
- Um divertículo é caracterizado como uma protrusão em forma de bolsa através da parede do órgão. O divertículo é considerado verdadeiro quando há o envolvimento de todas as camadas.
- Na diverticulose do cólon, ocorrem protrusões, recobertas por serosa, da mucosa e da submucosa através da camada muscular. Essas protrusões caracterizam falsos divertículos (não envolvem todas as camadas) e geralmente ocorrem nos pontos de penetração das artérias, caracteristicamente locais de fragilidade da musculatura circular.
- A dismotilidade intestinal apresenta papel importante na patogenia da doença. Postula-se que a formação do divertículo ocorra devido ao aumento da pressão intraluminal secundário ao aumento de contrações.

- A doença ocorre com maior frequência no cólon sigmoide, devido ao seu menor diâmetro (até 95% dos casos). Curiosamente, no mundo oriental, verifica-se uma maior ocorrência da doença no cólon ascendente.
- Os principais fatores de risco associados à doença são: idade, genética, dieta pobre em fibras e rica em gorduras, consumo de carne vermelha, obesidade e uso de alguns medicamentos (anti-inflamatórios, opiáceos). Por outro lado, atividade física, uso de estatinas e níveis altos de vitamina D associam-se a uma menor ocorrência da doença.
- A diverticulose colônica costuma ser assintomática e ocorre na maior parte da população ocidental, especialmente nas pessoas mais velhas.
- Quando a diverticulose torna-se sintomática, utiliza-se o termo doença diverticular.
- A doença diverticular pode cursar com sinais e sintomas inespecíficos, como dor abdominal e alterações gastrointestinais (diarreia, constipação), mesmo na ausência de complicações.
- As duas principais complicações relacionadas à doença diverticular são a diverticulite e o sangramento.
- No sangramento, ocorre lesão da artéria diverticular e, consequentemente, verifica-se hematoquezia ou enterorragia. O quadro geralmente é indolor.
- Na diverticulite, segundo novas evidências, ocorre uma inflamação diverticular primária, podendo resultar em microperfurações. Embora seja postulado que algumas bactérias estejam envolvidas, a etiologia do processo é, ainda, incerta. Usualmente, ocorre uma inflamação do divertículo e dos tecidos adjacentes.
- A diverticulite pode ser aguda ou crônica e pode ocasionar complicações, como infecções, formação de abscessos e fístulas, obstruções, sangramentos e perfurações.
- A diverticulite aguda não complicada é caracterizada pela inflamação peridiverticular e ausência de abscessos, fístulas ou perfurações.
- A diverticulite aguda complicada, por outro lado, caracteriza-se pela ocorrência de complicações, locais ou a distância.
- Existem várias ferramentas propostas para a estratificação da diverticulite aguda. A classificação mais utilizada, mundialmente, é a de Hinchey, modificada por Kaiser (Tabela 1). A escala utiliza-se do estudo de tomografia computadorizada.

- A diverticulite crônica é caracterizada pela cronificação do processo inflamatório após a resolução do quadro agudo. Pode ser não complicada ou complicada (presença de obstruções, fístulas). A maior parte das fistulizações ocorre para o trato urinário.

TABELA 1 Escala de Hichey modificada

Estágio 0: Diverticulite clinicamente leve
Estágio 1a: Inflamação pericólica confinada ou flegmão
Estágio 1b: Abscesso pericólico confinado
Estágio 2: Abscesso pélvico ou a distância
Estágio 3: Peritonite purulenta generalizada
Estágio 4: Peritonite fecal generalizada

COMO RECONHECER A DIVERTICULITE AGUDA?

- A apresentação clínica da diverticulite aguda varia em função da gravidade da doença. Uma boa anamnese e um exame físico adequado são imprescindíveis para o reconhecimento inicial do quadro.
- A dor abdominal, especialmente em quadrante inferior esquerdo (região do cólon sigmoide), revela-se o principal sintoma da doença. A dor apresenta caráter constante e pode, também, se localizar em outros sítios abdominais.
- Além da dor, outros sinais e sintomas que devem ser pesquisados são: febre, presença de massa palpável, alterações do hábito intestinal, sangramentos gastrointestinais, perda ponderal e náuseas e vômitos (pouco associados à diverticulite aguda).
- A presença de sintomas urinários, como pneumatúria, fecalúria e piúria ou o relato de saída de fezes pela vagina sugerem a existência de uma fístula.
- O paciente deve ser questionado sobre a duração do quadro, presença de doença diverticular e ocorrência de episódios prévios de diverticulite. Além disso, deve ser ativamente questionado sobre hábitos intestinais, comorbidades subjacentes, uso de medicamentos, alergias e cirurgias prévias.

- O exame físico completo deve ser realizado. Os sinais vitais devem ser avaliados e, caso o paciente apresente instabilidade hemodinâmica, deve ser monitorizado de forma adequada para o manejo subjacente.
- O exame abdominal deve ser feito com cautela. Deve ser realizada inspeção, seguida da ausculta abdominal, palpação e percussão. A existência de massas deve ser pesquisada, bem como a palpação de plastrões e abscessos. É imprescindível a avaliação de defesa abdominal, dor à descompressão brusca e pesquisa de outros sinais de peritonite. A região inguinal também deve ser examinada e o toque retal deve ser realizado, objetivando-se a busca de possíveis obstruções ou sangue nas fezes.
- Possíveis diagnósticos diferenciais da diverticulite aguda são ilustrados na Tabela 2.

TABELA 2 Diverticulite aguda – diagnósticos diferenciais

Diagnósticos diferenciais
▪ Câncer colorretal
▪ Doenças inflamatórias intestinais
▪ Nefrolitíase
▪ Infecções do trato urinário
▪ Colite infecciosa
▪ Apendicite aguda
▪ Gravidez ectópica
▪ Colite isquêmica
▪ Doenças ovarianas
▪ Doença inflamatória pélvica aguda
▪ Síndrome do intestino irritável
▪ Obstrução intestinal

QUAIS SÃO AS COMPLICAÇÕES RELACIONADAS À DIVERTICULITE AGUDA?

- Aproximadamente 25% dos pacientes portadores de diverticulite aguda evoluem com complicações, agudas ou crônicas. As complicações, inclusive, podem se apresentar como quadro inicial da doença.

- As principais complicações relacionadas à diverticulite aguda são: abscessos, fístulas, obstruções e perfurações.
- Os abscessos podem ocorrer em até 17% dos pacientes hospitalizados com diverticulite aguda.
- A sintomatologia relacionada aos abscessos pode simular um quadro de diverticulite aguda não complicada. Logo, por muitas vezes, a presença de um abscesso pode apenas ser identificada através de um exame de imagem.
- Devemos suspeitar da presença de abscessos em pacientes internados que não apresentam melhora após dois a três dias de tratamento.
- A obstrução intestinal, especialmente do cólon, pode ocorrer durante um episódio de diverticulite aguda, em virtude do estreitamento do lúmen intestinal, secundário ao processo inflamatório.
- Geralmente, os casos graves de obstrução intestinal se relacionam a processos inflamatórios crônicos.
- Os sintomas relacionados à obstrução intestinal são: dor, náuseas e vômitos, distensão abdominal e constipação.
- As fístulas são caracterizadas pela comunicação anormal entre o intestino e outra víscera, em virtude do processo inflamatório.
- As fístulas envolvem, principalmente, a bexiga. Entretanto, é possível o envolvimento de outros órgãos, como vagina e intestino.
- Os sintomas relacionados às fístulas colovesicais são: pneumatúria, fecalúria e disúria. Pacientes que apresentam fístulas colovaginais podem apresentar saída de fezes pela vagina.
- A perfuração intestinal, com peritonite generalizada, pode resultar da perfuração de um abscesso diverticular (peritonite purulenta) ou da perfuração de um divertículo com contaminação fecal (peritonite fecal).
- Em pacientes com perfuração intestinal, observam-se distensão, defesa abdominal e peritonite generalizada. A mortalidade relacionada à complicação é alta.

QUAIS EXAMES LABORATORIAIS DEVEMOS SOLICITAR DIANTE DA SUSPEITA DIAGNÓSTICA?

- Exames laboratoriais devem ser solicitados para auxílio diagnóstico e exclusão de diagnósticos diferenciais.

- Hemograma completo e proteína C-reativa (PCR) auxiliam no diagnóstico e na estratificação do quadro. Um modelo recente descreve que, em pacientes com diverticulite aguda, a ausência de defesa abdominal associada a PCR e leucograma normais sugere a ausência de complicações.
- Exames de urina e função renal auxiliam na exclusão de moléstias do trato urinário e podem ser úteis para a detecção de complicações.
- A avaliação eletrolítica, hídrica, glicêmica e gasométrica revela-se importante, especialmente para os pacientes com sinais de gravidade, bem como a avaliação de disfunções orgânicas.
- Um teste de gravidez revela-se pertinente para as mulheres em idade fértil.
- Para os pacientes com suspeita de perfuração e peritonite, recomenda-se a dosagem de aminotransferases, bilirrubinas, amilase, lipase, gama GT e fosfatase alcalina.

QUAL O PAPEL DOS EXAMES DE IMAGEM?

- Uma tomografia computadorizada (TC) de abdome com contraste deve ser solicitada diante da suspeita diagnóstica de diverticulite aguda.
- O exame tomográfico apresenta alta sensibilidade e especificidade e auxilia no diagnóstico da doença, na exclusão de diagnósticos diferenciais, na detecção de complicações, na estratificação da doença e no manejo subsequente.
- Os achados tomográficos associados à diverticulite aguda são: presença de divertículos, espessamento da parede do cólon (> 4 mm), densificação da gordura subjacente, presença de abscessos ou fístulas, existência de gás extraluminal e líquido livre intra-abdominal.
- Na indisponibilidade do exame ou na existência de contraindicações para a sua realização, pode-se solicitar uma ultrassonografia abdominal (US) ou uma ressonância magnética (RM).
- A US, embora apresente papel na exclusão de diagnósticos diferenciais (especialmente em mulheres), apresenta limitações na detecção de complicações. Por isso, preferencialmente, não deve ser o único exame de imagem realizado.
- Alguns estudos, entretanto, sugerem uma técnica de *step-up approach*, utilizando-se a ultrassonografia de início e, eventualmente, a realização de uma TC, caso necessário.

- Os achados ultrassonográficos da diverticulite aguda incluem: inflamação peridiverticular hipoecogênica, presença de abscessos peridiverticulares, espessamento da parede intestinal (> 4 mm), presença de divertículos.
- A RM apresenta-se como uma ferramenta importante para a diferenciação entre diverticulite aguda e neoplasia.

COMO MANEJAR O PACIENTE COM DIVERTICULITE AGUDA?

- De início, utilizando-se do exame clínico e dos métodos laboratoriais e de imagem, devemos definir a gravidade da doença e a existência de complicações, para, assim, estratificarmos o paciente conforme a gravidade do quadro e instituirmos o tratamento adequado.
- Devemos, primeiramente, definir se o tratamento será realizado em regime hospitalar ou ambulatorial.

Tratamento ambulatorial

- Os candidatos ao regime ambulatorial são os indivíduos jovens, imunocompetentes, que apresentam diverticulite aguda não complicada e sem sinais de inflamação sistêmica.
- Definimos como portadores de diverticulite aguda não complicada (Hinchey 0-1a) os pacientes que possuem uma inflamação diverticular localizada, na ausência de abscessos, perfurações, obstruções ou fistulizações.
- *Guidelines* recentes sugerem que, para aqueles pacientes candidatos ao tratamento ambulatorial, o uso de antibioticoterapia revela-se dispensável. Estudos recentes mostraram que a utilização de antibióticos, nesses pacientes, não apresentou diferenças em relação ao surgimento de complicações, à necessidade de abordagem cirúrgica e à taxa de internação hospitalar.
- Algumas diretrizes ainda, entretanto, recomendam o uso dos antibióticos por via oral nesses pacientes.
- Portanto, para os pacientes candidatos ao tratamento ambulatorial, a terapêutica pode ou não envolver a antibioticoterapia, a critério do serviço.
- Caso seja optado pela utilização de antibioticoterapia, o regime deve cobrir germes Gram-negativos e anaeróbios (especialmente *Escherichia*

coli e *Bacterioides fragilis*). Geralmente, utiliza-se uma duração de 7 a 10 dias. Esquemas possíveis estão ilustrados na Tabela 3.

- De qualquer forma, o paciente deve ser reavaliado pelo médico em 2-7 dias.
- A maioria dos *guidelines* desaconselha, durante a fase aguda, modificação de dieta e repouso absoluto.
- Para os pacientes que **apresentam melhora** do quadro, não é necessária a repetição de exames de imagem. Deve ser instituído um acompanhamento ambulatorial para modificação de dieta e, eventualmente, realização de cirurgia eletiva. O tratamento ambulatorial da doença foge dos objetivos deste livro.
- Caso o doente **não apresente melhora** do quadro com o tratamento ambulatorial, ele deve ser tratado em regime hospitalar. Além disso, um novo exame de imagem deve ser realizado para descartar o surgimento de possíveis complicações.

TABELA 3 Diverticulite aguda – esquemas de tratamento ambulatorial

▪ Tratamento sem a utilização de antimicrobianos
▪ Ciprofloxacino 500 mg VO 12/12 h + metronidazol 500 mg VO 8/8h
▪ Levofloxacino 750 mg VO 1x ao dia + metronidazol 500 mg VO 8/8 h
▪ Amoxicilina + clavulanato 875 mg + 125 mg VO 8/8 h

Tratamento hospitalar

- Para os pacientes que apresentam diverticulite aguda complicada ou não complicada com algum critério de internação, o tratamento deve ser realizado em regime hospitalar.
- A Tabela 4 resume os critérios para internação hospitalar.

  Para os pacientes tratados em regime hospitalar, recomenda-se:
  - Jejum ou dieta com líquidos claros.
  - Reposição de fluidos cristaloides (hidratação).
  - Correção de distúrbios hidroeletrolíticos.
  - Analgesia escalonada.
  - Antibioticoterapia.

TABELA 4 Diverticulite aguda – critérios para tratamento em regime hospitalar

- Tomografia com evidência de complicações
- Tomografia sem evidência de complicações e paciente com uma das seguintes condições:
  - Sepse
  - Sinais de disfunção orgânica
  - Microperfurações (ar fora do cólon sem líquido livre) ou flegmão
  - Imunossupressão
  - Febre alta (≥ 39 °C)
  - Leucocitose importante
  - Dor abdominal importante ou peritonite generalizada
  - Idade > 60-70 anos
  - Comorbidades importantes
  - Impossibilidade de ingesta oral
  - Condição social ou impossibilidade de retorno para reavaliação
  - Falha ao tratamento ambulatorial

- Todos os pacientes com diverticulite aguda complicada devem receber antibióticos.
- A antibioticoterapia pode ser realizada por via endovenosa e, posteriormente, transicionada para a via oral (após 3-5 dias e melhora dos sintomas), ou pode ser realizada totalmente pela via oral. A duração da terapia deve totalizar 10-14 dias.
- Alguns esquemas de antibioticoterapia em regime hospitalar estão ilustrados na Tabela 5. Para aqueles pacientes submetidos a procedimentos cirúrgicos ou drenagem de coleções com coleta de material para análise, a terapêutica deve ser guiada conforme antibiograma.
- Os pacientes geralmente melhoram após 2-3 dias de antibioticoterapia. Para aqueles que não apresentam melhora, em detrimento do tratamento hospitalar, deve ser realizado novo exame de imagem para a avaliação de complicações.

TABELA 5 Diverticulite aguda – esquemas de tratamento hospitalar

▪ Esquemas de tratamento por via oral
▪ Ciprofloxacino 400 mg EV 12/12 h + metronidazol 500 mg EV 8/8 h
▪ Ceftriaxone 2 g EV 1x ao dia + metronidazol 500 mg EV 8/8 h
▪ Piperacilina + tazobactam 4,5 g EV 6/6 h
▪ Meropenem 1 g EV 8/8 h
▪ Ertapenem 1g EV 1x ao dia
▪ Imipenem 500 mg EV 6/6 h
▪ Ceftazidima + avibactam 2,5 g EV 8/8 h + metronidazol 500 mg EV 8/8 h
▪ Cefepime 2 g EV 8/8h + metronidazol 500 mg EV 8/8 h

- Todos os pacientes hospitalizados refratários ao tratamento conservador, instáveis, com sinais de sepse, peritonite generalizada ou perfuração intestinal devem ser submetidos à cirurgia de emergência.

Abscessos

- Os abscessos revelam-se complicações possíveis da diverticulite aguda. A localização dos abscessos implica na estratificação da doença: adjacentes ao cólon (Hinchey 1b) ou em regiões distantes (Hinchey 2). O tratamento dos abscessos envolve dois momentos: a resolução aguda e o planejamento eletivo. Focaremos no tratamento agudo.
- Para pacientes que apresentam abscessos de até 3-5 cm, recomenda-se apenas o tratamento de suporte, com jejum, hidratação e antibioticoterapia, desde que estáveis. Um exame de imagem deve ser repetido para o controle do tratamento.
- Para pacientes que apresentam abscessos maiores do que 3-5 cm, recomenda-se a drenagem percutânea, guiada por imagem, além da antibioticoterapia e do tratamento de suporte. Caso o serviço não disponha de métodos de drenagem percutânea guiados por imagem, pode-se tentar o tratamento conservador, desde que o paciente se mantenha estável. Qualquer indício de instabilidade implica a necessidade de cirurgia.
- Os pacientes que apresentam abscessos de quaisquer dimensões e se encontram instáveis ou aqueles refratários ao tratamento conservador

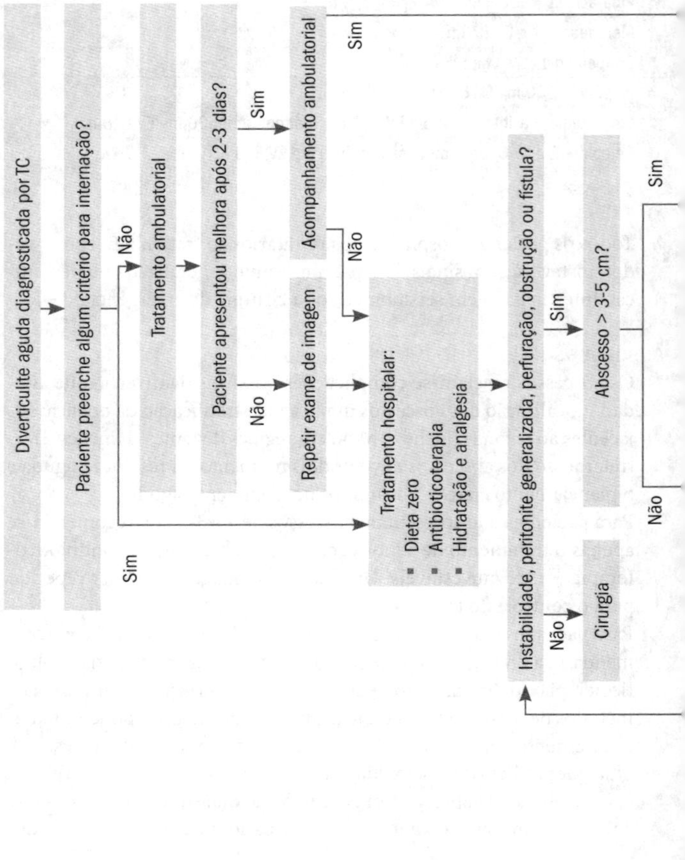
Diverticulite aguda diagnosticada por TC
Paciente preenche algum critério para internação?
Não
Sim
Tratamento ambulatorial
Paciente apresentou melhora após 2-3 dias?
Sim
Não
Acompanhamento ambulatorial
Repetir exame de imagem
Sim
Não
Tratamento hospitalar:
▪ Dieta zero
▪ Antibioticoterapia
▪ Hidratação e analgesia
Instabilidade, peritonite generalizada, perfuração, obstrução ou fístula?
Sim
Não
Abscesso > 3-5 cm?
Cirurgia
Sim
Não

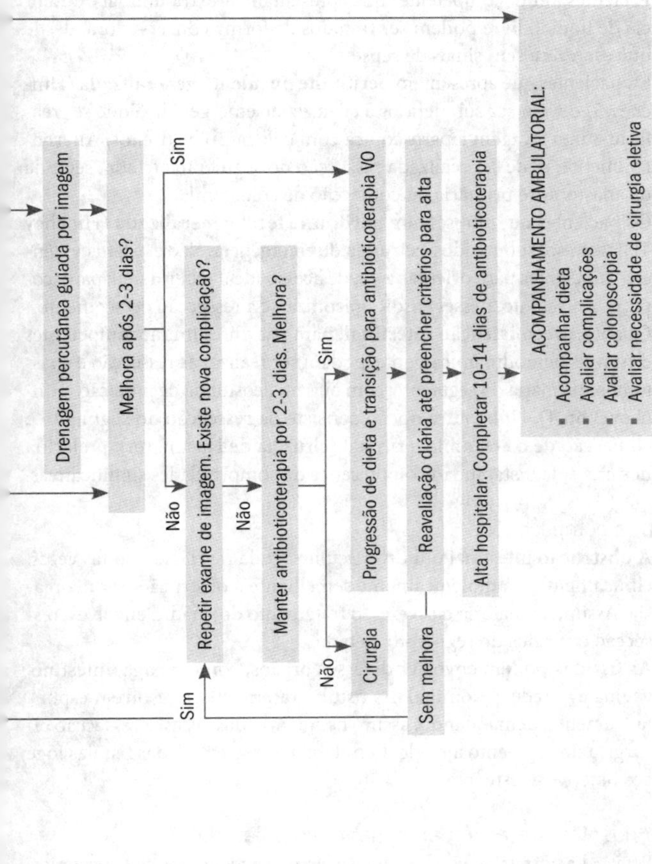
Drenagem percutânea guiada por imagem
Melhora após 2-3 dias?
Sim
Não
Repetir exame de imagem. Existe nova complicação?
Não
Manter antibioticoterapia por 2-3 dias. Melhora?
Sim
Não
Progressão de dieta e transição para antibioticoterapia VO
Cirurgia
Reavaliação diária até preencher critérios para alta
Sem melhora
Sim
Alta hospitalar. Completar 10-14 dias de antibioticoterapia
ACOMPANHAMENTO AMBULATORIAL:
▪ Acompanhar dieta
▪ Avaliar complicações
▪ Avaliar colonoscopia
▪ Avaliar necessidade de cirurgia eletiva

FIGURA 1

e à drenagem percutânea devem ser submetidos à cirurgia de emergência (por via laparoscópica ou aberta).

Perfuração e peritonite

- Pacientes imunocompetentes que apresentam ar extraluminal e ausência de líquido livre podem ser tratados de forma conservadora, desde que estáveis e sem sinais de sepse.
- Os pacientes que apresentam **peritonite purulenta generalizada** (Hinchey 3) devem ser submetidos à cirurgia de emergência. Pode ser realizada uma lavagem laparoscópica com colocação de drenos. Alternativamente, pode ser realizada ressecção do segmento afetado, seguida de anastomose primária ou confecção de colostomia.
- Os pacientes que apresentam **peritonite fecal generalizada** (Hinchey 4) devem ser submetidos à cirurgia de emergência. Não existem evidências suficientes para orientar a via de acesso ideal (aberta ou laparoscópica). Entretanto, nesses casos, preconiza-se a ressecção do segmento.
- Quanto à **reconstrução intestinal**, para pacientes imunocompetentes e estáveis hemodinamicamente, podem ser realizadas ressecção e anastomose primária do segmento, com ou sem ileostomia de proteção (Hinchey 3 ou 4). Uma outra opção consiste na ressecção do segmento e confecção de colostomia terminal (cirurgia de Hartmann), preferida nos casos de instabilidade ou presença de comorbidades significativas.

Outras complicações

- A **obstrução** intestinal por diverticulite aguda revela-se, muitas vezes, clinicamente e radiologicamente semelhante à obstrução por neoplasia. Assim, na maioria das vezes, o tratamento do quadro envolve a ressecção cirúrgica do segmento afetado.
- As **fístulas** podem envolver diversos órgãos, como bexiga, intestino, vagina e parede abdominal. As fístulas raramente se resolvem espontaneamente, demandando, assim, na maioria das vezes, a ressecção cirúrgica do segmento afetado. O tratamento específico das fístulas foge aos objetivos deste livro.

Alta hospitalar e acompanhamento ambulatorial

- Para a alta hospitalar, os pacientes devem preencher os seguintes critérios:

  - Sinais vitais normais.
  - Melhora da dor.
  - Melhora da leucocitose.
  - Boa aceitação da dieta.
- Após a alta hospitalar, os pacientes devem completar ambulatorialmente o regime de antibioticoterapia, totalizando-se 10-14 dias.
- Após um episódio de diverticulite aguda, os pacientes devem ser acompanhados ambulatorialmente, objetivando-se a modificação da dieta, a avaliação de complicações. Eventualmente, pode ser necessária a realização de uma colonoscopia.
- A realização de cirurgia eletiva é indicada nos casos de complicações crônicas, como fístulas ou estenoses. Pacientes imunocomprometidos também podem necessitar de cirurgia eletiva.
- O procedimento também pode ser realizado em pacientes com episódios recorrentes da doença (independentemente do número de episódios agudos), visando, unicamente, a melhora da qualidade de vida.
- Preferencialmente, a abordagem cirúrgica eletiva deve ser realizada por via laparoscópica.

CONCLUSÃO

- A doença diverticular revela-se um problema de grande prevalência, especialmente na população ocidental. A diverticulite aguda, por sua vez, apresenta-se como um quadro potencialmente ameaçador, especialmente quando não reconhecida e conduzida da forma correta.
- Procuramos, assim, fornecer uma base de conhecimento teórico-prático da doença, objetivando-se o reconhecimento precoce e manejo adequado do quadro nas salas de emergência.

LEITURA SUGERIDA

1. Hall J, Hardiman K, Lee S, Lightner A, Stocchi L, Paquette IM, Steele SR, Feingold DL; Prepared on behalf of the Clinical Practice Guidelines Committee of the American Society of Colon and Rectal Surgeons. The American Society of Colon and Rectal Surgeons Clinical Practice Guidelines for the Treatment of Left-Sided Colonic Diverticulitis. Dis Colon Rectum. 2020 Jun;63(6):728-47.
2. Pemberton JH. Acute colonic diverticulitis: Medical management. In: Post TW (ed.). UpToDate. Waltham, MA: UpToDate Inc. http://www.uptodate.com. Acesso 24 out 2021.

3. Pemberton JH. Clinical manifestations and diagnosis of acute diverticulitis in adults. In: Post TW (ed.). UpToDate. Waltham, MA: UpToDate Inc. http://www.uptodate.com. Acesso 24 out 2021.
4. Pemberton JH. Colonic diverticulosis and diverticular disease: Epidemiology, risk factors, and pathogenesis. In: Post TW (ed.). UpToDate. Waltham, MA: UpToDate Inc. http://www.uptodate.com. Acesso 24 out 2021.
5. Sartelli M, Weber DG, Kluger Y. et al. 2020 update of the WSES guidelines for the management of acute colonic diverticulitis in the emergency setting. World J Emerg Surg. 2020;15:32.
6. Schultz JK, Azhar N, Binda GA, Barbara G, Biondo S, Boermeester MA, et al. European Society of Coloproctology: guidelines for the management of diverticular disease of the colon. Colorectal Dis. 2020;22:5-28.

Seção VII

Emergências no hepatopata

55
Ascite

Rodrigo Antonio Brandão Neto
Júlio César Garcia de Alencar

- Ascite é definida como o acúmulo patológico de líquido na cavidade peritoneal. Pode ocorrer por conta de causas locais, como peritonite ou carcinomatose do peritôneo, ou de causas sistêmicas, como cirrose hepática, que representa 85% dos casos de ascite.

QUAIS SÃO AS PRINCIPAIS MANIFESTAÇÕES CLÍNICAS ASSOCIADAS COM A ASCITE?

- A principal queixa do paciente sempre é aumento do volume abdominal. A abordagem inicial é descartar outras causas para o sintoma, principalmente distensão gasosa das alças intestinais ou massas intra-abdominais.
- O exame físico é parte essencial no diagnóstico, tendo a capacidade de detectar volumes a partir de 1.500 mL coletados na cavidade. A manobra mais sensível para esta detecção é a macicez móvel. Em pacientes sem macicez móvel presente e com distensão abdominal, a chance de ascite estar presente é de apenas 10%.
- Uma vez diagnosticada ascite, deve-se pensar no diagnóstico diferencial das possíveis etiologias. Deve-se, então, na história, pesquisar:
  - Fatores de risco para doença hepática, que incluem: consumo de álcool (risco aumentado de cirrose com consumo de álcool > 80 g/dia em homens e 20 g/dia em mulheres em 10 anos), uso de drogas injetáveis, práticas sexuais de risco, entre outras situações também com risco aumentado de hepatopatia.
  - Avaliar antecedentes de tuberculose, realização de diálise, doenças autoimunes, insuficiência cardíaca, neoplasias, doença pancreática, obesidade, diabetes, doenças sexuais transmissíveis.
  - Exame físico: deve-se procurar achados sugestivos de doença cardíaca, como estase jugular e edema periférico, ou de doença hepá-

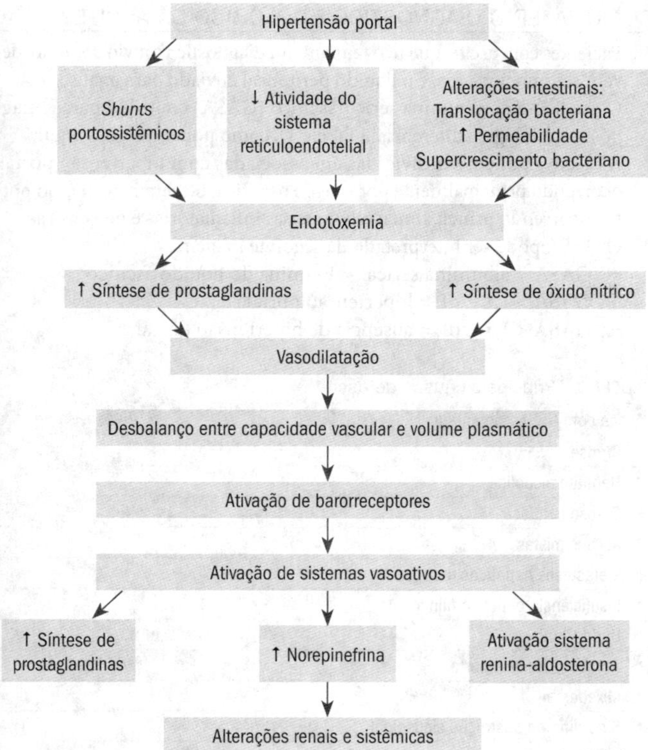

FIGURA 1 Fisiopatologia da ascite.

tica, como teleangiectasias e hipertrofia de parótidas, ou achados sugestivos de doença neoplásica, como nódulos supraclaviculares (alto risco de neoplasia), abdome escavado, nódulos em parede abdominal ou nódulo periumbilical (nódulo sister Mary-Joseph).

COMO FAZER O DIAGNÓSTICO ETIOLÓGICO DA ASCITE?

- Pacientes com ascite, que não tenham um diagnóstico prévio definido, devem ser puncionados, e o líquido peritoneal enviado para análise.
- O gradiente de albumina sérico-ascítico (GASA) contribui para o diagnóstico etiológico diferencial (Tabela 1), como podemos ver a seguir.
- As ascites podem ser divididas em associadas com hipertensão portal, ocorrendo principalmente por cirrose hepática, ou sem hipertensão portal, ocorrendo principalmente por causas inflamatórias e neoplásicas.
- O GASA pode ser interpretado da seguinte maneira:
  - GASA = albumina sérica – albumina do líquido ascítico.
  - GASA > 1,1 g/dL = hipertensão portal.
  - GASA < 1,1 g/dL = ausência de hipertensão portal.

TABELA 1 Principais causas de ascite

Ascite com GASA aumentado
▪ Cirrose
▪ Hepatite alcoólica
▪ Cirrose cardíaca
▪ Ascites mistas
▪ Metástases hepáticas maciças
▪ Insuficiência hepática fulminante
▪ Budd-Chiari
▪ Trombose de veia porta
▪ Mixedema
▪ Síndrome de obstrução sinusoidal
▪ Fígado esteatótico da gravidez
Ascite com GASA diminuído
▪ Carcinomatose peritoneal
▪ Tuberculose peritoneal
▪ Ascite pancreática
▪ Obstrução ou infarto intestinal
▪ Ascite biliar

(continua)

TABELA 1 Principais causas de ascite *(continuação)*

Ascite com GASA diminuído
▪ Síndrome nefrótica
▪ Vazamento linfático pós-operatório
▪ Serosite em doenças inflamatórias

GASA: gradiente de albumina sérico-ascítico.

- Na cirrose, a ascite ocorre por conta da retenção renal de sódio e água, secundária à ativação de fatores vasoconstritores e natriuréticos, na tentativa de manter a pressão arterial. Posteriormente, ocorre vasodilatação arterial esplâncnica com diminuição do volume arterial efetivo. A combinação de hipertensão portal e vasodilatação arterial esplâncnica altera a permeabilidade e a pressão capilar intestinal com retenção de fluido dentro da cavidade abdominal.
- Cerca de 5% dos pacientes podem apresentar mais de uma causa para a ascite, como tuberculose e cirrose; nestes casos, as ascites são denominadas ascites mistas. Diante disso, os exames complementares podem auxiliar, mas resultados falsos-negativos ocorrem com maior frequência.
- Pacientes que apresentem, além do aumento de volume abdominal, evolução mais aguda e dor abdominal devem ser pesquisados para infecções locais:
  - O diagnóstico de peritonite bacteriana espontânea deve ser considerado em todos os pacientes no departamento de emergência com cirrose e ascite e suas manifestações são inespecíficas (ver Capítulo 58, "Peritonite bacteriana espontânea").
  - A tuberculose peritoneal pode cursar com dor abdominal e febre e o líquido ascítico tem em geral 500-2.000 céls./mm^3 com predomínio linfocítico. As manifestações clínicas e laboratoriais esperadas na tuberculose peritoneal são apresentadas na Tabela 2.
- A peritonite associada à diálise peritoneal se apresenta geralmente com dor abdominal ou febre e ocorre em até 45% dos pacientes nos primeiros 6 meses do início da diálise peritoneal. Os achados clínicos esperados são apresentados na Tabela 3. Na Tabela 4, listamos os germes mais frequentes associados à ascite relacionada à diálise peritoneal. O diagnóstico é realizado se a contagem de leucócitos for > 100 céls./mm^3 com

mais de 50% de neutrófilos (em 85% dos casos > 500 neutrófilos/mm^3) ou em caso de pesquisa direta de Gram ou cultura positiva.

TABELA 2 Achados mais frequentes da tuberculose peritoneal

Achado clínico	Frequência
Ascite	35-100% (a maioria dos estudos descreve ascite em mais de 90% dos casos. A ascite é ausente na fase fibroadesiva da doença)
Dor abdominal	49-84%
Febre	50-90%
Distensão abdominal	52-73%
Perda de peso	40-90%
Diarreia	Até 30%
Constipação	7-30%
Astenia e anorexia	> 80%
Anemia	50-80%
Cicatriz TB radiográfica	33%
Defesa abdominal	31%
Massa abdominal à palpação	12%
Hepatomegalia	2-8%
Esplenomegalia	2-4,5%

TABELA 3 Achados clínicos na peritonite por diálise peritoneal

Achado clínico	Frequência
Dor abdominal	60-90%
Febre	25-53%
Hipersensibilidade abdominal	60%
Náuseas e vômitos	30-50%
Diarreia	10%
Dialisado turvo	84-95%
Hipotensão	18%

TABELA 4 Microbiologia da peritonite associada a diálise peritoneal

Microrganismos	Frequência
Gram-positivos ▪ *Staphylococcus epidermidis* ▪ *Staphylococcus aureus* ▪ *Streptococcus* sp.	60-75% 30-40% 15-20% 5-15%
Gram-negativos ▪ *E. coli* ▪ *Klebsiella* ▪ *Pseudomonas* sp. ▪ *Enterobater* sp. ▪ Outros Gram-negativos	15-30% 5-10% 5% 5% 5% 5%
Cultura negativa	5-10%
Polimicrobiana	5%
Fungos	< 2%
Outros microrganismos	5-10%

QUE EXAMES COMPLEMENTARES DEVEMOS SOLICITAR EM PACIENTES COM ASCITE NO DEPARTAMENTO DE EMERGÊNCIA?

- O mais importante exame é a albumina sérica e do líquido ascítico para cálculo do GASA (Tabela 1).
- A cultura do líquido ascítico deve ser realizada com frascos de hemocultura. Esse procedimento aumenta a taxa de detecção de crescimento bacteriano para 80% em oposição aos 50% observados com as técnicas de cultura por métodos convencionais. Em nossa experiência institucional, mesmo com o uso rotineiro de frascos de hemocultura, temos 40% a 50% de ascites neutrocíticas com cultura negativa.
- Outros testes que podem ser utilizados em pacientes com ascite com GASA aumentado incluem LDH, glicose, proteínas totais e fosfatase alcalina, entre outros, e podem ajudar inclusive na diferenciação entre peritonite bacteriana espontânea e peritonite secundária (ver Capítulo 58, "Peritonite bacteriana espontânea").

- A dosagem de amilase pode ser útil, quando a relação da amilase do líquido ascítico sobre o sérico > 0,4 ou > 6 sugere respectivamente perfuração intestinal com peritonite secundária e ascite pancreática.
- Aumento de bilirrubina no líquido ascítico sugere perfuração biliar.
- Aumento de adenosina deaminase com valores > 40 U/L sugere o diagnóstico de tuberculose com sensibilidade próxima a 100% (especificidade de 92%); em pacientes com cirrose, no entanto, esta sensibilidade é de aproximadamente 60%.
- Outros exames na tuberculose peritoneal:
  - Pesquisa de micobactéria: sensibilidade de 0-2%.
  - Cultura: se cultura de 1 L do líquido, sensibilidade de 62-83%.
  - Laparoscopia: sensibilidade próxima de 100%.
- A citologia oncótica será positiva em quase 100% dos casos de carcinomatose peritoneal. Entretanto, um terço dos casos de ascite por câncer não terá carcinomatose, e nestes a citologia é quase sempre negativa. Dessa forma, a sensibilidade global da citologia para ascite por neoplasia maligna será de 58 a 75%.
- Exames de imagem como ultrassonografia e tomografia de abdome detectam ascite em quantidades menores que 100 mL que seriam impossíveis de detectar pelo exame físico e no caso da ultrassonografia podem auxiliar a paracentese.
- A laparoscopia com biópsia é o método de escolha para diagnóstico de tuberculose peritoneal e carcinomatose peritoneal com sensibilidade próxima de 100%.
- Além dos exames do líquido ascítico, a coleta de hemograma completo, função renal, função hepática, INR, proteínas totais e frações são indicadas. Mesmo que exista alteração significativa de INR, a paracentese diagnóstica não é contraindicada (possíveis exceções: CIVD e fibrinólise).

TABELA 5 Principais exames complementares em pacientes com ascite no departamento de emergência

Exames aplicados a todos os pacientes
▪ Albumina no líquido ascítico
▪ Contagem total de células com diferencial

(continua)

TABELA 5 Principais exames complementares em pacientes com ascite no departamento de emergência *(continuação)*

Exames conforme suspeita clínica
▪ Proteínas totais e frações no líquido ascítico (LA)
▪ Cultura do LA
▪ Glicose no LA
Exames conforme suspeita clínica
▪ DHL no LA
▪ Triglicérides no LA
▪ Amilase no LA
▪ Bilirrubinas no LA
▪ Citologia oncológica no LA
▪ Fosfatase alcalina no LA
▪ CEA no LA

TABELA 6 Outras causas menos comuns de ascite e alterações associadas

Ascite quilosa
▪ Presente em aproximadamente 1 a cada 20.000 internações hospitalares em estudo antigo
▪ Definida por concentração de triglicérides > 200 mg/dL
Ascite hemorrágica
▪ Definida por mais de 50.000 hemácias por mm^3
▪ Ocorre em cerca de 5% dos pacientes com cirrose
▪ Malignidades: 20% com ascite hemorrágica
▪ Carcinomatose peritoneal: 10% com ascite sanguinolenta
Ascite pancreática
▪ Acúmulo de líquido pancreático na cavidade peritoneal
▪ Tipicamente, amilase maior que 1.000 u/L
▪ Amilase LA/amilase valor próximo a 6
Carcinomatose peritoneal
▪ > 500 células

(continua)

TABELA 6 Outras causas menos comuns de ascite e alterações associadas *(continuação)*

Carcinomatose peritoneal
▪ Predomínio linfomononuclear
▪ 95% dos pacientes com GASA ≤ 1,1
▪ 95% dos pacientes com proteínas > 2,5 g/dL
▪ Glicemia semelhante à sérica
▪ LDH ascítico > LDH sérico

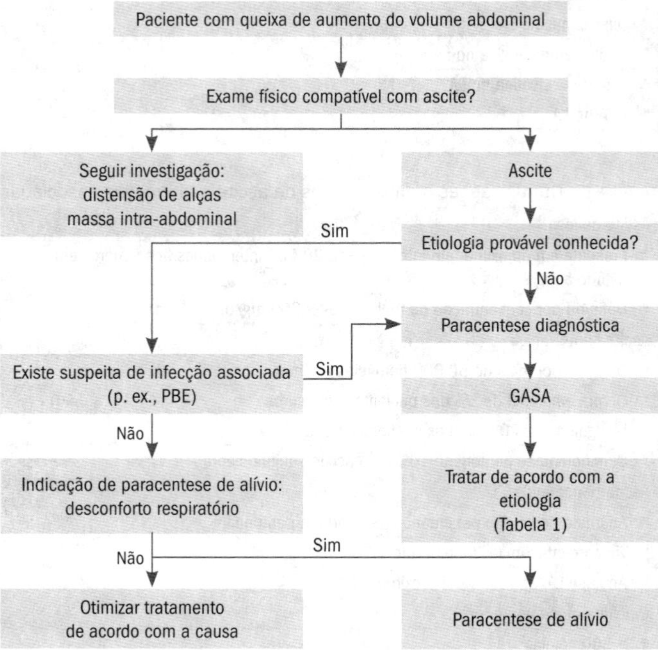

FIGURA 2 GASA: gradiente de albumina sérico-ascítico; PBE: peritonite bacteriana espontânea.

COMO DEVEMOS MANEJAR A ASCITE EM PACIENTES NO DEPARTAMENTO DE EMERGÊNCIA?

- O tratamento é dependente da etiologia. Em pacientes com GASA aumentado, o uso de diuréticos e a restrição de sódio costumam ser o tratamento de escolha (Tabela 7).
- Se realizada a paracentese de alívio em cirróticos, deve-se lembrar sempre da reposição de albumina quando se retirar mais que 5 litros de líquido ascítico (repor 8 g/L).
- O tratamento da tuberculose peritoneal é semelhante ao da tuberculose em outros sítios, com duração de 6 meses com esquema quádruplo.
- O tratamento para peritonite associada a diálise peritoneal é realizado com:
  - Cefazolina ou outra cefalosporina de primeira geração se baixa incidência de cepas meticilino-resistentes ou vancomicina se alta taxa de cepas meticilino-resistentes.
  - Cobertura de Gram-negativos com cefalosporina de terceira geração ou aminoglicosídeo.
- Tratamento preferencialmente intraperitoneal por 10 a 21 dias, com medicação intravenosa sendo obrigatória em casos de choque séptico; se espera melhora clínica em 48 a 72 horas.
- Cerca de 31% dos pacientes com peritonite associada a diálise peritoneal.

TABELA 7 Tratamento da ascite associada a cirrose hepática

Tratamento
▪ Abstinência absoluta de álcool
▪ Educação: consumo diário menor que 88 mEq de sódio
▪ Restrição de água apenas quando hiponatremia
▪ Restrição proteica apenas quando encefalopatia refratária
▪ Diureticoterapia combinada
▪ Dose máxima:160 mg de furosemida e 400 mg de espironolactona
▪ Paracentese de repetição
▪ TIPS e derivação
▪ Transplante hepático

LEITURA SUGERIDA

1. Bailey C, et al. Hepatic failure: an evidence-based approach in the emergency department. Emergency Medicine Practice. April 2010;12(4):122. Disponível em: www.ebmedicine.net.
2. Biggins ACD et al. Diagnosis, evaluation and manegement of ascite, spontaneous bacterial peritontis and hepatorrenal syndrome: 2021 pratical guidance of American Association of Study of Liver Diseases. Hepatology. 2021;74(2).
3. Byrnes V, Chopra S. Tuberculous peritonitis. In: Post TW (ed.). UpToDate. Waltham, MA: UpToDate Inc. http://www.uptodate.com. Acesso em: 04/10/2021.
4. Guirat A. Peritoneal tuberculosis. Clinics and Research in Hepatology and Gastroenterology. 2011;35:60-9.
5. Runyon BA. Evaluation of adult patients with ascites. In: Post TW (ed.). UpToDate. Waltham, MA: UpToDate Inc. http://www.uptodate.com. Acesso em: 21 nov 2018.
6. Runyon BA. Management of adult patients with ascites due to cirrhosis: an update. Hepatology. 2012;49(6):2087-107.
7. Tsochatzis EA, Gerbes AL. Diagnosis and treatment of ascites. Journal of Hepatology. 2017;67:184.

56

Icterícia

Rodrigo Antonio Brandão Neto

- Icterícia é um achado de exame físico em que se encontra uma coloração amarelada da pele, da conjuntiva e das mucosas decorrente do acúmulo de bilirrubina na pele.
- A bilirrubina é um metabólito da degradação do grupo heme no plasma e pode ser dividida em não conjugada ou indireta ou bilirrubina conjugada ou direta.

COMO ACONTECE A ICTERÍCIA?

- A bilirrubina não conjugada circula ligada à albumina (o que impede eliminação renal), é capturada pelo hepatócito e convertida para uma forma hidrossolúvel por meio da conjugação com o ácido glucurônico, formando a bilirrubina direta, excretada por meio dos canalículos biliares. A bilirrubina excretada na bile é degradada no cólon e transforma-se em urobilinogênio e estercobilinogênio. Uma pequena parte do urobilinogênio é absorvida, passa pela recirculação êntero-hepática e é excretada pelos rins.
- Podemos dividir as icterícias em:
  - Aumento predominante de bilirrubina não conjugada (indireta): causado por aumento da produção de bilirrubina, diminuição da captação ou conjugação pelo fígado.
  - Aumento predominante de bilirrubina conjugada (direta): causado por doenças hepáticas ou obstrução de vias biliares.
- O aumento da produção de bilirrubina ocorre por hemólise, extravasamento de sangue nos tecidos e diseritropoiese.
- As principais causas de icterícia estão elencadas na Tabela 1.

TABELA 1 Principais causas de icterícia

▪ Hepatite aguda viral	▪ Doença hepática alcoólica
▪ Hepatite crônica	▪ Doença hepática por drogas
▪ Cálculos de vias biliares e complicações	▪ Câncer de pâncreas
▪ Cirrose biliar primária	▪ Colangite esclerosante primária
▪ Áreas endêmicas: leptospirose, malária, febre amarela, febre tifoide	

QUANDO DEVO ME PREOCUPAR COM PACIENTES COM ICTERÍCIA NO DEPARTAMENTO DE EMERGÊNCIA?

- Os sinais de gravidade em pacientes com icterícia no departamento de emergência (DE) estão descritos na Tabela 2.

TABELA 2 Sinais de gravidade das icterícias

▪ Hipotensão
▪ Alteração do nível de consciência e sinais de encefalopatia hepática
▪ Febre e dor abdominal
▪ Sangramento (epistaxe, gengivorragia, hematêmese, hemoptise etc.)
▪ Insuficiência respiratória

COMO É A ABORDAGEM DIAGNÓSTICA EM PACIENTES COM ICTERÍCIA NO DE?

- No caso de pacientes com aumento de bilirrubina indireta, em que se considera a possibilidade de hemólise, devem ser solicitados os exames que constam na Tabela 3.

TABELA 3 Exames solicitados na suspeita de hemólise

Hemograma completo	Avaliar a presença de anemia e plaquetopenia, lembrando que a plaquetopenia pode estar associada a doenças como a púrpura trombocitopênica trombótica
Reticulócitos	Quando aumentados, sugere-se a presença de hemólise
LDH	Aumento sugere hemólise
Haptoglobina	Diminuição sugere hemólise
Esquizócitos	A presença demonstra hemólise intravascular (malária, microangiopatias trombóticas, púrpura trombocitopênica trombótica etc.)
Teste de Coombs	Positivo na anemia hemolítica autoimune

- Diminuição da captação da bilirrubina: ocorre em pacientes com *shunts* portossistêmicos, medicações e na síndrome de Gilbert. Cursa com aumento da bilirrubina indireta (BI).
- Defeitos de conjugação da bilirrubina cursam com aumento de BI e podem ser adquiridos ou hereditários. Entre as causas adquiridas, temos doença de Wilson, hipertireoidismo, hepatite crônica persistente e síndrome de Lucy-Driscoll. Entre as causas hereditárias, estão a síndrome de Crigler-Najjar e a doença de Gilbert.
- Os pacientes com lesão hepatocelular apresentam por definição aumento de transaminases; os exames complementares estão listados na Tabela 4.

TABELA 4 Exames solicitados na suspeita de lesão hepatocelular

▪ Transaminases
▪ LDH
▪ Função renal
▪ Tempo de protrombina, fator V e albumina: indicativos de gravidade de doença hepática

- Sugerimos que para os pacientes com suspeita de obstrução biliar sejam solicitados os exames que constam na Tabela 5.

TABELA 5 Exames sugeridos para suspeita de obstrução biliar

Fostatase alcalina e gama-GT	Costumeiramente aumentados
Ultrassonografia de vias biliares	Sensibilidade para detectar dilatação e obstrução biliar de 55 a 90%; sensibilidade maior conforme o nível de bilirrubinas e o maior tempo de sintomas Exame barato e não invasivo
CPRE	Permite visualização direta da árvore biliar e do ducto pancreático Exame de escolha na suspeita de coledocolitíase Superior a USG e TC para visualizar compressão extrínseca das vias biliares Pode realizar intervenção terapêutica (papilotomia, extração de cálculos) Mortalidade associada ao procedimento de 0,2%, com 3% dos pacientes evoluindo com complicações, como sangramento, colangite e pancreatite
Tomografia de abdome	Maior utilidade para avaliar lesões ocupadoras de espaço, como neoplasias e doenças hepáticas infiltrativas

CPRE: colangiopancreatografia retrógrada endoscópica; TC: tomografia computadorizada; USG: ultrassonografia.

- Os sinais sugestivos de etiologias específicas de icterícia são relacionados na Tabela 6.

TABELA 6 Achados diagnósticos e etiologia da icterícia

Ascite	Sugere hepatopatia
Mialgia	Sugere hepatopatia
Hepatomegalia e esplenomegalia	Associadas a doenças como leptospirose e malária Podem ocorrer em doenças infecciosas e hepatopatias
Presença de escoriações e feridas na pele	Associação de prurido sugere a presença de doença colestática
Sinais de hipertensão portal	Sugerem hepatopatia
Sinais de ingesta alcoólica	Sugerem hepatopatia

QUAIS SÃO AS CARACTERÍSTICAS DAS PRINCIPAIS CAUSAS GRAVES DE ICTERÍCIA NO DE?

Febre amarela

- Vetor: mosquito *Aedes aegypti*.
- Espectro clínico amplo, desde infecções assintomáticas e pouco sintomáticas até quadros fulminantes com a tríade clássica de icterícia, albuminúria e hemorragias.
- Quadro clínico inicial de cefaleia, febre alta, tonturas, vômitos e hemorragia conjuntival, 3-6 dias após a infecção. Este quadro apresenta duração rápida de horas a alguns dias.
- Doença bifásica, com curto período de remissão, evoluindo na segunda fase com icterícia, confusão mental e crises convulsivas.
- Inicialmente, os pacientes evoluem com taquicardia, mas por volta do segundo dia de doença pode ocorrer dissociação entre pulso e temperatura com bradicardia relativa (sinal de Faget).
- Apresentam grandes elevações de bilirrubina e transaminases e fatores de coagulação alterados. A elevação de transaminases costuma ocorrer antes da icterícia.
- Diagnóstico sorológico: IgM (MAC-ELISA); a amostra deve ser coletada após o quinto dia de doença.
- Detecção de antígenos ou nucleídeos virais por PCR é possível.
- Tratamento: suporte clínico.

Malária

- Causada por espécies de *Plasmodium* (*Plasmodium vivax*, *P. falciparum*, *P. malariae*, *P. ovale*) e transmitida por fêmeas de mosquitos do gênero *Anopheles*.
- O antecedente epidemiológico é muito importante: o paciente está ou esteve em uma área endêmica até 1 ou 2 meses atrás invariavelmente. O período de incubação é de 9-14 dias para o *P. falciparum*, *de* 12-17 dias para o *P. vivax*, de 18-40 dias para o *P. malariae* e de 16-18 dias para o *P. ovale*.
  - *P. falciparum*: causador da "terçã maligna".
  - *P. vivax:* causador da "terçã benigna".
  - *P. malariae*: em extinção no Brasil.
  - *P. ovale*: existe apenas na África.
- Sintomas prodrômicos por 3 dias antes das manifestações típicas: sensação de mal-estar, apatia, sonolência alternada com agitação ou inquietação, anorexia, cefaleia, náusea, vômitos e febre inicialmente baixa.
- Posteriormente, paroxismos de febre com periodicidade própria da espécie (72 horas para *P. falciparum* e *P. malariae* e 48 horas para os demais). Nos primeiros dias de sintomas, essa periodicidade não ocorre.
- Tríade malárica típica de febre, calafrios e cefaleia. Durante a febre, pode haver artralgia, náusea, vômitos e diarreia, tontura, tosse, dispneia, dor abdominal, dor muscular, dor nas costas, palidez, icterícia, hipoglicemia e anemia grave.
- Os principais achados laboratoriais são anemia normocítica, normocrômica e progressiva por conta do aumento da destruição e da redução da produção de eritrócitos. Leucopenia e plaquetopenia são comuns e podem ocorrer linfopenia e monocitose. Aumento discreto de transaminases. Predomínio do aumento de BI, embora a malária também possa causar a lesão hepatocelular. Hipoglicemia e acidose lática nas formas mais graves.
- Complicações da malária (especialmente por *P. falciparum*) estão elencadas na Tabela 7.
- Malária cerebral é uma complicação grave caracterizada por coma ou rebaixamento dos níveis de consciência por edema cerebral. Outros sintomas da malária cerebral incluem cefaleia, náusea, vômitos, tremores, estrabismo, confusão, delírio, disartria, paresias, hemiparesias, alterações de comportamento, cegueira e convulsões.

TABELA 7 Complicações da malária

▪ Insuficiência renal aguda e necrose tubular aguda
▪ Síndrome da angústia respiratória aguda (SARA)
▪ Coagulação intravascular disseminada
▪ Malária cerebral

- Critérios para malária grave estão elencados na Tabela 8.
- Tratamento: agentes antimaláricos e suporte.

TABELA 8 Critérios para malária grave

Malária cerebral	Escala de coma de Glasgow < 11, com parasitemia por *P. falciparum*, excluídas outras causas de encefalopatia
Anemia grave	Hb < 5 g/dL ou Ht < 15% na presença de parasitemia > 10.000/mL
Desconforto respiratório	Edema pulmonar ou SDRA
Insuficiência renal	Débito urinário < 400 mL em 24 horas ou creatinina > 3 mg/dL
Hipoglicemia	Glicemia < 40 mg/dL
Colapso circulatório	Pressão arterial sistólica < 70 mmHg
Alterações de coagulação	Sangramento espontâneo ou evidências de CIVD
Outros	Parasitemia ≥ 2% em indivíduos não imunizados

CIVD: coagulação intravascular disseminada; Hb: hemoglobina; Ht: hematócrito; SDRA: síndrome do desconforto respiratório agudo.

Febre tifoide

- Doença invasiva, septicêmica, causada por *Salmonella typhi*.
- Quadro clínico geralmente de 4 semanas. Hepatomegalia é frequente, e esplenomegalia ocorre em 70% dos casos. Adenomegalia é menos comum.
- No período prodrômico, ocorrem febre ascendente e contínua, mialgia, cefaleia, astenia e mal-estar. Roséola tífica é um exantema de tronco raro que pode aparecer no período prodrômico da doença.
- Entre a 1ª e a 3ª semana, o paciente se estabiliza, mas permanece com febre alta e bradicardia relativa (sinal de Faget). Há alteração do hábito intestinal (obstipação nos adultos e diarreia nas crianças). Posteriormente, pacientes obstipados apresentam diarreia profusa e esverdeada. Geralmente, há melhora progressiva na 4ª semana.

- O diagnóstico pode ser realizado com coleta de hemocultura (sensibilidade de 75%), coprocultura (pode ser colhida da 2ª-5ª semana) e mielocultura (exame com sensibilidade de 90%).
- As complicações mais importantes são enterorragia (3-10% dos casos) e perfuração intestinal (3% dos casos), que classicamente ocorre na 4ª semana.
- O tratamento é realizado com hidratação venosa e antibioticoterapia, sendo o cloranfenicol considerado a droga de escolha na dose de 50 mg/kg/dia dividida em quatro tomadas com dose máxima de 4 doses/dia. Deve ser mantido por 15 dias após o último episódio febril, mas com duração total de cerca de 21 dias. A ciprofloxacina é uma opção, sendo considerada a droga de escolha por alguns autores. A dose utilizada é de 400 mg EV a cada 12 horas ou 500 mg via oral a cada 12 horas.

Anemias microangiopáticas (Tabela 9)

- Púrpura trombocitopênica trombótica (PTT) e síndrome hemolítico-urêmica (SHU) são causas de anemia hemolítica microangiopática.
- SHU é mais frequente em crianças, e PTT é mais frequente em adultos, além de estar mais associada com alterações neurológicas.
- Etiologias incluem deficiência de ADAMTS-13, pós-diarreia sanguinolenta (*E. coli* O157:H7), drogas (ticlopidina, clopidogrel, quinino), pós-transplante alogênico de medula óssea e gestação.
- O tratamento tem como esteio a plasmaférese.

Colangite

- Obstrução e estase biliar secundárias a cálculo ou estreitamento causando infecção bacteriana ascendente.
- Tríade de Charcot está presente em 50 a 75% dos casos: dor em quadrante superior direito, febre e icterícia.
- A pêntade de Reynold indica gravidade do quadro e é composta pela tríade de Charcot associada a hipotensão e confusão mental.
- Microbiologia: Gram-negativos entéricos (*E. coli*, *Klebsiella* sp., *Enterobacter* e enterococos) e anaeróbios.
- Leucocitose é comum. Fosfatase alcalina e gama-GT estão invariavelmente aumentadas. Transaminases têm aumento discreto, sempre menor do que enzimas colestáticas, com predomínio de AST.

TABELA 9 Características das microangiopatias trombóticas

Categoria	Causa	Fatores de risco	Achados clínicos	Tratamento	Evolução
PTT idiopática	Deficiência grave da ADAMTS-13 na maioria dos casos. Outras causas são inflamatórias e gestação	Raça negra, mulheres, obesidade	Até 70% têm alterações neurológicas. Febre e insuficiência renal raras	Plasmaférese necessária e uso recomendado de glicocorticoides	80% de resposta. Se deficiência de ADAMTS-13 grave, 50% têm recorrência
Gestação	Gestação por si só aumenta o risco de deficiência da ADAMTS-13	Último trimestre de gestação ou pós-parto	Semelhante a eclâmpsia e síndrome HELLP	Plasmaférese necessária e uso recomendado de glicocorticoides	Pode ocorrer recidiva, mas em geral gestações seguintes sem eventos
Doenças autoimunes	LES, esclerodermia ou síndrome dos anticorpos antifosfolípides	Mulheres e adultos jovens e de meia-idade	Manifestações da doença primária associadas, usualmente com insuficiência renal	Terapia imunossupressora obrigatória e plasmaférese aconselhável	Curso crônico com alta mortalidade
Diarreia sanguinolenta	Shiga – toxina da *E. coli* 0157: H7	Mulheres e etnia caucasiana	Em crianças semelhante à síndrome hemolítico-urêmica. Em adultos há alterações neurológicas graves	Em crianças o tratamento é de suporte; deve-se fazer plasmaférese em adultos, não se aconselha o uso de imunossupressores	Mortalidade de 45% em adultos e de 12% em crianças. Recidivas incomuns

(continua)

TABELA 9 Características das microangiopatias trombóticas *(continuação)*

Categoria	Causa	Fatores de risco	Achados clínicos	Tratamento	Evolução
Toxicidade aguda por drogas	Quinino é a maior causa, também ticlopidina, clopidogrel e outros	Idade avançada, caucasianos e mulheres	Com quinino, instalação abrupta com disfunção renal, febre, diarreia, alterações hepáticas e neutropenia	Plasmaférese recomendada, não necessita de imunossupressão	Com quinino 15%, sendo comum insuficiência renal crônica. Recidivas apenas se nova exposição
Toxicidade crônica por drogas	Quimioterapia para câncer, em particular mitomicina e gemcitabina	Dose e duração da terapia	Início insidioso e progressivo, mesmo depois da interrupção da medicação. Insuficiência renal é comum	Retirar medicação, benefício da plasmaférese duvidoso	Mortalidade alta por conta da condição de base, disfunção renal crônica comum
Transplante de medula	Principalmente no transplante alogênico, causa desconhecida	Procedimentos de alto risco (doença ativa, doença enxerto contra hospedeiro etc.)	Usualmente a microangiopatia é restrita aos rins	Benefício duvidoso com a plasmaférese	Mortalidade alta por conta de múltiplas complicações

LES: lúpus eritematoso sistêmico; PTT: púrpura trombocitopênica trombótica.

- USG de abdome é diagnóstico em 90% dos casos.
- Colangiopancreatografia retrógrada endoscópica (CPRE) é um exame diagnóstico definitivo e garante intervenção terapêutica. A abordagem cirúrgica preferencial é a drenagem biliar com esfincterotomia por CPRE.
- A antibioticoterapia inicial deve ser feita com:
  - Metronidazol 500 mg IV 8/8 h ou clindamicina 600 mg EV 6/6 h + ceftriaxone 2 g IV 1 ×/dia ou ciprofloxacino 400 mg IV 12/12 h.
  - Ampicilina/sulbactam 3 g EV 6/6 h.
  - Piperacilina/tazobactam 4,5 g EV 6/6 h.

Outros

- Leptospirose e hepatites são discutidas em capítulos específicos.

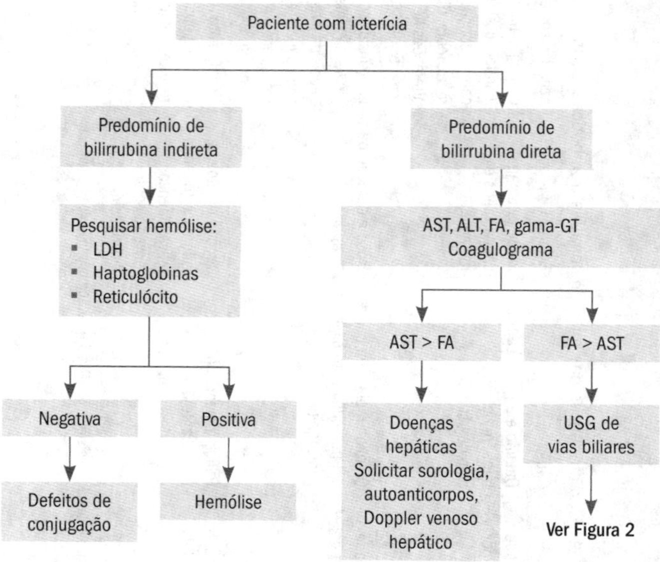

FIGURA 1

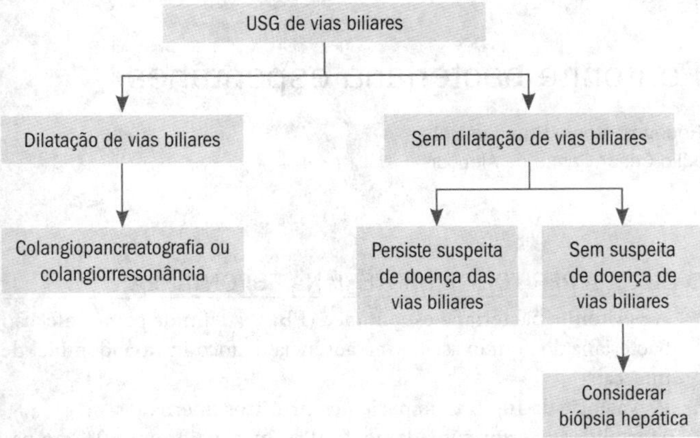

FIGURA 2

LEITURA SUGERIDA

1. Burroughs A, Dagher L. Acute jaundice. Clin Med JRCPL. 2001;1(4):285-9.
2. Chowdury NR, Chowdury JR. Diagnostic approach to the adult with jaundice and hyperbilirubinemia. In: Post TW (ed.). UpToDate. Waltham, MA: UpToDate Inc. http://www.uptodate.com. Acesso em 20/09/2021.
3. George JN. Thrombocytopenic thrombotic púrpura. NEJM. 2006;354:1922-6.
4. Lidofski S. Jaundice. In: Feldman M, Friedman LS, Brandt LJ. Sleisenger and Fordtran's gastrointestinal and liver disease. Philadelphia: Elsevier Saunders; 2016.

57

Peritonite bacteriana espontânea

Rodrigo Antonio Brandão Neto
Júlio César Garcia de Alencar

O QUE É A PERITONITE BACTERIANA ESPONTÂNEA?

- A peritonite bacteriana espontânea (PBE) é definida como infecção bacteriana do líquido ascítico na ausência de foco intra-abdominal de infecção.
- Prevalência de 10-30% em pacientes cirróticos internados.
- Mortalidade de aproximadamente 10%, mas maior que 60% em pacientes que evoluem com insuficiência renal aguda.

COMO OCORRE E QUAIS SÃO AS PRINCIPAIS ETIOLOGIAS DA PBE?

- Hipertensão portal e vasodilatação esplâncnica são condições essenciais para o desenvolvimento de PBE.
- A PBE resulta da colonização do líquido ascítico secundária a bacteremias espontâneas.

TABELA 1 Principais etiologias da peritonite bacteriana espontânea

Microrganismo	Frequência
E. coli	43-46%
Klebsiella pneumoniae	10-15%
S. pneumoniae	6-10%
Streptococcus sp.	4-5%
Enterobactérias	4%
Estafilococos	3%
Enterococos	2%
Pseudomonas	1%

- Em pacientes com múltiplas internações, agentes como enterococos se tornam mais prevalentes, como é o caso de nossa experiência no HCFMUSP, onde 10% dos casos são causados por enterococos. Por isso, sempre que possível, a cultura deve ser colhida em balões de hemocultura.

QUAIS SÃO AS MANIFESTAÇÕES CLÍNICAS DA PBE?

- O quadro clínico pode ser inespecífico, e 10-30% dos pacientes são assintomáticos ao diagnóstico.
- As manifestações mais frequentes são dor abdominal e febre (Tabela 2).
- Deve-se sempre suspeitar de PBE em pacientes com complicações agudas de cirrose hepática, como encefalopatia, sangramento digestivo e insuficiência renal aguda.
- Pacientes com cirrose avançada, sangramento digestivo, infecção urinária e episódios prévios de PBE têm risco particularmente aumentado de desenvolver PBE.
- Todos os pacientes que procuram o serviço de emergência ou que são internados e apresentam cirrose e ascite têm indicação de punção do líquido ascítico, pois PBE pode ser identificada em até 30% dos pacientes assintomáticos.

TABELA 2 Manifestações clínicas da peritonite bacteriana espontânea

Manifestação clínica	Frequência
Febre	69%
Dor abdominal	59%
Confusão mental	54%
Descompressão brusca positiva	49%
Diarreia	32%
Íleo paralítico	30%
Hipotensão	21-27%
Hipotermia	17%

COMO DIFERENCIAR A PBE DE PERITONITE BACTERIANA SECUNDÁRIA E DE OUTRAS CAUSAS DE ASCITE?

- A peritonite bacteriana secundária (PBS) é causada pela perfuração ou pela inflamação aguda de órgãos intra-abdominais. Os pacientes apresentam rápida deterioração clínica, mesmo com antibioticoterapia, se não forem submetidos a abordagem cirúrgica. Os critérios diagnósticos para PBS incluem ascite neutrocítica, com mais de 250 polimorfonucleares, e pelo menos 2 dos seguintes:

- Glicose < 50 mg/dL.
- Proteínas totais > 1 g/dL.
- DHL > limite superior da normalidade sérica.

- A presença de antígeno carcinoembrionário > 5 ng/mL e de fosfatase alcalina > 240 u/L no líquido ascítico é sugestiva do diagnóstico de PBS.
- Outras causas de ascite com dor abdominal, como carcinomatose peritoneal e tuberculose peritoneal, entram necessariamente no diagnóstico diferencial da PBE, e em geral cursam sem predomínio de neutrófilos e gradiente albumina sérica-ascítica diminuído, ao contrário da PBE, que cursa com gradiente aumentado.

QUE EXAMES COMPLEMENTARES DEVO SOLICITAR?

- O diagnóstico é baseado na análise do líquido ascítico. A punção é segura e associada a baixo índice de complicações; alteração do INR não é contraindicação para realização da punção.
- Devem ser coletados pelo menos 10 mL de líquido ascítico e colocados em balões de hemocultura (sensibilidade de 90%).
- São considerados exames essenciais: contagem de células com diferencial e albumina do líquido ascítico. Os pacientes com PBE necessariamente têm aumento de polimorfonucleares e gradiente albumina sérica-ascítica ≥ 1,1.
- A chamada PBE clássica é responsável por aproximadamente dois terços das infecções do líquido ascítico. É caracterizada por contagem de PMN ≥ 250/mm³ e cultura do líquido ascítico positiva para um único agente.
- Ascite neutrocítica com cultura negativa é caracterizada por contagem de PMN ≥ 250/mm³ e cultura negativa do líquido ascítico (a negatividade resulta da baixa sensibilidade dos métodos de cultura do líquido ascítico, da baixa contagem de bactérias ou da utilização prévia de antibióticos). Deve ser tratada como PBE clássica, porque a literatura demonstra que os pacientes apresentam evolução e prognóstico semelhantes. Pacientes com derrame pleural com mais de 250 polimorfonucleares

preenchendo os mesmos critérios da ascite neutrocítica têm o chamado empiema bacteriano espontâneo e devem ser tratados como PBE.

- Bacteriascite não neutrocítica monobacteriana: representa uma colonização do líquido ascítico por bactérias na ausência de reação inflamatória do fluido peritoneal. É caracterizada por contagem de PMN $< 250/mm^3$ e cultura positiva do líquido ascítico positivo para um único agente. Recomenda-se realizar uma nova paracentese, já que até 40% desses pacientes evoluem com PBE.
- Outros exames do líquido ascítico incluem culturas, proteínas totais, glicose e DHL. Na suspeita de PBS, a dosagem de antígeno carcinoembrionário e de fosfatase alcalina do líquido ascítico é recomendada.
- Um par de hemoculturas deve ser coletado.
- Ureia, creatinina, eletrólitos e proteínas séricas devem ser colhidos em todos os pacientes.
- Hemograma e coagulograma são úteis e podem mostrar coagulopatia associada e leucocitose e a presença de INR alargado que, como pontuado, não é uma contraindicação para o procedimento.

TABELA 3 Exames diagnósticos recomendados na PBE

Exames de primeira linha do líquido ascítico
▪ Contagem de células com diferencial
▪ Concentração de albumina
Exames de segunda linha do líquido ascítico
▪ Cultura do líquido ascítico
▪ Proteínas totais
▪ Glicose
▪ DHL
▪ Triglicérides
▪ Amilase
▪ Citologia oncótica
▪ Bilirrubinas
Exames no líquido ascítico para descartar PBS
▪ Fosfatase alcalina
▪ CEA

(continua)

TABELA 3 Exames diagnósticos recomendados na PBE *(continuação)*

Exames de segunda linha do líquido ascítico
Outros exames séricos
▪ Hemoculturas
▪ Hemograma e coagulograma
▪ Função renal
▪ Na e K
▪ Proteínas séricas totais e frações
▪ Bilirrubinas

CEA: antígeno carcinoembrionário; PBE: peritonite bacteriana espontânea; PBS: peritonite bacteriana secundária.

COMO DEVE SER O MANEJO NO DEPARTAMENTO DE EMERGÊNCIA?

- O tratamento antibiótico deve ser realizado com cefalosporinas de terceira geração, como cefotaxima (2 g EV 6/6 horas) ou ceftriaxona (2 g EV 1 vez ao dia) por 5 dias. Nossa preferência em decorrência do custo e da praticidade da posologia é pelo uso de ceftriaxona. Em pacientes sem uso de quinolonas profiláticas, a ciprofloxacina é uma opção em casos leves. Outras opções terapêuticas estão especificadas na Tabela 4.
- Pacientes com bacterascite sem outros sintomas não devem ser tratados como PBE, mas recomenda-se repetir a punção em 48 horas. Caso ocorra aumento de polimorfonucleares acima de 250 céls./mm^3 ou persistência de cultura positiva, recomenda-se o tratamento.
- A albumina deve ser utilizada, pois seu uso diminui a mortalidade e o desenvolvimento de síndrome hepatorrenal. A dose é de 1,5 g/kg nas primeiras 6 horas do diagnóstico e 1 g/kg no terceiro dia de tratamento.
- A albumina não é necessária em pacientes com creatinina sérica menor que 1 mg/dL, bilirrubinas totais menores que 4 mg/dL ou ureia menor que 60 mg/dL.
- Caso o paciente apresente melhora clínica, não é necessário realizar punção de controle para verificar a resolução da PBE. No entanto, em pacientes com piora clínica, deve ser realizada nova punção após 48 h de início de antibioticoterapia. Uma queda de pelo menos 25% do nú-

mero de células polimorfonucleares é indicativa de sucesso do tratamento da PBE e diagnósticos diferenciais devem ser aventados.

- Em pacientes com suspeita de peritonite bacteriana secundária, deve-se ampliar a cobertura antibiótica com metronidazol, e solicitar avaliação de equipe cirúrgica, exames de imagem, principalmente tomografia de abdome; é necessário para avaliar essas hipóteses.
- Os critérios Sepsis-3 ou q-SOFA podem ser utilizados para indicação de terapia intensiva.

TABELA 4 Antibioticoterapia na peritonite bacteriana espontânea

Antibiótico	Posologia	Duração do tratamento
Ceftriaxone	1-2 g EV 1 × ao dia	5 dias
Cefotaxime	2 g EV 8/8 h	5 dias
Amoxacilina/ clavulanato	1 g EV 8/8 h por 2 dias, seguido de 500 mg 8/8 h VO se paciente estável	8-14 dias
Ciprofloxacina	200 mg EV 12/12 h por 2 dias, seguidos de 500 mg VO 12/12 h por 5 dias	7 dias

DEVO FAZER PROFILAXIA DE PBE?

- Profilaxia é indicada em caso de PBE prévia ou episódio de hemorragia digestiva alta.
- Considerar profilaxia se proteína total do líquido ascítico < 1,5 g/dL, embora sem benefício de sobrevida (alguns autores indicam profilaxia apenas se o paciente estiver internado).
- Profilaxia em caso de episódio prévio de PBE ou baixa proteína no líquido ascítico:
  - Norfloxacina 400 mg/dia até transplante (primeira escolha).
  - Ciprofloxacina 750 mg 1 x/semana até transplante.
- Profilaxia após episódio de hemorragia digestiva alta:
  - Norfloxacina 400 mg 12/12 horas VO por 7 dias.
  - Ciprofloxacina 200 12/12 horas EV por 7 dias.
  - Ceftriaxone 1-2 g EV 1 x/dia por 7 dias.

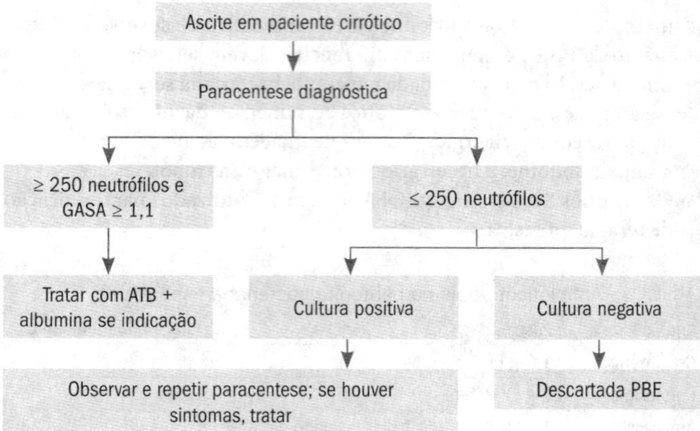

FIGURA 1 Ascite em paciente cirrótico.
ATB: antibioticoterapia; PBE: peritonite bacteriana espontânea.

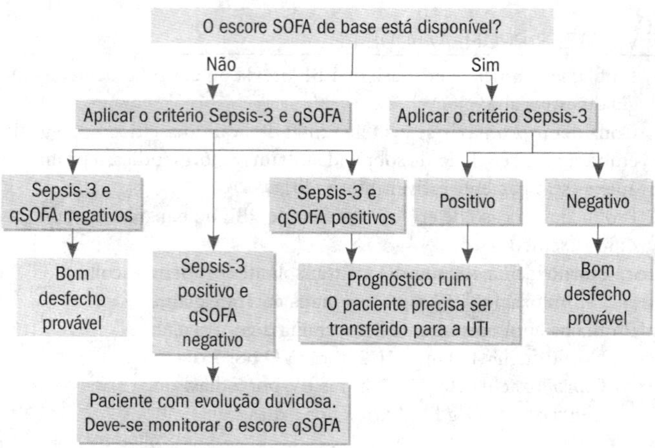

FIGURA 2 Critérios para internação e terapia intensiva.

LEITURA SUGERIDA

1. Bailey C, Hern HG. Hepatic failure: an evidence-based approach in the emergency department. Emergency Medicine Practice. April 2010;12(4):1-22.
2. European Association for the Study of Liver Disease. EASL Clinical Practice Guidelines for the management of patients with decompensated cirrhosis. Journal of Hepatology. 2018. Online.
3. Gines P, Cárdenas A, Arroyo V, Rodés J. Management of cirrhosis and ascites. N Engl J Med. 2004;350:1646-54.
4. Runyon BA. Management of adult patients with ascites due to cirrhosis: an update. Hepatology. 2013.
5. Runyon BA. Spontaneous bacterial peritonitis in adults: treatment and prophylaxis. Post TW (ed.). UpToDate. Waltham, MA: UpToDate Inc. http://www.uptodate.com. Acesso em: 12/11/2018.
6. Runyon BA. Spontaneous bacterial peritonitis: diagnosis. Post TW (ed.). UpToDate. Waltham, MA: UpToDate Inc. http://www.uptodate.com. Acesso em: 12/11/2018.

58

Síndrome hepatorrenal

Rafael Oliveira Ximenes
Rodrigo Antonio Brandão Neto

- A síndrome hepatorrenal (SHR) é o desenvolvimento de insuficiência renal, em geral fulminante, que acontece em pacientes com cirrose e ascite secundária às alterações que ocorrem nestas condições. Os pacientes apresentam apenas alterações funcionais sem alterações histopatológicas renais.
- O diagnóstico é considerado de exclusão e ocorre em 40% dos pacientes com cirrose e ascite durante a evolução da doença; em pacientes hospitalizados com ascite por cirrose, está presente em 15-20% dos casos.

QUAL É A FISIOPATOLOGIA E ETIOLOGIA DA SHR?

- A síndrome ocorre por uma combinação de alterações que incluem resposta inflamatória, vasodilatação esplâncnica e vasoconstrição sistêmica e intrarrenal.
- Os rins são histologicamente normais, assim como a função tubular com ávida retenção de sódio e água.
- A SHR ocorre quase sempre no contexto de algum fator precipitante, sendo o mais importante as infecções (com destaque para peritonite bacteriana espontânea [PBE]). Em casos de evolução crônica, a paracentese sem reposição de albumina e uso de diuréticos são causas importantes. Os principais fatores precipitantes estão citados na Tabela 1.

TABELA 1 Fatores precipitantes da síndrome hepatorrenal

Fatores precipitantes
▪ Peritonite bacteriana espontânea
▪ Outras infecções
▪ Hepatite alcoólica aguda
▪ Paracentese de grande volume
▪ Hemorragia digestiva

(continua)

TABELA 1 Fatores precipitantes da síndrome hepatorrenal *(continuação)*

▪ Sangramento intraperitoneal
▪ Uso de diuréticos (raramente como causa isolada)

QUAIS SÃO AS PRINCIPAIS MANIFESTAÇÕES CLÍNICAS DA SHR?

- O principal achado clínico é a diminuição do débito urinário, sendo difícil diferenciar da insuficiência renal pré-renal.
- Os pacientes com SHR apresentam sinais de hepatopatia crônica, como: icterícia, ascite, circulação colateral, eritema palmar etc.
- Outras complicações da cirrose hepática, como encefalopatia hepática e hemorragia digestiva, podem estar presentes.
- Excetuando a oligúria, não existem outros sinais diagnósticos da SHR e mesmo esta ocorre em outras formas de disfunção renal.
- Fatores precipitantes devem ser procurados e estão quase que invariavelmente associados com o aparecimento da SHR. Alguns desses fatores são apresentados na Tabela 1. Os critérios diagnósticos para SHR são resumidos na Tabela 2.

TABELA 2 Critérios diagnósticos para síndrome hepatorrenal (SHR)

▪ Cirrose com ascite
▪ Aumento de creatinina sérica ≥ 0,3 mg/dL em 48 horas OU aumento percentual de creatinina sérica > 50% em relação à creatinina basal* conhecido ou presumivelmente ocorrido nos últimos 7 dias
▪ Sem melhora com reposição volêmica com albumina 1 g/kg (máximo de 100 g/dia) por 48 horas
▪ Ausência de choque
▪ Ausência de tratamento com drogas nefrotóxicas
▪ Ausência de doença renal parenquimatosa que pode ser verificada pela ausência de proteinúria maior que 500 mg/dia, hematúria maior que 50 hemácias/campo e alterações ultrassonográficas renais

* Creatinina basal é definida como a mais recente coletada nos últimos 3 meses com o paciente compensado. Se não houver dosagem de creatinina prévia disponível, pode-se considerar como basal a creatinina da admissão hospitalar. Se ela já for alterada e o paciente não tiver sinais de doença renal crônica, estimar a creatinina basal pelo MDRD considerando uma taxa de filtração glomerular de 75 mL/min/1,73 m^2 (usar calculadora fornecida).

Estadiamento

- Estádio 1: aumento de creatinina sérica ≥ 0,3 mg/dL OU aumento de creatinina sérica > 1,5 até 2,0 x o basal.
- Estádio 2: aumento de creatinina sérica > 2,0 até 3,0 x o basal.
- Estádio 3: aumento de creatinina sérica > 3,0 x o basal OU creatinina sérica ≥ 4,0 mg/dL com elevação aguda ≥ 0,3 mg/dL OU início de diálise.

EM QUAIS DIAGNÓSTICOS DIFERENCIAIS DEVEMOS PENSAR EM PACIENTES COM SHR?

- O diagnóstico diferencial inclui outras causas de disfunção renal e, portanto, elas devem ser descartadas.
- Insuficiência renal pré-renal: causada por hipovolemia absoluta ou relativa, deve ser descartada com reposição volêmica com albumina.
- Necrose tubular aguda sugerida por sedimento urinário com cilindros granulosos ou céreos. Exames recentes como a dosagem de N-GAL urinário podem ajudar na diferenciação, com o N-GAL aumentado na necrose tubular aguda e normal na SHR.
- Uropatia obstrutiva que pode ser descartada com ultrassonografia de rins e vias urinárias.
- Doenças renais como as glomerulonefrites devem ser descartadas. A avaliação neste caso inclui verificar se o paciente apresenta proteinúria, hematúria e sedimento urinário sugestivo destas alterações. A Tabela 3 cita as principais causas de alteração da função renal em pacientes com cirrose e a Tabela 4 cita as características do diagnóstico diferencial.

TABELA 3 Causas de disfunção renal em pacientes cirróticos

Causa	Frequência
Necrose tubular aguda por sepse	40-46%
Insuficiência renal pré-renal	30-35%
Síndrome hepatorrenal	10-16%
Doença renal parenquimatosa	8-10%
Uropatia obstrutiva	0-2%

TABELA 4 Diagnóstico diferencial da lesão renal aguda (LRA) na cirrose

	Pré-renal	SHR	NTA
Estadiamento da LRA	Geralmente 1 ou 2	Geralmente 2 ou 3	Geralmente 2 ou 3
Desencadeantes	Diuréticos, vômitos, diarreia, hemorragia digestiva, iECA, BRA, AINEs, contraste iodado	Paracentese de grande volume, infecções bacterianas, hepatite alcoólica	Choque, aminoglicosídeos, vancomicina, AINEs, contraste iodado
Ascite	Indiferente	De difícil controle (sem resposta a diuréticos) ou refratária	Indiferente
Pressão arterial	Indiferente	Tendência a hipotensão	Choque
Sódio sérico	Indiferente	< 130-135 mEq/L	Indiferente
Sódio urinário	< 20 mEq/L	< 20 mEq/L	> 40 mEq/L
FENa	< 0,5%	< 0,1-0,5%	> 0,5-2%
Proteinúria*	< 500 mg/24 horas	< 500 mg/24 horas	> 500 mg/24 horas
Cilindros granulosos	Ausentes	Ausentes	Presentes
Resposta à albumina	Presente	Ausente	Ausente

* Em vez de proteinúria de 24 horas, pode-se utilizar o índice de proteinúria:creatinina urinária (ambos de amostra isolada). Um índice de 0,5 corresponde a uma proteinúria de 500 mg/24 h.
AINEs: anti-inflamatórios não esteroides; BRA: bloqueadores do receptor de angiotensina-II; FENa: fração excretada de sódio; iECA: inibidores da enzima conversora de angiotensina; NTA: necrose tubular aguda; SHR: síndrome hepatorrenal.

QUE EXAMES COMPLEMENTARES DEVEM SER SOLICITADOS?

- Nenhum exame laboratorial é diagnóstico de SHR, o diagnóstico é de exclusão.
- Exames séricos recomendados: creatinina, ureia e sódio.
- Exames urinários (amostra isolada): urina tipo I, creatinina, sódio e proteinúria.
- Ultrassonografia de rins e vias urinárias.

- Exames para avaliar disfunção hepática associada incluem INR, albumina, transaminases e bilirrubinas.
- Em pacientes com ascite, a punção do líquido ascético é mandatória.
- Considerar hemograma (suspeita de infecção), radiografia de tórax (descartar pneumonia) e endoscopia digestiva (se suspeita de hemorragia digestiva).
- Biópsia renal raramente é necessária quando o diagnóstico permanece incerto.

COMO DEVE SER REALIZADO O MANEJO DE PACIENTES COM SHR?

- Em pacientes com suspeita de SHR, deve-se suspender os diuréticos e realizar expansão com albumina humana endovenosa (EV) na dose de 1 g/kg/dia por 2 dias consecutivos, sendo a dose máxima de 100 g/dia. Cada frasco de 50 mL de albumina a 20% tem 10 g de albumina e deve ser administrado no tempo de infusão de 10 a 30 minutos, podendo esse tempo ser prolongado em pacientes em que se há receio de congestão pulmonar.
- Se não houver resposta à expansão com albumina e o paciente preencher os demais critérios diagnósticos de SHR, deve-se associar o uso de terlipressina. Durante o tratamento com terlipressina, deve-se continuar a administração concomitante de albumina EV na dose de 1 g/kg no D1 e 20 a 40 g/dia nos demais dias (dose sugerida: 30 g/dia ou conforme a tolerância do paciente).
- Em pacientes com peritonite bacteriana espontânea (PBE) e sem LRA, a dose de albumina a ser administrada é de 1,5 g/kg no D1 e 1,0 g/kg no D3 para profilaxia de disfunção renal. No entanto, naqueles pacientes com PBE que já apresentam LRA à admissão hospitalar, a dose administrada deve ser aquela descrita (1 g/kg/dia em 2 dias consecutivos).
- A dose inicial da terlipressina em pacientes com SHR deve ser de 1 mg EV 6/6 h. Após 2 dias de tratamento, deve-se avaliar a resposta (queda de 25% da creatinina em relação à inicial). Em pacientes respondedores, a dose da terlipressina é mantida e o tratamento continuado até que a creatinina retorne para até 0,3 mg/dL acima da creatinina basal ou até o tempo máximo de 14 dias.

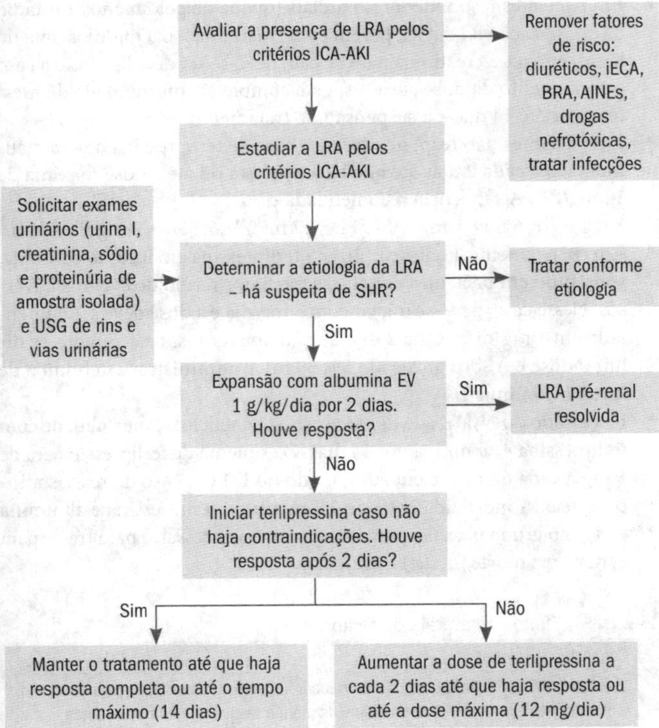

FIGURA 1 Obs. 1: cada frasco de 50 mL de albumina a 20% tem 10 g de albumina e deve ser administrado no tempo de infusão de 10 a 30 minutos, podendo esse tempo ser prolongado em pacientes em que se há receio de congestão pulmonar. Obs. 2: a expansão com albumina EV 1 g/kg/dia por 2 dias consecutivos deve ser feita mesmo em pacientes com peritonite bacteriana espontânea (PBE) que já apresentam lesão renal aguda (LRA) à admissão.

AINEs: anti-inflamatórios não esteroides; BRA: bloqueadores do receptor de angiotensina-II; iECA: inibidores da enzima conversora de angiotensina; SHR: síndrome hepatorrenal; USG: ultrassonografia.

- Em pacientes respondedores parciais (queda de pelo menos 1 estádio da classificação ICA-AKI, porém com creatinina > 0,3 mg/dL acima do basal) em que a creatinina pare de cair, deve-se ser decidido caso a caso pelo aumento da dose até a resposta completa, continuidade da mesma dose até 14 dias ou suspensão do tratamento.
- Em pacientes não respondedores, a dose de terlipressina deve ser aumentada a cada 2 dias até que haja resposta ou até a dose máxima de 12 mg/dia. A sequência recomendada é:
  1 mg EV 6/6 h → 1 mg EV 4/4 h → 2 mg EV 6/6 h → 2 mg EV 4/4 h.
- Alternativamente, pode-se utilizar a terlipressina em infusão contínua, sobretudo em pacientes em que se há maior receio de eventos adversos. Nesse caso, deve-se iniciar com 3 mg/dia e a dose deve ser aumentada em 1 mg/dia a cada 2 dias se não houver resposta. Sugere-se diluir a dose em soro glicosado 5% 50 mL e administrar em bomba de infusão contínua.
- Um estudo do *New England J Med* achou benefício de mortalidade com terlipressina e albumina por 14 dias. O esquema de terlipressina era de 1 mg a cada 6 horas e era aumentado no D4 em caso de resposta incompleta. A mortalidade foi de 2% no grupo terlipressina e albumina e 11% no grupo placebo, portanto o número necessário para tratar para evitar uma morte foi de 11 pacientes.

TABELA 5 Efeitos colaterais da terlipressina

Efeitos colaterais
▪ Congestão pulmonar
▪ Eventos isquêmicos: infarto agudo do miocárdio, acidente vascular cerebral, isquemia periférica, isquemia intestinal, isquemia testicular, necrose cutânea
▪ Bradiarritmias e taquiarritmias

LEITURA SUGERIDA

1. Barreto R, Fagundes C, Guevara M, Solà E, Pereira G, Rodriguez E, et al. Type-1 hepatorenal syndrome associated with infections in cirrhosis: natural history, outcome of kidney function and survival. Hepatology. 2014;59:1505.
2. Pappas FWSC et al. Terlipressin plus albumin for the tratment of type 1 hepatorrenal syndrome. N Eng J Med. 2021;384:818-28.

3. Ginès P, Schrier RW. Renal failure in cirrhosis. NEJM. 2009;361:1279-90.
4. Runyon BA. Hepatorenal syndrome. In: Post TW (ed.). UpToDate. Waltham, MA: UpToDate Inc. http://www.uptodate.com. Acesso em 07/11/2021.
5. Salerno F, Gerbes A, Ginès P, Wong F, Arroyo V. Diagnosis, prevention and treatment of hepatorenal syndrome in cirrhosis. Gut. 2007;56:1310-8.

59

Encefalopatia hepática

Rodrigo Antonio Brandão Neto

- A encefalopatia hepática (EH) é definida como um distúrbio na função do sistema nervoso central que se instala como consequência da doença hepática, que inclui um amplo espectro de anormalidades neuropsiquiátricas.
- Ocorre no contexto de cirrose hepática com insuficiência hepática avançada e na colocação de *shunts* portovenosos.

QUAIS SÃO AS ALTERAÇÕES FISIOPATOLÓGICAS EM PACIENTES COM ENCEFALOPATIA HEPÁTICA?

- O mecanismo fisiopatológico ainda não foi completamente determinado, mas é multifatorial.
- Ocorre secundariamente à alteração do *clearance* de produtos hepáticos tóxicos.
- Os pacientes apresentam aumento importante da atividade GABAérgica.
- As principais células acometidas são os astrócitos.

QUAIS SÃO OS FATORES PRECIPITANTES DA ENCEFALOPATIA HEPÁTICA?

- A EH quase que invariavelmente apresenta um fator precipitante. A infecção é o fator mais frequentemente identificado, seguido por hemorragia digestiva. A Tabela 1 cita os principais fatores precipitantes de EH.

QUAIS SÃO AS MANIFESTAÇÕES CLÍNICAS DA EH?

- Em sua apresentação inicial, as manifestações podem ser sutis, com alterações neuropsiquiátricas como micrografia.
- Alterações no padrão do sono são comuns, com sonolência ou insônia.

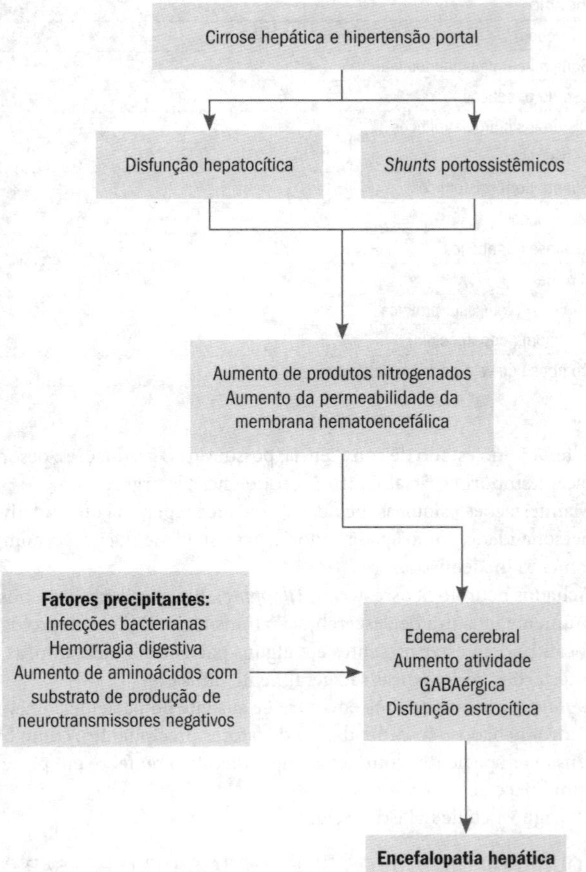

FIGURA 1 Fisiopatologia da encefalopatia hepática.

TABELA 1 Fatores precipitantes de encefalopatia hepática em ordem de frequência

▪ Infecções
▪ Sangramento gastrointestinal
▪ Uso de diuréticos
▪ Distúrbios hidroeletrolíticos
▪ Constipação
▪ *Shunts* portossistêmicos
▪ Medicações
▪ Alcalose metabólica
▪ Hipóxia
▪ Aumento da ingesta proteica
▪ Carcinoma hepatocelular
▪ Trombose de veia porta ou hepática

- Alteração do estado de consciência: possui várias graduações: desorientação temporoespacial, confusão, sonolência, letargia e coma.
- Manifestações psíquicas incluem a mudança repentina ou gradativa da personalidade, como apatia, euforia, agressividade, excitação, comportamento inadequado.
- Achados neurológicos: asteríxis (*flapping*), hiper-reflexia e, menos comumente, postura de descerebração transitória. Déficits neurológicos focais podem estar presentes em alguns pacientes; no entanto, as manifestações neurológicas são geralmente difusas.
- O *flapping* habitualmente encontra-se ausente no paciente comatoso.
- Outros achados são dependentes de fatores precipitantes, como hipotensão em pacientes com hemorragia digestiva ou febre em pacientes com infecção.
- O diagnóstico de EH é de exclusão.

EM QUAIS DIAGNÓSTICOS DIFERENCIAIS DEVO PENSAR EM PACIENTES COM SUSPEITA DE EH?

- As manifestações são inespecíficas e, assim, outras situações que cursam com alteração de consciência devem ser suspeitadas.

- O asteríxis ou *flapping*, apesar de ser um achado característico da EH, pode estar presente em uremia, encefalopatia anóxica, hipercapnia, intoxicação por fenitoína e hipomagnesemia.
- É importante avaliar a coexistência de distúrbios hidroeletrolíticos, hipoglicemia, uremia ou intoxicações.
- Em etilistas, a síndrome de abstinência deve ser considerada se existe história de privação recente da ingestão de álcool (em geral, menos de 48 horas).
- Outro diagnóstico diferencial importante em etilistas é a síndrome de Wernicke-Korsakoff, que pode ser precipitada pela administração de glicose intravenosa na presença de deficiência de tiamina (vitamina B1).
- Os exames laboratoriais são solicitados em parte para avaliar diagnóstico diferencial (Tabela 2).

TABELA 2 Principais exames na encefalopatia hepática

Exames gerais	Exames para avaliar diagnósticos diferenciais	Exames para avaliar fatores precipitantes	Exames para confirmar diagnóstico de EH
Glicemia capilar	TC de crânio (se rebaixamento sem melhora ou sinais localizatórios)	Enzimas hepáticas	Amônia (utilidade limitada)
Sódio, potássio, ureia, creatinina	RM de crânio (indicações semelhantes às da TC)	Endoscopia digestiva alta (se queda de Hb, toque retal com sangue ou EH persistente sem fator precipitante)	Eletroencefalograma (pode ter diminuição na frequência e aumento de amplitude de ondas cerebrais com desaparecimento de ondas alfa com substituição por ondas trifásicas; o padrão sugere, mas não é patognomônico de EH)

(continua)

TABELA 2 Principais exames na encefalopatia hepática *(continuação)*

Exames gerais	Exames para avaliar diagnósticos diferenciais	Exames para avaliar fatores precipitantes	Exames para confirmar diagnóstico de EH
Urina I e urocultura	Liquor (se febre ou rebaixamento de consciência persistente)	USG ou TC abdominal	Exames psicométricos
Raio X de tórax	Eletroencefalograma (se suspeita de estado de mal ou encefalite herpética)	Paracentese diagnóstica (pesquisa de PBE)	
INR	Dosagem de tóxicos		
Hemograma	Hemoculturas		
Gasometria			

EH: encefalopatia hepática; PBE: peritonite bacteriana espontânea; RM: ressonância magnética; TC: tomografia computadorizada; USG: ultrassonografia.

COMO A ENCEFALOPATIA HEPÁTICA DEVE SER CLASSIFICADA?

- A encefalopatia hepática pode ser classificada conforme presença ou não de fator precipitante – o fato de ser aguda; a classificação mais utilizada clinicamente é a de West-Haven, que tem maior implicação prática e correlaciona-se com achados clínicos (Tabela 3).

TABELA 3 Classificação de West-Haven

Estádio	Consciência	Função intelectual	Comportamento	Alterações neuromusculares
I	Inversão do ciclo sono-vigília, alterações do sono	Dificuldade em realizar somas e outras operações, pequeno déficit de atenção	Euforia, respostas exageradas	Tremor leve, discreta incoordenação e apraxia

(continua)

TABELA 3 Classificação de West-Haven *(continuação)*

Estádio	Consciência	Função intelectual	Comportamento	Alterações neuromusculares
II	Respostas lentas, letargia, alterações do sono	Perda de atenção, raciocínio lento, fala lentificada	Irritabilidade, perda de inibições	*Flapping*, alteração da escrita, fala arrastada
III	Desorientação, sonolência, confusão mental	Inabilidade de raciocinar, amnésia	Ansiedade ou apatia, comportamento inapropriado ou bizarro, raiva	*Flapping*, ataxia, reflexos alterados usualmente hipoativos, nistagmo
IV	Estupor ou coma	Perda do autorreconhecimento e resposta a estímulos	Sem manifestações de comportamento, paciente geralmente em coma	Babinsky, postura de descerebração e pupilas dilatadas. Rigidez ou coma. Paciente não mais apresenta *flapping*

QUAIS EXAMES DEVO SOLICITAR EM PACIENTES COM EH?

- Exames de avaliação geral são necessários e incluem hemograma completo, coagulograma (INR), função renal, glicemia, eletrólitos e gasometria (Tabela 2).
- Exames para determinar e descartar fatores precipitantes incluem enzimas hepáticas, radiografia de tórax, urina I e urocultura, eletrocardiograma, além de endoscopia digestiva alta para descartar sangramento. Outros exames dependem da história clínica e achados de exame físico.
- Tomografia (TC) de crânio ou ressonância magnética (RM): podem ser úteis no diagnóstico diferencial de lesões intracranianas (hemorragias, infarto cerebral, abscesso). A TC de crânio é recomendada para excluir anormalidades estruturais em pacientes com sinais neurológicos focais, encefalopatia grave, sinais de TCE, na ausência de fatores precipitantes ou nos pacientes que não apresentam melhora após início de tra-

tamento adequado. A presença de doença hepática pode ser sugerida pelo achado de hipersinal em T1 nos gânglios da base.

- Liquor pode ser útil na suspeita de meningite ou encefalite. Antes de realizar a punção liquórica, deve-se avaliar o coagulograma e a contagem de plaquetas.
- A dosagem de amônia arterial é o marcador mais estudado da doença. A elevação de seus níveis tem sensibilidade de 75 a 85%, porém existe pouca correlação entre seus níveis e a gravidade da EH. O uso da amônia para diagnóstico de EH permanece controverso e seu aumento não eleva a probabilidade diagnóstica de EH, porém, se seus resultados forem normais, outros diagnósticos devem ser considerados.
- A realização de paracentese diagnóstica é **obrigatória** em todos os pacientes com suspeita de EH e ascite.

COMO MANEJAR PACIENTES COM EH?

- O suporte clínico é a primeira medida. Deve-se avaliar a glicemia capilar e proteger vias aéreas, expandir a volemia, oxigênio (se houver hipoxemia), monitorar, obter acesso venoso calibroso e outras medidas-padrão da avaliação primária do paciente grave.
- Se os pacientes estiverem em uso de diuréticos, estes devem ser suspensos. Se presente hipocalemia, deve ser revertida, pois aumenta a produção de amônia. Pacientes com EH podem estar agitados, nesse caso o uso de haloperidol é uma opção mais segura que benzodiazepínicos. Ainda assim, o haloperidol deve ser usado criteriosamente.
- A lactulose deve ser introduzida imediatamente, com o objetivo de obter pelo menos 2 a 4 evacuações pastosas ao dia. A dose varia de 20 a 40 mL de 8/8 a 4/4 horas, com aumento progressivo, se necessário.
- A associação de antibióticos como a neomicina ou o metronidazol pode ser útil. No caso da neomicina, a dose é de 1 a 1,5 g de 6/6 horas. O metronidazol em dose de 250 a 500 mg de 8/8 horas é uma opção em pacientes. O uso de antibióticos associados à lactulose tem benefício questionável, mas é recomendado em pacientes que após 48 horas de tratamento com lactulose não apresentaram melhora clínica.
- A rifamixina em dose de 550 mg, VO, de 12/12 horas, seria o antibiótico de escolha para associação com a lactulose, em razão dos efeitos

benéficos em um estudo randomizado, mas a medicação não está disponível no Brasil.

- Medidas terapêuticas como flumazenil, sulfato de zinco e benzoato de sódio não têm benefício significativo e não devem ser associadas ao tratamento rotineiramente. O uso de aminoácidos de cadeia ramificada e aspartato-ornitina tem benefício pequeno e pode ser considerado em pacientes com EH refratária. A Tabela 4 traz os principais passos no tratamento da EH.
- As recomendações em relação à dieta são de 35-40 kcal/kg de peso ideal e consumo diário de proteínas de 1,25-1,5 g/kg de peso.

TABELA 4 Manejo da encefalopatia hepática (EH)

1. Em paciente em uso de diuréticos, retirá-los
2. Procurar identificar o fator precipitante e realizar medidas de intervenção em relação a ele
3. Medidas habituais de suporte de vida, incluindo avaliação de vias aéreas, circulação e, se necessário, com suporte ventilatório
4. Introduzir lactulose em dose inicial de 20-40 mL a cada 4-8 horas, com objetivo de conseguir 2 a 4 evacuações pastosas ao dia
5. Em pacientes sem resposta em 48 horas, associar antibióticos de escolha a rifamixina 550 mg, 12/12 horas; outras opções incluem neomicina e metronidazol
6. Como constipação é uma causa frequente de EH, em pacientes não responsivos às medidas habituais, mesmo sem história de constipação, considerar o uso de enema com 20 a 30% de lactulose: 200 a 300 mL de lactulose em 700 a 800 mL de solução para uso retal (soro, água, glicerina ou manitol); o enema deve ser retido por pelo menos 30 minutos e repetido se necessário
7. Em pacientes com EH refratária, considerar o uso de aminoácidos de cadeias ramificadas e ornitina-aspartato; a quantidade de calorias recomendada na dieta é de 35-40 Kcal/kg de peso ideal, e a quantidade de proteínas, de 1,2 a 1,5 g/kg/dia
8. Após um episódio de EH, os pacientes devem receber profilaxia secundária com lactulose e, se disponível, rifamixina. A profilaxia pode ser descontinuada se os fatores precipitantes da EH forem todos controlados

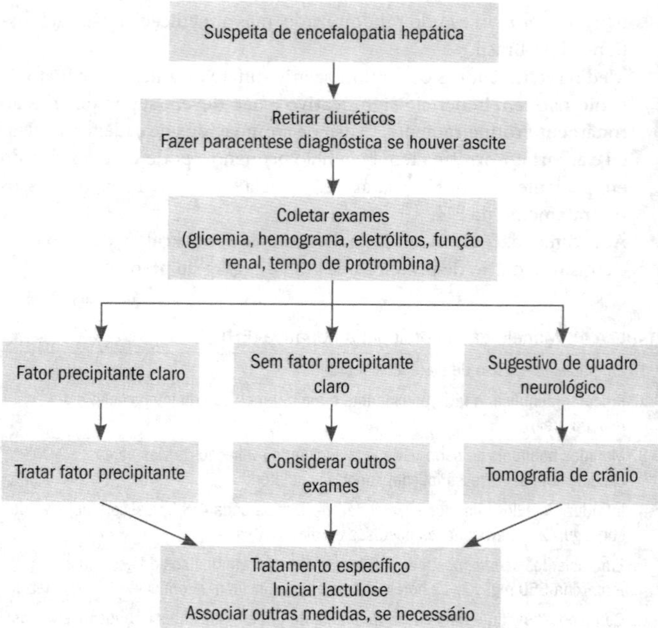

FIGURA 2 Manejo da encefalopatia hepática.

LEITURA SUGERIDA

1. Bajaj JS. Review article: the modern management of hepatic encephalopathy. Aliment Pharmacol Ther. 2010;31:537.
2. Bass NM, Mullen KD, Sanyal A, Poordad F, Neff G, Leevy CB, Sigal S, et al. Rifamixin treatment in hepatic encephalopathy. N Engl J Med. 2010;362(12):1071-81.
3. Ference P. Hepatic encephalopathy in adults: clinical manifestations and diagnosis. Post TW (ed.). UpToDate. Waltham, MA: UpToDate Inc. http://www.uptodate.com. Acesso em 07/11/2021.

4. Vilstrup H, Amodio P, Bajaj J, Cordoba J, Ferenci P, Mullen KD, et al. Hepatic encephalopathy in chronic liver disease: 2014 Practice Guideline by the American Association for the Study of Liver Diseases and the European Association for the Study of the Liver. Hepatology. 2014;60:715.
5. Zhu GQ, Shi KQ, Huang S, et al. Systematic review with network meta-analysis: the comparative effectiveness and safety of interventions in patients with overt hepatic encephalopathy. Aliment Pharmacol Ther. 2015;41:624.

60 Hepatites graves

Rodrigo Antonio Brandão Neto

- As hepatites são processos inflamatórios hepáticos que podem ser secundários a infecções virais, drogas e outros processos. Na forma aguda, sua etiologia mais comum são as hepatites virais. As hepatites secundárias ao vírus A têm transmissão via fecal/oral, já os vírus B, C e D têm transmissão principalmente por via parenteral, com transmissão sexual e vertical sendo também rotas comuns. O vírus D só ocorre em coinfecção pelo vírus B. O processo inflamatório causa necrose hepatocelular, que é caracterizada laboratorialmente por elevação de enzimas hepáticas e, em suas formas graves, pode evoluir com disfunção hepática, que pode ser fulminante.

QUAIS SÃO AS PRINCIPAIS ETIOLOGIAS DE HEPATITES GRAVES?

- As hepatites virais agudas são a principal causa infecciosa de hepatite aguda. Os vírus das hepatites A e E têm transmissão fecal-oral, enquanto a transmissão do vírus B e C é principalmente por via parenteral, podendo ser ainda por via sexual e vertical. A infecção pelo vírus D ocorre exclusivamente associada ao vírus B.
- A hepatite alcoólica aguda cursa com icterícia e disfunção hepática aguda grave, a despeito de usualmente os aumentos de enzimas hepáticas serem discretos.
- Toxinas e medicações podem potencialmente causar hepatites graves e fulminantes. A maioria dessas reações é idiossincrática e imprevisível, mas o paracetamol, que é uma causa importante, tem relação previsível com ocorrência de hepatites, que só acontecem com uso de doses maiores que 4 g em 24 horas.

- A hepatite autoimune pode cursar com quadro agudo de icterícia, embora usualmente se apresente como quadro crônico. Caracteristicamente acomete mulheres e cursa com aumento de globulinas.
- A hepatite isquêmica costuma ocorrer na circunstância de insuficiência cardíaca ou sepse grave e cursa com elevações dramáticas dos níveis de transaminases.
- Outras causas importantes de elevações importantes dos níveis de transaminases incluem obstrução biliar aguda, doença de Wilson e síndrome de Budd-Chiari aguda. A Tabela 1 apresenta as principais causas de hepatites agudas no serviço de emergência.

TABELA 1 Principais causas de hepatites agudas e elevação de transaminases significativas no serviço de emergência

▪ Hepatites virais
▪ Hepatite alcoólica
▪ Induzida por drogas
▪ Hepatite autoimune
▪ Hepatite isquêmica
▪ Doença de Wilson
▪ Budd-Chiari

QUAIS SÃO AS PRINCIPAIS MANIFESTAÇÕES CLÍNICAS DAS HEPATITES GRAVES E INSUFICIÊNCIA HEPÁTICA FULMINANTE?

- As manifestações são relativamente semelhantes em todas as formas de hepatites agudas. De início há uma fase anictérica, em que sintomas constitucionais são predominantes.
- Dor em hipocôndrio direito é uma manifestação frequente e representa o processo inflamatório hepático. A hepatomegalia ocorre em 70% dos casos e o baço é palpável em 20% dos casos.
- Febre, quando presente, é usualmente baixa. Fraqueza, astenia e anorexia são manifestações comuns.
- Em pacientes com colestase significativa associada pode ocorrer prurido, mas este é incomum em pacientes com hepatites agudas.

- O grande marcador diagnóstico das hepatites agudas é a presença de icterícia. Podem ocorrer ainda colúria e acolia fecal.
- Os pacientes com hepatite fulminante evoluem com encefalopatia hepática. Ao contrário de pacientes com encefalopatia hepática crônica, estes costumam apresentar edema cerebral significativo.
- Nos pacientes com insuficiência hepática por hepatite fulminante podem ocorrer coagulopatias com sangramentos. Infecções também são mais comuns nesta população. A Tabela 2 relaciona as principais manifestações clínicas na hepatite fulminante.
- A velocidade da evolução é o fator definidor para presença de hepatite fulminante. Quando o paciente apresenta encefalopatia hepática em menos de 26 semanas do aparecimento de icterícia, temos critério de hepatite fulminante. Ela pode ser hiperaguda quando a evolução ocorre em menos de 1 semana e a gravidade é maior quanto mais precoce ocorrer a encefalopatia hepática após o aparecimento da icterícia.

TABELA 2 Manifestações e complicações da hepatite fulminante

▪ Icterícia
▪ Dor em hipocôndrio direito
▪ Anorexia, náuseas, vômitos
▪ Elevação de transaminases
▪ Encefalopatia hepática (menos de 26 semanas do aparecimento de icterícia)
▪ Edema cerebral
▪ Coagulopatia
▪ Hipoglicemia
▪ Infecções
▪ Alterações hemodinâmicas
▪ Acidose lática

EM QUE DIAGNÓSTICOS DIFERENCIAIS DEVEMOS PENSAR EM PACIENTES COM INSUFICIÊNCIA HEPÁTICA FULMINANTE?

- Em pacientes com alterações discretas de enzimas hepáticas, relação AST/ALT > 2 é sugestiva de hepatite alcoólica aguda. Valores acima de 500 U/L de transaminases praticamente excluem este diagnóstico.

- O diagnóstico diferencial das hepatites virais agudas, ictéricas prevalentes. Em nosso meio, febre amarela, malária e leptospirose seriam diagnósticos diferenciais possíveis.
- Quadros sépticos, principalmente por bactérias Gram-negativas, podem cursar com elevações significativas de enzimas hepáticas características de hepatites.
- As hepatites medicamentosas são a principal causa de hepatite fulminante e são um diagnóstico diferencial obrigatório.
- Algumas patologias cursam com elevação significativa de transaminases sem lesão hepática. Entre estas, devemos destacar rabdomiólise, hemólise, doença tireoidiana e a presença de macro-AST (um artefato biológico com partículas AST anormalmente grandes que falseiam a mensuração da enzima).

TABELA 3 Características clínicas das principais hepatites graves

Patologia	Características clínicas
Hepatites virais agudas	Quadro clínico: astenia, náuseas, vômitos, febre baixa, icterícia, colúria e acolia fecal Alterações laboratoriais: aumento de bilirrubina direta; grandes aumentos de AST e de ALT com predomínio de AST (normalizam em até 4 meses; persistência > 6 meses indica cronificação); aumento de fosfatase alcalina e gama glutamil-transferase em menor proporção do que das transaminases, leucocitose. Coagulograma alargado e queda de albumina indicam insuficiência hepática aguda Sorologia reagente
Hepatite alcoólica	Espectro de injúria hepática que engloba desde esteatose até cirrose, dependente de dose, duração e tipo de bebida utilizada. Acomete 90% dos etilistas de mais de 60 g de álcool ao dia. Alterações nutricionais aumentam risco Patologia: presença de esteatose, corpúsculos de Mallory e fibrose perivenular Quadro clínico: dor abdominal, febre, icterícia de início abrupto. Comum encontro de aumento de parótidas, contratura de Dupuytren e ginecomastia nos pacientes Alterações laboratoriais: AST maior do que 2 vezes ALT. Valores de AST maiores que 500 U/L sugerem outros diagnósticos. Leucocitose. Aumento de gama GT e macrocitose são comuns

(continua)

TABELA 3 Características clínicas das principais hepatites graves *(continuação)*

Patologia	Características clínicas
Hepatites medicamentosas	Epidemiologia: incidência variável de 1-14 casos/100.000 pessoas ao ano Representam 10% das reações adversas às drogas, 30% das hepatites agudas graves, são a maior causa de hepatite fulminante no mundo desenvolvido e a maior causa de retirada de medicações do mercado Patologia: a maioria das medicações cursa com reações idiossincráticas (reações com paracetamol e com metotrexate ocorrem com doses relativamente constantes) Critérios diagnósticos: 1. exposição à droga deve preceder o aparecimento da lesão hepática; 2. descartar doença hepática; 3. melhora após interrupção da medicação; 4. recorrência com maior gravidade quando nova exposição
Doença de Wilson	Epidemiologia: suspeitar em pacientes com cirrose entre 3 e 40 anos de idade Patologia: doença genética com manifestações neurológicas e hepáticas associada com alteração do metabolismo do cobre Diagnóstico: diminuição da ceruloplasmina e presença de anéis de Kayser-Fleischer são suficientes para o diagnóstico. Dosagem de cobre sérico livre, excreção urinária de cobre e biópsia hepática podem ser necessárias para o diagnóstico
Hepatite autoimune	Epidemiologia: representa 5,9% das causas de transplante nos Estados Unidos Quadro clínico: associação com outras doenças autoimunes. A maioria dos casos tem apresentação semelhante às hepatites virais crônicas, mas 25% têm apresentação aguda Diagnóstico: marcadores sorológicos FAN, antimúsculo liso, anti-LK-M1 e anticitosol hepático

QUE EXAMES COMPLEMENTARES DEVEMOS SOLICITAR?

- Os exames complementares nestes pacientes têm o objetivo de avaliação clínica em primeiro lugar e, em segundo lugar, avaliação etiológica.

- O aumento de várias vezes os valores das enzimas hepáticas pode sugerir etiologia (viral, drogas, isquêmica), mas não tem implicação prognóstica, nem indica internação hospitalar. Quedas maiores que 50% dos valores das enzimas hepáticas em 24 horas podem, no entanto, ter relação prognóstica, pois indicam a possibilidade de eminência de falência hepática.
- Os exames de função hepática são os mais importantes para definir prognóstico e internação hospitalar nesses pacientes e incluem coagulograma (em particular INR) e albumina. Ainda são importantes bilirrubinas, função renal, eletrólitos e glicemia.
- Em pacientes com evolução rápida ou fulminante são recomendados dosagem de gasometria arterial, lactato e amônia.
- Entre os exames para avaliar a etiologia, os principais são as sorologias virais para hepatites A, B e C. No caso da hepatite C, é preciso confirmar a atividade da doença com a pesquisa do RNA-VHC por PCR.
- No caso das hepatites B, o Ag-HbS representa infecção, que pode ser aguda ou crônica, com o anti-HbC IgM ocorrendo apenas na fase aguda. O AgHbE é um marcador viral de replicação e atividade da doença. A pesquisa de DNA-HBV por PCR confirma a atividade da doença.
- A dosagem do INR, que é o marcador de coagulopatias em hepatites, é um exame importante, mas menos específico que a dosagem direta do fator V da coagulação. Como este fator produzido no fígado não é dependente da vitamina K, situações como deficiência da vitamina K ou colestase não influenciam seu resultado criando resultados falsos-positivos.
- Culturas devem ser realizadas na suspeita de infecções bacterianas.
- Em pacientes com hepatite fulminante, a dosagem da ceruloplasmina é indicada para o diagnóstico diferencial. A Tabela 4 apresenta os principais exames em pacientes com hepatites fulminantes.

TABELA 4 Principais exames em pacientes com hepatites fulminantes

▪ TP/INR ou fator V
▪ AST, ALT, fosfatase alcalina, gama GT, bilirrubina e proteínas totais
▪ Ureia, creatinina, Na, K, magnésio, cálcio e fósforo
▪ Gasometria arterial
▪ Lactato

(continua)

TABELA 4 Principais exames em pacientes com hepatites fulminantes *(continuação)*

▪ Amônia
▪ Exames toxicológicos: incluindo dosagem de acetaminofeno
▪ Ceruloplasmina
▪ Marcadores de hepatites virais e autoimune
▪ Sorologia para HIV
▪ Teste de gravidez

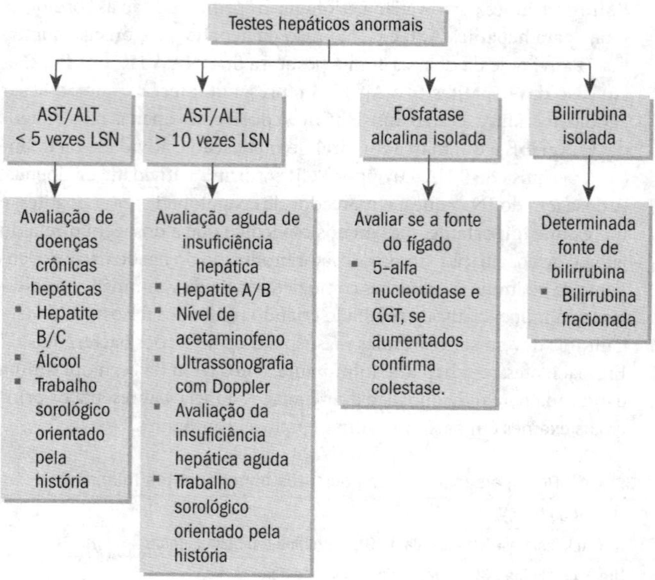

FIGURA 1 Avaliação de paciente com alteração de exames hepáticos.
LSN: Limite superior da normalidade.

O QUE É AGUDIZAÇÃO DE DOENÇA HEPÁTICA CRÔNICA?

- Pacientes com cirrose descompensada apresentam uma grande heterogeneidade clínica, que está associada a diferentes prognósticos. O termo "*acute on chronic liver failure*" (ACLF) ou agudização de doença hepática crônica foi introduzido para tentar caracterizar a síndrome de descompensação aguda de doença hepática que pode atingir diferentes órgãos e sistemas como disfunção renal, hepática, hematológica, circulatória, respiratória e cerebral.O grupo americano de estudos de doença hepática avançada (NACSELD) definiu a ACLF pela presença de pelo menos duas disfunções extra-hepáticas graves (choque, encefalopatia hepática graus III/IV, necessidade de terapia de substituição renal ou ventilação mecânica). A ACLF pode ocorrer em qualquer momento da evolução do paciente com cirrose e usualmente é associada com um processo significativo de inflamação sistêmica.

COMO DEVE SER REALIZADO O MANEJO DESTES PACIENTES?

- O tratamento das hepatites agudas é basicamente de suporte. Deve-se evitar bebidas alcoólicas, mas a evidência de benefícios específicos de certas dietas hipogordurosas e ricas em carboidratos como rotineiramente orientado é inexistente.
- As hepatites autoimunes podem ter benefício na fase aguda com o uso de glicocorticoides e azatioprina.
- Em pacientes com hepatite alcóolica grave definida pelo escore de Maddrey > 32, mensurado pela equação: 4,6 × (TP [em s] do paciente – TP [em s] controle) + bilirrubina total (mg/dL), é indicado o uso de corticoide na forma de prednisona 40 mg ao dia por 4 semanas. Pode haver benefícios com o uso de pentoxifilina ou n-acetilcisteína.
- Diurese forçada e carvão ativado são opções na intoxicação pelo fungo *Amanita phalloides*.
- Em pacientes com sangramentos, a reposição de plasma fresco congelado em dose de 15 mL/kg deve ser realizada. Alterações de INR sem sangramento não são indicações para reposição de plasma fresco congelado e alteram a avaliação para seleção de pacientes para transplante hepático.

- Os pacientes com insuficiência hepática fulminante e encefalopatia grave têm indicação de monitorização de pressão intracraniana e, se necessário, realização de monitorização eletroencefalográfica contínua.
- Em pacientes com hepatite fulminante, o limiar para suspeita e tratamento de infecções bacterianas deve ser baixo, uma vez que estas interferem diretamente no prognóstico destes pacientes.
- A intoxicação por paracetamol é uma das raras situações de intoxicação com antídoto eficaz, neste caso a acetilcisteína, que é utilizada na dose EV de 150 mg por kg em solução glicosada 5%, em 15 minutos, seguido por dose de 50 mg por kg em 4 horas e depois 100 mg a cada 6 horas, mantida até INR < 2,0. A dose oral é de 140 mg por kg por via oral ou em sonda nasogástrica em solução glicosada 5%. Posteriormente, uma dose de 70 mg por kg deve ser dada a cada 4 horas, em um total de 17 doses.
- Não existe evidência científica suficiente para recomendar o tratamento antiviral para a hepatite B aguda. Em hepatite C, pode-se considerar o tratamento antiviral após 12 semanas da apresentação, de forma que o tratamento antiviral dessas condições não se aplica ao departamento de emergência.
- Nos casos de insuficiência hepática grave em pacientes com hepatite fulminante importante, o transplante hepático é indicado. As indicações de transplante hepático em pacientes com intoxicação por paracetamol e outras causas de hepatite fulminante estão especificadas na Tabela 5.
- Em hepatites fulminantes, outras medidas indicadas incluem o uso de lactulose em pacientes com encefalopatia hepática, elevação da cabeceira em pacientes com hipertensão intracraniana e, em pacientes com hipotensão, reposição volêmica cuidadosa, usualmente com albumina.
- A evidência para estratégias alternativas para o manejo de disfunção de órgãos em pacientes com cirrose em comparação com ACLF (objetivos de ressuscitação, reposição volêmica, norepinefrina, ventilação protetora pulmonar com baixo volume corrente) não está definida. Quando uma lesão renal ocorrer, caso seja suspeitado de síndrome hepatorrenal é recomendado o uso de terlipressina associado a albumina intravenosa (ver capítulo sobre síndrome hepatorrenal).

TABELA 5 Critérios para indicação de transplante hepático na hepatite fulminante (critérios do King's College)

Pacientes com intoxicação por paracetamol
pH < 7,30, ou a presença de todos os critérios abaixo:
1. INR > 6,5 (acima de 100 segundos)
2. Creatinina > 3,4 mg/dL
3. Encefalopatia graus III e IV
Pacientes com outras etiologias de insuficiência hepática fulminante
INR > 6,5 ou três dos cinco critérios abaixo:
1. Idade < 10 anos ou > 40 anos
2. Causa: hepatite medicamentosa ou indeterminada
3. Icterícia > 7 dias antes do aparecimento da encefalopatia
4. INR > 3,5
5. Bilirrubina > 17,5 mg/dL

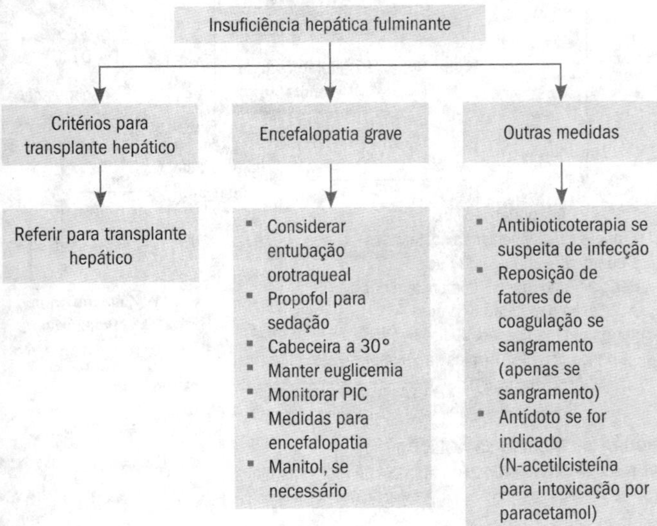

FIGURA 2 Insuficiência hepática fulminante.
PIC: pressão intracraniana.

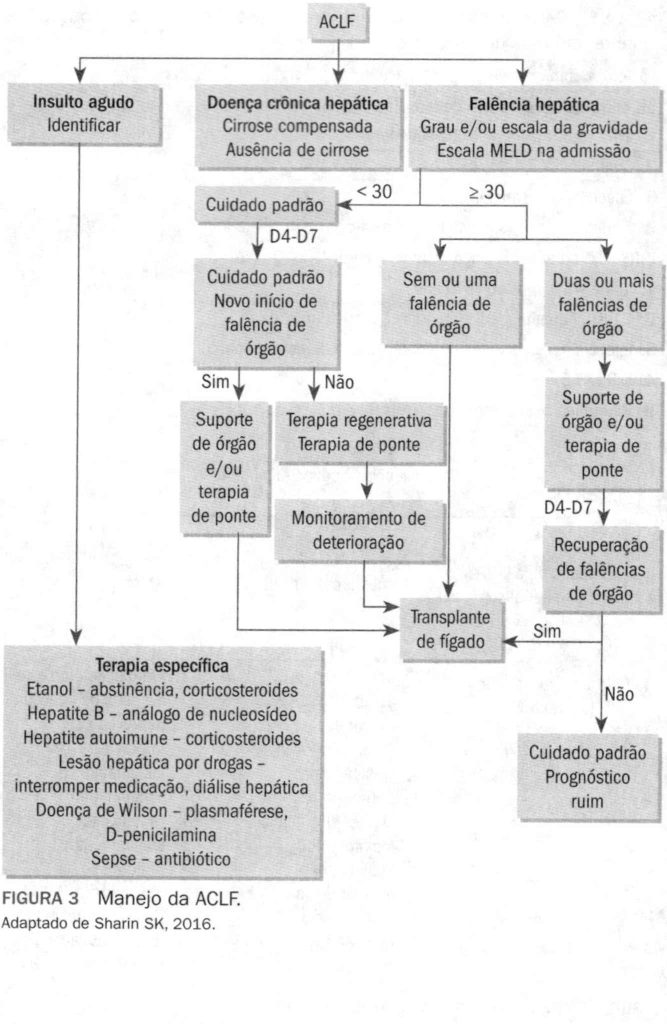

FIGURA 3 Manejo da ACLF.
Adaptado de Sharin SK, 2016.

LEITURA SUGERIDA

1. American Association for the Study of Liver Diseases (AASLD). Acute liver failure guidelines. Disponível em: www.aasld.org. Acesso em: 04/10/2021.
2. Arroyo V, Moreau R. Diagnosis and prognosis of acute on chronic liver failure (ACLF) in cirrhosis. Journal of Hepatology. 2017;66:451-3.
3. European Association of Liver Disease. Clinical practice guidelines: autoimmune hepatites. J Hepatol. 2015;63:971.
4. European Association of the Study of Liver. EASL guidelines for the management of patients with descompensated cirrhosis. Journal of Hepatology. 2018 online.
5. Goldberg E, Chopra S. Acute liver failure in adults: etiology, clinical manifestations and diagnosis. Post TW (ed.). UpToDate. Waltham, MA: UpToDate Inc. http://www.uptodate.com. Acesso em: 04/10/2021.
6. Gustot T, Moreau R. Acute-on-chronic liver failure vs traditional acute descompensation of cirrhosis. Journal of Hepatology. 2018;69:1384-93.
7. Polson J, Lee WM. AASLD position: The management of acute liver disease. Hepatology. 2005;41(5):1179-97.

Seção VIII

Emergências nefrológicas e urológicas

61

Lesão renal aguda

Lucas Oliveira Marino

- Síndrome caracterizada pela redução abrupta (horas a dias) e usualmente reversível da taxa de filtração glomerular (TFG), que resulta em alterações das escórias nitrogenadas e desequilíbrio hidroeletrolítico.
- Apesar da medida de creatinina sérica ser amplamente utilizada para a detecção da lesão renal aguda (LRA), ela não permite o diagnóstico precoce, uma vez que a lesão tubular precede o aumento de seus níveis plasmáticos.
- Biomarcadores promissores, ainda não amplamente disponíveis para uso clínico, têm sido estudados. Destacam-se: NGAL (*neutrophil gelatinase-associated lipocalin*), KIM-1 (*kidney injury molecule-1*) e interleucina-18 urinária.
- O termo insuficiência deu lugar a lesão renal aguda, uma vez que pequenas alterações na função renal ou elevação de biomarcadores de lesão tubular sem evidente disfunção orgânica são impactantes em termos de morbidade e mortalidade.
- As manifestações são variáveis, desde discretas e assintomáticas elevações da creatinina sérica até anúria e falência renal.

QUAL A DEFINIÇÃO E O ESTADIAMENTO MAIS UTILIZADOS NA LRA?

- As mais recentes definições e sistema de estadiamento são recomendados pelos *guidelines* do KDIGO (*The Kidney Disease: Improving Global Outcomes*):
  - Elevação absoluta na creatinina ≥ 0,3 mg/dL dentro de 48 horas; ou
  - Aumento relativo ≥ 1,5 vez a creatinina basal sabida ou presumidamente ocorrida na última semana; ou
  - Redução no débito urinário < 0,5 mL/kg/hora por um período maior que 6 horas.

TABELA 1 Estadiamento da LRA

Estágio I	Aumento na creatinina sérica de 1,5 a 1,9 x em relação à basal, ou aumento ≥ 0,3 mg/dL, ou débito urinário < 0,5 mL/kg/h por 6-12 horas
Estágio II	Aumento na creatinina sérica de 2 a 2,9 x em relação à basal ou débito urinário < 0,5 mL/kg/h por 12 horas ou mais
Estágio III	Aumento na creatinina sérica de 3 x em relação à basal, ou elevação ≥ 4 mg/dL, ou débito urinário < 0,3 mL/kg/h por ≥ 24 horas ou anúria por ≥ 12 horas ou início de terapia de substituição renal

TABELA 2 Quais são as causas e o que sugere o diagnóstico etiológico?

Etiopatogenia		Avaliação complementar
Pré-renal: redução da perfusão renal	↓ volume arterial efetivo: ▪ ↓ débito cardíaco, hipovolemia, vasodilatação sistêmica (p. ex., sepse, pancreatite, anafilaxia) Vasoconstrição intrarrenal: ▪ AINE, IECA/BRA, síndrome hepatorrenal, inibidores da calcineurina (ciclosporina), contraste iodado, hipercalcemia Renovascular: ▪ Estenose de artérias renais, vasculites de grandes vasos, tromboembolismo venoso, síndrome compartimental abdominal	Sedimento urinário próximo da normalidade Cilindros hialinos FE_{Na} < 1% Ureia/creatinina > 40 Na_U < 20 mEq/L Osm_U > 500 mOsm/kg
Intrínseca: acometimento dos pequenos vasos, dos glomérulos ou tubulointersticial	Necrose tubular aguda (NTA): ▪ Isquemia: progressão da pré-renal ▪ Sepse ▪ Nefrotoxinas: – Drogas (aminoglicosídeos, anfotericina, contraste iodado, pentamidina, canabinoides sintéticos, hidroxietilamido) – Obstrução tubular (pigmentos heme, cadeia leve, ácido úrico) – Peçonhas (*Crotalus* sp., *Bothrops* sp., *Loxosceles* sp.) – Metais pesados (cromo, cádmio, mercúrio)	Cilindros granulosos e epiteliais (↑ valor preditivo positivo se alta probabilidade pré-teste) Na_U > 40 mEq/L FE_{Na} > 2% Osm_U < 350 mOsm/kg

(continua)

TABELA 2 Quais são as causas e o que sugere o diagnóstico etiológico? *(continuação)*

Etiopatogenia		Avaliação complementar
	Glomerulonefrites: ▪ Paucimunes (ANCA associadas): – Poliangeíte microscópica – Granulomatose de Wegener – Churg-Strauss ▪ Doenças por imunocomplexos: – Renais (pós-infecciosas, nefropatia por IgA, glomerulonefrite membranoproliferativa) – Sistêmicas (lúpus eritematoso sistêmico, crioglobulinemia, endocardite) ▪ Síndrome de Goodpasture (doença antimembrana basal glomerular)	Dismorfismo eritrocitário Cilindros hemáticos
	Nefrite intersticial aguda (NIA): ▪ Drogas (70-75%): AINEs, penicilinas, cefalosporinas, rifampicina, sulfonamidas, alopurinol, diuréticos ▪ Associada a doenças sistêmicas (10--20%): lúpus eritematoso sistêmico, síndrome de Sjögren, sarcoidose ▪ Infecções (4-10%): *Legionella*, *Leptospira*, *Mycobacterium tuberculosis*, citomegalovírus, vírus Epstein-Barr, pielonefrites ▪ Nefrite tubulointersticial e uveíte (*TINU* - 5-10%)	Leucocitúria e cilindros leucocitários Urocultura negativa Eosinofilúria (utilidade questionável)
	Acometimento microvascular: ▪ Hemólise microangiopática: SHU, PTT, CIVD, hipertensão acelerada maligna, pré-eclâmpsia grave ▪ Ateroembolismo por colesterol ▪ Crise renal esclerodérmica	Dismorfismo eritrocitário Eosinofilúria (ateroembolismo por colesterol)
Pós-renal: obstrução	Bexiga: ▪ Hiperplasia prostática benigna, câncer de bexiga e próstata, bexiga neurogênica, medicações anticolinérgicas, obstrução de cateter vesical, prolapso uterino	Hematúria não dismórfica pode estar presente FE_{Na} variável e não elucidativa

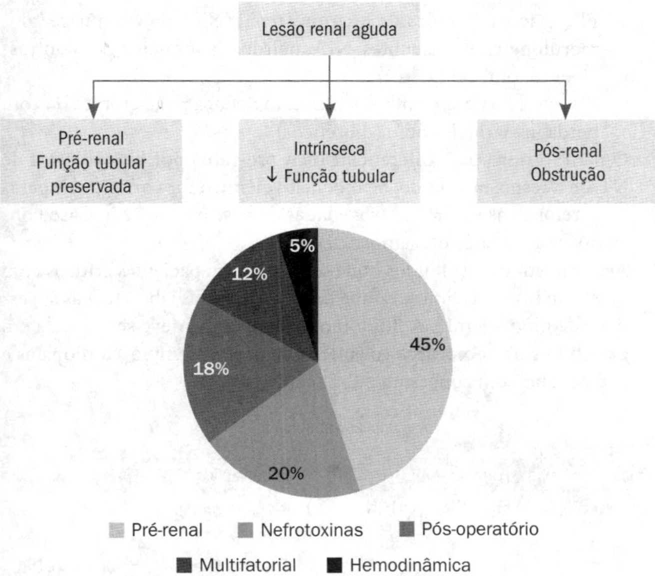

FIGURA 1 Etiopatogenia da lesão renal aguda.

- As duas grandes causas de LRA apresentadas no departamento de emergência são pré-renal e necrose tubular aguda (NTA).

COMO DIFERENCIAR PRÉ-RENAL DE NTA?

- A distinção entre pré-renal e NTA envolve, além de história e exame clínico cuidadosos, uma avaliação laboratorial bioquímica sérica, urinálise e, na ausência de contraindicação, reposição volêmica.
- A FE_{Na} é o melhor teste complementar em pacientes com LRA, uma vez que analisa somente a mobilização urinária do sódio (fração do sódio filtrado que foi excretado) e não é afetada, diferentemente do Na_U, pelo volume urinário. Entretanto, apresenta diversas limitações:
  - Valores < 1% aparecem apenas em reduções importantes na TFG.
  - Medidas isoladas de creatinina não estimam com acurácia a TFG.

- FE_{Na} não é específica de LRA pré-renal (NTA não oligúrica, glomerulonefrites, vasculites, NIA, nefropatia induzida por contraste, entre outros).
- FE_{Na} pode ser > 1% em pacientes com doença renal crônica ou com perda urinária de sódio (diuréticos).

- O padrão-ouro para diferenciar LRA pré-renal por hipovolemia de NTA é a resposta a fluido. Se o déficit volêmico for corrigido, espera-se o retorno às escórias nitrogenadas de base em 24-72 h. Caso contrário, considera-se o diagnóstico de NTA.
- A administração de fluidos pode ser nociva em pacientes críticos com LRA sem história clínica, exame físico ou achados laboratoriais sugestivos de hipovolemia. A fluidoterapia, portanto, deve ser evitada em pacientes com sobrecarga volêmica óbvia, por exemplo, cardiopatas e hepatopatas com congestão pulmonar.

TABELA 3

Fração excretória	Fórmula	Observações
Sódio (FE_{Na})	$FE_{Na} = (Na_U \times Cr_P)/(Na_P \times Cr_U)$	< 1% → pré-renal > 2% → NTA Falsamente elevada → diurético; DRC Falsamente reduzida → ICC, hepatorrenal, grande queimado, rabdomiólise, nefropatia por contraste
Ureia (FE_{Ur})	$FE_{Ur} = (Ur_U \times Cr_P)/(Ur_P \times Cr_U)$	< 35% → pré-renal Quando utilizar? Uso de diurético

COMO INTERPRETAR A URINÁLISE (*DIPSTICK*) E A MICROSCOPIA URINÁRIA?

- No caso de alterações funcionais ainda reversíveis, observam-se com frequência diurese concentrada (↓ densidade urinária), ↓ pH urinário e ausência de elementos celulares e cilindros.
- A presença de proteinúria, hematúria e cilindros sugere LRA intrínseca.
- Se proteinúria, solicitar a relação proteína/creatinina urinária em amostra isolada para quantificação: possui boa correlação com a proteinúria de 24 horas e não é afetada pelo grau de hidratação.

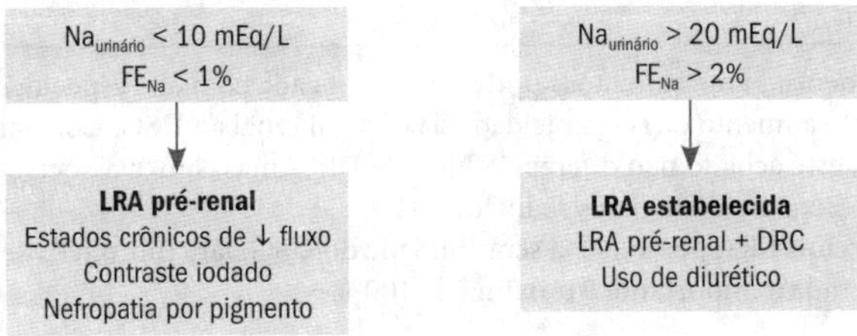

FIGURA 2 Como avaliar a bioquímica urinária?
DRC: doença renal crônica; LRA: Lesão renal aguda; NIA: nefrite intersticial aguda.

- A microscopia urinária é útil por revelar a presença de células, cilindros e cristais.
- A detecção de sangue no *dipstick* e a ausência de hemácias na microscopia sugerem nefropatia por pigmento (rabdomiólise, hemólise intravascular).

TABELA 4 Como interpretar a urinálise

Dipstick	Componentes	Interpretação
Hematúria	Hemácias eumórficas	Trato urinário baixo
	Hemácias dismórficas e/ou cilindros hemáticos	Glomerular
	Sem hemácias Cilindros granulosos	Nefropatia por pigmento NTA, vasculites
Leucócito esterase	Leucocitúria + cilindros leucocitários	Pielonefrite
	Leucocitúria + eosinófilos > 1%	Nefrite intersticial alérgica?*
Proteinúria	$Proteína_{urinária}/Creatinina_{urinária}$	> 0,21 → solicitar proteinúria de 24 horas
	Proteinúria de 24 horas	> 2 g → glomerulopatia

* Evidências recentes apontam que o *cutoff* de 1% apresenta baixa sensibilidade e valores preditivos e que, mesmo aumentando-se para 5% a distinção de NIA para outras causas de acometimento intrínseco, é pouco acurado.

QUAL O PAPEL DA ULTRASSONOGRAFIA (USG) NA AVALIAÇÃO DA LRA?

- Doença parenquimatosa pode ser identificada com alta especificidade pelo aumento da ecogenicidade da cortical renal ao USG. Isoladamente, este achado não diferencia LRA de DRC, mas, sim, a associação de ↑ ecogenicidade e rins reduzidos.
- Excluir LRA pós-renal: a sensibilidade do USG para hidronefrose moderada a importante é próxima de 100%.

Protocolo sugerido de investigação etiológica da LRA

- Excluir a presença de DRC.
- Avaliar tamanho dos rins e alteração da ecogenicidade cortical ao USG.
- Na ausência de exames prévios, avaliar presença de anemia, hiperfosfatemia, hipocalcemia, doença aguda coexistente, duração dos sintomas.
- Identificar e excluir obstrução (pós-renal).
  - Bexiga palpável, massa pélvica, aumento prostático, anúria.
- USG de rins e vias é o método de primeira linha para detectar dilatação pielocalicinal.
- Identificar e excluir causas hipovolemia:
  - Achados no exame clínico (palpação de pulsos, avaliação de hipotensão postural, peso diário, balanço hídrico diário).
  - Relação Ur/Cr.
  - Sódio urinário: limitado quando uso conjunto de diurético; se reduzido, sugere pré-renal.
  - Prova de fluido para estimular diurese (cuidado para evitar hipervolemia; não realizar se obstrução).
- Excluídas obstrução e hipovolemia, avaliar evidência de doença parenquimatosa:
  - Achados clínicos sugestivos de doença sistêmica, uso de ATB ou AINE.
  - Achados urinários como proteinúria, hematúria, cilindrúria, eosinofilúria.
- Avaliar eventos macrovasculares:
  - História de doença aterosclerótica.
  - Assimetria renal.
  - Dor lombar.

COMO PREVENIR E MANEJAR A LRA?

- Otimização volêmica e hemodinâmica:
  - Parâmetros clínicos não são acurados para a predição de fluidor-responsividade.
  - Na LRA pré-renal, a administração de fluidos otimiza a perfusão renal e, portanto, melhora a função.
  - Na NTA, os mecanismos de autorregulação são perdidos e a perfusão renal torna-se diretamente dependente da PA; hipotensão/hipoperfusão devem ser prontamente tratadas.
  - Na insuficiência cardíaca, pode haver hipoperfusão renal mesmo na vigência de normo ou hipervolemia; evitar provas de fluido, pois eventualmente pioram o trabalho cardíaco.
  - Albumina (isoncótica – 4% ou hiperoncótica – 20%) *vs.* cristaloides isotônicos: não há diferença de mortalidade, evolução para LRA grave ou duração da terapia de substituição renal (TSR).
  - SF *vs.* soluções balanceadas (Ringer lactato): evidências recentes sugerem que soluções balanceadas (↓ $[Cl^-]$) podem estar associadas a menores incidências de LRA e TSR. Descontinuar a prescrição de fluidos caso a diurese não seja restaurada após prova volêmica com cristaloides, a fim de se evitar hipervolemia.
  - Amidos são coloides contraindicados por aumentarem a incidência de LRA e a necessidade de TSR em pacientes sépticos.
  - Não há benefício na utilização de dopamina ("dose renal" 0,5-3 μg/kg/min); há aumento do débito urinário, porém sem benefício na prevenção ou evolução da LRA.
- Diuréticos de alça:
  - Os diuréticos não impactam positiva ou negativamente a mortalidade, tampouco estão associados a recuperação da função renal pós-LRA ou a necessidade de TSR.
  - Os resultados são controversos quanto à influência na duração da TSR e número de sessões de diálise necessárias no manejo da LRA até recuperação.
  - Os diuréticos não podem, portanto, ser indicados com o intuito de prevenir, reduzir mortalidade ou otimizar a recuperação da função renal pós-LRA.

  - Se sobrecarga volêmica, os diuréticos de alça podem ser usados com segurança para o manejo da hipervolemia.
  - Teste de estresse com furosemida: em pacientes com LRA AKIN 1 ou 2, euvolêmicos, administração intravenosa de 1 mg/kg (ou 1,5 mg/kg em pacientes com uso prévio de furosemida); capaz de prever progressão ao estágio AKIN 3 e necessidade de TSR com AUROC 0,87. Diurese menor que 200 mL nas próximas 2 horas prediz evolução para LRA AKIN 3 com sensibilidade de 87,1% e especificidade de 84,1%.
- Correção dos distúrbios hidroeletrolíticos e acidobásicos:
  - Hipercalemia: uma revisão da *Cochrane* suporta a utilização de beta-2-agonista e glicoinsulina para o manejo da hipercalemia na LRA. Apesar de não haver ensaios clínicos com resina de troca ou cálcio, ambos também são recomendados na ausência de condição gastrointestinal que contraindique e na vigência de alterações eletrocardiográficas, respectivamente.
  - Hiperfosfatemia: não há estudos randomizados que demonstrem o benefício do tratamento. Contudo, recomenda-se o uso de quelantes à base de cálcio ou outros quelantes (sevelamer) quando hipercalcemia coincidente se hiperfosfatemia grave (> 6 mg/dL).
  - Acidose metabólica: até 2018, o tratamento da acidose metabólica na LRA não tinha sido adequadamente avaliado em ensaios clínicos randomizados, quando foi publicado o *BICAR trial*. Sugere-se alvo de pH > 7,2 para indicar reposição de bicarbonato. Em pacientes com LRA AKIN 2-3, o desfecho primário (mortalidade em 28 dias ou ao menos uma disfunção orgânica no sétimo dia) foi menos frequente no grupo bicarbonato (70% *vs.* 82%). Além disso, houve menor necessidade de TSR no grupo intervenção. Potenciais complicações da reposição de bicarbonato: disfunção miocárdica, hipocalcemia, hipernatremia, hipervolemia.

TABELA 5 Quais são as indicações convencionais de TSR?

Indicações	Observações, evidências e controvérsias
Hipervolemia não responsiva a diurético	▪ Dados observacionais apontam que balanço hídrico positivo em LRA é fator de risco independente para óbito ▪ Não há evidência que suporte o *trial* de diurético no edema pulmonar associado a LRA
Acidose metabólica refratária (pH < 7,1) ao manejo clínico	▪ A TSR evita a administração de $NaHCO_3$ sistêmico e suas complicações (hipervolemia, hipernatremia) ▪ Não há um ponto de corte de pH adequadamente estabelecido; pH < 7,1 está associado a efeitos inotrópicos e metabólicos negativos
Hipercalemia refratária ao manejo clínico	▪ Não há um ponto de corte específico que indique TSR (miocardiotoxicidade é pouco provável com [K+] < 6,5 mEq/L) ▪ A excreção de K^+ pela diurese é ineficaz na LRA mesmo em pacientes com débito urinário preservado
Síndrome urêmica	▪ Rebaixamento do nível de consciência e sangramento são multifatoriais e raramente podem ser atribuídos isoladamente à LRA ▪ Pericardite urêmica requer TSR urgente pelo alto risco de hemorragia intrapericárdica e tamponamento
Intoxicação por droga ou toxina dialisável	▪ Toxinas de baixo peso molecular presentes no espaço extracelular com baixa ligação a proteínas são usualmente bem removidas com TSR ▪ Lítio, etilenoglicol, salicilato, valproato, paracetamol, metanol, etanol e teofilina são as toxinas e drogas mais associadas à remoção extracorpórea
Azotemia progressiva ou oligúria não responsiva a fluido	▪ Geralmente, indica-se TSR antes das complicações supracitadas ▪ As indicações mais frequentes se dão com a ascensão de escórias nitrogenadas e redução do débito urinário ▪ Não há *cutoffs* estabelecidos

LRA: Lesão renal aguda; TSR: terapia de substituição renal.

A TSR DEVE SER INDICADA ANTES DAS COMPLICAÇÕES DA LRA? HÁ BENEFÍCIO NA TSR PRECOCE?

- Não há consenso quanto ao significado de TSR precoce; estratégias diversas foram estudadas (menores níveis de escórias; queda do débito urinário; admissão na UTI; associação de novos biomarcadores), o que limita as comparações entre estudos e metanálises.
- Ainda há necessidade de mais ensaios clínicos robustos para confirmar ou afastar a hipótese do benefício da TSR precoce em LRA.
- Até o presente momento, a decisão deve ser individualizada e pautada em uma análise de risco/benefício do procedimento.

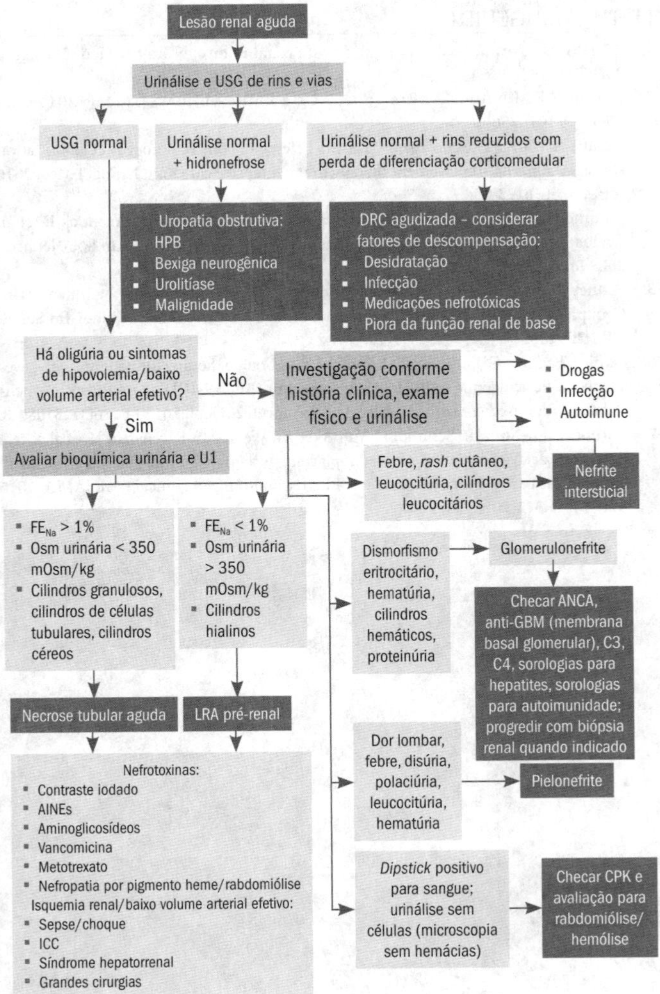

FIGURA 3 Avaliação diagnóstica da lesão renal aguda.

LEITURA SUGERIDA

1. Abuelo JG. Normotensive ischemic acute renal failure. N Engl J Med. 2007 Aug 23;357(8):797-805.
2. Bellomo R, Kellum JA, Ronco C. Acute kidney injury. Lancet. 2012 Aug 25;380(9843):756-66.
3. Gaudry S, Hajage D, Schortgen F, Martin-Lefevre L, Pons B, Boulet E, et al. Initiation strategies for renal-replacement therapy in the intensive care unit. N Engl J Med. 2016 Jul 14;375(2):122-33.
4. Himmelfarb J, Joannidis M, Molitoris B, Schietz M, Okusa MD, Warnock D, et al. Evaluation and initial management of acute kidney injury. Clin J Am Soc Nephrol. 2008 Jul;3(4):962-7.
5. Kidney Disease: Improving Global Outcome (KDIGO). Acute Kidney Injury Work Group: KDIGO clinical practice guideline for acute kidney injury. Kidney Int Suppl. 2012;2:1-138.
6. Samir J, Paugam C, Futier E, et al. Sodium bicarbonate therapy for patients with severe metabolic acidaemia in the intensive care unit (BICAR-ICU): a multicentre, open--label, randomised controlled, phase 3 trial. Lancet. 2018;pii:S0140-6736(18)31080-8.
7. Zarbock A, Kellum JA, Schmidt C, Van Aken H, Wempe C, Pavenstadt H, et al. Effect of early vs delayed initiation of renal replacement therapy on mortality in critically ill patients with acute kidney injury: The ELAIN randomized clinical trial. JAMA. 2016 May 24-31;315(20):2190-9.

62

Cólica nefrética

Julio Flávio Meirelles Marchini
Rodrigo Antonio Brandão Neto

- Cólica nefrética é a dor unilateral em região lombar e flanco causada pela obstrução parcial ou total das vias urinárias por cálculos urinários.
- Pode estar associada com quadro infeccioso e disfunção renal; nesse caso, quando é bilateral ou em rim único.
- A chance de desenvolver cólica nefrética durante a vida é de aproximadamente 12% em homens e 6% em mulheres, com risco de recorrência de pelo menos 50%. O pico de incidência é entre 40 e 60 anos de idade. Quanto maior o número de episódios prévios, maior é a possibilidade de recorrência. As crises sintomáticas são mais comuns nos meses quentes.

QUEM PODE TER CÁLCULOS?

- Os cálculos urinários se formam quando materiais minerais hipersaturam a urina. Sessenta por cento dos cálculos são formados por oxalato de cálcio, cerca de 20% por fosfato de cálcio, os cálculos de ácido úrico representam 7% e os cálculos secundários a infecções formados por magnésio amoniano representam 7%.
- Volume urinário baixo, alta concentração e pH urinário alto, alterações anatômicas como rim em ferradura e doenças endócrinas ou metabólicas como hiperparatireoidismo e acidose tubular renal são causas potenciais de nefrolítiase e, consequentemente, cólica nefrética.

TABELA 1 Fatores que contribuem para a formação de cálculos

Fator	Tipo de alteração
Volume urinário baixo, com alta concentração de cálcio na urina	Urinária
pH urinário alto	Urinária, associada a acidoses tubulares renais frequentemente
Alta concentração de oxalato ou baixa concentração de citrato na urina	Urinária
Rim em ferradura	Anatômica
Rim com camada medular esponjosa	Anatômica
Baixa ingestão hídrica	Dietética
Baixa ingestão de cálcio ou alta ingestão de oxalato	Dietética
Alta ingestão de proteínas, sódio, açúcares e vitamina C	Dietética
Hiperparatireoidismo primário	Comorbidade médica
Gota	Comorbidade médica
Obesidade	Comorbidade médica
Diabetes mellitus	Comorbidade médica
Doença inflamatória intestinal	Comorbidade médica
Acidose tubular renal	Comorbidade médica
Má absorção intestinal	Comorbidade médica

QUAIS AS MANIFESTAÇÕES TÍPICAS DE URETEROLITÍASE?

- A manifestação cardinal da cólica nefrética é a dor ocasionada pela obstrução ureteral. A dor é localizada em região lombar, abaixo da 12ª costela, com irradiação para região inguinal ou gônadas e pode ser muito intensa. Ocorre, em geral, em paroxismos, e o paciente pode ficar totalmente sem dor entre os paroxismos, que usualmente duram de 20 a 60 minutos e não costumam ter fatores de melhora ou piora.
- A história clínica de episódio prévio de ureterolitíase é um achado de alto valor preditivo positivo para cólica nefrética.
- O sinal de Giordano (punho-percussão dolorosa da loja renal) é frequentemente positivo, mas a manobra não é bem tolerada.

- Hematúria é outro sinal frequente, muitas vezes apenas na forma microscópica.
- Náusea e vômitos são sintomas comuns durante os paroxismos de dor e podem ser exacerbados pelas medicações analgésicas.
- Em pacientes com cálculo uretral pode ocorrer quadro de disúria ou sensação de urgência urinária associada.
- A Tabela 2 cita a frequência dos sinais e sintomas na cólica nefrética. A Tabela 3 cita exemplos de diagnósticos diferenciais.

TABELA 2 Achados clínicos em pacientes com cólica nefrética

Sintomas	Frequência
Dor em cólica	90-100%
Náuseas	50-60%
Vômitos	45-60%
Hematúria	90% (50% dos casos macroscópica)
Disúria	10%
Dor abdominal	40-50%
Febre	5-10%
Sinal de Giordano	30-50%

TABELA 3 Principais diagnósticos diferenciais da cólica nefrética

Diagnóstico	Características diferenciadoras
Pielonefrite	Sintomas urinários baixos mais frequentes, quadro séptico mais frequente
Colecistite	Não cursa com sintomas urinários, dor costuma ser em região de hipocôndrio direito e mais alta em relação à localização usual das cólicas nefréticas
Aneurisma de aorta	Sem sintomas urinários, dor mais central em região de dorso
Herpes-zóster	Presença de lesões cutâneas, ausência de sintomas urinários
Cisto de ovário roto	Dor intensa em região mais baixa, dor usualmente abdominal, sem sintomas urinários
Endometriose	Dor com característica mais crônica, sem paroxismos

(continua)

TABELA 3 Principais diagnósticos diferenciais da cólica nefrética *(continuação)*

Diagnóstico	Características diferenciadoras
Lombalgia por causas osteomusculares	Presença de espasmo muscular, piora com movimentação, sem sintomas urinários
Apendicite	Dor em fossa ilíaca; presença de descompressão brusca
Pneumonia	Dor em região dorsal mais alta quando pleurite associada, sintomas respiratórios associados
Tumor renal	Se sangramento, pode causar obstrução por coágulos com dor. Costuma ter outros sintomas, como perda de peso, sem paroxismos claros de dor. Hematúria franca
Isquemia mesentérica	Dor principalmente abdominal, cursa com acidose metabólica e sem sintomas urinários
Estenose de ureter ou de junção ureteropélvica	Por conta do quadro obstrutivo pode cursar com dor, mas em geral pouco intensa
Uso de anticoagulantes	Pelo sangramento pode causar obstrução urinária e dor, história de uso da medicação e sangramentos em outros locais. Cursa com hematúria macroscópica bem mais franca que a nefrolitíase
Gestação ectópica	Sem sintomas urinários em geral, história de atraso menstrual
Abscessos renais	Quadro em geral mais arrastado, febre e hipersensibilidade

QUAIS EXAMES DEVEM SER SOLICITADOS NA SUSPEITA DE LITÍASE RENAL?

- A urina I pode ser um exame de rastreamento rápido e ajuda a descartar quadros infecciosos associados. Pacientes com cólica nefrética podem cursar sem hematúria em 10% dos casos.
- A ultrassonografia (USG) costuma ser o exame inicial para o diagnóstico, pois é rapidamente acessível, barata e não tem performance inferior a outros exames para o manejo destes pacientes.
- A radiografia (Rx) simples de abdome pode detectar os cálculos radiopacos que representam 75 a 90% dos casos e localiza melhor o cálculo que a ultrassonografia, mas o exame é muito pouco utilizado atualmente, pois pouco modifica o manejo destes pacientes.

- O padrão-ouro para o diagnóstico é a tomografia computadorizada (TC) helicoidal sem contraste, que tem sensibilidade de 96% e especificidade de 100%. A Tabela 4 discute os principais exames de imagem para cólica nefrética.
- Ressaltamos que a US em comparação à TC como exame inicial em casos de suspeita de litíase renal não apresentou diferença de sensibilidade ou especificidade para diagnóstico de ureterolitíase, não foi associada ao risco de eventos adversos graves (apendicite aguda, aneurisma de aorta abdominal etc.) e não teve diferença no controle da dor, ao passo que reduziu de forma importante a exposição à radiação.
- Em pacientes com quadro associado de infecção, história de oligúria ou indicação de internação hospitalar, exames laboratoriais como hemograma, função renal e dosagem de eletrólitos devem ser solicitados.

TABELA 4 Exames de imagem para cólica nefrética

Exame	Características
Radiografia simples de abdome	▪ Barato e disponível ▪ Difícil de interpretar ▪ Só consegue visualizar cálculos radiopacos (75-90% dos cálculos)
Ultrassonografia de vias urinárias	▪ Barato e disponível ▪ Exame específico (> 90%) com examinador experiente
Urografia excretora	▪ Ajuda a planejar o tratamento, localizando o cálculo ▪ Relativamente caro e com exposição à radiação ▪ Uso de contraste intravenoso ▪ Exame pouco utilizado atualmente
Tomografia helicoidal de vias urinárias sem contraste	▪ Padrão-ouro ▪ Exposição à radiação ▪ Detecta cálculos menores do que a ultrassonografia
Ressonância magnética de vias urinárias	▪ Excelente para localização do cálculo ▪ Exame caro e investigacional

COMO EU TRATO O PACIENTE COM CÓLICA RENAL?

- O manejo inicial é o controle da dor. As drogas de primeira linha são os agentes anti-inflamatórios não esteroidais intravenosos. Não está claro se existe benefício maior com algum tipo específico de anti-inflamatório não esteroidal em relação a outro. Uma opção muito utilizada é o cetorolaco, que tem boa potência analgésica.

- A ampola de cetorolaco tem 30 mg, no entanto, a dose de 10 mg já atinge o efeito analgésico máximo.
- Analgésicos comuns como a dipirona devem ser utilizados como adjuvantes dos anti-inflamatórios.
- A segunda linha de terapia são os opioides. Caso o paciente esteja ainda com dor em escala maior que 8 em 10, a preferência é pela morfina em dose inicial de 2 a 5 mg EV. A combinação de anti-inflamatórios não esteroidais e opioides é superior ao uso isolado de uma destas medicações.
- Como opção aos opioides ou em casos refratários pode-se lançar mão da quetamina para analgesia com dose de 0,2 a 0,4 mg/kg feita lentamente (pelo menos em 5 minutos).
- Náuseas e vômitos são frequentes e medicações para seu tratamento incluem ondansetrona 4-8 mg EV, repetida conforme necessidade.
- A hidratação para eliminação do cálculo, apesar de ser uma prática comum, não tem evidência de benefício.
- Em pacientes com quadro de febre ou com suspeita de infecção, considerar antibioticoterapia (com cobertura obrigatória para *Escherichia coli*).
- Atentar para sinais de sepse de foco urinário. Neste caso, uma intervenção urológica de emergência é indicada, como colocação de duplo J ou nefrostomia. Iniciar antibioticoterapia é mandatório nestes casos.
- Cálculos ureterais menores que 5 mm têm alta chance de serem eliminados espontaneamente sem intervenção. Cálculos com mais de 6 mm na alta hospitalar devem ser encaminhados para avaliação ambulatorial com urologista. Já em pacientes com cálculos ureterais maiores que 10 mm, é prudente solicitar avaliação urológica em razão da improbabilidade de resolução sem intervenção urológica.
- Em cálculos de 5 a 10 mm, pode-se tentar o uso da tansolusina 0,4 mg que pode aumentar a probabilidade de eliminação espontânea do cálculo. O estudo STONE não demonstrou benefício com o uso da tamsulosina em pacientes com cálculos < 9 mm e é provável que as diretrizes não mais indiquem a medicação nestas situações.

- Pacientes com dor refratária e febre, entre outras condições, têm indicação de internação. A Tabela 5 apresenta as principais indicações de internação em pacientes com cólica nefrética.

TABELA 5 Indicações de internação em pacientes com cólica nefrética

▪ Febre ou sinais de sepse
▪ Dor intratável
▪ Rim único com cálculo obstrutivo ou paciente transplantado renal
▪ Suspeita de nefrolitíase obstrutiva bilateral
▪ Insuficiência renal
▪ Possibilidade de outros diagnósticos com risco à vida
▪ Indicação cirúrgica de intervenção em paciente sem controle adequado de dor

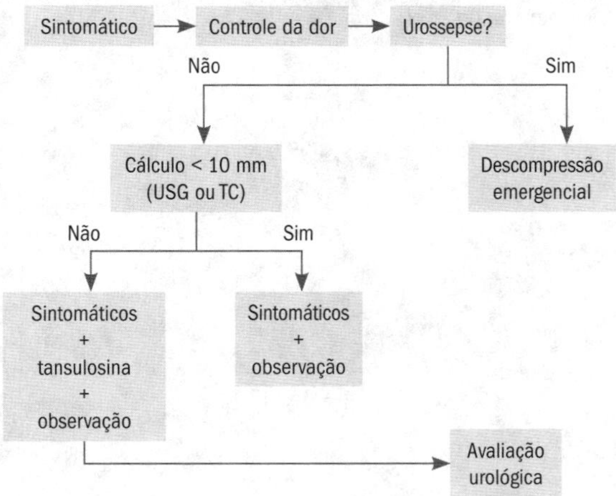

FIGURA 1 Cálculo ureteral. TC: tomografia computadorizada; USG: ultrassonografia.

LEITURA SUGERIDA

1. Campschorer T, et al. Alpha-blockers as medical expulsive therapy for ureteral stones. Cochrane Database System Reviews. 2018:CD008509.
2. Curhan G, Aronson MD, Preminger GM. Diagnosis and management of suspected nephrolithiasis in adults. In: Post TW (ed.). UpToDate. Waltham, MA: UpToDate Inc. http://www.uptodate.com. Acesso em 16/10/2021.
3. Fulgham PF, Assimos DG, Pearle MS, Preminger GM. Clinical effectiveness protocols for imaging in the management of ureteral calculous disease: AUA technology assessment. J Urol. 2013;189:1203.
4. Meltzer AC, Burrows PK, Wolfson AB, et al. Effect of tamsulosin on passage of symptomatic ureteral stones: a randomized clinical trial. JAMA Internal Medicine. 2018.
5. Motov S, Rockoff B, Cohen V, Pushkar I, Likourezos A, McKay C, et al. Intravenous subdissociative-dose ketamine versus morphine for analgesia in the emergency department: a randomized controlled trial. Annals of Emergency Medicine. 2015;66(3):222-9 e1.
6. Motov S, Yasavolian M, Likourezos A, Pushkar I, Hossain R, Drapkin J, et al. Comparison of intravenous ketorolac at three single-dose regimens for treating acute pain in the emergency department: a randomized controlled trial. Annals of emergency medicine. 2017;70(2):177-84.

63 Rabdomiólise

Lucas Oliveira Marino

- Síndrome caracterizada por necrose muscular e liberação dos constituintes intracelulares na circulação (mioglobina, CPK, aldolase, DHL e eletrólitos).
- A apresentação clínica varia de assintomática até manifestações ameaçadoras à vida.

TABELA 1 Principais causas de rabdomiólise

Mecanismos	Causas
Traumático	▪ Politrauma, esmagamento (*crush syndrome*)
	▪ Cirurgia vascular e ortopédica
	▪ Coma, imobilização
	▪ Lesão elétrica de alta voltagem, queimadura de 3º grau
Relacionado a esforço, não traumático: oferta insuficiente para suprir a demanda muscular	▪ Esforço físico extremo
	▪ Estado de mal epiléptico
	▪ *Delirium tremens*, agitação psicomotora
	▪ Miopatias metabólicas
	▪ Hipertermia maligna, síndrome neuroléptica maligna
	▪ Intoxicação por anfetaminas e derivados
	▪ Hipotermia
Não traumático e sem esforço	▪ Fármacos: estatinas, colchicina, macrolídeos, ciclosporina, antimaláricos, antipsicóticos, inibidores de protease (antirretrovirais)
	▪ Drogas de abuso: álcool, cocaína, heroína, anfetaminas, LSD
	▪ Toxinas: monóxido de carbono, acidente crotálico, vespa e abelhas

(continua)

TABELA 1 Principais causas de rabdomiólise *(continuação)*

Mecanismos	Causas
	▪ Infecções virais: Influenza, *Cocksackie*, Epstein-Barr, herpes simples, HIV, citomegalovírus (CMV) ▪ Outras infecções: *Mycoplasma*, piomiosite, *Legionella*, leptospirose, malária, *Salmonella*, estafilococcias e estreptococcias
	▪ Distúrbios hidroeletrolíticos: hipocalemia (< 2,5 mEq/L), hipofosfatemia, hipocalcemia, hipo/hipernatremia
	▪ Condições endócrinas: hipotireoidismo e diabetes
	▪ Miopatias inflamatórias: dermatopolimiosite

- Frequência relativa em grande série de pacientes hospitalizados: trauma (26%), imobilização (18%), sepse (10%), cirurgia vascular (8%), cirurgia cardíaca (6%).
- Outras causas comuns: exercício extenuante, drogas e toxinas (estatinas, álcool e cocaína).
- A maioria dos pacientes (60%) possui mais de um fator etiológico e em menos de 10% dos casos nenhum fator é identificado.

COMO É A APRESENTAÇÃO CLÍNICA?

- Tríade clássica (menos de 10% dos pacientes): mialgia (principalmente proximal), fraqueza e urina escura. Metade dos pacientes, contudo, apresenta-se sem sintomas musculares.
- Sintomas sistêmicos, como mal-estar, febre, dor abdominal, náuseas e vômitos também são frequentes.

QUAL É O ACHADO LABORATORIAL MAIS MARCANTE?

- O grande marco da rabdomiólise é a elevação da fosfocreatinoquinase (CPK) sérica. Eleva-se em 2-12 horas após a lesão muscular, atinge níveis máximos em 24-72 horas (meia-vida de 1,5 dia na ausência de lesão renal aguda) e, em seguida, declina a taxas constantes próximas de 40-50%/dia.
- Quais os valores médios de CPK? Na apresentação, 5 x acima do limite superior da normalidade (LSN). No pico, 10.000 a 25.000 UI/L.
- A mioglobina também é liberada da musculatura lesada, possui curta meia-vida e rápida excreção urinária. É detectada pelo exame de urina

(*dipstick*) em níveis tão baixos quanto 0,5-1 mg/dL, enquanto alterações na coloração só ocorrem em concentrações > 100-300 mg/dL.

- Que alteração esperamos no exame de urina? Tanto a hemoglobina quanto a mioglobina são detectadas no *dipstick* como "sangue". No entanto, diferentemente da hematúria, a contagem de hemácias à microscopia será < 5/campo na rabdomiólise. Assim, observa-se uma triagem positiva no *dipstick*, porém ausência de hemácias na sedimentoscopia.

COMO FAZEMOS O DIAGNÓSTICO?

- Estímulo miotóxico agudo ou urina escura + elevação aguda na CPK (> 5-10 x LSN, usualmente > 1.000 UI/L).
- Não há um valor de corte de CPK rigoroso e predefinido para o diagnóstico.
- Exames complementares como eletroneuromiografia, ressonância e biópsia muscular não são rotineiramente necessários.

QUAIS EXAMES DEVO PEDIR?

- CPK: outras enzimas musculares (aldolase, transaminases, DHL) estão elevadas, mas não necessitam ser rotineiramente dosadas.
- Urinálise (*dipstick* + microscopia): positiva para "heme" no *dipstick*, porém ausência de hemácias à microscopia.
- Hemograma completo.
- Ureia/creatinina, sódio, potássio, cálcio, fósforo e ácido úrico.
- Eletrocardiograma.

QUAIS SÃO AS ANORMALIDADES CLÍNICO-LABORATORIAIS MAIS RELEVANTES?

- Anormalidades hidroeletrolíticas:
  - Hipovolemia: influxo de fluido extracelular para o músculo lesado.
  - Hipercalemia e hiperfosfatemia: elevam-se rapidamente pela liberação intracelular, porém segue uma fase de aumento da excreção urinária.
  - Hipocalcemia: influxo para os miócitos e deposição muscular de sais de cálcio. Na fase de recuperação, há liberação de cálcio da musculatura.
  - Hiperuricemia: excessiva liberação de purinas.
  - Acidose metabólica com ânion GAP elevado.
- Lesão renal aguda:

- Incidência varia de 15-50%; menor risco se CPK < 15.000-20.000 UI/L na apresentação.
- Fisiopatologia: hipovolemia e vasoconstrição + obstrução tubular pelos cilindros pigmentares (heme) granulares + lesão tubular por ferro livre.

- Síndrome compartimental:
  - Complicação de rabdomiólise grave após ressuscitação volêmica e piora do edema muscular e da extremidade acometida.

COMO SABER SE MEU PACIENTE TEM MAIOR RISCO DE DESFECHOS GRAVES?

- Preditores de evolução a óbito ou injúria renal aguda (IRA) com necessidade de diálise: idade, sexo feminino, causa da rabdomiólise (síndrome compartimental, sepse, cirurgias torácica ou abdominal, síndrome neuroléptica maligna e parada cardiorrespiratória), CPK, fósforo, cálcio e bicarbonato.

TABELA 2 Escore de risco para predizer necessidade de diálise em pacientes com lesão muscular

Variável		Pontuação
Idade (anos)	> 50 a ≤ 70	1,5
	> 70 a ≤ 80	2,5
	> 80	3
Gênero	Feminino	1
Creatinina inicial (mg/dL)	1,4-2,2	1,5
	> 2,2	3
Cálcio total inicial (mg/dL)	< 7,5	2
CPK inicial (UI/L)	> 40.000	2
Causa de base	Diferente de convulsão, síncope, exercício, estatina ou miosite	3
Fósforo inicial (mg/dL)	4-5,4	1,5
	> 5,4	2
Bicarbonato (mEq/L)	< 19	2

- A utilização deste escore permite predição mais acurada, muito embora ainda necessite de mais estudos para sua validação clínica.
- Como interpretá-lo?
  - < 5 pontos: risco de óbito ou diálise de 2,3%.
  - > 10 pontos: risco de óbito ou diálise de 61%.
  - Valor de corte de 5 pontos: valores preditivos negativo e positivo de 98% e 27%, respectivamente.

COMO DEVEMOS MANEJAR A RABDOMIÓLISE?

TABELA 3 Medidas classicamente adotadas para prevenir a injúria renal aguda (IRA)

Intervenção	Como prescrever?	Para quem?	Alvos e ressalvas
Fluidoterapia*	Inicial: SF 0,9% 400 mL-1 L/hora# Ajustar conforme débito (infusões de manutenção habituais, após restauração volêmica, de 200-300 mL/hora) e sinais de congestão	↑ risco para IRA (CPK > 5.000 UI/L ou em ascensão, independentemente do valor inicial)	Alvo: débito urinário 200-300 mL/h (1-3 mL/kg/hora) **Interromper**: queda para níveis de CPK < 5.000 UI/L
Bicarbonato	$NaHCO_3$ 8,4% 150 mL + SG 5% 1.000 mL → infundir a 200 mL/h	CPK > 5.000 UI/L ou lesão muscular grave + CPK em ascensão	Alvo: $pH_{urinário}$ > 6,5 **Interromper**: $pH_{urinário}$ < 6,5 mesmo após 4-6 horas de reposição; ou hipocalcemia sintomática; ou $pH_{sérico}$ > 7,5; ou Bic > 30 mEq/L; ou queda da CPK para níveis < 5.000 UI/L **Cuidado**: monitorizar cálcio iônico de 2/2 h

(continua)

TABELA 3 Medidas classicamente adotadas para prevenir a injúria renal aguda (IRA) *(continuação)*

Intervenção	Como prescrever?	Para quem?	Alvos e ressalvas
Manitol	Não utilizamos de rotina Apresentação: manitol 20%: adicionar 50 mL/L de solução salina Dose 1-2 g/kg/dia	Considerar em casos com CPK > 30.000 UI/L e com débito urinário adequado (> 200 mL/h): benefício ainda assim questionável	Não deve ser utilizado com o intuito de se atingir o débito urinário alvo **Contraindicação**: oligoanúria **Interromper**: gap osmolar > 55 mOsm/kg
Diuréticos de alça - furosemida	Não utilizamos de rotina, salvo na vigência de congestão	Diuréticos de alça não possuem impacto na evolução da IRA	Podem piorar a hipocalcemia pelo efeito calciúrico Recomendamos utilização criteriosa

* Não há estudos comparando diretamente a eficácia do tipo de fluido a ser utilizado (soluções balanceadas *vs.* cloretadas). A decisão deve ser individualizada. Não há contraindicação à utilização de Ringer lactato.

\# A velocidade de infusão não é uma regra rígida e varia conforme a causa da rabdomiólise, comorbidades de base limitantes à oferta de fluido e sinais clínicos de congestão.

O QUE FAZER NO CASO DE LESÃO RENAL AGUDA ESTABELECIDA?

- Em pacientes que permanecem oligoanúricos mesmo após ressuscitação volêmica agressiva, a fluidoterapia deve ser ajustada com o objetivo de manter apenas o suporte hemodinâmico (quando necessária). Neste ínterim, deve-se considerar fortemente a necessidade de terapia de substituição renal.
- As indicações de diálise não diferem das demais causas de lesão renal aguda: hipervolemia, hipercalemia, acidose e uremia.
- Não há benefício na utilização de hemodiálise para remover pigmentos heme (mioglobina e hemoglobina) e ácido úrico com o intuito de prevenir ou atenuar a evolução da IRA.

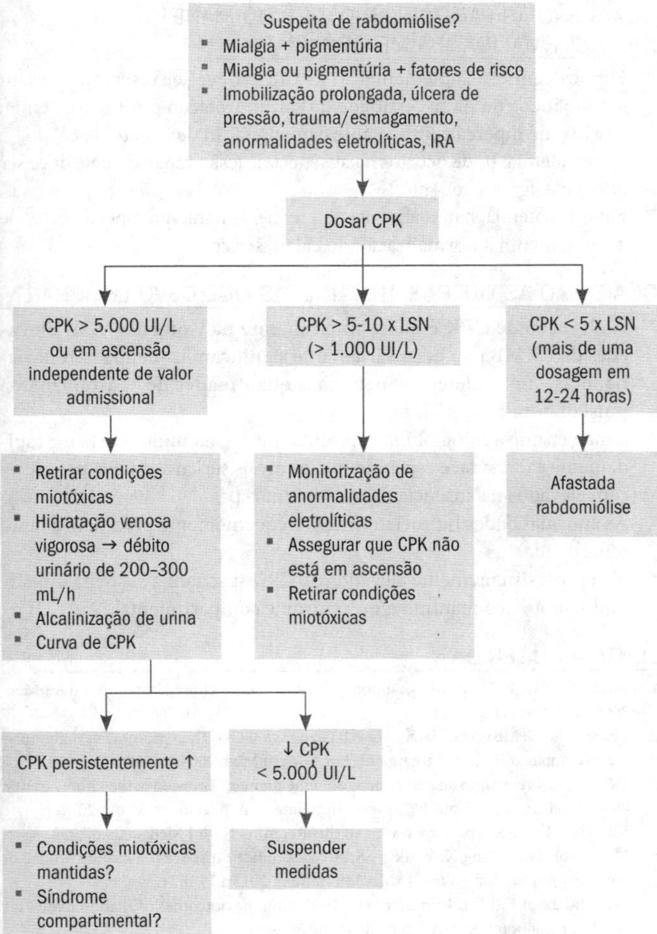

FIGURA 1 Rabdomiólise.
CPK: fosfocreatinoquinase; IRA: injúria renal aguda; LSN: limite superior da normalidade.

QUAIS SÃO AS PARTICULARIDADES DO MANEJO DAS ANORMALIDADES METABÓLICAS?

- Hipocalcemia: a suplementação de cálcio deve ser reservada a casos sintomáticos ou na necessidade de cardioproteção por hipercalemia; há risco de hipercalcemia rebote e precipitação de fosfato de cálcio.
- Hipercalemia: pode ocorrer na ausência de lesão renal aguda e deve ser corrigida agressivamente.
- Hiperfosfatemia: habitualmente não requer tratamento específico; tende a corrigir com a normalização do cálcio sérico.

QUAIS SÃO AS OUTRAS ARMADILHAS QUE DEVO LEMBRAR?

- A elevação de CPK é quase inteiramente na isoforma MM. Elevações de CKMB não necessariamente significam isquemia coronariana, mas, sim, refletem as pequenas quantidades desta isoforma na musculatura esquelética.
- Uma vez que a mioglobina apresenta meia-vida muito curta e é rapidamente excretada, é esperado que os níveis séricos de CPK permaneçam elevados na ausência de mioglobinúria.
- As anormalidades hidroeletrolíticas frequentemente precedem a lesão renal aguda.
- Níveis persistentemente elevados de CPK suscitam a suspeita de estímulo miotóxico mantido e/ou síndrome compartimental.

LEITURA SUGERIDA

1. Bosch X, Poch E, Grau JM. Rhabdomyolisis and acute kidney injury. N Engl J Med. 2009 Jul 2;361(1):62-72.
2. Chatzizisis YS, Misirli G, Hatzitolios AI, Giannoglou GD. The syndrome of rhabdomyolisis: complicantions and treatment. Eur J Intern Med. 2008;19:568.
3. Eustace JA. Prevention and treatment of heme pigment-induced acute kidney injury. Disponível em: UpToDate, 2021, www.uptodate.com. Acesso em 31 out 2021.
4. Khan FY. Rhabdomyolysis: a review of the literature. Neth J Med. 2009;67:272.
5. McMahon GM, Zeng X, Waikar SS. A risk prediction score for kidney failure or mortality in rhabdomyolisis. JAMA Intern Med. 2013;173:1821.
6. Wilhelm-Leen ER, Winkelmayer WC. Predicting the outcomes of rhabdomyolisis: a good starting point. JAMA Intern Med. 2013;173:1828.

Seção IX

Emergências metabólicas

64

Emergências hiperglicêmicas

Rodrigo Antonio Brandão Neto

- A cetoacidose diabética (CAD) e o estado hiperosmolar hiperglicêmico (EHH) são duas complicações associadas à hiperglicemia. A CAD representa de 4-9% das internações por diabetes melito (DM) e o estado hiperosmolar representa < 1% das internações por DM.
- Mortalidade < 3% para CAD e entre 3 e 20% no EHH.
- Incidência anual: 4,6-8,0 episódios/1.000 diabéticos.

QUAIS SÃO AS DEFINIÇÕES DE CAD E EHH?

- A CAD é definida pela tríade:
  - Glicemia maior que 250 mg/dL.
  - pH arterial < 7,3.
  - Cetonemia positiva (na indisponibilidade da cetonemia, pode-se inferir sua presença por cetonúria fortemente positiva).
- O EHH, por sua vez é definido por:
  - Glicemia > 600 mg/dL.
  - Osmolaridade > 320 mosm/kg.
  - pH arterial > 7,3.
- Os pacientes podem apresentar concomitantemente CAD e EHH. Semanticamente, referimo-nos a esses pacientes como CAD com hiperosmolaridade.

TABELA 1 Classificação da cetoacidose

Parâmetros	Cetoacidose leve	Cetoacidose moderada	Cetoacidose grave
Glicemia (mg/dL)	> 250	> 250	> 250
pH arterial	7,25-7,30	7,00-7,24	< 7,00
Bicarbonato sérico (mEq/L)	15-18	10-14,9	< 10
Cetonúria	Positiva	Positiva	Positiva

(continua)

TABELA 1 *(continuação)*

Parâmetros	Cetoacidose leve	Cetoacidose moderada	Cetoacidose grave
Cetonemia	Positiva	Positiva	Positiva
Osmolalidade efetiva (mOsm/kg)	Variável	Variável	Variável
Ânion-gap	> 10	> 12	> 12
Nível de consciência	Alerta	Alerta ou sonolento	Estupor ou coma

QUAIS SÃO OS FATORES PRECIPITANTES DE CAD E EHH?

- Na CAD temos ausência relativa de insulina e no EHH uma redução importante dela, mas com produção suficiente para suprimir a produção de glucagon. Dessa forma, apesar de ambas as situações ocorrerem com alteração do metabolismo de carboidratos, apenas na CAD ocorre a alteração do metabolismo lipídico com a produção de corpos cetônicos e acidose.
- Ocorre aumento dos hormônios contrarregulatórios do metabolismo da glicose, que são as catecolaminas, glucagon, cortisol e hormônio do crescimento (GH).
- No EEH, a hiperglicemia mantida leva a glicosúria e desidratação importante com evolução para osmolaridade.

TABELA 2 Fisiopatologia da CAD e EHH

	↓ Insulina + ↑ hormônios contrarregulatórios
Cetoacidose	Produção de ácidos graxos (lipólise) → fígado → Produção de corpos cetônicos (ácido acetoacético, cetona e beta-hidroxibutírico) ***Cetonemia e acidose metabólica***
Estado hiperosmolar	Ocorre produção de insulina diminuída, mas suficiente para inibir a produção de corpos corpos cetônicos. Frequentemente associado a condições que dificultam o acesso à água, como AVC

AVC: acidente vascular cerebral.

- Infecção é o fator precipitante em 30-50% dos casos de CAD e 30-60% dos casos de EHH. Os focos infecciosos mais frequentes incluem pneumonia, infecção urinária, sepse de origem determinada, infecções cutâneas e gastroenterites.

- Em 20-30% dos pacientes com DM tipo 1 a CAD ocorre por descontinuação da medicação, frequentemente associada a problemas psiquiátricos.
- A CAD pode ser a primeira manifestação de DM em até 20% dos casos.
- Causas cardiovasculares e cerebrovasculares (infarto agudo do miocárdio [IAM], acidente vascular cerebral [AVC] etc.) são responsáveis por até 5% dos casos de CAD e um pouco mais de 5% dos casos de EHH.

TABELA 3 Fatores precipitantes da descompensação

▪ Infecções (30-60%): pneumonia, infecção urinária, sepse de origem indeterminada, gastroenterite, pé diabético e infecções cutâneas
▪ Má aderência ou descontinuação do tratamento (20-30%)
▪ Primeira descompensação diabética (15-20% dos casos)
▪ Quadros abdominais: pancreatite, colecistite, apendicite e isquemia mesentérica
▪ Doenças cardiovasculares e cerebrovasculares (5% dos casos)
▪ Tromboembolismo pulmonar
▪ Medicamentos: pentamidina, betabloqueadores, corticosteroides e catecolaminas
▪ Crise tireotóxica

QUAIS SÃO AS MANIFESTAÇÕES DA CAD E EHH E COMO DIFERENCIAMOS AS DUAS?

- CAD costuma ocorrer em pacientes mais jovens, entre 20 e 29 anos de idade, e crianças, e EHH geralmente ocorre em pacientes com mais de 50 anos de idade.
- A instalação da CAD é abrupta, ocorrendo em horas a dias, enquanto o EHH demora dias a semanas para acontecer.
- Ocorrem poliúria, polifagia e polidipsia, se mecanismo de sede intacto.
- Os pacientes apresentam sinais de desidratação, podendo ocorrer hipotensão e taquicardia.
- Há sinais de compensação de acidose metabólica com taquipneia, respiração de Kussmaul e hálito cetônico.
- Pacientes com CAD apresentam frequentemente dor abdominal (30%), náuseas e vômitos. Esses sintomas melhoram com a hidratação.
- Ausência de febre não descarta infecção nesses pacientes, podendo inclusive ocorrer hipotermia.
- Os pacientes podem apresentar sintomas relacionados aos fatores precipitantes.

TABELA 4 Diferenças entre CAD e EHH

CAD	EHH
Idade 20-29 anos	Idade geralmente > 50 anos
Instalação abrupta em horas	Instalação insidiosa de dias a semanas
Presença de polis	Presença de polis
Sinais de desidratação	Desidratação muito intensa
Dor abdominal e vômitos	Em geral sem dor abdominal e vômitos
Sinais de acidose metabólica com taquipneia e respiração de Kusmaull	Sem sinais de compensação de acidose
Normalmente alerta	Geralmente rebaixamento de nível de consciência (consciência tem importante correlação com osmolaridade)
Déficit de água de 6 L	Déficit de água de 6-9 L
K pode estar aumentado (acidose)	K geralmente normal ou diminuído
pH < 7,30	pH geralmente > 7,30

CAD: cetoacidose diabética; EHH: estado hiperosmolar hiperglicêmico.

QUE EXAMES COMPLEMENTARES DEVEM SER SOLICITADOS?

- Os exames complementares devem incluir:
  - Gasometria arterial inicialmente e depois venosa (repetir a cada 4 horas).
  - Glicemia e posteriormente glicemia capilar (de preferência).
  - Potássio, sódio, fósforo, cloro e outros eletrólitos (dosagem sérica de K inicialmente a cada 2 horas. Os outros, inclusive fósforo, a cada 12 horas).
  - Hemograma completo.
  - Urina tipo 1.
  - Cetonemia ou cetonúria.
  - Eletrocardiograma.
  - Radiografia de tórax.
  - Outros exames, conforme suspeita clínica e procura de foco infeccioso (culturas) ou outro fator precipitante.

- Devemos lembrar no cálculo da osmolaridade de sempre corrigir para hiperglicemia, com as fórmulas:

$$Na^{+} \text{ corrigido} = Na^{+} \text{ medido} + 1{,}6 \times \text{glicemia medida} - 100$$

e

$$\text{Osmolaridade efetiva} = \frac{2 \times (Na + \text{corrigido}) + \text{glicemia}}{18}$$

COMO DEVEMOS MANEJAR OS PACIENTES COM CAD E EHH?

- O manejo da CAD e do EHH é semelhante, com pequenas particularidades diferentes que serão comentadas.
- A hidratação inicialmente tem como alvo inicial estabilização hemodinâmica. Iniciamos com 1.000-1.500 mL de NaCl 0,9% na primeira hora. Se o paciente permanece hipotenso, pode ser necessário repetir ainda na primeira hora (no EHH, em particular, podem ser necessários vários litros).
- Estudos recentes sugerem que a reposição volêmica com Ringer-lactato pode ser superior ao uso da salina fisiológica por ter eficácia similar e ser associada a menos complicações como acidose hiperclorêmica.
- Na segunda fase mantemos 250-500 mL (4 mL/kg) por hora. Em pacientes com Na < 135 mEq/L mantemos solução salina a 0,9%; caso natremia normal ou aumentada, deve-se utilizar salina a 0,45%.
- Quando a glicemia chegar a 250-300 mg/dL, a hidratação continua, mas associando glicose a 5-10% com a solução salina. Pode-se utilizar 1 L de solução glicosada com 20 mL de salina a 20%. A velocidade de infusão continua de 250-500 mL/hora.
- Pacientes com CAD e EHH frequentemente têm que trocar suas soluções de hidratação durante o tratamento conforme a necessidade de introduzir glicose na solução de hidratação. Uma solução para este problema é o chamado "*two bag system*", que utiliza duas preparações de eletrólitos iguais, mas com concentrações diferentes de dextrose (0 ou 10%). Assim, se não é necessário repor glicose, utiliza-se apenas a preparação com 0% de glicose, mas caso se necessite de 10% de glicose utiliza-se a solução a 10%, ou quando é indicada a reposição de 5% de gli-

TABELA 5 Uso do sistema de 2 bolsas com infusão total = 500 mL/h

Concentração final de glicose	Infusão bolsa 1	Infusão bolsa 2
D0	500 mL/h	0 mL/h
D2,5	375 mL/h	125 mL/h
D5	250 mL/h	250 mL/h
D7,5	125 mL/h	375 mL/h
D10	0 mL/h	500 mL/h

Bolsa 1
SF
KCL (40 mEq/L)
Bolsa 2
SG 10%
KCL (40 mEq/L)

FIGURA 1

cose utilizam-se as duas preparações na mesma velocidade de infusão. Essa estratégia pode acelerar a resolução da CAD em 2 a 3 horas.

- A insulina deve ser iniciada concomitante à hidratação, exceto se K < 3,3 mEq/L. Neste caso, deve-se repor 25 mEq de potássio antes de iniciar insulinoterapia. Idealmente utiliza-se bomba de infusão contínua endovenosa, a dose inicial é de 0,1 U/kg de insulina em *bolus,* e depois inicia-se a infusão da bomba em 0,1 U/kg/h. Caso se utilize dose de 0,14 U/kg/h em bomba de infusão não é necessário realizar *bolus* inicial. A bomba de infusão pode ser preparada com 50 U de insulina em 250 mL de solução fisiológica; assim, 5 mL correspondem a 1 U de insulina.
- A glicemia capilar é mensurada de 1/1 hora. Espera-se uma queda da glicemia de 50-70 mg/dL/h; caso a glicemia caia em níveis menores que 50 mg/dL, se recomenda dobrar a taxa de infusão; caso ocorra redução maior que 70 mg/dL, recomenda-se diminuir a taxa de infusão pela metade.
- A bomba de infusão pode ser desligada quando pelo menos 2 dos 3 critérios seguintes estão presentes:
  - pH > 7,3.
  - Ânion-gap ≤ 12.

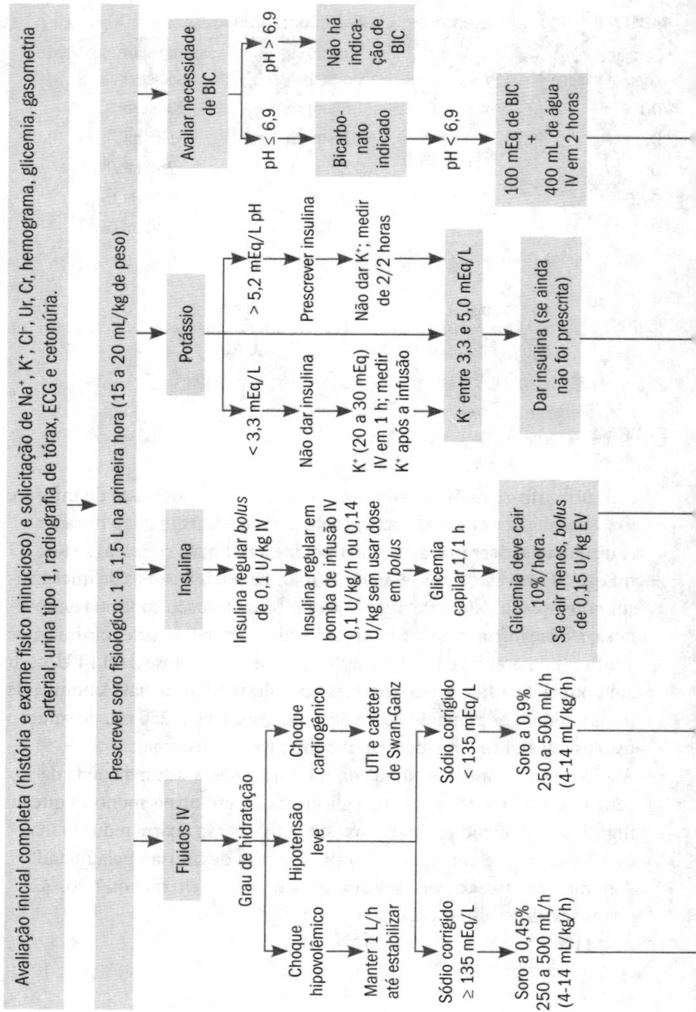
Avaliação inicial completa (história e exame físico minucioso) e solicitação de Na^+, K^+, Cl^-, Ur, Cr, hemograma, glicemia, gasometria arterial, urina tipo 1, radiografia de tórax, ECG e cetonúria.
Prescrever soro fisiológico: 1 a 1,5 L na primeira hora (15 a 20 mL/kg de peso)
Fluidos IV
Grau de hidratação
Choque hipovolêmico
Hipotensão leve
Choque cardiogênico
Manter 1 L/h até estabilizar
UTI e cateter de Swan-Ganz
Sódio corrigido ≥ 135 mEq/L
Sódio corrigido < 135 mEq/L
Soro a 0,45% 250 a 500 mL/h (4-14 mL/kg/h)
Soro a 0,9% 250 a 500 mL/h (4-14 mL/kg/h)
Insulina
Insulina regular *bolus* de 0,1 U/kg IV
Insulina regular em bomba de infusão IV 0,1 U/kg/h ou 0,14 U/kg sem usar dose em *bolus*
Glicemia capilar 1/1 h
Glicemia deve cair 10%/hora. Se cair menos, *bolus* de 0,15 U/kg EV
Potássio
< 3,3 mEq/L
Não dar insulina
K^+ (20 a 30 mEq) IV em 1 h; medir K^+ após a infusão
K^+ entre 3,3 e 5,0 mEq/L
> 5,2 mEq/L pH
Prescrever insulina
Não dar K^+; medir de 2/2 horas
Dar insulina (se ainda não foi prescrita)
Avaliar necessidade de BIC
pH ≤ 6,9
pH > 6,9
Bicarbonato indicado
Não há indicação de BIC
pH < 6,9
100 mEq de BIC + 400 mL de água IV em 2 horas

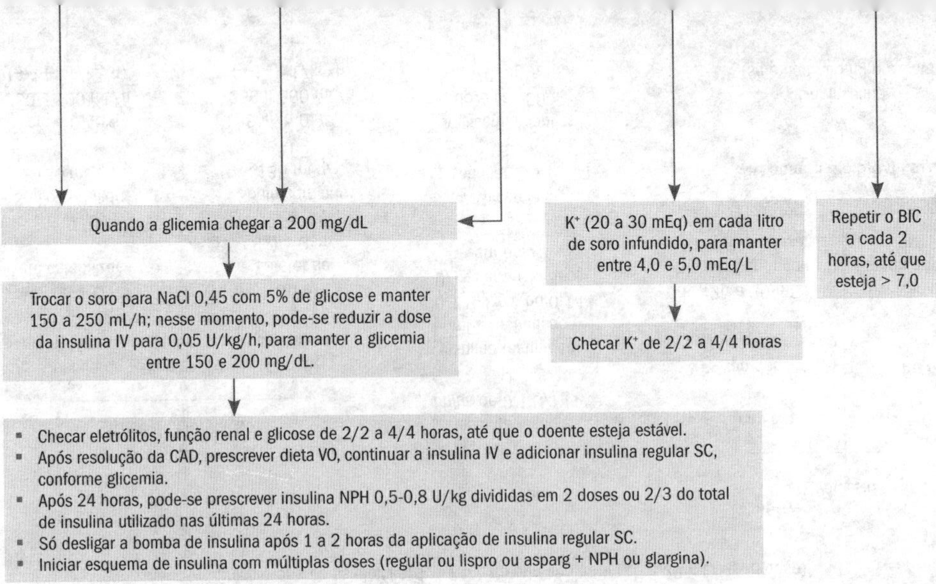

FIGURA 2 Cetoacidose diabética.

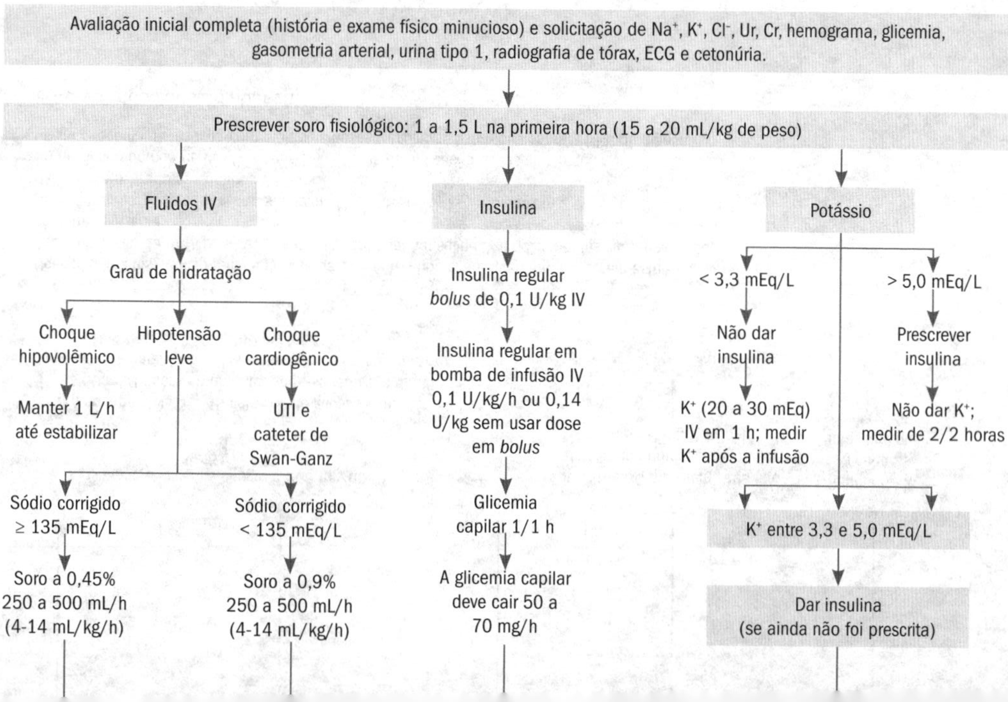
Avaliação inicial completa (história e exame físico minucioso) e solicitação de Na+, K+, Cl-, Ur, Cr, hemograma, glicemia, gasometria arterial, urina tipo 1, radiografia de tórax, ECG e cetonúria.
Prescrever soro fisiológico: 1 a 1,5 L na primeira hora (15 a 20 mL/kg de peso)
Fluidos IV
Grau de hidratação
Choque hipovolêmico
Hipotensão leve
Choque cardiogênico
Manter 1 L/h até estabilizar
UTI e cateter de Swan-Ganz
Sódio corrigido ≥ 135 mEq/L
Sódio corrigido < 135 mEq/L
Soro a 0,45% 250 a 500 mL/h (4-14 mL/kg/h)
Soro a 0,9% 250 a 500 mL/h (4-14 mL/kg/h)
Insulina
Insulina regular bolus de 0,1 U/kg IV
Insulina regular em bomba de infusão IV 0,1 U/kg/h ou 0,14 U/kg sem usar dose em bolus
Glicemia capilar 1/1 h
A glicemia capilar deve cair 50 a 70 mg/h
Potássio
< 3,3 mEq/L
> 5,0 mEq/L
Não dar insulina
Prescrever insulina
K+ (20 a 30 mEq) IV em 1 h; medir K+ após a infusão
Não dar K+; medir de 2/2 horas
K+ entre 3,3 e 5,0 mEq/L
Dar insulina (se ainda não foi prescrita)

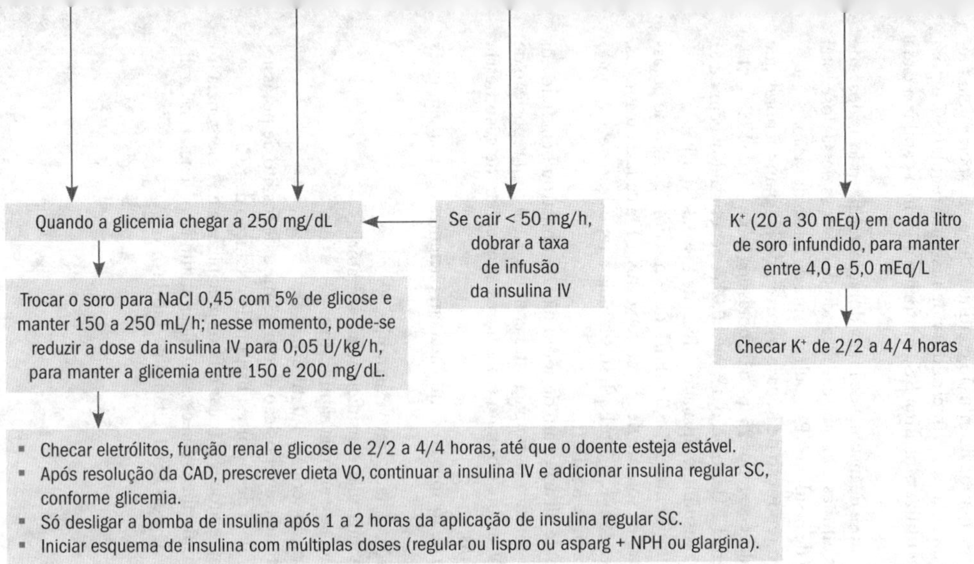

FIGURA 3 Estado hiperosmolar hiperglicêmico.

  - Bicarbonato ≥ 15.
- Para desligar a bomba de infusão contínua, deve-se esperar pelo menos 1 hora da ação da primeira dose de insulina regular SC e posteriormente utilizar insulina SC, conforme glicemia capilar a cada 4/4 horas.
- Calcula-se a dose de insulina de longa duração verificando as doses de insulina nas últimas 24 horas e utilizando dois terços dessa dose total ou 0,6 U/kg de insulina NPH, outra forma de longa duração.
- Em relação à reposição de K, caso os níveis de K sejam menores que 3,3 mEq/L, deve-se repor 25 mEq de potássio (1 ampola de KCL 19,1% de 10 mL) em 1 L de solução de NaCl 0,9% e repetir a dosagem de K. Só se inicia a insulinoterapia após níveis de K > 3,3 mEq/L.
- Pacientes com K entre 3,3-5,0 mEq/L devem repor 25 mEq de potássio a cada litro de solução de hidratação e dosar K a cada 2 ou 4 horas.
- Em pacientes com K > 5 mEq/L só se inicia a reposição de K quando os valores forem < 5 mEq/L.
- A reposição de bicarbonato de sódio não demonstrou benefício em estudos e só é indicada em pacientes com pH < 6,9 com reposição de 100 mEq EV de bicarbonato em 2 horas com coleta de gasometria após 1-2 horas.
- A reposição de fósforo só é indicada em pacientes com as seguintes condições:
  - Disfunção cardíaca grave e arritmias.
  - Fraqueza muscular e insuficiência respiratória.
  - Rabdomiólise e anemia significativa.
  - Concentração sérica < 1,0 mEq/L.
- Quando indicada, a reposição é com 25 mEq de fosfato de potássio, que repõe K além de fósforo substituindo a solução de KCl.
- Deve-se sempre procurar tratar o fator precipitante da emergência hiperglicêmica. Também é necessário ficar atento às potenciais complicações da CAD e do EHH, citadas na Tabela 6.

TABELA 6 Complicações das emergências hiperglicêmicas

Complicação	Comentário
Hipoglicemia	Mais frequente, por este motivo repor glicose quando glicemia entre 200-300 mg/dL na solução de reposição volêmica
Hipervolemia	Frequente, principalmente em pacientes com disfunção cardíaca
Hipocalemia	Por perda de potássio na diurese, repor K se K sérico normal ou diminuído. Pode causar arritmias
Alcalose metabólica	Principalmente em pacientes que realizaram reposição de bicarbonato
Síndrome do desconforto respiratório agudo	Ocorre principalmente em uso de soluções coloides de reposição volêmica
Tromboembolismo venoso (TEV)	A CAD e o EHH são situações pró-trombóticas; assim, profilaxia de TEV é indicada. Com o tratamento, o risco de TEV diminui
Edema cerebral	Raro, ocorre sobretudo em crianças, principalmente quando se utilizam soluções hipotônicas no início da reposição volêmica
Dilatação gástrica aguda	Forma extrema de neuropatia autonômica, cursa com risco de aspiração
Mucormicose	Infecção fúngica profunda, atinge principalmente órbitas

CAD: cetoacidose diabética; EHH: estado hiperosmolar hiperglicêmico.

QUANDO CONSIDERAR ALTA E QUANDO INDICAR INTERNAÇÃO EM UNIDADE DE TERAPIA INTENSIVA?

- Após controle de fator precipitante e reversão da CAD e EHH pode-se contemplar alta 12-24 horas após o controle.
- As indicações de internação em UTI incluem:
  - Desconforto respiratório agudo.
  - Acidose com pH < 6,9.
  - Choque cardiogênico.
  - Edema cerebral.

LEITURA SUGERIDA

1. Hirsch IB, Emmett M. Diabetic ketoacidosis and hyperosmolar hyperglycemic state in adults: Clinical features, evaluation and diagnosis. In: Post TW (ed.). UpToDate. Waltham, MA: UpToDate Inc. http://www.uptodate.com. Acesso em 16/10/2021.
2. Hirsch IB, Emmett M. Diabetic ketoacidosis and hyperosmolar hyperglycemic state in adults: Treatment. In: Post TW (ed.). UpToDate. Waltham, MA: UpToDate Inc. http://www.uptodate.com. Acesso em 16/10/2021.
3. Kitabchi AE, Umpierrez GE, Miles JM, Fisher JN. Hyperglycemic crises in adult patients with diabetes. Diabetes Care. 2009;32:1335.
4. Munir I et al. Comparison of a two bag-system versus conventional treatment in the management of diabetic ketoacidosis. BMJ Open Diabetes Res Care. 2017;5:e000395.
5. Nyenwe EA, Kitabchi AE. Evidence-based management of hyperglycemic emergencies in diabetes mellitus. Diabetes Res Clin Pract. 2011;94:340.
6. Dathariya K, Vellanki P. Treatment of Diabetic Ketoacidosis (DKA)/Hyperglycemic Hyperosmolar State (HHS): Novel advances in the management of hyperglycemic crises (UK versus USA). Curr Diab Rep. 2017;17(5):33.

65 Hipoglicemia

Rodrigo Antonio Brandão Neto

- As hipoglicemias são raras, exceto na circunstância de pacientes com *diabetes mellitus* (DM). Os pontos de corte que definem hipoglicemia são questionáveis, mas em pacientes sem DM com sintomas compatíveis, valores de glicemia < 45 mg/dL quase sempre são secundários a hipoglicemia. Em pacientes com DM, valores abaixo de 70 mg/dL já podem ser associados a sintomas.

O QUE DEFINE UM EPISÓDIO DE HIPOGLICEMIA?

- Os episódios de glicemia são definidos pela tríade de Whipple:
  - Valores de glicemia diminuídos (glicemia < 45 mg/dL; em diabéticos considerar pontos de corte maiores).
  - Sintomas compatíveis.
  - Resolução dos sintomas com a correção da hipoglicemia.

COMO PODEMOS CLASSIFICAR OS EPISÓDIOS DE HIPOGLICEMIA?

- Os pacientes com episódios de hipoglicemia não associados a DM podem ser classificados como aparentemente doentes ou aparentemente saudáveis. Podem ainda ser divididos em relação ao aparecimento em jejum ou não. As hipoglicemias não relacionadas ao jejum em pacientes aparentemente saudáveis são muito frequentemente associadas a condições psiquiátricas ou alterações funcionais. A Tabela 1 detalha as principais causas de hipoglicemia.
- A hipoglicemia em pacientes com DM está frequentemente associada a fatores como:
  - Doses altas de insulina.
  - Perda ou atraso de refeições.

TABELA 1 Classificação das hipoglicemias

Aparentemente saudável	Aparentemente doente
▪ Induzida por drogas (jejum) ▪ Insulinoma (jejum) ▪ Hipoglicemia hiperinsulinêmica persistente da infância ▪ Hipoglicemia hiperinsulinêmica pancreatogênica não insulinoma (pós-prandial) ▪ Hipoglicemia hiperinsulinêmica pós-cirurgia bariátrica (jejum) ▪ Hipoglicemia factícia (jejum) ▪ Hipoglicemia autoimune (jejum) ▪ Hipoglicemia do exercício (jejum ou pós-prandial) ▪ Hipoglicemia reativa (pós-prandial)	▪ Induzida por drogas (jejum) ▪ Sepse, trauma ou queimaduras (jejum) ▪ Insuficiência cardíaca (jejum) ▪ Insuficiência renal crônica (jejum) ▪ Insuficiência hepática (jejum) ▪ Insuficiências endócrinas (jejum) ▪ Inanição (jejum)

- Falta de compensação de carboidratos antes de atividade física.
- Ingestão de álcool.
- Insuficiência renal.
- Perda da contrarregulação hormonal (leva a episódios mais graves).

QUAIS SÃO AS MANIFESTAÇÕES ESPERADAS EM EPISÓDIOS DE HIPOGLICEMIAS?

- As manifestações são extremamente variadas em cada paciente, com alguns não apresentando sintomas adrenérgicos e apenas manifestando-se com sintomas de neuroglicopenia (sobretudo pacientes diabéticos de longa data, com uso de betabloqueadores e idosos).
  - Manifestações adrenérgicas: palpitações, taquicardia, ansiedade, tremores, sudorese, fome, parestesias.
  - Manifestações neuroglicopênicas: cefaleia, sonolência, tonturas, ataxia, astenia, dificuldade de concentração, lentificação, confusão mental, irritabilidade, distúrbios do comportamento, déficits neurológicos focais, convulsões, coma.

QUE EXAMES COMPLEMENTARES DEVO SOLICITAR?

- Em pacientes com DM deve-se colher função renal, eletrólitos e considerar outros exames dependentes de fatores associados.

TABELA 2 Resposta do organismo à redução da glicemia

Glicemia em sangue arterial	Sintomas	Novas alterações hormonais
< 80 mg/dL	Não	Redução da secreção da insulina
65 a 70 mg/dL	Não	Aumentam níveis de glucagon e epinefrina
60 a 65 mg/dL	Não	Aumenta a secreção de GH
< 60 mg/dL	Não	Aumenta a secreção de cortisol
55 a 60 mg/dL	Sintomas autonômicos	Bloqueio da secreção de insulina
50 a 55 mg/dL	Podem ocorrer sintomas de neuroglicopenia	
45 a 50 mg/dL	Letargia	
≤ 30 mg/dL	Coma	
≤ 20 mg/dL	Crises convulsivas	

- Em pacientes aparentemente doentes os exames dependem da etiologia associada, mas podem incluir função hepática, renal, eletrólitos, cortisol, peptídio C e insulina.
- Em pacientes com suspeita de insulinoma, pode-se fazer o teste do jejum prolongado, com internação e jejum de 72 horas até o desenvolvimento de hipoglicemia, com dosagem de peptídio C, insulina e pró-insulina se houver episódio de hipoglicemia < 45 mg/dL. Não é necessário realizar o jejum se houver episódio de hipoglicemia; neste caso, no episódio, deve-se colher os exames citados.
- Exames localizatórios incluem cintilografia com octreotide, tomografia, ressonância magnética e ultrassom endoscópico (pode ser realizado no intraoperatório), mas o padrão-ouro é o achado intraoperatório de cirurgião experiente.

COMO DEVEMOS MANEJAR ESSES PACIENTES?

- Em pacientes com hipoglicemia confirmada, deve-se infundir 60-100 mL de glicose a 50%. Em pacientes sem acesso venoso pode-se utilizar glucagon IM 1-2 mg; o efeito é fugaz e esgota todas as reservas hepáticas de glicose, não sendo possível repetir a dose.

- Em pacientes desnutridos, hepatopatas ou etilistas, deve-se prescrever tiamina junto com a glicose, para prevenir encefalopatia de Wernicke--Korsakoff com dose de 100 mg de tiamina, IV ou IM, com a glicose.
- Em pacientes diabéticos com alto risco de novos episódios de hipoglicemia (insuficiência renal crônica), deve-se manter o paciente em observação por 12 a 24 horas com glicemia capilar 1/1 hora.

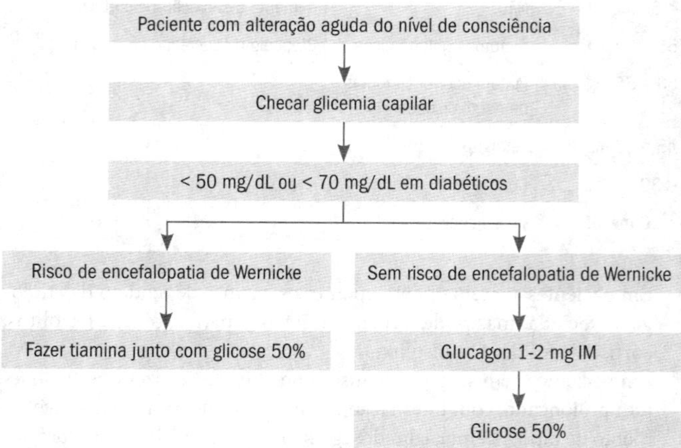

FIGURA 1 Hipoglicemias.

LEITURA SUGERIDA

1. Alsahli M, Gerich JE. Hypoglicemia. Endocrinol Metab Clin North Am. 2013;42:657-76.
2. Cryer PE, Axelrod L, Grossman AB, Heller SR, Montori VM, Seaquist ER, et al. Evaluation and management of adult hypoglycemic disorders: an Endocrine Society Clinical Practice Guideline. J Clin Endocrinol Metab. 2009;94:709.
3. Cryer PE. Hypoglycemia in diabetes. Pathophysiology, prevalence and prevention. 2. ed. Alexandria: American Diabetes Association; 2012.
4. Seaquist ER, Anderson J, Childs B, Cryer P, Dagogo-Jack S, Fish L, et al. Hypoglycemia and diabetes: a report of a workgroup of the American Diabetes Association and the Endocrine Society. J Clin Endocrinol Metab. 2013;98:1845-59.
5. Service FJ. Diagnostic approach to hypoglicemia. In: Post TW (ed.). UpToDate. Waltham, MA: UpToDate Inc. http://www.uptodate.com. Acesso em 16/10/2021.

66

Distúrbios do sódio no departamento de emergência

Patrick Aureo Lacerda de Almeida Pinto
Lucas Oliveira Marino
Vinicius Galdini Garcia

HIPONATREMIA

- A hiponatremia é definida como sódio sérico < 135 mEq/L e se configura como o distúrbio hidroeletrolítico mais comum da prática clínica.
- Ocorre mais frequentemente em pacientes hospitalizados e/ou idosos.
- Deve-se ter em mente que a hiponatremia está relacionada à ingesta de água associada a níveis elevados do hormônio antidiurético (ADH).
- Para que se consiga manejar a hiponatremia é necessário ter entendimento da ação do ADH (vasopressina).
  - O ADH é produzido no hipotálamo e secretado pela hipófise posterior nas seguintes condições:
    - Osmolaridade sérica elevada.
    - Volemia ou pressão arterial reduzidas.
  - O ADH se liga aos receptores de vasopressina nos túbulos coletores e promove a reabsorção de água livre por meio das aquaporinas, restabelecendo a osmolaridade sérica e/ou volemia.
  - Em condições fisiológicas, quando a osmolaridade sérica cai abaixo de 280 mOsm/L, o ADH é suprimido, fazendo com que o rim excrete água livre na tentativa de evitar maiores quedas da osmolaridade sérica.
    - Consequentemente, a osmolaridade urinária aumenta em razão da menor quantidade de água livre na urina.
  - Dessa forma, se por algum motivo o ADH continuar agindo com osmolaridade sérica baixa e o indivíduo ingerir líquidos hipotônicos, ocorrerá hiponatremia.
  - Existem doenças em que o volume circulante efetivo é baixo, tais como insuficiência cardíaca e cirrose.

- Nessas condições, existe liberação de ADH na tentativa de reter água livre e aumentar a volemia.
- Dessa forma, existe liberação de ADH mesmo com osmolaridade sérica reduzida.

- A hiponatremia é classificada quanto à osmolaridade sérica:
  - Hiponatremia hipertônica (> 295 mOsm/L).
    - Hiperglicemia (a cada aumento de 100 mg/dL na glicemia, o sódio sérico cai cerca de 1,6 mEq/L.).
    - Infusão de soluções hipertônicas (manitol e glicose).
    - Intoxicação por álcool.
  - Hiponatremia isotônica (Osm 280-295 mOsm/L).
    - Pseudo-hiponatremia: artefatos na medição do sódio.
- Por exemplo, proteínas séricas (paraproteinemias, hiperbilirrubinemia, imunoglobulinas) e hipertrigliceridemia.
  - Hiponatremia hipotônica (Osm < 280 mOsm/L): possui maior significado clínico e costuma ser subdividida quanto ao *status* volêmico do paciente (Tabelas 1, 2 e 3).

TABELA 1 Hipovolêmico (redução do volume extracelular)

Perdas extrarrenais de sódio	Perdas renais de sódio
Pele: suor e queimaduras	Diuréticos: tiazídicos
Gastrointestinal: vômitos e diarreia	Diurese osmótica: glicose, ureia, manitol
Hemorragia	Insuficiência adrenal
Perdas para o 3º espaço: obstrução intestinal, pancreatite, peritonite, rabdomiólise	Nefropatia perdedora de sal: doença renal crônica, acidose tubular renal
	Síndrome cerebral perdedora de sal: neurocirurgia, trauma cranioencefálico, hemorragia subaracnóidea

TABELA 2 Hipervolêmico (aumento do volume extracelular)

Volume circulante efetivo reduzido	Volume circulante efetivo normal ou aumentado
Insuficiência cardíaca	Injúria renal aguda
Cirrose	Doença renal crônica
Síndrome nefrótica	
Gravidez	

TABELA 3 Euvolêmico (volume extracelular normal)

Associado a níveis elevados de ADH	Não associado a níveis elevados de ADH
Síndrome da antidiurese inapropriada: ▪ Neoplasia ▪ Pneumopatias ▪ Doenças do sistema nervoso central ▪ Medicações	Ingesta baixa de solutos: ▪ Bebedores de cerveja ▪ Dieta do chá e torrada ▪ Dieta restrita de proteínas
Síndrome da antidiurese inapropriada nefrogênica: ▪ Mutação gênica causando ativação do receptor V2 da vasopressina ▪ Doença genética ligada ao X	Intoxicação por água: ▪ Infusão parenteral de líquidos hipotônicos ▪ Polidipsia primária ▪ Afogamento ▪ RTU de próstata
Deficiência de glicocorticoides (p. ex., síndrome de Sheehan)	Doença renal avançada
Hipotireoidismo	Exercício físico extenuante
Intoxicação por MDMA (ecstasy)	

ADH: vasopressina; RTU; ressecção transuretral.

- Medicações que estão comumente associadas a hiponatremia:
  - Diuréticos tiazídicos.
  - Fenotiazinas (p. ex., cloprormazina).
  - Antidepressivos tricíclicos.
  - Inibidores seletivos da recaptação de serotonina.
- Outras medicações que podem causar hiponatremia:
  - Anti-inflamatórios não esteroides (AINEs), nicotina, opiáceos, clopropramida, fibratos, carbamazepina, ciclofosfamida, vincristina, desmopresina e ocitocina.

COMO DIAGNOSTICAR A CAUSA DA HIPONATREMIA?

- De forma prática e objetiva, sugerimos seguir um fluxograma específico para o diagnóstico etiológico da hiponatremia, baseado em história medicamentosa, exame físico e exames laboratoriais tanto séricos quanto urinários.
- Assim que for detectada hiponatremia, deve-se solicitar aferição da glicemia capilar, a fim de se excluir hiponatremia hipertônica induzida por hiperglicemia.
  - Deve-se corrigir o sódio sérico para o efeito da glicemia.

    - Aumentar em 1,6 mEq/L de sódio sérico para cada aumento de 100 mg/dL da glicemia.
  - Caso o paciente se mantenha hiponatrêmico após correção da glicemia, prossiga a investigação.
- O próximo passo é procurar na anamnese evidências de que o paciente possa ter outras causas de hiponatremia hipertônica ou isotônica:
  - Perguntar sobre cirurgias recentes com uso de irrigação com soluções hipotônicas (p. ex., procedimentos de próstata e útero).
  - Tratamentos recentes com manitol, glicerol, ou imunoglobulina IV.
  - Icterícia decorrente da síndrome colestática.
  - Discrasia de células plasmocitárias conhecida ou suspeita.
  - Aspecto lipêmico do soro na coleta sanguínea.
- Excluídos os fatores citados acima, o paciente é provavelmente portador de hiponatremia hipotônica.
- Nesse momento, duas causas muito importantes de hiponatremia devem ser lembradas:
  - Uso de diuréticos tiazídicos:
    - O paciente pode desenvolver hiponatremia a qualquer momento do tratamento e ela pode ser grave.
    - O diagnóstico é dado quando a suspensão da medicação acarreta retorno do sódio sérico a níveis normais (pode demorar uma semana ou mais).
  - Disfunção renal avançada (p. ex., ClCr < 15 mL/min).
    - A hiponatremia ocorre por conta da incapacidade do rim em excretar água livre, em fases avançadas da doença renal.
- Se o paciente não faz uso de diuréticos tiazídicos e não tem filtração glomerular intensamente reduzida, avaliar se há edema e/ou ascite. Caso positivo, existem três causas principais:
  - Insuficiência cardíaca.
  - Cirrose.
  - Síndrome nefrótica.
- Caso o paciente não se apresente clinicamente edemaciado, o próximo passo é pesquisar sinais de hipovolemia:
  - Hipotensão ortostática, turgor da pele reduzido e mucosas secas podem sugerir hipovolemia.

- Pacientes que têm esses sinais clínicos devem estar perdendo sódio pela via renal ou extrarrenal. Se a causa não estiver clara pela história clínica, orienta-se realizar a dosagem de sódio urinário.
  - Sódio urinário < 25 mEq/L: sugere perdas extrarrenais de sódio, tais como gastrointestinais ou para o terceiro espaço.
  - Sódio urinário > 40 mEq/L: sugere perdas renais de sódio, tais como insuficiência adrenal (déficit de cortisol e aldosterona), síndrome cerebral perdedora de sal e perdas por diuréticos.

- Nos pacientes euvolêmicos, existem dois exames que nos auxiliam no diagnóstico etiológico da hiponatremia, o sódio urinário e a osmolaridade urinária:
  - Sódio urinário < 25 mEq/L e osmolaridade urinária < 100 mEq/L sugerem que o paciente tem ADH adequadamente suprimido e nesses casos você deve pesquisar sobre a ingesta intencional excessiva de água, como na polidipsia primária, maratonistas ou uso de ecstasy.
    - Caso não exista ingesta excessiva de água, a hiponatremia pode ser secundária a dietas com restrição proteica e alta quantidade de fluidos como na dieta do chá e torrada ou bebedores de cerveja em excesso.
  - Se sódio urinário > 40 mEq/L e osmolaridade urinária > 100 mOsm/L, deve-se realizar pesquisa para deficiência de glicocorticoide com cortisol sérico da manhã e teste da estimulação do ACTH, e para hipotireoidismo com TSH:
    - Caso testes positivos para uma das endocrinopatias, iniciar o tratamento.
    - Caso testes negativos, o diagnóstico de exclusão é síndrome da antidiurese inapropriada.
- Nesse caso deve-se realizar ampla pesquisa para medicações, neoplasias, pneumopatias, doenças neurológicas, infecção pelo HIV e cirurgias, que possam cursar com essa síndrome.

O QUE EU LEVO EM CONSIDERAÇÃO ANTES DE INICIAR O TRATAMENTO?

- Para iniciar o tratamento da hiponatremia, deve-se ter alguns objetivos em mente e levar em consideração algumas variáveis da história e exame físico:
  - O tempo de instalação da hiponatremia.
    - Aguda (< 48 h): geralmente ocorre por conta da infusão excessiva de fluidos hipotônicos parenterais ou intoxicação por água (p. ex., pacientes psicóticos).
    - Crônica (> 48 h): mais comumente quando não se consegue determinar o tempo de instalação pela história.
  - Classificação de acordo com o valor do sódio sérico:
    - Leve: 130-134 mEq/L.
    - Moderada: 120-129 mEq/L.
    - Grave: < 120 mEq/L.
  - Classificação quanto à gravidade dos sintomas:
    - Sintomas graves: convulsão, obnubilação, coma e parada respiratória.
    - Sintomas leves a moderados: cefaleia, fadiga, letargia, náuseas, vômitos, tontura, confusão mental, distúrbio de marcha, cãibras.
  - Presença de patologias intracranianas preexistentes.
    - TCE, neurocirurgia, acidente vascular recente ou lesões com efeito de massa.
  - Objetivos do tratamento.
    - Prevenir maiores reduções no sódio sérico.
    - Reduzir pressão intracraniana em pacientes com risco de herniação.
    - Aliviar os sintomas da hiponatremia.
    - Não corrigir rápida e/ou excessiva o sódio sérico para evitar síndrome da desmielinização osmótica.

COMO EU TRATO?

- Preparar a solução que será infundida; recomendamos que a correção seja feita com solução salina a 3%.
  - 445 mL de SF + 55 mL de NaCl 20% = 500 mL NaCl 3%.
  - Dica: a cada 1 mL/kg de solução de NaCl 3% infundida, o sódio sérico se eleva em 1 mEq/L.

- É necessário se ter em mente algumas medidas gerais que devem ser adotadas para os pacientes que apresentam hiponatremia:
  - Identificar e tratar a causa de base.
  - Suspender medicações que possam contribuir com a hiponatremia.
  - Restringir água livre da dieta ou líquidos hipotônicos.
  - Para pacientes com SIADH e/ou hiponatremia crônica, deve-se considerar a prescrição de diuréticos de alça e aumento da ingesta de sódio.
- Em pacientes com hiponatremia aguda grave pode-se considerar elevar rapidamente a natremia do paciente em 4 a 6 mEq/L. Neste caso:
  - Utilizam-se 50-300 mL de salina hipertônica usualmente a 20%.
  - Pode-se utilizar alíquotas de 50-100 mL e repetir a cada 20-30 minutos até conseguir o efeito clínico desejado (máximo de 150 mL).

TABELA 4 Hiponatremia aguda

Sintomática	Assintomática
Bolus de 100 mL de NaCl 3% Até sintomas resolvidos Dose máxima 300 mL Repetir sódio sérico 1/1 h Objetivo: aumento de 4 a 6 mEq no sódio sérico nas primeiras horas Repetir *bolus* se nova queda	Paciente se autocorrigindo por diurese osmótica? Sim → dosar sódio 1/1 h até autocorreção Não → *bolus* 50 mL NaCl 3% Dosar sódio 1/1 h e repetir *bolus* se nova queda

TABELA 5 Hiponatremia crônica

Independentemente do valor do sódio: Sintomas graves Sintomático com patologia do SNC	*Bolus* de 100 mL de NaCl 3% Até sintomas resolvidos Dose máxima 300 mL Dosar sódio 1/1h Repetir *bolus* se nova queda O aumento do sódio não deve ultrapassar 8 mEq/L nas primeiras 24 h
Sódio sérico < 120 mEq/L em pacientes edemaciados (cirrose, IC, nefróticos)	NaCl 3% 15 a 30 mL/h + furosemida 40 mg IV 2 x/d Dosar sódio 4/4 h Ajustar a infusão para elevação do sódio de 4 a 6 mEq/L nas 24 h Titular diurético para evitar congestão Parar correção quando sódio atingir 125 mEq/L

(continua)

TABELA 5 Hiponatremia crônica *(continuação)*

Sódio sérico < 120 mEq/L em pacientes sintomáticos	NaCl 3% 15 a 30 mL/h Dosar sódio 4/4 h
	Ajustar a infusão para elevação do sódio de 4 a 6 mEq/L nas 24 h Parar correção quando sódio atingir 125 mEq/L
Assintomáticos com sódio < 120 mEq/L	Internação hospitalar Dosar sódio 12/12 h Medidas gerais

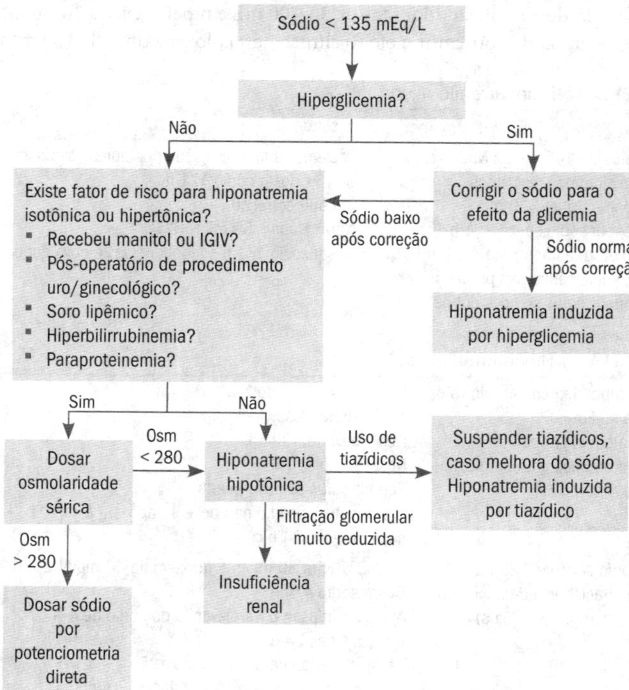

FIGURA 1

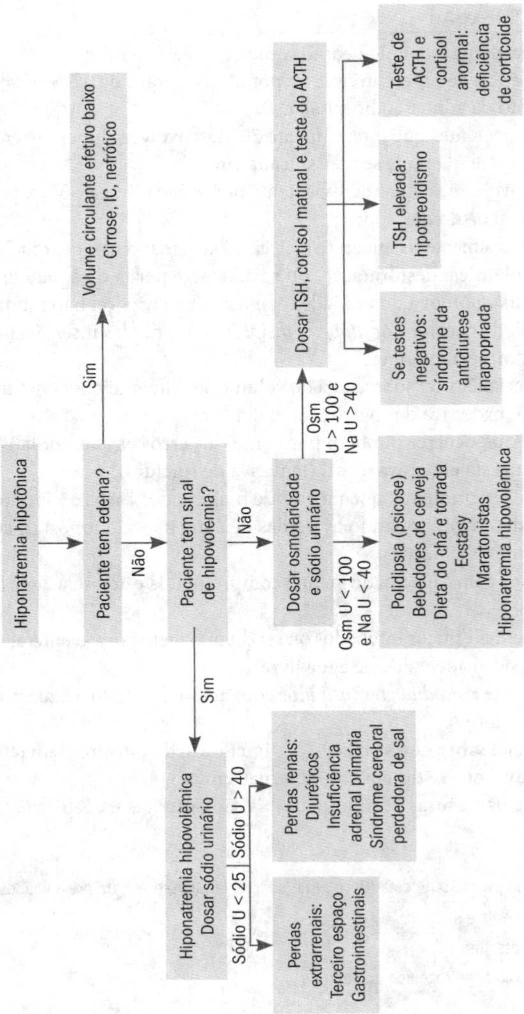
Hiponatremia hipotônica
Paciente tem edema?
Sim
Volume circulante efetivo baixo
Cirrose, IC, nefrótico
Não
Paciente tem sinal de hipovolemia?
Não
Dosar osmolaridade e sódio urinário
Osm U > 100 e Na U > 40
Dosar TSH, cortisol matinal e teste do ACTH
Se testes negativos: síndrome da antidiurese inapropriada
TSH elevada: hipotireoidismo
Teste de ACTH e cortisol anormal: deficiência de corticoide
Osm U < 100 e Na U < 40
Polidipsia (psicose)
Bebedores de cerveja
Dieta do chá e torrada
Ecstasy
Maratonistas
Hiponatremia hipovolêmica
Sim
Hiponatremia hipovolêmica
Dosar sódio urinário
Sódio U < 25
Sódio U > 40
Perdas extrarrenais: Terceiro espaço Gastrointestinais
Perdas renais: Diuréticos Insuficiência adrenal primária Síndrome cerebral perdedora de sal

FIGURA 2

HIPERNATREMIA

- Hipernatremia é definida como sódio sérico > 145 mEq/L.
- A incidência de hipernatremia na população geral é de 0,5% a 3,4% no momento da admissão hospitalar.
  - Dos pacientes que internam, até 7% desenvolvem hipernatremia.
- A hipernatremia pode ser classificada em:
  - Hipovolêmica: quando o paciente perde água livre e sódio, porém mais água do que sódio.
    - Geralmente secundária a diarreia e/ou perdas renais por diuréticos.
  - Euvolêmica: desidratação, ou seja, ocorre perda de água livre do plasma, porém a quantidade total de sódio corporal não muda.
    - Pode ocorrer por *diabetes insipidus* e/ou perdas insensíveis (sudorese, taquipneia).
  - Hipervolêmica: sobrecarga de volume, geralmente por conta da infusão excessiva de soluções cristaloides.
    - Pode ocorrer também por conta dos erros em hemodiálise ou ingesta excessiva de sal (tentativa de suicídio).
- Deve-se ter em mente que na grande maioria dos casos a hipernatremia se desenvolve quando as perdas de água não são repostas, como nas seguintes situações:
  - Idosos com capacidade mental comprometida e acesso a água limitado.
  - Pacientes críticos intubados ou recebendo dieta por via enteral (sem reposição adequada de água livre).
  - Paciente com *diabetes insipidus* com acesso limitado a água por algum motivo.
- É essencial saber que se o acesso a água e a sede estiverem intactos, é improvável que se desenvolva hipernatremia.
- As principais causas de hipernatremia são descritas na Tabela 6.

TABELA 6

Perda de água livre não reposta (deve haver sede e/ou acesso a água prejudicados)
Perdas insensíveis e suor
Perdas gastrintestinais
Diabetes insipidus nefrogênico ou central

(continua)

TABELA 6 *(continuação)*

Diurese osmótica:
▪ Hiperglicemia
▪ Dieta hiperproteica (principalmente nasoentérica) gerando ureia
▪ Manitol
Lesões hipotalâmicas que prejudicam sede ou função do osmorreceptor
▪ Hipodipsia primária
▪ Excesso de mineralocorticoide gerando *reset* do osmostato
Perda de água para dentro das células
Exercício extenuante ou convulsões
Sobrecarga de sódio
Ingesta ou infusão de soluções salinas

Quadro clínico e diagnóstico

- Os sintomas dependem do tempo de instalação do distúrbio.

TABELA 7

Aguda < 48 h	Crônica > 48 h	Outros achados
Coma	Oligo/assintomático	Sede excessiva
Convulsões	Letargia	Poliúria/polaciúria
Irritabilidade	Confusão mental	Diarreia/vômitos

- O que avaliar na história clínica?
  - TCE, neurocirurgia, doença psiquiátrica e doença renal crônica.
  - Medicações que podem causar hipernatremia.

TABELA 8

Diabetes insipidus nefrogênico	*Diabetes insipidus* central	Perdas renais	Perdas gastrointestinais
Lítio Aminoglicosídeos Anfotericina B Vitaminas A e D Cisplatina Antagonistas de vasopressina	Fenitoína Etanol	Diuréticos de alça Manitol	Lactulose Sorbitol

- Condições metabólicas que podem causar *diabetes insipidus* e consequentemente hipernatremia:
  - Hipercalcemia, hipocalemia grave, desnutrição proteica.
- Condições tubulointersticiais que podem cursar com hipernatremia:
  - Poliúria pós-desobstrução de via urinária, recuperação de necrose tubular aguda, doença renal policística, anemia falciforme, síndrome de Sjögren, amiloidose, gravidez (vasopressinase placentária).

- O que avaliar no exame físico?
  - Procurar por sinais de hipovolemia como hipotensão ortostática (queda > 20 mmHg na PAS e 10 mmHg na PAD) e aumento excessivo da frequência cardíaca em ortostase (> 30 bpm).
  - Avaliar as mucosas e o turgor da pele: turgor da pele reduzido e mucosas secas sugerem desidratação, assim como edema de extremidades sugere sobrecarga volêmica.
  - Exame neurológico sumário deve ser realizado para avaliação de nível de consciência, resposta motora e reflexos profundos.
- Avaliação laboratorial inicial e investigação diagnóstica:
  - Caso exista dúvida com relação à presença ou não de hipernatremia, pode-se solicitar medição iônica direta ou osmolaridade sérica (osmolaridade sérica > 295 mOsml/L sugere sódio > 145-147 mEq/L).
    - Por definição, todos os pacientes hipernatrêmicos são hipertônicos.
  - Deve-se solicitar função renal e demais eletrólitos (relação ureia/creatinina > 40 sugere depleção de volume).
  - Ocasionalmente a hipernatremia pode ser mascarada por fatores que alteram a medição indireta do íon, como:
    - Hiperglicemia, por conta do efeito osmótico da glicose no plasma (a cada aumento de 100 mg/dL da glicemia acima de 100 mg/dL, ocorre uma redução de 1,6 mEq/L no sódio sérico).
    - Hiperproteinemia e/ou hiperlipidemia.
  - Amostra urinária deve ser colhida para avaliação de osmolaridade:
    - A osmolaridade urinária é o principal determinante da atividade do hormônio antidiurético (ADH); sendo assim, osmolaridade urinária < 300 mOsm/L sugere inefetividade do ADH.

   - » Deficiência de ADH (*diabetes insipidus* central): responsiva a administração exógena de ADH.
   - » Resistência a ADH (*diabetes insipidus* nefrogênico): não responde a administração de ADH exógeno, portanto osmolaridade urinária não se altera após sua administração.
  - Osmolaridade urinária > 800 mOsm/L indica uma resposta adequada do néfron à ação do ADH e capacidade de concentração urinária mantida, o que pode ocorrer nas seguintes situações:
  - Perdas extrarrenais (perdas insensíveis ou gastrintestinais).
  - Diurese osmótica.
    - » Sobrecarga de sódio (NaCl, $NaHCO_3$, excesso de mineralocorticoides).
    - » Ureia (dieta hiperproteica, sangramento digestivo, hipercatabolismo por queimaduras ou uso de esteroides).
    - » Glicose ou manitol no plasma em excesso.
  - Hipodipsia primária (condição rara de distúrbio da sede).
- Osmolaridade entre 300 e 800 mOsm/L pode ser vista em:
  - *Diabetes insipidus* parcial tanto central quanto nefrogênico.
  - *Diabetes insipidus* central com depleção de volume.
  - Diuréticos de alça.

Manejo terapêutico

- Reestabelecer o acesso à água livre ou suprir a necessidade diária de H_2O ($\geq$ 1 L/dia) pode ser suficiente para corrigir a hipernatremia.
- Avaliar o *status* volêmico:
  - Pacientes hipovolêmicos.
    - Realizar expansão volêmica com salina isotônica (SF → 154 mEq/L de sódio) até sinais vitais estáveis.
    - Assim que atingir euvolemia, deve-se dosar novamente o sódio sérico, calcular o déficit de água livre e realizar a reposição.

Déficit de água livre (L) = [(sódio sérico – 140)/140] × água corporal total

Água corporal total = peso × 0,6 (♂) ou 0,5 (♀) / se idoso, 0,5 (♂) ou 0,45 (♀)

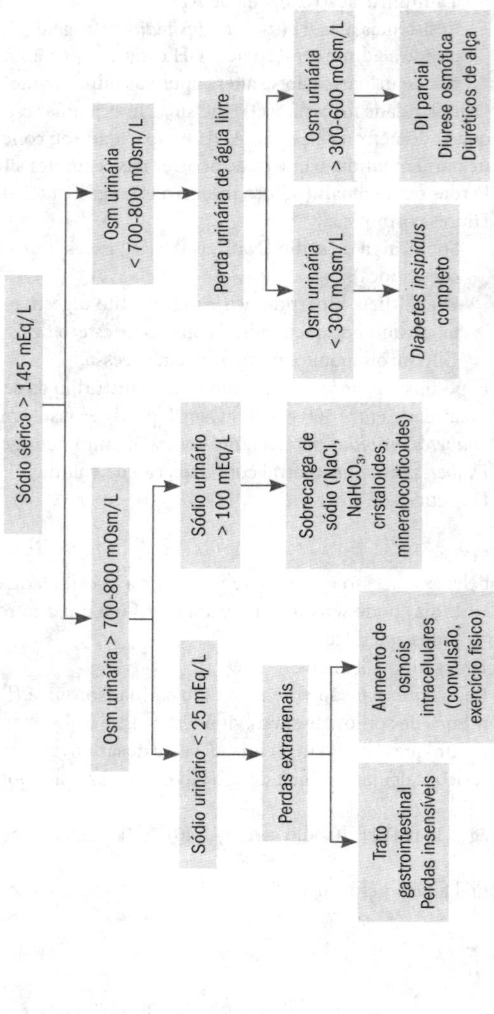
Sódio sérico > 145 mEq/L
Osm urinária < 700-800 mOsm/L
Perda urinária de água livre
Osm urinária < 300 mOsm/L
Diabetes insipidus completo
Osm urinária > 300-600 mOsm/L
DI parcial
Diurese osmótica
Diuréticos de alça
Osm urinária > 700-800 mOsm/L
Sódio urinário > 100 mEq/L
Sobrecarga de sódio (NaCl, $NaHCO_3$, cristaloides, mineralocorticoides)
Sódio urinário < 25 mEq/L
Perdas extrarrenais
Trato gastrointestinal
Perdas insensíveis
Aumento de osmóis intracelulares (convulsão, exercício físico)

FIGURA 3

Variação de sódio para cada litro de solução infundido = (sódio sérico – sódio solução) / ACT + 1

Por exemplo, 1 L de G5% em um homem de 70 kg com sódio 160 mEq/L deve reduzir 3,7 mEq/L no sódio sérico.

Atenção: as fórmulas usadas são meramente estimativas, ao longo da reposição deve-se dosar o sódio sérico a cada 4-6 horas.

- A variação de sódio nas primeiras 24 h não pode ultrapassar 8-10 mEq/L, para hipernatremia crônica (> 48 h de duração).
  - Se o sódio sérico variar mais do que isso, existe o risco de edema cerebral.
  - Para hipernatremia aguda é permitida a correção na taxa de 1 mEq/L/h nas primeiras 6 a 8 horas.
- A reposição pode ser feita tanto com glicose a 5% como com salina a 0,45% ou 0,225%.
  - Lembre-se de que a cada litro infundido de glicose a 5% existe 1 L de água livre, para salina a 0,45% (77 mEq/L de Na) existe 0,5 L e para salina a 0,225% (38 mEq/L de Na) existe 0,75 L.
  - Opta-se por soluções salinas quando se deseja repor o déficit de água livre associado a reposição volêmica.
- Tratar a causa de base (p. ex., suspensão de diuréticos e tratar diarreia).

– Pacientes euvolêmicos (mais comumente secundário a *diabetes insipidus*).
  - Deve-se corrigir o déficit de água livre e associado a isso tratar a causa de base.
    - Para *diabetes insipidus* central, prescrever acetato de desmopressina (DDAVP) IV, SC ou intranasal.
    - Para *diabetes insipidus* nefrogênico, tentar controlar agente etiológico (p. ex., suspender medicação culpada).
      - Diurético tiazídico, associado a restrição de sódio da dieta, pode ser útil em reduzir a poliúria (a indução de discreta hipovolemia aumenta a reabsorção de sódio e água do túbulo proximal e reduz o aporte de água livre para os segmentos disfuncionais do néfron).
      - Amilorida deve ser prescrita quando existe DI induzida por lítio.

- Pacientes hipervolêmicos:
  - Deve-se suspender o aporte de sódio.
  - Repor o déficit de água livre de acordo com as fórmulas citadas.
  - Administrar diuréticos, tanto para sobrecarga volêmica quanto para salina, dessa forma deve-se associar tiazídicos com diuréticos de alça.

LEITURA SUGERIDA

1. Adrogué HJ, Madias NE. The challenge of hyponatremia. J Am Soc Nephrol. 2012 Jul;23(7):1140-8.
2. Knepper MA, Kwon TH, Nielsen S. Molecular physiology of water balance. N Engl J Med. 2015 Apr 2;372(14):1349-58.
3. Moritz ML, Ayus JC. Maintenance intravenous fluids in acutely ill patients. N Engl J Med. 2015 Oct;373(14):1350-60.
4. Overgaard-Steensen C, Ring T. Clinical review: practical approach to hyponatraemia and hypernatraemia in critically ill patients. Crit Care. 2013 Feb 27;17(1):206.
5. Sbardella E, Isidori AM, Arnaldi G, et al. Approach to hyponatremia according to the clinical setting: Consensus statement from the Italian Society of Endocrinology (SIE), Italian Society of Nephrology (SIN), and Italian association of Medical Oncology (AIOM). J Endocrinol Invest. 2018 Jan;41(1):3-19.
6. Sterns RH. Diagnostic evaluation of adults with hyponatremia. In: Post TW (ed.). UpToDate. Waltham, MA: UpToDate Inc. http://www.uptodate.com. Acesso em 07/11/2021.
7. Sterns RH. Disorders of plasma sodium – causes, consequences, and correction. N Engl J Med. 2015 Jan 1;372(1):55-65.
8. Sterns RH. Etiology and evaluation of hypernatremia in adults. In: Post TW (ed.). UpToDate. Waltham, MA: UpToDate Inc. http://www.uptodate.com. Acesso em: 07/11/2021.
9. Sterns RH. Overview of the treatment of hyponatremia in adults. In: Post TW (ed.). UpToDate. Waltham, MA: UpToDate Inc. http://www.uptodate.com. Acesso em 07/11/2021.
10. Sterns RH. Treatment of hypernatremia. In: Post TW (ed.). UpToDate. Waltham, MA: UpToDate Inc. http://www.uptodate.com. Acesso em 07/11/2021.

67

Distúrbios do potássio

Lucas Oliveira Marino

HIPOCALEMIA

- Concentração sérica de potássio < 3,5 mEq/L (mmol/L).
- Hipocalemia é um problema clínico comum que pode resultar de ingesta reduzida, aumento de translocação celular de potássio ou, mais frequentemente, maiores perdas de potássio pelo trato gastrointestinal ou urinário.
- Pode ser ameaçadora à vida quando níveis menores que 2,5 mEq/L.
- Classificação:
  - Leve: 3-3,4 mEq/L.
  - Moderada: 2,5-2,9 mEq/L.
  - Grave: < 2,5 mEq/L.
- Prevalências variáveis em pacientes internados (2,6-23,2%); 5% apresentam K < 3 mEq/L. Hipocalemia grave é incomum.

Quais as principais causas e mecanismos da hipocalemia?

TABELA 1 Principais causas e mecanismos da hipocalemia

Mecanismos	Observações	Causas
Ingesta reduzida	▪ A ingesta normal de potássio é entre 40-120 mEq/dia	▪ Uma vez que o rim é capaz de reduzir a excreção a 5-25 mEq/dia na presença de depleção de potássio, a baixa ingesta raramente causa hipocalemia

(continua)

TABELA 1 Principais causas e mecanismos da hipocalemia *(continuação)*

Mecanismos	Observações	Causas
Influxo celular de potássio	▪ O potássio corporal é predominantemente intracelular (Na-K--ATPase). Maior atividade desta ou alterações em outras vias transportadoras podem levar a hipocalemia pelo influxo celular de potássio	▪ ↑ Insulina ▪ ↑ Atividade beta-adrenérgica (IAM, abstinência alcoólica, ß2 agonistas, descongestionantes nasais) ▪ ↑ pH extracelular (alcaloses respiratória ou metabólica) ▪ Paralisia periódica hipocalêmica (hereditária autossômica dominante ou adquirida – hipertireoidismo) ▪ ↑ Hematopoiese (reposição terapêutica de B12 ou folato; fator estimulador de colônias granulócito--macrófago) ▪ Hipotermia (acidental ou induzida)
Perdas gastrointestinais	▪ TGI alto → alcalose metabólica → perda urinária de potássio	▪ Vômitos, drenagem nasogástrica
	▪ TGI baixo: secreções com ↑ $[HCO_3^-]$ → hipocalemia + acidose metabólica hiperclorêmica	▪ Diarreias prolongadas (adenoma viloso, diarreia persistente), preparo para colonoscopia, pseudo-obstrução colônica
Perdas urinárias de potássio	▪ Excesso de mineralocorticoide (frequentemente aldosterona) ▪ ↑ Fluxo tubular distal de sódio e água → ↑ secreção de potássio	▪ Diuréticos (acetazolamida, tiazídicos e de alça; dose-dependente) ▪ ↑ Atividade mineralocorticoide (hiperaldosteronismo primário, hipertensão renovascular) ▪ Excreção de ânions não reabsorvidos (HCO_3^-, ß-hidroxibutirato) ▪ ATR I (distal) e II (proximal) ▪ Hipomagnesemia ▪ Tubulopatias genéticas (síndromes de Bartter e Gitelman)

IAM: infarto agudo do miocárdio; TGI: trato gastrointestinal.

Quais manifestações esperamos?

- Manifestações são proporcionais ao grau de hipocalemia e rapidez de instalação e costumeiramente reversíveis pós-correção. Usualmente, só ocorrem se $[K^+] < 3$ mEq/L.
- Fraqueza muscular: rara se $[K^+] > 2,5$ mEq/L; início em membros inferiores, com progressão para tronco e posteriormente extremidades superiores, até paralisia em casos extremos.
- Rabdomiólise e cãibras: hipocalemia grave ($[K^+] < 2,5$ mEq/L).
- Arritmias: grande variedade (ectopias atriais e ventriculares, bradicardia sinusal, bloqueios atrioventriculares, taquicardias supraventriculares e juncionais, fibrilação e taquicardia ventriculares).
- Anormalidades eletrocardiográficas típicas: achatamento da onda T, depressão do segmento ST, onda U (principalmente de V4 a V6), prolongamento do intervalo QT.

Como investigamos?

- Na maioria dos casos, o mecanismo é claro somente com a história clínica. Entretanto, em alguns pacientes a causa não é óbvia e, assim, realizam-se:
  1. Avaliação da excreção urinária de potássio.
  2. Avaliação do equilíbrio acidobásico.

TABELA 2 Avaliação da excreção urinária de potássio

Método	Observações	Interpretação
$K^+_{urinário}$ 24 horas	Método mais acurado	> 30 mEq/dia: perda urinária
$K^+_{urinário}/Cr_{urinária}$ amostra isolada (*spot*)	Considerar somente se $Na_{urinário}$ > 30 mEq/L e $Osm_{urinária} > Osm_{plasmática}$	> 13 mEq/g Cr: perda urinária
$K^+_{urinário}$ amostra isolada (*spot*)	Pouco acurado; influenciado pelo volume urinário	< 15 mEq/dia: perda extrarrenal

TABELA 3 Interpretação do desequilíbrio acidobásico em conjunto com a excreção urinária de potássio

	Acidose metabólica	Alcalose metabólica
↑ Excreção urinária de K^+	▪ Cetoacidose diabética ▪ ATR I e II	▪ Normotensão: diurético, vômitos, Gitelman, Bartter ▪ Hipertensão: hiperaldosteronismo primário, renovascular
↑ Excreção urinária de K^+	▪ Perda TGI baixo persistente (adenoma viloso de cólon, laxativos)	▪ Diurético (coleta da urina após término do efeito)

TGI: trato gastrointestinal.

Passo a passo sugerido da abordagem

- Se K < 3,5 mEq/L:
  - Afastar pseudo-hipocalemia (erro laboratorial).
  - Obter história clínica e exame físico direcionados para avaliar causa e sinais e sintomas de hipocalemia.
- Se manifestações clínicas de hipocalemia ou arritmias, proceder tratamento emergencial.
- Na ausência de sinais e sintomas, avaliar ingestão de potássio:
  - Baixa ingesta: considerar reposição oral.
  - Ingesta normal: avaliar excreção urinária de potássio:
    - K urinário/Cr urinária < 13 mEq/g em amostra isolada: considerar perda urinária de K; avaliar acidose metabólica (perda gastrointestinal de K e bicarbonato nas fezes).
    - K urinário/Cr urinária > 13 mEq/g em amostra isolada: considerar perda renal de K; avaliar pressão arterial.
- Hipertensão: avaliar renina plasmática, aldosterona e cortisol sérico (estenose de artéria renal, hipertensão maligna, hiperaldosteronismo primário, síndrome de Cushing entre os diferenciais).
- Normotensão: checar equilíbrio acidobásico:
  - Acidose metabólica: acidose tubular renal (proximal e distal), cetoacidose diabética, uso de acetazolamida.

- Alcalose metabólica: investigação subsidiária com cloro urinário (ver capítulo específico).

Como tratamos?

- Objetivos do tratamento: reduzir perdas adicionais de potássio; restaurar os estoques corporais; avaliar potenciais toxicidades; tratar a causa de base para evitar recidiva.
- A reposição de potássio está indicada aos pacientes com:
  - Náusea, vômito, diarreia ou abuso de diurético ou laxativos.
  - Hipocalemia induzida por droga.
  - Insuficiência cardíaca, hipertensão ou arritmias, mesmo se K entre 3,5-4 mEq/L.
  - Obs.: pacientes com hipocalemia por influxo intracelular podem apresentar hipercalemia rebote no caso de reposição.
- A reposição de potássio em pacientes com hipocalemia por influxo intracelular pode gerar hipercalemia rebote.
- Caso o déficit de potássio seja verdadeiro, cada redução de 1 mEq/L na $[K^+]$ corresponde a aproximadamente 200 a 400 mEq de perda de potássio corporal.
- Para pacientes com hipocalemia leve a moderada (3-3,4 mEq/L) sem perdas urinárias, sugere-se a reposição oral de 10-20 mEq de 2-4 vezes/dia (20-80 mEq/dia). A formulação oral mais comum é o cloreto de potássio, na sua forma líquida (xarope) ou cápsulas de liberação lenta.
- A reposição deve ser intensificada em pacientes com hipocalemia grave (2,5-3 mEq/L) ou sintomática (arritmias, fraqueza muscular, rabdomiólise).
- No caso de manifestações graves ou com incapacidade de administração por via oral, recomenda-se a via endovenosa, com velocidade de infusão de 10-20 mEq/hora. Reposições mais rápidas se associam a flebite (sugere-se acesso venoso central) e requerem monitorização cardíaca contínua.
- Em veia periférica, recomendam-se concentrações de 20-60 mEq/L diluídas em solução salina sem glicose, de preferência em bomba de infusão, a fim de se prevenir administrações inadvertidamente rápidas.

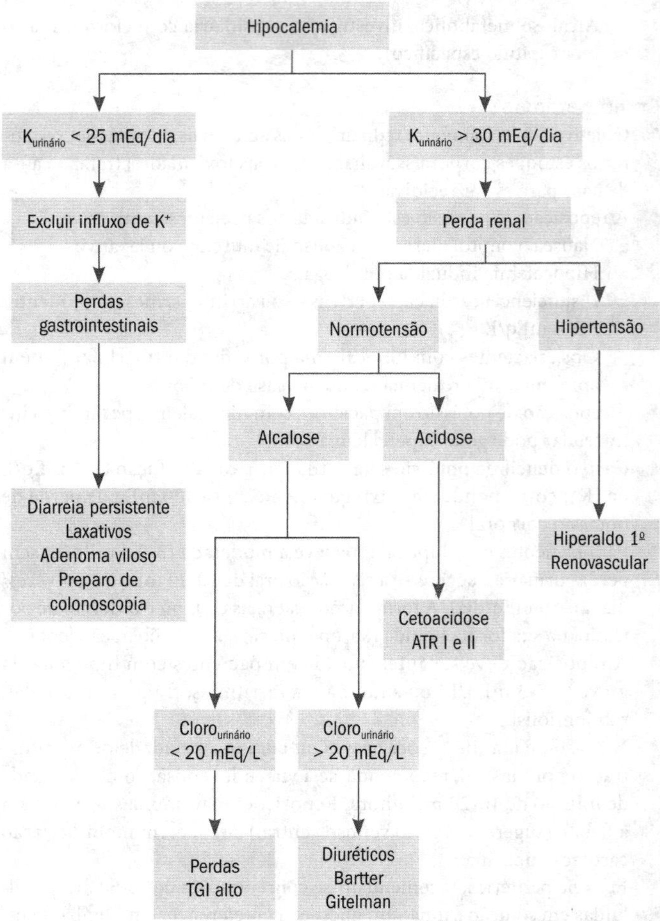
Hipocalemia
K urinário < 25 mEq/dia
K urinário > 30 mEq/dia
Excluir influxo de K+
Perda renal
Perdas gastrointestinais
Normotensão
Hipertensão
Alcalose
Acidose
Diarreia persistente
Laxativos
Adenoma viloso
Preparo de colonoscopia
Hiperaldo 1º
Renovascular
Cetoacidose
ATR I e II
Cloro urinário < 20 mEq/L
Cloro urinário > 20 mEq/L
Perdas TGI alto
Diuréticos
Bartter
Gitelman

FIGURA 1

- Dor ou flebite podem ocorrer na administração em veia periférica, sobretudo em infusões acima de 10 mEq/h. Nesse caso, deve-se reduzir a velocidade de infusão e aumentar a diluição.
- Pacientes com hipomagnesemia podem ser refratários à reposição isolada de potássio. Deve-se repor, neste contexto, sulfato de magnésio 1-2 g ($MgSO_4$ 10% 10-20 mL diluídos em 100 mL de SF 0,9%) em 20-30 min.
- Monitorização cuidadosa dos efeitos fisiológicos da hipocalemia grave (arritmia, fraqueza muscular, paralisia) deve ser garantida. Recomenda-se monitorização eletrocardiográfica contínua em pacientes com arritmia, QT longo, condições cardíacas de base predisponentes a arritmia ou naqueles com alto risco de hipercalemia rebote.

TABELA 4 Formulações amplamente disponíveis para reposição

Produto	Apresentação	Via de administração
Cloreto de potássio 10%	1 ampola (10 mL) = 13,4 mEq	Endovenosa
Cloreto de potássio 19,1%	1 ampola (10 mL) = 25 mEq	Endovenosa
Cloreto de potássio 6% (xarope)	15 mL = 12 mEq	Oral/enteral
Cloreto de potássio cápsula 600 mg	8 mEq/cápsula	Oral

HIPERCALEMIA

- Concentração sérica de potássio ≥ 5,5 mEq/L.
- O aumento da ingesta oral de potássio usualmente não causa hipercalemia. Nesta circunstância há *shift* para o meio intracelular e as pequenas quantidades de potássio resultantes no meio extracelular levam a pequenos aumentos na calemia, resolvidos com a consequente elevação dos níveis de aldosterona.
- A liberação de potássio do meio intracelular causa elevações transitórias na calemia. Hipercalemia persistente requer redução da excreção urinária de potássio (redução de secreção ou da responsividade à aldosterona, doença renal crônica, lesão renal aguda).
- Classificação:
  - Níveis de potássio (*European Resuscitation Council Guideline*):

    - Leve: K 5,5-5,9 mEq/L.
    - Moderada: K 6-6,4 mEq/L.
    - Grave: K ≥ 6,5 mEq/L.
  - Tempo de evolução:
    - Aguda: aumento súbito, tipicamente causado por liberação de K das células (trauma, acidose metabólica, hemólise).
    - Crônica: aumento sustentado, tipicamente causado por redução na excreção de K.
- Prevalência reportada em 1-10% dos pacientes hospitalizados. Atinge 47,6% dos pacientes com doença renal crônica e insuficiência cardíaca associadas.
- Os principais fatores de risco são: doença renal crônica (predisponente mais comum), lesão renal aguda, doença cardiovascular, *diabetes mellitus*, transplante renal, medicações (digoxina, IECA/BRA, espironolactona, inibidores da calcineurina, AINE).

Quais as principais causas e mecanismos?

TABELA 5 Principais causas e mecanismos

Mecanismos	Causas	Observações
↑ Liberação celular de K^+	Pseudo-hipercalemia	▪ Elevação na $[K^+]$ após a coleta ▪ Quando suspeitar? Paciente assintomático, sem causa aparente ou alteração eletrocardiográfica ▪ Qual a principal causa? Hemólise traumática durante a venopunção
	Acidose metabólica	▪ O excesso de H^+ no meio extracelular é trocado com o K^+ intracelular a fim de se manter a eletroneutralidade ▪ Há exceções? 1. Acidoses orgânicas (láctica e cetoacidose): os ânions orgânicos são trocados por Na^+, e não por K^+ 2. Acidose respiratória: por mecanismos pouco esclarecidos, o efeito na calemia é discreto

(continua)

TABELA 5 Principais causas e mecanismos *(continuação)*

Mecanismos	Causas	Observações
	↓ Insulina, hiperglicemia e hiperosmolaridade	▪ A associação de deficiência insulínica (absoluta ou relativa) e hiperosmolaridade (hiperglicemia) acarreta hipercalemia mesmo na vigência de diurese osmótica e perda urinária de K^+
	Lesão tecidual	▪ Trauma, rabdomiólise, síndrome de lise tumoral, hipotermia ▪ A hipercalemia ocorre principalmente se houver lesão renal associada
	Betabloqueador	▪ Betabloqueadores não seletivos dificultam o fluxo intracelular de K^+ via recepetor ß2 ▪ Hipercalemia clinicamente relevante é rara, a não ser na associação de reposição de K^+ ou de outro mecanismo
	Outras causas	▪ Intoxicação digitálica: inibição da bomba Na-K-ATPase ▪ Transfusão de concentrado de hemácias: liberação de potássio intracelular durante o armazenamento ▪ Succinilcolina: efluxo celular de K^+ mediado por despolarização em condições de maior biodisponibilidade de receptores de acetilcolina (politrauma, grande queimado, imobilização, sepse, doença neuromuscular) ▪ Exercício: aumentos mais exuberantes (na ordem de 2 mEq/L) em exercícios extenuantes, associação com betabloqueadores não seletivos ou doença renal crônica. Usualmente reversíveis com o descanso e seguidos de leve hipocalemia rebote

(continua)

TABELA 5 Principais causas e mecanismos *(continuação)*

Mecanismos	Causas	Observações
↓ Excreção urinária de K^+	Hipoaldosteronismo (↓ secreção ou resposta à aldosterona)	▪ Hipoaldosteronismo hiporreninêmico (ATR IV): nefropatia diabética, AINEs, HIV, inibidores da calcineurina (ciclosporina, tacrolimus) ▪ ↓ Aldosterona/renina normal: IECA, bloqueadores de receptores de angiotensina, heparina, insuficiência adrenal primária ▪ Resistência a mineralocorticoide: diuréticos poupadores de potássio (espironolactona, amilorida), inibidores da calcineurina, sulfa, doenças tubulointersticiais (anemia falciforme, lúpus)
	↓ Fluxo distal de Na^+ e água com aldosterona normofuncionante	▪ ↓ Volume arterial efetivo: hipovolemia, insuficiência cardíaca (↓ débito cardíaco), cirrose hepática (vasodilatação sistêmica)
	↓ Taxa de filtração glomerular	▪ Injúria renal aguda: principalmente pacientes oligoanúricos ▪ Doença renal crônica: a hipercalemia é coincidente com redução da secreção e responsividade à aldosterona e menor fluxo distal de Na^+ a água

Quais as manifestações clínicas importantes?

- Fraqueza muscular grave: caráter muitas vezes ascendente, pode progredir para paralisia flácida, reversível com a correção da hipercalemia. Usualmente, $[K^+] > 7,0$ mEq/L.

Qual o papel do eletrocardiograma?

- Solicitar ECG de 12 derivações urgente em pacientes com $K \geq 6$ mEq/L.
- Monitorização eletrocardiográfica contínua de 3 derivações:
  - Todos os pacientes com $K \geq 6,5$ mEq/L.

  - Alterações no ECG de 12 derivações.
  - K 6-6,4 mEq/L em pacientes com condições clínicas agudas de alto risco para rápida progressão do K sérico.
- Alterações eletrocardiográficas progressivas:
  - Ondas T apiculadas: melhor visualização em derivações precordiais.
  - Achatamento da P com prolongamento do intervalo PR.
  - Ausência de onda P.
  - Alargamento do QRS.
  - Padrão sinusoidal.
- K 5,5-6,5 mEq/L: pode se caracterizar por achatamento da P e prolongamento do intervalo PR.
- K 6,5-7,5 mEq/L: pode se caracterizar por perda da P, alargamento do QRS, elevação do segmento ST, ectopias.
- K > 7,5 mEq/L: pode se caracterizar por aumento progressivo do QRS até padrão sinusoidal, bloqueios de ramo ou fasciculares, TV/FV e assistolia.
- Obs.: não há correlação robusta entre o K sérico e as manifestações cardíacas; o ECG pode ser normal mesmo em hipercalemia grave (exame pouco sensível).

Como investigamos a causa?

1. Afastar pseudo-hipercalemia.
2. Excluir efluxo celular de K^+.
3. Avaliar a função renal: se normal, investigar ↓ fluxo distal de Na^+ e hipoaldosteronismo.

Como manejamos agudamente a hipercalemia?

- O objetivo primário é a prevenção ou reversão da arritmia cardíaca.
- Indicações para tratamento emergencial incluem alterações eletrocardiográficas ou fraqueza muscular grave.
- O manejo agudo é indicado a pacientes com:
  - K > 6,5 mEq/L sem sintomas adicionais.
  - K 5,5-6,5 mEq/L associado a fraqueza muscular ou paralisia, alterações no ECG ou lesão tissular (rabdomiólise, por exemplo).
- O tratamento consiste em (Tabela 6):

- Estabilização de membrada de cardiomiócitos.
- *Shift* de potássio do meio extracelular para o intracelular.
- Eliminação corporal de potássio.

TABELA 6 Tratamento da hipercalemia

Intervenção	Prescrição	Ação	Observação
Cálcio	▪ Gluconato de Ca^{2+} 10% ▪ Cloreto de Ca^{2+} 10%*: 10 mL diluídos em 100 mL SG 5% IV em 3-5 min	▪ Início em poucos minutos ▪ Efeito de curta duração (30-60 min)	▪ Antagoniza os efeitos de membrana (cardioproteção) ▪ Tratamento inicial, especialmente se anormalidades no ECG ▪ Não reduz [K^+]
Insulina + glicose	▪ Insulina regular 10 UI IV + glicose 10% 500 mL IV em 30-60 min#	▪ Início em 20-30 min ▪ Duração de 4-6 horas	▪ Monitorizar glicemia capilar horária por 4-6 horas ▪ Transloca K^+ para meio intracelular
ß2-agonista	▪ Salbutamol 5 mg/mL: inalação 10-20 mg + SF 0,9% 5 mL em 10 min	▪ Início em 30 min ▪ Pico em 90 min	▪ Dose 4-8 x maior que para broncodilatação: atentar para eventos adversos ▪ Transloca K^+ para meio intracelular
Bicarbonato	▪ $NaHCO_3$ 8,4% 150 mL + SG 5% 1.000 mL, IV em 2-4 horas	▪ Início em 15-30 min ▪ Efeito transitório (30-60 min)	▪ Eficácia limitada; atentar para sobrecarga volêmica ▪ Transloca K^+ para meio intracelular
Diuréticos	▪ Furosemina 40 mg IV	▪ Início em 30-60 min	▪ Efeito caliurético questionável no curto prazo: não utilizar como medida isolada em emergências

(continua)

TABELA 6 *(continuação)*

Intervenção	Prescrição	Ação	Observação
Resinas de troca	▪ Poliestirenossulfonato de cálcio (Sorcal®) 30-60 g + manitol 100 mL VO. Via retal é uma opção	▪ Início em 1-2 horas	▪ Risco de necrose intestinal (obstrução, íleo metabólico, enterocolites) ▪ Troca intestinal de Na^+ por K^+
Hemodiálise			▪ Pacientes hipercalêmicos com disfunção renal grave

* Cloreto de Ca^{2+} possui concentrações de Ca^{2+} 3 x maiores do que o gluconato (13,6 mEq *vs.* 4,6 mEq em 10 mL de solução a 10%). O gluconato é preferível pelo menor risco de irritação local e necrose tecidual.

\# Glicose 50% 50 mL em *bolus* após a insulina também é uma opção.

Como urgenciamos o tratamento?

- Fraqueza/paralisia muscular; $[K^+] > 6,5$ mEq/L; ou associação de $[K^+] > 5,5$ mEq/L + disfunção renal moderada a grave + lesão tecidual (rabdomiólise/lise tumoral): emergência hipercalêmica (medidas de ação imediata).
- $[K^+]$ 5,5-6,5 mEq/L + disfunção renal moderada a grave: redução rápida de $[K^+]$ (6-12 horas).
- $[K^+] < 5,5$ mEq/L: redução lenta de $[K^+]$.

LEITURA SUGERIDA

1. Gumz ML, Rabinowitz L, Wingo CS. An integrated view of potassium homeostasis. N Engl J Med. 2015 Jul 2;373(1):60-72.
2. Kardalas E, Paschou SA, Anagnostis P, et al. Hypokalemia: A clinical update. Endocr Connect. 2018 Apr; 7(4):R135-R146.
3. Kovesdy CP. Management of hyperkalemia: An update for the intensivist. Am J Med. 2015 Dec;128(12):1281-7.
4. Lemoine L, Bastard QL, Batard E, et al. A evidence-based narrative review of the emergency department management of acute hyperkalemia. J Emerg Med. 2021 May;60(5):599-606.
5. Nyirenda MJ, Tang JI, Padfield PL, Seckl JR. Hyperkalemia. BMJ. 2009 Oct 23;339:b4114.
6. Unwin RJ, Luft FC, Schirley DG. Pathophysiology and management of hypokalemia: a clinical perspective. Nat Rev Nephrol. 2011 Feb;7(2):75-84.
7. UK Renal Association clinical practice guidelines for treatment of acute hyperkalaemia in adults. UK Renal Association. Jun 2020.
8. Weisberg LS. Management of severe hyperkalemia. Crit Care Med. 2008 Dec;36(12):3246-51.

68

Distúrbios do cálcio

Lucas Oliveira Marino
Rodrigo Antonio Brandão Neto

QUE CONCEITOS FISIOLÓGICOS SÃO IMPORTANTES NA PRÁTICA CLÍNICA?

- Cátion predominantemente extracelular → ligado a proteínas – albumina e globulina (40%), íons complexos (5-15%) e livre – fração fisiologicamente ativa (50%).

TABELA 1 Quais são os hormônios reguladores dos níveis séricos?

Hormônio	Fonte	Efeitos fisiológicos principais	Efeito na concentração sérica
Paratireoidiano (PTH)	Paratireoides	↑ reabsorção óssea ↑ reabsorção tubular de cálcio ↑ fosfatúria	Aumento [Ca] Diminuição [P]
Vitamina D ativa (1,25-diidroxi-vitamina D)	Produção endógena na pele a partir de precursores dietéticos	↑ absorção intestinal de cálcio e fósforo ↓ secreção de PTH	Aumento [Ca] Aumento [P]
Calcitonina	Tireoides	↓ reabsorção óssea	Diminuição [Ca] Diminuição [P]

- Hipoalbuminemia reduz o cálcio total, mas não o livre (ionizado); logo, corrige-se da seguinte maneira: $Ca_{corrigido} = Ca_{medido} + [(4{,}0\text{-albumina}) \times 0{,}8]$ – unidade do cálcio em mg/dL e da albumina em g/dL.
- O equilíbrio acidobásico influencia na ligação do cálcio à albumina:
  - Alcalose: ↑ ligação → ↓ cálcio iônico
  - Acidose: ↓ ligação → ↑ cálcio iônico

HIPOCALCEMIA

- Cálcio total (CaT) < 8,5 mg/dL ou 2,2 mmol/L; ou cálcio iônico (CaI) < limite inferior da normalidade.

TABELA 2 Quais são as principais causas e mecanismos da hipocalcemia?

Mecanismos	Causas
Hipoparatireoidismo ↓ PTH insuficiente para manter adequado metabolismo do cálcio	▪ Iatrogênica (retirada cirúrgica das paratireoides pós-tireoidectomia); irradiação do pescoço ▪ Destruição autoimune das glândulas paratireoides: esporádica ou familiar (doença poliglandular autoimune tipo 1) ▪ Doenças infiltrativas das paratireoides: hemocromatose, doença de Wilson, doenças granulomatosas ▪ Hipomagnesemia: diminuição da produção e efeito do PTH
Pseudo-hipoparatireoidismo Resistência periférica ao PTH: ↑ $PTH_{sérico}$	▪ Grupo de doenças heterogêneas da infância em que a responsividade ao PTH (renal e óssea) é reduzida por alteração na via de sinalização do receptor
Deficiência de vitamina D	▪ Carência nutricional ou privação de luz solar ▪ Síndromes disabsortivas ▪ Medicações (anticonvulsivantes, cetoconazol, rifampicina)
Doença renal crônica Hiperparatireoidismo secundário	▪ ↓ 1,25 didroxivitamina D + ↑ [PO43–] (↓ excreção urinária), tipicamente se ClCr < 15 mL/min
↑ formação óssea	▪ Metástases osteoblásticas (adenocarcinomas de próstata) ▪ Pós-parotidectomia ("fome óssea" → ↓ [PO_4^{3-}] + ↑ PTH) ▪ Tratamento de deficiência grave de vitamina D
Sequestro de cálcio	▪ Pancreatite aguda: complexos de ácidos graxos (esteatonecrose) com o cálcio (pior prognóstico) ▪ ↑ Citrato: transfusão maciça ▪ ↑ [PO_4^{3-}] aguda: IRA, rabdomiólise, lise tumoral ▪ Bifosfonatos

TABELA 3 Como correlacionar as causas de hipocalcemia com os níveis de PO_4^{3-} e PTH?

Condição clínica	PTH	PO_4^{3-}
Hipoparatireoidismo	↓	↑
DRC (hiperparatireoidismo secundário)	↑	↑
Deficiência de vitamina D	↑	↑
Pseudo-hipoparatireoidismo	↑	↑
Hipomagnesemia (resistência ou ↓ secreção de PTH)	Variável	↑
Sequestro de cálcio	Variável	Variável

Quais são as principais manifestações clínicas da hipocalcemia?

- Agudas: hiperexcitabilidade neuromuscular (Ca total < 7 mg/dL e iônico < 2,8 mg/dL):
  - Parestesias de extremidades e perioral, espasmo carpopedal, laringoespasmo.
  - Sinal de Trousseau: espasmo carpopedal ao se manter insuflado o manguito de pressão arterial 20-30 mmHg acima da pressão arterial sistólica por 3 minutos.
  - Sinal de Chvostek: contração de músculos faciais ipsilaterais ao se percutir o trajeto do nervo facial em um ponto situado 2 cm anteriormente ao lobo da orelha.
  - Convulsões, hipertensão intracraniana.
  - Manifestações cardíacas: disfunção sistólica, ↑ QT.
- Crônicas: parkinsonismo, distonia, hemibalismo, coreoatetose, demência, catarata, alterações dentárias.

Como proceder a investigação diagnóstica?

1. Confirmar: 2ª dosagem.
2. Afastar condições que alteram a mensuração do cálcio (alcalose, hipoalbuminemia).
3. Dosagem de PTH e PO_4^{3-}: se ↓, diagnóstico de hipoparatireoidismo.
4. Vitamina D e metabólitos, função renal, magnésio, fosfatase alcalina.

Como tratamos a hipocalcemia?

- O tratamento depende da etiologia e da gravidade. A reposição de cálcio leva a melhora transitória e precisa ser repetida.
- Hipocalcemia sintomática (geralmente CaT < 7 mg/dL ou CaI 2,8 mg/dL) → cálcio endovenoso.
  - Qual a meta? Reversão dos sintomas + cálcio total > 7-7,5 mg/dL.
  - Como repor? Ver Tabela 4.

TABELA 4

Formulação	Diluição	Cálcio elementar	Infusão	Duração do efeito
Gluconato de cálcio 10%*	1-2 g (10-20 mL) + SG 5% 100 mL	90 mg/10 mL	10-20 min (infusões mais rápidas → depressão miocárdica)	Transitório (2-3 horas)#
Cloreto de cálcio 10%	1g (10 ml) + SG 5% 100 mL	270 mg/10 mL		

* Gluconato é preferível ao cloreto de cálcio pelo risco de necrose tecidual se extravasamento.

\# Se hipocalcemia persistente, manter uma infusão lenta de cálcio; diluir gluconato de cálcio 10% 110 mL em 890 mL de SF 0,9% ou SG 5% (1 mg/mL de cálcio elementar) → iniciar a 50 mL/h; ajustar para manter calcemia no limite inferior da normalidade (geralmente 0,5-1,5 mg/kg/h de cálcio elementar).

  - Corrigir a hipomagnesemia: $MgSO_4$ 10% 10-20 mL + SF 0,9% 100 mL, infundir em 10-20 min.
  - Quando e como repor vitamina D? Hipoparatireoidismo (PTH é necessário para conversão do calcidiol em calcitriol) ou deficiência de vitamina D. Calcitriol 0,25-0,5 mcg 2 × ao dia → início de ação em horas.
- Hipocalcemia leve assintomática (CaT 8-8,5 mg/dL ou CaI > 3,2 mg/dL):
  - Reposição de cálcio pela dieta ou por meio de formulações por via oral (carbonato ou citrato de cálcio).
  - O aumento em 1.000 mg ao dia na ingesta de cálcio é usualmente suficiente para controle.
- Hipocalcemia crônica e hipoparatireoidismo:
  - Restaurar os níveis de cálcio e fósforo para o mais próximo do normal possível (8-8,5 mg/dL); atentar para a ocorrência de hipercalciúria: nefrolitíase.

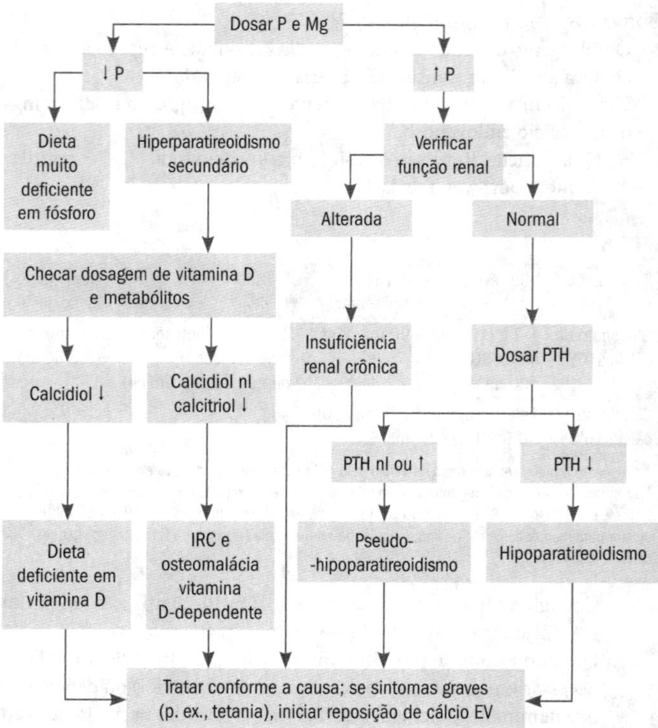

FIGURA 1 Hipocalcemia. IRC: insuficiência renal crônica; P: fósforo; PTH: hormônio paratireoidiano.

- $CaCO_3$ comprimido 1.250 mg (500 mg de cálcio elementar): iniciar com 1.500-2.000 mg/dia de cálcio elementar divididos em três tomadas.
- Reposição de vitamina D 50.000 u/dia ou calcitriol 0,25-1 μg/dia.

HIPERCALCEMIA

- CaT > 10,5 mg/dL ou CaI > limite superior da normalidade.

TABELA 5 Quais são as principais causas e mecanismos da hipercalcemia?

Mecanismos	Causas
Hiperparatireoidismo Incidência 1/500-1.000 Aumento do *set point* de inibição da secreção de PTH pelo cálcio	▪ Primária: adenoma (80%), hiperplasia (15-20%), carcinoma (< 0,5%) ▪ Terciária: hiperparatireoidismo secundário persistente → nódulo autônomo
Malignidade	▪ Produção tumoral PTHrp (80%): ↓ PTH intacto endógeno; tumores de células escamosas, renal, mama, cabeça e pescoço, bexiga ▪ Secreção ectópica de PTH: rara ▪ Hipercalcemia osteolítica local: PTH intacto endógeno normal; mama, mieloma ▪ ↑ 1,25 diidroxivitamina D: produção mediada por tecido linfoide; linfomas
Hipercalcemia hipocalciúrica familiar	▪ Mutação no receptor sensor de cálcio (paratireoide e rim): aumento do *set point* do cálcio ▪ ↑ PTH; ↓ $[PO_4^{3-}]$ ▪ Como diferenciar de hiperpara primário? $FE_{Ca} < 0,01$
Excesso de vitamina D	▪ Doenças granulomatosas: tuberculose, hanseníase, histoplasmoses, granulomatose de Wegener, sarcoidose ▪ Intoxicação por vitamina D
↑ *turnover* ósseo	▪ Hipertireoidismo ▪ T3 aumenta atividade osteoclástica

FE_{ca}: fração de excreção de cálcio: (Ca urinário x fluxo urinário) / (Ca plasmático x taxa filtração glomerular).

- Em pacientes internados com hipercalcemia, 45% são malignidade, 25% hiperpara primário e 10% hiperpara terciário.

TABELA 6 Como correlacionar as causas de hipercalcemia com os níveis de PO_4^{3-} e PTH?

Condição clínica	PTH	PO_4^{3-}
Hiperparatireoidismo primário e terciário	↑	↓
Hipercalcemia hipocalciúrica familiar	↑	↓
Excesso de vitamina D	↓	↑
Malignidade	↓	Variável
↑ *turnover* ósseo	↓	↑

Quais são as principais manifestações clínicas da hipercalcemia?

- A maioria dos pacientes com hipercalcemia leve é assintomática, e ela representa achado de exame laboratorial.
- Sintomas inespecíficos dominam o quadro: letargia, fraqueza muscular, confusão mental, anorexia, náusea, vômitos, constipação, poliúria e polidipsia.
- Complicações: desidratação, nefrolitíase, nefrocalcinose, insuficiência renal, hipertensão, arritmias cardíacas, úlcera péptica, pancreatite e até coma.
- A apresentação de sintomas é dependente da velocidade em que aparece a hipercalcemia e da associação de outras condições, como doença em sistema nervoso central e uremia.
- Hipercalcemia crônica:
  - Deposição de cálcio em válvulas cardíacas, coronárias e fibras miocárdicas, encurtamento do intervalo QT.
  - Defeito na habilidade da concentração renal que pode induzir poliúria e polidipsia.
- Hiperpara primário: osteíte fibrosa cística: reabsorção subperiosteal das falanges distais, regiões distais da clavícula e em escalpo e crânio ("sal e pimenta") e em ossos longos formando cistos ósseos (tumores marrons).
- Crise hipercalcêmica: apresentação clínica de maior interesse na emergência:
  - Usualmente CaT > 14-15 mg/dL, desidratação, poliúria e alteração do nível de consciência.
  - Achados como anorexia, náuseas, vômitos e confusão mental ou sonolência são indicativos de gravidade. Psicose orgânica e letargia podem progredir para estupor e coma.
  - Atenção: na maioria das vezes não há hipotensão arterial, pois a hipercalcemia aumenta o tônus vascular.
  - Potenciais manifestações cardíacas: bradiarritmias, bloqueios atrioventriculares ou de ramos e parada cardiorrespiratória.

Como proceder a investigação diagnóstica?

1. Confirmar: 2ª dosagem.
2. Descartar o uso de medicações associadas a hipercalemia.

3. PTH:
   - PTH ↑: hiperpara primário ou terciário, lítio, hipercalcemia hipocalciúrica familiar.
   - PTH ↓: demais causas.
4. PTHrp: exame pouco disponível, mas se ↑ confirma o diagnóstico de malignidade.
5. Vitamina D e seus metabólitos:
   - 25-hidroxi-vitamina D ↑: ingestão direta.
   - 1,25-diidroxi-vitamina D ↑: ingestão direta, doenças granulomatosas, linfoma, ↑ produção renal por hiperpara.

Como tratamos a hipercalcemia aguda?

- Indicações: hipercalcemia grave (CaT > 14 mg/dL) ou moderada (CaT > 12 mg/dL) com sintomas.

TABELA 7

Tratamento	Dose	Início de efeito	Observações
SF	4-6 L/dia (200-300 mL/h → débito urinário 100-150 mL/h)	Horas	Natriurese → ↑ excreção renal de cálcio
Furosemida	Dose individualizada	Horas → diurético calciúrico, porém impacto questionável Priorizar para manejo volêmico	Não prescrever antes de garantir a reidratação e restaurar a diurese
Pamidronato	90 mg + SF 250 mL → infundir em 2-4 horas	1-3 dias → inibe reabsorção óssea (bifosfonato)	Não repetir em menos de 7 dias. Duração de efeito 2-4 semanas
Ácido zoledrônico	4 mg → infundir IV em 15 min; pode ser repetida se necessário	Imediato → inibe reabsorção óssea (bifosfonato)	Normalização do cálcio em 3 dias em 80-100% dos casos
Corticosteroides	Prednisona 1 mg/kg	Dias	Linfoma, mieloma, doenças granulomatosas e intoxicação por vitamina D

(continua)

TABELA 7 *(continuação)*

Tratamento	Dose	Início de efeito	Observações
Calcitonina	4-8 UI/kg IM ou SC de 12/12 h por 48 h	Horas	Utilizar somente se CaT > 14 mg/dL; não utilizar como tratamento isolado (risco de taquifilaxia)

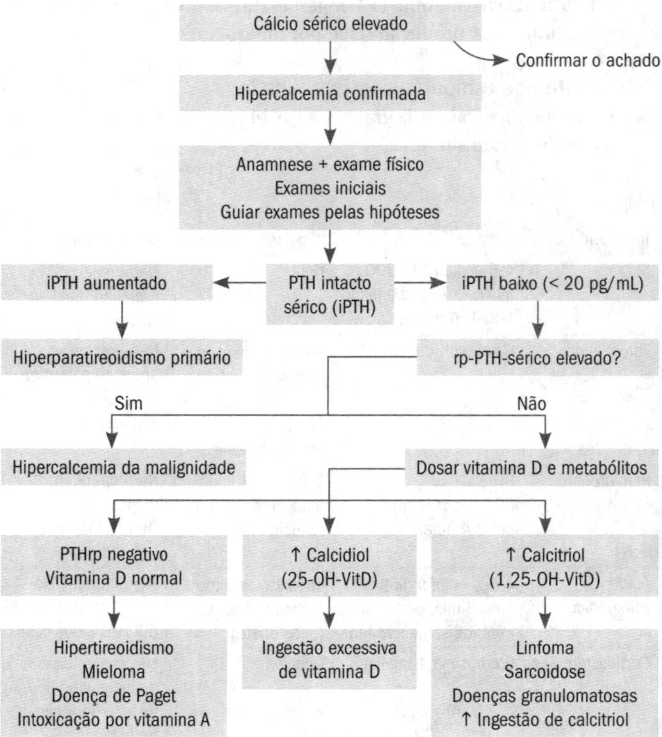

FIGURA 2 Hipercalcemia.

LEITURA SUGERIDA

1. Cooper MS, Gittoes NJ. Diagnosis and management of hypocalcaemia. BMJ. 2008;336:1298.
2. Goltzman D. Etiology of hypocalcemia in adults. Post TW (ed.). UpToDate. Waltham, MA: UpToDate Inc. http://www.uptodate.com. Acesso em: 16/10/2021.
3. Shane E. Diagnostic approach to hypercalcemia. Post TW (ed.). UpToDate. Waltham, MA: UpToDate Inc. http://www.uptodate.com. Acesso em: 16/10/2021.
4. Shane E. Treatment of hypercalcemia. Post TW (ed.). UpToDate. Waltham, MA: UpToDate Inc. http://www.uptodate.com. Acesso em: 16/10/2021.
5. Thakker R. Hypocalcemia: pathogenesis, differential diagnosis, and management. In Primer on the Metabolic Bone Diseases and Disorders of Mineral Metabolism. American Society of Bone and Mineral Research. 2006;6:213.

69

Distúrbios acidobásicos

Carine Carrijo de Faria
Victor Van Vaisberg
Lucas Oliveira Marino

- A avaliação dos distúrbios acidobásicos, se usada adequadamente, pode ser importante ferramenta diagnóstica e para controle terapêutico em múltiplas situações clínicas. É importante que o médico use essas informações à luz dos dados clínicos do caso em questão, e não apenas empregue mecanicamente os fluxogramas discutidos neste capítulo.
- O *status* acidobásico é comumente avaliado por meio da medida dos componentes do sistema tampão bicarbonato-dióxido de carbono no sangue:
  - CO_2 dissolvido + $H_2O \leftrightarrow H_2CO_3 \leftrightarrow HCO_3^- + H^+$
- A equação de Henderson-Hasselbalch explicita a relação matemática entre as variáveis obtidas na análise gasosa do sangue e orienta as definições dos distúrbios acidobásicos:
  - $pH = 6{,}10 + \log([HCO_3^-] \div [0{,}03 \times pCO_2])$

TABELA 1 Valores de referência da gasometria arterial

▪ pH: 7,35-7,45
▪ $[HCO_3^-]$: 21-27 mEq/L
▪ pCO_2: 35-45 mmHg

DEVEMOS USAR A GASOMETRIA ARTERIAL OU A GASOMETRIA VENOSA PARA AVALIAÇÃO DO EQUILÍBRIO ACIDOBÁSICO?

- Depende! Sabemos que a literatura respalda equivalências na maior parte das situações clínicas. Dessa maneira, a gasometria venosa poderia ao menos ser usada como exame de triagem. Destacamos:

- pH: o pH do sangue venoso periférico é aproximadamente 0,02 a 0,04 unidade de pH menor que o sangue arterial.
- HCO_3^-: existe boa correlação, havendo uma diferença média de -1,41 mEq/L.
- pCO_2: dados são conflitantes na literatura. Provavelmente, na maioria das situações, há uma diferença de 5,7 mmHg. Isso pode não ser acurado em situações como o choque.
- Lactato: há boa correlação quando em faixa de normalidade. Isto é, um lactato venoso normal pode ser usado como exame de triagem para inferir que o lactato arterial encontra-se normal.
- pO_2: não há boa correlação entre valores arteriais e venosos, e para avaliação da hipoxemia, deve-se priorizar a gasometria arterial.

QUAL O PRINCÍPIO GERAL DOS DISTÚRBIOS ACIDOBÁSICOS?

- Os dois principais sistemas tampão do organismo são o sistema renal, capaz de produzir HCO_3^- *de novo*, e o sistema respiratório, capaz de eliminar CO_2 aumentando o volume-minuto. Assim, em última instância, os distúrbios acidobásicos simples limitam-se à resposta compensatória que limita a variação entre a razão $[HCO_3^-]/pCO_2$, em última instância o pH sanguíneo.
- A magnitude da compensação é proporcional à gravidade do distúrbio acidobásico primário.

QUAIS SÃO AS PRINCIPAIS MANIFESTAÇÕES CLÍNICAS?

- As manifestações clínicas e metabólicas dos distúrbios acidobásicos são mais acentuadas quanto mais grave for o grau de acidose/alcalose.

TABELA 2 Manifestações de diferentes sistemas que impactam no equilíbrio acidobásico

Manifestação	Acidose	Alcaloses
Cardiovasculares (acidemia/ alcalemia graves)	↓ débito cardíaco, PA e fluxo sanguíneo hepático e renal ↓ responsividade cardiovascular a catecolaminas Arritmias	Aumento do risco de arritmias

(Continua)

TABELA 2 Manifestações de diferentes sistemas que impactam no equilíbrio acidobásico (*Continuação*)

Manifestação	Acidose	Alcaloses
Respiratórias	Dispneia Hiperventilação – padrão de Kussmaul	Hipoventilação
Neurológicas	Estupor, coma	Cefaleia, tetania, letargia
Metabólicas	Hipercalemia Resistência insulínica	Hipocalemia Hiporreflexia Fraqueza muscular

PA: pressão arterial.

- As alterações de potássio nas acidoses e alcaloses metabólicas são devidas sobretudo às trocas entre meio intra e extracelular deste íon para manter a eletroneutralidade no interior das células após movimento transcelular de íons hidrogênio consequente às variações de pH sanguíneo. Nos distúrbios respiratórios as alterações de potássio são mínimas, ainda sem motivo conhecido.

COMO ANALISAR A GASOMETRIA ARTERIAL?

- Para avaliação de cada distúrbio, após coleta de anamnese e exame físico completos, é necessário, por meio da análise da gasometria arterial:
  1. Estabelecer o diagnóstico primário. Existe acidemia ou alcalemia? As alterações observadas justificam-se mais por variações de HCO_3^- ou de pCO_2?
  2. Avaliar o grau de compensação de cada distúrbio → compensação substancialmente reduzida ou aumentada é indicativa de distúrbio misto.
  3. Determinar se há elevação de ânion-gap, sobretudo em pacientes com acidose metabólica. Se ânion-gap aumentado, calcular $\Delta AG/\Delta[HCO_3^-]$. Se ânion-gap normal, avaliar o $AG_{urinário}$.
  4. Identificação do diagnóstico etiológico.
- O racional exposto neste parágrafo é mais bem detalhado nas Figuras 1 e 2.

COMO IDENTIFICAR, MANEJAR E TRATAR OS DISTÚRBIOS ACIDOBÁSICOS SIMPLES E MISTOS?

Acidose metabólica

- Redução da concentração de bicarbonato.
- Quais as características da resposta compensatória?
  - A hiperventilação, que caracteriza a resposta respiratória compensatória, determina a redução da pCO_2 na tentativa de restaurar o pH. Isso pode ser observado na prática clínica por meio de taquipneia ou de padrões respiratórios característicos, como a respiração de Kussmaul.
  - Inicia em 30 minutos e completa em 12 a 24 horas.
  - Para determinar se há compensação apropriada, são validadas as relações matemáticas:

$$pCO_{2\,esperada} = 1{,}5 \times [HCO_3^-] + 8 \pm 2 \text{ (equação de Winter)}$$

ou

$$pCO_{2\,esperada} = [HCO_3^-] + 15$$

  - Distúrbio misto: acidose ou alcalose respiratória concomitantes podem ser diagnosticadas se a pCO_2 medida for maior ou menor que a predita, respectivamente. Caso a pCO_2 encontre-se na faixa predita, isso quer dizer que não existe distúrbio compensatório respiratório associado.
- O que é ânion-gap? Como interpretá-lo?

TABELA 3 Causas e mecanismos de acidoses metabólicas segundo ânion-gap

Mecanismo de acidose	Ânion-gap aumentado	Ânion-gap normal
Aumento da produção de ácidos	Acidose láctica Cetoacidose – diabética, jejum, associada a álcool Ingestão – metanol, etilenoglicol, aspirina	

(continua)

TABELA 3 Causas e mecanismos de acidoses metabólicas segundo ânion-gap (*continuação*)

Mecanismo de acidose	Ânion-gap aumentado	Ânion-gap normal
Perda de bicarbonato		Diarreia ou outras perdas intestinais Acidose tubular renal tipo 2 (proximal) Pós-tratamento de cetoacidose Inibidores de anidrase carbônica Desvio ureteral para sigmoide, neobexiga ileal
Redução da excreção renal de ácidos	Doença renal crônica Lesão renal aguda	Acidose tubular renal tipo 1 (distal) Acidose tubular renal tipo 4 (hipoaldosteronismo)

- Calculado pela diferença entre os principais cátions e ânions medidos no sangue: reflete, em última instância, a relação entre cargas positivas e negativas não medidas:

$$AG = Na^+ - (HCO_3 + Cl^-)$$

- Dessa forma, o AG também pode ser assim interpretado: ânions não medidos – cátions não medidos.
- O valor de referência varia entre 7 e 13 mEq/L e mais recentemente têm sido demonstrados valores entre 3 e 10 mEq/L (em média, 6 mEq/L). É importante que cada laboratório defina seu valor de referência.
- Usado para o diagnóstico diferencial no paciente com acidose metabólica:
  - ↑ AG: aumento da geração de ácido.
  - AG normal = acidose hiperclorêmica → outros mecanismos de acidose.
- Albumina: principal ânion não medido responsável pelo AG sérico. Valores de AG devem ser ajustados para pacientes com hipoalbuminemia. Para cada 1 g/dL de redução da albumina em relação à albumina sérica normal (referência 4g/dL), o AG é reduzido cerca de 2,3 a 2,5 mEq/L.

$$AG_{corrigido} = AG_{mensurado} + 2{,}5 \times [4{,}0 - \text{albumina sérica (g/dL)}]$$

- Pacientes com diarreia grave, cetoacidose ou em progressão de doença renal podem apresentar acidose com ↑ AG sobreposta a acidose hiperclorêmica.
- Dessa forma, sempre que se diagnosticar uma acidose metabólica com ↑ AG deve-se calcular a relação $\Delta AG/\Delta[HCO_3^-]$.

$$\Delta AG = AG_{calculado} - 10$$

$$\Delta[HCO_3^-] = 24 - \text{bicarbonato}$$

  - Geralmente, o aumento do AG (concentração de ácidos novos) corresponde a queda do bicabornato, causada pelo tamponamento de íons hidrogênio. Assim, em uma acidose com ↑ AG isolada não complicada, o ↑ AG é similar a ↓ de bicarbonato → Δânion-gap/$\Delta[HCO_3] \cong 1$.
  - Se $\Delta AG/\Delta[HCO_3^-] < 1$: acidose com ↑ AG e acidose hiperclorêmica coexistentes (p. ex., diarreia grave); acidose de ↑ AG com função renal preservada e ânions ácidos facilmente excretados na urina (p. ex., cetoacidose); acidose tubular renal (ATR) IV por DRC ainda em estágios iniciais (capacidade de excreção de ânions ácidos ainda preservada).
  - Se $\Delta AG/\Delta[HCO_3^-]$ 1-2: acidose com ↑ AG no contexto de função renal reduzida e retenção de ânions ácidos (p. ex., acidose lática).
  - Se $\Delta AG/\Delta[HCO_3^-] > 2$: acidose com ↑ AG coexistente com alcalose metabólica ou no contexto de aumento de níveis de HCO_3 em indivíduos com acidose respiratória crônica.

- Como prosseguir a investigação caso o AG seja normal?
  - A história clínica é usualmente esclarecedora para se diferenciar causas renais de outras causas (principalmente gastrointestinais).
  - No caso de se permanecer a dúvida, o $AG_{urinário}$ pode ser esclarecedor:
    - $AG_{urinário} = Na_{urinário} + K_{urinário} - Cl_{urinário}$: à semelhança do $AG_{sérico}$, o $AG_{urinário}$ representa a diferença de cátions e ânions não medidos; como o NH_4^+ é o principal cátion não medido, o $AG_{urinário}$ é uma avaliação indireta da excreção urinária de H^+ na forma de NH_4^+.
    - $AG_{urinário}$ negativo: resposta fisiológica renal à acidemia, com capacidade preservada de geração de NH_4^+ (principalmente causas gastrointestinais).

- $AG_{urinário}$ positivo: falência renal na geração de NH_4^+ (ATR I, ATR IV e fase precoce de insuficiência renal aguda [IRA]).

TABELA 4 Características diferenciais das acidoses tubulares renais

Acidose tubular renal	Mecanismo	Grau da acidose	Potássio sérico	pH urinário	$AG_{urinário}$
Proximal (II)	Redução da reabsorção de bicarbonato	Moderada	Baixo	< 5,3 (eleva-se com o tratamento)	Variável
Distal (I)	Bloqueio na secreção distal de H^+	Grave	Baixo	> 5,5	Positivo
Hipoaldosteronismo (IV)	Bloqueio na secreção distal de K^+ e H^+	Leve	Elevado	< 5,3	Positivo

- Tratamento:
  - O foco do tratamento das acidoses metabólicas é a reversão das causas de base.
  - Não há consenso estabelecido sobre a indicação de reposição de bicarbonato.
  - De forma geral, recomenda-se o tratamento em casos de acidemia grave (pH < 7,1), aguda e sintomática, associada a $[HCO_3^-]$ < 8 mEq/L → pH < 7,1 pode estar associado a depressão miocárdica, resistência a catecolaminas e arritmias.
  - O aumento de pH pós-reposição, contudo, pode causar acidificação intracelular, aumento da produção de lactato e depressão miocárdica. Sobrecarga volêmica, hipernatremia e redução do cálcio iônico são outros eventos adversos relacionados ao bicarbonato. A administração de bicarbonato também desloca o equilíbrio de produzir CO_2, em última instância gerando acidose respiratória.
  - Acidoses metabólicas agudas menos graves geralmente não requerem uso de bicarbonato.
  - O volume de distribuição do bicarbonato varia conforme a acidose, portanto, é difícil prever sua alteração sérica após uma dada infusão. Em um homem de 70 kg, 50 mL de solução hipertônica de

$NaHCO_3$ a 8,4% (50 mEq/50 mL) aumentará a concentração sérica de HCO_3^- em aproximadamente 1,3 a 1,5 mEq/L.

- O déficit total de bicarbonato pode ser estimado, mas nunca deve ser totalmente reposto (não é uma meta) → 0,6 × peso kg × (24 – HCO_3^- sérico). Idealmente, aumentar o bicarbonato para 8-10 mEq/L e o pH para 7,15-7,20.
- Na cetoacidose diabética, administrar bicarbonato de sódio somente se pH < 6,9 → diluir 100 mL de $NaHCO_3$ 8,4% em 400 mL de água destilada, administrar EV em 2 horas.
- Na intoxicação por salicilatos, é validado alcalinizar o sangue com bicarbonato para manter o pH entre 7,5 e 7,6, o que evita a difusão de salicilato para o sistema nervoso central (SNC), reduzindo a toxicidade. A alcalose respiratória típica desta intoxicação não contraindica a reposição (detalhes no Capítulo 96, "Abordagem específica das intoxicações por fármacos").

Alcalose metabólica

- Aumento da concentração de bicarbonato, com aumento de pH.
- Quais as características da resposta compensatória?
  - A hipoventilação, que caracteriza a resposta respiratória compensatória, determina o aumento de pCO_2 na tentativa de normalizar o pH.
  - Resposta completa em 24 a 36 horas.
  - Relação matemática da compensação:

$$pCO_{2\,esperada} = 0{,}7 \times ([HCO_3^-] - 24) + 40 \pm 2$$

  - Distúrbio misto: acidose ou alcalose respiratória concomitantes podem ser diagnosticadas se a pCO_2 medida for maior ou menor que a predita, respectivamente.

TABELA 5 Causas e mecanismos de alcalose metabólica

Mecanismos	Causas
Perda gastrointestinal de H^+	Gástricas: ▪ Vômitos ▪ Drenagem nasogástrica Diarreia: ▪ Adenoma viloso de cólon ▪ Abuso de laxativos ▪ Cloridorreia (desordem genética rara)

(Continua)

TABELA 5 Causas e mecanismos de alcalose metabólica (*Continuação*)

Mecanismos	Causas
Perda renal de H^+ Aumento do aporte de Na e H_2O no néfron distal associado a ↑ da atividade de mineralocorticoide	Hiperaldosteronismo primário Síndrome de Liddle Hiperaldosteronismo secundário (baixo volume arterial efetivo) + diurético Diuréticos de alça e tiazídicos Síndrome de Bartter (furosemida-*like*) e Gitelman (tiazídico-*like*) Correção iatrogênica de hipercapnia crônica Síndrome leite-álcali
Cargas exógenas de HCO_3^-	Reposição de grandes volumes de bicarbonato ou sais de lactato e citrato (hemoderivados), associada a hipovolemia ou disfunção renal Obs.: em pacientes normovolêmicos com função renal preservada, o excesso de HCO_3^- será rapidamente eliminado pela urina
Shift intracelular de H^+	Hipocalemia
Alcalose de contração Perda de grande volume de fluido extracelular com alta concentração de Na e Cl e baixa concentração de HCO_3 Usualmente, está inserida em um contexto multifatorial	Diuréticos de alça em pacientes muito edemaciados Sudorese excessiva em fibrocísticos

TABELA 6 Causas conforme a responsividade à salina

Salina responsiva $Cloro_{urinário}$ < 10-20 mEq/L	Perda de H^+ gastrointestinal: vômito, drenagem nasogástrica, adenoma viloso Uso prévio de diurético ($cloro_{urinário}$ > 20 se uso corrente de diurético) Pós-hipercapnia, laxativos, sudorese excessiva em fibrocísticos

(*continua*)

TABELA 6 Causas conforme a responsividade à salina *(continuação)*

Salina resistente $Cloro_{urinário}$ > 25 mEq/L	Hipertensão (excesso de mineralocorticoide): Hiperaldosteronismo 1° Hiperaldosteronismo 2°: hipertensão renovascular, tumor secretor de renina Não aldosterona: síndrome de Liddle, Cushing, mineralocorticoide exógeno
	Normotensão: Síndrome de Bartter e Gitelman Hipocalemia grave Reposição exógena de álcali

- Quando a etiologia da alcalose metabólica não é aparente pela história e exame físico, a medida da concentração de cloreto urinário pode ser útil:
  - ↓ concentração urinária de cloreto – [Cl] < 10-20 mEq/L:
    - Vômitos e sucção nasogástrica (por hipovolemia).
    - Alcalose induzida por diurético (queda de cloreto urinário pós-descontinuação do diurético).
    - Abuso de laxativos, fibrose cística com suor excessivo, diarreia congênita.
  - Concentração urinária de cloreto não reduzida – [Cl] > 25 mEq/L:
    - Acidose metabólica associada a volume expandido por excesso de mineralocorticoide primário ou mimetizado:
      - Hiperaldosteronismo primário.
      - Síndrome de Liddle.
      - Síndrome aparente de excesso de mineralocorticoide.
    - Síndromes de Bartter e Gitelman.
    - Hipocalemia grave (K < 2,0 mEq/L).
- Tratamento:
  - Deve ser focado na causa de base, com correção do estímulo subjacente à geração de HCO_3^- e redução de sua excreção urinária.
  - O aumento da excreção urinária de bicarbonato depende do mecanismo perpetuador do processo:
    - Depleção volêmica e de cloro: vômitos, drenagem nasogástrica, diuréticos, sudorese excessiva, perda para o 3° espaço; estas circunstâncias devem ser conduzidas com solução fisiológica (SF), que também corrigirá a depleção de cloro invariavelmente associada.

  - Estados edematosos com baixo volume arterial efetivo (cirrose, ICC, *cor pulmonale*, síndrome nefrótica): prova com SF é contraindicada, ineficaz e potencialmente deletéria. A reposição de cloreto de potássio e o uso de diuréticos poupadores de potássio são eficazes.
  - Depleção de potássio: a correção da hipocalemia reduz a reabsorção proximal de HCO_3^- e a reabsorção de K às custas da secreção de H^+ nos túbulos coletores.
- Considerar o uso de inibidores de bomba de prótons em pacientes cuja drenagem nasogástrica não pode ser suspensa.
- Suspensão de diuréticos tiazídicos e de alça sempre que possível.
- Uso de inibidor da anidrase carbônica (acetazolamida) pode acelerar a perda de bicarbonato pelo rim e ser eficaz em pacientes com boa função renal. O seu uso, porém, pode agravar a hipocalemia.

Distúrbios respiratórios

- Acidose respiratória: aumento da pCO_2.
  - Resposta compensatória metabólica:
    - Aguda: ↑ 1 mEq/L [HCO_3^-] para cada ↑ 10 mmHg de pCO_2 acima de 40 mmHg.
    - Crônica: ↑ 4 a 5 mEq/L [HCO_3^-] para cada ↑ 10 mmHg de pCO_2 acima de 40 mmHg.
    - Resposta adaptativa completa dentro de 2 a 5 dias.
    - Distúrbio misto: alcalose ou acidose metabólica concomitantes podem ser diagnosticadas se a [HCO_3^-] na gasometria for maior ou menor que a predita, respectivamente.
- Alcalose respiratória: diminuição da pCO_2, com aumento de pH.
  - Resposta compensatória metabólica:
    - Aguda: ↓ 2 mEq/L [HCO_3^-] para cada ↓ 10 mmHg de pCO_2 abaixo de 40.
    - Crônica: ↓ 4-5 mEq/L [HCO_3^-] para cada ↓ 10 mmHg de pCO_2 abaixo de 40.
    - Resposta adaptativa completa dentro de 3 a 5 dias.
    - Distúrbio misto: alcalose ou acidose metabólica concomitantes podem ser diagnosticadas se a [HCO_3^-] na gasometria for maior ou menor do que a predita.

TABELA 7 Causas e mecanismos dos distúrbios respiratórios

Mecanismos	Acidose respiratória	Alcalose respiratória
Central	Fármacos (anestésico, opioide, sedativos) AVC Infecção	Estimulação do SNC: dor, ansiedade, febre, meningite, Tumor, trauma, AVC
Vias respiratórias e parênquima pulmonar	Obstrução, asma, DPOC, pneumoconiose, SDRA	
Neuromuscular	Poliomielite, cifoescoliose, miastenia, distrofia muscular	
Hipoxemia ou hipóxia tecidual		Grandes altitudes, pneumonia, edema pulmonar, anemia grave
Fármacos ou hormônios		Gravidez, salicilatos
Estimulação dos receptores torácicos		Hemotórax, tórax instável, insuficiência cardíaca, embolia pulmonar
Diversos	Obesidade Hipoventilação Hipercapnia permissiva	Sepse, insuficiência hepática, hiperventilação mecânica, exposição a calor, recuperação da acidose metabólica

AVC: acidente vascular cerebral; DPOC: doença pulmonar obstrutiva crônica; SDRA: síndrome do desconforto respiratório agudo; SNC: sistema nervoso central.

- Tratamento:
  - Como nos desequilíbrios metabólicos, nos distúrbios respiratórios também devemos focar no tratamento na causa subjacente.
  - Na acidose respiratória aguda grave podem ser necessárias intubação orotraqueal e ventilação mecânica para restauração da ventilação alveolar adequada . Deve-se tomar especial cuidado no momento da indução e paralisia para não haver piora transitória da acidose respiratória por retenção. Mais detalhes nos Capíulos "Insuficiência respiratória" e "Ventilação mecânica no departamento de emergência".

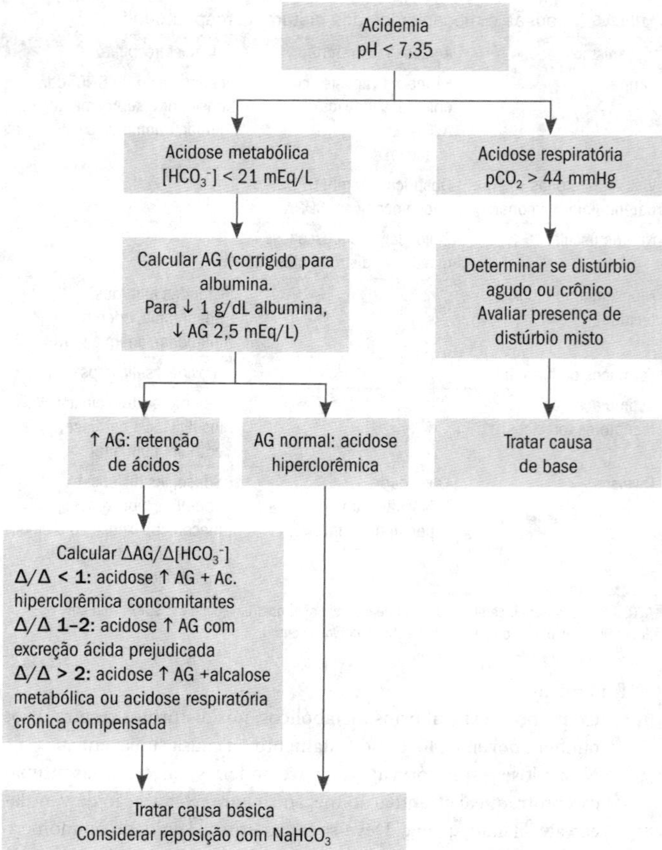

FIGURA 1 Acidemia.

AG: ânion-gap.

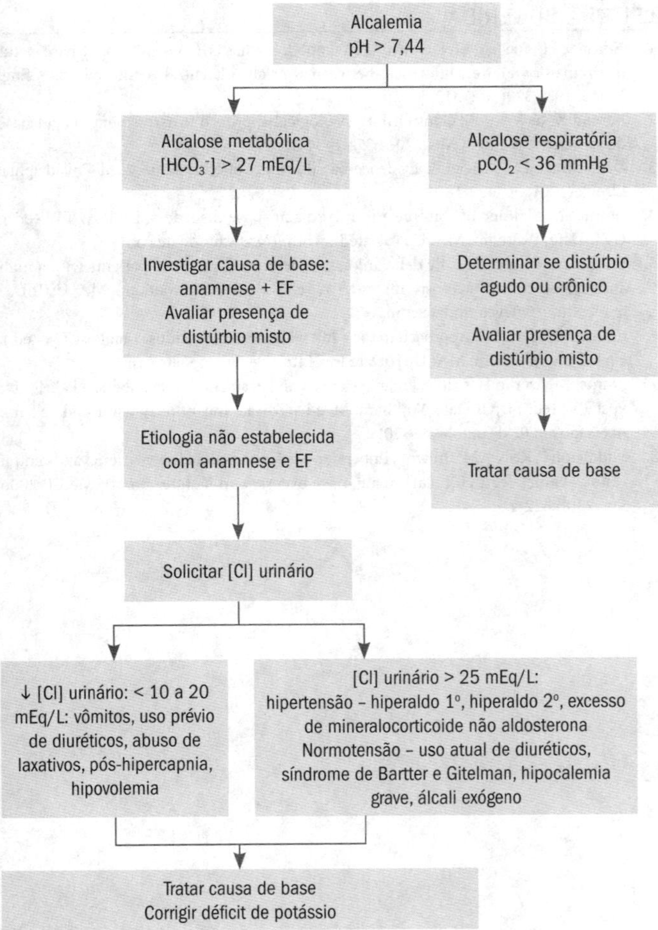

FIGURA 2 Alcalemia.

LEITURA SUGERIDA

1. Adrogué HJ, Rashad MN, Gorin AB, Yacoub J, Madias NE. Assessing acid-base status in circulatory failure. Differences between arterial and central venous blood. N Engl J Med. 1989;320(20):1312.
2. Berend K, de Vries PJ, Gans OBJ. Physiological approach to assessment of acid-base disturbances. N Engl J Med. 2014;371:1434-45.
3. Deutschman CS, Neligan PJ. Evidence-based practice of critical care. 2. ed. Philadelphia: Elsevier; 2016. p. 409-18.
4. Emmet M, Palmer BF. Simple and mixed acid-base disorders. In: Post TW (ed.). UpToDate. Waltham, MA: UpToDate Inc. http://www.uptodate.com.
5. Emmet M, Palmer BF. The delta anion gap/delta HCO_3 ratio in patients with a high anion gap metabolic acidosis. In: Post TW (ed.). UpToDate. Waltham, MA: UpToDate Inc. http://www.uptodate.com.
6. Emmet M, Szerlip H. Approach to the adult with metabolic acidosis. In: Post TW (ed.). UpToDate. Waltham, MA: UpToDate Inc. http://www.uptodate.com.
7. Emmet M, Szerlip H. Clinical manifestations and evaluation of metabolic alkalosis. In: Post TW (ed.). UpToDate. Waltham, MA: UpToDate Inc. http://www.uptodate.com. Acessado em 02 de outubro de 2019.
8. Middleton P, Kelly AM, Brown J, Robertson M. Agreement between arterial and central venous values for pH, bicarbonate, base excess, and lactate. Emerg Med J. 2006 Aug;23(8):622-4.

70

Crise tireotóxica

Rodrigo Antonio Brandão Neto
Júlio César Garcia de Alencar

QUAL É A DEFINIÇÃO DE TIREOTOXICOSE E CRISE TIREOTÓXICA?

- Tireotoxicose é a manifestação bioquímica e fisiológica da circulação excessiva de hormônios tireoidianos.
- A crise tireotóxica, ou tempestade tireoidiana, é definida como manifestação extrema e acentuada da tireotoxicose. Usualmente apresenta fatores precipitantes claros como infecção ou cirurgia.
- Os critérios diagnósticos de Burch e Wartofsky ajudam a definir casos duvidosos de crise tireotóxica.

QUAIS SÃO AS PRINCIPAIS ETIOLOGIAS DE HIPERTIREOIDISMO ASSOCIADO COM CRISE TIREOTÓXICA?

- A doença de Graves é a etiologia do hipertireoidismo na maioria dos casos de crise tireotóxica. A Tabela 1 descreve as principais etiologias de hipertireoidismo associado a crise tireotóxica.

QUAIS SÃO OS PRINCIPAIS FATORES PRECIPITANTES DA CRISE TIREOTÓXICA?

- Os principais fatores são descritos na Tabela 2.
- A crise tireotóxica não parece ter correlação com aumento agudo dos níveis dos hormônios tireoidianos. A associação é maior com aumento da fração livre dos hormônios tireoidianos e com alterações dos receptores de hormônios tireoidianos.

QUAIS SÃO AS PRINCIPAIS MANIFESTAÇÕES CLÍNICAS DA CRISE TIREOTÓXICA?

- As manifestações representam uma exacerbação dos sintomas usuais de hipertireoidismo. As manifestações mais comuns de hipertireoidismo estão descritas na Tabela 3.

TABELA 1 Causas de tireotoxicose

▪ Doença de Graves
▪ Bócio multinodular tóxico
▪ Nódulo tóxico
▪ Tireoidite
▪ *Struma ovarii* (função autônoma da tireoide associada ao teratoma)
▪ Hipertireoidismo induzido por iodo
▪ Mediado por TSH – Tumor de pituitária – Resistência pituitária ao TSH
▪ Tireotoxicose exógena – Iatrogênica – Factícia

TABELA 2 Fatores precipitantes de crise tireotóxica

▪ Infecções
▪ Cirurgia
▪ Radioiodoterapia
▪ Contraste iodado e aumento de oferta de iodo
▪ Trauma
▪ Amiodarona
▪ Acidente vascular cerebral (AVC)
▪ Condições clínicas como cetoacidose diabética, embolia pulmonar, acidente vascular cerebral
▪ Parto
▪ Retirada de medicações antitireoidianas

TABELA 3 Manifestações da tireotoxicose

Sintoma	%	Sinal	%
Nervosismo	59-99	Taquicardia (FC > 90 bpm)	68-100
Sudorese	68-91	Bócio	87-100
Hipersensibilidade ao calor	73-89	Alterações cutâneas	97
Palpitações	75-89	Tremores	66-97
Fadiga	80-88	Sopro tireoide	77

(continua)

TABELA 3 Manifestações da tireotoxicose *(continuação)*

Sintoma	%	Sinal	%
Perda de peso	52-85	Sinais oculares	71
Queixas cardíacas	82	Fibrilação atrial	10-19
Dispneia	75-81	Esplenomegalia	10
Fraqueza	70	Ginecomastia	10
Aumento de apetite	32-65	Eritema palmar	8
Edema de membros inferiores	35		
Hiperdefecação sem alterações de características das fezes	33		
Diarreia	8-23		
Anorexia	9		
Constipação	4		
Ganho de peso	2		

- Achados sugestivos: tremor, sudorese, taquicardia, alargamento da pressão de pulso (sistólica elevada e diastólica diminuída), exoftalmia e tireoide aumentada. Febre com sudorese excessiva é o achado mais característico.
- Idosos podem apresentar apatia, perda de peso, bócio pequeno, fibrilação atrial, fraqueza, eventualmente confusão, sem manifestar agitação, e febre alta. Aumento da frequência cardíaca é um achado relativamente específico em idosos.
- O diagnóstico é realizado clinicamente. Os critérios de Burch e Wartofsky são utilizados para este propósito.

QUE EXAMES COMPLEMENTARES DEVO SOLICITAR?

- O diagnóstico da crise tireotóxica é essencialmente clínico. Alguns exames, entretanto, são importantes e são descritos na Tabela 5.

COMO DEVEMOS REALIZAR O MANEJO DA CRISE TIREOTÓXICA?

- A prioridade inicial é realizar suporte clínico, assegurando as vias aéreas e estado cardiovascular.
- O primeiro passo é a inibição da síntese e secreção de hormônios tireoidianos, que é realizada com as medicações antitireoidianas, com a

TABELA 4 Critérios diagnósticos para crise tireotóxica

Disfunção termorregulatória		Disfunção cardiovascular	
Temperatura	Pts	Taquicardia	Pts
37,0-37,7	5	90-109	5
37,8-38,1	10	110-119	10
38,2-38,5	15	120-129	15
38,6-38,8	20	130-139	20
38,9-39,2	25	> 140	25
> 39,3	30		
Efeitos SNC		**IC**	
Ausente	0	Ausente	0
Leve (agitação)	10	Leve (edema MMII)	5
Moderado (*delirium*, psicose, letargia)	20	Moderada (estertores em bases)	10
Grave (convulsão, coma)	30	Grave (edema agudo de pulmão)	15
Disfunção gastrointestinal/hepática		**Fibrilação atrial**	
Ausente	0	Ausente	0
Moderada (dor abdominal, diarreia, vômitos)	10	Presente	10
Grave (icterícia)	20		
Fator precipitante			
Negativo			0
Positivo			10

Escore > 45 = crise tireotóxica; 25-44 = crise iminente; < 25 = crise improvável.

TABELA 5 Exames complementares na crise tireotóxica

Exame	Alteração e importância
Hemograma completo	Pode ter leucocitose, mesmo sem infecção. Anemia megaloblástica pode ocorrer em caso de gastrite autoimune associada
Ureia e creatinina	Avaliação de função renal
AST, ALT, bilirrubinas	Pode ocorrer aumento significativo, principalmente de bilirrubinas, o que é um marcador de pior prognóstico
Glicemia	Pode ocorrer hiperglicemia em 30 a 55% dos casos

(continua)

TABELA 5 Exames complementares na crise tireotóxica *(continuação)*

Exame	Alteração e importância
Potássio e sódio	Pode ocorrer hipocalemia por hiperatividade simpática, que é associada a paralisia flácida
Cálcio	Pode estar aumentado, assim como a fosfatase alcalina em razão do aumento da atividade osteoclástica
Hormônios tireoidianos	TSH indetectável e aumento de T3, T4 e T4 livre. Aumentos não são necessariamente maiores que no hipertireoidismo compensado e não diferenciam esta situação
ECG	Pode demonstrar fibrilação atrial, taquicardia sinusal e outras taquiarritmias
Albumina	Marcador de pior prognóstico
Raio X de tórax	Pode ajudar a procura de foco infeccioso
Coagulograma	Podem ocorrer alterações de coagulação, se disfunção hepática associada
Urina 1	Pode ajudar na procura de foco infeccioso
Cintilografia de tireoide	Pode ajudar a diferenciar a tireotoxicose secundária a amiodarona (tipo 1: hipercaptante por excesso de iodo; tipo 2: hipocaptante associada a tireoidite). Pode sugerir a etiologia do hipertireoidismo (hipocaptação em tireotoxicose factícia e tireoidites)

preferência pelo propiltiouracil, por sua ação adicional de bloqueio da ação periférica do hormônio tireoidiano, embora não exista evidência de superioridade em relação ao metimazol.

- Propiltiouracil: dose de ataque de 600 a 1.000 mg, seguida de 200 a 300 mg de 6/6 a 4/4 horas (1.200 a 1.500 mg/dia).
- Metimazol: 20 mg de 4/4 a 6/6 horas (80 a 120 mg/dia).
- Um segundo passo é o bloqueio da liberação de hormônios pela tireoide. Soluções de iodo são a forma mais utilizada. Opções incluem:
  - Ácido iopanoico (Telepaque), que é o agente iodado de escolha (1 g 8/8 h no 1º dia e, depois, 500 mg 12/12 h).
  - Iodeto de potássio 4-8 gotas 6/6 ou 8/8 h.
- Deve-se lembrar que as tionamidas só devem ser utilizadas 2-3 horas após o início das drogas antitireoidanas.
- O carbonato de lítio representa uma alternativa como agente para inibir a liberação hormonal, principalmente em pacientes com alergia ao iodo. A

dose inicial é de 300 mg a cada 6 horas, devendo ser usado com cuidado, em razão de seus efeitos colaterais e do fato de ainda não ser bem estudado. A dose deve ser ajustada para manter litemia sérica em torno de 1 mg/dL.

- O bloqueio dos efeitos periféricos hormonais pode ser conseguido com betabloqueadores. O propranolol, por bloquear a conversão de T4 em T3, é uma excelente escolha; a dose inicial é de 20-40 mg com dose habitual de 60-120 mg 6/6 horas na crise tireotóxica. Opções endovenosas incluem propranolol em dose de 0,5-1,0 mg a cada 15 minutos, podendo ser usado até conseguir o controle da frequência cardíaca do paciente. Esmolol em bomba de infusão intravenosa contínua em dose de 0,05-1,0 mg/kg/min ou metoprolol em dose de 5 mg a cada 10-15 minutos até conseguir o controle da frequência cardíaca.
- Os corticosteroides em doses altas também diminuem a conversão periférica de T4 em T3 e podem prevenir insuficiência adrenal associada. A hidrocortisona pode ser usada em dose de 100 mg EV a cada 6 horas ou dexametasona EV 2-4 mg a cada 6/6 horas.
- Tratamento de suporte com controle de temperatura, hidratação, tratamento de insuficiência cardíaca, distúrbios eletrolíticos e outras complicações.
- Opções para crises refratárias incluem colestiramina, plasmaférese e hemodiálise ou hemoperfusão.

TABELA 6 Tratamento sumarizado da crise tireotóxica

Controle da tireoide
▪ Tionamidas (PTU, metimazol) ▪ Medicações iodadas (ácido iopanoico, iodeto de potássio, lugol) ▪ Carbonato de lítio
Bloqueio da conversão de T4 para T3
▪ PTU ▪ Ácido iopanoico ▪ Propranolol ▪ Corticosteroides
Aumento de *clearance* de hormônio tireoidiano
▪ Colestiramina ▪ Hemodiálise ▪ Hemoperfusão ▪ Plasmaférese

(continua)

TABELA 6 Tratamento sumarizado da crise tireotóxica *(continuação)*

Bloqueio dos efeitos do hormônio
▪ Betabloqueadores ▪ Corticosteroides
Medidas de suporte
▪ Antitérmicos (paracetamol) ▪ Hidratação ▪ Nutrição ▪ Oxigênio ▪ Tratamento de ICC
Tratamento do fator desencadeante

ICC: insuficiência cardíaca congestiva; PTU: propiltiouracil.

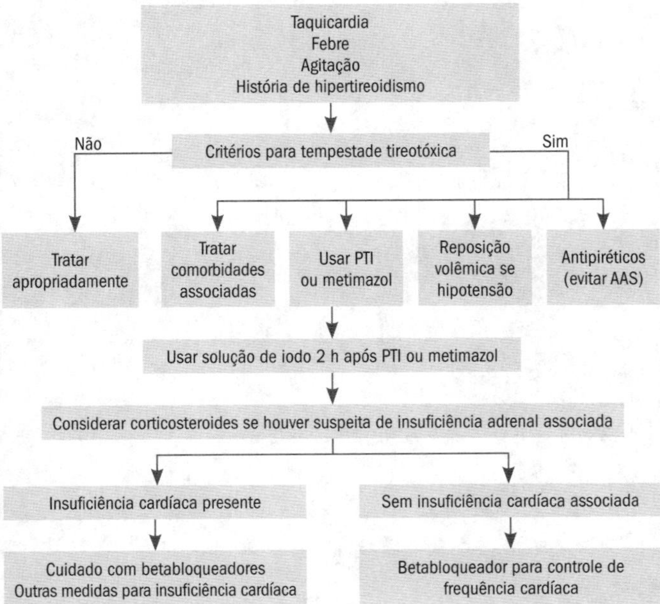

FIGURA 1 Crise tireotóxica.

LEITURA SUGERIDA

1. Akamizu T, Satoh T, Isozaki O, Suzuki A, Wakino S, Iburi T, et al. Diagnostic criteria, clinical features, and incidence of thyroid storm based on nationwide surveys. Thyroid. 2012;22:661.
2. Hampton J. Thyroid gland disorder emergencies. AACN Advanced Critical Care. 2013;24(3):325-32.
3. Mills L, Lim S. Identifying and treating thyroid storm and myxedema coma in the emergency department. Emergency Medicine Practice. 2009;11(8).
4. Ross DS. Treatment of thyroid storm. In: Post TW (ed.). UpToDate. Waltham, MA: UpToDate Inc. http://www.uptodate.com. Acesso em 04/10/2021.
5. Satoh T, et al. 2016 guidelines for the management ofthyroid storm from the Japan Thyroid Associations and Japan Endocrine Society. Endocrine Journal. 2016;63(12):1025-64.
6. Sherman SC. Thyroid emergencies. In: Wolfson AB (ed.). Harwood-Nuss. Clinical practice of emergency medicine. 4. ed. Philadelphia: Lippincott Williams and Wilkins; 2005. p. 854-63.

71

Estado mixedematoso

Rodrigo Antonio Brandão Neto
Júlio César Garcia de Alencar

O QUE É O ESTADO MIXEDEMATOSO?

- O estado mixedematoso é uma manifestação extrema de doença tireoidiana que ocorre em pacientes que apresentam hipotireoidismo severo e de longa duração. É desencadeado pelo desequilíbrio dos mecanismos de homeostase do paciente hipotireoidiano por um fator precipitante.
- Condição relativamente rara, mais comum em mulheres (80% dos casos), e que só ocorre nos meses do inverno.
- A mortalidade, que pode alcançar 60% dos pacientes, pode ser reduzida para 15% quando há reconhecimento precoce e tratamento adequado.
- Apesar de o termo "coma mixedematoso" ser comumente utilizado, a maioria dos pacientes não se apresenta em coma no departamento de emergência.

QUAIS SÃO OS PRINCIPAIS FATORES PRECIPITANTES DO ESTADO MIXEDEMATOSO?

- As infecções, sobretudo pneumonia, são os principais desencadeantes. A Tabela 1 aponta os principais fatores a serem pesquisados.

TABELA 1 Fatores precipitantes do estado mixedematoso

Fatores precipitantes
Hipotireoidismo não tratado
Hipotermia
Infecção
Acidente vascular cerebral
Trauma

(continua)

TABELA 1 Fatores precipitantes do estado mixedematoso *(continuação)*

Cirurgias
Queimaduras
Hemorragia gastrointestinal
Medicações ▪ Barbitúricos ▪ Analgésicos ▪ Sedativos ▪ Betabloqueadores ▪ Diuréticos ▪ Fenotiazinas ▪ Fenitoína ▪ Rifampicina ▪ Amiodarona ▪ Carbonato de lítio

QUAIS SÃO AS MANIFESTAÇÕES CLÍNICAS DO ESTADO MIXEDEMATOSO?

- O estado mixedematoso caracteriza-se por uma diminuição de até 40% do metabolismo basal, com alteração dos níveis de colesterol e depósito de mucopolissacárides.
- Ao contrário da crise tireotóxica, o estado mixedematoso não tem critérios diagnósticos e suas manifestações podem ser inespecíficas. No entanto, existem três características cardinais e orientadoras do diagnóstico, que são:
  - Alteração do estado mental (sonolência e letargia).
  - Perda da termorregulação (hipotermia ou ausência de febre em vigência de infecção).
  - Presença de fator precipitante.
- Bradicardia é um sinal frequentemente presente, assim como insuficiência respiratória hipercápnica. A Tabela 2 apresenta as principais manifestações clínicas do estado mixedematoso. Recentemente foram propostos critérios diagnósticos para o estado mixedematoso. Esses critérios estão especificados na Tabela 3.

TABELA 2 Manifestações clínicas do estado mixedematoso

Alterações neuropsiquiátricas	Alterações gastrointestinais
▪ Convulsão ▪ *Delirium* ▪ Sonolência ▪ Perda de memória ▪ Retardo na fase de relaxamento do reflexo profundo (achado específico)	▪ Redução de motilidade ▪ Distensão abdominal ▪ Íleo paralítico ▪ Fecaloma ▪ Megacólon mixedematoso (achado tardio)
Derrames cavitários	**Alterações cardiovasculares**
▪ Ascite ▪ Derrame pleural ▪ Derrame pericárdico	▪ Hipertensão diastólica (achado precoce) ▪ Hipotensão arterial (achado tardio) ▪ Bradicardia
Alterações do metabolismo	**Pele e fâneros**
▪ Hiperlipidemia ▪ Hipotermia ▪ Hiponatremia ▪ Atonia de bexiga **Alterações respiratórias** ▪ Depressão respiratória ▪ Narcose	▪ Pele seca e fria ▪ Face mixedematosa ▪ Edema generalizado ▪ Macroglossia ▪ Ptose palpebral ▪ Edema periorbitário ▪ Alopecia

QUAIS EXAMES DEVO SOLICITAR E QUAIS SÃO OS RESULTADOS ESPERADOS?

- Os pacientes com frequência cursam com hiponatremia e, em menor grau, com hipoglicemia que, quando presente, deve levar a suspeição de insuficiência adrenal associada. Hiperlipidemia costuma ser significativa. Miopatia, com elevação de enzimas musculares, é comum.
- Os níveis dos hormônios tireoidianos são invariavelmente baixos, mas não existem pontos de corte que fazem o diagnóstico de estado mixedematoso.
- Como fatores precipitantes estão invariavelmente presentes, a procura ativa de foco infeccioso com exames laboratoriais e de imagem (urina 1, radiografia de tórax e culturas) é essencial.

TABELA 3 Critérios diagnósticos para estado mixedematoso

Achado	Variável		Pontuação
Temperatura	> 35°C		0
	32-35°C		10
	< 32°C		20
Alterações de SNC	Sonolência/letargia		10
	Paciente obnubilado		15
	Estupor		20
	Coma/convulsões		30
Cardiovascular	Bradicardia	Ausente	0
		50-59	10
		40-49	20
	Alterações do ECG		10
	Derrame pericárdico		10
	Cardiomegalia		15

Achado	Variável	Pontuação
Alterações gastrointestinais	Anorexia/dor abdominal/constipação	5
	Diminuição da motilidade intestinal	15
	Íleo paralítico	20
Fator precipitante	Ausente	0
	Presente	10
Alterações metabólicas	Hiponatremia	10
	Hipoglicemia	10
	Hipoxemia	10
	Hipercapnia	10
	Diminuição da filtração glomerular	10
Outras alterações	Derrame pleural	10
	Edema pulmonar	15
	Hipotensão	20

Escore ≥ 60: extremamente sugestivo de estado mixedematoso.
Escore 25-59: sugestivo de estado mixedematoso.
Escore < 25: diagnóstico improvável.
Alterações em ECG incluem prolongamento de intervalo QT, complexos de baixa voltagem, bloqueios de ramo e cardíacos e alterações inespecíficas do segmento ST.
ECG: eletrocardiograma; SNC: sistema nervoso central.

TABELA 4 Exames complementares no estado mixedematoso

▪ Anemia: usualmente macrocítica
▪ Aumento de CPK e outras enzimas musculares
▪ Aumento de creatinina
▪ Aumento de transaminases
▪ Hipercapnia
▪ Hiperlipidemia
▪ Hipoglicemia
▪ Hiponatremia
▪ Hipoxemia
▪ Leucopenia
▪ Acidose respiratória
▪ Radiografia de tórax: pode revelar derrame pleural, aumento da área cardíaca e infiltrado pulmonar em casos de infecção
▪ Ecocardiograma: pode sugerir derrame pericárdico e disfunção cardíaca
▪ Aumento de TSH
▪ Redução de T3 e T4 livre

CPK: creatinofosfoquinase; TSH: hormônio tireoestimulante.

COMO DEVE SER O MANEJO DO PACIENTE COM ESTADO MIXEDEMATOSO?

- O tratamento de suporte é de grande importância e inclui medidas para correção da hipotermia, dos distúrbios eletrolíticos, de suporte de vias aéreas e de hemodinâmica.
- Os hormônios tireoidianos idealmente devem ser suplementados por via endovenosa por conta da diminuição da motilidade gastrointestinal. Como a disponibilidade de hormônio tireoidiano endovenoso é limitada, pode-se realizar a reposição por via oral ou via sonda enteral ou nasogástrica.
  - Dose de ataque de T4: 200-500 μg EV ou 500 μg VO, seguida de manutenção de 50-150 μg VO ao dia.
  - O uso de T3 tem benefícios teóricos, como sua ação direta no metabolismo e a diminuição da atividade da 5'-deiodinase, que converte T4 em T3, mas um estudo demonstrou aumento de mortali-

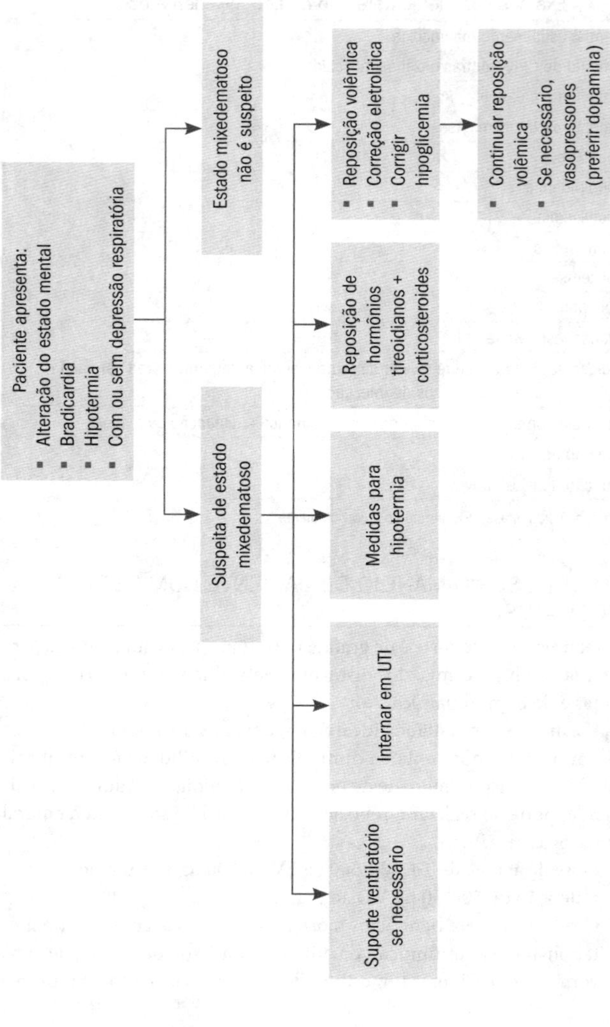

FIGURA 1 Estado mixedematoso.

dade com o uso de T3 em doses maiores que a habitual e a maioria dos autores não recomenda seu uso. A dose inicial de ataque seria de 10 a 20 μg EV seguida de reposição diária com T4.

- Pode-se realizar terapia combinada com T3 e T4, com doses de 10 μg de T3 e 200-300 μg de T4 EV, mantendo 50-100 μg T4 VO ou EV e 10 μg EV de T3 a cada 8 ou 12 horas.

- Deve-se considerar a reposição de glicocorticoides até ser excluída a presença de insuficiência adrenal associada, com hidrocortisona 100 mg EV 8/8 horas.

TABELA 5 Manejo do estado mixedematoso

Hipotermia	Aquecimento com cobertores. Evitar medidas de aquecimento periférico que podem levar a vasodilatação e hipotensão
Hipoventilação	Considerar ventilação mecânica
Hiponatremia	Salina hipertônica para manter Na^+ > 120 mEq/L
Hipoglicemia	Considerar insuficiência adrenal – hidrocortisona 100 mg EV 8/8 h e reposição de glicose
Hipotensão	Se hipovolemia, corrigir. Considerar drogas vasopressoras
Terapia hormonal	T4 200-500 μg inicial e 100-150 μg/dia T3 10 μg 8/8 h até paciente consciente (uso controverso)

LEITURA SUGERIDA

1. Garber JR, Cobin RH, Gharib H, Hennessey JV, Klein I, Mechanick JI, et al. Clinical practice guidelines of treatment of hypothyroidism in adults of American Association of Clinical Endocrinologists and American Thyroid Association. Thyroid. 2012;22:1200.
2. Idrose AM. Hypothyroidism. In: Tintinalli JE. Tintinalli's emergency medicine. 9. ed. New York: McGraw Hill; 2019.
3. Jonklaas J, Bianco AC, Buer AJ, Burman KD, Cappola AR, Celi FS, et al. Guidelines for the treatment of hypothyroidism of American Thyroid Association. Thyroid. 2014;24:1670.
4. Mills L, Lim S. Identifying and treating thyroid storm and myxedema coma in the emergency department. Emergency Medicine Practice. 2009;11(8).
5. Popeveniuc G, Chanora T, Sud A. A diagnostic scoring system for myxedema coma. Endoc Practice. 2014;20:808.
6. Ross DS. Myxedema coma. Post TW (ed.). UpToDate. Waltham, MA: UpToDate Inc. http://www.uptodate.com. Acesso em: 15/10/2021.

72

Insuficiência adrenal

Rodrigo Antonio Brandão Neto

COMO PODEMOS DEFINIR INSUFICIÊNCIA ADRENAL?

- Insuficiência adrenal (IA) é uma síndrome clínica caracterizada pela deficiência na produção ou na ação dos glicocorticoides. Pode ou não estar associada à deficiência da secreção de mineralocorticoides e andrógenos adrenais.
- IA é um distúrbio relativamente raro, com incidência em países de primeiro mundo de 0,8 caso a cada 100.000 pessoas, e prevalência de 4-11 casos a cada 100.000 pessoas.
- Os sintomas clínicos cardinais da IA foram descritos por Thomas Addison em 1855 e incluem fraqueza, fadiga, anorexia, dor abdominal, avidez por sal e hipotensão ortostática.
- IA aguda (crise adrenal aguda) é uma emergência médica pelo potencial de rebaixamento do nível de consciência e de choque circulatório. O médico deve estar atento aos pacientes com fatores de risco, desencadeantes, diagnóstico sindrômico e planejamento terapêutico adequado.

QUAIS SÃO AS ETIOLOGIAS DA IA?

- IA pode ser causada por doenças que acometem a adrenal, a hipófise ou o hipotálamo.
- A adrenalite autoimune é a causa mais comum de IA endógena no Brasil e no mundo desenvolvido. Em países menos desenvolvidos, a tuberculose é a principal causa de IA.
- A retirada de glicocorticoides causa IA exógena e é uma importante causa de disfunção adrenal transitória.
- Metástases tumorais em adrenais podem causar IA, mas somente quando associadas à destruição de mais de 90% da glândula. A Tabela 1 traz as principais etiologias de IA.

TABELA 1 Etiologias de insuficiência adrenal (IA)

Primárias
▪ Adrenalite autoimune
▪ Infecciosa (tuberculose, paracoccidioidomicose e outros fungos, citomegalovírus)
▪ Metástases tumorais (pulmão, mama, linfoma)
▪ Doenças infiltrativas (amiloidose, hemocromatose)
▪ Hemorragia intra-adrenal (meningococcemia, CIVD)
▪ Adrenoleucodistrofia
▪ Hipoplasia adrenal congênita
▪ Medicações (etomidato, cetoconazol, rifampicina, mitotane)
▪ Adrenalectomia bilateral
▪ Alterações na esteroidogênese (hiperplasia adrenal congênita)
Secundárias e terciárias
▪ Uso prévio de corticoides exógenos
▪ Pan-hipopituitarismo
▪ Apoplexia hipofisária
▪ Doenças granulomatosas (sarcoidose, histiocitose)
▪ Hipofisectomia
▪ Hipofisite linfocítica
▪ Pós-radioterapia
▪ Metástases tumorais
▪ Mutação no gene *POMC*
▪ Tumores hipotalâmicos

CIVD: coagulação intravascular disseminada.

QUAIS SÃO AS PRINCIPAIS MANIFESTAÇÕES CLÍNICAS DA IA?

- Os sintomas mais frequentes incluem fadiga, fraqueza, anorexia e letargia, que ocorrem insidiosamente e podem passar despercebidos.
- Avidez por sal é o sintoma mais específico para diagnóstico de IA.
- Hiperpigmentação da pele ocorre por aumento de ACTH e é o sinal mais específico de IA primária.
- Sintomas gastrointestinais, como dor abdominal, náuseas, vômitos e diarreia, ocorrem em cerca de 90% dos pacientes.
- Hipotensão ocorre em 90% dos pacientes, e piora com a ortostase.

- A crise adrenal aguda é a primeira manifestação de IA em 25% dos casos. Em geral, manifesta-se como um quadro agudo de dor abdominal, náuseas e vômitos, taquicardia e hipotensão, com rápida evolução para choque hipovolêmico, muitas vezes refratário à reposição de volume. A presença de hiponatremia discreta com hipercalemia é uma importante pista diagnóstica.
- As principais manifestações clínicas e alterações laboratoriais na IA estão descritas na Tabela 2.
- Fatores precipitantes são frequentes na crise adrenal aguda (Tabela 3).

TABELA 2 Alterações clínicas e laboratoriais na insuficiência adrenal (IA)

Sintomas, sinais e achados laboratoriais	Frequência (%)
Sintomas	
Fraqueza, fadiga, cansaço	99-100%
Perda de peso	97-100%
Anorexia	97-100%
Sintomas do trato gastrointestinal:	92%
▪ Náuseas	56-87%
▪ Vômitos	56-75%
▪ Constipação	33%
▪ Dor abdominal	31%
▪ Diarreia	16%
Avidez por sal	16-22%
Sensação de tontura postural	12%
Síncope	12-16%
Dores musculares ou articulares	6-13%
Sinais	
Perda de peso	100%
Hiperpigmentação	92-97%
Hipotensão PAS < 110 mmHg	88-94%
Hipotensão postural PAS < 90 mmHg	82-91%
Vitiligo	10-20%
Calcificação auricular	5%

(continua)

TABELA 2 Alterações clínicas e laboratoriais na insuficiência adrenal (IA) *(continuação)*

Sintomas, sinais e achados laboratoriais	Frequência (%)
Achados laboratoriais	
Alterações hidroeletrolíticas	92%
Hiponatremia	88%
Hipercalemia	64%
Hipercalcemia	6%
Piora da função renal	55%
Anemia	40%
Eosinofilia	17%

TABELA 3 Fatores precipitantes de crise adrenal aguda

▪ Trauma	▪ Cirurgia
▪ Infecção	▪ Desidratação
▪ Interrupção do uso de glicocorticoides	▪ Hemorragia
▪ Queimadura	▪ Infarto agudo do miocárdio
▪ Ingestão de etanol	▪ Hipoglicemia

QUAIS SÃO AS ALTERAÇÕES DE EXAMES COMPLEMENTARES ESPERADAS NA IA?

- Hiponatremia ocorre em 90% dos casos e hipercalemia ocorre em cerca de dois terços dos pacientes.
- O diagnóstico é realizado pela dosagem de cortisol sérico, que deve ser coletado às 08:00h da manhã. Caso o valor do cortisol basal seja menor ou igual a 3 µg/dL, o diagnóstico de IA é confirmado. Cortisol sérico basal maior que 19 µg/dL praticamente exclui o diagnóstico.
- Em pacientes com valores de cortisol sérico entre 3 e 19 µg/dL, deve-se realizar o teste com ACTH em dose de 250 µg EV ou IM, com dosagem do cortisol 30 minutos após a infusão do ACTH. Valores de cortisol sérico acima de 18 µg/dL excluem insuficiência adrenal, enquanto valores abaixo disso confirmam o diagnóstico.

COMO TRATAMOS A CRISE ADRENAL AGUDA?

- O manejo da crise adrenal aguda consiste na reposição imediata de glicocorticoides e volemia.
- Deve ser realizado com hidrocortisona na dose inicial de 100 mg EV, seguida de 50-100 mg EV a cada 6 horas. Após 48-72 h, a dose de glicocorticoide pode ser diminuída até a habitual de 5 mg de prednisona ou 20-25 mg de hidrocortisona ou acetato de cortisona. Pode ser necessário, na manutenção, o uso de mineralocorticoide como a flúor-hidrocortisona 50 μg a cada 8 horas.
- Reposição volêmica agressiva de até 1 L/h de solução cristaloide pode ser necessária no início do quadro, devendo-se manter monitorização clínica e hemodinâmica do paciente.
- Caso o paciente apresente hipoglicemia, é necessário repor glicose a 5 ou 50%.
- Deve-se sempre identificar e tratar fatores precipitantes da IA.

EXISTE INSUFICIÊNCIA ADRENAL RELATIVA EM PACIENTES EM CHOQUE SÉPTICO?

- A reposição de glicocorticoides em choque séptico foi benéfica em alguns estudos, porém o estudo CORTICUS questionou esse benefício. Assim, a reposição de glicocorticoides só é indicada em choque séptico refratário a drogas vasoativas. A dose de reposição é de 50 mg de hidrocortisona de 6/6 horas, com reposição de 50 mg de flúor-hidrocortisona associada.

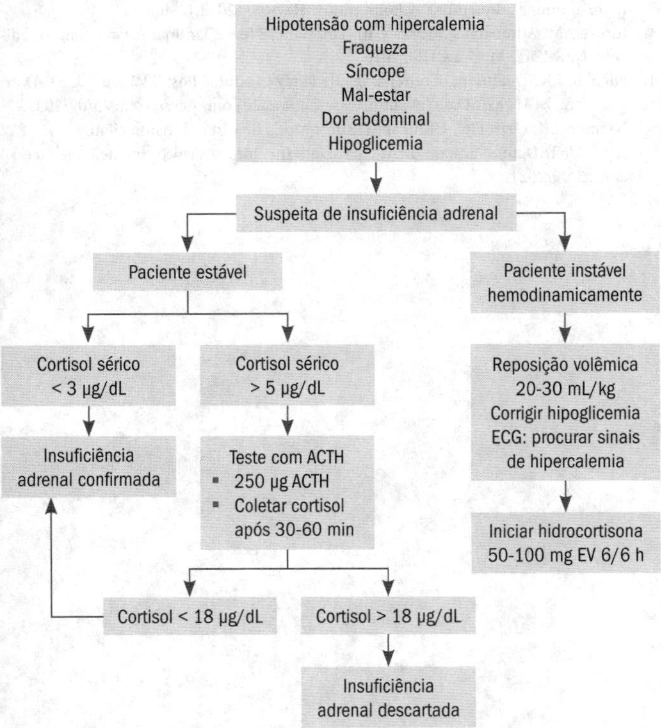

FIGURA 1 Manejo da insuficiência adrenal.

LEITURA SUGERIDA

1. Boonen E, Vervenne H, Meerssemann P, Andrew R, Mortier L, Declerq PE, et al. Reduced cortisol metabolism during critical illness. N Engl J Med. 2013;368(16):1477-88.
2. Brandão Neto RA, Carvalho JF. Diagnosis and classification of Addison's disease (auto-immune adrenalitis). Autoimmunity Reviews. 2014;13:408-11.
3. Idrose AM. Adrenal insufficiency. In: Tintinalli JE (ed.). Tintinalli's emergency medicine. New York: McGraw Hill; 2016.
4. Nieman LK. Treatment of adrenal insuficiency in adults. Post TW (ed.). UpToDate. Waltham, MA: UpToDate Inc. http://www.uptodate.com. Acesso em: 25/09/2021.
5. Nieman LK, Orth DN. Clinical manifestations of adrenal insuficciency. Post TW (ed.). UpToDate. Waltham, MA: UpToDate Inc. http://www.uptodate.com. Acesso em: 25/09/2021.

Seção X

Emergências musculoesqueléticas

73

Lombalgia aguda

Heraldo Possolo de Souza
Rodrigo Antonio Brandão Neto

- A lombalgia, após a cefaleia, é a segunda maior causa de procura decorrente de dor em serviços de emergência, representando 5% dos atendimentos. A lombalgia é definida como dor, sensação de tensão muscular ou rigidez que ocorre abaixo da margem costal, mas acima da região glútea. É definida como aguda se sua duração for inferior a 12 semanas.

QUAIS SÃO AS PRINCIPAIS CAUSAS DE LOMBALGIA?

- A lombalgia pode ser subdividida em três tipos: localizada, irradiada e referida.
- A lombalgia localizada é mediada primariamente pelo ramo posterior do nervo espinhal e nervos sinovertebrais. Os pacientes com dor lombar aguda, mais frequentemente os que apresentam aumento de tensão nos músculos paraespinhais relacionado à atividade física, como levantar pesos, podem sofrer de avulsão dos ligamentos tendíneos desses músculos em relação a estruturas ósseas.
- A dor irradiada ou radicular é mediada pelos nervos espinhais, por processos como compressão, inflamação ou combinação de ambos. Processos que podem levar a esse tipo de dor incluem herniação discal, degeneração e inflamação das facetas articulares e espondilose.
- Os pacientes podem apresentar ainda ciatalgia, que é a dor com irradiação para membros inferiores seguindo a trajetória do nervo ciático e está frequentemente associada com discopatias e radiculopatias.
- A dor referida lombar comumente é causada por processos que acometem as vísceras; e múltiplos processos que atingem abdome e retroperitônio podem estar envolvidos.
- A dor lombar também pode ser dividida em de etiologias mecânicas, com piora da dor à movimentação, sistêmicas, muitas vezes associadas

a doenças inflamatórias que têm piora da dor em repouso, e neuralgia, que muitas vezes tem parestesias associadas.

- A maior parte das etiologias de lombalgia no departamento de emergência (DE) não representa quadros de alto risco e apenas 4% dos pacientes apresentam quadros de compressão medular e menos de 1%, quadros de neoplasias. A Tabela 1 resume as principais etiologias de lombalgia e suas características mais importantes.

TABELA 1 Principais etiologias de lombalgia aguda no departamento de emergência

Etiologia	Pistas diagnósticas
Espasmo e contusão muscular	Evento desencadeador presente
Protrusão discal aguda	Evento desencadeador presente
Estenose espinhal	Evento desencadeador presente
Fraturas vertebrais	Evento desencadeador presente
Estenose espinhal	Evento desencadeador presente, claudicação
Metástase óssea vertebral	História de neoplasia
Mieloma múltiplo	Hipercalcemia, anemia e disfunção renal
Osteomielite, discite	Bacteremia, febre, uso de drogas injetáveis
Espondilite anquilosante	Sexo masculino, jovem, HLA-B27 positivo
Espondilite psoriática	Psoríase
Abscesso epidural	Bacteremia, febre
Cólica nefrética	Dor em cólica, hematúria, náuseas e diaforese
Pancreatite	História de etilismo ou cálculos biliares
Úlcera péptica perfurada	Dor abdominal, descompressão positiva, pneumoperitôneo, história de dispepsia
Aneurisma de aorta	Idade, fatores de risco, náuseas, hipertensão, doença vascular periférica
Hematoma espinhal ou retoperitoneal	Anticoagulação, coagulopatia, queda de hematócrito
Pielonefrite	Piúria, febre, disúria
Prostatite	Piúria, próstata com hipersensibilidade
Endometriose	Dor associada com menstruação e recorrente
Herpes-zóster	*Rash* cutâneo

QUAIS SÃO AS PRINCIPAIS MANIFESTAÇÕES CLÍNICAS DOS PACIENTES COM LOMBALGIA AGUDA NO DE?

- Os achados clínicos são dependentes da etiologia da lombalgia. O início abrupto é associado com trauma e herniações discais, já a evolução lenta e progressiva sugere alterações degenerativas e tumores de crescimento lento.
- A localização da dor ajuda a diferenciar a sua etiologia. Dor localizada em regiões paraespinhais sugere causas musculoesqueléticas, já a dor irradiada para membros inferiores sugere radiculopatias.
- A presença de radiculopatias pode ser pesquisada com a manobra de Lasègue. Neste caso, com o paciente na posição supina, levanta-se a perna com o joelho estendido alongando a raiz do nervo sobre o disco saliente, o que resulta em uma resposta defensiva de contração muscular. Um teste positivo consiste em reprodução ou agravamento da dor inicial do paciente; e em resistência firme a elevação adicional da perna a sensibilidade para herniação discal é de 90%, mas com baixa especificidade.
- Na avaliação no DE, mais importante que um diagnóstico preciso da causa da lombalgia é descartar causas potencialmente graves; para isso, usamos os sinais de alarme que são apresentados na Tabela 2.

TABELA 2 Sinais de alarme na lombalgia aguda

Sinal de alarme	Possível causa
Idade < 20 anos ou > 50 anos	Infecções, câncer, doença vascular
História de neoplasia	Doença metastática
Perda de peso	Neoplasia ou infecção crônica
Febre persistente e sudorese noturna	Abscesso epidural, osteomielite inclusive por tuberculose
Imunodeprimidos e usuários de drogas injetáveis	Abscesso epidural, metástase para coluna lombar, osteomielite, discite
Infecção bacteriana recorrente ou bacteremia	Metástase infecciosa para coluna ou estruturas paravertebrais
História de aneurisma de aorta	Ruptura retroperitoneal
Déficit neurológico motor	Compressão medular
Retenção urinária, incontinência fecal ou "anestesia em sela"	Síndrome da cauda equina

EM QUE DIAGNÓSTICOS DIFERENCIAIS DEVO PENSAR EM PACIENTES COM LOMBALGIA AGUDA NO DE?

- Deve-se considerar o diagnóstico tanto de doenças sistêmicas como localizadas. Alguns pacientes com dor abdominal, por exemplo, têm irradiação para a região lombar que causa confusão diagnóstica.
- Quadros de lombalgia lateralizada com hematúria e dor intensa em espasmos com episódios de melhora sugerem o diagnóstico de cólica nefrética.
- Aneurismas de aorta podem ter dor com irradiação para dorso, causando confusão diagnóstica, portanto principalmente em pacientes idosos deve-se atentar para tal detalhe. Nesses casos a palpação de abdome pode mostrar massa pulsátil.
- Na avaliação de pacientes com lombalgia, não se deve esquecer de avaliar a presença de radiculopatias. As mais comuns são de L5 e S1. A Tabela 3 resume as manifestações das radiculopatias.

TABELA 3 Manifestações de radiculopatias em lombalgias agudas

Raiz	Manifestação
L1	Associada a dor em região inguinal, fraqueza de flexão do quadril, diminuição de sensação em região inguinal e pode afetar reflexo cremastérico
L2	A dor pode aparecer em região inguinal e anterior da coxa; alterações sensitivas em região anterior da coxa, fraqueza muscular para flexão e adução do quadril (músculo envolvido: iliopsoas) podem mudar os reflexos cremastéricos e adutor da coxa
L3	Dor em região anterior da coxa e joelho, alterações sensitivas na região anteromedial distal de coxa incluindo joelho, alteração de força muscular para extensão do joelho e flexão e adução do quadril (músculo quadríceps), com alteração de reflexo patelar e adutor da coxa
L4	Dor em região anterior de coxa e parte medial da perna, alterações sensitivas na perna medial, alteração de força muscular para extensão do joelho e flexão e adução do quadril (músculo tibial anterior) e pode ocorrer alteração do reflexo patelar
L5	Dor em região posterolateral de coxa, lateral de perna e medial de pé, com alterações sensitivas na região lateral da perna, dorsal de pé e primeiro artelho do pé, diminuição de força muscular para dorsiflexão de pé e artelhos, flexão de joelho e extensão de quadril (músculo extensor longo do hálux), sem alteração de reflexos

(continua)

TABELA 3 Manifestações de radiculopatias em lombalgias agudas *(continuação)*

Raiz	Manifestação
S1	Região posterior de coxa e perna e lateral de pé, alterações sensitivas posterolaterais de perna e lateral de pé, com diminuição de força muscular para flexão plantar de pé e artelhos, flexão de joelho e extensão do quadril (músculo tríceps sural), alteração de reflexo aquileu

QUE EXAMES COMPLEMENTARES DEVO SOLICITAR EM PACIENTES COM LOMBALGIA AGUDA NO DE?

- A maioria dos casos é autolimitada e não justifica a realização de exames complementares.
- As radiografias de coluna lombar podem mostrar osteófitos, diminuição de altura de corpos vertebrais; podem ser úteis em algumas condições como espondiloartropatias, mas são um exame de baixa sensibilidade.
- O hemograma pode mostrar alterações sugestivas de invasão medular ou mieloftise, com hemácias e leucócitos jovens e "hemácias em *rouleaux*" sugestivas de mieloma.
- O VHS acima de 40 mm é um achado bastante sensível para o diagnóstico de patologias inflamatórias ou neoplásicas de lombalgia e pode ser um bom exame para rastreamento. A proteína C-reativa não é adequadamente estudada para essa situação.
- A cintilografia óssea pode ser útil para diagnóstico de fraturas vertebrais e compressão medular, entre outras afecções; em particular para suspeita de osteomielite, a cintilografia com gálio e pirofosfato de tecnécio tem sensibilidades acima de 95%.
- A tomografia é um bom exame de imagem, mas apresenta alterações em 40% dos pacientes assintomáticos, de modo que seu uso deve ser limitado a situações com potencial benefício.
- A ressonância magnética é o exame de imagem com melhor desempenho diagnóstico, sobretudo em suspeita de lesão em partes moles, mas também frequentemente mostra alterações em pacientes assintomáticos.
- A eletroneuromiografia pode ser útil na avaliação de estenose medular e hérnias discais, podendo mostrar a denervação muscular correspondente a uma raiz nervosa acometida; o exame é pouco utilizado atualmente.
- Limita-se a realização de exames no DE a situações com sinais de alarme.

TABELA 4 Exames complementares na lombalgia aguda

Exame	Características
Radiografia de coluna	Fácil e altamente disponível, baixa sensibilidade
VHS	Altamente sensível para doenças infecciosas e neoplásicas, bom teste para rastreamento
Cintilografia óssea	Os exames com gálio e pirofosfato de tecnécio são particularmente úteis para patologias inflamatórias da coluna lombar, com sensibilidade de 95% para osteomielite vertebral
Hemograma	Pode mostrar alterações sugestivas de mieloftise (hemácias e leucócitos em formas jovens) e mieloma (hemácias "em *rouleaux*")
Tomografia de coluna lombar	Excelente para herniações discais, exame muito sensível e encontra alterações frequentes em pacientes assintomáticos
Ressonância magnética de coluna lombar	Exame com melhor desempenho diagnóstico, sobretudo para lesões em partes moles. Exame caro e que também encontra alterações frequentemente em pacientes assintomáticos. Indicar na emergência apenas em casos com boa probabilidade de diagnóstico de doenças secundárias, ou com sinais de alarme
Eletroneuromiografia	Pode avaliar denervação de grupos musculares com radiculopatia
Ultrassonografia de abdome	Avaliação de diagnósticos diferenciais como aneurisma de aorta e cólica nefrética

COMO DEVE SER O MANEJO DE PACIENTES COM LOMBALGIA NO DE?

- O tratamento deve ser direcionado à etiologia específica da lombalgia, podendo incluir antibióticos para espondilodiscite e osteomielite ou betabloqueadores e intervenção cirúrgica para aneurismas de aorta.
- A avaliação no DE tem como principal objetivo garantir a estabilidade clínica do paciente (situações como aneurisma roto de aorta podem evoluir com choque) e o controle da dor.
- A analgesia inicialmente deve ser realizada com analgésicos não opioides, mas estes devem ser acrescentados em dores intensas e refratárias.
- Relaxantes musculares aumentam a mobilidade e dor em casos de espasmo muscular, podendo ser uma opção terapêutica apesar da pouca evidência de benefício.

- Modalidades como terapia térmica, entre outras, carecem de evidência para seu uso no DE; o repouso absoluto também deve ser desencorajado na maioria dos casos.
- Para verificar as diferentes medicações anti-inflamatórias e opioides em pacientes com lombalgia, consulte o Capítulo 9, "Manejo da dor no departamento de emergência".

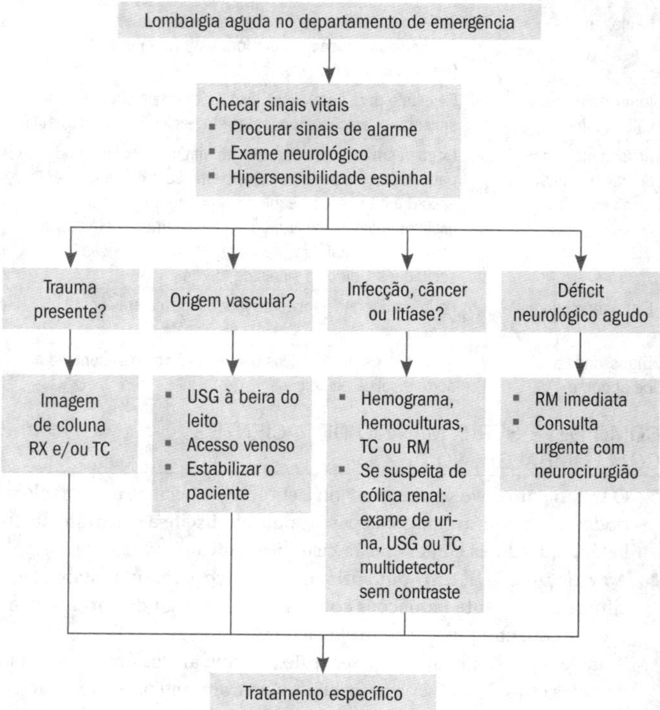

FIGURA 1 Manuseio do paciente com lombalgia na emergência.

- Uma proposta para abordar esses pacientes foi apresentada pela Agency of Clinical Inovation (ACI) da Austrália. Nessa sistematização, temos os seguintes passos:
  1. Avaliação com história e exame físico.
  2. Estratificação de risco da lombalgia: usar sinais de alarme das Tabelas 2 e 3.
  3. Educação do paciente: orientação em relação a riscos, medidas preventivas.
  4. Orientar e estimular a realizar atividade física.
  5. Iniciar tratamento com analgésicos simples.
  6. Usar outras medicações de forma criteriosa.
  7. Encaminhar para terapia cognitivo-comportamental.
  8. Apenas realizar exames de imagem se suspeita de patologias potencialmente graves.
  9. Predeterminar horários para revisão dos pacientes.
  10. Referenciar para especialistas quando houver indicação.

LEITURA SUGERIDA

1. Borczuk P. An evidence-based approach to evaluation and treatment of acute low back pain in the emergency medicine department. Emergency Medicine Practice. 2013;15(7):1-23.
2. Machado GC, et al. Implementation of an evidence-based model of care for low back pain in emergency departments: protocol for the Sidney Health Partner Emergency Department (Shapped) trial. BMJ. 2018;8e019052.
3. Oliveira CB, et al. Clinical practice guidelines for the management of non-specific low back pain in primary care: an updated overview. European Spine Journal. 2018;27:2791-803.
4. Ropper AH, Zafonte RD. Sciatica. N Engl J Med. 2015;372:1240-8.
5. Spearing N, March L, Bellamy N, Bogduk N, Brooks PM. Management of acute musculoskeletal pain. Journal of Rheumathology. 2005;8:5-15.
6. Tucker M, Koes B. Acute low back pain. Disponível em: www.clinicalevidence.com.

74

Monoartrites agudas

Rodrigo Antonio Brandão Neto
Júlio César Garcia de Alencar

- Pacientes que se apresentam no departamento de emergência (DE) com dor aguda devem ser submetidos a avaliação médica imediata. A presença de processo inflamatório articular, com edema, dor, hiperemia e aumento de temperatura local, é diagnóstico de artrite. A Tabela 1 cita as principais causas de artrite no DE.
- Este capítulo tratará das artrites monoarticulares (monoartrites) agudas, que são geralmente associadas a infecções e a depósitos de cristais. As artrites poliarticulares geralmente fazem parte da apresentação clínica de doenças infecciosas ou autoimunes e serão discutidas de acordo com a abordagem específica de cada doença.
- O diagnóstico etiológico das monoartrites agudas deve considerar se existe ou não acometimento sistêmico, a presença e a magnitude da inflamação articular, a velocidade de instalação dos sintomas e os fatores de risco epidemiológicos e demográficos do paciente.

TABELA 1 Artrites no departamento de emergência

Monoarticulares	Poliarticulares simétricas	Poliarticulares assimétricas
Artrite séptica	Exacerbação de artrite reumatoide	Artrite gonocócica
Gota	Artrite psoriática	Doença de Lyme
Pseudogota	Polimialgia reumática	Febre reumática aguda
Osteoartrite	Artrite entérica	Artrite reativa
Trauma, hemartrose	Espondiloartropatias	Artrites virais

QUAIS SÃO AS PRINCIPAIS ETIOLOGIAS DE MONOARTRITES AGUDAS NO DE?

- Monoartrite inflamatória pode ser causada por infecção: bacteriana em casos agudos e organismos atípicos, como micobactéria, fungos ou espiroquetas (doença de Lyme), em casos crônicos.
- A monoartrite inflamatória não infecciosa pode ser causada por depósitos de cristais ou doenças autoimunes. Artrites por depósitos de cristais geralmente se apresentam de forma aguda e com sintoma localizado, enquanto doenças autoimunes geralmente têm acometimento sistêmico.
- Monoartrites de etiologia não inflamatória são geralmente causadas por osteoartrite ou trauma.
- O diagnóstico de artrite séptica sempre deve ser considerado em todos os pacientes com monoartrite aguda no DE. A Tabela 2 discute as principais etiologias e os fatores associados à artrite séptica.
- A tuberculose articular pode ter apresentação monoarticular, mas, assim como as artrites sépticas, tem poucos sinais flogísticos e raramente é confundida com artrite séptica no DE. Ambas também têm curso indolente.
- Artrites virais raramente causam monoartrites, com acometimento em geral poliarticular com pouca inflamação.

TABELA 2 Fatores associados e apresentação de monoartrites sépticas no departamento de emergência

Fator associado	Mecanismo	Características
Artrite reumatoide (AR) Obs.: em geral só acomete pacientes com pelo menos 10 anos de doença, com artrite grave ou que já receberam corticoide intra-articular	Dano na articulação torna-a bom local de infecção Uso de medicações como corticoides e citotóxicos leva a alterações de imunidade e diminuição de fagocitose, facilitando a infecção	Geralmente por conta de *S. aureus*, prognóstico ruim Artrite séptica em pacientes com AR pode ser poliarticular
Osteoartrite grave, artropatia de Charcot e hemartroses	Desorganização da articulação, sinovite crônica e efusões sanguinolentas facilitam infecção	*S. aureus* e bacilos Gram-negativos

(continua)

TABELA 2 Fatores associados e apresentação de monoartrites sépticas no departamento de emergência *(continuação)*

Fator associado	Mecanismo	Características
Drogas endovenosas	Bacteremia recorrente	Usualmente envolve articulações axiais, em usuários de drogas o *S. aureus* é o mais comum
Injeção intra-articular	Inoculação direta	*S. epidermidis*
HIV	Imunossupressão e bacteremia	Envolve tanto infecções oportunistas como agentes comuns de artrite séptica, também descritos micobactérias e fungos
Prótese articular	Trauma, inoculação direta e nidação da articulação	*S. epidermidis* e *S. aureus*

QUAIS SÃO AS MANIFESTAÇÕES CLÍNICAS DAS MONOARTRITES AGUDAS?

- Na artrite séptica ocorre aparecimento súbito de edema articular significativo, aumento de temperatura e dor importante, normalmente com efusão articular óbvia ao exame físico e marcada restrição a mobilização ativa e passiva. Febre associa-se ao quadro na maioria dos casos, e raramente há calafrios.
- Na artrite séptica, o joelho é envolvido em cerca de 50% dos casos. Em crianças, a articulação mais frequentemente atingida é o quadril. Idosos podem ter ombros afetados. Outras articulações envolvidas com mais frequência incluem punhos e tornozelos. Em usuários de drogas injetáveis é frequente artrite séptica em articulações axiais.
- A artrite gonocócica pode se manifestar de duas formas distintas:
  - Tríade de tenossinovite, dermatite e poliartralgias sem artrite purulenta (forma mais comum).
  - Artrite purulenta sem lesões cutâneas.
- Na artrite gonocócica os sintomas se desenvolvem de 1 dia a várias semanas após o contato sexual. A poliartralgia ou poliartrite é aditiva e migratória, sendo os joelhos, tornozelos, punhos e cotovelos as articulações mais acometidas. A tenossinovite ocorre em dois terços dos pa-

cientes, sendo mais comum em dorso da mão, punhos, tornozelos e joelhos, e em geral acomete múltiplos tendões. A dermatite maculopapular ou vesicular, assim como pústulas e bolhas hemorrágicas, eritema multiforme e vasculite podem ocorrer. Os joelhos, tornozelos, pulsos e cotovelos são as articulações mais frequentemente afetadas.

- A artrite gotosa aguda classicamente cursa com artrite noturna monoarticular da primeira metatarsofalângica (podagra) extremamente dolorosa com duração de 5-7 dias, mas com maior intensidade da dor nas primeiras 12 horas. Presença de calor, edema e eritema na articulação é frequente, com hiperemia articular que pode ser confundida com quadro de celulite. Outras manifestações incluem tofo gotoso (hiperuricemia crônica) e cálculos urinários.
- Fatores que podem desencadear a crise aguda de gota incluem ingesta de álcool e de excesso de purina, exercícios, desidratação, trauma, cirurgia, radioterapia, medicamentos, alto nível de consumo de carnes ou de frutos do mar e início de tratamento com drogas uricosúricas ou que diminuem a produção de urato.

QUE EXAMES COMPLEMENTARES DEVEM SER SOLICITADOS EM PACIENTES COM MONOARTRITES NO DE?

- O líquido sinovial é o principal exame complementar. Nas monoartrites agudas apresenta 50.000 a 150.000 células/mm^3, a maioria delas neutrófilos. Quanto maior a contagem celular e de neutrófilos, maior é a chance de o paciente apresentar artrite séptica (Figura 1).
- A coloração de Gram é positiva em 30-50% dos pacientes.
- Cerca de 50-75% dos pacientes com bacterioscopia indicando a presença de um agente Gram-positivo apresentam cultura positiva, em geral estafilococos. Já quando o bacterioscópico identifica um agente Gram-negativo, a positividade da cultura é de cerca de 50%. Para pacientes com artrite gonocócica o ideal é o meio de cultura de Thayer-Martin.
- Hemoculturas são positivas em 50% dos casos de artrite séptica; no caso de artrite gonocócica, o sangue deve ser colocado em meio ágar-chocolate.
- Marcadores inflamatórios como a proteína C-reativa podem estar aumentados na artrite séptica e ocasionalmente na artrite gotosa. Hemograma pode mostrar leucocitose nas artrites sépticas e gotosas.

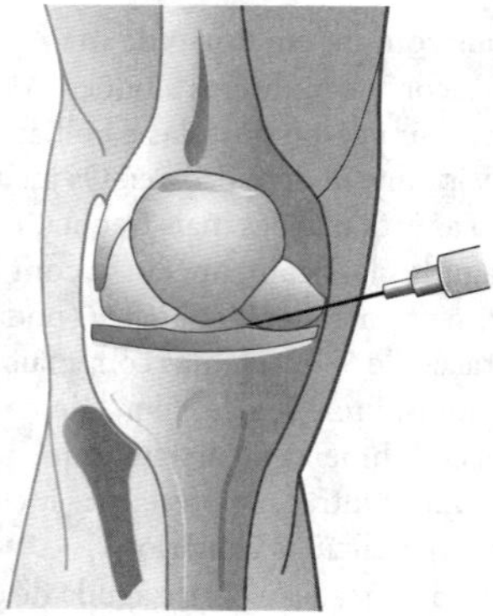

FIGURA 1 Punção articular de joelho.

TABELA 3 Características do líquido sinovial nas monoartrites

Características	Normal	Não inflamatório (osteoartrite, trauma)	Artrite gotosa (inflamatório)	Artrite séptica	Hemartrose
Aparência	Transparente	Transparente	Translúcido	Opaco	Hemorrágica
Coloração	Clara	Amarelada	Amarelada	Amarelada	Vermelha
Viscosidade	Alta	Alta	Baixa	Variável	Variável
Leucócitos (células/mm^3)	< 200	0-2.000	2.000-50.000	> 50.000	Variável
% Polimorfonucleares	< 25%	25-50%	> 50%	> 75%	50-75%
Cultura	Negativa	Negativa	Negativa	Positiva	Negativa
Pesquisa de cristais	Negativa	Negativa	Positiva	Negativa	Negativa

- A avaliação radiográfica desses pacientes também é útil. O achado radiológico mais precoce é a presença de derrame articular com deslocamento de partes moles. Erosão do espaço articular costuma aparecer com 7 a 14 dias de história, enquanto osteoporose periarticular já pode ser vista na primeira semana. A presença de gás na articulação sugere infecção por *E. coli* ou por agentes anaeróbios.

- A dosagem do ácido úrico varia de acordo com o sexo, sendo considerada normal nas mulheres até 6,5 mg/dL e até 7 mg/dL nos homens, mas é de pouca utilidade no DE para diagnóstico de artrite gotosa.
- O diagnóstico de artrite gotosa é dependente sobretudo da presença de cristais com birrefringência negativa. A Tabela 4 cita os critérios diagnósticos para artrite gotosa.

TABELA 4 Critérios diagnósticos para artrite gotosa

Critérios maiores
▪ Presença de cristais de urato no líquido sinovial durante crise aguda de artrite
▪ Presença de tofos
Critérios menores
▪ Inflamação articular súbita
▪ Mais de uma crise de artrite aguda
▪ Acometimento monoarticular
▪ Rubor local
▪ Acometimento de primeira articulação metatarsofalângica unilateral
▪ Suspeita da presença de tofos
▪ Hiperuricemia
▪ Edema articular simétrico ao raio-X
▪ Cistos subcondrais sem erosões vistos ao raio-X
▪ Cultura de líquido sinovial negativa na vigência de crise
A presença de um critério maior ou seis critérios menores confirma o diagnóstico de artrite gotosa.

TABELA 5 Testes de triagem para investigação de distúrbios de hemostasia

Primária	Contagem de plaquetas Tempo de sangramento*
Secundária	TP, TT, TTPa

* Teste sujeito a ampla variação analítica, não deve ser utilizado de rotina. TP: tempo de protrombina; TT: tempo de trombina; TTPa: tempo de tromboplastina parcial ativada.

COMO DEVE SER O MANEJO DA ARTRITE SÉPTICA? E DA ARTRITE GOTOSA?

Artrite séptica

- A escolha do antibiótico depende dos resultados de coloração de Gram. A escolha usual é por cobertura para Gram-positivos como *S. aureus* com oxacilina 2 g a cada 4 horas. Em pacientes diabéticos, etilistas importantes, usuários de drogas injetáveis, cirróticos, com neoplasia ativa ou HIV positivos deve-se cobrir também agentes Gram-negativos com ceftriaxone 1 g EV a cada 12 horas ou ciprofloxacina 400 mg EV a cada 12 horas. A antibioticoterapia é prolongada com duração de até 6 semanas.
- No caso de suspeita de artrite gonocócica o tratamento deve ser feito com ceftriaxone em dose de 1 g EV ou IM diária ou a cada 12 horas, geralmente por 7 a 10 dias; após 3 dias de tratamento muitos pacientes estão assintomáticos.
- A analgesia é importante e costuma ser realizada com anti-inflamatórios não esteroidais.
- A drenagem articular é realizada na maioria dos casos de forma percutânea, e muitas vezes a repetição do procedimento é necessária.
- A drenagem articular cirúrgica (aberta ou artroscopia) é indicada em caso de:
  - Articulações anatomicamente difíceis de serem drenadas.
  - Osteomielite.
  - Impossibilidade de se aspirar o líquido sinovial por agulha.
  - Próteses articulares.
  - Artrite associada a corpo estranho.
  - Demora no início do tratamento (> 7 dias).

TABELA 6 Antibioticoterapia na artrite séptica

Achados do Gram	Terapia de escolha	Terapia opcional	Comentários
Cocos Gram-positivos (grandes) isolados ou em pequenos grupos	Oxacilina 2 g EV 4/4 h	Vancomicina 1 g EV 12/12 h se suspeita de resistência a meticilina	Considerar em locais ou pacientes de risco cepas resistentes à meticilina

(continua)

TABELA 6 Antibioticoterapia na artrite séptica *(continuação)*

Achados do Gram	Terapia de escolha	Terapia opcional	Comentários
Cocos Gram-negativos	Ceftriaxona 1-2 g EV 24 h	Imipenem 0,5 g EV 6/6 h	Habitualmente, espécies de *Neisseria*; tratamento com cefalosporina de 3ª geração ou imipenem em casos comprovados ou com suspeita de infecção causada por espécies de *Neisseria* resistentes à penicilina
Bacilos Gram-negativos	Cefotaxima 2 g EV 6/6 h	Imipenem 0,5 g EV 6/6 h	O teste de suscetibilidade antibiótica é obrigatório; as fluoroquinolonas podem ser úteis
Nenhum organismo Paciente jovem e saudável	Ceftriaxona 2 g EV 24 h – com ou sem cefalotina 1 g EV 8/8 h; oxacilina 2 g EV 4/4 h	Vancomicina se suspeita de cepas resistentes a meticilina	Provável doença gonocócica, porém a terapia inicial também deve tratar infecção por cocos Gram-positivos

Artrite gotosa

- Anti-inflamatórios não hormonais (AINH) são a medicação de primeira escolha.
- Não existe um AINH preferido no tratamento da artrite gotosa.
- A corticoterapia oral (prednisona 20-40 mg/dia), intra-articular (triamcinolona 20-40 mg), intramuscular (betametasona ou triamcinolona) ou intravenosa (dexametasona 4-6 mg) pode ser utilizada, principalmente naqueles casos em que o uso de AINH é contraindicado.
- A colchicina é hoje pouco utilizada em razão dos efeitos adversos. A dose é de 1,5 mg a 3 mg por 3 a 6 dias; os efeitos colaterais incluem náuseas, vômitos, diarreia e dor abdominal em cólica. O aparecimento desses sintomas indica suspensão ou redução da medicação.
- O tratamento da hiperuricemia não deve ser iniciado antes de 2 a 4 semanas da crise aguda de gota, pois pode piorá-la.

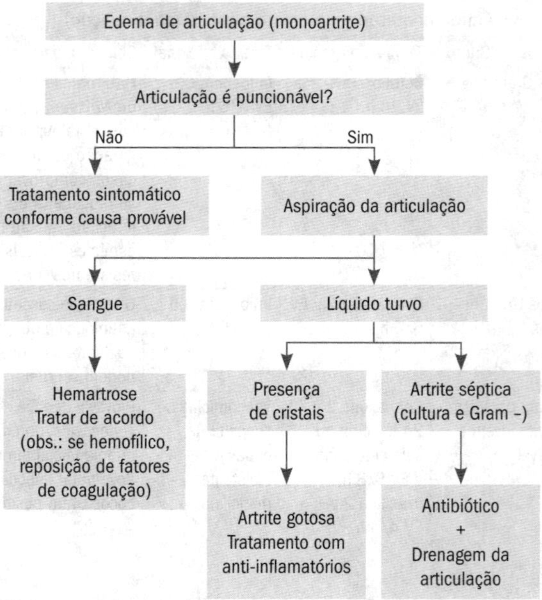

FIGURA 2

LEITURA SUGERIDA

1. Goldenberg DL. Septic arthritis in adults. In: Post TW (ed.). UpToDate. Waltham, MA: UpToDate Inc. http://www.uptodate.com. Acesso em: 15/10/2021.
2. Mathews CJ, Coakley G. Septic arthritis: current diagnostic and therapeutic algorithm. Curr Opin Rheumatol. 2008;20:457.
3. Neogi T. Gout. N Eng J Med. 2011;364:443-52.
4. Zhang W, Doherty M, Bardin T, Pascual E, Baskova V, Conaghan P, et al. EULAR evidence-based recommendations for gout. Part II: Management. Report of a task force of the EULAR Standing Committee for International Clinical Studies Including Therapeutics (ESCISIT). Ann Rheum Dis. 2006;65:1312-24.

75 Emergências reumatológicas

Rodrigo Antonio Brandão Neto

- As doenças reumatológicas e autoimunes podem cursar com complicações que necessitam de atendimento no departamento de emergência (DE), de forma que o médico emergencista deve se manter familiarizado com as suas mais graves manifestações e complicações. Descreveremos as principais complicações destas doenças no DE.

VASCULITES

- As vasculites representam um grupo heterogêneo de desordens caracterizadas por inflamação e necrose da parede do vaso sanguíneo. São classificadas conforme a Tabela 1.
- Os pacientes com vasculites podem apresentar diferentes manifestações clínicas que podem levar ao seu diagnóstico, incluindo:
  - Hemorragia alveolar.
  - Estenose traqueal.
  - Nódulos pulmonares ou cavidades (descartar malignidade e infecção).

TABELA 1 Classificação das vasculites primárias

Predominantemente de grandes vasos
▪ Arterite de Takayasu
▪ Arterite de células gigantes (arterite temporal)
▪ Doença de Behçet
Predominantemente de médios vasos
▪ Poliarterite nodosa
▪ Doença de Buerger (tromboangeíte obliterante)
▪ Doença de Kawasaki

(continua)

TABELA 1 Classificação das vasculites primárias *(continuação)*

Predominantemente de pequenos vasos
▪ Poliangeíte microscópica
▪ Granulomatose com poliangeíte (granulomatose de Wegener)
▪ Síndrome de Churg-Strauss
▪ Vasculite de hipersensibilidade (angeíte cutânea leucocitoclástica)
▪ Púrpura de Henoch-Schönlein
▪ Vasculite urticariforme
▪ Crioglobulinemia

- Glomerulonefrite.
- Doença destrutiva ou cavitária das vias aéreas superiores.
- Mononeurite múltipla.
- Massa retro-orbital.
- Púrpura palpável.
- Acometimento de sistema nervoso central (SNC).

Granulomatose com poliangeíte (GPA)

- Doença sistêmica com vasculite necrotizante que preferencialmente afeta as vias aéreas superiores, a árvore brônquica e o parênquima pulmonar.
- Sintomas constitucionais como febre (40%) e perda de peso (70%). Manifestações de vias aéreas superiores em mais de 85% dos pacientes (epistaxe, ulceradas, rinorreia purulenta, otites, sinusites etc.).
- Manifestações pulmonares em 80% dos pacientes com infiltrados pulmonares, cavidades e hemorragia alveolar.
- Glomerulonefrite em 40-90% dos casos, podendo ser rapidamente progressiva com evolução para insuficiência renal dialítica.
- Outras manifestações: cutâneas, episclerite e uveíte, mononeurite múltipla e, raramente, acometimento do SNC.
- O diagnóstico é baseado em critérios clínicos que incluem:
  - Inflamação nasal ou oral (úlceras orais ou corrimento nasal sanguinolento).
  - Anormalidade em radiografia de tórax (nódulos, infiltrados ou cavidades).

  - Sedimento urinário anormal (hematúria ou cilindros hemáticos).
  - Inflamação granulomatosa em biópsia que mostre parede arterial, região perivascular ou extravascular de artérias e arteríolas.
- São necessários pelo menos dois critérios para o diagnóstico.
- Marcador sorológico: ANCA-c positivo em 95% dos pacientes em exacerbação.

Poliangeíte microscópica (PMA)

- Sintomas constitucionais em 90% dos casos e glomerulonefrite, por vezes rapidamente progressiva, em quase 100% dos pacientes.

Granulomatose eosinofílica com poliangeíte (Churg-Strauss)

- Sintomas de vias aéreas superiores em 80% dos casos e 95% dos pacientes com sintomas asmatiformes. O diagnóstico se baseia em critérios clínicos que incluem:
  - Sintomas asmatiformes.
  - Eosinofilia em sangue periférico superior a 10%.
  - Mono ou polineuropatia.
  - Infiltrados pulmonares migratórios.
  - Alteração dos seios paranasais.
  - Biópsia com linfonodos extravasculares.
- A presença de 4 ou mais critérios é diagnóstica com sensibilidade de 85% e especificidade tendendo a 100%.
- ANCA-p: marcador sorológico da doença positivo em 40-60% dos pacientes.

Vasculite de sistema nervoso central

- Manifestações inespecíficas; cefaleia é o sintoma mais comum (55-80%). Comprometimento cognitivo é frequente, convulsões ocorrem em 30% dos casos.
- Também pode cursar com mielopatia e lesões ocupadoras de massa em SNC.
- Diagnóstico realizado se:
  - História ou achados de alterações neurológicas adquiridas sem outra explicação razoável após exames laboratoriais ou de imagem.

- Presença de angiografia cerebral com alterações clássicas de vasculite ou uma amostra de biópsia mostrando vasculite de SNC.
- Sem evidência de vasculite sistêmica.

Que exames complementares devemos solicitar em pacientes com vasculites?

- Exames laboratoriais incluem hemograma, função renal, função hepática, exame de urina 1, eletrocardiograma, sorologias para doenças do tecido conjuntivo e pesquisa de anticorpo anticitoplasma de neutrófilo (ANCA).
- Exames de imagem úteis e indicados conforme as manifestações clínicas identificadas.
- Broncoscopia necessária na avaliação da vasculite pulmonar, principalmente para a identificação e investigação da hemorragia alveolar difusa.
- Biópsia realiza diagnóstico definitivo.

Como devemos manejar estes pacientes?

- Em pacientes com doença limitada, sem evidência de glomerulonefrite e de manifestações ameaçadoras à vida como a hemorragia alveolar, existem poucos dados para ajudar no manejo. A maioria dos autores recomenda o uso de corticosteroides orais em dose inicial de prednisona de 1 mg/kg associados a metotrexate, geralmente.
- Em pacientes com doença grave, que são a preocupação no DE, plasmaférese ou pulso com metilprednisolona em dose de 1 g por 3 dias podem ser utilizados em vasculites com insuficiência renal e hemorragia alveolar. Quando indicada a plasmaférese, usualmente é recomendada a realização de 7 sessões em 2 semanas com retirada de 60 mL/kg em cada sessão; após a pulsoterapia oral, a prednisona em dose de 60-80 mg ao dia é iniciada. Em pacientes refratários, o uso de rituximab e associação de ciclofosfamida intravenosa ou oral pode ser considerado.

MANIFESTAÇÕES DE SISTEMA NERVOSO CENTRAL DE LÚPUS ERITEMATOSO SISTÊMICO (LES)

- O LES neuropsiquiátrico engloba diferentes manifestações que podem afetar de 15 a 80% dos pacientes com LES. As principais manifestações neuropsiquiátricas do LES são descritas na Tabela 2.

TABELA 2 Manifestações do lúpus eritematoso sistêmico neuropsiquiátrico

Sistema nervoso central
▪ Meningite asséptica
▪ Doença cerebrovascular
▪ Disfunção cognitiva
▪ Cefaleia
▪ Distúrbio de movimento (coreia)
▪ Convulsões
▪ Confusão mental aguda
▪ Transtorno de ansiedade
▪ Transtorno de humor
▪ Psicose
▪ Síndrome desmielinizante
▪ Mielopatia (mielite transversa)
Sistema nervoso periférico
▪ Disfunção autonômica
▪ Mononeuropatia
▪ Neuropatia craniana
▪ Plexopatia
▪ Polineuropatia aguda inflamatória desmielinizante (síndrome de Guillain-Barré)
▪ Miastenia *gravis*

- Convulsões correm em 10 a 20% dos pacientes com LES e podem ser tanto generalizadas como parciais, podendo ser inclusive a primeira manifestação da doença.
- Psicose ocorre em cerca de 5% dos pacientes com LES usualmente no 1º ano de diagnóstico e é associada com pensamento desorganizado e bizarro, frequentemente acompanhada de alucinações. Os sintomas podem ser causados pelo uso de glicocorticoides.

Que exames complementares podem ser úteis no LES neuropsiquiátrico?

- Exames complementares são dependentes do tipo de manifestação. Assim, pacientes com sintomas de acidente vascular cerebral (AVC) têm indicação de exames de neuroimagem como tomografia computadorizada (TC) de crânio ou ressonância magnética (RM), testes de coagulação e ecocardiograma e Doppler de carótidas. Em pacientes com convulsões, a realização de eletroencefalograma e punção liquórica é indicada; se manifestações de neuropatia periférica, é indicada a realização de eletroneuromiografia.

Como devemos manejar estes pacientes?

- O tratamento com glicocorticoides é utilizado no manejo de convulsões, cefaleia refratária, coreia e mielite transversa, entre outras manifestações do SNC do LES. Os glicocorticoides são utilizados em altas doses por via oral (1-2 mg/kg diários) ou por via intravenosa (geralmente 1 g/dia, durante 3 dias, seguido por dose diária elevada de glicocorticoides orais) para manifestações agudas e graves. A médio prazo tenta-se retirá-los para usar outros imunossupressores.
- Considerar rituximab para casos refratários.
- Outras medidas, como anticoagulação, são indicadas conforme manifestação clínica.

SÍNDROME ANTIFOSFOLÍPIDE CATASTRÓFICA

- Caracteriza-se pela trombose de três sítios distintos em um período de até uma semana, na presença de anticorpos antifosfolípides.
- A principal manifestação clínica é a insuficiência renal, que pode-se apresentar com quadro de hipertensão arterial maligna com evolução para diálise em 25% dos casos.
- O tratamento é realizado com terapia combinada de pulsoterapia com glicocorticoides, anticoagulação, plasmaférese e imunoglobulina intravenosa.

CRISE RENAL ESCLERODÉRMICA

- Cerca de 90% dos pacientes são hipertensos e se manifestam com cefaleia e sintomas de hipertensão maligna, mas 10% ocorrem sem hipertensão.
- Hematúria é frequente e manifestações de microangiopatias trombóticas ocorrem em 40-45% dos pacientes.

- Plaquetopenia < 50.000/µL; anticorpos antinucleares são comuns, mas anti-Scl 70 (35%) ou anticentrômero (1-3%) não são positivos na maioria dos casos.
- Os inibidores da ECA devem ser utilizados em todos os pacientes. Dose inicial de captopril 6,25 mg 8/8 h, ajustada conforme níveis pressóricos. Evitar betabloqueadores.
- Medidas de suporte para lesão renal aguda.

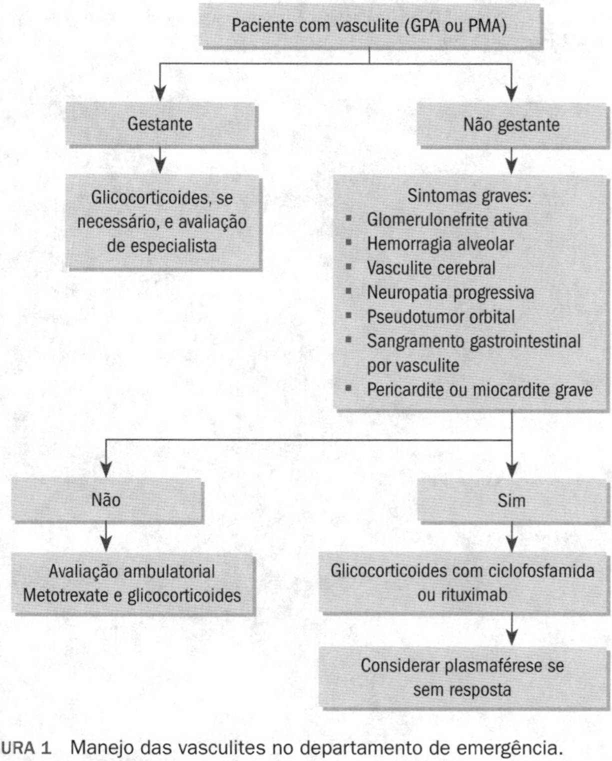

FIGURA 1 Manejo das vasculites no departamento de emergência.

LEITURA SUGERIDA

1. Frankel SK, Schwarz MI. The pulmonar vasculitides. Am J Resp Crit Care Med. 2012;86(3):816-24.
2. Hudson M. Scleroderma renal crisis. Curr Opinin Rhematol. 2015;27:549-54.
3. Jennette JC, Falk RJ, Bacon PA, Basu N, Cid MC, Ferrario F, et al. 2012 revised International Chapel Hill Consensus Conference Nomenclature of Vasculitides. Arthritis Rheum. 2013;65:1.
4. Lally L, Spiera RF. Pulmonary vasculitis. Rheum Dis Clin North Am. 2015;41(2):315-31.
5. Muscal E, Brey RL. Neurologic manifestations of systemic lupus erythematosus in children and adults. Neurol Clin. 2010;28:61.
6. Salvarani C< brown RD Jr, Hunder GG. Adult primary central nervous system vasculitis. Lancet. 2012;380:767-77.

Seção XI

Emergências psiquiátricas

76

O paciente agitado

Antonio De Biase Cabral Wyszomirski
Ian Ward Abdalla Maia
Júlio César Garcia de Alencar
Rodolfo Avelino de Souza

- Existem três objetivos principais no manejo do paciente agitado: prevenir danos ao paciente e à equipe, controle rápido comportamental e reconhecimento precoce e tratamento da etiologia subjacente.
- Os cinco passos do atendimento ao paciente agitado devem ser: 1) classificação da agitação; 2) tratamento não farmacológico; 3) contenção física (se necessário); 4) contenção química; e 5) diagnóstico e tratamento da etiologia da agitação.
- A contenção mecânica deve ser utilizada pelo menor tempo possível e apenas como ponte até a contenção química, e jamais deve ser implementada isoladamente.

COMO REALIZAR A ABORDAGEM INICIAL DE UM PACIENTE AGITADO?

- Diferente do modelo clássico de atendimento médico baseado em anamnese, exame físico, diagnóstico etiológico e tratamento, o atendimento ao paciente agitado deve se iniciar na rápida avaliação do paciente e no tratamento do sintoma agitação, seguido pela propedêutica acadêmica. Assim, na avaliação inicial do paciente, deve-se classificar a agitação, para se implementar o melhor planejamento terapêutico.
- No pré-hospitalar, a escala BARS (*Behavioral Activity Rating Scale*) pode ser utilizada (Tabela 1).

TABELA 1 Escala BARS e triagem pré-hospitalar

Pontuação	Conduta
1. Dificuldade para despertar ou não desperta	Transferência imediata para o departamento de emergência
2. Bastante sonolento, porém responde normalmente ao estímulo físico e verbal	Transferência para o departamento de emergência
3. Sonolento, aparenta estar sedado	Transferência para o departamento de emergência
4. Quieto e acordado (normal)	Sem condutas
5. Sinais de agitação psicomotora, se acalma com comandos	Descalonamento verbal e modificação do ambiente
6. Extremamente agitado, mas sem necessidade de contenção imediata	Descalonamento verbal e modificação do ambiente
7. Violento, necessita de contenção imediata	Transferência para o departamento de emergência

- No intra-hospitalar, a categorização da agitação do paciente deve ser realizada em leve, moderada e grave. Pacientes com agitação leve são capazes de conversar e estão colaborativos com a proposta terapêutica, normalmente estão ansiosos, mas têm boa resposta à estratégia verbal. Pacientes com agitação moderada são disruptivos, mas sem perigo iminente de auto ou heteroagressividade. Nesse grupo de pacientes devemos ter um cuidado especial em evitar a evolução para uma agitação grave de maneira iatrogênica. Pacientes com agitação grave estão combativos e necessitam de contenção física e química.

COMO FAZER O DESCALONAMENTO VERBAL?

- O descalonamento verbal faz parte do tratamento não farmacológico da agitação e está indicado para todos os pacientes com agitação leve e moderada.
- Deve-se encaminhar o paciente para uma sala quieta, mantendo-o confortável, sem objetos que possam ser utilizados como arma, e com o médico sentado mais próximo à porta de saída.

- O médico deve tentar cumprir os 10 passos ilustrados na Tabela 2, como forma de obter um descalonamento verbal de sucesso. Apenas uma pessoa deve manter contato com o paciente seguindo essa estratégia.

TABELA 2 10 passos para o descalonamento verbal

1. Respeitar o espaço do paciente.
2. Não ser provocativo.
3. Estabelecer contato verbal.
4. Ser conciso e simples com as palavras.
5. Identificar os desejos e necessidades do paciente.
6. Ouvir o paciente.
7. Concordar ou concordar em discordar.
8. Estabelecer limites claros.
9. Oferecer escolhas.
10. Informar o paciente e a equipe sobre o que deu certo, o que não deu e o que pode melhorar.

- Como uma maneira de facilitar essa sistemática, sugerimos a utilização do mnemônico SAVE:
  - Suporte e Apropriação: apresente-se como o profissional de saúde que organizará o cuidado, seja conciso e simples, escute o paciente, estabeleça limites claros de sua atuação.
  - Validação: valide os sentimentos do paciente, não seja provocativo.
  - Emoção: nomeie e racionalize as emoções do paciente, identifique os desejos e as necessidades e ofereça escolhas.
- Caso a abordagem verbal falhe e o paciente precise receber uma medicação, tente abordá-lo da seguinte maneira:
  1. Afirmando o fato: acredito que você se beneficiaria com a medicação proposta.
  2. Induzindo o fato: eu realmente acredito que você precisa dessa medicação.

3. Coação (deve ser utilizada como último recurso): vou ter que insistir que o(a) senhor(a) tome essa medicação.

O QUE É CONTENÇÃO MECÂNICA?

- A contenção mecânica está indicada para pacientes gravemente agitados como medida inicial, ou para pacientes moderadamente agitados após falência do tratamento não farmacológico.
- A contenção mecânica deve ser utilizada pelo menor tempo possível e apenas como ponte até a contenção química.
- A Tabela 3 e a Figura 1 simplificam 5 aspectos a serem respeitados e 5 erros comuns durante a contenção física.

TABELA 3 Contenção mecânica

Correto	Errado
1. Utilizar 4 ou 5 pontos de restrição de movimento.	1. Conter o paciente em apenas dois pontos.
2. Amarrar a contenção dos membros inferiores no lado contralateral da maca, para diminuir o torque do movimento para lateral.	2. Amarrar a contenção nas grades da maca.
3. Manter o paciente em posição supina.	3. Conter o paciente em posição prona, pelo risco de asfixia.
4. Manter um braço acima da cabeça e outro abaixo da cintura.	4. Amarrar nós muito difíceis de desfazer.
5. Manter a cabeceira elevada em 30°.	5. Deixar um travesseiro embaixo da cabeça do paciente, pois aumenta o risco de asfixia.

- As principais complicações da contenção mecânica são distúrbios hidroeletrolíticos, rabdomiólise, arritmias e asfixia.
- Todos os pacientes com contenção mecânica devem ser sistematicamente monitorizados quanto a nível de consciência, sinais vitais, condições de pele e circulação nos locais e membros contidos com regularidade nunca superior a 1 (uma) hora, segundo resolução do Conselho Federal de Enfermagem n. 427/2012.

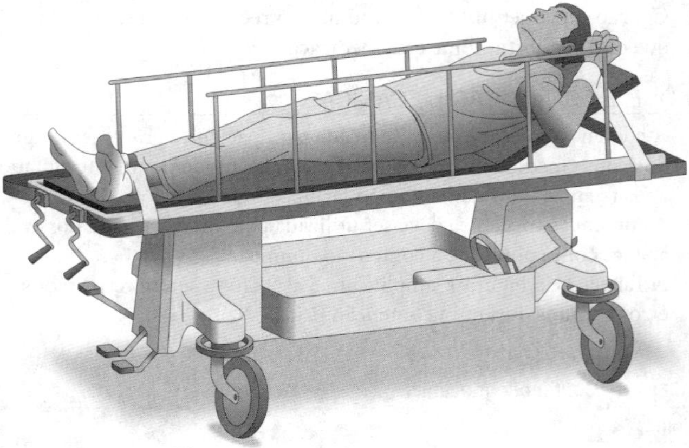

FIGURA 1 Contenção mecânica.

- Importante ressaltar que o Conselho Federal de Medicina sinaliza que a indicação e a prescrição de contenção física ao paciente psiquiátrico competem ao médico. Além disso, o CREMESP orienta que o representante legal ou a família do paciente devem ser informados tão logo possível.
- Contenção mecânica difere de contenção física, sendo a última definida como imobilização do paciente por várias pessoas da equipe assistencial que o seguram firmemente no solo. O número recomendado de profissionais da saúde para realizar a contenção de um paciente em surto psicótico e/ou agitação psicomotora é de cinco, devidamente treinados.

COMO FAZER A CONTENÇÃO QUÍMICA DO PACIENTE?

- A via oral é sempre preferível. Evite medicações endovenosas em pacientes muito agitados pela dificuldade em obter acesso. Priorize a administração intramuscular.
- O FDA (*Food and Drug Administration*), órgão americano equiparável à Anvisa no Brasil, recomenda a medição do intervalo QT antes do uso de antipsicóticos, o que é impraticável no departamento de emergência.

- Benzodiazepínicos são a droga de escolha para agitação secundária a *overdose* por drogas estimulantes do sistema nervoso central. Porém, antipsicóticos são preferidos quando a agitação é secundária a libação alcoólica, pelo menor risco de depressão respiratória.
- A Tabela 4 demonstra as medicações de escolha para contenção química de pacientes com agitação psicomotora de causa desconhecida.

TABELA 4 Medicações para agitação

Nível de agitação	Medicação de escolha	Segunda linha
Leve	Lorazepam 1-2 mg SL	Antipsicóticos orais
Moderada	Midazolam 2-5 mg IM	Haloperidol 5-10 mg IM
Grave	Quetamina 5 mg/kg IM	Midazolam 5 mg IM, haloperidol 5 mg IM

- O midazolam tem tempo médio de início de ação de 1-5 minutos quando administrado IV, mas de 13-18 minutos quando administrado IM, com tempo médio de sedação de 80-100 minutos.
- Para uma sedação mais rápida, a combinação haloperidol 5-10 mg e prometazina 25-50 mg demonstra-se segura e superior ao haloperidol sozinho em relação ao perfil de efeitos colaterais.
- A combinação de midazolam 5 mg e haloperidol 5 mg também é uma opção, e melhora a eficácia da sedação, sem associação com aumento de efeitos adversos.
- Uma das drogas mais versáteis em Medicina de Emergência, a quetamina tem início de ação em 2-3 min IV e 4-5 min IM, com tempo médio de sedação de 5-30 min. A dose vai de 1-2 mg/kg IV a 4-6 mg/kg IM. Caso seja feita IV, recomenda-se diluir para 10 mL de solução e infusão de forma lenta para evitar a indução de apneia. Sempre manter o material de via aérea avançada à disposição.

COMO REALIZAR O DIAGNÓSTICO ETIOLÓGICO DA AGITAÇÃO?

- Imediatamente após o estabelecimento da segurança do paciente e da equipe, o diagnóstico etiológico da agitação deve ser realizado.

- Em pacientes leves ou moderadamente agitados, atendidos em consultório durante o tratamento não farmacológico, devem ser realizados anamnese e exame físico, e exames laboratoriais pertinentes devem ser colhidos. Considere causas psiquiátricas, metabólicas, toxicológicas, traumáticas ou neurológicas no diagnóstico diferencial (Tabela 5).
- Pacientes gravemente agitados devem ser atendidos em sala de emergência. Para pacientes com agitação psicomotora de etiologia não claramente identificável na avaliação inicial, o diagnóstico etiológico deve ser organizado em passos a serem realizados em minuto, minutos e horas:
  - No primeiro minuto o paciente deve ser monitorizado, ter acesso venoso garantido, e os 4 Hs emergenciais da agitação devem ser pesquisados: hipóxia, hipertermia, hipovolemia e hipoglicemia.
  - Nos primeiros minutos, gasometria arterial com eletrólitos deve ser obtida, para afastar acidose e hipercalemia.
  - Na primeira hora, considere realização de tomografia computadorizada de crânio, infecção, síndrome neuroléptica maligna e tireotoxicose.

TABELA 5 Causas de agitação psicomotora

Causa	Achados sugestivos	Intervenção imediata
Hipóxia	▪ Dispneia e queda da saturação	▪ Ofertar oxigênio ▪ Gerenciar causa subjacente
Hipercapnia	▪ $PaCO_2 > 45$ mmHg ▪ Dispneia ou bradipneia	▪ Gerenciar causa subjacente ▪ Considerar ventilação mecânica
Hipoglicemia	▪ Glicose sérica ou capilar < 70 mg/dL	▪ Oferte glicose VO ou EV ▪ Se evidência de uso cronico de álcool, considere uso profilático de tiamina
Hipotermia	▪ Temperatura corporal < 35 °C	▪ Iniciar aquecimento passivo/ ativo conforme indicado
Hipertermia	▪ Temperatura corporal elevada. ▪ História de exposição ao calor e/ou atividade física excessiva. ▪ Considerar hipertermia induzida por drogas como diagnostico diferencial	▪ Iniciar medidas de resfriamento. ▪ Descontinuar drogas potencialmente ofensivas

(continua)

TABELA 5 Causas de agitação psicomotora *(continuação)*

Causa	Achados sugestivos	Intervenção imediata
Choque	▪ *Shock index* > 0,7, história de trauma, sangramentos, vômito ou diarreia ▪ Características clínicas da causa subjacente, ICC, sepse e TEP, entre outros	▪ Ressuscitação volêmica com cristaloides e/ou hemoderivados ▪ Droga vasoativa se necessário
Dor	▪ Pontuação subjetiva/objetiva	▪ Analgesia
Sepse	▪ História de infecção ▪ SIRS, qSofa ou NEWS positivos	▪ Lactato sérico e culturas ▪ Ressuscitação volêmica/droga vasoativa e antibioticoterapia
Convulsão	▪ História de epilepsia ▪ Estado ictal ou pós-ictal	▪ Iniciar terapia abortiva de primeira linha com BZD
Encefalopatia de Wernicke	▪ Evidência de etilismo crônico ou mau estado nutricional ▪ Confusão mental, disfunção oculomotora ou ataxia de marcha	▪ Tiamina EV em dose completa ▪ Considerar tratamento para abstinência alcoólica
Retenção urinária aguda	▪ História de HPB, cirurgia pélvica/câncer pélvico, lesão de coluna vertebral, litíase urinária ▪ Bexiga palpável e dor suprapúbica	▪ Sondagem vesical de alívio imediata

BZD: benzodiazepínico; HPB: hiperplasia prostática benigna; ICC: insuficiência cardíaca congestiva; NEWS: *National Early Warning Score*; $PaCO_2$: pressão parcial de dióxido de carbono; SIRS: síndrome da resposta inflamatória sistêmica; TEP: tromboembolismo pulmonar.

COMO CUIDAR DE POPULAÇÕES ESPECIAIS?

Idosos

- Os antipsicóticos são considerados de primeira linha, tendo em vista que benzodiazepínicos são associados a desfechos desfavoráveis.
- É recomendado iniciar o tratamento com metade da dose inicial típica para o tratamento de agitação.

Crianças

- Sempre priorizar a via oral. Se não for possível, a via IV é preferível à IM nesse grupo de pacientes.
- Se a criança já faz uso de medicamentos psiquiátricos em casa, considere uma dose extra de seus medicamentos habituais.
- Uma opção a ser considerada é dinefidramina, útil para crianças pequenas sem história psiquiátrica prévia.
- Se houver suspeita de *delirium* ou agitação grave, os neurolépticos são os agentes de escolha. A risperidona é o de primeira escolha, porém só possui formulação VO. Entre as preparações IM, a olanzapina pode ser a escolha mais segura.

Gestantes

- Na gestação, as condições psiquiátricas podem ser agravadas por mudanças na dosagem de medicamentos de uso contínuo ou por interrupção.
- A risperidona (antipsicotico atípico) é recomendada como tratamento de primeira linha para agitação aguda na gravidez, por não possuir efeitos teratogênicos. Porém, é uma medicação disponível apenas VO. Como alternativa, pode-se usar haloperidol, já que o risco de teratogenicidade quando usado no contexto agudo é baixo.
- Os benzodiazepínicos são sugeridos como terapia de segunda linha; também possuem risco de teratogenicidade, principalmente quando utilizados cronicamente e no primeiro trimestre.
- Se houver necessidade de contenção física, a paciente deve ser colocada em decúbito lateral esquerdo, tendo em vista a chance de compressão da veia cava inferior.

COMO RECONHECER A SÍNDROME NEUROLÓGICA MALIGNA?

- A síndrome neuroléptica maligna é descrita em pacientes em uso de agentes neurolépticos, e se caracteriza por rigidez extrapiramidal, hipertermia, alteração de nível de consciência e aumento de enzimas musculares, que ocorre como reação aguda ou subaguda ao uso de neurolépticos.
- O sintoma inicial em 82% dos casos é confusão mental ou alteração do nível de consciência. A tétrade sintomática é constituída de febre, rigidez, alterações do estado mental e instabilidade autonômica. Cada um desses sintomas ocorre em 97 a 100% dos pacientes. Aumento da crea-

tinofosfoquinase (CPK) e leucocitose com desvio à esquerda ocorrem em 50% dos casos. A CPK é tipicamente maior do que 1.000 UI/L e pode ser tão elevada como 100.000 UI/L. Níveis superiores a 1.000 IU/L são mais específicos para o diagnóstico.

- Deve-se, ao suspeitar do diagnóstico, descontinuar imediatamente o agente causador.
- Tratamento de suporte com controle da febre, reposição volêmica e correção de distúrbios eletrolíticos. A reposição volêmica muitas vezes é agressiva (3-4 L/dia) para evitar rabdomiólise.
- Terapia específica: dantrolene, relaxante muscular de ação direta e já testado no tratamento da hipertermia maligna. A dose usual é de 50 mg EV, conforme a necessidade, e a dose máxima é de 10 mg/kg ao dia. Bromocriptina: bloqueia receptores dopaminérgicos no sistema nervoso central (SNC). A dose usual é de 2,5 a 10 mg, 3 vezes ao dia, podendo ser utilizada dose máxima de 40 mg ao dia, sendo 10 mg a cada 6 horas; seu uso é recomendado por 10 dias e após o controle é feita redução gradual da medicação.

LEITURA SUGERIDA

1. Annas GJ. The last resort—the use of physical restraints in medical emergencies. N Engl J Med. 1999;341(18):1408-12.
2. Barbic D, et al. Rapid agitation control with ketamine in the emergency department: A blinded, randomized controlled trial. Annals of Emergency Medicine. 2021.
3. Currier GW, Chou JC, Feifel D, et al. Acute treatment of psychotic agitation: a randomized comparison of oral treatment with risperidone and lorazepam versus intramuscular treatment with haloperidol and lorazepam. J Clin Psychiatry. 2004;65(3):386-94.
4. Fishkind A. Calming agitation with words, not drugs: 10 commandments for safety. Curr Psychiatr. 2002;1(4):32-9.
5. Gerson R, et al. Best practices for evaluation and treatment of agitated children and adolescents (BETA) in the emergency department: consensus statement of the American Association for Emergency Psychiatry. Western Journal of Emergency Medicine. 2019;20(2):409.
6. Gonin P, Beysard N, Yersin B, et al. Excited delirium: a systematic review. Acad Emerg Med. 2018;25(5):552-65.
7. Isbister GK, Calver LA, Downes MA, et al. Ketamine as rescue treatment for difficult-to-sedate severe acute behavioral disturbance in the emergency department. Ann Emerg Med. 2016;67(5):581-7.

8. Isenberg DL, Jacobs D. Prehospital Agitation and Sedation Trial (PhAST): a randomized control trial of intramuscular haloperidol versus intramuscular midazolam for the sedation of the agitated or violent patient in the prehospital environment. Prehosp Disaster Med. 2015;30(5):491-5.
9. Kim HK, et al. Safety and efficacy of pharmacologic agents used for rapid tranquilization of emergency department patients with acute agitation or excited delirium. Expert Opinion on Drug Safety. 2021;20(2):123-38.
10. Nobay F, Simon BC, Levitt MA, et al. A prospective, double-blind, randomized trial of midazolam versus haloperidol versus lorazepam in the chemical restraint of violent and severely agitated patients. Acad Emerg Med. 2004;11(7):744-9.
11. Nordstrom K, et al. Medical evaluation and triage of the agitated patient: consensus statement of the American Association for Emergency Psychiatry Project BETA Medical Evaluation Workgroup. Western Journal of Emergency Medicine, v. 13, n. 1, p. 3, 2012.
12. Riddell J, Tran A, Bengiamin R, et al. Ketamine as a first-line treatment for severely agitated emergency department patients. Am J Emerg Med. 2017;35(7):1000-4.

Intoxicação alcoólica

Heraldo Possolo de Souza
Júlio César Garcia de Alencar

COMO ABORDAR O PACIENTE COM INTOXICAÇÃO AGUDA POR ETANOL?

- O abuso de bebidas contendo álcool, um potente inibidor do sistema nervoso central, pode ocasionar sintomas que levem o paciente à sala de emergência.
- Os sintomas podem variar desde comportamento desinibido e loquacidade, até fala arrastada, incoordenação, marcha instável e comprometimento da memória. Casos mais graves podem apresentar estupor e coma.
- Outros sintomas podem ser náuseas e vômitos, e os pacientes podem apresentar taquicardia e hipotensão, secundárias à perda de volume e à vasodilatação periférica induzida pelo etanol.
- Todos esses sintomas e sinais variam amplamente e dependem de múltiplos fatores, desde a quantidade e o tipo de álcool ingerido, a taxa em que foi consumido, a genética do paciente, a história pregressa de consumo.
- O diagnóstico é basicamente clínico, por meio da história e exame físico.
- As dosagens séricas fornecem uma medida fidedigna dos níveis de álcool. As medidas no ar expirado são mais rápidas, mas geralmente subestimam a concentração sérica. No Brasil, indivíduos com valores de alcoolemia acima de 80 mg/dL são considerados alcoolizados.
- A Tabela 1 mostra sinais clínicos associados à dosagem sérica de etanol. Deve-se notar, entretanto, que os sinais e sintomas clínicos da intoxicação alcoólica podem não se correlacionar com os níveis séricos de álcool, dependendo da predisposição genética e do consumo habitual de álcool.
- O metabolismo do etanol da corrente sanguínea pode ocorrer a uma taxa aproximada de 15 a 20 mg/dL por hora em pacientes não acostu-

mados ao álcool, enquanto em pacientes que abusam cronicamente dessa substância a taxa pode ser de até de 25 a 35 mg/dL por hora, ou ainda mais rápido. Além disso, os sinais de embriaguez dependem também do aumento ou diminuição da concentração; os efeitos podem ser mais proeminentes quando os níveis estão aumentando (o chamado efeito Mellanby).

- Assim, a conduta no paciente alcoolizado não deve se basear unicamente na concentração de álcool sérico, mas nos sinais clínicios de intoxicação.
- Outro fator que pode dissociar os níveis séricos e os sintomas da intoxicação por etanol é o consumo associado de outras substâncias que agem no SNC, como simpatomiméticos, opioides, benzodiazepínicos, barbitúricos e drogas ilícitas sintéticas.
- A conduta mais importante do emergencista no atendimento do paciente alcoolizado seja excluir outras causas de alteração do nível de consciência que possam ser confundidas, mascaradas ou induzidas pelo consumo de etanol:
  - Traumatismos (principalmente craniano).
  - Hipóxia.
  - Hipoglicemia.
  - Hipotermia.
  - Encefalopatia hepática.

TABELA 1 Associação entre dosagem sérica de etanol e sinais clínicos

Concentração sérica de álcool (%)	Sinais clínicos
0,01-0,10	Euforia, loquacidade, déficits leves de coordenação motora, atenção e cognição
0,10-0,20	Comportamento inadequado, fala arrastada, variabilidade de humor, problemas de julgamento, déficits importantes de coordenação, atenção, habilidade psicomotora, ataxia
0,20-0,30	Perda total da coordenação, pensamentos incoerentes, confusão, alteração importante do humor, náuseas, vômitos
> 0,30	Perda de consciência, estupor, coma. Podem ocorrer depressão respiratória e morte

  - Outros distúrbios metabólicos.
  - Intoxicação por outros álcoois (metanol, etileno glicol - suspeitar na presença de acidose metabólica grave).
- Após assegurar permeabilidade de vias aéreas, ventilação e circulação adequada, as regras para o atendimento do paciente com rebaixamento do nível de consciência e intoxicações gerais devem ser seguidas.
- Não existe um antídoto ou tratamento específico para a intoxicação aguda por etanol. A abordagem deve ser de suporte, como mostra a Figura 1. Dosagem de glicemia capilar deve ser sempre obtida e reposição de glicose somente se houver hipoglicemia. Todos os pacientes com rebaixamento do nível de consciência devem receber tiamina 100 mg parenteral, para prevenir e tratar encefalopatia de Wernicke.
- Em pacientes muito agitados ou violentos, benzodiazepínicos e antipsicóticos podem ser utilizados, porém com cuidado para evitar depressão respiratória.
- Em pacientes com intoxicação grave, o carvão ativado e a lavagem gástrica geralmente NÃO são úteis por causa da rápida taxa de absorção de etanol pelo trato gastrointestinal.
- Hidratação parenteral vigorosa só deve ser iniciada naqueles pacientes com sinais de depleção de volume (TEC > 3 s, taquicardia, hipotensão).
- Antieméticos (ondasentrona, 4 mg IV) e ranitidina (50 mg IV) podem ser prescritos para aliviar sintomas gástricos e, se necessário, analgésicos não opiáceos.
- A maioria dos pacientes com intoxicação suave por etanol requer apenas observação até a sobriedade clínica ter sido alcançada. Pacientes com intoxicação grave, que requerem cuidados de suporte agressivos, podem ser mantidos no departamento de emergência em uma unidade de observação ou internados no hospital. A maioria dos pacientes com coma ou outras complicações significativas da intoxicação por etanol requer admissão para acompanhamento próximo até que a sobriedade seja alcançada.
- Pacientes com história de consumo crônico de álcool devem ser orientados, à alta, a procurar serviço ambulatorial de apoio para tratamento do problema.

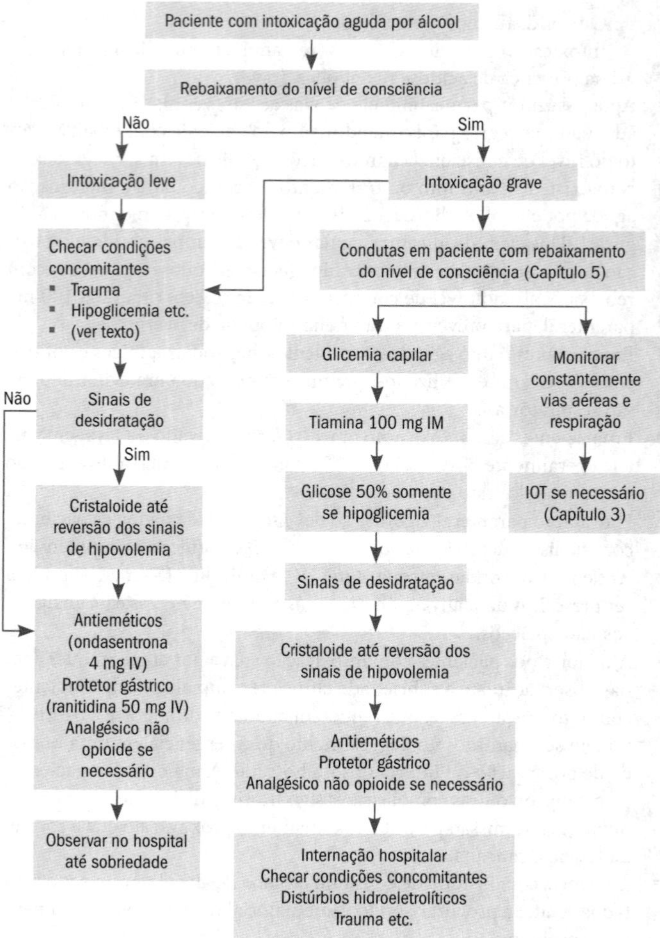

FIGURA 1 Intoxicação alcoólica aguda.
IOT: intubação orotraqueal.

LEITURA SUGERIDA

1. Jones AW, Andersson L. Comparison of ethanol concentrations in venous blood and end-expired breath during a controlled drinking study. Forensic Sci Int. 2003;132:18.
2. Nobay F, Simon BC, Levitt MA, Dresden GM. A prospective, double-blind, randomized trial of midazolam versus haloperidol versus lorazepam in the chemical restraint of violent and severely agitated patients. Acad Emerg Med. 2004;11:744.
3. Pletcher MJ, Maselli J, Gonzales R. Uncomplicated alcohol intoxication in the emergency department: an analysis of the National Hospital Ambulatory Medical Care Survey. Am J Med. 2004;117:863.
4. Vonghia L, Leggio L, Ferrulli A, Bertini M, Gasbarrini G, Addolorato G, et al. Acute alcohol intoxication. Eur J Intern Med. 2008;19:561.

78

Síndrome de abstinência alcoólica

Rodrigo Antonio Brandão Neto

- A síndrome de abstinência alcoólica (SAA) é o conjunto de manifestações causadas pela suspensão abrupta do consumo de álcool em pacientes com uso crônico dele, levando a um conjunto de sinais e sintomas específicos.

POR QUE OCORRE A SAA?

- A fisiopatologia não é completamente entendida, mas é dependente de neurotransmissores ligados ao uso contínuo de álcool.
- A ingestão de álcool pode levar à ativação dos receptores inibitórios GABA tipo A, que causam efeitos sedativos, ansiolíticos e inibição dos receptores excitatórios glutamato tipo NMDA (N-metil D-aspartato), causando mais sedação, intoxicação e distúrbios cognitivos.
- Com o uso crônico do álcool, ocorrem alterações no número e na função dos receptores como uma resposta compensatória aos efeitos depressivos do álcool.
- Com a diminuição (*down-regulation*) nos receptores GABA tipo A e um aumento (*up-regulation*) nos receptores glutamato na ausência aguda do álcool, ocorre um estado de hiperexcitabilidade característico da SAA.

QUAIS SÃO OS ACHADOS CLÍNICOS DA SAA?

- Para o diagnóstico da síndrome é necessário história de interrupção da ingestão de álcool e pelo menos mais dois dos sintomas abaixo:
  - Hiperatividade autonômica (evidenciada por taquicardia com frequência cardíaca [FC] > 100 bpm ou sudorese; hipertensão pode ocorrer, mas não é critério isoladamente).
  - Tremores de mão.

- Insônia.
- Náuseas e vômitos.
- Alucinações visuais, táteis ou auditivas.
- Ansiedade.
- Agitação.
- Crises convulsivas (tônico-clônicas generalizadas).

- O aparecimento dos sintomas ocorre usualmente após 6 a 24 horas da última ingesta de álcool.
- Os sintomas menores de abstinência incluem tremores, ansiedade, cefaleia, anorexia e palpitações.
- Podem ainda ocorrer sintomas gastrointestinais como náuseas, vômitos, anorexia e dispepsia, que ocorrem por retardo do esvaziamento gástrico associado a aumento da atividade autonômica. Aumento de temperatura também pode ocorrer.
- Convulsões associadas a abstinência ocorrem de 12 a 48 horas após a última ingesta, mas podem ocorrer mesmo 2 horas após ingestão alcoólica, na forma de crises tônico-clônicas generalizadas comumente como crise única, embora possam ocorrer até seis crises convulsivas.
- A alucinose alcoólica não deve ser considerada sinônimo de *delirium tremens*, geralmente ocorre de 12 a 48 horas após a última ingestão de álcool e não costuma ser associada com a alteração sensorial significativa que ocorre em pacientes com *delirium tremens*. Em geral, são alucinações visuais, mas podem ocorrer ainda alucinações auditivas e táteis, surgindo em até 25% dos pacientes com síndrome de abstinência.
- *Delirium tremens* ocorre 48 a 96 horas após a última ingesta de álcool e dura na maioria dos casos 3 dias, mas pode persistir por até 14 dias. As manifestações incluem:
  - Desorientação e confusão mental significativas.
  - Extrema agitação, com necessidade, na maioria dos casos, de restrição mecânica.
  - Tremores grosseiros.
  - Instabilidade autonômica, com taquicardia significativa, aumento de pressão arterial (PA) e alterações hidroeletrolíticas.
  - Ideação paranoide.
  - Acentuada resposta a estímulos externos.
  - Alucinações geralmente visuais, mas podendo ser de qualquer forma.

TABELA 1 Fatores de risco para desenvolvimento de abstinência alcoólica

▪ Uso sustentado de álcool
▪ História prévia de *delirium tremens* ou de internação prévia por síndrome de abstinência
▪ Idade maior que 30 anos
▪ Presença de doença precipitante
▪ Alcoolemia elevada (raramente disponível no Brasil)
▪ Tempo de última dose de álcool maior que 2 dias
▪ Escore CIWA-Ar > 15 na admissão (ver Tabela 3)
▪ Uso prévio de benzodiazepínico
▪ Sexo masculino

TABELA 2 Manifestações da síndrome de abstinência alcoólica

Síndrome	Achados	Tempo de aparecimento
Sintomas menores	Tremores, ansiedade, cefaleia, anorexia, palpitações	6-36 horas
Crises convulsivas	CTCG em geral únicas ou até 6 episódios	6-48 horas
Alucinose	Visuais ou auditivas, mas senso de orientação preservado	12-48 horas
Delirium tremens	*Delirium*, agitação, taquicardia, febre, diaforese, crise hipertensiva	48-96 horas

CTCG: crises tônico-clônicas generalizadas.

- A relação temporal das manifestações pode ser observada na Figura 1.

QUE INSTRUMENTOS POSSO UTILIZAR PARA CLASSIFICAR A GRAVIDADE DA SAA?

- O uso de escalas objetivas auxilia o tratamento. Em nosso serviço utilizamos a escala CIWA-Ar (*Revised Clinical Institute Withdrawal Assessment for Alcohol scale*) (ver Tabela 3).

QUE EXAMES COMPLEMENTARES DEVEMOS SOLICITAR EM PACIENTES COM SAA?

- Uma pergunta importante é: por que o paciente interrompeu o consumo de álcool?

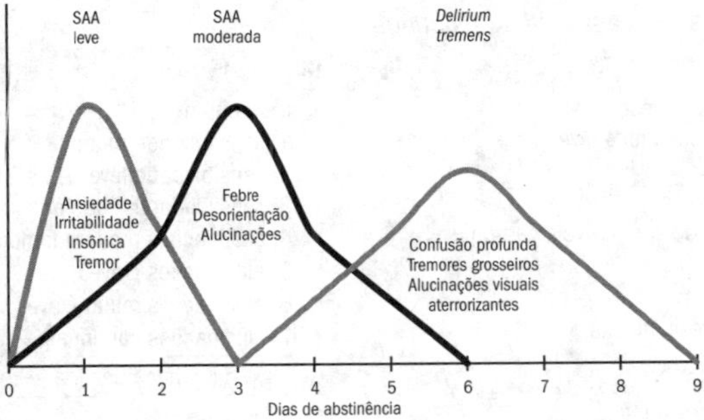

FIGURA 1 Relação temporal e manifestações da síndrome de abstinência alcóolica (SAA)

TABELA 3 Escala CIWA-Ar

Náuseas e vômitos	Distúrbios táteis
▪ 0: sem náuseas, sem vômitos ▪ 1: náuseas leves sem vômitos ▪ 2* ▪ 3* ▪ 4: náuseas intermitentes com esforço seco de vômitos ▪ 5* ▪ 6* ▪ 7: náuseas constantes, esforço seco de vômito e vômitos frequentes	▪ 0: nenhum ▪ 1: prurido, agulhadas, dormência ou queimação muito leves ▪ 2: prurido, agulhadas, dormência leves ▪ 3: prurido, agulhadas, dormência moderados ▪ 4: alucinações moderadamente graves ▪ 5: alucinações graves ▪ 6: alucinações muito graves ▪ 7: alucinações contínuas
Tremor	**Distúrbios auditivos**
▪ 0: sem tremor ▪ 1: não visível, mas pode ser sentido com a ponta dos dedos ▪ 2* ▪ 3* ▪ 4: moderado com os braços estendidos ▪ 5* ▪ 6* ▪ 7: grave mesmo com os braços não estendidos	▪ 0: ausentes ▪ 1: muito pouco assustadores ▪ 2: pouco assustadores ▪ 3: moderadamente assustadores ▪ 4: alucinações moderadamente graves ▪ 5: alucinações graves ▪ 6: alucinações muito graves ▪ 7: alucinações contínuas

(continua)

TABELA 3 Escala CIWA-Ar *(continuação)*

Sudorese	Distúrbios visuais
0: sem sudorese visível 1: sudorese muito leve, mãos úmidas 2* 3* 4: gotas de suor visíveis na fronte 5* 6* 7: sudorese intensa	▪ 0: nenhum ▪ 1: sensibilidade muito leve ▪ 2: sensibilidade leve ▪ 3: sensibilidade moderada ▪ 4: alucinações moderadamente graves ▪ 5: alucinações graves ▪ 6: alucinações muito graves ▪ 7: alucinações contínuas
Ansiedade	**Cefaleia ou cabeça pesada**
0: sem ansiedade 1: ansiedade leve 2* 3* 4: moderadamente ansioso 5* 6* 7: equivalente a estados agudos de pânico	▪ 0: ausente ▪ 1: muito leve ▪ 2: leve ▪ 3: moderada ▪ 4: moderadamente grave ▪ 5: grave ▪ 6: muito grave ▪ 7: extremamente grave
Agitação	**Orientação**
0: atividade normal 1: algo mais que atividade normal 2* 3* 4: moderadamente impaciente e incomodado 5* 6* 7: agitação e inquietude extremas	▪ 0: orientado e pode realizar somas seriadas ▪ 1: não pode realizar somas seriadas ou incerteza sobre a data ▪ 2: desorientado para data por não mais de 2 dias ▪ 3: desorientado para data por mais de 2 dias ▪ 4: desorientado espacialmente e/ou para pessoas

* Sintomas gradativamente mais intensos que pontuação anterior, mas menos intensos que pontuação posterior.
Classificação:
Leve: < 15 pontos.
Moderada: 16-20 pontos.
Grave: > 20 pontos.

- Exames complementares não auxiliam no diagnóstico da SAA, que é clínico, mas são importantes para avaliar condições que podem ter precipitado a interrupção de uso de álcool e pioram o prognóstico desses pacientes e descartar diagnósticos alternativos (meningites, intoxicações). Esses exames incluem:
  - Hemograma.
  - Glicemia.
  - Ureia, creatinina, sódio, potássio, magnésio e cálcio.
  - Enzimas hepáticas.
  - Tempo de protrombina.
  - Amilase e lipase.
  - Eletrocardiograma.
  - Radiografia de tórax.
  - Urina tipo 1.
  - Tomografia computadorizada de crânio.
- A tomografia é indicada apenas em pacientes confusos, com convulsões parciais ou convulsões generalizadas reentrantes, história de trauma cranioencefálico (TCE), déficit neurológico focal no exame físico ou primeiro episódio convulsivo.
- Outros exames, como coleta de liquor, são realizados conforme a condição clínica do paciente.
- Em pacientes com síndrome de abstinência alcoólica deve-se lembrar de que encefalopatia de Wernicke é um diagnóstico diferencial. Os critérios para diagnóstico de encefalopatia de Wernicke incluem presença de déficits nutricionais, alterações cerebelares, alterações oculomotoras e de estado mental ou memória.

COMO OS PACIENTES COM SAA DEVEM SER MANEJADOS?

- Alocar pacientes em local tranquilo e com pouco barulho.
- Corrigir desidratação e distúrbios hidroeletrolíticos (necessidade de reposição de volume no *delirium tremens* geralmente de 2 litros).
- Repor tiamina para evitar encefalopatia de Wernicke (confusão mental, ataxia e oftalmoplegia).

TABELA 4 Critérios de Caine para encefalopatia de Wernicke

▪ Déficit nutricional
▪ Alterações cerebelares
▪ Alterações oculomotoras
▪ Alterações de estado mental ou memória

Obs.: necessita de dois critérios para diagnóstico.

- Em pacientes com encefalopatia de Wernicke estabelecida no diagnóstico de SAA, a tiamina é recomendada em dose de 100-200 mg IM, 1 a 2 vezes ao dia. Apesar de a tiamina oral não ser recomendada para tratamento da síndrome de Wernicke, pode ser usada para profilaxia em dose de 100 a 300 mg ao dia.
- Manter níveis de magnésio normal, com reposição de 1 a 2 g diluídos em 100 mL de solução salina fisiológica, se necessário.
- O esteio do tratamento são os benzodiazepínicos. Em pacientes com abstinência leve a moderada, um benzodiazepínico pode ser prescrito por poucos dias; o diazepam, por exemplo, 5 a 10 mg via oral a cada 6/6 ou 8/8 horas, com ajustes após as primeiras doses. As doses são rapidamente diminuídas (5 mg ao dia) nos próximos dias até descontinuação.
- Em paciente com abstinência grave, com mais de 20 pontos na escala CIAW-Ar, a via de escolha para o benzodiazepínico é parenteral com o diazepam e podemos iniciar com 5 a 10 mg IV lentamente, dependendo da resposta. Pode-se repetir várias vezes, a cada 15/15 minutos ou 30/30 minutos. O objetivo é deixar o paciente calmo, evitando deixá-lo rebaixado (aumenta o risco de complicações e aspiração). Outra opção é o lorazepam em dose de 2-4 mg IV repetida a cada 15 a 20 minutos, conforme a necessidade. O lorazepam pode alternativamente ser utilizado via IM; o mesmo não é possível com o diazepam.
- Esquemas com doses fixas orais podem ser utilizados, mas estudos demonstraram que esquemas baseados em sintomas diminuem os sintomas mais rapidamente e utilizam doses muito menores de benzodiazepínicos para controle dos sintomas.
- Em pacientes com abstinência grave e capazes de ingerir por via oral, pode-se iniciar com lorazepam (1 a 4 mg) ou diazepam (5 a 10 mg) de 1/1 hora e espaçamento progressivo, de acordo com as reavaliações.

- Em pacientes com *delirium tremens*, o uso de benzodiazepínicos pode não ser suficiente para sedar o paciente; pode ser necessário o uso de midazolam endovenoso contínuo, com dose inicial de 5 mg em *bolus* e depois 2 mg por hora com adequação da dose. É necessária nesses casos a monitorização respiratória.
- Os neurolépticos, apesar de diminuírem o limiar convulsivo, podem ser usados em associação com os diazepínicos em pacientes extremamente agitados e com muitas alucinações, especialmente após as primeiras 24 a 48 horas da abstinência, quando diminuem as chances de convulsão. A olanzapina em dose inicial de 10 mg ou haloperidol em doses de 5 mg IM são opções, e as fenotiazidas devem ser evitadas.
- Em caso de *delirium tremens* refratário ao tratamento com benzodiazepínicos, pode-se utilizar o fenobarbital ou principalmente o propofol. O propofol age abrindo os canais de sódio na ausência de GABA e pode antagonizar os efeitos de aminoácidos excitatórios. Esses pacientes precisam, nesse caso, ser intubado e colocados em ventilação mecânica.

TABELA 5 Outras medicações na síndrome de abstinência alcoólica

Medicação	Uso
Betabloqueadores	Podem reduzir manifestações da abstinência do álcool como taquicardia e tremores, mas pioram *delirium*. Usar apenas se houver hipertensão ou taquicardia refratário
Anticonvulsivantes	Não indicados para profilaxia de crises convulsivas. A carbamazepina é alternativa aos benzodiazepínicos: dose oral, iniciar com 200-400 mg de 12/12 horas, podendo chegar a 1.200 a 1.600 mg ao dia
Clonidina	Reduz manifestações autonômicas, sem indicação de rotina
Etanol parenteral	Melhora sintomas, mas considerado pouco seguro
Barbitúricos	Em um estudo, eficácia similar à dos benzodiazepínicos, evitados por depressão respiratória
Baclofeno	Um estudo com benefício, não indicado rotineiramente

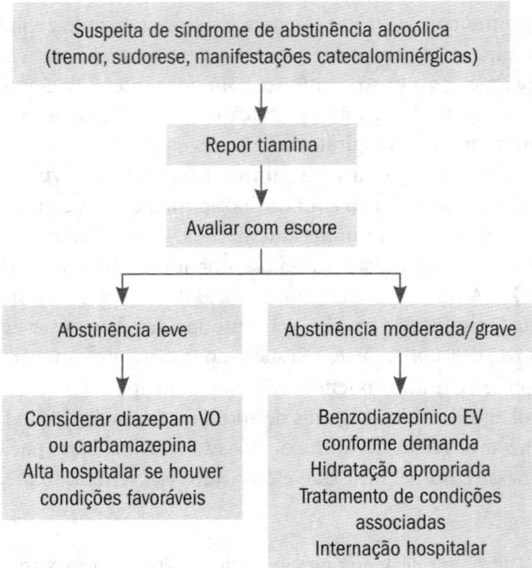

FIGURA 2

LEITURA SUGERIDA

1. Carlson RW, Kumar NN, Wong-Mckinstry E, Ayyagari S, Puri N, Jackson FK, et al. Alcohol withdrawal syndrome. Crit Care Clin. 2012;28:549-85.
2. Hoffman RS, Weinhouse GL. Management of moderate and severe alcohol withdraw syndrome. In: Post TW (ed.). UpToDate. Waltham, MA: UpToDate Inc. http://www.uptodate.com. Acesso em: 15/10/2021.
3. Jesse S, Brathen G, Ferrara M, Keindl M, Ben-Menachem E, Tanasescu R, et al. Alcohol withdraw syndrome: mechanisms, manifestations and management. Acta Neurol Scand. 2017;135(1):4-16.
4. Kosten TR, O'Connor PG. Management of drug and alcohol withdrawal. N Engl J Med. 2003;348(18):1786-95.
5. Saitz R. Unhealthy alcohol use. N Engl J Med. 2005;352(6):596-607.

Seção XII

Emergências hematológicas e oncológicas

79

Distúrbios da hemostasia no departamento de emergência

Rodrigo Antonio Brandão Neto
Júlio César Garcia de Alencar
Antonio Adolfo Guerra Soares Brandão

- Os distúrbios de hemostasia são as alterações dos mecanismos que previnem sangramento, que envolve a hemostasia primária com a ação de endotélio e plaquetas e a hemostasia secundária com os fatores de coagulação e fibrinólise.

COMO OCORRE A RESPOSTA APÓS INJÚRIAS VASCULARES?

- Após uma lesão vascular, as células endoteliais expressam fator tecidual (FT) e, quando há exposição de tecido subendotelial, as plaquetas aderem e se agregam sobre esta região, representando a hemostasia primária. Posteriormente, se necessário, ocorre a ativação do sistema de coagulação através das vias intrínsecas ou extrínsecas. A via extrínseca representa uma sequência de reações que envolvem os fatores VII, X, V, II e fibrinogênio (fator I). A via intrínseca, por sua vez, envolve os fatores XI, IX, VIII, X, V, II e I.

QUAIS SÃO AS ALTERAÇÕES ASSOCIADAS COM OS DISTÚRBIOS PLAQUETÁRIOS?

- Elas são usualmente associadas a sangramento cutâneo-mucoso. Podem ocorrer como epistaxe, gengivorragia e equimoses a pequenos traumas.
- Ocorrem por diminuição de número de plaquetas (como na plaquetopenia autoimune, ver Capítulo 83, "Plaquetopenia") ou em alterações de sua função (doença de Von Willebrand e tromboastenia de Glanzman, entre outras). Neste último caso, ocorre alteração do tempo de sangramento (TS).
- As alterações de função plaquetária raramente causam sangramentos significativos que necessitem de atendimento no departamento de

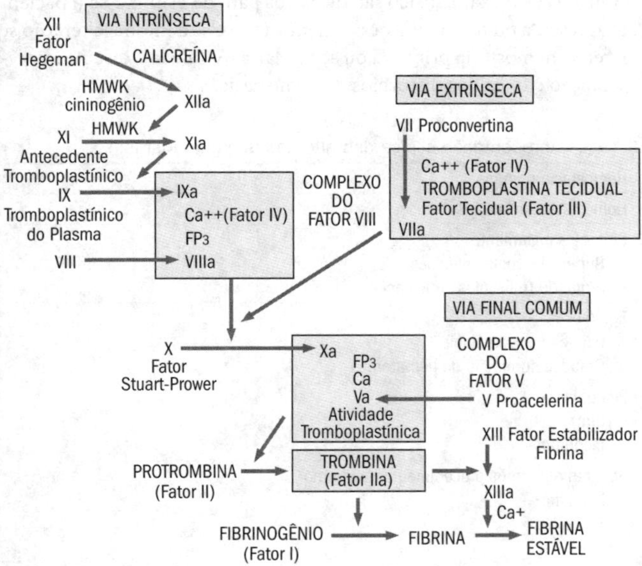

FIGURA 1

emergência (DE), com exceção de pacientes submetidos a procedimentos cirúrgicos.

- Os pacientes com insuficiência renal podem apresentar aumento do tempo de sangramento, alterações de adesão e agregação plaquetária e diminuição do fator plaquetário III. Em pacientes com uremia e sangramento, o DDAVP em dose de 0,3 μg/kg diluído em 50-100 mL de salina fisiológica em 15-30 minutos é uma opção para diminuir sangramentos.
- Em pacientes com disfunção plaquetária, estrógenos podem ser usados em sangramentos gastrointestinais. Agentes antifibrinolíticos como ácido transnexâmico podem ser usados em pacientes antes de procedimentos como extrações dentárias (10 mg/kg EV antes e de 8/8 h por 4-5 dias).

- A história e o exame físico são decisivos para determinar se o paciente apresenta ou não alterações de hemostasia e se a mesma alteração se refere a hemostasia primária ou secundária. A Tabela 1 discute a apresentação clínica dos distúrbios da hemostasia.

TABELA 1 Apresentação clínica das alterações da hemostasia

▪ Hemostasia primária
▪ Hemostasia secundária
▪ Sítio de sangramento – Superficial (pele, mucosas) – Profundo (músculos, articulações)
▪ Equimoses – Pequenas, superficiais – Grandes, formação de hematomas
▪ Petéquias – Sim – Incomum
▪ Sangramento após procedimento ou trauma – Imediato – Tardio

COMO PODEMOS AVALIAR AS COAGULOPATIAS E ALTERAÇÕES DA HEMOSTASIA SECUNDÁRIA?

TABELA 2 Exames para avaliação da hemostasia secundária

Exame	Avaliação
Tempo de protrombina (TP)	Avalia a via extrínseca; prolongado nas alterações dos fatores VII, X, V, II ou fibrinogênio, como em pacientes em uso de varfarina
Tempo de tromboplastina parcial ativado (TTPA)	Avalia a via intrínseca; prolongado nas alterações dos fatores XI, IX, VIII, X, V, II ou fibrinogênio, como no uso da heparina ou em hemofilia adquirida
Tempo de trombina (TT)	Prolongado nas deficiências de fibrinogênio e na presença dos produtos de degradação do fibrinogênio/fibrina

(continua)

TABELA 2 Exames para avaliação da hemostasia secundária *(continuação)*

Exame	Avaliação
Fibrinogênio	Verifica níveis plasmáticos do fibrinogênio, altera na CIVD
Produtos de degradação da fibrina/fibrinogênio (PDF)	Verificam a presença de fibrinólise e/ou fibrinogenólise, aumentados na CIVD
Dímero-D	Avalia a ocorrência de lise da fibrina estabilizada; aumentado na CIVD ou em eventos trombóticos

CIVD: coagulação intravascular disseminada.

COMO SE MANIFESTAM E PODEMOS MANEJAR AS HEMOFILIAS?

- A hemofilia A (hemofilia clássica deficiência de fator VIII), que representa 80% dos casos, e a hemofilia B (deficiência de fator IX ou doença de Christmas) são doenças hemorrágicas hereditárias, que têm manifestações hemorrágicas significativas, mesmo com trauma mínimo, sendo as hemartroses a sua manifestação clássica.
- Classificadas em:
  - Graves: quando os níveis plasmáticos do fator VIII ou IX são inferiores a 1%.
  - Moderadas: valores entre 1 e 5%.
  - Leves: valores entre 5 e 30%.
- O tratamento idealmente é realizado com a reposição do fator deficiente. O uso de plasma fresco congelado ou crioprecipitado não é indicado em razão de altas quantidades necessárias e da não previsibilidade da quantidade de fator reposta. O DDAVP pode ser utilizado em sangramentos muito leves.

$$\text{Dose de fator VIII necessária (U)} = \frac{\text{peso} \times \text{aumento desejado do FVIII (U/dL)}}{2}$$

- Dose de fator IX necessária (U) = peso × aumento desejado no nível plasmático do fator IX (U/ dL).

TABELA 3 Necessidade de reposição de fatores de coagulação em diferentes situações em pacientes hemofílicos

Sítio	Hemofilia A – fator VIII (UI/dL)	Hemofilia B – fator IX (UI/dL)
Articulação	40-60	40-60
Iliopsoas	80-100	60-80
SNC	80-100	60-80
Pescoço e garganta	80-100	60-80
TGI	80-100	60-80
Renal	50	40

SNC: sistema nervoso central; TGI: trato gastrointestinal.

COMO DEVEMOS MANEJAR AS ALTERAÇÕES DE COAGULAÇÃO EM PACIENTES COM DOENÇA HEPÁTICA GRAVE?

- Os pacientes com doença hepática grave podem ter diferentes alterações da hemostasia, incluindo defeitos plaquetários, plaquetopenia, redução da produção dos fatores e dos inibidores da coagulação, deficiência de vitamina K, deficiência de síntese de fatores de coagulação, aumento da fibrinólise e coagulação intravascular disseminada. Os pacientes com doença hepática frequentemente têm aumento do tempo da protrombina, alargamento do INR ou diminuição do fator V.
- Não se deve corrigir alterações de tempo da protrombina e alargamento do INR em pacientes com doença hepática grave sem sangramentos, principalmente em hepatopatias agudas (são parâmetros para avaliar gravidade).
- Em pacientes com doença hepática grave e sangramento, o plasma fresco congelado é geralmente o tratamento de escolha, sendo prescrita dose de 15 mL/kg de peso para corrigir tempo de protrombina. Repetir conforme necessidade.
- O crioprecipitado é indicado quando há manifestações hemorrágicas associadas a níveis plasmáticos de fibrinogênio inferiores a 100 mg/dL. A infusão de 1 unidade de crioprecipitado para cada 10 kg de peso corpóreo aumenta as taxas de fibrinogênio em aproximadamente 50 mg/dL.
- Em pacientes com colestase isoladamente pode ocorrer alteração do tempo de protrombina e INR. Neste caso, a reposição de vitamina K1

10 mg EV é suficiente para recuperar os fatores de coagulação vitamina K-dependentes.

COMO PROCEDEMOS EM SANGRAMENTOS ASSOCIADOS A USO DE ANTICOAGULANTES ORAIS COMO OS ANTAGONISTAS DE VITAMINA K E COM A HEPARINA?

TABELA 4 Reversão da anticoagulação oral

INR	Sangramento	Recomendação
2-5	Não	Diminuir dose de varfarina ou omitir 1 dose (se aumento mínimo, não é necessário mudar)
2-5	Sim, leve	Omitir varfarina e iniciar vitamina K1 1,5 a 5 mg VO; reiniciar varfarina com dose menor
5-9	Não	Omitir 1-2 doses e reiniciar em dose menor ou omitir 1 dose e dar vitamina K1 1,5 a 2,5 mg VO
5-9	Sim, leve	Omitir 2 doses de varfarina e fazer vitamina K1 5 a 10 mg VO ou EV; caso persista sangramento, considerar plasma fresco congelado; reiniciar varfarina em dose menor quando INR terapêutico
> 9	Não	Suspender varfarina e dar vitamina K1 2,5 a 5 mg VO; reiniciar varfarina quando INR terapêutico
Qualquer valor	Sangramento grave	Vitamina K1 10 mg EV em 20 minutos, suspender o uso de varfarina; caso seja urgência, considerar transfusão de plasma fresco congelado ou idealmente complexo protrombínico*

* No caso do uso do complexo protrombínico, deve-se confirmar que existe alargamento de INR. O ideal é usar complexo protrombínico de 4 fatores. Dose típica é 50 unidades/kg para INR > 6.

TABELA 5 Reversão por protamina do sangramento por uso de heparinas

Tempo após infusão	Dose de protamina (mg) para neutralizar 100 unidades de heparina
Imediato	1-1,5
30-60 min	0,5-0,75
> 2 h	0,25-0,375

Cada ampola de protamina contém 50 mg ou 5.000 UI de protamina. A dose máxima é 50 mg.
Adaptada de Lexi-Comp/Manole. Heparina SC: 1-1,5 mg/100 U SC.

TABELA 6 Reversão de sangramento com novos anticoagulantes

Tipo de sangramento	Anticoagulantes	Terapia
Sangramento maior (intracraniano, retroperitoneal, síndrome compartimental, sangramento gastrointestinal maciço)	Dabigatran	Idaricuzumab Complexo protrombínico ativado Agentes antifibrinolíticos (ácido transnexâmico ou épsilon aminocaproico) Descontinuar anticoagulação Carvão ativado (se menos de 2 horas de ingestão) Transfusão de plaquetas se plaquetopenia Intervenções endoscópicas e outras, se necessário
Sangramento maior (intracraniano, retroperitoneal, síndrome compartimental, sangramento gastrointestinal maciço)	Rivaroxaban, apixaban, endoxaban e betrixaban	4F PCC (concentrado de complexo protrombínico de 4 fatores). Ainda não disponível no DE do HC-FMUSP Agentes antifibrinolíticos (ácido transnexâmico ou épsilon aminocaproico) Considerar descontinuação da anticoagulação Carvão ativado (se menos de 2 horas de ingestão) Transfusão de plaquetas se plaquetopenia Intervenções endoscópicas e outras, se necessário
Sangramento menor (p. ex., epistaxe, tecidos moles ou sangramento gastrointestinal lento)	Dabigatran	Medidas hemostáticas locais Considerar descontinuar anticoagulação Considerar agentes antifibrinolíticos (ácido transnexâmico ou épsilon aminocaproico)
Sangramento menor (p. ex., epistaxe, tecidos moles ou sangramento gastrointestinal lento)	Rivaroxaban, apixaban, endoxaban e betrixaban	Medidas hemostáticas locais Considerar descontinuar anticoagulação 1/2 vida rivaroxaban (5-9 horas), apixaban (8-15 horas), endoxaban (6-11 horas) Considerar agentes antifibrinolíticos (ácido transnexâmico ou épsilon aminocaproico)

DE: departamento de emergência.

COMO DIAGNOSTICAMOS E MANEJAMOS PACIENTES COM COAGULAÇÃO INTRAVASCULAR DISSEMINADA (CIVD)?

- A CIVD ou coagulopatia de consumo é uma síndrome clínico-patológica em que coagulação intravascular disseminada é induzida por procoagulantes que entram na circulação ou são produzidos e vencem os mecanismos naturais anticoagulantes.
- O fator iniciador geralmente é a exposição a um fator coagulante, denominado fator tissular ou tecidual, como lipopolissacárides de bactérias ou procoagulantes produzidos em neoplasias.

TABELA 7 Causas de CIVD-sepse

▪ Neoplasias malignas
▪ Trauma
▪ Complicações obstétricas como pré-eclâmpsia, aborto retido, esteatose hepática aguda da gestação e placenta prévia
▪ Hemólise intravascular
▪ *Heat stroke* ou hipertermia
▪ Lesões por esmagamento
▪ Uso abusivo de simpaticomiméticos
▪ *Shunts* peritôneo-venosos
▪ Picadas de cobras
▪ Deficiência de proteína C
▪ Rejeição a transplante de órgão sólido
▪ Embolia gordurosa
▪ Síndrome antifosfolípide catastrófica

CIVD: coagulação intravascular disseminada.

- Manifestações incluem sangramentos de múltiplos sítios e incluem petéquias, equimoses e sangramento em babação em sítios de venopunção; também são descritos sangramentos de mucosas. Os eventos hemorrágicos podem, dependendo de sua extensão, ser associados com risco de morte.
- Pode ocorrer disfunção extensa de múltiplos órgãos, frequentemente resultante de trombos microvasculares.

- Manifestações das doenças precipitantes podem predominar no quadro clínico.
- Na apresentação aguda, plaquetopenia é um achado sensível, mas pouco específico. Há alterações de exames de coagulação como tempo de protrombina (TP), TTPA, D-dimero, tempo de trombina, fibrinogênio, produtos de degradação de fibrina e esfregaço de sangue periférico.
- Quando ocorre mudança em mais de 3 parâmetros e plaquetopenia, o diagnóstico de CIVD é provável e geralmente se descarta a necessidade de outros testes.
- O fibrinogênio pode ser normal no início das manifestações; pode-se levar até 1-2 dias para ocorrerem as alterações.

TABELA 8 Escore para CIVD

1. Presença de fator precipitante sabidamente associado com CIVD: se sim, 2 pontos, não, 0 pontos.
2. Contagem plaquetária: > 100.000: 0 ponto; 50.000-100.000: 1 ponto; < 50.000: 2 pontos.
3. Aumento de produtos de degradação da fibrina: sem aumento: 0 ponto; aumento moderado: 1 ponto; aumento importante: 2 pontos.
4. Tempo de protrombina aumentado: < 3 segundos: 0 ponto; 3-6 segundos: 1 ponto; > 6 segundos: 2 pontos.
5. Nível de fibrinogênio < 1 g/L: 1 ponto

Se escore ≥ 5 pontos: CIVD; se menor que 5 pontos, mas ainda suspeita, repetir exames em 48 horas.
CIVD: coagulação intravascular disseminada.

- Em pacientes com plaquetas entre 50.000 e 100.000/μL, considerar a transfusão de 6 a 10 unidades de plaquetas, caso o paciente apresente sangramento, mas transfusão de plaquetas profilática não é geralmente recomendada, exceto se plaquetas < 10.000/μL.
- Se hipofibrinogenemia com valores < 100 mg/dL, transfundir 8-10 U de crioprecipitado, caso estes valores sejam maiores que 100 mg/dL, mas TP e TTPA alargados significativamente, deve ser considerado o uso de plasma fresco congelado.
- Para reposição de outros fatores de coagulação são indicados 1 a 2 U de plasma fresco congelado (PFC) ou 15 mL/kg de peso de PFC. Reposição de PFC pode ser necessária novamente a cada 8 horas.
- O uso de heparina convencional pode diminuir o risco de trombose, mas pode exacerbar sangramento. A medicação parece benéfica se carcinoma metastático, púrpura fulminante ou síndrome de óbito fetal, principalmente se quadro trombótico associado. A dose inicial é de 500-750 U/hora; se não melhorar em 24 horas, aumenta-se a dose. Alguns autores consideram o uso da heparina se ATIII > 50% do normal.
- Outra opção medicamentosa são os inibidores da fibrinólise, como o ácido aminocaproico. De qualquer forma, antes da sua utilização é importante a reposição de componentes sanguíneos e manter heparina contínua. O uso experimental de concentrados de antitrombina III está sendo estudado.
- Tratar fator precipitante e debridamento de tecidos desvitalizados.

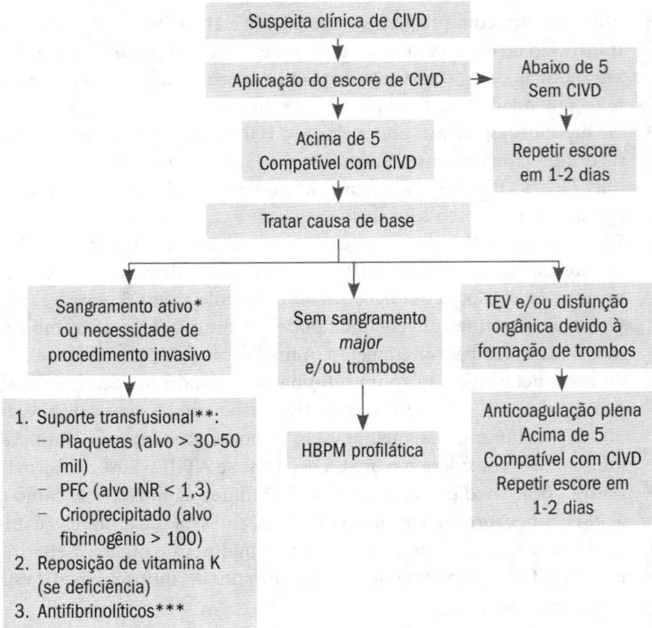

FIGURA 2 Manejo proposto para pacientes com coagulação intravascular disseminada (CIVD) descompensada.

* Sangramento *major*. ** Plaquetas: 1 unidade de plaquetas randômicas/10 kg de peso (p. ex., 70 kg - 7 unidades) ou 1 plaquetaférese; PFC: 15-20 mL/kg; crioprecipitado: 1 unidade de crioprecipitado/10 kg de peso (p. ex., 70 kg - 7 unidades). *** O uso de antifibrinolíticos deve ser reservado apenas para pacientes com suspeita de hiperfibrinólise devido ao alto risco de trombose associado. Adaptada de Levi et al. HBPM: heparina de baixo peso molecular; INR: razão normatizada internacional; PFC: plasma fresco congelado; TEV: tromboembolismo venoso.

LEITURA SUGERIDA

1. Drews RE, et al. Approach to the adult patient with a bleeding diathesis. Disponível em: UpToDate, 2018, www.uptodate.com. Acessado em 21/11/2018.
2. Cosmi B, Dettori AG, Finazzi G, Manotti C, Marongiu F, Moia M, et al. A guide to oral anticoagulante treatment. Recommendations of the Italian Federation of Anticoagulation Clinics. Haematologica. 2003;88(suppl 2):1-52.
3. Hull RD, et al. Heparin and LMW heparin: Dosing and adverse effects. Disponível em: UpToDate, 2018, www.uptodate.com. Acessado em 07/05/2018.
4. Levi M, Seligsohn U. Disseminated intravascular coagulation. In: Kaushansky K, Lichtman MA, Prchal JT, Levi MM, Press OW, Burns LJ, et al. Williams hematology. 9. ed. New York: McGraw-Hill; 2016.
5. Levi M, Toh CH, Thachil J, Watson HG. Guidelines for the diagnosis and management of disseminated intravascular coagulation. British Committee for Standards in Haematology. Br J Haematol. 2009;145:24.
6. National Hemophilia Foundation. Guidelines for emergency department management of individuals with hemophilia and other bleeding disorders. Disponível em: www.hemophilia.org/Researchers-Healthcare-Providers/Medical-and-Scientific-Advisory-Council-MASAC/MASAC-Recommendations/Guidelines-for-Emergency-Department-Management-of-Individuals-with-Hemophilia. Acesso 21/11/2018.

80

Anemia falciforme

Rodrigo Antonio Brandão Neto

- A anemia falciforme é uma doença autossômica recessiva hereditária na qual uma hemoglobina anormal ocasiona anemia hemolítica e fenômenos vaso-oclusivos.
- Existem diversos genótipos da doença. O mais prevalente é o genótipo HbSS, e o menos comum a HbSβ0-talassemia (Tabela 1).

TABELA 1 Genótipos da anemia falciforme

Genótipo	HbS%	HbA%	HbF%	HbC%	HbA2%	Curso clínico
HbAA (normal)	0%	96%	2%	-	2%	Sem manifestações
HbAS (traço falciforme)	45%	50%	2%	-	2%	Sem manifestações
HbSS	95%	-	3%	-	2%	Grave
HbSC	48%	-	3%	47%	2%	Moderada
HbS beta0	93%		2%	-	5%	Grave
HbS beta+ (moderada)	85%	6%	5%	-	4%	Moderada
HbS beta+ (leve)	70%	23%	3%	-	4%	Leve

QUAIS SÃO AS PRINCIPAIS CAUSAS DE PROCURA DO PACIENTE COM ANEMIA FALCIFORME AO DEPARTAMENTO DE EMERGÊNCIA?

Crise álgica

- São episódios dolorosos agudos, que ocorrem por conta da vaso-oclusão da microcirculação por eritrócitos falcêmicos, espontaneamente ou por algum fator precipitante, como infecção, desidratação ou hipóxia. A Tabela 2 cita os principais fatores precipitantes das crises álgicas.

TABELA 2 Fatores precipitantes das crises álgicas

Infecção	Estase vascular
Concentração de HbS na hemácia	% outras hemoglobinas
Hipóxia	Leucocitose
Acidose	Febre

- A dor pode ocorrer em qualquer lugar do corpo do paciente, difusa ou localizada, principalmente em ossos e em articulações, onde pode cursar com derrame articular.
- Os pacientes podem cursar com dor abdominal e dor lombar, associada ou não a febre.
- As crises álgicas podem durar de horas a dias.
- Os pacientes podem apresentar características semelhantes em cada crise.

Síndrome torácica aguda (STA)

- Diagnóstico sindrômico que se refere a infiltrado pulmonar novo associado a febre, dor torácica, hipoxemia, sibilância, tosse ou dispneia em paciente portador de anemia falciforme (AF) (Tabelas 3 e 4).
- Diversos fatores são implicados em sua etiologia, como infecção, embolia gordurosa, hiper-hidratação, hipoxemia e microatelectasias.
- Embolia gordurosa é o principal fator precipitante de STA. Quando causada por infecção, *Mycoplasma pneumoniae* e *Chlamydia pneumoniae* são os agentes mais frequentemente associados.
- A gravidade da STA varia de acordo com a etiologia e a idade do paciente, apresentando maior mortalidade em adultos jovens do que em crianças.

TABELA 3 Critérios diagnósticos da síndrome torácica aguda

Presença de infiltrado novo na radiografia e pelo menos 1 dos seguintes:
1. Dor torácica
2. Temperatura > 38,5°C
3. Taquipneia
4. Tosse
5. Sibilância
6. Diminuição de 2% ou mais na $SatO_2$ em relação ao basal do paciente
7. PaO_2 < 60 mmHg

TABELA 4 Frequência de sintomas na síndrome torácica aguda

Sintomas	Frequência
Febre	80%
Tosse	60-75%
Dor torácica	45-60%
Frequência respiratória > 30 irpm	18-30%
Sibilância	10-26%
Estertores	45-80%
Dor esternal ou em arcos costais	35-40%
Dor abdominal	35%
Hb média	7,7-7,9 g/dL
$SatO_2$ média	92%
PaO_2 média	70-71 mmHg
Número médio de leucócitos	21.000-23.000 céls./mm^3
Derrame pleural	3-36%
Bacteremia	0-3,5%

Manifestações neurológicas

- As crises vaso-oclusivas podem provocar acidentes vasculares cerebrais (AVC) em até 5% dos pacientes, em razão de trombose do seio sagital, isquemia arterial ou acidente vascular cerebral hemorrágico.
- Quadros de AVC isquêmico podem recorrer em até 67% dos pacientes em 3 anos.
- Fatores de risco incluem episódios isquêmicos transitórios, hemoglobina baixa, hipertensão arterial sistêmica (HAS) e STA recente.

Aplasia de série vermelha

- Supressão de produção de eritrócitos pode ocorrer, em geral após episódios febris.
- Cerca de 70% dos casos são associados à infecção pelo parvovírus B19.
- Melhora espontânea na maioria dos casos.

Sequestro esplênico

- Ocorre em pacientes não autoesplenectomizados pela doença. Os pacientes apresentam queda de pelo menos 2 g/dL dos níveis de hemoglobina.
- Pode-se apresentar associado a dor em flanco esquerdo, esplenomegalia ou sinais de choque hipovolêmico, como taquicardia, hipotensão e palidez cutânea.

Priapismo

- Definido como ereção persistente e dolorosa do pênis ou do clitóris sem associação com estimulação sexual.
- Costuma ser recorrente, ocorre principalmente entre 12 e 20 anos de idade, e o priapismo isquêmico é a sua forma mais grave.

Complicações ortopédicas

- Necrose de cabeça de fêmur pode ser assintomática ou extremamente dolorosa, e ocorre em 5% dos pacientes.
- Osteomielite é uma complicação frequente e costuma ocorrer por *Salmonella* e menos frequentemente por infecção por *S. aureus*.
- Artrite séptica pode ocorrer por infecção por *S. aureus*.

Complicações infecciosas

- Infecções, particularmente por agentes encapsulados, são comuns. A principal causa de óbito em crianças é sepse por *Streptococcus pneumoniae*.
- Outras complicações incluem:
  - Hipertensão pulmonar.
  - Insuficiência cardíaca diastólica por hemossiderose.
  - Colelitíase.
  - Sequestro hepático agudo.
  - Colestase intra-hepática aguda.
  - Hipostenúria.
  - Glomeruloesclerose.
  - Retinopatia proliferativa.
  - Úlceras de extremidades.

COMO DEVEMOS MANEJAR AS PRINCIPAIS COMPLICAÇÕES DA ANEMIA FALCIFORME NO DEPARTAMENTO DE EMERGÊNCIA?

Crise álgica

- Monitorização com oximetria de pulso e sinais vitais.
- Identificar os fatores precipitantes da crise atual.
- Mensurar a intensidade da dor (sugerimos o uso de escala de 1 a 10).
- Hidratação: aporte de 50 mL/kg em 24 horas com solução discretamente hipotônica, como a combinação de SF 0,9% com SG 5%. Se o paciente estiver hipovolêmico, SF 0,9% é a solução de escolha.
- Fármacos anti-inflamatórios não esteroidais (AINE), na ausência de contraindicações, podem ser utilizados, principalmente em dor leve.
- Iniciar rapidamente o tratamento com opioides parenterais potentes em dor forte ($\geq$ 8), com tempo porta-opioide $\leq$ 30 minutos.
- Analgesia com opioides controlada pelo paciente é uma opção terapêutica (supervisionada pela equipe de saúde pelo risco de intoxicação).
- A quetamina em baixas doses pode ser usada em caso de dor refratária ao uso de opioides, sendo recomendada nas diretrizes de manejo de crise álgica da American Blood Association de 2020. A dose é de 0,25 mg/kg intranasal ou 3-5 mcg/kg/minuto EV (0,1 a 0,3 mg/kg/hora) ou em *bolus* de 0,3 a 1 mg/kg EV, com dose máxima de 1 mg/kg/hora.
- Espirometria de incentivo durante a internação por crise álgica pode reduzir o risco de síndrome torácica aguda.
- Não há indicação de transfusão de concentrado de hemácias para tratamento de crise álgica.
- Oxigênio é indicado em pacientes com saturação de oxigênio < 90% ou PaO_2 < 60 mmHg (gasometria arterial é mais confiável que oximetria de pulso).
- Se infecção associada, iniciar antibioticoterapia com cobertura para *S. pneumoniae*.

Síndrome torácica aguda

- Monitorização de sinais vitais e oximetria de pulso.
- Hidratação e analgesia, conforme recomendações para crise álgica.
- Antibioticoterapia empírica: sugerimos a associação de cefalosporinas de terceira geração (cobertura para germes encapsulados) e macrolídeos (cobertura para *M. pneumoniae* e *C. pneumoniae*): ceftria-

TABELA 5 Tratamento da dor

Intensidade da dor	Medidas
Dor leve: intensidade 1-4	Pode-se tentar analgesia com opioides ou não opioides Opções incluem: ▪ Codeína 30 mg VO 6/6 horas ▪ Tramadol 50-100 mg VO 6/6 horas ▪ Associação com AINE e analgésicos comuns se sem contraindicação
Dor moderada: intensidade 5-7	Iniciar analgesia via endovenosa Opioides, como tramadol 50-100 mg EV 6/6 horas e analgésicos comuns, como dipirona EV Em casos sem resposta adequada, utilizar opioides de maior potência
Dor grave: intensidade 8-10	Iniciar terapia com opioides de alta potência imediatamente (adição é rara) Morfina 0,15 mg/kg EV e repetir a medicação a cada 20 minutos em dose de 0,05 mg/kg até o controle adequado da dor que permita espaçar a medicação analgésica Posteriormente, adaptar analgesia conforme resposta

AINE: anti-inflamatórios não esteroides.

xone 2 g EV 1 x/dia associado a claritromicina 500 mg EV 12/12 horas ou azitromicina 500 mg EV 1 x/dia. Em pacientes com crise hemolítica, a cefotaxima pode ser superior ao ceftriaxone, por conta do risco de hemólise com o último.

- Alternativa possível é o uso de quinolonas respiratórias, como levofloxacina ou moxifloxacina.
- Oxigênio suplementar para manter a saturação de oxigênio ≥ 95%.
- Espirometria de incentivo.
- Diagnóstico e tratamento precoce de broncoespasmo e hipoxemia. Hiper-reatividade brônquica ocorre em mais de 60% dos pacientes, e o uso de inalação com broncodilatadores a cada 4/4 ou 6/6 horas é recomendado.
- Casos leves de STA devem receber transfusão de hemácias com alvo de Hb ≥ 10 g/dL. Considerar eritrocitoaferese com alvo de HbS < 30% e Hb ≥ 10 g/dL em casos moderados a graves: STA envolvendo mais de

um lobo pulmonar, necessidade de cateter de oxigênio com fluxo ≥ 4 L/min, sinais de piora clínica.
- Em casos moderados e graves de STA, considerar avaliação do hematologista.

Manifestações neurológicas

- Monitorização de sinais vitais e oximetria de pulso.
- Hidratação e analgesia conforme recomendações prévias.
- Pacientes com AF e cefaleia com sinais de alarme, alteração do nível de consciência ou déficit neurológico novo sempre devem ser avaliados com exame de imagem para possibilidade de AVC.
- Durante a fase aguda de AVC isquêmico, a transfusão sanguínea pode melhorar o prognóstico, e deve ser indicada com o objetivo de manter os níveis de HbS < 30% e os níveis de Hb > 8 g/dL, mas < 10 g/dL.
- Preferir a realização de eritrocitoaférese, que cursa com menor risco de sobrecarga de volume.
- Em AVC isquêmico, utilizar ácido acetilsalicílico (AAS) 100-300 mg 1 x/dia VO.
- O tratamento com trombolíticos não foi estudado nesta população, mas pode ser tentado.
- Tratamento cirúrgico conforme indicações em AVC hemorrágico.

Sequestro esplênico agudo

- Fornecer reanimação com fluidos intravenosos imediata em pacientes com hipovolemia.
- Transfusão de concentrado de hemácias é indicada, mas deve ser realizada parcimoniosamente, em geral com dose 50% menor que a indicada em outras circunstâncias, em razão do risco de hiperviscosidade.
- Avaliação do hematologista.
- Hidroxiureia para prevenir recorrências.

Priapismo

- Hidratação, analgesia e monitorização semelhantes às da crise álgica.
- Avaliação com urologista se mais do que 4 horas de duração.

- Aspiração de sangue do corpo cavernoso e aplicação de solução salina e de alfa-adrenérgico se < 4 horas de duração.
- Tratamento cirúrgico para casos refratários.

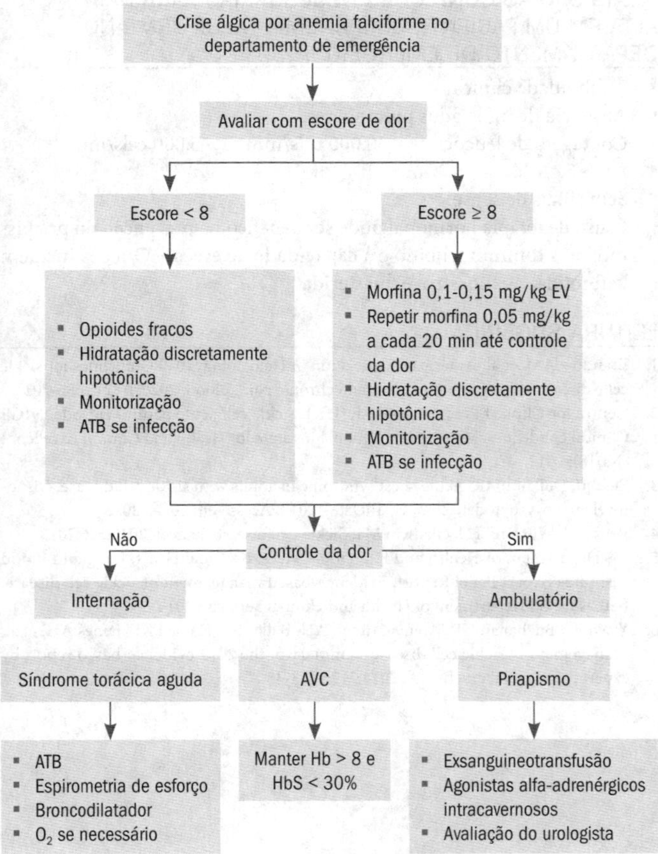

FIGURA 1 ATB: antibioticoterapia; AVC: acidente vascular cerebral.

- Eritrocitoaférese é indicada em todos os pacientes com mais de 12 horas de priapismo e, em caso de não melhora dos sintomas, o tratamento cirúrgico é indicado.

QUAIS SÃO AS CONDIÇÕES NECESSÁRIAS PARA DAR ALTA EM UM PACIENTE COM ANEMIA FALCIFORME NO DEPARTAMENTO DE EMERGÊNCIA?

- Estabilidade clínica.
- Ausência de infiltrados pulmonares.
- Contagem de leucócitos < 30.000 céls/mm^3 e > 5.000 céls/mm^3.
- Hb > 5 g/dL.
- Sem sinais de sepse.
- O uso de terapia hormonal pode ser benéfico na prevenção do priapismo, mas diminui a libido e a capacidade de ereção. Opções incluem leuprolida, dietilbestrol e finasterida.

LEITURA SUGERIDA

1. Brandow AM, et al. American Association of Hematology2020 Guidelines for sickle celle disease: management of acute and chronic pain. Blood. 2020;4(12):2656-701.
2. Centre for Clinical Practice at NICE (UK). Sickle cell acute painful episode. NICE Clinical Guidelines. Manchester: National Institute for Health and Clinical Excellence (NIHS); 2012.
3. Field JJ, DeBaun MR. Acute chest syndrome in adults with sickle cell disease. Disponível em www.uptodate.com, UpToDate®, 2018. Acesso em 20/11/2018.
4. Rees DC, Williams TN, Gladwin MT. Sickle-cell disease. Lancet. 2010;376:2018.
5. US Department of Health and Human Services. National Heart, Lung and Blood Institutes Expert Panel Report. Evidence-based management of sickle cell disease. Bethesda: US Department of Health and Human Services; 2014.
6. Yawn BP, Buchanan GR, Afenyi-Annan AN, Ballas SK, Hassell KL, James AH, et al. Management of sickle cell disease: summary of the 2014 evidence-based report by expert panel members. JAMA. 2014;312:1033-48.

81 Neutropenia febril

Lucas Certain
Victor Van Vaisberg
Rodrigo Antonio Brandão Neto
Lucas Oliveira Marino

QUAIS SÃO OS CONCEITOS IMPORTANTES?

- Definição de febre: temperatura axilar maior ou igual a 37,8°C sustentada por uma hora. Deve-se considerar também medidas domiciliares de febre, e não apenas hospitalares. Não realizar medida de temperatura retal.
- Definição de neutropenia: contagem abaixo de 500 células ou entre 500 e 1.000 células com perspectiva de queda nas 48 h seguintes.
- Pacientes entre o 10º e 20º dias pós-quimioterapia estão sob maior risco, porém com a introdução de novas drogas alvo-dirigidas, tem-se observado a ocorrência de neutropenia febril mais precocemente; caso haja previsão maior que 30 min para resultado do hemograma, a condução deve ser como neutropenia febril até que o diagnóstico seja excluído.
- Para triagem em departamento de emergência (DE), recomenda-se utilizar o período de até 6 semanas após quimioterapia para acelerar o atendimento desses doentes.
- O gatilho para se iniciar o protocolo de atendimento em neutropenia febril é a presença de febre, embora pacientes em uso de glicocorticoides sistêmicos podem não apresentá-la.
- Fisiopatologia: quebra de barreira mucosa, translocação bacteriana de flora endógena, associada a imunossupressão.
- Trata-se de complicação de provável origem infeciosa (até se provar o contrário), com alta morbimortalidade relacionada a tratamento de tumores sólidos e neoplasias hematológicas.
- Quais são os principais focos? Trato gastrointestinal, pele e pulmões; 30% dos casos sem identificação.

- Quais os agentes etiológicos mais frequentes? Existe grande variabilidade quanto ao perfil microbiológico entre instituições, incluindo o perfil de suscetibilidade ou resistência às drogas, o que acaba por influenciar inclusive os protocolos terapêuticos institucionais. Existe um predomínio de bacilos Gram-negativos (BGN), destacando-se infecções por *Pseudomonas aeruginosa*. Contudo, existe tendência a um maior índice de infecções por cocos Gram-positivos (CGP), que deve associar-se ao uso profilático de fluorquinolona e maior uso de dispositivos invasivos de longa permanência.

COMO PROCEDER O ATENDIMENTO INICIAL?

- Anamnese e exame físico cuidadosos devem ser focados na busca ativa de novos sinais e sintomas que sugiram eventuais focos infecciosos.
- Que detalhes devemos lembrar na história clínica?
  1. Pergunta direcionada a sintomas órgão-específicos, com revisão de sistemas diária.
  2. Uso prévio de profilaxia antimicrobiana.
  3. Infecções e colonizações prévias.
  4. Causas não infecciosas de febre (transfusão de hemocomponentes, neoplasia não controlada).
  5. Comorbidades.

TABELA 1

Sítios	Considerações específicas
Pulmões	▪ Sítio frequente de infecção ▪ Neutropenia febril + raio X de tórax normal: infiltrado pulmonar na TC em 40% dos casos ▪ Tosse produtiva: cultura de escarro para bactérias e fungos ▪ Piora em 24-48 horas de antimicrobiano: considerar lavado broncoalveolar precoce
Abdome e trato gastrointestinal	▪ Sinais de peritonite ou dor abdominal; podem ser ocultos em pacientes neutropênicos ▪ Atentar para colite pseudomembranosa e colite neutropênica: TC de abdome com contraste EV e VO ▪ Diarreia: toxina A e B (*Clostridioides difficile*), coprocultura, PPF

(continua)

TABELA 1 *(continuação)*

Sítios	Considerações específicas
Bacteremia e cateteres	▪ Aproximadamente 20% dos pacientes possuem infecção de corrente sanguínea: coletar 2 pares (aeróbia e anaeróbia) de hemocultura periférica ▪ Discreta hiperemia ou dor podem ser sinais de tunelite ou infecção da "bolsa" ▪ Mau funcionamento de cateter (infusão ou refluxo): trombose infectada? ▪ Avaliar sítios recentemente trocados ▪ CVC: coletar hemocultura simultânea de cada via do cateter e periférico → pareamento por tempo ou por UFC (no caso de culturas quantitativas)
Partes moles e mucosas	▪ Eritema, dor, mucosite, vesículas, furúnculos, lesões dentárias, entre outras ▪ Lesões de pele podem ser manifestação de infecção sistêmica: – Úlceras: fungos e micobactéria não tuberculose (aspirado, biópsia e culturas), vírus – Vesículas: vírus (PCR para *Herpes simplex* e *Varicella zoster*) – Nódulos: fungos, micobactéria não tuberculosa – Ectima: *S. aureus*; *Pseudomonas* – Lesões necróticas: infecções fúngicas invasivas (*Fusarium*, *Aspergillus*)
Região perianal	▪ Inspeção e palpação da região: eritema, dor, doença hemorroidária sintomática ▪ Evitar toque retal e medida de temperatura retais (↑ risco de translocação bacteriana por trauma de mucosa)
Trato urinário	▪ Urina 1 e urocultura ▪ ITU e contagem de neutrófilos < 100/µL: apenas 44% com disúria e 11% com piúria
Sistema nervoso central	▪ Se sintomas neurológicos (cefaleia, rigidez de nuca, alteração de nível ou conteúdo de consciência): imagem e LCR ▪ Atentar para pesquisa no LCR de antígeno *Criptococcus* e PCR para herpes, CMV e *Varicella zoster*

CMV: citomegalovírus; CVC: cateter venoso central; ITU: infecção de trato urinário; LCR: líquido cefalorraquidiano; PCR: reação em cadeia para polimerase; PPF: parasitológico de fezes; TC: tomografia computadorizada.

- Leva-se em consideração que os sinais inflamatórios são pouco conspícuos: pneumonia sem expectoração purulenta ou infiltrado radiológico, infecção do trato urinário sem disúria ou leucocitúria, meningite sem pleocitose no liquor; discretos eritema ou dor chamam atenção para o diagnóstico de infecção de partes moles.
- Avaliar cuidadosamente todos os sítios possíveis: pele, cateteres, sítios recentes de biópsia e aspirado de medula óssea, dentes, orofaringe e gengiva, seios paranasais, pulmões, abdome, genitália e região perianal.

QUAL A IMPORTÂNCIA E QUANDO SOLICITAR OS EXAMES COMPLEMENTARES ESPECÍFICOS?

- Galactomanana: biomarcador de aspergilose invasiva detectável no sangue e no lavado broncoalveolar, muitas vezes antes da ocorrência dos sinais clínicos da doença. O teste é feito pela metodologia ELISA, usualmente recomendado ao menos semanalmente em períodos de maior risco. Alta especificidade para aspergilose invasiva: índice de densidade óptica 0,5 – sensibilidade de 82% e especificidade de 81%. O ensaio se comprovou mais acurado em pacientes hematológicos (neoplasias ou transplantados de medula óssea).
- 1,3-b-D-glucana: carboidrato componente de paredes celulares de diversos fungos, liberado na circulação e em tecidos na vigência de infecção. Biomarcador inespecífico de infecção fúngica (*Candida*, *Aspergillus*, *Fusarium*, *Scedosporium*, *Trichosporon* e *Pneumocystis jiroveci*). Boa performance diagnóstica para infecção invasiva – sensibilidade 73%; especificidade 85,3%; razão de verossimilhança positiva 5,2; negativa 0,27.
- Imagem torácica: a *IDSA* recomenda a realização de raio-X de tórax como avaliação inicial de todo paciente com sinais e sintomas respiratórios. A adição de tomografia computadorizada (TC) de tórax em paciente com sinais e sintomas respiratórios, porém sem achados no raio-X, é amplamente aconselhável.
- Lavado broncoalveolar (LBA): a broncoscopia e o lavado broncoalveolar podem ser úteis no diagnóstico etiológico de pacientes com neutropenia febril e infiltrado pulmonar. Galactomana no LBA: boa performance diagnóstica para distinguir aspergilose invasiva comprovada ou provável de possível ou ausente. A reação em cadeia da polimerase

(*polymerase chain reaction* – PCR) também é útil na identificação de espécies de *Aspergillus* no LBA (sensibilidade e especificidade de 90,2% e 96,4%, respectivamente).

- Líquido cefalorraquidiano raquidiano: a associação de febre e alteração do nível ou conteúdo da consciência é a alteração clínica mais frequente sugestiva de infecção do sistema nervoso central em pacientes neutropênicos. Está indicado sempre na suspeita de meningite, com especial atenção à necessidade de transfusão de plaquetas para o procedimento se plaquetopenia importante (< 50.000/L).

COMO E POR QUE ESTRATIFICAR RISCO?

- A estratificação do risco de complicações possui impacto terapêutico: necessidade de internação, de antibiótico parenteral e de hospitalização prolongada. Existem diversos parâmetros clínicos e escores que podem ser usados como critérios para ajudar o médico na tomada de decisão e classificação. Destacamos:
  - Alto risco: (1) expectativa de neutropenia (< 500 céls./µL) por > 7 dias; ou (2) com comorbidades (instabilidade hemodinâmica, mucosite, alteração do estado mental, infecção de cateter, infiltrado pulmonar novo ou hipoxia, doença pulmonar crônica) ou (3) evidência de disfunção hepática (transaminases > 5 x LSN) ou renal (ClCr < 30 mL/min); ou (4) profunda neutropenia (≤ 100 céls./µL) por > 7 dias; ou (5) profilaxia ambulatorial com quinolonas; ou (6) escore MASCC (*Multinational Association for Suportive Care in Cancer*) < 21 e doença oncológica estável, isto é, sem evidência de progressão de doença.
  - Baixo risco: nenhum dos critérios supracitados e bom *status performance.*
- Um critério que vem sendo usado recentemente é o *Clinical Index of Stable Febrile Neutropenia* (CISNE). É realizada uma estratificação em 3 níveis de incidência de complicações para um desfecho composto em 7 dias. Uma diferença importante é considerar o número de monócitos circulantes para estimar gravidade. Também estabelece um nível intermediário de complicações – potenciais pacientes para receberem antibioticoterapia parenteral, porém em cenário de hospital-dia e não de internação hospitalar.

TABELA 2 Escore MASCC

MASCC		Pontos
Intensidade dos sintomas	Assintomático	5
	Sintomas leves	5
	Sintomas moderados ou graves	3
Ausência de hipotensão		5
Ausência de doença pulmonar obstrutiva crônica		4
Tumor sólido ou neoplasia hematológica sem infecção fúngica prévia		4
Ausência de desidratação		3
Não hospitalizado ao aparecimento da febre		3
Idade menor que 60 anos		2

QUAIS SÃO OS PRECEITOS BÁSICOS DO TRATAMENTO EMPÍRICO?

- Neutropenia febril é uma emergência médica: antimicrobiano de amplo espectro o mais precoce possível (idealmente, nos primeiros 30 min pós-triagem no DE) após coleta de hemoculturas e antes que qualquer investigação complementar se conclua.
- Mesmo em caso de patógenos conhecidos (i.e. colonizações sabidamente conhecidas), o esquema terapêutico deve apresentar amplo espectro considerando a possibilidade de outros microrganismos.
- Considerar suspensão temporária da quimioterapia até que haja convicção da estabilização clínica.
- A condução de pacientes neutropênicos afebris com sinais e sintomas novos sugestivos de infecção é realizada à semelhança daqueles febris.
- Qual o espectro de cobertura?
  - É muito importante levar em consideração a flora microbiana à qual o paciente é exposto e o seu perfil de sensibilidade e resistência. É por isso que é frequente que haja divergência entre protocolos institucionais de diferentes centros oncológicos sobre o manejo de neutropenia febril.

- Existe uma crescente tendência em mais infecções causadas por patógenos Gram-positivos, sendo eles os mais incidentes em algumas séries.
- A cobertura para Gram-negativos é obrigatória em razão da incidência, virulência, piores desfechos e elevada prevalência de infecção de corrente sanguínea associada.
- É crescente a incidência de infecções polimicrobianas.
- Não é necessária cobertura inicial empírica para anaeróbios, exceto se sítios primários de infecção classicamente associados a estes microrganismos.
- O risco de infecções fúngicas invasivas eleva-se com a duração da neutropenia.

COMO MANEJAR O PACIENTE DE ALTO RISCO?

1. Iniciar monoterapia com β-lactâmico anti-*Pseudomonas* em regime de internação hospitalar:
   - Piperacilina-tazobactam 4,5 g IV 6/6 horas.
   - Cefepime 2 g IV 8/8 horas.
   - Meropenem 1 g IV 8/8 horas.
   - Imipenem 500 mg IV 6/6 horas.
   - Ceftazidima 2 g IV 8/8 horas: ressalva quanto à resistência crescente, espectro limitado contra patógenos hospitalares e espectro limitado contra Gram-positivos.
2. Vancomicina ou teicoplanina não fazem parte do esquema inicial. Quais são as indicações para associar uma tela ao tratamento?
   - Instabilidade hemodinâmica.
   - Mucosite.
   - Suspeita de infecção relacionada a cateter, pele ou partes moles.
   - Profilaxia com quinolona.
   - Colonização prévia com germe sensível somente a vancomicina.
   - Cultura preliminarmente positiva para Gram-positivo antes da conclusão do microrganismo.
3. Em que circunstâncias o esquema inicial deve ser modificado?
   - Pacientes que se tornam instáveis hemodinamicamente após as doses iniciais do antimicrobiano: avaliar ampliação da cobertura para Gram-negativos, Gram-positivos, anaeróbios e fungos.

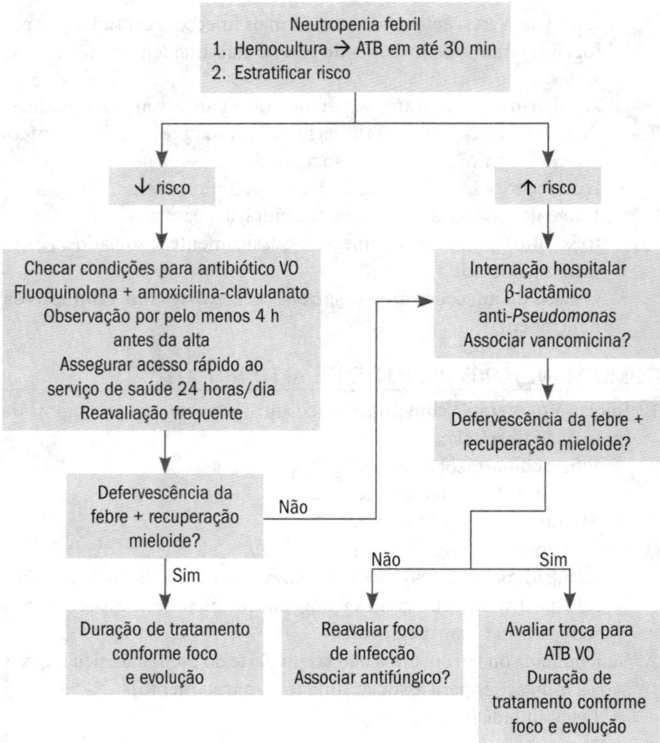

FIGURA 1 Neutropenia febril.
ATB: antibioticoterapia.

- Considerar cobertura antifúngica empírica em pacientes de alto risco com febre persistente após 4-7 dias de antibiótico.
- Úlceras orais podem ser causadas por *Herpes simplex* e *Candida* sp.: avaliar associação de aciclovir e fluconazol, respectivamente.
- Diarreia: avaliar cobertura de *Clostridioides difficile*.

4. O que fazer na circunstância de febre persistente?
   - A mediana de tempo para defervescência da febre em neoplasias hematológicas é de 5 dias; em neoplasias sólidas, 2 dias.
   - A persistência isolada de febre em pacientes estáveis raramente é um fator determinante para ampliação do esquema, mas sim para nova pesquisa de foco de infecção.
5. Quando associar cobertura empírica antifúngica?
   - Persistência de febre após 4-7 dias em pacientes com expectativa de neutropenia > 7 dias cuja reavaliação não tenha identificado a causa.
     - Incidência de infecção fúngica (sobremaneira *Candida* e *Aspergillus*) aumenta após a persistência de neutropenia febril por mais de 7 dias.
     - Benefício questionável quanto à cobertura antifúngica por persistência de febre: somente em 40-50% há resolução do quadro febril, infecção fúngica é pouco documentada e a defervescência é de fato mais lenta em pacientes de alto risco.
   - Quais são as opções terapêuticas?
     - Sem profilaxia antifúngica prévia e sem foco: caspofungina 70 mg IV 1º dia, seguida de 50 mg 1 x/d (não possui efeito contra *Cryptococcus* e *Fusarium*).
     - Infiltrados/nódulos pulmonares: anfotericina B lipossomal 3-5 mg/kg IV 1 x/d ou deoxicolato 5 mg/kg 1 x/d ou voriconazol 6 mg/kg IV 12/12 h 1º dia, seguido de 4 mg/kg 12/12 h.
6. Qual a duração da terapia antimicrobiana?
   - Foco de infecção definido: tempo conforme sítio + contagem de neutrófilos > 500 céls./μL. Obs.: se identificação microbiológica, considerar transição para VO após melhora clínica substancial até se completar o tempo para recuperação da medula óssea.
   - Sem foco identificado e culturas negativas: afebril por pelo menos 48 horas + contagem de neutrófilos > 500 céls./μL com tendência de ascensão.
7. Quando devemos remover os cateteres de longa permanência?
   - Pareamento positivo (crescimento no CVC no mínimo 120 min antes da hemocultura periférica) com isolamento de *S. aureus*, *P. aeruginosa*, *Candida* sp., outros fungos ou micobactéria.

  - Tunelite, infecção da bolsa, trombose séptica, endocardite, instabilidade hemodinâmica ou hemocultura persistentemente positiva após 72 horas de antibiótico efetivo.
  - Cateteres de curta permanência devem ser sempre removidos na suspeição de infecção de dispositivo.

COMO MANEJAR O NEUTROPÊNICO FEBRIL DE BAIXO RISCO?

- Podem ser administrados antibióticos por via oral; período curto de observação (pelo menos 4 horas) ou breve internação.
- Qual regime? Fluorquinolona (ciprofloxacino 750 mg 12/12 horas ou levofloxacino 750 mg/dia) + amoxicilina-clavulato 500/125 mg 8/8 horas.
- Taxa de readmissão: 3-10%.
- Monitorização frequente, domiciliar ou em hospital dia, especialmente nas primeiras 72 h → sinais vitais, *status* performance, habilidade de ingesta VO, assegurar ausência de mucosite; checar defervescência da febre (mediana de 2 dias) e resolução do foco.
- Quando internar? Recrudescência da febre; novos sinais e sintomas de infecção; inabilidade de ingesta VO; persistência da febre após 2-3 dias; isolamento de microrganismos não suscetíveis.
- Qual a duração do tratamento? Até reconstituição mieloide (neutrófilos > 500 céls./μL) + defervescência da febre por 2-3 dias.

DEVEMOS PRESCREVER FATORES ESTIMULADORES DE COLÔNIAS DE GRANULÓCITOS?

- O uso de rotina não é recomendado, pois os benefícios clínicos não são claros. Na neutropenia febril provavelmente incorrem defeitos de função das células de defesa, e não apenas defeitos quantitativos. Isso provavelmente faz com que nem todos os casos os fatores estimuladores de colônias de granulócitos sejam benéficos.
- Considera-se em pacientes de alto risco ou com fatores prognósticos associados a má evolução.

LEITURA SUGERIDA

1. Bow EJ. Treatment and prevention of neutropenic fever syndromes in adult cancer patients at low risk for complications. In: Post TW (ed.). UpToDate. Waltham, MA: UpToDate Inc. http://www.uptodate.com. Acesso em: 28 jan 2019.
2. Carmona-Bayonas A, Jiménez-Fonseca P, Virizuela Echaburu J, Antonio M, Font C, Biosca M et al. Reduction of serious complications in patients with seemingly stable febrile neutropenia: validation of the Clinical Index of Stable Febrile Neutropenia in a prospective cohort of patients from the FINITE study. J Clin Oncol. 2015 Feb;33(5):465-71. Epub 2015 Jan 5.
3. Flowers CR, Seidenfeld J, Bow EJ, Karten C, Gleason C, Hawley DK, et al. Antimicrobial prophylaxis and outpatient management of fever and neutropenia in adults treated for malignancy: American Society of Clinical Oncology clinical practice guideline. J Clin Oncol. 2013;31:794.
4. Freifeld AG, Bow EJ, Sepkowitz KA, Boeckh MJ, Ito JI, Mullen CA, et al. Clinical practice guideline for the use of antimicrobial agents in neutropenic patients with cancer: 2010 update by Infectious Diseases Society of America. Clin Infect Dis. 2011;52:e56-93.
5. Klastersky J, Naurois J, Rolston K, Rapoport B, Maschmeyer G, Aapro M, Herrstedt J. et al. Management of febrile neutropaenia: ESMO Clinical Practice Guidelines. Annals of Oncology. 2016;27 (Supplement 5):v111-v118.
6. National Comprehensive Network (NCCN). National Comprehensive Network (NCCN) clinical practice guidelines in oncology. Prevention and treatment of cancer-related infections. Version 1.2012. Disponível em: http://nccn.org. Acesso em: 28 jan 2019.
7. Taplitz RA, Kennedy EB, Bow EJ, Crews J, Gleason C, Hawley DK, et al. Outpatient management of fever and neutropenia in adults treated for malignancy: American Society of Clinical Oncology and Infectious Diseases Society of America Clinical Practice Guideline Update. J Clin Oncol. 2018;36(14):1443. Epub 2018 Feb 20.
8. Wingard JR. Treatment of neutropenic fever syndromes in adults with hematologic malignancies and hematopoietic cell transplant recipients (high-risk patients). In: Post TW (ed.). UpToDate. Waltham, MA: UpToDate Inc. http://www.uptodate.com. Acesso em: 28 jan 2019.

82

Transfusão de hemocomponentes no departamento de emergência

Braian Valério Cassiano de Castro
Lucas Oliveira Marino

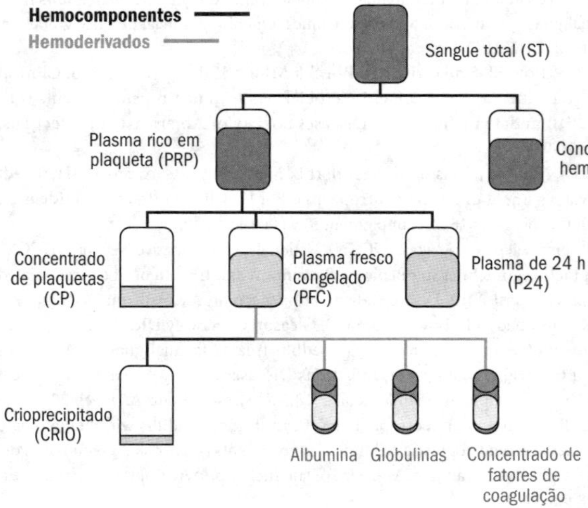

FIGURA 1

HEMÁCIAS

Quando e como prescrever?

- Objetivo: restaurar a oxigenação tecidual em pacientes com anemia aguda ou crônica.
- Indicações gerais:
  - Sinais de limitação na capacidade de entrega de oxigênio aos tecidos (hipóxia tissular).

  - Perda sanguínea aguda refratária à reposição de cristaloides.
  - Reduzir percentual de HbS para níveis < 30% em pacientes com doença falciforme.
- Preferência à estratégia restritiva (7-8 g/dL): ↓ transfusão, ↓ limiar e alvo de hemoglobina (Hb).
- A decisão de transfundir envolve, além dos níveis de Hb, a avaliação da volemia, da presença de choque, da duração e da gravidade da anemia e de parâmetros fisiológicos cardiopulmonares.
- Na ausência de sangramento, espera-se que cada unidade de CH aumente o hematócrito em 3% e a hemoglobina em 1 g/dL. Recomenda-se a prescrição de apenas 1 unidade de CH por vez, com reavaliação clínica e de Hb/Ht subsequente (15 minutos após o término da transfusão), o que evita transfusões desnecessárias e complicações.
- Indicações de transfusão de concentrado de hemácias:
  - Hb < 7 g/dL para todos os pacientes, exceto:
    - Instabilidade hemodinâmica.
    - Doença cardiovascular estável ou síndrome coronariana aguda.
    - Cirurgia ortopédica ou cardíaca.
  - Considerar Hb ≤ 8 g/dL como gatilho para transfusão para pacientes com doença cardiovascular estável, síndrome coronariana aguda, ou no perioperatório de cirurgias ortopédicas e cardíacas.
- Como exceção, considerar transfusão de mais de 1 unidade em pacientes com Hb < 4 g/dL ou politrauma em protocolo de transfusão maciça.
- Considerações práticas:
  - Cada CH possui o volume médio de 300-400 mL.
  - A transfusão dura em média 1-2 horas; não deve ultrapassar 4 horas.
  - Velocidade de infusão:
    - Primeiros 15 min a 1-2 mL/min (60-120 mL/hora).
    - Após 15 min a 4 mL/min (240 mL/h).
    - Alto risco de sobrecarga volêmica: 1 mL/kg/h.
- Indicações de transfusão de concentrado de hemácias:
  - Hb < 7 g/dL para todos os pacientes, exceto:
    - Instabilidade hemodinâmica.
    - Doença cardiovascular estável ou síndrome coronariana aguda.
    - Cirurgia ortopédica ou cardíaca.

- Considerar Hb ≤ 8 g/dL como gatilho para transfusão para pacientes com doença cardiovascular estável, síndrome coronariana aguda, ou no perioperatório de cirurgias ortopédicas e cardíacas.

TABELA 1

Condição clínica	Gatilho para transfusão
Anemia sintomática*	Considerar se Hb < 10 g/dL
Síndrome coronariana aguda	Hb < 8 g/dL
Assintomático + DAC	Considerar se Hb < 8 g/dL
Cirurgia cardíaca	Hb < 8 g/dL
Paciente crítico, estável hemodinamicamente	Hb < 7 g/dL
Sangramento agudo do trato gastrointestinal	Hb < 7 g/dL
Sangramento maciço ou com instabilidade hemodinâmica	Em vez de Hb → parâmetros hemodinâmicos e estimativa de sangramento

* Isquemia miocárdica, hipotensão ortostática, taquicardia não responsiva a fluido; não considerar dispneia ou intolerância ao esforço.
DAC: doença arterial coronariana; Hb: hemoglobina.

É necessário realizar tipagem sanguínea e cruzamento das amostras do paciente com a do concentrado?

- Sim (ABO e Rh).
- Em situação emergencial, o tipo O pode ser usado sem tipagem e cruzamento. Evitar, contudo, O+ em mulheres em idade fértil e em crianças do sexo feminino (risco de sensibilização para doença hemolítica do recém-nascido).

O que é transfusão maciça? Há um protocolo?

- Transfusão de 1 volemia ou aproximadamente 10 concentrados de hemácias (CH) em 24 horas ou > 4 unidades em 1 hora.
- Que condições estão associadas? Cirurgia cardíaca, trauma, hemorragias obstétricas e cirrose.
- Como prever? Julgamento clínico; *ABC score* ≥ 2 (ao menos dois dos seguintes: trauma penetrante; FAST +; pressão arterial sistólica [PAS] ≤ 90 mmHg, frequência cardíaca [FC] ≥ 120 bpm).

- A terapia transfusional não deve ser guiada por fórmulas rígidas, porém em estudos observacionais houve benefício de sobrevida na associação 1 CH:1 PFC:1 plaqueta.
- Complicações (decorrentes da infusão do citrato): alcalose metabólica (1 mmol citrato → 3 mEq HCO_3^-); ↓ Ca^{2+} (citrato se liga ao cálcio iônico); hipotermia; hipercalemia (↑ [K^+]).

TABELA 2 Hemácias tratadas

Hemocomponentes	Composição	Benefícios e indicações
Filtrado, leucorreduzido ou leucodepletado	Remove 70-85% dos leucócitos	↓ RFNH; ↓ risco de aloimunização HLA; ↓ transmissão de CMV; pouco adicional de custo Indicação universal. Se recurso pouco disponível, considerar para: (1) cronicamente transfundidos; (2) cirurgia cardíaca; (3) transplantados atuais ou potenciais; (4) antecedente de RFNH; (5) pacientes soronegativos para CMV
Irradiado	Previne proliferação dos linfócitos T do doador no receptor	Prevenir a GVHD Indicado em imunossuprimidos, principalmente hematológicos (neoplasia e TMO)
Lavadas	Remoção de plasma residual	Prevenir reação transfusional alérgica; deficiência de imunoglobulina A

CMV: citomegalovírus; GVHD: doença do enxerto *versus* hospedeiro; RFNH: reação febril não hemolítica; TMO: transplante de medula óssea.

PLAQUETAS

Qual a indicação?

TABELA 3

Gatilho para transfusão	Condição clínica
< 10.000/μL	Estável, sem sangramento
< 20.000/μL	Infecção/febre ou ↑ risco de sangramento Broncoscopia/lavado broncoalveolar; passagem de CVC

(continua)

TABELA 3 (*continuação*)

Gatilho para transfusão	Condição clínica
< 50.000/µL	Sangramento ativo; procedimentos cirúrgicos/endoscópicos; punção lombar
< 100.000/µL	Sangramento de SNC ou associado a CIVD Neurocirurgia, cirurgia ocular ou cirurgia cardíaca
Disfunção plaquetária	Julgamento clínico

CIVD: coagulação intravascular disseminada; CVC: cateter venoso central; SNC: sistema nervoso central.

Há contraindicações à transfusão profilática de plaquetas?

- A transfusão de plaquetas pode causar tromboses ameaçadoras a vida e não deve ser usada profilaticamente em:
  - Púrpura trombocitopênica trombótica.
  - Trombocitopenia induzida por heparina.
- Para pacientes com trombocitopenia imune (PTI), a tranfusão possui benefício limitado devido à eliminação das plaquetas pelos anticorpos circulantes.
- Na presença de sangramento maior, não protelar a transfusão (terapêutica).

Como prescrever?

- 1 unidade de plaquetas randômicas/10 kg de massa corporal.
- 6 unidades de plaquetas randômicas ~ 1 unidade por aférese: ↑ de 30.000-60.000/µL na plaquetometria.
- Qual a vantagem da aférese (doador único)? ↓ infecção e aloimunização.
- A transfusão sem testagem de tipagem sanguínea é corriqueira, a fim de otimizar o uso das plaquetas. Porém, a transfusão ABO-compatível ou idêntica é aconselhável por influenciar no rendimento.
- Os aspectos, as vantagens e as indicações referentes a leucodepleção e irradiação são os mesmos das hemácias.
- Monitorizar o paciente periodicamente por 4-6 horas após o término da transfusão (febre, manifestações respiratórias).
- Detalhes técnicos:
  - Um jelco 20-18 habitualmente é suficiente para adequados fluxos.
  - Velocidade de infusão:

- Primeiros 15 min: 2-5 mL/min (120-300 mL/h).
- Após 15 min: 300 mL/h.
- Ajustar para 1 mL/kg/h em pacientes de alto risco para sobrecarga volêmica.
- Duração da infusão: 1-2 horas.

Qual a resposta esperada?

- ↑ maior que 10.000/μL após 30-60 minutos, com retorno aos níveis basais em 48-72 horas, é considerado uma resposta normal.
- Aumentos menores em duas ocasiões definem refratariedade à transfusão de plaquetas de possível origem imunomediada (aloimunização). Neste caso, caso as plaquetas já sejam ABO-compatíveis, visa-se a transfusão de HLA-compatíveis.
- Aumentos dentro do esperado, porém com retorno precoce (24 horas) aos níveis pré-transfusão, sugerem tempo de vida reduzido das plaquetas (sepse, CIVD, sangramento, TMO) e não aloimunização.
- No caso de transfusão terapêutica (associada a sangramento), a reavaliação e a necessidade de nova transfusão ocorrem em intervalos mais curtos (8-12 horas), até controle adequado do sangramento.

Devemos transfundir plaquetas em pacientes em uso de drogas antiplaquetárias na vigência de sangramentos maiores ou pré-procedimentos cirúrgicos?

- Não há evidências de qualidade que apontem benefício da transfusão.
- Em pacientes com hemorragia intracraniana espontânea e que utilizam antiplaquetários, a prescrição de concentrado de plaquetas está associada a maior risco de óbito e maior dependência em 3 meses.

PLASMA FRESCO CONGELADO

- Plasma: componente acelular do sangue que contém fatores da coagulação, proteínas fibrinolíticas, imunoglobulinas, albumina e outras proteínas.
- Plasma fresco congelado: congelamento do plasma em menos de 8 horas após a flebotomia.

Quais são as indicações?

- Sangramento maior associado a anticoagulação por varfarina ou deficiência de vitamina K: reposição dos fatores vitamina K-dependentes (II, VII, IX e X).
- Sangramento por múltiplas deficiências de fatores de coagulação (p. ex., insuficiência hepática; CIVD).
- Correção de uma deficiência de fator de coagulação sem a disponibilidade desse fator para reposição.
- Tratamento de angioedema hereditário se o inibidor de C1 esterase não estiver disponível no serviço.
- Tratamento de PTT e síndrome de Guillain-Barré, em especial associado à plasmaférese.

Qual o alvo terapêutico?

- 30-40% dos níveis normais dos fatores de coagulação = INR 1,7 (níveis hemostáticos).
- Apesar da redução da atividade de fatores da coagulação resultar em provas de coagulação anormais, ocorre aumento do risco de sangramento somente abaixo de um limite hemostático mínimo (≤ 30%).
- A atividade dos fatores de coagulação não ultrapassa esse limite hemostático mínimo até INR 1,7.

Qual a dose e como prescrevemos?

- 10 a 20 mL/kg (3-5 bolsas → cada bolsa possui de 200-250 mL).
- Qual a velocidade de infusão? 2-5 mL/kg/hora.
- E no paciente com hipervolemia ou insuficiência cardíaca congestiva (ICC)? 1 mL/kg/hora.

É necessário realizar tipagem sanguínea e cruzamento das amostras do paciente com a do concentrado?

- Sim, o plasma deve ser ABO idêntico ou compatível, mas a compatibilidade Rh não é necessária.
- Em uma situação emergencial, o tipo AB pode ser usado sem tipagem e cruzamento.

É necessário corrigir o INR para realização de procedimentos?

- Alguns autores orientam a transfusão pré-procedimento quando o INR estiver ≥ 1,6 e não houver tempo hábil para correção com vitamina K, porém não há evidências de qualidade que sustentam essa prática.
- Diante da evidência escassa para transfusão e dos riscos a ela relacionados, não utilizamos PFC para profilaxia de procedimentos invasivos se INR < 2.

CRIOPRECIPITADO

- Gerado a partir do descongelamento do PFC em 1-6°C e recuperação do precipitado frio insolúvel por centrifugação, que é ressuspenso em pequenos volumes de plasma residual.

O que contém?

- Fibrinogênio, fator VIII, fibronectina, fator XIII e fator de von Willebrand.

Qual a indicação?

- Sangramento maior com fibrinogênio sérico < 100 mg/dL (1 g/L).
- Se sangramento associado a trauma, considerar transfusão em níveis mais elevados (fibrinogênio < 150-200 mg/dL).
- Hemorragia ou pré-procedimento invasivo em desordens hereditárias do fibrinogênio.
- Sangramento em pacientes com doença de von Willebrand, hemofilia A e deficiência de fator XIII quando o fator recombinante for indisponível.
- Sangramento relacionado à disfunção plaquetária por uremia refratário a DDAVP.

Como prescrevemos?

- Cada unidade eleva o fibrinogênio em 7-10 mg/dL.
- Dose aproximada 1 unidade/10 kg → 5-10 unidades.
- Qual o alvo? Fibrinogênio > 100 mg/dL (reavaliação a cada 3-4 dias).

É necessário realizar tipagem sanguínea e cruzamento das amostras do paciente com a do concentrado?

- A compatibilidade ABO é fortemente recomendada, mas não a de Rh. O cruzamento é dispensável.

COMPLEXO PROTROMBÍNICO

Do que é formado?

- Concentrado purificado de fatores da coagulação vitamina K-dependentes (protombina, fatores VII, IV e X) obtidos do plasma.

Qual a indicação?

- Reversão de sangramento maior/hemorragia intracraniana associada a antagonistas da vitamina K.
- Não deve ser utilizado para reversão não emergencial do efeito de antagonistas da vitamina K.

Como prescrever?

- Doses fixas não são inferiores às condicionadas a massa corporal e INR.
- Doses fixas:
  - 1.000 UI para qualquer sengramento maior.
  - 1.500 UI para sangramento do SNC.
- Dose de acorto com INR:
  - INR 2-4: 25 UI/kg (máximo de 2.500 UI).
  - INR 4-6: 35 UI/kg (máximo de 3.500 UI).
  - INR > 6: 50 UI/kg (máximo de 5.000 UI).
- Velocidade de infusão: 100 UI/min.
- Administrar conjuntamente vitamina K para manter os níveis de fatores de coagulação e evitar rebote.

Quais as potenciais vantagens em relação ao PFC?

- Rápida correção do INR (frequentemente dentro de 10-30 minutos) que habitualmete dura 12-24 horas.
- Menor sobrecarga volêmica.
- Não requer compatibilidade ABO.
- Pode ser estocado em temperatura ambiente como um pó liofilizado, passível de fácil reconstituição e administração.
- Menor risco de infecção.
- Sem reações transfusionais.

Qual o principal efeito adverso?

- Incidência variável de complicações trombóticas (1,5-10%).

TABELA 4 Características gerais dos hemocomponentes

Hemocomponentes	Tempo de armazenamento	Tempo de transfusão	Volume/ unidade	Dose	Efeito
Concentrado de hemácias	21-42 dias	1-2 horas (os 30 minutos iniciais são lentos) – 2-4 mL/kg/h	250-350 mL	Variável conforme alvo de Hb	↑ Hb em aproximadamente 1 g/dL
Aférese de plaquetas	5 dias	30-60 minutos	250-300 mL	1 unidade ou 5 mL/ kg	↑ plaquetas em aproximadamente 30.000-60.000/ μL
Crioprecipitado	1 ano congelado 4 dias descongelado	30-60 minutos	5-20 mL	5-10 unidades	↑ fibrinogênio em 50-100 mg/ dL
Plasma fresco	1 ano congelado 5 dias descongelado	1 hora (os 30 minutos iniciais são lentos) – 2-4 mL/kg/h	200-250 mL	3-5 unidades ou 10-15 mL/kg	↑ maioria dos fatores de coagulação em aproximadamente 20%

Hb: hemoglobina.

REAÇÕES TRANSFUSIONAIS

Está indicada a pré-medicação de rotina com antitérmicos ou antialérgicos para prevenção de reação febril ou alérgica?

- Não, mas ela pode ser considerada em pacientes com reações prévias.

TABELA 5 Principais complicações transfusionais

Tipo	Sinais e sintomas	Manejo	Acompanhamento
Reação hemolítica aguda (< 1:250.000)	Febre, calafrios, lombalgia, cefaleia, taquicardia, dispneia, choque, hemoglobinúria, eritema cutâneo, piora de função renal	Pare a transfusão; comunique o banco de sangue; hidratação para profilaxia de nefropatia por pigmento heme	Nova tipagem e cruzamento das amostras; realizar Coombs direto e indireto; solicitar marcadores de hemólise, TP, TTPA, INR, hemograma completo e creatinina; dosar hemoglobina na urina

(continua)

TABELA 5 Principais complicações transfusionais *(continuação)*

Tipo	Sinais e sintomas	Manejo	Acompanhamento
Reação hemolítica tardia (1:1.000)	Assintomático ou febrícula Usualmente apresenta-se dias a semanas após a transfusão	Raramente causa instabilidade clínica; suporte clínico	Investigação de hemólise; realizar Coombs direto e indireto
Reação febril não hemolítica (1:100)	Febre, calafrios, cefaleias, mialgia, taquicardia, dispneia e dor torácica	Pare a transfusão; comunique o banco de sangue; inicialmente, maneje como uma reação hemolítica intravascular; administre paracetamol; considere *screening* infeccioso	Investigação de hemólise (inicialmente, não é possível diferenciar da reação hemolítica); na maioria dos casos, a transfusão poderá ser reiniciada após exclusão de reação hemolítica
Reação transfusional alérgica (1:100)	Leve: prurido, urticária Grave: anafilaxia (raro) → dispneia, broncoespasmo, hipotensão, taquicardia, choque	Pare a transfusão; comunique o banco de sangue; se reação leve, pode ser tratada com difenidramina e se os sintomas se resolverem, a transfusão poderá ser reiniciada; se reação grave, considere suporte cardiopulmonar, trate como anafilaxia e não reinicie a transfusão	Se reação leve, não há necessidade de investigação; se reação grave, realizar investigação para reação hemolítica (inicialmente não é possível diferenciar)
Infecção	Febre, taquicardia, taquipneia, calafrios	Pare a transfusão; comunique o banco de sangue; conduzir como sepse	-
TRALI (*transfusion-related acute lung injury*) (1:5.000)	Desconforto respiratório, hipóxia, infiltrado pulmonar difuso bilateral (edema pulmonar não cardiogênico) – nas primeiras 6 horas da transfusão	Pare a transfusão; comunique o banco de sangue; conduzir como SARA	-

(continua)

TABELA 5 Principais complicações transfusionais *(continuação)*

Tipo	Sinais e sintomas	Manejo	Acompanhamento
TACO (*transfusion-associated circulatory overload*)	Dispneia, hipóxia e edema pulmonar	Pare a transfusão; comunique o banco de sangue; administre diuréticos, venodilatadores e VNI; após resolução, transfusão pode ser reiniciada em velocidade menor	-
Desbalanço eletrolítico/ hipotermia	Hipocalcemia, hipocalemia, hipercalemia ou hipotermia podem ocorrer após grandes volumes transfusionais		

Cuidados

- Pelo menos dois profissionais devem verificar a identificação do paciente e do hemocomponente a ser transfundido.
- Para todas as reações transfusionais (exceto urticária sem sinais de anafilaxia): parar a transfusão e enviar o restante da amostra ao banco de sangue.

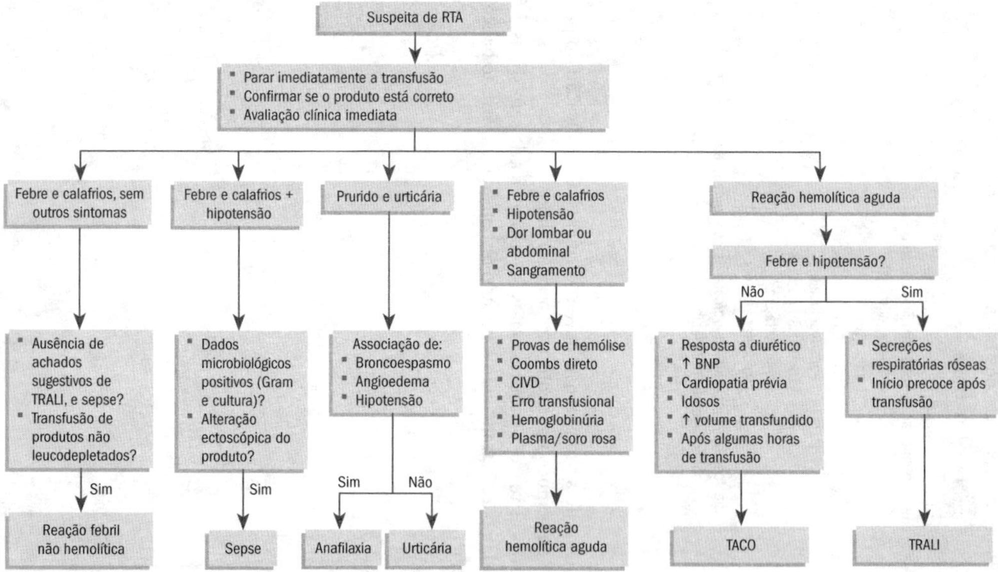

FIGURA 2 Suspeita de reações transfusionais agudas (RTA).

BNP: peptídeo natriurético cerebral; CIVD: coagulação intravascular disseminada; RHA: reação hemolítica aguda; TACO: *transfusion-associated circulatory overload;* TRALI: *transfusion-related acute lung injury.*

LEITURA SUGERIDA

1. Carson JL, Guyatt G, Heddle NM, Grossman BJ, Cohn CS, Fung MK, et al. Clinical practice guidelines from the AABB: Red blood cell transfusion thresholds and storage. JAMA. 2016;316(19):2025-35.
2. Canadian Blood Services (CBS) clinical guide to transfusion. Atualizado em setembro de 2021.
3. Chandra S, Kulkarni H, Westphal M. The bloody mess of red blood cell transfusion. Crit Care. 2017 Dec 28;21(Suppl 3):310.
4. European Task Force for Advanced Bleeding Care in Trauma (ABC-T) guideline on management of major bleeding and coagulopathy following major trauma. Crit Care. 2019 Mar 27;23(1):98.
5. Hunt BJ. Bleeding and coagulopathies in critical care. N Engl J Med. 2014;370:847.
6. Mitra B, O'Reilly G, Cameron PA, Zatta A, Gruen RL. Effectiveness of massive transfusion protocols on mortality in trauma: a systematic review and meta-analysis. ANZ J Surg. 2013;83:918.

83

Plaquetopenia

Rodrigo Antonio Brandão Neto
Heraldo Possolo de Souza

- Plaquetopenia: contagem de plaquetas abaixo de 150.000/μL.
- Plaquetopenia grave: contagem de plaquetas abaixo de 50.000/μL ou com sangramento associado.

TABELA 1 Principais causas de plaquetopenia

Causa	Frequência
Pseudotrombocitopenia (causada por artefatos como EDTA no tubo de exame, entre outras causas)	Não estimada
Infecções com sepse bacteriana ou parasitárias como malária e babesiose	48-70%
Hiperesplenismo	15-18%
Coagulação intravascular disseminada (pode ser associada a neoplasias)	10-20%
Medicações não citotóxicas (incluem anti-inflamatórios, ranitidina e penicilinas, entre outras)	5-10%
Medicações citotóxicas	7%
Transfusão maciça	4-7%
Hepatite C	Não estimada
HIV	1-5%
Álcool	5%
Gestação	Não estimada
Produtos contendo quinino	Não estimada
Síndromes mielodisplásicas	1-3%
Microangiopatias trombóticas (como a púrpura trombocitopênica trombótica)	Não estimada

(continua)

TABELA 1 Principais causas de plaquetopenia *(continuação)*

Causa	Frequência
Síndrome do anticorpo antifosfolípide	Não estimada
Pré-eclâmpsia	Não estimada
Leucemias	< 1%
Anemia aplásica	< 1%
Doenças imunes (incluindo plaquetopenia autoimune idiopática)	10-20%
Trombocitopenias congênitas (síndrome de Wiskott-Aldrich, entre outras)	< 1%
Sem causa definida	10-15%

QUAIS SÃO AS MANIFESTAÇÕES CLÍNICAS QUE PODEMOS ENCONTRAR EM PACIENTES COM PLAQUETOPENIAS?

- As manifestações clínicas são dependentes da etiologia da plaquetopenia. Em pacientes com doenças graves que cursam com plaquetopenia, como sepse e púrpura trombocitopênica trombótica, entre outras, a plaquetopenia é um achado na maioria dos casos, sendo menos relevante no contexto destas síndromes, muitas vezes servindo como marcador prognóstico.
- Em pacientes com plaquetopenia autoimune (antes denominada púrpura trombocitopênica idiopática), a manifestação principal é na forma de púrpura com petéquias, que podem estar presentes por meses antes do diagnóstico.
- Os sintomas da plaquetopenia autoimune são variáveis, desde pacientes assintomáticos, até com sangramentos leves. Epistaxe e metrorragia são comuns, mas hematúria é rara.
- A plaquetopenia autoimune pode ocorrer tanto na forma aguda com evolução de poucos dias a semanas, ocorrendo essa forma principalmente em crianças, como na forma crônica, com quadro de aparecimento de hematomas espontâneos por meses até o diagnóstico. A Tabela 2 apresenta os principais dados de história e exame físico que devem ser procurados nesses pacientes.
- A plaquetopenia autoimune pode cursar com anemia hemolítica autoimune associada, caracterizando a síndrome de Evans.
- A plaquetopenia autoimune é um diagnóstico de exclusão; assim, deve ser dada atenção para outros sintomas. Devemos lembrar que se trata

de alteração de hemostasia primária, de modo que epistaxe, petéquias e hematomas cutâneos são achados esperados. Outros achados, como sangramentos cavitários e articulares, são encontrados mais frequentemente em distúrbios de hemostasia secundária e seu achado deve levar à suspeita desses distúrbios.

TABELA 2 Avaliação do paciente com plaquetopenia e sangramento

▪ Natureza do sangramento: petéquias, púrpuras, equimoses
▪ Sítios de sangramento: pele, mucosas, gastrointestinal etc.
▪ Padrão do sangramento: recente ou antigo, frequência, gravidade, espontâneo ou provocado
▪ Situações em que ocorreu: procedimentos dentários, cirurgias etc.
▪ Uso de medicações
▪ Doenças associadas: uremia, hepatopatia, coagulopatias, HIV, doenças autoimunes etc.
▪ Necessidade de transfusões prévias
▪ Alteração de sinais vitais
▪ Achados associados: linfadenopatia, hepatoesplenomegalia, febre etc.
▪ Presença de sítio único ou múltiplos sítios de sangramento

QUAIS DIAGNÓSTICOS ALTERNATIVOS O PACIENTE COM SUSPEITA DE PLAQUETOPENIA AUTOIMUNE PODE APRESENTAR?

TABELA 3 Achados sugestivos de diagnósticos alternativos à plaquetopenia autoimune

Anemia:
Pode estar associada a causas de pancitopenia, como leucemias e mielodisplasia Pode estar associada à plaquetopenia autoimune (síndrome de Evans)
Febre:
Infecção, sepse, coagulação intravascular disseminada (CIVD) e PTT
Leucopenia:
Associada a quadros mielodisplásicos e leucêmicos

(continua)

TABELA 3 Achados sugestivos de diagnósticos alternativos à plaquetopenia autoimune *(continuação)*

Hepatoesplenomegalia:
Hepatopatia, hiperesplenismo, neoplasias como linfoma
Confusão mental e outros achados neurológicos:
PTT e SHU, microangiopatia trombótica induzida por drogas, deficiência de vitamina B12 ou deficiência de cobre
Dor óssea:
Ocorre em leucemias
Linfadenopatia:
Infecção, linfoma, outra malignidade
Macrocitose:
Associada a mielodisplasias ou quadros hemolíticos
Artralgias e hemólise associada:
Podem ocorrer em microangiopatias trombóticas
Tromboses associadas:
Trombocitopenia induzida pela heparina (HIT), síndrome antifosfolípide ou hemoglobinúria paroxística noturna (HPN)

PTT: púrpura trombocitopênica trombótica; SHU: síndrome hemolítico-urêmica.

QUAIS EXAMES PRECISO SOLICITAR PARA A INVESTIGAÇÃO?

- Na presença de plaquetopenia significativa, a primeira abordagem deve confirmá-la, excluindo pseudoplaquetopenia; repete-se o hemograma com contagem de plaquetas e deve ser feito imediatamente em pacientes com sangramento ou plaquetas em níveis inferiores a 50.000/µL; a contagem manual de plaquetas pode ser necessária para excluir artefatos que levem a pseudoplaquetopenia.
- O próximo passo importante na abordagem é a avaliação do esfregaço de sangue periférico. A presença de **esquizócitos**, por exemplo, sugere a presença de microangiopatias como a púrpura trombocitopênica trombótica (PTT). A presença de mieloblastos, por exemplo, é sugestiva de síndrome mielodisplásica e leucemias.
- Plaquetopenia pode ser uma manifestação da infecção pelo HIV, de forma que a sorologia para HIV deve necessariamente ser realizada.

- A pesquisa de autoanticorpos antiplaquetários tem sensibilidade ruim, de apenas 50-70%, com especificidade de 75-95% e não deve ser utilizada de rotina para diagnóstico de plaquetopenia autoimune.
- Em pacientes com plaquetopenia autoimune e anemia desproporcional ao sangramento, a pesquisa de anemia hemolítica autoimune associada com pesquisa de hemólise (dosagem de LDH, bilirrubinas e haptoglobina) e teste de Coombs direto deve ser realizada.
- O mielograma não é necessário para confirmação do diagnóstico de plaquetopenia autoimune. Deve ser realizado em pacientes com anormalidades sugestivas de mielodisplasia no sangue periférico, pacientes com 60 ou mais anos de idade, se recidiva após remissão completa, se refratário ao tratamento (continua com plaquetopenia após esplenectomia). Tipicamente o mielograma mostra celularidade normal, com eritropoiese e mielopoiese normais e megacariócitos presentes em números normais ou aumentados.
- Outros exames recomendados para exclusão de outras etiologias de plaquetopenia incluem função tireoidiana e fator antinúcleo, entre outros discutidos na Tabela 4.
- Em mulheres gestantes com plaquetopenia grave, uma avaliação mais aprofundada com pesquisa de enzimas hepáticas, função renal e, se for preciso, avaliação com hematologista é necessária, pois outras causas de plaquetopenia, como pré-eclâmpsia e síndrome HELP, são relativamente frequentes.

TABELA 4 Exames laboratoriais recomendados na avaliação de plaquetopenias

▪ Hemograma completo
▪ Confirmação da plaquetopenia com contagem manual de plaquetas
▪ Esfregaço de sangue periférico
▪ Pesquisa de esquizócitos
▪ Sorologia para HIV e hepatites B e C
▪ Fator antinúcleo (FAN)
▪ Hormônio tireoestimulante (TSH)
▪ Mielograma (indicado em pacientes com mais de 60 anos de idade)
▪ Anticorpos antiplaquetas (alta sensibilidade para plaquetopenia autoimune, mas pouco acrescentam ao diagnóstico)

COMO DEVO TRATAR PACIENTES COM PLAQUETOPENIAS?

- O tratamento é dependente da etiologia da plaquetopenia; em pacientes com plaquetopenia associada a quimioterapia ou por leucemias, por exemplo, o limiar para indicar transfusão profilática são plaquetas em níveis inferiores a 20.000/μL.
- Em pacientes com plaquetopenia autoimune a indicação de tratamento clínico de emergência é para pacientes com número de plaquetas inferior a 10.000/μL, sangramento grave com plaquetas abaixo de 30.000/μL, situações com risco elevado de sangramentos nos procedimentos (Tabela 5).
- Em pacientes com plaquetopenia autoimune e sangramento leve, a corticoterapia oral com prednisona 1 mg/kg é o esteio do tratamento. A descontinuação é realizada de forma ambulatorial, lentamente após período de pelo menos 2 a 4 semanas de tratamento. Ambulatorialmente em pacientes sem resposta é considerada esplenectomia.
- Uma alternativa é a realização da pulsoterapia oral com dexametasona em dose de 40 mg/dia, por 4 dias, com resposta satisfatória em 85% dos pacientes.
- Em pacientes com sangramento com risco à vida, como sangramento intracraniano e plaquetas abaixo de 10.000/μL, deve-se considerar a realização de transfusão de plaquetas em geral na forma de uma aférese de plaquetas.
- Em pacientes com sangramento grave, as duas opções terapêuticas mais aceitas são a pulsoterapia com metilprednisolona 1 g EV (diluída em 500 mL de salina fisiológica) por 3 dias consecutivos, ou imunoglobulina venosa imune EV em dose de 0,4 g/kg por 5 dias, ou 1 g/kg por 2 dias consecutivos. A preferência é pelo uso da pulsoterapia com metilprednisolona, pois apresenta resultados similares, embora a velocidade de resposta da imunoglobulina seja um pouco maior.
- Em pacientes em que for realizado o tratamento com glicocorticoides é importante realizar a profilaxia de estrongiloidíase com ivermectina ou tiabendazol.

TABELA 5 Contagem segura de plaquetas para procedimentos

Procedimento	Contagem segura de plaquetas
Extrações dentárias	> 30.000/µL
Cirurgias menores	> 50.000/µL
Cirurgias maiores	> 80.000/µL
Bloqueios regionais dentários	> 30.000/µL
Procedimentos endoscópicos	> 50.000/µL
Neurocirurgias	> 100.000/µL
Cateter venoso central	> 20.000/µL
Punção lombar	> 50.000/µL (se sem neoplasias hematológicas > 20.000/µL)
Punção de medula óssea	> 20.000/µL

QUAIS PACIENTES TÊM INDICAÇÃO DE INTERNAÇÃO

- Pacientes com plaquetopenia e sangramento significativo têm indicação de internação de urgência.
- Pacientes sem sangramento mas com plaquetopenia significativa podem ser manejados ambulatorialmente desde que referenciados logo para o hematologista e façam acompanhamento próximo com ele.
- Pacientes sem sangramento significativo, mas com plaquetas abaixo de 10.000/µL , iniciam tratamento internado conforme protocolo de nosso serviço, com alvo de alta precoce em caso de resposta.

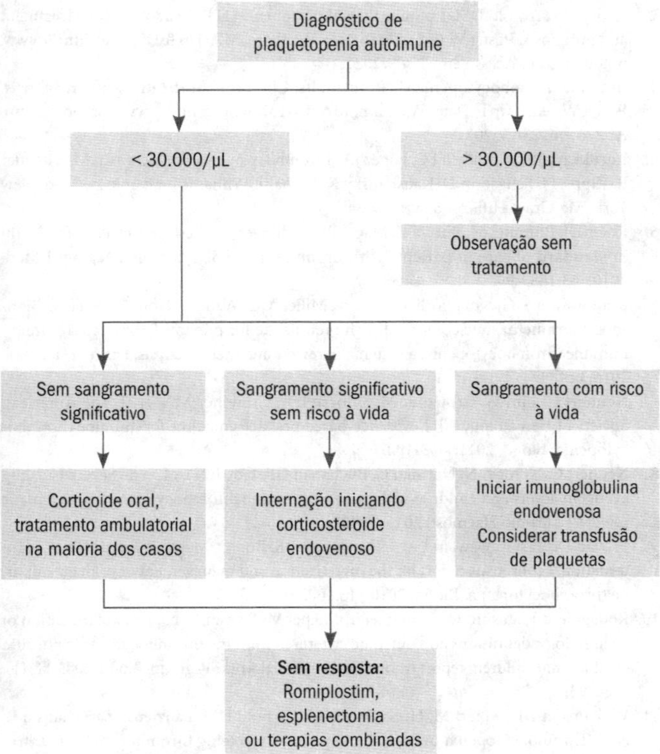

FIGURA 1 Algoritmo.

LEITURA SUGERIDA

1. Arnold DM. Bleeding complications in immune thrombocytopenia. Hematology Am Soc Hematol Educ Program. 2015;2015:237.
2. George JN, Arnold DM. Immune thrombocytopenia (ITP) in adults: Initial treatment and prognosis. Post TW (ed.). UpToDate. Waltham, MA: UpToDate Inc. http://www.uptodate.com. Acesso em: 25/09/2021.
3. Immune thrombocytopenia (ITP) in adults: Clinical manifestations and diagnosis. Post TW (ed.). UpToDate. Waltham, MA: UpToDate Inc. http://www.uptodate.com. Acesso em: 25/09/2021.
4. Kuçukkaya RD, Gushiken FC, López JA. Thrombocytopenia. In: Lichtman MA, Beutler E, Kipps TJ, Seligsonh U, Kaushansky K, Prchal J. Williams hematology. 7. ed. New York: Mc-Graw-Hill; 2006. p. 1749-84.
5. Kuter DJ, Rummel M, Boccia R, Macik BG, Pabinger I, Selleslag D, et al. Romiplostin or standard of care in patients with immune thrombocytopenia. N Engl J Med. 2010;363:1889-99.
6. Mithoowani S, Gregory-Miller K, Goy J, Miller MC, Wang G, Noroozi N, et al. High--dose dexamethasone compared with prednisone for previously untreated primary immune thrombocytopenia: a systematic review and meta-analysis. Lancet Haematol. 2016;3:e489.
7. Neunert C, Lim W, Crowther M, Solberg L Jr, Crowther MA, et al. The American Society of Hematology 2011 evidence-based practice guideline for immune thrombocytopenia. Blood. 2011;117:4190.
8. Neunert C, Noroozi N, Norman G, Buchanan GR, Goy J, Nazi I, et al. Severe bleeding events in adults and children with primary immune thrombocytopenia: a systematic review. J Thromb Haemost. 2015;13:457.
9. Provan D, Stasi R, Newland AC, Blanchetter VS, Bolton-Maggs P, Bussel JB, et al. International consensus report on the investigation and management of primary immune thrombocytopenia. Blood. 2010;115:168.
10. Rodeghiero F, Stasi R, Gernsheimer T, Michel M, Provan D, et al. Standardization of terminology, definitions and outcome criteria in immune thrombocytopenic purpura of adults and children: report from an international working group. Blood. 2009;113(1): 2386-93.
11. Williamson DR, Albert M, Heels-Ansdell D, Arnold DM, Lauzier F, Zarychanski R, et al. Thrombocytopenia in critically ill patients receiving thromboprophylaxis: frequency, risk factors, and outcomes. Chest. 2013;144:1207.

84

Emergências oncológicas

Beatriz Soletti Pereira
Caique Nogueira de Souza
José Henrique Cordeiro e Silva
Juliana Costa de Oliveira Galvão
Júlio César Garcia de Alencar
Geovane Wiebelling
Yago Henrique Padovan Chio

PONTOS IMPORTANTES

- As emergências oncológicas representam amplo espectro de condições agudas que podem se apresentar no departamento de emergência (DE) como a manifestação inicial de uma neoplasia maligna previamente desconhecida, a progressão de uma doença já identificada ou o efeito colateral do tratamento oncológico.
- Atualmente, há aumento da incidência de neoplasias malignas diante do envelhecimento da população, do aumento da expectativa de vida e do aprimoramento de opções terapêuticas.
- Dor é a principal causa de atendimento de pacientes convivendo com câncer em departamentos de emergência.
- Este capítulo tratará de emergências especificamente relacionadas ao câncer. Essas emergências oncológicas podem ser divididas em: efeitos locais do tumor (mecânicas), efeitos bioquímicos sistêmicos (metabólicas), efeitos hematológicos e eventos adversos aos quimioterápicos (relacionadas ao tratamento), conforme apresentado na Tabela 1.

TABELA 1 Principais apresentações oncológicas

Mecânicas	Obstrução de via aérea Metástases ósseas e fraturas patológicas Compressão medular aguda Tamponamento pericárdico maligno Síndrome da veia cava superior

(continua)

TABELA 1 Principais apresentações oncológicas (*continuação*)

Metabólicas	▪ Hipercalcemia ▪ Hiponatremia secundária à síndrome de secreção inapropriada de hormônio antidiurético (SIHAD) ▪ Insuficiência adrenal ▪ Síndrome da lise tumoral
Hematológicas	▪ Neutropenia febril e infecção ▪ Síndrome da hiperviscosidade ▪ Tromboembolismo
Relacionadas ao tratamento	▪ Náuseas e vômitos secundários ao quimioterápico ▪ Extravasamento de quimioterápico ▪ Complicações secundárias ao tratamento biológico

COMO ABORDAR O PACIENTE ONCOLÓGICO NO DEPARTAMENTO DE EMERGÊNCIA?

- Pacientes oncológicos podem apresentar-se no DE com doenças não relacionadas ao câncer, com queixas relacionadas à progressão local ou a distância da neoplasia ou com complicações relacionadas ao tratamento oncológico, como infecções, complicações pós-operatórias ou actínicas. Portanto, esses pacientes requerem abordagem diferenciada.
- Podemos subdividir as emergências oncológicas propriamente ditas em cinco grandes apresentações de acordo com a queixa principal do paciente.
  - Febre: o grande diagnóstico a considerar é a neutropenia febril, abordada no capítulo específico. Requer alto índice de suspeição, rápida disponibilidade de exames laboratoriais e tratamento antimicrobiano precoce. Outras causas são infecções, reações transfusionais e febre secundária à neoplasia.
  - Dispneia: os pacientes podem apresentar neoplasias pulmonares (primárias ou secundárias), síndrome de compressão da veia cava superior, derrame pericárdico maligno ou tromboembolismo pulmonar.
  - Rebaixamento do nível de consciência (RNC): pode ter causas intracranianas, como metástases cerebrais e hipertensão intracraniana, ou

sistêmicas, como hipercalcemia, hiponatremia, uremia, encefalopatia hepática e a rara síndrome de hiperviscosidade. Outras causas de RNC são o uso de medicamentos, como opioides, desidratação e sepse.

- Lesão renal aguda: pode ser devida à síndrome de lise tumoral, principalmente em tumores de alto *turnover* celular e hematológicos. Outras causas podem ser subdivididas em pré-renais, como vômitos, sepse e hipercalcemia; renais, como invasão tumoral, amiloidose, medicamentos nefrotóxicos; e pós-renais, como massas pélvicas causando obstrução pós-renal.
- Dor lombar: pode acontecer por síndrome de compressão medular, fraturas ou infecção vertebral e epidural.

SÍNDROME DE LISE TUMORAL

O que é síndrome de lise tumoral?

- A síndrome de lise tumoral (SLT) é caracterizada por distúrbios eletrolíticos e metabólicos causados pela liberação maciça e abrupta de componentes celulares no sangue após a rápida lise de células neoplásicas, classicamente cursando com hipercalemia, hiperuricemia, hiperfosfatemia e hipocalcemia (secundária à elevação da concentração sérica do fósforo).

Quais são os principais fatores de risco da SLT?

- A SLT é observada com maior frequência em pacientes com neoplasias hematológicas, com destaque para tipos agressivos de linfomas não Hodgkin (como linfoma/leucemia de Burkitt) e para as leucemias agudas (LLA e LMA), tipicamente após o início de quimioterapia, embora também possa ocorrer espontaneamente ou em outros tipos de neoplasias com alta taxa proliferativa, grande carga tumoral ou alta sensibilidade à terapia citotóxica.
- Pacientes que previamente ao tratamento apresentam-se com hiperuricemia, hiperfosfatemia ou disfunção renal estão mais predispostos à SLT. Desidratação, hipovolemia e/ou hidratação inadequada durante a terapia também contribuem para o desenvolvimento da síndrome.

TABELA 2 Fatores de risco da síndrome de lise tumoral

	Risco baixo	Risco moderado	Risco alto
Linfoma não Hodgkin	Linfoma não Hodgkin indolente	Linfoma de Burkitt e DHL < 2x LSN Linfoma difuso de grandes células B	Leucemia de Burkitt Linfoma de Burkitt + DHL ≥ 2x LSN
Leucemia linfoblástica aguda	N/A	Leucócitos < 100.000 E DHL < 2x LSN	Leucócitos ≥ 100.000 OU DHL ≥ 2x LSN
Leucemia mieloide aguda	Leucócitos < 25.000 e DHL < 2x LSN	Leucócitos: 25.000 a 100.000 OU < 25.000 e LDH ≥ 2x LSN	Leucócitos ≥ 100.000
Leucemia linfocítica crônica	Tratado apenas com agentes alquilantes E Leucócitos < 50.000	Uso de fludarabina, rituximab, lenalidomida ou venetoclax OU Uso de alquilantes e leucócito ≥ 50.000 e/ou linfócitos ≥ 25.000	Uso de venetoclax E: linfonodo ≥ 10 cm OU Linfonodo ≥ 5 cm + linfócitos ≥ 25.000
Outras neoplasias	Maioria dos tumores sólidos	Tumores volumosos e altamente sensíveis à terapia quimioterápica (p. ex.: neuroblastoma, tumor de células germinativas, câncer de pulmão de pequenas células)	-
Agravantes clínicos		Linfoma/leucemia de baixo risco para SLT E Disfunção renal	Neoplasia de risco intermediário para SLT E: Disfunção renal E/OU Ácido úrico, potássio ou fósforo > 2x LSN

DHL: desidrogenase lática; LSN: limite superior da normalidade.

Como fazer o diagnóstico da SLT?

- O diagnóstico é feito com base nos critérios de Cairo-Bishop (Tabela 3), sendo definida como SLT laboratorial ou SLT clínica. Os sinais e sintomas relacionam-se às anormalidades eletrolíticas e metabólicas subjacentes e não são específicos para essa síndrome.

TABELA 3 Critérios de Cairo-Bishop para diagnóstico de síndrome de lise tumoral (SLT)

Critérios laboratoriais	Critérios clínicos
Ácido úrico ≥ 8 mg/dL ou aumento de 25% do basal	Creatinina ≥ 1,5 vez o limite superior da normalidade
Potássio ≥ 6,0 mEq/L ou aumento de 25% do basal	Arritmia cardíaca ou morte súbita
Fósforo ≥ 4,5 mg/dL para adultos ou ≥ 6,5 para crianças ou aumento de 25% do basal	Convulsão
Cálcio ≤ 7 mg/dL ou redução de 25% do basal	

Diagnóstico: SLT laboratorial: 2 critérios laboratoriais 3 dias antes ou 7 dias depois de terapia citotóxica. SLT clínica: critérios de SLT laboratorial + 1 critério clínico.

Como prevenir a SLT?

- A prevenção é a melhor maneira de manejar a SLT. Pacientes com risco moderado ou alto para desenvolvimento de SLT devem receber medidas para prevenir a síndrome, que são baseadas na hidratação endovenosa e no uso de agentes hipouricemiantes (alopurinol e rasburicase).
- Hidratação: 2-3 L/m^2/dia, aproximadamente 5-6 L/dia (200 mL/kg/dia para crianças com menos de 10 kg), ou o suficiente para manter uma diurese de 100 mL/m^2/h (2 mL/kg/h para adultos e crianças com > 10 kg; 4-6 mL/kg/h para crianças com < 10 kg). Diuréticos (p. ex., furosemida) podem ser utilizados, principalmente para pacientes com disfunção cardíaca ou renal, desde que excluídas hipovolemia e uropatia obstrutiva.
- A alcalinização urinária é controversa, sendo indicada apenas se houver acidose metabólica.

- O alopurinol é um inibidor seletivo da xantina oxidase, enzima que converte xantina em ácido úrico. Reduz efetivamente a produção de ácido úrico e a incidência de uropatia obstrutiva em pacientes com risco de SLT. Está indicado em situações de risco moderado para SLT 2-3 dias antes de iniciar quimioterapia. A dose de alopurinol é de 100 mg/m²/dose a cada 8 horas (ou 10 mg/kg/dia, máximo de 800 mg/dia divididos em três tomadas) por via oral. A dose deve ser ajustada para função renal: reduzir 50% em pacientes com insuficiência renal aguda (IRA) e dose fixa de 200 mg/dia para *clearance* de creatinina (ClCr) 10-20 mL/min e 100 mg/dia para ClCr < 10 mL/min. Dentre os efeitos adversos, o alopurinol pode causar xantinúria e levar à lesão renal aguda por deposição de cristais de xantina nos túbulos renais. Outro cuidado é com o potencial aumento do nível sérico de medicamentos análogos à purina, como mercaptopurina e azatioprina, que devem ter sua dose reduzida durante o uso concomitante ao alopurinol (cerca de ⅓ da dose usual).
- A rasburicase é uma enzima presente em mamíferos que transforma ácido úrico em alantoína, que possui alta solubilidade e é excretada pelo rim. A grande vantagem é que, diferentemente do alopurinol, reduz o ácido úrico circulante. Porém, é uma droga cara e pouco disponível. Está indicada em pacientes de alto risco ou situações nas quais o alopurinol pode ter benefício limitado (ácido úrico sérico basal > 8 mg/dL ou ácido úrico alto apesar do uso de alopurinol). A dose recomendada é de 0,15-0,2 mg/kg endovenosa, 1 vez ao dia. A duração do tratamento pode variar de 1 a 7 dias dependendo do nível sérico de ácido úrico e do tipo tumoral. O alopurinol pode ser iniciado logo após a normalização do ácido úrico. A rasburicase não pode ser utilizada em pacientes com deficiência de G6PD pelo risco de meta-hemoglobinemia e hemólise.
- Uma terceira droga pode ser utilizada para manejo de hiperuricemia, o febuxostate, na dose de 40-120 mg por via oral diária. No entanto, trata-se de uma droga cara e sem estudos contundentes demonstrando sua superioridade em relação ao alopurinol.

Como tratar a SLT?

- Pacientes com diagnóstico de SLT laboratorial devem ser internados, e aqueles com SLT clínica devem ser admitidos em leito de terapia intensiva, monitorizados, ter diurese e balanço hídrico quantificados, além de eletrólitos, creatinina e ácido úrico dosados a cada 4-6 horas.

TABELA 4 Distúrbios eletrolíticos e metabólicos na síndrome de lise tumoral

Complicação	Etiologia	Manifestação	Manejo
Hiperuricemia	Liberação de ácido úrico intracelular a uma taxa que excede a depuração renal	Lesão renal aguda	Alopurinol Rasburicase Hemodiálise
Hipercalemia	Liberação de potássio intracelular a uma taxa que excede a depuração renal	Fraqueza muscular Parestesias Náuseas e vômitos Alterações eletrocardiográficas	Hidratação agressiva Gluconato de cálcio Bicarbonato de sódio Solução de insulina e glicose Diuréticos de alça Resina de troca Hemodiálise
Hiperfosfatemia	Liberação de fósforo intracelular a uma taxa que excede a depuração renal	Lesão renal aguda Hipocalcemia secundária	Hidratação agressiva Quelantes de fósforo Hemodiálise
Hipocalcemia	Secundária a hiperfosfatemia e a deposição tecidual de fosfato de cálcio	Contrações musculares e tetania Confusão mental Convulsão	Manejo de hiperfosfatemia

- As principais indicações de hemodiálise são: oligúria ou anúria, congestão sistêmica ou pulmonar de difícil manejo, hipercalemia refratária, hiperfosfatemia induzindo hipocalcemia sintomática e produto cálcio-fósforo ≥ 70 mg²/dL².

SÍNDROME DA VEIA CAVA SUPERIOR

- Ocorre devido à obstrução do fluxo venoso decorrente de compressão mecânica externa da veia cava superior.
- O seu diagnóstico será clínico e radiológico.
- Não gera impacto direto na mortalidade, porém, em pacientes com câncer de pulmão, a sobrevida estimada após apresentação clínica dessa síndrome é de 6 a 12 meses.

TABELA 5 Etiologias da síndrome da veia cava superior

Etiologias mais comuns	Câncer de pulmão (70%) e linfomas (20%)
Etiologias benignas (1/3 dos casos)	Principal: trombose decorrente de cateteres ou marca-passos endovasculares

Quais são os sintomas de síndrome da veia cava superior?

- Decorrem da obstrução da drenagem venosa, possuindo lenta progressão durante semanas, devido à dilatação do sistema colateral de drenagem como método de compensação. Por esse motivo, raramente se apresentará como uma emergência.
- Manifestações neurológicas indicarão gravidade do caso: ocorrem por aumento de pressão intracraniana e desenvolvimento de edema cerebral decorrente da compressão vascular e redução da drenagem venosa.

TABELA 6 Sintomas de síndrome da veia cava superior

Sintomas mais comuns	Edema facial, dispneia, tosse e edema em membros superiores
Sintomas potencialmente fatais (raros)	Sonolência, tontura, cefaleia, alterações visuais, confusão mental, convulsões e coma, desconforto respiratório importante e estridor
Outros sintomas	Edema de laringe e faringe: rouquidão, tosse, disfagia, dispneia

Como diagnosticar síndrome da veia cava superior?

- Recomenda-se a realização de TC de tórax com contraste: permitirá avaliar a patência da veia cava superior e diferenciar compressão extrínseca de obstrução endovascular.
- Em caso de pacientes sem diagnóstico prévio de câncer intratorácico faz-se necessário realizar biópsia da massa tumoral para definição diagnóstica e estabelecimento da melhor terapêutica depois.

Como tratar a síndrome da veia cava superior?

Terapias de suporte

- Manter cabeceira elevada.
- Suplementar oxigênio: objetivo de reduzir esforço respiratório.
- Glicocorticoides: não há evidência contundente para o seu uso, podendo inclusive prejudicar a avaliação histológica do tumor.
- Diurético de alça: benefício parcial como coadjuvante à radioterapia em pacientes com edema laríngeo.
- Manejar como emergência se sintomas graves presentes (estridor, desconforto respiratório, coma).
- Avaliar necessidade de via aérea avançada e *stent* endovascular como tratamento de escolha: possibilitará melhora rápida dos sintomas sem prejudicar avaliação histológica depois.

Terapias direcionadas

- Dependem da avaliação prévia da etiologia e histologia do tumor:
  - Radioterapia: a maioria dos tumores causadores da síndrome da veia cava superior são radiossensíveis. Deve ser cogitada apenas se diagnóstico histológico confirmado. A média de início da melhora dos sintomas é de 3 dias.
  - Quimioterápicos: bom impacto em linfomas e neoplasias malignas pulmonares (pequenas células e não pequenas células).
  - *Stent* endovascular: usado para alívio sintomático em pacientes com sintomas graves ou em portadores de tumores não responsivos à quimio e radioterapia prévias (mesoteliomas, por exemplo). Riscos do procedimento: infecção, sangramento, embolia pulmonar e lesão vascular.
  - Cirurgia: terapia de exceção, raramente indicada. Eventual aplicação em timomas resistentes a tratamento.

HIPERTENSÃO INTRACRANIANA INDUZIDA POR NEOPLASIA

O que é preciso saber sobre hipertensão intracraniana induzida por neoplasias?

- Embora existam neoplasias malignas primárias do sistema nervoso central, as metástases cerebrais são o tipo mais comum de tumor intracraniano e ocorrem em até 25% a 40% dos pacientes oncológicos.
- Lesões no sistema nervoso central podem acarretar déficits neurológicos, convulsões e aumento da pressão intracraniana (PIC).
- A PIC normal para um adulto é de 5-15 mmHg (7,5-20 cmH_2O). Valores entre 20-30 mmHg representam hipertensão intracraniana (HIC) leve; valores de PIC sustentados superiores a 40 mmHg indicam HIC grave e com risco à vida.
- A causa mais comum de HIC induzida por neoplasia é o edema cerebral vasogênico, que ocorre por quebra da barreira hematoencefálica. Outras etiologias de HIC são hemorragias e hidrocefalia por obstrução ventricular direta da drenagem liquórica.

Como diagnosticar HIC induzida por neoplasia?

- Cefaleia costuma ser o primeiro sintoma de HIC. Pode ter característica variável, mas costuma ser pior pela manhã, de forte intensidade e associada a náuseas ou vômitos "em jato". Com a evolução do quadro, há risco de rebaixamento no nível de consciência.
- A clássica tríade de Cushing (hipertensão arterial, bradicardia e arritmia respiratória) é um achado tardio e indica uma resposta vasomotora à isquemia cerebral. Edema de papila bilateral pode ser encontrado no fundo de olho.
- O diagnóstico sindrômico de HIC pode ser sugerido pela ultrassonografia de bainha de nervo óptico (diâmetro da bainha > 5-6 mm quando medida 3 mm posterior à retina em paciente em decúbito dorsal com cabeceira a 30°).
- Na suspeita de HIC, é necessária a solicitação de um exame de imagem, geralmente uma tomografia computadorizada (TC) de crânio com contraste devido à sua facilidade de acesso e rapidez.
- Na TC de crânio achados a serem buscados são: lesão expansiva, desvio de estruturas de sua posição original, desvio da linha média, desaparecimento dos ventrículos laterais e do terceiro ventrículo, dilatação

do sistema ventricular, desaparecimento das cisternas perimesencefálicas, visualização de sangramentos e de herniações intracranianas.

- Ressonância magnética de crânio com gadolínio tem maior sensibilidade e especificidade quando comparada à TC, com maior sensibilidade para detecção de lesões pequenas, lesões em fossa posterior e envolvimento leptomeníngeo.

Como tratar a hipertensão intracraniana induzida por neoplasia?

- O paciente com suspeita de hipertensão intracraniana (HIC) deve ser admitido em sala de emergência. São essenciais a monitorização e a garantia de perviedade de vias aéreas.
- O tratamento inicial para a HIC inclui medidas para alívio sintomático, até que seja possível abordagem para a resolução da causa imediata da elevação da PIC, como drenagem de hematoma, ressecção de tumor, derivação liquórica no contexto de hidrocefalia ou tratamento de um distúrbio metabólico subjacente.
- Alguns fatores podem aumentar a pressão intracraniana e devem ser evitados ou corrigidos, como hipoventilação, hipóxia, hipotensão, hiperglicemia, disnatremias, hipertermia, convulsões e dor. A cabeceira deve ser mantida a 30°.
- Na HIC induzida por neoplasia, quando os sintomas forem atribuídos ao edema vasogênico – p. ex., cefaleia ou outro déficit neurológico sem outra causa evidente – é recomendado o uso de corticoides. Indica-se dexametasona na dose de 10 mg EV em *bolus*, seguida por 4-10 mg EV ou VO 6/6 h. Doses menores (4 a 8 mg por dia) podem ser utilizadas em pacientes com sintomas moderados com o intuito de minimizar os efeitos colaterais da corticoterapia.
- Em situações emergenciais (p. ex., rebaixamento do nível de consciência ou tríade de Cushing) está indicado o uso de terapia osmótica, como salina hipertônica ou manitol, apesar de haver poucas evidências para desfechos clínicos.
- A solução salina hipertônica pode ser feita de diversas maneiras, como 250 mL de Nacl 3% em acesso venoso periférico. Já o manitol a 20% pode ser administrado na dose de 1-1,5 g/kg EV repetindo 0,25-0,5 g/kg conforme a necessidade, geralmente a cada 6 a 8 horas.

- Se necessária, a intubação orotraqueal com hiperventilação pode levar à queda rápida, porém transitória, da PIC. Nesses pacientes, deve-se considerar sedação em planos profundos e analgesia.
- O coma barbitúrico é justificado por HIC refratária, porém possui poucas evidências para desfechos clínicos e é de difícil manejo, pois necessita de monitorização com eletroencefalograma.
- Os anticonvulsivantes estão indicados para todos os pacientes após a primeira crise convulsiva. A profilaxia primária não está indicada.

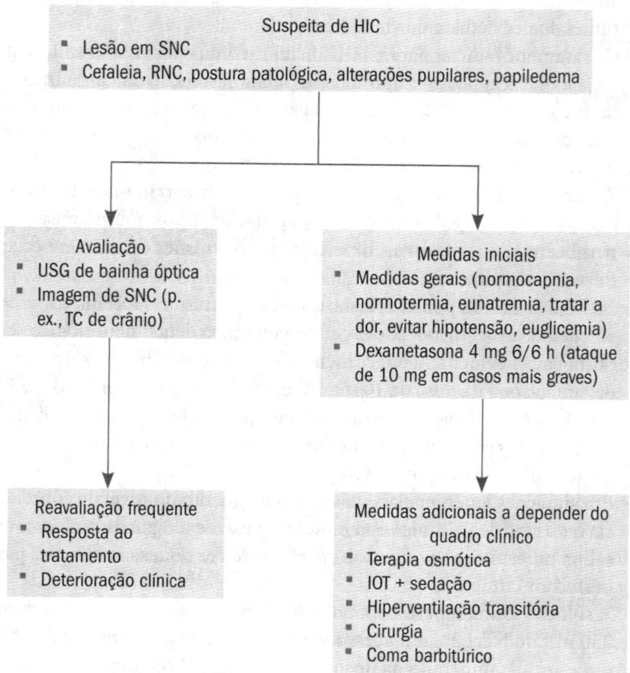

FIGURA 1 Abordagem da suspeita de hipertensão intracraniana (HIC).

MUCOSITE

- Corresponde à resposta inflamatória que afeta a mucosa do trato gastrointestinal diante de radioterapia ou quimioterapia, com surgimento precoce e momento mais crítico após uma semana do início do tratamento.
- Pode manifestar-se como dor intensa em cavidade oral e aparecimento de lesões ulcerosas, as quais predispõem à ocorrência de infecções secundárias locais e sistêmicas. Deve-se suspeitar também de infecções concomitantes fúngicas (candidíase) ou herpéticas diante da imunossupressão.

Como tratar a mucosite?

- O tratamento deve objetivar analgesia e controle dos sintomas, visto que a mucosite corresponde a um quadro autolimitado. Em relação aos sintomas álgicos agudos no DE, o uso de lidocaína local deve ser uma opção, porém, na maior parte dos casos faz-se necessário o uso de opioides sistêmicos para controle da dor, sendo preferível o uso de morfina oral nos pacientes com capacidade de deglutição preservada. Não há evidências de benefício de uso de antifúngicos de forma profilática.
- Como forma de prevenção, recomendam-se avaliações odontológicas antes do início do tratamento oncológico. Deve-se orientar a higiene oral frequente com uso de escovas macias e realização de bochechos com soluções de sal e bicarbonato de sódio de 4 em 4 horas para alívio local dos sintomas. Além disso, deve-se evitar alimentos ácidos e de difícil mastigação.

SÍNDROME DE HIPERVISCOSIDADE

O que é a síndrome de hiperviscosidade?

- A síndrome de hiperviscosidade (SHV) ocorre como resultado do aumento da viscosidade do sangue e acarreta efeitos adversos na perfusão tecidual. No sangue normal, o principal determinante da viscosidade sanguínea (VS) é o hematócrito, com a concentração sérica das proteínas desempenhando um papel menor. Porém, a maioria dos casos de SHV é decorrente da produção de quantidades excessivas de imunoglobulinas (Igs) circulantes. Esse processo aumenta a pressão osmótica e a resistência ao fluxo sanguíneo.

Quais são os fatores de risco da SHV?

- A principal causa de SHV é a macroglobulinemia de Waldenstrom (MW). O mieloma múltiplo é outra etiologia importante por disproteinemia. A SHV também pode resultar do aumento dos componentes celulares do sangue em estados hiperproliferativos, como leucemias, policitemia e distúrbios mieloproliferativos, bem como de alterações no formato dos eritrócitos (como na anemia falciforme ou na esferocitose).

Como é feito o diagnóstico de SHV?

- Não existe uma relação precisa entre a VS e os sintomas clínicos. A viscosidade da água é de 1 centipoise (cP), sendo que a VS relativa à da água se situa em torno de 4 (3,5-5,5) cP, porém, como o sangue é um líquido não newtoniano, seu valor varia com as condições hemodinâmicas do paciente. Assim, a maior parte dos testes mensura a viscosidade sérica (VSe) com valores de normalidade entre 1,4-1,8 cP. Em geral, os pacientes não são sintomáticos com uma VSe inferior a 3 cp. Os sintomas e sinais não são específicos e tendem a ser insidiosos.
- A tríade clássica inclui alterações neurológicas (cefaleia, alteração do estado mental, vertigem, ataxia e parestesia), visuais e hemorrágicas (tipicamente gengivorragia e epistaxe), contudo, não é necessária a presença de todas para se estabelecer o diagnóstico. Púrpura pode estar presente no exame físico. Outras consequências da SHV incluem insuficiência cardíaca congestiva, tromboses, necrose tubular renal e edema pulmonar.
- O diagnóstico sindrômico é clínico-laboratorial e exige um alto grau de suspeição. Não existe um nível de corte de valor da viscosidade, mas valores de VSe > 4-5 cP são consistentes com a SHV. Esse exame é indisponível em vários hospitais.
- Na impossibilidade de dosagem de VS, hemograma com evidência de rouleaux ou leucometria ≥ 100.000/uL ou gap de proteínas totais-albumina ≥ 4 são achados laboratoriais sugestivos de SHV em paciente com quadro clínico compatível.

Como tratar a SHV?

- O tratamento da SHV é baseado na gravidade do quadro e não no valor da VSe, sendo dividido em medidas de curto prazo (para alívio de sintomas) e longo prazo (controle da causa base). A desidratação piora a SHV, sendo aconselhada a infusão cautelosa de fluidos na suspeita da síndrome. Em casos de SHV por disproteinemia, a plasmaférese é a maneira mais rápida e efetiva de reduzir a viscosidade do plasma. É especialmente rápida nos casos relacionados com IgM. Nos casos com IgA ou IgG podem ser necessárias várias sessões para atingir o resultado esperado. Em casos de MW, a plasmaférese é especialmente efetiva devido ao fato de a IgM monoclonal ser 80% intravascular.

- Se a plasmaférese não estiver disponível, a flebotomia (100 a 200 mL do sangue) associada à hidratação pode ser utilizada para reduzir os sintomas agudos em pacientes graves. Leucoaférese, plaquetaférese e flebotomia são indicadas para SHV por leucostase, trombocitose e policitemia, respectivamente. O tratamento definitivo varia de acordo com o diagnóstico e envolve o uso de agentes quimioterápicos.

SÍNDROME DE COMPRESSÃO MEDULAR AGUDA

Qual a sua definição?

- A síndrome da compressão medular aguda (SCMA) é definida como a compressão do saco dural e de seu conteúdo (medula espinal ou cauda equina) por uma massa tumoral extradural, na presença ou não de sinais ou sintomas neurológicos. Em 20% dos casos pode ocorrer como primeira manifestação de tumores malignos, sendo em sua maioria resultante da disseminação hematogênica de focos metastáticos.
- Inicialmente, à medida que o tumor cresce no espaço epidural, envolve o saco tecal, gerando a sua compressão. Resultará então em estase venosa com consequente edema vasogênico que acarretará lesão medular por compressão, a qual se manifestará com o surgimento de déficits neurológicos. Tardiamente poderá ocorrer lesão hipóxico-isquêmica neuronal, edema citotóxico e lesão medular irreversível.
- Em adultos, os principais sítios primários causadores são câncer de mama, de pulmão e de próstata (2/3 dos casos), acometendo a coluna torácica em sua maioria. Quando ocorre em crianças, as principais etiologias são sarcomas (destaque para sarcoma de Ewing) e neuroblastomas, seguidos por neoplasias de células germinativas e linfoma de Hodgkin.
- A SCMA possui prognóstico ruim e as chances de um desfecho pior são ainda maiores em casos de refratariedade ao tratamento ou paralisia identificada desde a avaliação inicial.

Como se manifesta clinicamente?

- A dor é o sintoma mais precoce e comum, podendo ser localizada na coluna ou manifestar-se com características de dor radicular. Suas principais características são a piora em posição supina, à noite e em situações que aumentem a pressão no espaço epidural (tosse, esforço evacuatório, espirros). Em casos de relato de dor apenas à movimentação deve-se suspeitar de instabilidade articular em coluna espinal e proceder com avaliação direcionada para provável abordagem cirúrgica.
- É comum o relato de disfunções neurológicas motoras (80% dos casos), manifestando-se como dificuldades de deambulação ou cansaço em membros inferiores. O acometimento neurológico sensitivo ocorre posteriormente e, em fases mais tardias, pode haver disfunções autonômicas como impotência e incontinência esfincteriana, porém, a ordem dos acontecimentos pode variar. Vale ressaltar que em situações de acometimento de cone medular as manifestações autonômicas ocorrerão precocemente.

Como é feito o diagnóstico?

- A ressonância nuclear magnética é o exame de escolha diante da suspeita diagnóstica de SCMA, pois permitirá identificar o local da compressão e possibilitará o planejamento da abordagem terapêutica. Caso não esteja disponível, a tomografia computadorizada de coluna poderá auxiliar confirmando o diagnóstico e identificando outros possíveis focos de metástases. O raio X de coluna, por sua vez, não é capaz de confirmar ou afastar o diagnóstico, porém, poderá evidenciar alterações ósseas em 80% dos casos aproximadamente.

Como tratar a SCMA?

- O reconhecimento e o manejo precoce da SCMA são fatores de impacto no prognóstico neurológico do paciente, que deve ter seu *status* basal avaliado a fim de se ponderar sobre a proporcionalidade das intervenções a serem feitas, cujos principais objetivos são: analgesia, proteção e melhora neurológica (se possível), estabilidade mecânica da coluna e prevenção de complicações.
- Todos os pacientes devem receber analgesia adequada, frequentemente com opioides. Em geral, os próprios pacientes limitam sua movimen-

tação conforme a tolerância álgica, sendo que apenas pacientes com instabilidade de coluna devem ficar restritos ao leito. Corticoides estão indicados para pacientes com sintomas neurológicos (fraqueza, parestesias ou disfunção autonômica), atuando por meio da redução do edema vasogênico e pela diminuição de tumores corticorresponsivos (linfomas, p. ex.). As diretrizes recomendam o uso da dexametasona, com um *bolus* de 10 mg EV seguido por 4 mg VO 6/6 h.

- Pacientes com SCMA apresentam risco aumentado para tromboembolismo venoso (TEV) pela fraqueza e/ou imobilidade decorrente da síndrome e pelo quadro neoplásico de base, devendo receber profilaxia adequada.
- Devido à disautonomia, ao uso de opioides e à imobilidade, muitos evoluem com constipação intestinal, podendo ocasionalmente apresentar complicações graves (obstrução e perfuração intestinal) a despeito de uma sintomatologia frustra. Assim, medidas profiláticas (farmacológicas e não farmacológicas) devem ser prescritas. Retenção urinária é outra complicação comum, sendo necessária sondagem vesical de demora nesses casos.
- Todos os pacientes com SCMA devem ser avaliados pela equipe de neurocirurgia, para definir-se:
  - Linfoma, mieloma e carcinomas de próstata, pulmão e mama apresentam boa resposta à radioterapia (RT).
  - O tratamento cirúrgico está indicado quando há a necessidade de diagnóstico histopatológico, em casos de tumores radiorresistentes (p. ex., o melanoma e o carcinoma de células claras), quando a causa da compressão é uma vértebra fraturada ou hemorragia e nos casos de progressão clínica em vigência de RT. Quanto mais rapidamente for feita a descompressão cirúrgica, maior a possibilidade de se evitar sequelas, portanto, a conduta cirúrgica muitas vezes deve ser considerada como primeira opção. As opções de cirurgia são a laminectomia e a descompressão anterior, dependendo da situação do tumor em relação à medula e da altura em relação à coluna.
  - Pacientes com sintomas neurológicos devem ser admitidos para tratamento definitivo, já pacientes assintomáticos com achado acidental de metástase podem ser tratados ambulatorialmente, dado que tenham acompanhamento precoce.

LEITURA SUGERIDA

1. Cervantes A, Chirivella I. Oncological emergencies. Ann Oncol. 2004;15(Suppl 4) iv:299-306.
2. Heimdal K, Hirschberg H, Slettebo H, Watne K, Nome O. High incidence of serious side effects of high-dose dexamethasone treatment in patients with epidural spinal cord compression. J Neurooncol. 1992;12(2):141-4.
3. Howard SC, Jones DP, Pui CH. The tumor lysis syndrome. N Engl J Med. 2011;364(19):1844-54.
4. Vázquez A, Portillo P, Zazpe I, Muñoz B. Tratamiento de la hipertensión intracraneal de origen tumoral maligno. An Sist Sanit Navar. 2004;27(Suppl 3):S163-70.
5. Wilson LD, Detterbeck FC, Yahalom J. Superior vena cava syndrome with malignant causes. N Engl J Med. 2007;356(18):1862-9.

Seção XIII

Emergências oftalmológicas

85

Emergências oftalmológicas

Raíza Dantas de Lira Oliveira

QUEIMADURA QUÍMICA

TABELA 1 Queimadura química

Principais substâncias?	Bases/álcalis (mais graves): amônia, detergente, cal, soda cáustica Ácidos: sulfúrico (baterias), vinagre (ácido acético), cloro, limpa-vidros
Quadro clínico?	Baixa de acuidade visual, dor importante, queimadura da pele periocular, edema palpebral e conjuntival
Conduta imediata?	▪ Irrigação com Ringer lactato por 30-60 min (mínimo 2 L) ▪ Everter e irrigar fórnices conjuntivais superior e inferior. Limpá-los com cotonete umedecido para remover resíduos ou conjuntiva necrótica ▪ Checar pH após 5-10 min de descanso (fita de tornassol – medidor de pH na urina) e continuar irrigação até pH neutralizar (entre 7,3 e 7,7) ▪ Nunca promover reação de neutralização acidobásica (reação exotérmica)

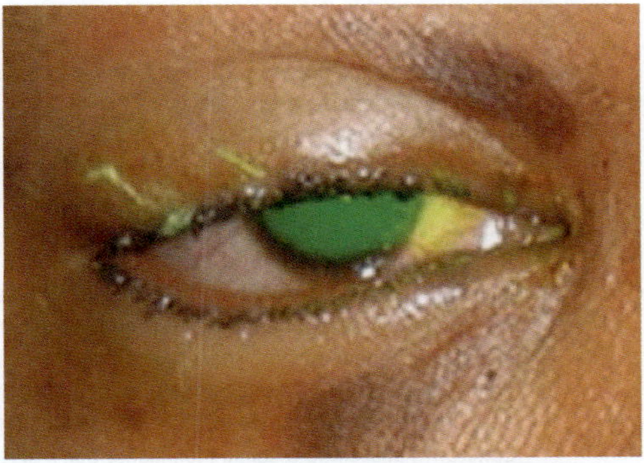

FIGURA 1 Desepitelização ocular grave (evidenciada pela coloração com fluoresceína) causada por queimadura com soda cáustica.

CORPO ESTRANHO CORNEANO

TABELA 2 Corpo estranho corneano

Causas?	Acidente de trabalho é a causa mais frequente Normalmente: metal, vidro ou material orgânico
Quadro clínico?	História de trauma, dor, sensação de corpo estranho, lacrimejamento, fotofobia e acuidade visual normal ou diminuída. Geralmente a dor e a fotofobia podem ser intensas e desproporcionais aos sinais clínicos
Sinais?	▪ Hiperemia conjuntival com injeção ciliar; corpo estranho corneano com ou sem anel ferruginoso; abrasões corneanas lineares (em "arranhadura") sugerem a presença de corpo estranho sob a pálpebra superior; reação de câmara anterior pode estar presente ▪ Se história compatível com corpo estranho: sempre corar com fluoresceína ▪ Avaliar possibilidade de corpo estranho intraocular ou perfuração

(continua)

TABELA 2 Corpo estranho corneano *(continuação)*

Conduta?	▪ Avaliar a profundidade do corpo estranho para excluir a presença de perfuração autosselante ▪ Instilação de anestésico tópico ▪ Eversão das pálpebras à procura de outros corpos estranhos ▪ Remoção do corpo estranho sob lâmpada de fenda usando uma agulha estéril calibre 26 (agulha de insulina) ▪ Remover todo o anel de ferrugem, pois sua remoção incompleta pode resultar em defeito epitelial persistente. Caso esteja em localização muito profunda, deve-se retirar após alguns dias, quando estiver mais superficial ▪ Aplicação de antibiótico em colírio (p. ex. ofloxacino 0,3%) ou em pomadas reepitelizantes (p. ex. Regencel®, Epitegel®, Epitezan®) associado a colírio lubrificante por 7 dias ou até a cicatrização completa ▪ Curativo oclusivo pode ser usado para o conforto do paciente, mas raramente é necessário (evitar se a lesão envolver material vegetal)

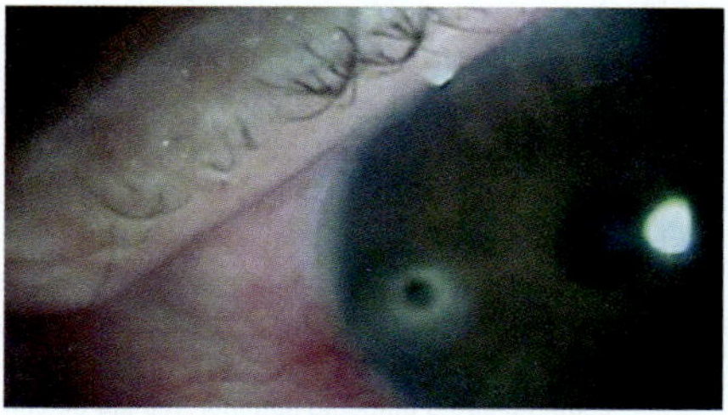

FIGURA 2 Olho vermelho. Corpo estranho corneano.

PERFURAÇÃO OCULAR E/OU TRAUMA PENETRANTE

TABELA 3 Perfuração ocular e/ou trauma penetrante

Definição?	Laceração de espessura total da esclera ou córnea
Histórias sugestivas?	Trauma com objeto pontiagudo, objeto pequeno em alta velocidade, batendo metal contra metal, acidente automobilístico, perda de sangue ou saída de líquido do olho no momento do trauma, principalmente se acompanhada de baixa visual
Quadro clínico?	Baixa da acuidade visual, hemorragia subconjuntival, hifema, câmara anterior rasa ou muito profunda, pupila irregular (Figura 2), tensão oculodigital diminuída, restrição de motilidade ocular
Conduta imediata?	▪ Internação hospitalar e jejum ▪ Proteção ocular (copo ou tapa-olho), evitar curativo compressivo ▪ Avaliar necessidade de vacina antitetânica ▪ Antibiótico EV (moxifloxacino 400 mg EV 1 x/dia ou ciprofloxacino 400 mg EV 12/12 h) ▪ TC de órbita sem contraste (com cortes axiais e coronais de 1 mm) para avaliar se há corpo estranho intraocular (CEIO)

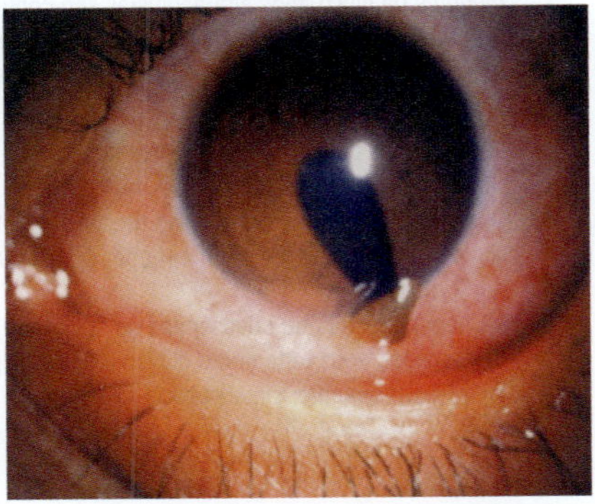

FIGURA 3 Perfuração corneana próxima ao limbo, com extrusão de íris. Note a pupila irregular, indicando o local da perfuração.

HIFEMA

TABELA 4 Hifema

Definição?	Presença de sangue e/ou coágulos na câmara anterior (CA)
Causas?	Trauma contuso, após cirurgia intraocular, espontâneo
História?	Trauma contuso prévio, uso de anticoagulantes, história familiar ou pessoal de anemia falciforme
O que examinar?	▪ Verificar integridade do globo ocular e ausência de lesão penetrante ▪ Medir a altura do hifema, documentar a localização de coágulos e a acuidade visual. Sempre medir a pressão intraocular (PIO)
Conduta?	▪ Orientar repouso e elevar a cabeceira da cama por pelo menos 5 dias ▪ Controle da PIO com colírios hipotensores se maior que 30 mmHg: iniciar se possível com timolol e, caso necessário, introduzir brimonidina e/ou dorzolamida ▪ Colírio de corticoide (dexametasona) 3/3 h, Mydriacyl® 8/8 h (evitar análogos da prostaglandina e mióticos. Em crianças menores de cinco anos alfa-agonistas são contraindicados) ▪ Retorno no PS a cada 2 dias na primeira semana, pelo risco de novo sangramento e aumento da PIO, ou antes se piora da visão ou da dor
Indicações cirúrgicas (lavagem de CA)	▪ Impregnação de sangue no estroma corneano ▪ Hifema total por mais de 5 dias ▪ Qualquer hifema quando PIO não responder ao tratamento clínico e permanecer: > 50 mmHg por 5 dias ou > 35 mmHg por 7 dias ▪ Na hemoglobinopatia talassêmica ou falciforme quando PIO permanecer, após tratamento clínico > 25 mmHg por 24 horas ou >30 em qualquer circunstância

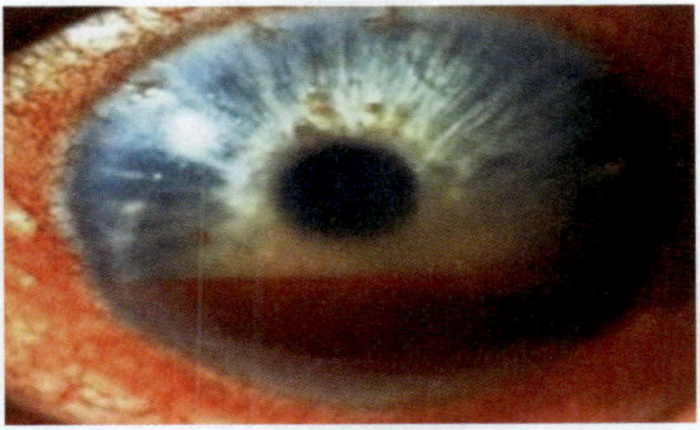

FIGURA 4 Olho vermelho. Hifema (sangue na câmara anterior) traumático.

HEMORRAGIA RETROBULBAR OU RETRORBITÁRIA

TABELA 5 Hemorragia retrobulbar ou retrorbitária

Definição?	Sangramento agudo contido na órbita, semelhante à síndrome compartimental
Principais causas?	Trauma contuso, trauma anestésico (complicação da injeção anestésica retrobulbar), trauma cirúrgico, espontâneas em pacientes com discrasias sanguíneas, manobra de Valsalva, entre outras
Quadro clínico?	Diminuição da acuidade visual, dor, proptose, aumento da tensão oculodigital (TOD), restrição da motilidade ocular
Por que é uma emergência?	Risco de isquemia do nervo óptico
Qual o melhor exame para elucidação diagnóstica?	TC de órbita (com ou sem contraste) para avaliar localização, extensão da hemorragia e fraturas associadas
Conduta imediata?	▪ Compressão mecânica do globo ocular ▪ Agentes osmóticos (manitol 20% - 250 mL EV aberto) ▪ Cantotomia lateral ampla de alívio, para drenagem do sangue

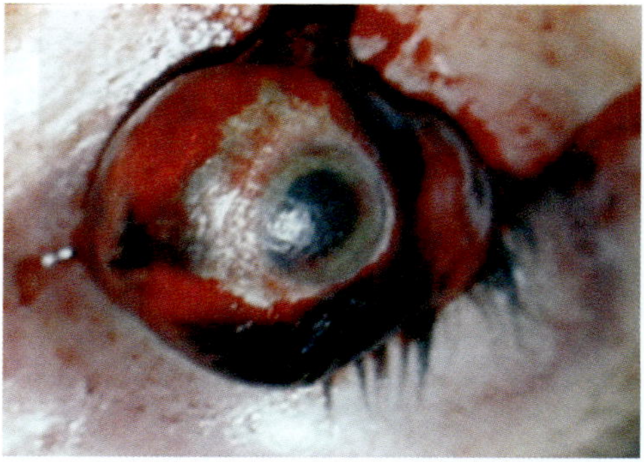

FIGURA 5 Proptose e aumento da tensão oculodigital aguda em quadro de hemorragia retrobulbar.

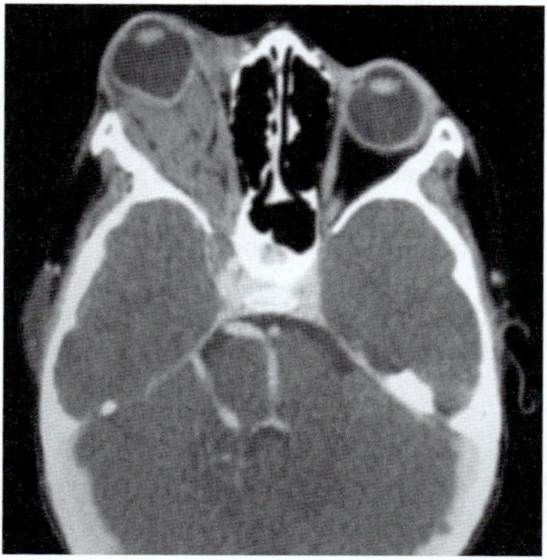

FIGURA 6 Tomografia computadorizada de órbita evidenciando sangramento retrorbitário à direita.

LACERAÇÃO PALPEBRAL

TABELA 6 Laceração palpebral

Principais causas?	Trauma cortocontuso (estilhaços de vidro em acidentes automobilísticos), trauma com objetos cortantes, trauma relacionado à prática esportiva, mordedura de cachorro
Como proceder?	▪ Saber história e mecanismo do trauma, avaliar se há lesões associadas, proceder exame ocular completo ▪ Se suspeita de CEIO (corpo estranho intraocular): USG ocular ou TC de crânio) ▪ Se lesão palpebral medial: excluir lesões canaliculares (por meio de irrigação e intubação do canal lacrimal) ▪ Profilaxia contra tétano e raiva, dependendo da etiologia ▪ Se contaminação, ATB (cefalosporina de primeira geração ou penicilina V em caso de mordedura de animais, por 7 dias) ▪ Lacerações complexas, com perda de tecido, que envolvem os canalículos: referenciar a serviço de plástica ocular para realizar procedimento cirúrgico ▪ Lacerações simples devem ser feitas por todos os oftalmologistas: alinhamento palpebral correto
Complicações?	Infecção, deiscência de sutura, triquíase, lagoftalmo

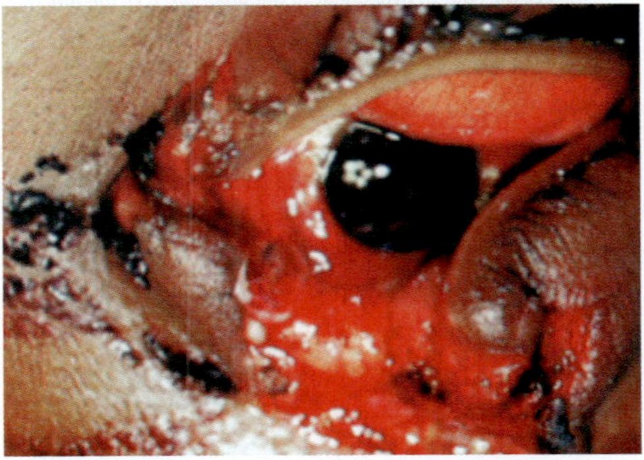

FIGURA 7 Laceração palpebral com perda tissular importante, causada por mordida de cachorro.

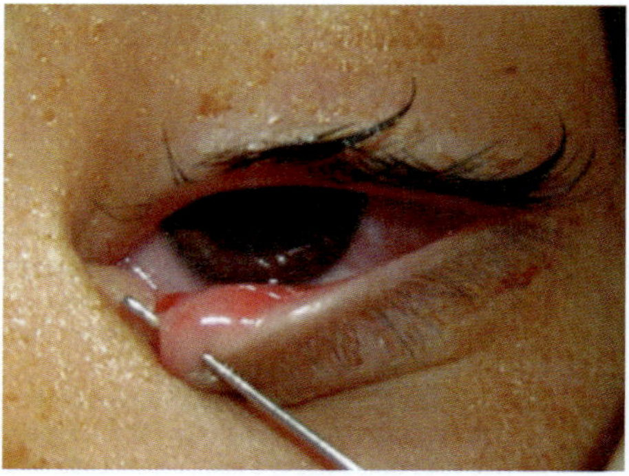

FIGURA 8 Laceração palpebral medial, com acometimento de canalículo, evidenciado pela intubação da lesão.

CELULITE PRÉ-SEPTAL

TABELA 7 Celulite pré-septal

Definição?	Infecção do tecido subcutâneo anterior ao septo orbitário
Etiologia?	*S. aureus*, *S. pyogenes*, *S. pneumoniae* e *H. influenzae*
Principais fatores de risco?	Infecção do trato respiratório, trauma, bacteriemia, infecções adjacentes
Faixa etária?	Pico 0-10 anos e 50-60 anos
Quadro clínico?	Unilateral, edema periorbitário, febre, mal-estar e dor à palpação Atenção: diferentemente da celulite pós-septal (orbitária), NÃO ocorrem proptose, alteração da motricidade ocular e comprometimento do estado geral

(continua)

TABELA 7 Celulite pré-septal *(continuação)*

Conduta?	▪ Avaliar estado geral do paciente e se necessário: solicitar HMG, VHS e TC de órbita com e sem contraste para excluir outros diagnósticos ▪ Cefalexina 6/6 h VO – 10 dias: adultos 500 mg. Crianças: dose diária de 25 a 50 mg/kg em doses fracionadas (suspensão 250 mg em 0,5 mL) ▪ Amoxacilina/clavulanato 8/8 h VO – 10 dias: adultos e crianças acima dos 12 anos: 250 a 500 mg. Crianças: 20 a 40 mg/kg/dia ▪ Casos mais graves (toxemia, pacientes com dificuldade de seguimento, crianças menores de 5 anos): considerar internação hospitalar e tratamento com antibiótico EV e posterior introdução de antibiótico oral conforme esquema abaixo: – Ceftriaxone 1 a 2 g de 12/12 h para adultos. Para crianças, 100 mg/kg/dia em 2 doses – Casos de alergia a penicilina, usar moxifloxacino para adultos ou vancomicina em casos de resistência bacteriana do *Staphylococcus* – Retorno semanal para acompanhamento no PS

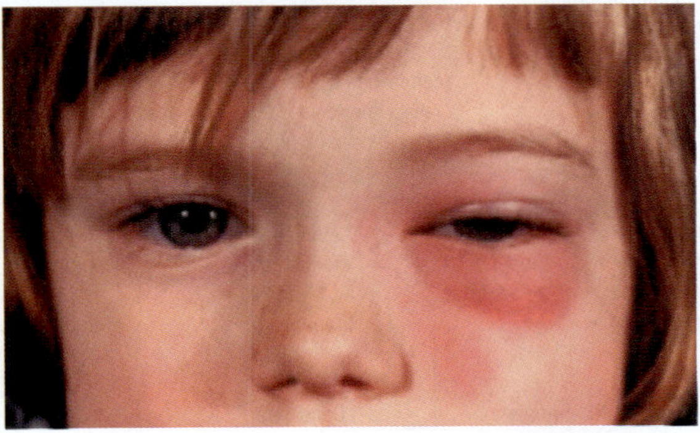

FIGURA 9 Edema e hiperemia palpebral em quadro de celulite pré-septal.

CELULITE PÓS-SEPTAL

TABELA 8 Celulite pós-septal

Definição?	Infecção do tecido subcutâneo posterior ao septo orbitário
Etiologia?	*Staphylococcus*, *Streptococcus*, anaeróbios, *H. influenza*
Principais fatores de risco?	Sinusite, trauma, infecção dentária, complicação de cirurgias orbitárias ou paranasal
Faixa etária?	Adultos jovens
Quadro clínico?	Rápida queda do estado geral, mal-estar, dor, perda visual, edema com sinais flogísticos e febre, proptose, dor e restrição à motilidade ocular
Conduta?	Figura 10
Complicações?	Neuropatia óptica, meningite, abscesso cerebral e septicemia, oclusão arterial retiniana

Conduta (Figura 10)

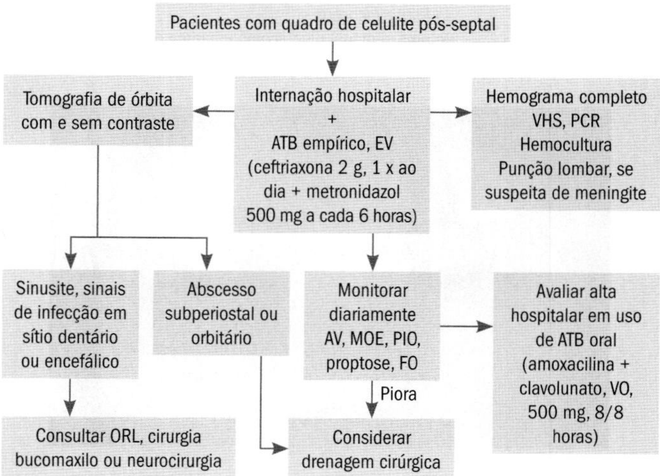

FIGURA 10 AV: acuidade visual; ATB: antibioticoterapia; MOE: motilidade ocular extrínseca; PIO: pressão intraocular; FO: fundo de olho.

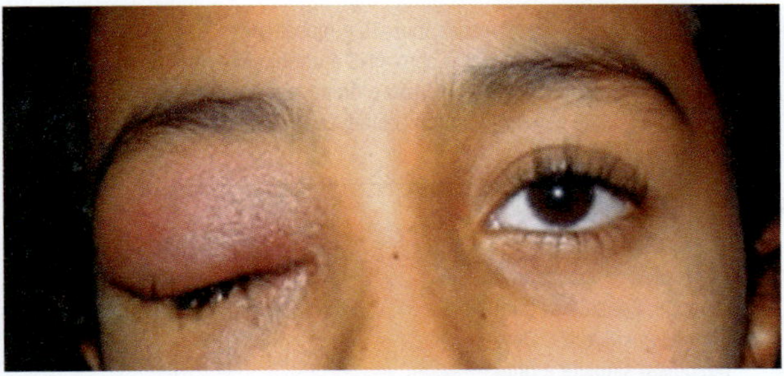

FIGURA 11 Celulite pós-septal: proptose, restrição de motilidade, sinais flogísticos importantes e queda do estado geral.

DACRIOCISTITE AGUDA

TABELA 9 Dacriocistite aguda

Definição?	Inflamação aguda do saco lacrimal, podendo formar ou não abscesso
Etiologia?	Infecciosa, quase sempre relacionada à obstrução do ducto nasolacrimal
Quadro clínico?	Tumefação dolorosa, de instalação rápida, avermelhada e com edema de partes moles adjacentes, sob o tendão cantal medial, na topografia do saco lacrimal
Como fazer o diagnóstico?	História de infecções prévias e concomitantes de ouvido, nariz ou garganta. Saída de secreção mucopurulenta pelo ponto lacrimal quando se produz uma leve compressão na topografia do saco lacrimal. Avaliar motilidade ocular extrínseca e acuidade visual para diferenciar de celulite pós-septal. Não realizar sondagem ou irrigação da via lacrimal durante infecção aguda!
Conduta?	Figura 12

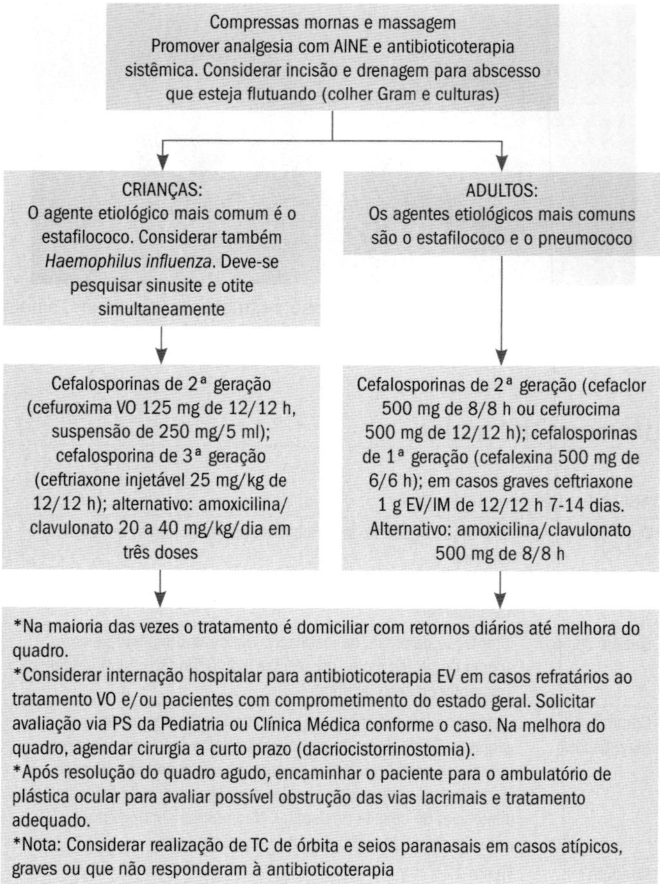

FIGURA 12 Tratamento da dacriocistite aguda.

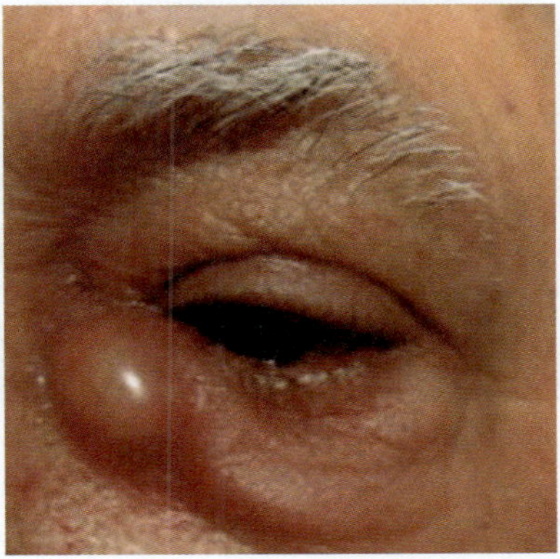

FIGURA 13 Dacriocistite aguda. Tumefação avermelhada e dolorosa na região do saco lacrimal.

FRATURA ORBITÁRIA

TABELA 10 Fratura orbitária

Quadro clínico?	▪ Deformidade óssea, dor, hiperestesia no território do nervo infraorbitário ▪ Edema e equimose palpebral, enfisema, enoftalmo ou proptose ▪ Restrição de motilidade ocular, baixa de visão, diplopia
Conduta?	▪ TC de órbita sem contraste (coronal, sagital, axial) ▪ Se edema importante: AINH e compressas frias ▪ Orientar NÃO realizar manobra de Valsalva, assoprar o nariz ou tossir ▪ Se sinusite associada: avaliação otorrino. Considerar utilização de ATB específico para vias aéreas superiores
Quando encaminhar para o especialista em órbita?	▪ Diplopia ▪ Enoftalmo ▪ Encarceramento de músculo ocular (restrição de motilidade) ▪ Fratura muito extensa

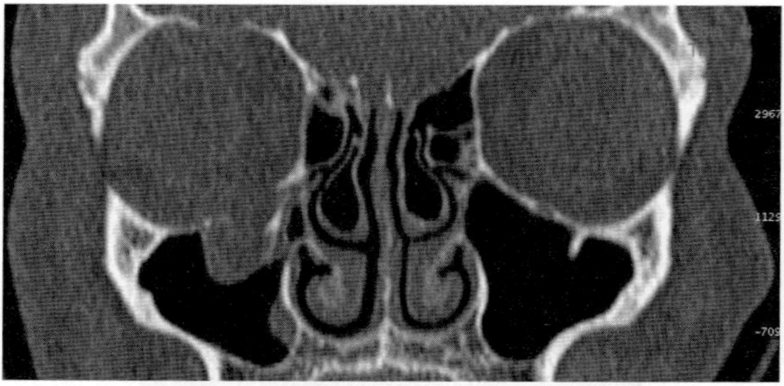

FIGURA 14 Tomografia de órbita evidenciando fratura do assoalho orbitário à direita.

GLAUCOMA AGUDO OU FECHAMENTO ANGULAR AGUDO

TABELA 11 Glaucoma agudo ou fechamento angular agudo

Epidemiologia?	Mulheres, asiáticas > brancas > negras, 50-60 anos
Sintomas?	Dor ocular importante, baixa visual com visão de halos, náuseas e vômitos
Sinais?	Pupila em médio midríase, hiporreativa, hiperemia conjuntival, TOD (tensão oculodigital) aumentada
Diagnóstico diferencial?	Olho vermelho (Tabela 22)
Conduta imediata?	▪ Decúbito dorsal ▪ Manobra de identação com tonômetro ou cotonete (3 x por 10 s, com intervalo de 10 s) ▪ Acetazolamida 250 mg 2 comp VO ▪ Manitol 20% 250 mL EV ▪ Colírio timolol 0,5% 12/12 h ▪ Colírio tartarato de brimonidina 12/12 h ▪ Colírio prednisolona 1% 2/2 h ▪ Colírio de pilocarpina 2% nos tempos 0', 30', 60' e depois de 4/4 h

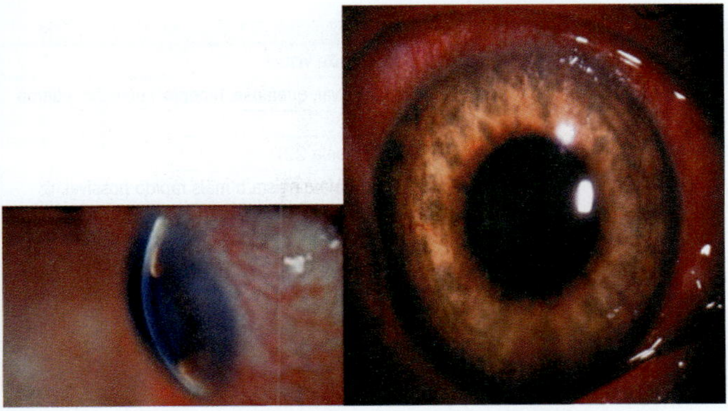

FIGURA 15 Glaucoma agudo e suas principais características: dor ocular intensa, diminuição AV; vômitos, náuseas e cefaleia; pupila midríase não reage à luz; PIO extremamamente elevada; digitopressão.

ENDOFTALMITE

TABELA 12 Endoftalmite

Tipos	Pós-operatória (75%)	Trauma (20-30%)	Endógena (5-7%)
Etiologia	1. Gram + (75-95%) (*Staphylo, Strepto*) 2. Gram - (10%) (*Pseudomonas, Klebsiella, Proteus*) 3. Fungos (raramente) 4. Cultura - (25-35%)	1. Gram + (60-75%) (*Stafilo, Strepto*) 2. *Bacillus* sp. (25%) (CEIO) 3. Fungos (10-15%)	1. Fungos (50-62%) (*Candida, Aspergillus* sp.) 2. Bacteriana: G+ ou G- (*Bacillus cereus*)
Fatores de risco	Idade > 80 anos; DM2; ruptura capsular; facectomia combinada com outros procedimentos; infecções das pálpebras e conjuntiva; bolha filtrante, trave vítrea na incisão; Seidel+	Solução de continuidade; CEIO; fechamento ocular tardio; contaminação orgânica	Imunossuprimidos; drogas endovenosas; septicemia; DM2; neoplasia; cateteres centrais; infecções

TABELA 13 Endoftalmite

Sintomas?	Dor importante, baixa visual
Sinais?	Hiperemia conjuntival, quemose, hipópio, secreção, edema palpebral superior
Diagnóstico diferencial?	Olho vermelho (Tabela 22)
Conduta?	Encaminhar ao oftalmologista o mais rápido possível. O tratamento deve ser instituído assim que houver suspeita clínica de endoftalmite. Em todos os casos, deve-se realizar coleta de amostra de vítreo, injeção intravítrea (IVT) de antibiótico, instituição de colírios fortificados e considerar uso de antibiótico (ATB) via oral. A conduta cirúrgica fica reservada apenas a alguns casos. Deve-se explicar ao paciente sobre a gravidade da patologia, bem como sobre os procedimentos a serem realizados

- ATB VO: ciprofloxacino 500 mg 12/12 h por 10 dias ou levofloxacino 500 mg 1 x/dia por 10 dias.
- Colírios fortificados manipulados: gentamicina e cefazolina, pingar a cada 1 h no olho afetado.
- Injeção intravítrea: vancomicina + ceftazidima + dexametasona.

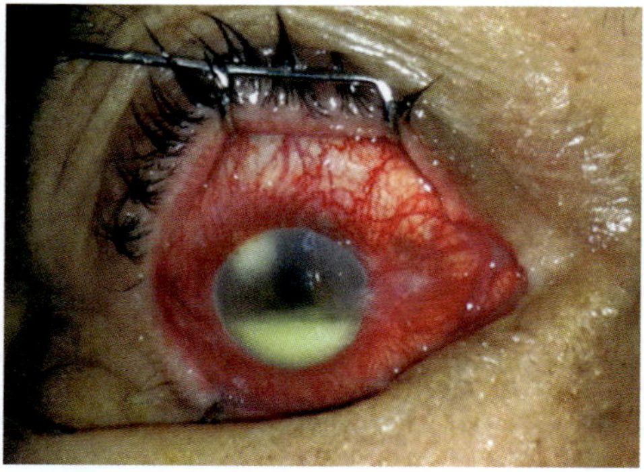

FIGURA 16 Endoftalmite pós-operatória. Três dias após cirurgia de catarata, paciente relata dor importante, baixa visual aguda e vermelhidão ocular. Observe a presença de pus na câmara anterior (hipópio).

HIPOSFAGMA (HEMORRAGIA SUBCONJUNTIVAL)

TABELA 14 Hiposfagma

Causas?	Trauma mecânico, coçar, tosse, aumento súbito da pressão venosa (Valsalva), pico hipertensivo, discrasia sanguínea (AAS) ou pode ser espontâneo
Quadro clínico?	Assintomático (sem dor, sem baixa visual, geralmente percebe ao olhar no espelho)
Diagnóstico diferencial?	Olho vermelho (Tabela 22)
Conduta?	Expectante

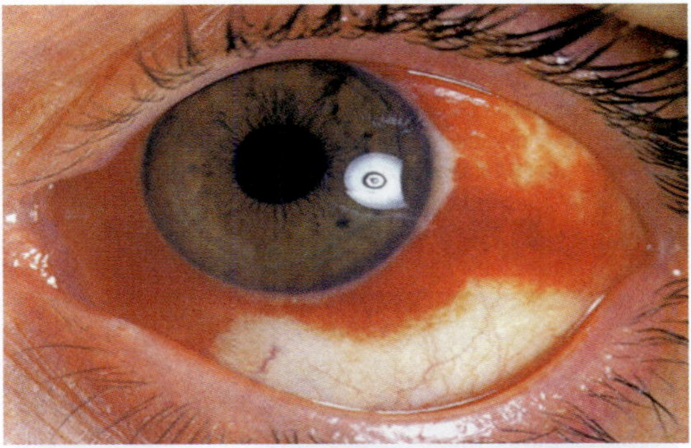

FIGURA 17 Hemorragia subconjuntival poupando apenas parte inferior da conjuntiva.

CONJUNTIVITE VIRAL (EPIDÊMICA)

TABELA 15 Conjuntivite viral (epidêmica)

Etiologia?	Adenovírus (mais comum), enterovírus
Fatores de risco?	Acomete qualquer idade, sem predileção por sexo. Geralmente associada com infecção do trato respiratório superior

(continua)

TABELA 15 Conjuntivite viral (epidêmica) *(continuação)*

Quadro clínico?	▪ Pode durar 10-21 dias ▪ Sensação de corpo estranho (areia), queimação ▪ Secreção aquosa, hiperemia conjuntival, edema palpebral, folículos conjuntivais ▪ Linfonodo pré-auricular palpável ▪ Geralmente inicia em um olho, acometendo o outro após alguns dias
Conduta?	▪ Colírios lubrificantes (se utilizados mais do que 5 x/dia, dar preferência àqueles sem conservantes) ▪ Compressas frias várias vezes por dia (água filtrada, chá de camomila, soro fisiológico) ▪ Orientações de higiene e cuidados para evitar contaminação e transmissão ▪ Em caso de pseudomembranas: retirada mecânica com cotonete ou pinça sob anestesia tópica; introduzir corticoide de baixa penetração cameral, como fluormetolona (Florate®), loteprednol (Alrex® ou Loteprol®) 6/6 h ou 8/8 h e retorno no PS-Oftalmo a cada 2-3 dias para reavaliações e novas remoções, até cessar o processo

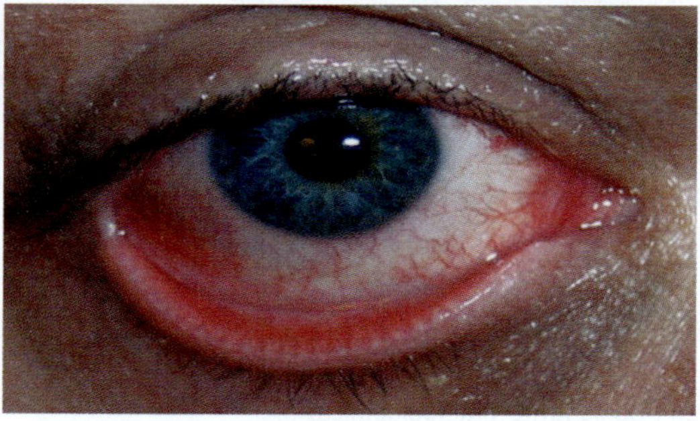

FIGURA 18 Hiperemia e folículos conjuntivais inferiores, típicos da conjuntivite viral epidêmica.

CONJUNTIVITES NEONATAIS

TABELA 16

Tempo de evolução?	Etiologia?	Quadro clínico?	Conduta?
< 24 h	Conjuntivite química (nitrato de prata)	Conjuntivite purulenta moderada	Observação (melhora em 48 h)
< 1 semana	*Neisseria gonorrheae* ▪ Anamnese: via de parto, sintomas ginecológicos maternos	Conjuntivite purulenta grave, pode ter perfuração ocular	Internação Coletar secreção (Gram e cultura) Ceftriaxone 25 a 50 mg/kg EV ou IM, dose única Avaliação pediátrica (artrite? meningite? sepse?) TTO dos pais Avaliação do serviço social
1 a 2 semanas	*Chlamydia trachomatis* ▪ Anamnese: via de parto, sintomas ginecológicos maternos	Secreção mucoide	Eritromicina VO 50 mg/kg/dia 6/6 h por 10-14 dias Coletar secreção (Gram e cultura) Avaliação pediátrica (pneumonia febril?) TTO dos pais Avaliação ORL (avaliar se há otite)

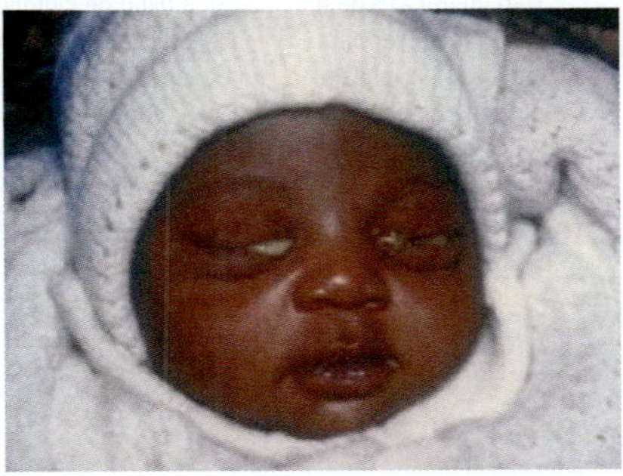

FIGURA 19 Secreção conjuntival purulenta em recém-nascido.

OUTRAS CONJUNTIVITES

TABELA 17 Outras conjuntivites

	Conjuntivite bacteriana (não gonocócica)	Conjuntivite gonocócica
Etiologia e fatores de risco?	*Staphylococcus aureus* (em todas as faixas etárias), *Streptococcus pneumoniae* e *Haemophilus influenzae* (mais comuns em crianças)	*Neisseria gonorrheae*
Quadro clínico?	Agudo. Hiperemia, sensação de corpo estranho, secreção mucopurulenta leve a moderada, reação papilar; linfonodo pré-auricular ausente	Hiperaguda, 1-4 dias após nascimento. Secreção purulenta grave, edema palpebral, papilas conjuntivais, quemose acentuada, adenopatia pré-auricular
Exames laboratoriais?	Não são necessários de rotina	Raspados conjuntivais para coloração Gram imediata e para cultura
Conduta específica?	Colírio de antibiótico (quinolonas de amplo espectro – Oflox ou Cipro) 4 x/d por 5 a 7 dias * Em crianças, usar tobramicina * Não utilizar ATB de 4ª geração (reservar para ceratites infecciosas e profilaxia pós-cirúrgica)	Tratamento (se Gram mostrar diplococos intracelulares G- ou se alta suspeita): 1. Ceftriaxone 1 g IM, dose única. Se envolver córnea: internação para ceftriaxone 1 g EV 2. Colírio de ciprofloxacino 2/2 h (ou gati/moxifloxacino 1/1 h se envolve córnea) 3. Tratar os parceiros sexuais com ATB orais para gonorreia e clamídia. Seguimento diário até melhora consistente

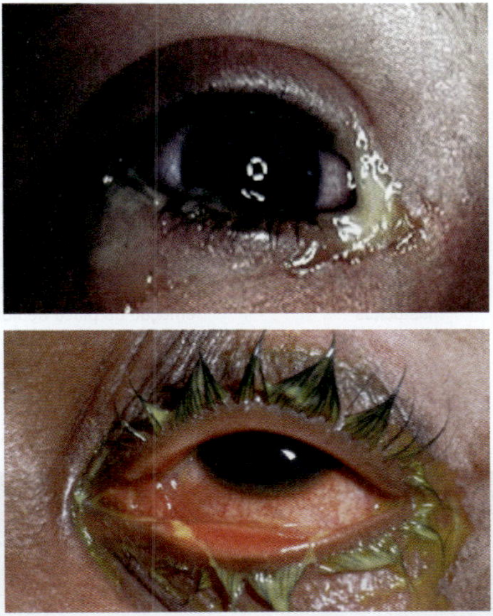

FIGURA 20 Conjuntivite bacteriana. Hiperemia e secreção conjuntival abundante e purulenta.

TABELA 18

	Conjuntivite alérgica	Ceratoconjuntivite vernal/atópica
Etiologia e fatores de risco?	Alérgenos desencadeantes. Histórico de alergias	Mecanismos imunomediados (IgE e celular). Meninos, primeira década de vida. Atopia
Quadro clínico?	Prurido, secreção aquosa, associado a espirros e coriza. Edema palpebral, quemose e reação papilar leve	Bilateral. Recorrência. Prurido, que pode estar associado a lacrimejamento, fotofobia, secreção mucoide espessa. Papilas conjuntivais grandes no tarso superior ou limbo. Úlcera em escudo; pontos de Horner-Trantas; punctata superficial

(continua)

TABELA 18 *(continuação)*

	Conjuntivite alérgica	Ceratoconjuntivite vernal/atópica
Exames laboratoriais?	Não são necessários	Não são necessários
Exames laboratoriais?	Eliminar agente desencadeante Leve: lubrificante Moderado: anti-histamínicos e/ou estabilizadores de mastócitos Grave: associar corticoide tópico leve por 1 semana	Como conjuntivite alérgica. Orientar seguimento ambulatorial para tratamento profilático Se úlcera em escudo: corticoide, antibióticos tópicos; retorno 1-3 dias; remoção da placa de fibrina

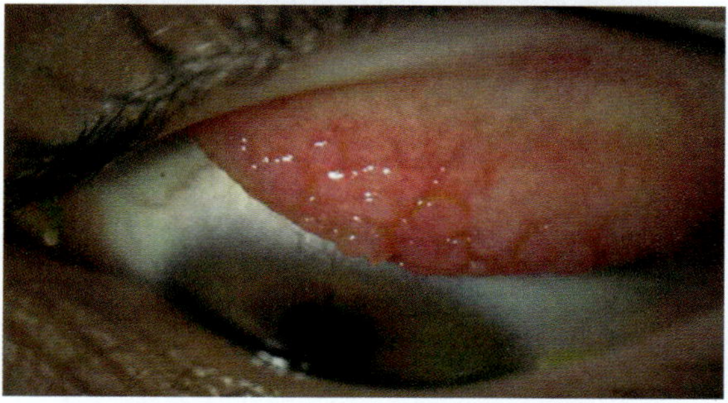

FIGURA 21 Ceratoconjuntivite atópica. Presença de papilas gigantes em conjuntiva superior. Reação de hipersensibilidade tipos I e IV.

DESCOLAMENTO DE RETINA REGMATOGÊNICO

TABELA 19 Descolamento de retina regmatogênico

Fatores de risco?	Alta miopia (> -5,00 dioptrias), trauma (principalmente contuso), cirurgia ocular prévia, história familiar, degenerações periféricas da retina (lattice) e do vítreo
Quadro clínico?	Baixa visual súbita e indolor, precedida ou não por fotopsias (*flashes* de luz), visão de "cortina fechando", moscas volantes, defeitos de campos visual
Conduta?	Há urgência na indicação cirúrgica. A recuperação funcional está relacionada ao tempo de descolamento macular. Usualmente, não há necessidade de internação. Solicitar avaliação com oftalmologista para mapeamento de retina o mais rápido possível para indicação do tratamento adequado

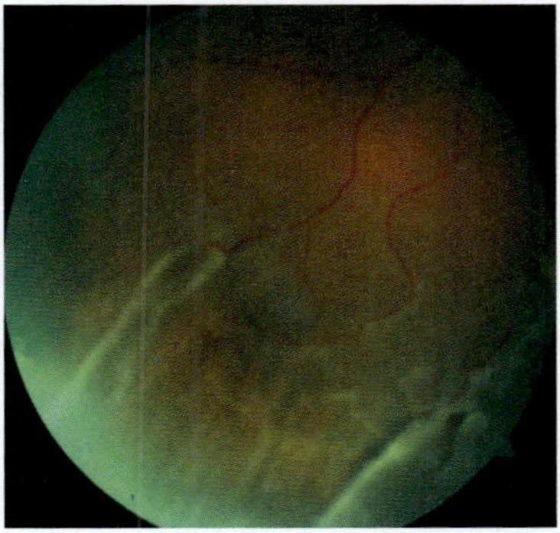

FIGURA 22 Descolamento de retina inferior, associado à rotura retiniana.

NEURITE ÓPTICA

TABELA 20 Neurite óptica

Causas?	Mais comuns: idiopática e esclerose múltipla (EM) Outras causas: neuromielite óptica, vasculites, infecções bacterianas e virais (lues, TB, herpes, Lyme)
Faixa etária?	18 a 45 anos
Quadro clínico?	Redução aguda da acuidade visual (horas a dias), geralmente visão central, unilateral (mais comum no adulto) ou bilateral (principalmente crianças); dor ocular com piora à movimentação ocular
Conduta	▪ No PS, realizar TC de órbitas (com e sem contraste) para descartar causa compressiva de neuropatia óptica (pode simular neurite) ▪ Internação ▪ Realizar RM de encéfalo e RM de órbitas (sem e com contraste, com cortes para nervo óptico, com supressão de gordura) ▪ Colher: hemograma, glicemia, FAN, FR, Anti-Ro, Anti-La, antifosfolípide, anticardiolipina, VHS, PCR, VDRL, FTA-Abs, anti-HIV, herpes ▪ Colher liquor: com manometria, quimiocitológico e sorologias ▪ Solicitar avaliação da neurologia quando houver perda visual grave ou associação de sintomas e sinais clínicos e neurológicos sistêmicos (parestesias e perda de força em membros) ▪ Iniciar anti-helmíntico: albendazol 400 mg VO (dose única por 3 dias; contraindicado em gestantes) e metilprednisolona 1 g/dia EV por 3 dias (iniciar corticoide só após 24 h do início do albendazol) ▪ Alta com prednisona 1 mg/kg/dia por 11 dias ▪ Encaminhar para neuro-oftalmologia e/ou neurologia e seguimento com campo visual

PSEUDOTUMOR CEREBRAL

TABELA 21 Pseudotumor cerebral

Etiologia?	▪ Causa mais comum (forma primária): idiopática (hipertensão intracraniana idiopática) ▪ Outras causas (forma secundária): obstrução de seio venoso cerebral: causa idiopática, decorrente de trombofilia, trauma, tumor, otite média ou medicamentosa: tetraciclina, nitrofurantoína, ácido nalidíxico, contraceptivo oral, corticoide, amiodarona, indometacina

(continua)

TABELA 21 Pseudotumor cerebral *(continua)*

Epidemiologia?	Mulher (2:1), obesa, 20 a 45 anos
Quadro clínico?	▪ Sintomas (relacionados à HI): cefaleia pulsátil que pode estar associada a náuseas e vômitos, obscurecimento transitório da visão uni ou bilateral, ruídos pulsáteis, diplopia horizontal secundária ao acometimento do nervo abducente pela HI, perda visual decorrente do edema de disco ▪ Sinais: papiledema (sinal mais característico), paralisia do nervo abducente uni ou bilateral (sinal não localizatório de HI), acuidade visual preservada (exceto nos casos de longa duração), diminuição da sensibilidade ao contraste. Os defeitos de campo visual são comuns (constrição de campo, depressão do setor nasal inferior, defeitos arqueados)
Critérios diagnósticos para HII?	▪ Sinais e sintomas de HI ▪ Pressão liquórica superior a 20 mmH_2O (decúbito lateral) ▪ Composição liquórica normal (sem células inflamatórias) ▪ Exames de neuroimagem normais (sem ventriculomegalia ou massas intracranianas) ▪ Sem outras causas de hipertensão intracraniana
Conduta?	▪ Solicitar TC e RM de crânio ▪ Solicitar exame de liquor incluindo manometria caso os exames de imagem sejam normais ▪ Solicitar angiorressonância venosa de crânio para afastar obstrução de seios venosos durais ▪ Solicitar avaliação da neurologia/neurocirurgia ▪ Investigar trombofilia nos casos de obstrução de seios venosos. Solicitar orientação terapêutica da neurologia/hematologia nesses casos ▪ Observação dos casos idiopáticos leves (assintomáticos, visão normal, papiledema leve) ▪ Em casos com perda visual ou de campo, papiledema moderado a grave ou cefaleia persistente, orientar: a) descontinuar medicamento causador, caso presente; b) orientar perda de peso nos casos associados à obesidade; c) iniciar acetazolamida 250 mg VO - 1 a 2 g/dia (dose máxima de 4 g/dia) ▪ Realizar campo visual manual e computadorizado e encaminhar ao neuro-oftalmologista

SÍNDROME DO OLHO VERMELHO

- Olho vermelho é uma das principais queixas no atendimento do pronto-socorro de Oftalmologia. É importante para o médico emergencista diferenciar as principais causas.

TABELA 22 Síndrome do olho vermelho

	Conjuntivite viral	Conjuntivite bacteriana	Úlcera de córnea	Fechamento angular agudo	Uveíte anterior
Secreção	Aquosa	Purulenta	Purulenta	Ausente	Ausente
Visão	Conservada ou pouco diminuída	Conservada ou pouco diminuída	Diminuída	Baixa importante da visão	Baixa visual moderada
Dor	Sensação de corpo estranho	Sensação de corpo estranho	Moderada a intensa	Intensa	Moderada a intensa
Hiperemia	Difusa	Difusa	Pericerática	Pericerática	Pericerática
Córnea	Normal ou infiltrados	Normal	Áreas opacificadas	Turva (edema de córnea)	Transparente
Pupilas	Normal	Normal	Normal	Mediomidriose	Miose

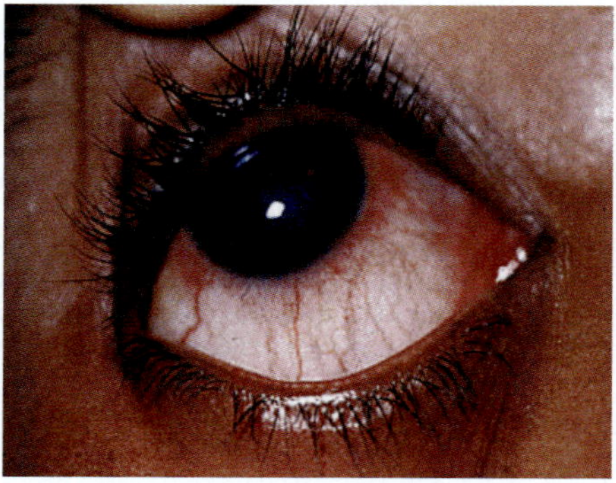

FIGURA 23 Olho vermelho. Uveíte anterior. Observe hiperemia conjuntival pericerática (ao redor do limbo).

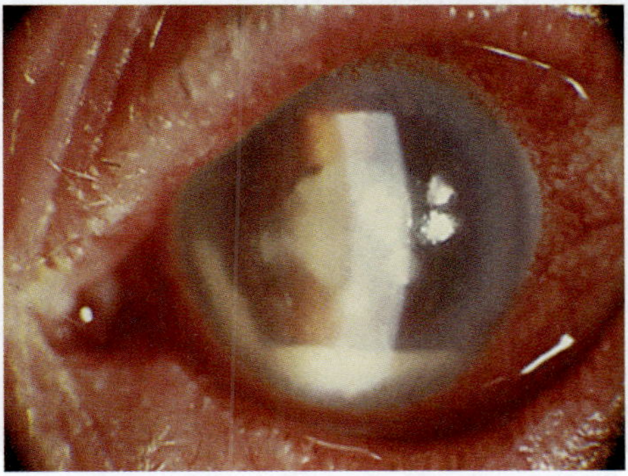

FIGURA 24 Olho vermelho. Úlcera de córnea em paciente usuário de lente de contato. Observe a córnea opacificada.

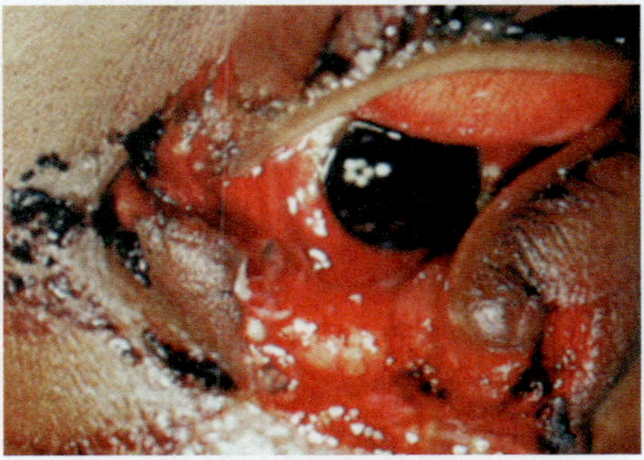

FIGURA 25 Olho vermelho. Laceração palpebral.

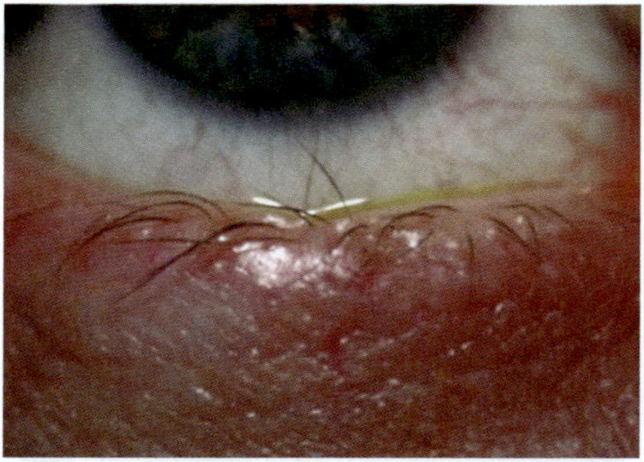

FIGURA 26 Olho vermelho. Triquíase, em que alguns cílios tocam a córnea e causam irritação ocular.

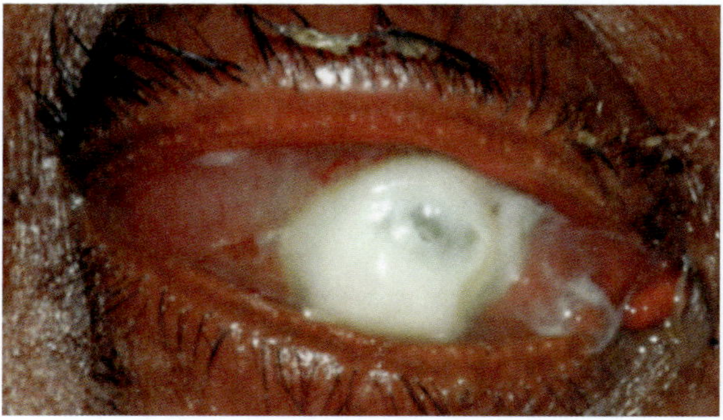

FIGURA 27 Olho vermelho. Conjuntivite gonocócica hiperaguda.

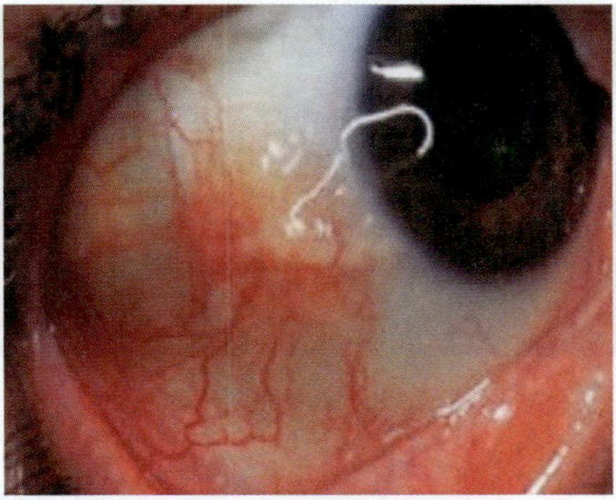

FIGURA 28 Olho vermelho. Pterígio.

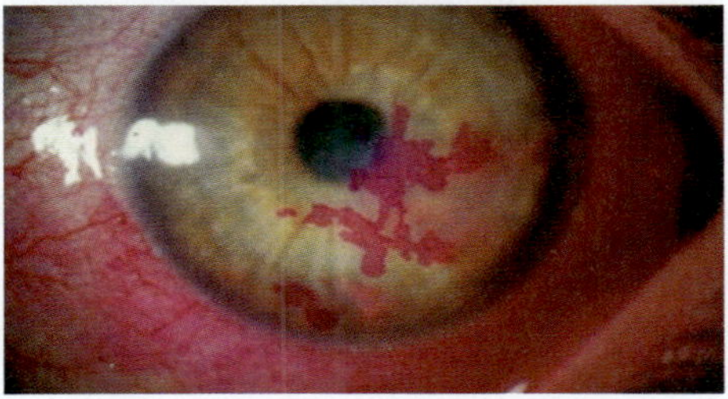

FIGURA 29 Olho vermelho. Ceratite herpética (herpes simples).

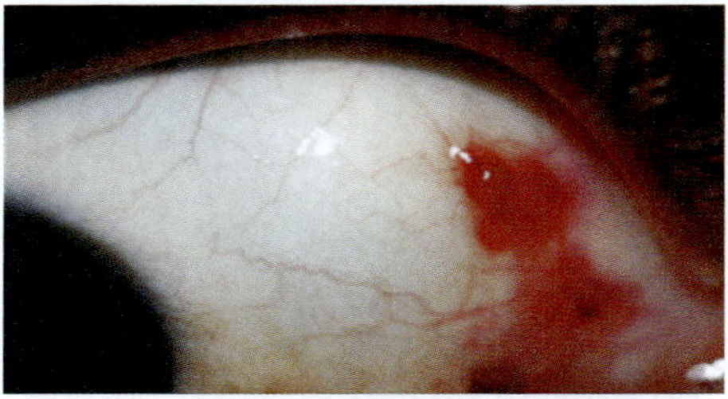

FIGURA 30 Olho vermelho. Hemorragia subconjuntival.

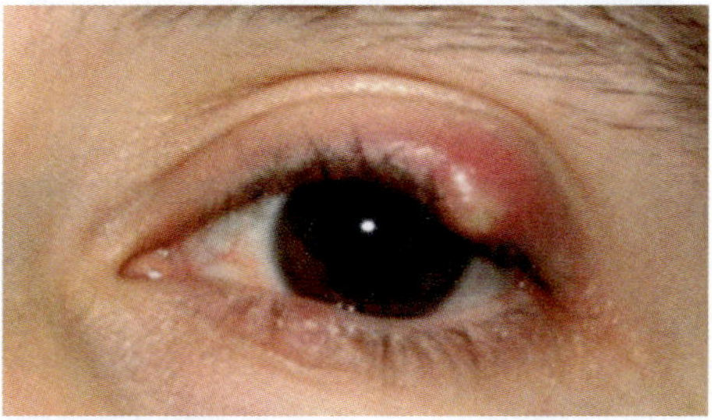

FIGURA 31 Olho vermelho. Hordéolo (terçol).

LEITURA SUGERIDA

1. Alvez MR, Nakashima Y, Tanaka T. Clínica oftalmológica – condutas práticas em oftalmologia. Hospital das Clínicas FMUSP. São Paulo: Guanabara Koogan; 2013.
2. Abucham JZ, Torricelli AA. Manual de condutas pronto-socorro – clínica oftalmológica. Hospital das Clínicas FMUSP. São Paulo; 2011.
3. Bowling B, Kanski JJ. Oftalmologia clínica – uma abordagem sistêmica. 7. ed. São Paulo: Elsevier Campus; 2012.

Seção XIV

Emergências otorrinolaringológicas

86

Emergências otorrinolaringológicas

Luiz Ubirajara Sennes
Daniel Rodrigues Ribeiro

- O número de pacientes com queixas otorrinolaringológicas em um serviço de emergência é relativamente alto, englobando todas as faixas etárias, desde recém-nascidos até adultos e idosos.
- É importante para o médico emergencista identificar, diagnosticar e iniciar o tratamento adequado dos pacientes, avaliando a necessidade ou não da presença do otorrinolaringologista.

LARINGITE INFLAMATÓRIA E INFECCIOSA

O que é a laringite?

- Laringite é um processo inflamatório agudo da mucosa laríngea, que pode causar disfonia e desconforto na deglutição, além de dispneia, que é mais comum nos pacientes pediátricos devido a diferenças anatômicas em relação ao adulto (Figura 1).

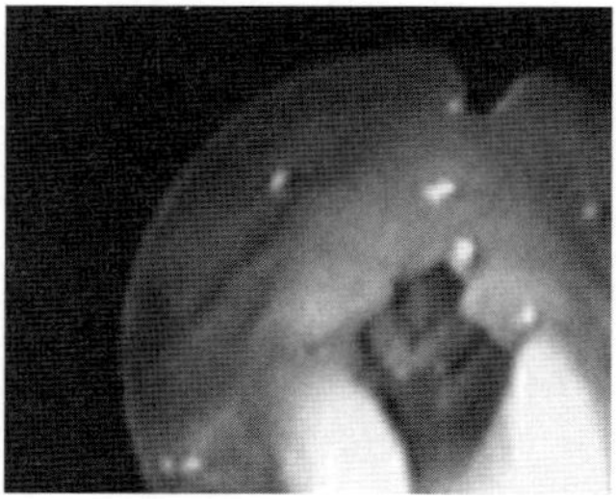

FIGURA 1 Laringoscopia mostrando que as estruturas supraglóticas da laringe da criança são proporcionalmente maiores que na laringe do adulto. A região mais estreita da laringe adulta é a glótica (cordas vocais), enquanto na criança é a subglote (região da cartilagem cricoide).

Quais são as diferenças entre laringites virais e bacterianas? (Tabela 1)

TABELA 1 Laringite viral e bacteriana

	Viral (crupe)	Bacteriana (epiglotite)
Etiologia	Parainfluenza, adenovírus e vírus sincicial respiratório (VSR)	*Haemophilus influenzae* tipo B, *Streptococcus* e *Staphylococcus*
Local do acometimento	Subglote	Supraglote
Faixa etária	6 meses-3 anos	2-4 anos
Clínica	Quadro gripal inicial Tosse insidiosa em latido Estridor inspiratório Dispneia Pode necessitar IOT (menos comum)	Quadro súbito de evolução rápida Estridor Febre e queda do estado geral Respiração bucal, sialorreia e odinofagia Dispneia Necessidade de IOT precoce
Imagem	"Sinal da torre da igreja" no raio X cervical em AP pelo edema de pregas vocais e subglote	"Sinal do polegar" no raio X cervical em perfil pelo edema significativo da epiglote
Diagnóstico diferencial	Corpo estranho na via aérea	
Tratamento	Vigilância da via aérea Inalação com adrenalina ou soro fisiológico Corticosteroide oral ou EV	Vigilância da via aérea Antibiótico de amplo espectro (p. ex., ceftriaxona 50 mg/kg/dia)

AP: anteroposterior; IOT: intubação orotraqueal.

TRAUMA LARÍNGEO

O que define o trauma laríngeo?

- Trauma com compressão laríngea contra a coluna vertebral, podendo levar a fratura das cartilagens laríngeas.
- Sempre avaliar se o paciente apresenta lesões vasculares ou da coluna cervical associadas.

Quais são as etiologias mais comuns de trauma laríngeo?

- Acidente de bicicleta, motocicleta e automóvel.
- Estrangulamentos, traumas penetrantes e feridas por armas de fogo são outros tipos de trauma menos comuns.

Como o paciente com trauma laríngeo se apresenta?

- O paciente geralmente queixa-se de disfonia, odinofagia, dispneia, tosse e hemoptise.
- No exame físico, podem ser encontradas hiperemia e equimose na região anterior do pescoço, e crepitações por enfisema subcutâneo e assimetria das cartilagens laríngeas.

Como tratar o paciente vítima de trauma laríngeo?

- Prescrever corticosteroides e antibiótico de amplo espectro (com o intuito de evitar infecção secundária) para os pacientes oligossintomáticos, eupneicos, sem estridor, com arcabouço laríngeo preservado e lesões mucosas pequenas.
- Indicar e realizar traqueostomia se o paciente apresentar dificuldade ventilatória. Cricotireoidostomia costuma ser difícil se houver fratura de cartilagem cricóidea.
- O tratamento definitivo cabe ao especialista, e consiste em estabilização e alinhamento das cartilagens, além de sutura de mucosa lacerada.

CORPO ESTRANHO EM VIA AÉREA ALTA

Quais são os principais corpos estranhos em pacientes no departamento de emergência?

- Em crianças: balas, sementes, moedas e peças plásticas.
- Em adultos: espinha de peixe e osso de frango.

Qual a clínica de corpo estranho em vias aéreas?

- O paciente apresenta queixa de dispneia súbita e sufocamento. Ao exame, pode apresentar estridor.

Qual o tratamento de corpo estranho?

- Suporte emergencial: oxigênio e corticoterapia.

- Remoção endoscópica de corpo estranho – pilhas e baterias devem ser retiradas imediatamente.

FARINGOTONSILITES E ABSCESSOS PERIAMIGDALIANOS

O que é a faringotonsilite?

- Faringotonsilite é o processo inflamatório da mucosa faríngea e do tecido linfoide da faringe (Tabela 2).

TABELA 2 Principais diferenças das faringotonsilites

	Viral	Bacteriana	Flegmão/abscesso
Etiologia	Adenovírus, rinovírus, coronavírus, influenza, parainfluenza e VSR	*Streptococcus pyogenes*	*Streptococcus pyogenes*
Clínica	Insidiosa Iniciada com quadro gripal Autolimitada	Súbita Febre > 38,5°C Voz abafada Odinofagia com possível irradiação para ouvido Hiperemia, hipertrofia e exsudato purulento de tonsilas Petéquias em palato e linfoadenomegalias submandibular e cervical frequentes	Trismo Abaulamento e deslocamento medial do pilar amigdaliano do lado acometido (Figura 2)
Complicações	–	Abscesso periamigdaliano Flegmão	Abscesso pode progredir para espaços mais profundos
Imagem	–	–	TC Ultrassom Punção diagnóstica na ausência dos exames acima

(continua)

TABELA 2 Principais diferenças das faringotonsilites *(continuação)*

	Viral	Bacteriana	Flegmão/abscesso
Tratamento	Sintomático	Antibioticoterapia Sintomáticos	Flegmão: ▪ Antibioticoterapia ▪ Corticoide ▪ Analgesia Abscesso: ▪ Puncionar e drenar (pronto-socorro) ▪ Antibioticoterapia

TC: tomografia computadorizada; VSR: vírus sincicial respiratório.

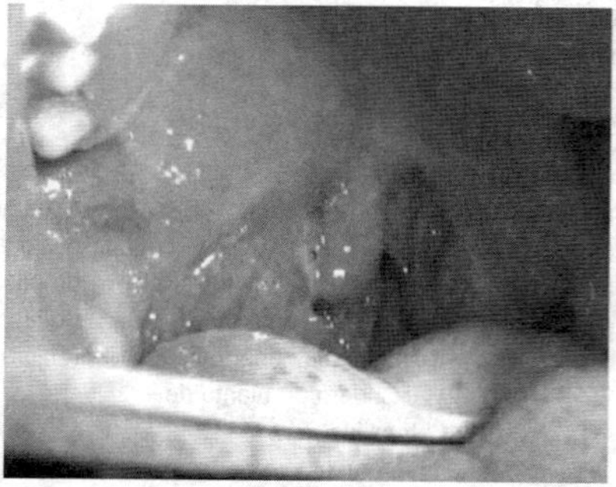

FIGURA 2 Abaulamento e deslocamento medial do pilar amigdaliano direito sugerindo presença de abscesso periamigdaliano.

SIALOADENITES

O que é sialoadenite?

- É a inflamação das glândulas salivares menores (parótida, submandibular ou sublingual).
- A Tabela 3 demonstra as principais diferenças entre as sialoadenites.

TABELA 3 Diferenças entre sialoadenites

	Virais	Bacterianas
Etiologia	Paramyxovírus (vírus da caxumba)	*S. aureus*, *S. pyogenes*, *S. viridans*, *S. pneumoniae*, *H. influenzae* e anaeróbios (p. ex., *Peptoestreptococcus*)
Clínica	Dor e aumento da região parotídea Apagamento do ângulo da mandíbula Trismo Quadro gripal frequente	Diabéticos, restrição hídrica e estase salivar (frequente) Quadro de inflamação mais intenso Sem quadro gripal Hiperemia e flutuação se abscesso Pode ter saída de secreção purulenta pelo orifício do ducto
Exames complementares	Sorologia	Afastar quadro de abscesso e obstrução ductal com USG ou TC
Tratamento	Sintomático	Hidratação Antibioticoterapia Se abscesso: puncionar e drenar (risco de lesão do nervo facial e fístula salivar para pele) Se sialolitíase: planejar remoção de cálculo ou da glândula

TC: tomografia computadorizada; USG: ultrassonografia.

ABSCESSOS CERVICAIS PROFUNDOS

O que são os abscessos cervicais?

- São coleções purulentas que se alojam em espaços delimitados pelas fáscias dos inúmeros músculos do pescoço. Causam significativa morbimortalidade.
- As principais diferenças na apresentação dos abscessos cervicais em crianças e adultos estão exemplificadas na Tabela 4.

TABELA 4 Apresentação de abscessos cervicais em crianças e adultos

	Crianças	Adultos
Etiologia	Linfadenites supuradas decorrentes de IVAS (apresentação mais comum) Infecção de cistos cervicais congênitos	Odontogênicas Sialoadenites Tumores Corpos estranhos
Microbiologia	Aeróbios mais frequentes: *S. pyogenes*, *S. viridans*, *S. milleri*, *S. aureus* e *H. influenzae* Anaeróbios mais frequentes: bacteroides, *Prevotella* e *Peptoestreptococcus*	
Clínica	Toxemia e febre alta Dor e abaulamento cervical Restrição da mobilidade cervical e trismo (depende do local acometido) Sinais flogísticos com flutuação pouco frequente (infecção mais profunda)	
Complicações	Desvio da via aérea superior Mediastinite Fasceíte necrotizante	
Imagem	Ultrassom Melhor avaliação com TC com contraste	
Tratamento	Garantir via aérea Corticoide EV Antibiótico de amplo espectro EV (clindamicina + ceftriaxona) Drenagem cirúrgica de abscesso Desbridamento de fasceíte necrotizante	

IVAS: infecção de vias aéreas superiores; TC: tomografia computadorizada.

EPISTAXE

O que é epistaxe e como se classifica?

- É o sangramento pela cavidade nasal.
- A classificação das epistaxes encontra-se na Tabela 5.

TABELA 5 Classificação das epistaxes

	Região septal anterior	Região septal posterior
Epidemiologia	Crianças menores de 10 anos Adultos entre 45 e 65 anos	Rara entre crianças Adultos entre 45 e 65 anos
Etiologia	Trauma Rinossinusite Malformações vasculares/tumores Discrasias sanguíneas/uso de anticoagulantes Antiagregantes plaquetários/HAS	
Clínica	90-95% dos casos Sangramento pequeno a moderado Maioria autolimitada	Menos frequente Mais grave
Diagnóstico	Rinoscopia anterior ou endoscopia nasal TC de face e seios para diferencial da causa	
Tratamento geral	ABC do paciente grave Controle da PA (se hipertensão) Suspensão de antiagregantes plaquetários Correção de distúrbio de coagulação Manter decúbito elevado	
Tratamento específico	Compressão digital da narina ou tampão de algodão ou gaze Cauterização com ácido tricloroacético ou nitrato de prata ou elétrica se visível o local Se persistir: dedo de luva com gaze lubrificado e fixado para evitar obstrução de via aérea (Figura 3) Opções: gaze vaselinada, rayon, Gelfoam e outros específicos	Necessita de tamponamento nasal mais profundo Gaze na nasofaringe por via oral com fio tracionado pela fossa nasal + tamponamento anterior da fossa nasal Opções: sonda de Folley pela fossa nasal com insuflação de balão (Figura 4); produtos comerciais específicos Se persistir: cirurgia com cauterização ou ligadura arterial ou embolização endoarterial

HAS: hipertensão arterial sistêmica; PA: pressão arterial; TC: tomografia computadorizada.

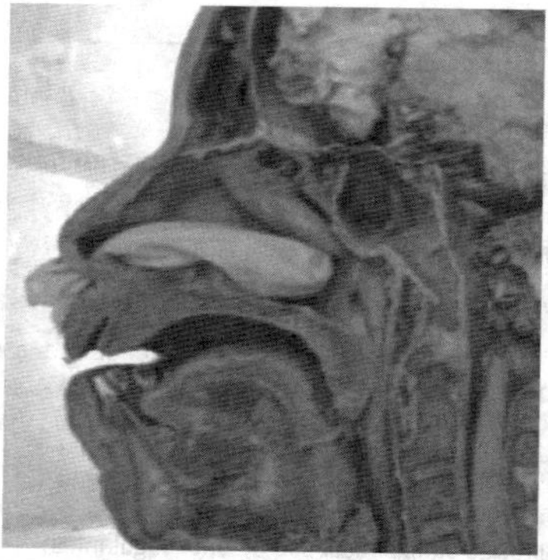

FIGURA 3 Posicionamento de tampão nasal anterior com dedo de luva em peça anatômica.

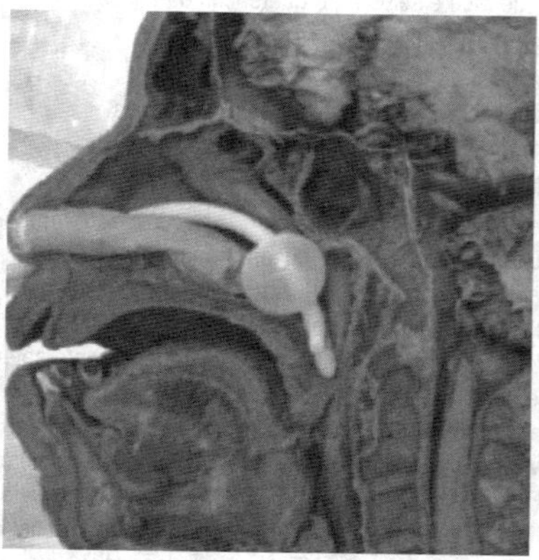

FIGURA 4 Posicionamento de tampão nasal anteroposterior com sonda de Foley e dedo de luva em peça anatômica.

FRATURAS FACIAIS

O que é preciso saber sobre as fraturas faciais?

- A faixa etária mais acometida é a de adultos jovens do sexo masculino.
- As fraturas mais comuns são fratura nasal (35% dos casos) e fraturas de mandíbula e zigoma.
- As principais etiologias são acidentes automobilísticos e esportivos, agressões e quedas.
- Sempre prestar especial atenção em:
  - Mecanismo de trauma.
  - Deformidades e instabilidade de fraturas.
  - Sangramento, hematomas ou sinais de fístula liquórica (sugerem fratura de base de crânio).
  - Parestesias, paresias, hipoacusia.
  - Diplopia e enoftalmia (sugerem fratura de órbita).
- A tomografia computadorizada (TC) de face é o melhor exame para avaliar fraturas de base de crânio, órbita e complicações, como pneumoencéfalo.

Qual o tratamento das fraturas faciais?

- Sempre realizar o atendimento ao paciente traumatizado (sugerimos o *guideline* ATLS).
- Avaliar se há obstrução de via aérea (principalmente em fratura de mandíbula).
- Se fraturas sem desvio ou sem evidência de complicação: o tratamento é conservador.
- Se houver obstrução nasal por hematoma intrasseptal, este deve ser drenado de forma emergencial.
- Fraturas com desvio e/ou instabilidade ou outras complicações: o tratamento é cirúrgico.
- Em pacientes com diagnóstico de fístula liquórica há risco de meningite e pneumoencéfalo. A maioria das fístulas fecha espontaneamente em 7-10 dias. Indicar repouso e decúbito elevado. Antitussígenos e laxantes favorecem cicatrização. Evitar máscara nasal para ventilação positiva.

RINOSSINUSITES E SUAS COMPLICAÇÕES

Quais são as complicações das rinossinusites?

- Complicações supurativas e tromboembólicas da cavidade orbitária e intracraniana devido ao processo de inflamação da mucosa nasossinusal (Tabela 6).

TABELA 6 Complicações das rinossinusites

	Orbitárias	Intracranianas
Etiologia	Bactérias: *S. pneumoniae*, *H. influenzae* e *M. catarrhalis* Fungos: *Aspergillus* e mucor, entre outros, quando ocorre invasão de mucosa	
Complicações	Celulite Abscesso periorbitário Abscesso orbitário Trombose do seio cavernoso	Meningite Abscesso subdural Abscesso cerebral
Clínica	Rinossinusite com: ▪ Hiperemia e edema palpebral (Figura 5) ▪ Proptose e quemose ▪ Restrição ocular de abertura e motricidade ▪ Redução da acuidade visual	Rinossinusite com: ▪ Rebaixamento de nível de consciência ▪ Sinais meníngeos ▪ Alterações no exame neurológico
Imagem	TC com contraste: seios da face, órbita e crânio Indicada em pacientes sépticos, imunodeprimidos, com falha terapêutica ou suspeita de complicações	
Tratamento	Antibiótico EV de amplo espectro (clindamicina e ceftriaxone) Considerar drenagem de foco sinusal associado a outros focos supurativos Pode ser necessário adequar antibiótico de amplo espectro para penetração de SNC e cobertura de *S. aureus* em complicações intracranianas	

SNC: sistema nervoso central; TC: tomografia computadorizada.

OTITES E SUAS COMPLICAÇÕES

Quais são as complicações das otites?

- As otites podem apresentar complicações supurativas, tromboembólicas ou nervosas, que podem atingir o osso temporal, pescoço ou cavidade intracraniana.

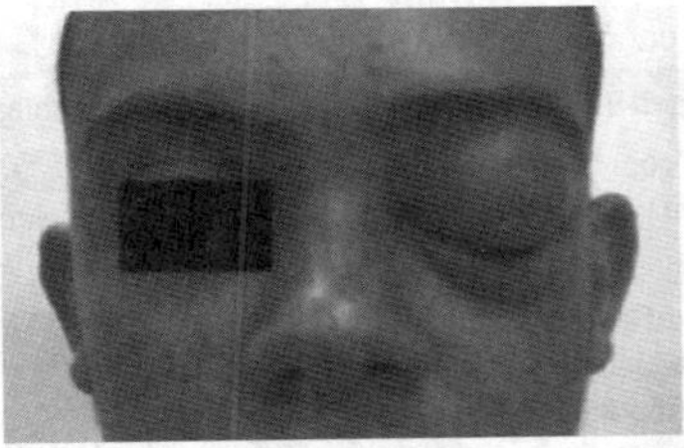

FIGURA 5 Edema e hiperemia palpebral à esquerda por celulite periorbitária e por complicação de rinossinusite aguda.

TABELA 7 Complicações das otites

	Otites externas	Otites médias
Etiologia	Bactérias: *P. aeruginosa*, *S. epidermidis*, *S. aureus*, *Enterococcus* sp., bacteroides, *Peptococcus* e *Proteus* sp. Fungos: *Aspergillus* sp. e *Candida* sp.	Bactérias: *S. pneumoniae*, *H. influenzae* e *M. catarrhalis*, *S. aureus* e outros Gram-negativos
Complicações	Celulite facial Infecção dos espaços profundos do pescoço e do osso temporal (otite externa maligna)	Otomastoidite Labirintite infecciosa Petrosite Meningite Tromboflebite do seio sigmoide Abscesso intracraniano
Clínica	Dor intensa com irradiação para região temporal e mandibular Secreção e/ou tecido de granulação no conduto auditivo externo Pode ter paralisia do NC VII e acometimento dos NC IX, X e XI	Hiperemia e/ou abaulamento retroauricular por celulite ou abscesso (otomastoidite) Surdez e tonturas (labirintite infecciosa) Paralisia do NC VI (petrosite) Paralisia dos NC VII, IX, X e XI, além de rigidez de nuca, sinais de hipertensão intracraniana e rebaixamento de nível de consciência podem ocorrer

(*continua*)

TABELA 7 Complicações das otites (*continuação*)

	Otites externas	Otites médias
Imagem	TC com contraste ou RM Cintilografia com Tc 99m (auxiliar na osteomielite precoce)	
Tratamento	Antibiótico sistêmico focado no foco inicial Pode ser necessário drenar abscesso Avaliar cirurgia para mastoidite ou petrosite Desbridamento se necrose tecidual Controle de condições subjacentes (p. ex., DM descompensado)	

DM: diabete melito; NC: nervo(s) craniano(s); RM: ressonância magnética; TC: tomografia computadorizada.

LEITURA RECOMENDADA

1. Miniti A, Bento RF, Butugan O. Otorrinolaringologia clínica e cirúrgica. Rio de Janeiro: Atheneu; 1993.
2. Miniti A, Bento RF, Marone SAM. Tratado de Otologia. EDUSP/Fundação Otorrinolaringologia/FAPESP; 1998.
3. Sociedade Brasileira de Otorrinolaringologia. Tratado de Otorrinolaringologia da Sociedade Brasileira de Otorrinolaringologia. v. 1, 2, 3, 4 e 5. São Paulo: Roca; 2003.
4. Tsuji DH, Sennes LU, Imamura R, Frizzarini R, Bento RF, Miniti A. Condutas práticas em laringologia. Máxima; 2005.

Seção XV

Emergências infecciosas

87

Avaliação do paciente com COVID-19 no pronto-socorro

Lucas Gonçalves Dias Barreto
Vinícius Machado Correia

- A infecção pelo vírus SARS-CoV-2 alcançou em outubro de 2021 a marca de 600 mil óbitos conforme dados divulgados pelo Ministério da Saúde, tendo apresentado grande impacto para o sistema de saúde brasileiro nos anos de 2020 e 2021.
- A consolidação de programas vacinais colaborou com a redução no número de casos graves da doença, porém casos suspeitos ainda ocorrem e são avaliados em ambiente de emergência.
- A avaliação dos pacientes com suspeita de COVID-19 envolve inicialmente diferenciar os casos que precisam de internação hospitalar dos casos mais leves que devem receber orientações para isolamento e tratamento sintomático domiciliar. Dentre os pacientes que necessitam de internação, encontramos no departamento de emergência (DE) desde pacientes com poucas disfunções orgânicas até aqueles que de imediato podem necessitar de algum dispositivo avançado de suporte à vida.

QUAIS SÃO OS CRITÉRIOS DIAGNÓSTICOS DE COVID?

- Caso **suspeito** de infecção por SARS-CoV-2:
  - Paciente com critério clínico e epidemiológico:
    - Critério clínico:
      - » Início agudo de febre E tosse OU
      - » Três ou mais dos seguintes: febre, tosse, fraqueza ou fadiga generalizada, cefaleia, mialgia, dor de garganta, coriza, dispneia, anorexia/náusea/vômito, diarreia, estado mental alterado.
    - Critério epidemiológico:

    - » Reside ou trabalha em área com alto risco de transmissão do vírus.
    - » Reside ou viajou para área com transmissão comunitária (nos últimos 14 dias antes do início dos sintomas).
    - » Trabalha em ambientes de cuidado à saúde (profissionais da saúde).
  - Paciente com síndrome respiratória aguda grave (SRAG) durante a pandemia.
  - Assintomáticos sem critério epidemiológico positivo com um teste rápido positivo de antígeno SARS-CoV-2.
- Caso **provável** de infecção por SARS-CoV-2:
  - Paciente com critério clínico E contato com caso confirmado ou provável ou ligado a um *cluster* de COVID-19.
  - Caso suspeito com imagem sugestiva de COVID-19.
  - Paciente com anosmia ou ageusia na ausência de outra causa identificável.
  - Morte não explicada de paciente com afecção respiratória E contato com caso confirmado ou provável ou ligado a um *cluster* de COVID-19.
- Caso **confirmado** de infecção por SARS-CoV-2:
  - Teste de PCR (*polymerase chain reaction*) positivo.
  - Teste rápido de antígeno positivo E critérios 1 e 2 de caso suspeito ou provável.
  - Paciente assintomático com teste rápido de antígeno positivo e contato com caso confirmado ou provável.

COMO O PACIENTE SE APRESENTA NO DE?

- Período de incubação médio em torno de 4-5 dias.
- Os principais sintomas iniciais da doença são tosse, febre, mialgia, cefaleia, odinofagia e dispneia.
- Sintomas gastrointestinais como diarreia e vômitos ocorrem em cerca de 15% dos casos.
- Anosmia e disgeusia são sintomas que, quando presentes, falam mais a favor de COVID-19 do que de outras doenças virais, apesar de que não podemos confiar exclusivamente neles para definição do agente etiológico dos sintomas.
- Até 33% dos pacientes com pesquisas positivas para SARS-CoV-2 são assintomáticos:

- Até ¾ deles irão permanecer sem apresentar sinais e sintomas da doença.
- Eles devem receber as mesmas orientações de isolamento de pacientes sintomáticos.

COMO CLASSIFICO O PACIENTE?

- A maioria dos pacientes sintomáticos apresenta apenas sintomas leves e não progride para doença pulmonar de maior gravidade ou acometimento multissistêmico.
- O Ministério da Saúde e a Organização Mundial da Saúde (OMS) recomendam uma avaliação clínica baseada na identificação de disfunções orgânicas, por meio da identificação de sinais de gravidade e comorbidades (Tabelas 2 e 3), com o objetivo de identificar dois grupos de pacientes: casos leves e casos graves (Tabela 1).

TABELA 1 Estratificação de casos suspeitos de síndrome gripal de acordo com gravidade da apresentação e presença ou não de comorbidades, Ministério da Saúde, 2020

Casos leves	Casos graves
(Atenção Primária à Saúde/ Estratégia Saúde da Família)	(Centro de Referência/Atenção Especializada)
Síndrome gripal com sintomas leves (sem sinais e sintomas de gravidade) + Ausência de condições clínicas de risco que indicam necessidade de avaliação em centro de referência/ atenção especializada	Síndrome gripal que apresente sinais e sintomas de gravidade **OU** Condições clínicas de risco que indicam necessidade de avaliação em centro de referência/atenção especializada

TABELA 2 Sinais e sintomas de gravidade

Sistema respiratório:
▪ Dispneia ou taquipneia (FR > 30 ipm)
▪ Uso de musculatura acessória respiratória

(continua)

TABELA 2 Sinais e sintomas de gravidade (*continuação*)

Sistema respiratório:
▪ Movimento paradoxal do abdome e/ou batimento da asa do nariz (em crianças)
▪ SaO_2 < 95% em ar ambiente (oximetria de pulso)
▪ Cianose central
Sistema cardiovascular:
▪ PAS < 90 mmHg e/ou PAD < 60 mmHg
▪ Diminuição do pulso periférico
Sinais de alerta adicionais:
▪ Piora clínica da doença de base
▪ Alteração do estado mental, confusão/letargia
▪ Persistência ou aumento da febre por mais de 3 dias ou retorno após 48 h de período afebril
▪ Inapetência para amamentação ou ingestão de líquidos (em crianças)

Adaptada do Ministério da Saúde, 2020. FR: frequência respiratória; PAD: pressão arterial diastólica; PAS: pressão arterial sistólica; SaO_2: saturação de oxigênio.

TABELA 3 Condições clínicas que indicam avaliação em centro de referência

▪ Idade ≥ 65 anos
▪ Diabetes
▪ Doenças cardiovasculares crônicas (incluindo hipertensão arterial sistêmica, doença arterial coronariana, doença cerebrovascular, cardiopatias congênitas)
▪ Doenças respiratórias crônicas (DPOC, asma, intersticiopatias pulmonares com complicações, fibrose cística com infecções recorrentes, displasia broncopulmonar com complicações)
▪ Doenças renais crônicas
▪ Hepatopatia crônica avançada
▪ Imunossuprimidos
▪ Uso de corticoides ou imunossupressores
▪ Neoplasias
▪ Portadores de doenças cromossômicas com estado de fragilidade imunológica (ex.: síndrome de Down)
▪ Gestantes de alto risco

Adaptada da tabela "Condições clínicas de risco que indicam avaliação da síndrome gripal em centro de referência/atenção especializada", Ministério da Saúde, 2020. DPOC: doença pulmonar obstrutiva crônica.

- Avaliar a presença de achados indicativos de disfunção orgânica e de fatores de risco para pior progressão.
- Delimitar o dia de início dos sintomas para avaliar a progressão da doença naquele paciente:
  - Descrições iniciais da doença mostravam que a ocorrência de dispneia era mais comum próximo ao 8º dia de sintomas.
  - A progressão para síndrome do desconforto respiratório agudo ocorre mais frequentemente de 2 a 3 dias após o aparecimento da dispneia.
  - Conhecer essa possível evolução da doença é importante para orientar pacientes que procuram o pronto-socorro ainda nos primeiros dias de sintomas apenas com sintomas leves e que ainda podem piorar nos dias seguintes.

QUAIS OS MEDICAMENTOS ESPECÍFICOS QUE EXISTEM PARA COVID-19?

- Em 19 de janeiro de 2021, a Associação Médica Brasileira e a Sociedade Brasileira de Infectologia emitiram uma nota orientando contra o chamado "tratamento precoce" para a COVID-19. Não existe benefício confirmado no tratamento de COVID em qualquer fase com essas medicações:
  - Azitromicina.
  - Ivermectina.
  - Hidroxicloroquina.
  - Cloroquina.
- Corticoides: a corticoterapia para pacientes **não internados** não teve qualquer benefício.
- Anticoagulação: NÃO há benefício em anticoagulação de pacientes COVID-19 sem evidência de trombose.
- Hidroxicloroquina: não foi observado benefício do seu uso em casos leves nem em casos graves. Um estudo randomizado multicêntrico espanhol testou o uso da medicação em pacientes com COVID-19 confirmada, não internados e com menos de 5 dias do início do sintomas, e não observou diferença entre o uso da medicação e de placebo na progressão dos sintomas. Outro estudo brasileiro randomizou pacientes não internados para receberem hidroxicloroquina, lopinavir/rito-

navir ou placebo. Foi interrompido ainda durante o seu andamento por futilidade, não demonstrando redução nas taxas de hospitalização.

- Azitromicina: uma metanálise de dezembro de 2020 mostrou que as taxas de pacientes com COVID-19 e coinfecção bacteriana ou infecção bacteriana secundária desenvolvida ao longo da internação eram de, respectivamente, 3,5% e 14,3%. De todos os pacientes, o uso de antimicrobianos foi feito em aproximadamente 71% dos casos. A Associação Médica Brasileira e a Sociedade Brasileira de Infectologia, em comunicado emitido em julho de 2021, também reforçam a não existência de evidência para uso de antibioticoterapia profilática ou terapêutica em casos de infecção leve pela COVID-19.
- Ivermectina: a ideia da ivermectina como medicação possível de ser usada para a COVID-19 veio do achado de inibição da replicação viral *in vitro* promovida pela droga. Uma revisão sistemática da Cochrane sobre o uso de ivermectina não encontrou resultados positivos que mostrassem redução em mortalidade ou em dias de sintomas, incluindo estudos que compararam a ivermectina com placebo e até com nenhum tratamento. O grau de evidência, entretanto, não é bom, pois a própria revisão ressalta que poucos estudos têm alto grau de qualidade.
- Até o momento não existe medicação liberada no Brasil que possa ser usada como tratamento precoce buscando redução de mortalidade ou alteração de progressão da doença. O paciente com COVID-19 que não necessita de internação deve ser tratado apenas do ponto de vista sintomático e receber orientações adequadas para isolamento social.
- Existem medicações com resultados promissores (ainda não foram aprovadas pela ANVISA para uso no Brasil):
  - Molnupiravir: antiviral introduzido em até 5 dias do início dos sintomas em pacientes com COVID-19 leve a moderada, não vacinados, com pelo menos um fator de risco para gravidade, mostrou uma redução de 50% da taxa de hospitalização, em comparação ao placebo. O estudo não foi publicado ainda.
  - Paxlovid: combinação de dois antivirais (PF-07321332 e ritonavir), que levou a uma redução de 89% da taxa de hospitalização, quando introduzida dentro de 5 dias do início dos sintomas em pacientes com COVID-19 sem necessidade de internação, não vacinados

e com pelo menos um fator de risco para gravidade. O estudo não foi publicado ainda.
  - Regn-COV: combinação de dois anticorpos monoclonais, casirivimab-imdevimab, com 70% de redução de hospitalização. Está com autorização para uso emergencial na França. Entre os tratados nesse país há uma taxa de 91% de sucesso.

QUAL O MANEJO DOS CASOS DE COVID-19?

- Casos leves, sem necessidade de internação:
  - Isolamento domiciliar por 10 dias a contar da data de início dos sintomas, contanto que afebris por pelo menos 24 h e assintomáticos.
  - Não há orientações específicas em relação à coleta de exames para confirmação laboratorial para essa população.
  - Recomenda-se reavaliação do paciente a cada 24 h para os pacientes com mais de 60 anos e nos portadores de condições clínicas de risco; e a cada 48 h nos demais casos.
  - Essa reavaliação deve ser feita preferencialmente por telefone ou teleconsulta. Caso seja necessário atendimento presencial, recomenda-se, idealmente, que seja realizado em domicílio.
- Casos graves:
  - O principal motivo de internação de pacientes com COVID-19 no pronto-socorro é a necessidade de suporte de oxigênio, tendo em vista que a progressão da infecção para a síndrome do desconforto respiratório agudo é uma das principais complicações da doença e o principal motivo de internação em UTI desses pacientes.
  - Observamos na fisiologia do manejo dos pacientes mais graves a perda da complacência pulmonar levando a hipoxemia, esforço respiratório importante e aumento de lesões pulmonares por métodos de ventilação com pressão positiva.
  - No início do tratamento desses pacientes é recomendado o diferencial com outras causas de dispneia importantes para o médico emergencista, tendo em vista que a apresentação clínica pode ser parecida, porém o manejo irá diferir.
    - Como diferenciais relevantes temos a insuficiência cardíaca descompensada, edema agudo de pulmão, doença pulmonar obstrutiva crônica (DPOC) exacerbada, crise asmática, pneumonia

por outros agentes etiológicos, tromboembolismo pulmonar (TEP) e pneumotórax, dentre outros.

- Para os pacientes com dessaturação leve e pouco esforço respiratório, o suporte de oxigênio com cateter nasal de O_2 e máscara de Venturi pode ser adequado.
- Esses pacientes podem permanecer inicialmente em leitos não críticos de observação, porém essa decisão deve ser individualizada levando em conta outros fatores, como outras comorbidades e dia de evolução de sintomas.
- Já aqueles pacientes com hipoxemia mais importante e maior desconforto respiratório necessitam de maiores ofertas de oxigênio e por vezes de suporte ventilatório.
- Durante a pandemia foi observada grande expansão do uso da ventilação não invasiva (VNI) e cateter nasal de alto fluxo (CNAF) como alternativas para suporte ventilatório e tentativas de evitar intubação orotraqueal. O estudo RECOVERY-RS, no momento em pré-print, mostra que pacientes que fizeram uso de VNI com CPAP apresentaram redução nas taxas de necessidade de intubação e morte em 30 dias comparados com pacientes que permaneceram apenas com suporte de O_2. Esse estudo também avaliou uso de CNAF, não mostrando os benefícios citados para essa modalidade de suporte. Foram incluídos nesse estudo pacientes maiores de 18 anos, com necessidade de $FiO_2 > 40\%$ e saturação de $O_2 < 94\%$.
  - Vale ressaltar que o uso do CPAP aumentou as taxas de pneumomediastino e instabilidade hemodinâmica.
- Com relação ao momento de intubação dos pacientes, no início da pandemia muito se argumentava a favor da intubação precoce, como forma de proteger os profissionais de saúde envolvidos no cuidado e de evitar que um futuro procedimento de intubação fosse feito em condições piores para o paciente em função de hipoxemia.
- Entretanto, trabalhos recentes mostram não existir diferença em termos de mortalidade entre intubação precoce (em até 24 horas da admissão em leito de UTI) e intubação não precoce (após 24 horas da admissão), sendo uma conduta aceitável manter vigilância e suporte não invasivo para observar o curso da doença em cada paciente.

  - No entanto, postergar a intubação pode levar a desfecho piores.
  - Não considere apenas hipoxemia como um parâmetro para definir intubar um paciente com COVID-19:
    - Avalie outros fatores como história natural da doença, esforço respiratório realizado pelo paciente, presença de outras disfunções orgânicas associadas.
    - Uma maneira simples de sistematizar essa avaliação de quando intubar é pelo mnemônico ABC, representado na Figura 1.
- Durante a intubação é essencial tomar os cuidados necessários e usar equipamentos adequados para proteção dos profissionais de saúde envolvidos no procedimento.
  - É um procedimento que gera quantidade importante de aerossol e os profissionais ainda estão em contato próximo com a via aérea, aumentando as chances de contaminação.

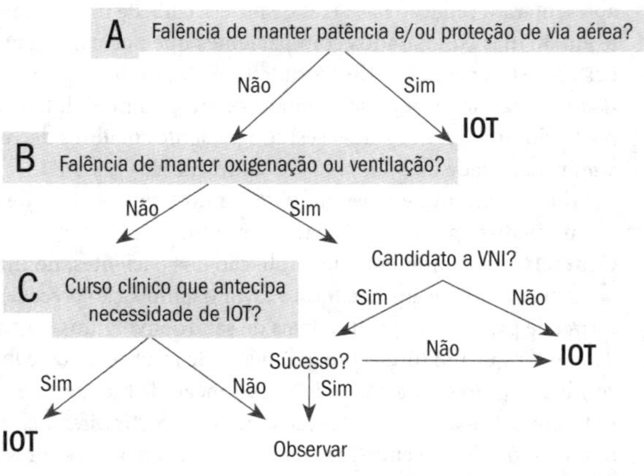

FIGURA 1 Decisão sobre intubação orotraqueal. IOT: intubação orotraqueal; VNI: ventilação não invasiva.

- Considere toda via aérea no paciente com COVID-19 uma via aérea difícil. Registro de intubação de nosso serviço com pacientes COVID-19 mostrou hipoxemia ou hipotensão em mais de 50% dos pacientes.
- Ainda que o paciente não tenha preditores anatômicos de via aérea difícil, lembre-se que esses pacientes apresentam hipoxemia importante e dessaturação mais rápida do que o habitual e dificuldade em pré-oxigenação.
- Todos apresentam uma via aérea fisiologicamente difícil, onde o máximo deve ser otimizado buscando o sucesso já na primeira tentativa.
- Recomendamos que o manejo de via aérea sempre seja auxiliado pelo profissional mais experiente presente no local no momento de sua realização.

- No que se refere à ventilação mecânica, um estudo publicado pela equipe da Disciplina de Terapia Intensiva do HCFMUSP mostrou que ventilação seguindo parâmetros protetores (Tabela 4) já descritos previamente para pacientes com síndrome do desconforto respiratório agudo era fator independente associado com sobrevivência.

TABELA 4 Parâmetros de ventilação protetora em modo VCV

Modo	Parâmetros					
VCV	Volume corrente	Fluxo	FR	PEEP	FiO_2	*Trigger*
	6 mL/kg de peso ideal	30-60 L/min	25	10 cmH_2O	60%	- 2 cmH_2O

Fonte: Protocolo Pneumologia HC-FMUSP. FiO_2: fração inspirada de oxigênio; FR: frequência respiratória; PEEP: *positive end expiratory pressure*; VCV: ventilação assistido-controlada a volume.

QUAIS SÃO AS COMPLICAÇÕES QUE OS PACIENTES COVID-19 PODEM APRESENTAR?

- Disfunção hemodinâmica pode ocorrer por diversas razões no paciente com COVID-19.

- A maioria deles, quando instáveis hemodinamicamente, apresentam componente vasoplégico importante pela resposta inflamatória contra a infecção viral e por eventuais sedativos usados em pacientes críticos, sendo o manejo desses pacientes parecido com o manejo do choque já descrito para pacientes sépticos.
- Reforçamos apenas o cuidado no uso excessivo de fluidos para evitar balanços hídricos muito positivos.

- Além de choque de etiologia distributiva, outras etiologias podem ocorrer por complicações da doença:
  - Pacientes que desenvolvem miocardite ou infarto agudo do miocárdio podem ter componente cardiogênico.
  - Já aqueles que desenvolvem TEP ou pneumotórax podem evoluir com choque obstrutivo.
  - Por fim, a ocorrência de febre, taquipneia e sintomas gastrointestinais pode favorecer hipovolemia.
  - No manejo hemodinâmico devemos então tratar os pacientes com COVID-19 como qualquer outro paciente, buscando qual o principal fator que está levando à instabilidade hemodinâmica.
  - O uso do ultrassom *point-of-care* é muito benéfico nesse contexto para o médico emergencista.
- Complicações tromboembólicas são frequentes nos pacientes internados. Tomando como base a tríade de Virchow, vemos que pacientes graves permanecem muito tempo acamados, favorecendo a estase venosa, além do próprio vírus causar lesão endotelial direta e ocorrer um aumento de fatores pró-coagulantes circulantes.
  - O diagnóstico de TEP pode ser dificultado tendo em vista o acometimento pulmonar já existente. Uma série de casos de um hospital terciário na França mostrou a ocorrência de TEP em 20,6% dos casos, sendo que antes da pandemia, no mesmo período, a incidência nesse local era de 6,1%. O estudo ressalta também que, dos 22 pacientes com TEP e COVID-19, vinte deles receberam profilaxia antitrombótica adequada.
  - Diante dessas considerações, uma dúvida existente no manejo da COVID-19 era com relação à anticoagulação dos pacientes internados. A American Society of Haematology recomendava que a an-

ticoagulação em dose plena fosse feita apenas para pacientes com eventos trombóticos documentados.

- Outras complicações pulmonares com relatos de casos descritos em literatura são a laceração de traqueia, o pneumotórax espontâneo e o pneumomediastino espontâneo.
  - Essas complicações foram descritas em pacientes que não foram submetidos a trauma ou procedimentos com potencial iatrogênico e que não estavam em ventilação invasiva, ocorrendo, portanto, mesmo sem ser pelos efeitos da ventilação mecânica.
  - Um relato de caso publicado em outubro de 2020, que realizou uma revisão da literatura presente até aquele momento, encontrou apenas 8 outros casos descritos, sendo portanto uma complicação rara.

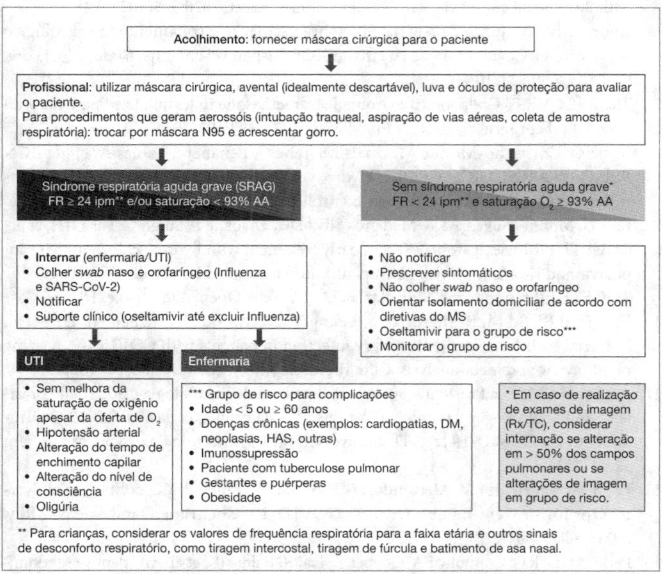

FIGURA 2 Fluxo de atendimento para síndrome gripal ou suspeita de COVID-19.
DM: *diabetes mellitus*; FR: frequência respiratória; HAS: hipertensão arterial sistêmica; MS: Ministério da Saúde; Rx: raio X; TC: tomografia computadorizada; UTI: unidade de terapia intensiva.

LEITURA SUGERIDA

1. Guan WJ, Ni ZY, Hu Y, Liang WH, Ou CQ, He JX, et al., China Medical Treatment Expert Group for Covid-19. Clinical characteristics of coronavirus disease 2019 in China. N Engl J Med. 2020;382(18):1708.
2. Stokes EK, Zambrano LD, Anderson KN, Marder EP, Raz KM, Burai EI, et al. Coronavirus disease 2019 case surveillance – United States, January 22-May 30, 2020. MMWR Morb Mortal Wkly Rep. 2020;69(24):759.
3. Oran DP, Topol EJ. The proportion of SARS-CoV-2 infections that are asymptomatic: A systematic review. Ann Intern Med. 2021;174(5):655
4. CDC. Underlying medical conditions associated with higher risk for severe COVID-19: Information for healthcare providers. Updated Oct. 14, 2021. Disponível em https://www.cdc.gov/coronavirus/2019-ncov/hcp/clinical-care/underlyingconditions.html. Acesso em 11/10/2021.
5. Huang C, Wang Y, Li X, Ren L, Zhao J, Hu Y, et al. Clinical features of patients infected with 2019 novel coronavirus in Wuhan, China. Lancet. 2020;395(10223):497.
6. Informativo conjunto da AMB e SBI sobre vacinação e tratamento farmacológico preventivo da Covid-19. 19 de janeiro de 2021. Disponível em https://infectologia.org.br/. Acesso em 11/10/2021.
7. The RECOVERY Collaborative Group. Dexamethasone in hospitalized patients with Covid-19. February 25, 2021. N Engl J Med. 2021; 384:693-704.
8. Mitjà O, Corbacho-Monné M, Ubals M, Tebe C, Peñafiel J, Tobias A, et al., BCN PEP-CoV-2 RESEARCH GROUP. Hydroxychloroquine for early treatment of adults with mild Covid-19: A randomized-controlled trial. Clin Infect Dis. 2020.
9. Reis G, Moreira Silva EADS, Medeiros Silva DC, Thabane L, Singh G, Park JJH, et al., TOGETHER Investigators. Effect of early treatment with hydroxychloroquine or lopinavir and ritonavir on risk of hospitalization among patients with COVID-19: The TOGETHER randomized clinical trial. JAMA Netw Open. 2021;4(4):e216468.
10. Langford BJ, So M, Raybardhan S, Leung V, Westwood D, MacFadden DR, et al. Bacterial co-infection and secondary infection in patients with COVID-19: A living rapid review and meta-analysis. Clin Microbiol Infect. 2020 Dec;26(12):1622-9.
11. Associação Médica Brasileira, Sociedade Brasileira de Infectologia e Sociedade Brasileira de Pneumologia e Tisiologia. Antibióticos na profilaxia da COVID-19 Ou Tratamento Da COVID-19 leve. Disponível em https://infectologia.org.br/. Acesso em 12/11/2021.
12. Popp M, Stegemann M, Metzendorf MI, Gould S, Kranke P, Meybohm P, et al. Ivermectin for preventing and treating COVID-19. Cochrane Database Syst Rev. 2021;7:CD015017.
13. Perkins GD, Ji C, Connolly BA, Couper K, Lall R, Baillie JK, et al. An adaptive randomized controlled trial of non-invasive respiratory strategies in acute respiratory failure patients with COVID-19. Disponível em: https://doi.org/10.1101/2021.08.02.21261379.

14. Papoutsi E, Giannakouli VG, Xourgia E, et al. Effect of timing of intubation on clinical outcomes of critically ill patients with COVID-19: A systematic review and meta-analysis of non-randomized cohort studies. Crit Care. 2021;25:121.
15. Weissman DN, de Perio MA, Radonovich LJ. COVID-19 and risks posed to personnel during endotracheal intubation. JAMA. 2020;323(20):2027-8.
16. Cable C, Bell D, Moraes AG, Kaul V. Timing of intubation in patients with COVID-19. Critical Care NetWork. March 16, 2021.
17. Ferreira JC, Ho YL, Besen BAMP, et al. Protective ventilation and outcomes of critically ill patients with COVID-19: A cohort study. Ann Intensive Care. 2021;11:92.
18. Libby P, Lüscher T. COVID-19 is, in the end, an endothelial disease. Eur Heart J. 2020;41(32):3038.
19. Panigada M, Bottino N, Tagliabue P, Grasselli G, Novembrino C, Chantarangkul V, et al. Hypercoagulability of COVID-19 patients in intensive care unit: A report of thromboelastography findings and other parameters of hemostasis. J Thromb Haemost. 2020;18(7):1738.
20. Poissy J, Goutay J, Caplan M, Parmentier E, Duburcq T, Lassalle F, et al, Lille ICU Haemostasis COVID-19 Group. Pulmonary embolism in patients with COVID-19: Awareness of an increased prevalence. Circulation. 2020;142(2):184.
21. The ATTACC, ACTIV-4a, and REMAP-CAP Investigators. Therapeutic anticoagulation with heparin in noncritically ill patients with Covid-19. N Engl J Med. 2021;385:790-802.
22. The REMAP-CAP, ACTIV-4a, and ATTACC Investigators. Therapeutic anticoagulation with heparin in critically ill patients with Covid-19. N Engl J Med. 2021;385:777-89.
23. López Vega JM. Parra Gordo ML, Diez Tascón A, et al. Pneumomediastinum and spontaneous pneumothorax as an extrapulmonary complication of COVID-19 disease. Emerg Radiol. 2020;27:727-30.
24. Mohan V, Tauseen RA Spontaneous pneumomediastinum in COVID-19. BMJ Case Reports CP. 2020;13:e236519.
25. Shan S, et al. Spontaneous pneumomediastinum, pneumothorax and subcutaneous emphysema in COVID-19: Case report and literature review. Rev Inst Med Trop S Paulo. 2020;62:e76.
26. Ministério da Saúde. Painel Coronavírus. Atualizado em: 13/11/2021. Acesso em https://covid.saude.gov.br/.
27. Ministério da Saúde. Diretrizes para diagnóstico e tratamento da COVID-19 – versão 4, 07 de maio de 2020. Disponível em: https://portaldeboaspraticas.iff.fiocruz.br/atencao-mulher/diretrizes-para-diagnostico-e-tratamento-da-covid-19-ms/.
28. Brandão Neto RA, Marchini JF, Marino LO, Alencar JCG, Lazar Neto F, Ribeiro S, et al. Mortality and other outcomes of patients with coronavirus disease pneumonia admitted to the emergency department: A prospective observational Brazilian study. PLoS One. 2021;16(1):e0244532.
29. Alencar JCG, Marques B, Marchini JFM, Marino LO, Ribeiro SCDC, Bueno CG, et al. First-attempt intubation success and complications in patients with COVID-19 undergoing emergency intubation. J Am Coll Emerg Physicians Open. 2020.

88

Complicações agudas do paciente com infecção pelo vírus HIV

Amaro Nunes Duarte Neto
Rodrigo Antonio Brandão Neto

- Pessoas vivendo com o vírus da imunodeficiência humana (HIV) podem procurar o departamento de emergência (DE) por múltiplas causas. Quando relacionadas ao HIV, essas complicações podem estar associadas à síndrome de imunodeficiência adquirida (Aids) ou ao tratamento antirretroviral de alta potência (HAART).
- Aids representa o estágio final da infecção crônica pelo HIV, um vírus linfotrópico. A transmissão ocorre por contato sexual, durante o perinatal ou pelo contato com sangue infectado. O vírus promove destruição lenta do subconjunto de células T auxiliares e, sem HAART, pode levar a imunossupressão fatal.

COMO DEVE SER A ABORDAGEM INICIAL DOS PACIENTES QUE VIVEM COM HIV NO DE?

- A abordagem inicial do paciente deve ter foco na anamnese, com valorização da queixa principal e história da doença atual. Os antecedentes patológicos são importantes, e devem ser coletados: o histórico do diagnóstico pelo HIV; contagem de células T CD4 nos últimos 6 meses; uso de HAART, profilaxias, tratamento e adesão; antecedentes de hospitalizações; antecedentes de doenças oportunistas; comorbidades associadas, como diabetes, hipertensão, dislipidemia etc.
- O exame físico deve contemplar os sinais vitais, com oximetria digital; avaliação da cavidade oral (lesões sugestivas de candidíase, sarcoma de Kaposi, entre outras); exame das cadeias ganglionares (adenomegalias); avaliação de hepatomegalia e esplenomegalia; exame neurológico.
- Exames complementares habituais são hemograma completo; DHL sérico (se quadro respiratório); função hepática e renal (especialmente em casos graves); gasometria arterial em ar ambiente, com dosagem de

lactato arterial (casos moderados e graves); coleta de 2 pares de hemoculturas (se presença de febre ou suspeita de infecção); coleta de escarro: pesquisa de *Pneumocystis jirovecii* e de bacilo ácido-álcool-resistente; outros exames são dependentes das complicações e queixas no DE.

QUAIS SÃO AS PRINCIPAIS EMERGÊNCIAS PULMONARES EM PACIENTES COM INFECÇÃO POR HIV NO DE?

- As queixas mais comuns de pacientes que vivem com HIV são de origem pulmonar. A pneumonia causada por *Pneumocystis jirovecii* (PCP) é a causa de morte mais frequente entre pacientes com Aids. Os principais diagnósticos etiológicos de doenças associadas com sintomas respiratórios estão listados na Tabela 1.

TABELA 1 Principais diagnósticos etiológicos de doenças respiratórias de acordo com contagem de linfócitos TCD4+

Qualquer contagem de células TCD4+
▪ Pneumonia por agentes comunitários e atípicos
▪ Tuberculose
▪ Crise asmática (se houver história prévia)
▪ Doença pulmonar obstrutiva crônica (antecedentes de tabagismo e exposição ocupacional e outros fatores)
▪ Cardiomiopatia hipertensiva ou isquêmica (fatores de risco para aterosclerose, incluindo HAART prolongada com dislipidemia e outras alterações metabólicas)
▪ Miocardite pelo HIV
▪ Hipertensão arterial pulmonar (HIV ou outras causas)
▪ Tromboembolia pulmonar
▪ Neoplasias relacionadas à Aids (p. ex., sarcoma de Kaposi, linfoma) ou não associadas (p. ex., carcinoma pulmonar)
TCD4+ < 200 células/mL
▪ Pneumocistose
▪ Infecção por *Cryptococcus* (pulmonar isolada ou disseminada, com meningoencefalite associada)
▪ Pneumonia bacteriana
▪ Tuberculose (pulmonar ou disseminada)

(continua)

TABELA 1 Principais diagnósticos etiológicos de doenças respiratórias de acordo com contagem de linfócitos TCD4+ *(continuação)*

TCD4+ < 100 células/mL
▪ Pneumonia por *Toxoplasma gondii*
▪ Pneumonia por *Pseudomonas aeruginosa*
▪ Sarcoma de Kaposi
TCD4+ < 50 células/mL
▪ *Histoplasma capsulatum* (doença disseminada)
▪ Citomegalovírus (doença disseminada)
▪ Micobacterias atípicas (p. ex., *M. avium*, com doença disseminada)
▪ Aspergilose disseminada

QUAIS SÃO AS ALTERAÇÕES DE EXAMES COMPLEMENTARES QUE ENCONTRAMOS EM DOENÇAS PULMONARES NESTES PACIENTES?

- Radiografia de tórax: exame de imagem inicial; revela o padrão de acometimento pulmonar, se alveolar, intersticial, interstício-alveolar, nodular ou cavitacional; revela ainda se o padrão de distribuição é focal, segmentar ou difuso; avalia complicações como derrame pleural, pneumotórax, alargamento mediastinal etc. (Tabela 2).

TABELA 2 Padrões de acometimento respiratório no HIV

Padrão intersticial difuso	Adenopatia hilar com infiltrado pulmonar difuso	Padrão nodular
Pneumocistose	Micobacteriose	Tuberculose
Mycoplasma pneumoniae	Neoplasias (linfomas ou carcinoma em estágio avançado)	Carcinoma
Pneumonia linfocítica intersticial	Criptococose	Sarcoma de Kaposi
Complexo *M. avium*	Histoplasmose	Toxoplasmose
CMV		Lesões fúngicas
Tuberculose		Complexo *M. avium*
Histoplasmose		

CMV: citomegalovírus.

- Tomografia computadorizada: apresenta maior sensibilidade do que a radiografia para avaliação de infiltrados alveolares do tipo "vidro fosco", cavitações, derrame pleural, lesões sequelares. Indicações da tomografia de tórax em pacientes vivendo com HIV e Aids (PVHA) com quadro respiratório são: 1. suspeita de pneumocistose com radiograma do tórax normal; 2. quadros respiratórios graves; 3. avaliar derrame pleural, adenopatia cervical, hilar-mediastinal, nódulos e cavitações; 4. suspeita de causas não infecciosas: doença pulmonar obstrutiva crônica (DPOC), neoplasias e tromboembolia (angiotomografia).

Pneumonia bacteriana

- Principal etiologia de pneumonia em pacientes com infecção por HIV.
- Agentes etiológicos: *S. pneumoniae*, *H. influenzae*; Gram-negativos hospitalares (internação nos últimos 90 dias, estomias, sondas e cateteres); *S. aureus* (lesões de pele, cateteres, hemodiálise e fístula arteriovenosa); bactérias atípicas e anaeróbios (aspiração, alcoolismo).
- Quadro clínico e laboratorial: início agudo (< 7 dias); tosse com expectoração purulenta e hemoptoicos; febre, calafrios; dor pleurítica; exame pulmonar: consolidação focal, com ou sem propedêutica de derrame pleural associado; hemograma com leucocitose com desvio à esquerda; radiograma do tórax com consolidação pulmonar focal, unilateral, com ou sem derrame pleural.
- Tratamento semelhante a outras pneumonias; ver Capítulo 33, "Pneumonia adquirida na comunidade".

Pneumocistose (PCP)

- Ocorre em pacientes com linfócitos TCD4 < 200 células/mL (média 30 células/mL).
- Quadro clínico insidioso: febre (mais de 80% dos casos), tosse seca e dispneia progressiva; fadiga e perda de peso também são frequentes; frequentemente associada com candidíase oral e esofágica; tosse com expectoração purulenta é rara (suspeitar de infecção bacteriana secundária ou outro diagnóstico).
- Exame físico: taquipneia, taquicardia e ausculta pulmonar normal ou com estertores finos ao final da expiração; sibilância pode ocorrer; sinais de condensação pulmonar ou derrame pleural são raros; exame fí-

sico normal em até 50% dos casos. Outros achados e exames complementares são comentados na Tabela 3.

TABELA 3 Achados clínicos, laboratoriais e radiológicos sugestivos de PCP

Quadro clínico
▪ Contagem de TCD4+ < 200 células/mm^3 ou sinais clínicos de imunodepressão grave, como candidíase oral
▪ Dispneia progressiva aos esforços
▪ Presença de febre, taquipneia e/ou taquicardia ao exame físico
▪ Radiografia de tórax normal ou infiltrado pulmonar difuso, peri-hilar, simétrico
▪ Desidrogenase lática (DHL) sérica elevada
▪ Hipoxemia em repouso ou após esforço
▪ Ausência de uso ou utilização irregular de quimioprofilaxia para PCP
Achados radiológicos típicos de PCP
▪ Radiograma de tórax pode ser normal em até um quarto dos casos de PCP
▪ Radiograma de tórax: infiltrado intersticial peri-hilar, simétrico. Pneumatoceles e pneumotórax também podem ser observados. Infiltrados apicais bilaterais são comuns em pacientes em uso de pentamidina inalatória profilática
▪ TC de tórax de alta resolução (mais sensível que radiografia): preenchimento alveolar com vidro fosco
Diagnóstico definitivo de PCP
▪ Identificação do agente por meio das colorações de azul de toluidina, Grocott, Giemsa ou técnica de imunofluorescência em amostras do trato respiratório (escarro, lavado broncoalveolar)
▪ Pesquisa direta do *P. jirovecii* em amostras de escarro espontâneo ou induzido: sensibilidade baixa
▪ Amostras biológicas obtidas por broncoscopia (lavado broncoalveolar e biópsia pulmonar transbrônquica): maior sensibilidade diagnóstica

PCP: pneumocistose; TC: tomografia computadorizada.

- Tratamento de PCP leve a moderada ou moderada a grave (PaO_2 ≥ 70 mmHg):
  - Sulfametoxazol + trimetroprima: 15-20 mg de trimetoprima/kg/dia, via oral, divididos em 3-4 tomadas por 21 dias. Esquema alternativo (intolerância à sulfa): clindamicina 300 mg, via oral, 6/6 h + primaquina 15-30 mg oral, dose única ao dia por 21 dias.

- Tratamento de PCP moderada a grave (PaO_2 < 70 mmHg ou gradiente alveoloarterial > 35):
  - Recomenda-se terapia intravenosa. Mudança da via de administração intravenosa para via oral quando ocorrer melhora clínica.
  - Sulfametoxazol + trimetropim é terapia de escolha. Opção: clindamicina, administrada IV, na dose de 600 mg 6/6 ou 8/8 h.
  - Corticosteroides: prednisona 40 mg 12/12 h por 5 dias, seguidos de 5 dias de prednisona 20 mg 12/12 h e 11 dias de prednisona 20 mg/dia (ou metilprednisolona IV). O uso de corticosteroides em PCP moderada a grave tem impacto em mortalidade.
  - Suporte ventilatório não invasivo (pacientes com necessidade de suporte ventilatório têm mortalidade > 50%).

Tuberculose (TB)

- Principal causa de óbito por doença infecciosa em pessoas vivendo com HIV e Aids (PVHA) no Brasil. Associada com baixas condições socioeconômicas, situação de rua, usuários de drogas e população carcerária.
- Pode ocorrer com contagem de linfócitos TCD4 > 200 céls./uL, mas há maior risco se contagem CD4 menor. Associada com outras infecções oportunistas.
- Até 75% dos casos de TB/HIV: doença extrapulmonar – sistema nervoso central, visceral, ossos, pele, pericárdio.
- A radiologia do tórax da tuberculose em PVHA depende do *status* da imunidade celular. Aqueles com contagem de células TCD4+ normal podem apresentar cavitações em ápices e/ou opacidades no segmento posterior do lobo superior e no segmento superior do lobo inferior. Pacientes gravemente imunocomprometidos podem apresentar infiltrado alveolar e nódulos multifocais, lesões em lobos inferiores e/ou derrame pleural, linfadenomegalia mediastinal e padrão miliar.
- Tratamento semelhante ao da tuberculose em outras situações.

Criptococose

- Ocorre acometimento pulmonar isoladamente ou mais comumente disseminado, com meningoencefalite.
- Pode cursar com massa e infiltrado intersticial.
- Diagnóstico: biópsia guiada por agulha e cultura: *Cryptococcus neoformans*.

Citomegalovírus

- O quadro pode ser similar ao da pneumocistose, com infiltrado intersticial alveolar difuso em "vidro fosco".
- Na maioria das vezes é achado de necropsia sem papel patogênico.

Sarcoma de Kaposi

- Geralmente associado a lesões cutâneas. No pulmão pode causar lesões nodulares grosseiras e disseminadas com derrame pleural.
- Diagnóstico: broncoscopia ou biópsia de lesões.
- Tratamento: HAART e quimioterapia – daunorrubicina, bleomicina e vinblastina.

QUAIS SÃO AS PRINCIPAIS COMPLICAÇÕES NEUROLÓGICAS ASSOCIADAS À INFECÇÃO PELO HIV?

- 90% dos pacientes com Aids e 10-20% dos pacientes HIV positivos apresentam sintomas neurológicos. É essencial não só excluir causas infecciosas, como também considerar diagnósticos diferenciais, como encefalopatia associada a infecção pelo HIV, linfoma, acidente vascular cerebral (AVC) e encefalopatia metabólica.
- A manifestação inicial de uma doença com acometimento do sistema nervoso central (SNC) pode ser: cefaleia, confusão mental, convulsões, meningismo, déficits neurológicos focais ou febre.
- A avaliação inicial deve contemplar: exame neurológico completo, neuroimagem (inicialmente TC de crânio sem contraste) e exame do liquor.

Neurotoxoplasmose

- Principal causa de lesões neurológicas com efeito de massa em pacientes infectados pelo HIV e linfócitos TCD4+ < 200 células/mm^3.
- O quadro clínico depende da topografia, número de lesões e efeito citotóxico, levando a edema cerebral e hipertensão intracraniana (Tabela 4).

TABELA 4 Sinais e sintomas da neurotoxoplasmose em PVHA

Sintomas	Frequência
Alterações do estado mental	50-90%
Hemiparesia e outros sinais focais	60%

(continua)

TABELA 4 Sinais e sintomas da neurotoxoplasmose em PVHA *(continuação)*

Sintomas	Frequência
Cefaleia (evolução lenta)	50-55%
Febre	45-50%
Convulsões	30%
Sinais meníngeos	10%

PVHA: pessoas vivendo com HIV e Aids.

- Tomografia de crânio com e sem contraste endovenoso mostra lesões expansivas, lesões cerebrais múltiplas (70% dos casos), hipodensas, com reforço anelar de contraste e edema perilesional. Localização preferencial nos gânglios da base.
- Realizar ressonância magnética (RM) se lesão única.
- PCR (*polymerase chain reaction*) positivo no LCR para *T. gondii*: especificidade > 95%, mas sensibilidade entre 50 e 90%.
- Sorologia IgG para *T. gondii* positiva em 84% dos casos.
- Liquor: não realizado de rotina, pode ter hiperproteinorraquia e pleocitose linfocítica (< 200 cels/mm^3).
- Diagnóstico presuntivo em caso de paciente com Aids e menos de 100 linfócitos CD4/mm^3 se os três critérios estiverem presentes: 1. síndrome clínica compatível; 2. paciente com sorologia positiva para *Toxoplasma gondii* (IgG); 3. presença de imagem típica com realce anelar do contraste.
- Diagnóstico definitivo por biópsia cerebral. Raramente necessário e está indicado o início do tratamento se critérios para diagnóstico presuntivo presentes.
- Diagnóstico diferencial: linfoma primário de SNC, leucoencefalopatia multifocal progressiva (LEMP), tuberculoma e abscessos cerebrais de outras etiologias.

TABELA 5 Tratamento da neurotoxoplasmose

Primeira escolha
▪ Sulfadiazina (100 mg/kg de peso/dia: 4-6 g ou 1.000 mg, 4 vezes ao dia, se < 60 kg ou 1.500 mg, 4 vezes ao dia, se > 60 kg), + pirimetamina (dose de ataque de 100 a 200 mg no primeiro dia; manutenção de 50 a 75 mg/dia) e ácido folínico (10 a 25 mg/dia). A duração do tratamento é de 3 a 6 semanas. ▪ Após profilaxia com dose do limite inferior da dose de tratamento

(continua)

TABELA 5 Tratamento da neurotoxoplasmose *(continuação)*

Regimes alternativos
▪ Alergia a sulfas: clindamicina (2,4 a 4,8 g/dia divididos em 4 doses) + pirimetamina e ácido folínico ▪ Trimetroprim-sulfametoxazol (5 mg/kg trimetroprim e 25 mg/kg sulfametoxazol, 2 vezes ao dia)
Indicação de dexametasona 4 mg 6/6 h
▪ Evidência radiológica de desvio de linha média
▪ Sinais de hipertensão intracraniana
▪ Deterioração clínica nas primeiras 48 h de tratamento
Anticonvulsivantes apenas se houver convulsão ou antecedente de epilepsia

Linfoma primário de SNC

- Representa 20-30% dos casos das lesões com efeito de massa em PVHA, inclusive com lesões múltiplas.
- Lesões usualmente periventriculares.
- Liquor pouco útil e contraindicado em casos de hipertensão intracraniana.
- Diagnóstico por biópsia.

Leucoencefalopatia multifocal (LEMP)

- Causada pelo vírus JC com destruição de oligodendrócitos e desmielinização.
- Sintomas neurológicos difusos de instalação lenta e progressiva, com alterações de campo visual, ataxia e déficits motores, entre outros. Leva a quadro demencial progressivo.
- RM: hipersinal em T2, iniciando principalmente em regiões parieto-occipitais, que se expande à medida que a doença progride.

Neurotuberculose

- Causa meningoencefalites e granulomas na base do crânio. Estágios iniciais têm quadro semelhante ao das meningites bacterianas.
- Evolui com sintomas e sinais de encefalite, podendo levar o indivíduo ao coma. Papiledema, convulsões e hemiparesia ocorrem em 10 a 15% dos pacientes.

- TC ou RM podem apresentar espessamento das meninges, acentuação do epêndima ventricular, hidrocefalia ou granulomas em base do crânio.
- Liquor com pleocitose linfocítica, glicose entre 20-40 mg/dL.
- A bacterioscopia geralmente é negativa e a cultura isola bacilo em 30 a 50% dos casos. ADA tem sensibilidade entre 60%-100% e especificidade de 84%-99%. A pesquisa de PCR e LCR apresenta bons resultados.

TABELA 6 Liquor no comprometimento meníngeo em PVHA

Parâmetro	Normal	Bacteriana	Viral	Tuberculose
Aspecto macroscópico	Límpido	Turvo	Límpido	Límpido
Celularidade	< 4 células por campo	↑↑↑, predomínio de neutrófilos	↑↑, predomínio de linfócitos	↑, predomínio de linfócitos
Proteína	< 40 mg/dL	↑↑↑	↑	↑↑
Glicose	2/3 da glicemia sérica	↓↓	Normal	↓ ou normal
Pesquisa do agente	-	Cultura e coloração de Gram	PCR	Cultura (demorada e de difícil realização)

PCR: *polymerase chain reaction*; PVHA: pessoas vivendo com HIV e Aids.

Meningite criptocócica

- Causada por *Cryptococos neomorfans* em pacientes com CD4 < 100/mm^3.
- Cefaleia e febre são os sintomas mais comuns com sinais meníngeos em < 50% dos casos e sintomas focais raros. Quadro cutâneo associado com pápulas umbilicadas (semelhantes ao molusco contagioso).
- Pacientes com síndrome de hipertensão intracraniana (HIC): vômitos, diplopia, confusão, coma e papiledema apresentam 90% de mortalidade nas duas primeiras semanas após início do tratamento por HIC.
- Outros fatores relacionados com pior prognóstico na meningite criptocócica: contagem de leucócitos < 20 células/µL no liquor; alteração do estado mental; titulação de látex para *Cryptococcus* spp. superior a 1:1.024 no liquor.

- Diagnóstico e tratamento precoces estão associados a redução de mortalidade.
- Punção lombar (PL) diagnóstica (na suspeita clínica de meningite criptocócica e ausência de contraindicações). Aferir sempre a pressão de abertura liquórica, preferencialmente por raquimanometria.
- Teste de aglutinação com látex no liquor tem sensibilidade superior a 95%. Tinta da China tem sensibilidade de 60%-80%.
- Tinta da China, látex ou cultura positivas para *Cryptococcus* spp. no liquor confirmam o diagnóstico de meningite criptocócica.
- Látex ou cultura para *Cryptococcus* spp. positivo no plasma/soro é indicação para investigar meningite.
- Tratamento da meningite criptocócica:
  - 1ª fase – indução (pelo menos 2 semanas): anfotericina B desoxicolato 0,7 a 1 mg/kg/dia com ou sem flucitosina 100 mg/kg/dia (dividida em quatro tomadas diárias). Prolongar a indução em caso de: coma, deterioração clínica, pressão intracraniana (PIC) persistentemente elevada, cultura liquórica positiva após as 2 semanas de terapia.
  - 2ª fase – consolidação (8 semanas): fluconazol 400 a 800 mg/dia.
  - 3ª fase – manutenção (até paciente assintomático e contagem de TCD4+ > 200 células/mm por pelo menos 6 meses): fluconazol 200 mg/dia. Anfotericina desoxicolato (1 mg/kg/semana) é segunda escolha na manutenção. Associa-se a maior recidiva e toxicidade que o fluconazol.

TABELA 7 Outras complicações neurológicas na PVHA

Complicação	Agente etiológico ou características
Meningoencefalites bacterianas	*Neisseria meningitidis (diplococcus* Gram-*)* *Pneumococcus (coccus* Gram+*)* *Streptococcus (coccus* Gram+*)* *Staphylococcus aureus (coccus* Gram+*)* Nocardia Listeriose (pleocitose linfomononuclear)
Meningite asséptica	Associada a infecção aguda pelo HIV
Meningites virais	Principalmente por herpes-vírus 1 e 2, varicela--zóster e citomegalovírus

PVHA: pessoas vivendo com HIV e Aids.

QUE OUTRAS COMPLICAÇÕES SIGNIFICATIVAS PODEM OCORRER EM PACIENTES COM PVHA?

TABELA 8 Outras complicações em PVHA

Complicações cardiológicas	Ocorrem em até 75% das autópsias em PVHA, mas raramente são sintomáticas. Incluem: derrame pericárdico; cardiomiopatia; hipertrofia ventricular; miocardite; endocardite; neoplasias (sarcoma de Kaposi, linfoma, metástase de carcinoma); doença coronariana aterosclerótica; cardiotoxicidade por medicamentos
Complicações gastrointestinais	Esôfago: candidíase oral e esofágica e por CMV. Comum cursar com ulcerações Diarreia: agentes usuais e *Cryptosporidium* e *Isospora belli*. Usualmente autolimitadas com melhora com HAART Colangiopatia do HIV semelhante a colangite esclerosante primária
Complicações oftalmológicas	Retinite por HIV Retinite por CMV: causa mais comum de cegueira em Aids, tratamento com ganciclovir intravenoso Sarcoma de Kaposi
Complicações do trato urinário	Nefrotoxicidade por medicações Nefropatia do HIV: glomeruloesclerose focal segmentar colapsante (evolução ruim em Aids, pode causar glomerulonefrite rapidamente progressiva)
Doenças sexualmente transmissíveis (DST)	Aumenta a incidência em PVHA. Principalmente sífilis e neurossífilis
Complicações dermatológicas	Exacerbação de doenças dermatológicas como dermatite seborreica, psoríase, pênfigo, psoríase Varicela-zóster e herpes simples disseminado Infecções oportunistas Sarcoma de Kaposi: lesões violáceas, maculopapulares, nodulares, verrucoides, não dolorosas nem pruriginosas. Podem acometer mucosas
Complicações psiquiátricas	Depressão (60% dos pacientes) Aumento de incidência de psicose
Complicações hematológicas	Anemia em até 80% dos casos Linfopenia, neutropenia e plaquetopenia Podem ter distúrbios de coagulação

CMV: citomegalovírus; PVHA: pessoas vivendo com HIV e Aids.

TABELA 9 Efeitos adversos da terapia retroviral

Medicação	Efeitos adversos
Abacavir	Hipersensibilidade, *rash* cutâneo, cefaleia, sintomas gastrointestinais
Didanosina (DDI)	Pancreatite, neuropatia periférica, dor abdominal, náusea, diarreia, aumento de enzimas hepáticas e acidose lática
Emtricitabina	Diarreia, náuseas, hiperpigmentação, insônia
Lamivudina (3TC)	Náusea, diarreia, vômitos, fadiga, mialgia, artralgia, neuropatia, acidose lática e, raramente, pancreatite
Estavudina (D4T)	Neuropatia periférica, pancreatite, dislipidemia, lipodistrofia, acidose lática grave, hepatotoxicidade
Tenofovir	Náusea, vômitos, diarreia
Zidovudina (AZT)	Anemia, pancitopenia, miopatia, náuseas, vômitos, cefaleia, acidose lática, insônia, anorexia, hiperpigmentação
Delavirdina	*Rash*, elevação de transaminases, cefaleia
Efavirenz	Tontura, insônia, pesadelos, sintomas psiquiátricos, tonturas, tinido, sintomas gastrointestinais, *rash* cutâneo
Etravirina	*Rash*, náusea, diarreia
Nevirapina	*Rash*, hepatotoxicidade, cefaleia
Atazanavir	Hiperbilirrubinemia, lipodistrofia, hiperglicemia
Darunavir	Hiperbilirrubinemia, aumento de transaminases, lipodistrofia, hiperglicemia
Fosamprenavir	Diarreia, *rash*, dislipidemia
Indinavir	Hiperbilirrubinemia indireta, aumento de transaminases, dislipidemia, hiperglicemia, redistribuição da gordura corporal, nefrolitíase, diarreia
Lopinavir e ritonavir	Parestesias, hiperglicemia, redistribuição da gordura corporal, dislipidemia com hipertrigliceridemia, sintomas gastrointestinais
Nelfinavir	Diarreia, dislipidemia, hiperglicemia, redistribuição da gordura corporal, vômitos
Ritonavir	Diarreia, dislipidemia com hipertrigliceridemia, hiperglicemia, redistribuição da gordura corporal, parestesias periorais, aumento de enzimas hepáticas, vômitos
Saquinavir	Diarreia, dislipidemia, hiperglicemia, redistribuição da gordura corporal, desconforto abdominal, vômitos, cefaleia

(continua)

TABELA 9 Efeitos adversos da terapia retroviral *(continuação)*

Medicação	Efeitos adversos
Tipranavir	Diarreia, dislipidemia, hiperglicemia, redistribuição da gordura corporal, aumento de transaminases, hemorragia cerebral
Enfuvirtida	Hipersensibilidade, pneumonia
Maraviroc	Febre, infecções das vias aéreas superiores (IVAS), tosse
Raltegravir	Náusea, cefaleia, diarreia

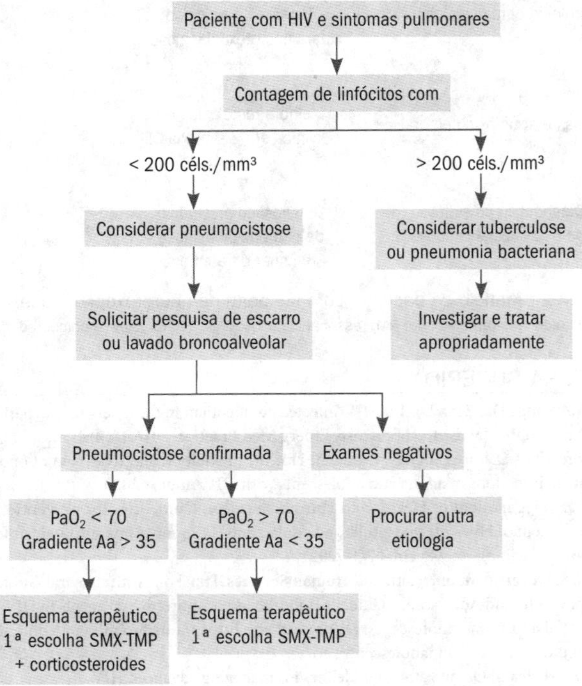

FIGURA 1 Manejo do paciente HIV positivo com sintomas pulmonares.

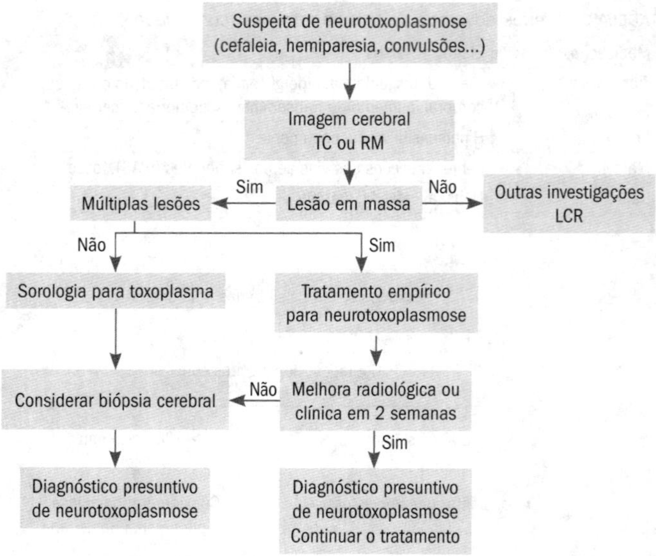

FIGURA 2 Manejo do paciente com suspeita de neurotoxoplasmose.
LCR: líquido cefalorraquidiano; RM: ressonância magnética; TC: tomografia computadorizada.

LEITURA SUGERIDA

1. Gutteridge DL, Egan DJ. The HIV-infected adult patient in the emergency department, the changing landscape of disease. Emerg Med Practice. 2016;18(2):1-16.
2. Infectious Diseases Society. Guidelines for the prevention and treatment of opportunistic Infections in adults and adolescents with HIV. August 2020.
3. U. S. Department of Health and Human Services. Guidelines for prevention and treatment of HIV-infected adults and adolescents. Disponível em: http://aidsinfo.nih.gov/guidelines. Acesso em: 07/11/2021.
4. U. S. Department of Health and Human Services. Panel on Antiretroviral Guidelines for Adults and Adolescents. Guidelines for the use of antiretroviral agents in HIV-1-infected adults and adolescents. Disponível em: https://aidsinfo.nih.gov/contentfiles/lvguidelines/adultandadolescentgl.pdf.
5. World Health Organization. Guidelines for managing advanced HIV disease and rapid initiation of antiretroviral therapy, July 2017. Geneva: World Health Organization; 2017. Acesso em: 07/11/2021.

Infecção do trato urinário

Rodrigo Antonio Brandão Neto

- A infecção do trato urinário (ITU) é definida pela presença de patógenos na urina em quantidades acima de pontos de corte definidos. Dependendo do sítio acometido, pode ser dividida em cistite (bexiga) e pielonefrite (rins).
- A bacteriúria assintomática é definida pelo isolamento de bactérias na urina, em contagens significativas, sem associação com sintomas, e não apresenta indicação de tratamento exceto em populações específicas como gestantes e neutropênicos. Em gestantes, o tratamento da bacteriúria evita uma pielonefrite a cada 7 gestantes tratadas.

QUAL A EPIDEMIOLOGIA E OS GRUPOS DE RISCO PARA O DESENVOLVIMENTO DA ITU?

- Em mulheres jovens sexualmente ativas, sua incidência é de 0,5-0,7 caso/ano. Entre os homens, são incomuns até os 50 anos de idade. A partir de então, a hipertrofia de próstata, causando obstrução ao fluxo urinário, leva ao aumento da incidência de ITU.
- Populações específicas com maior risco de desenvolver ITU incluem crianças pequenas, gestantes, idosos e imunossuprimidos, entre outras condições apresentadas na Tabela 1.

QUAIS SÃO AS PRINCIPAIS MANIFESTAÇÕES CLÍNICAS EM PACIENTES COM ITU NO DEPARTAMENTO DE EMERGÊNCIA?

- Disúria, polaciúria e sensação de urgência urinária são os sintomas característicos de ITU baixo.
- Cistite ocorre principalmente em mulheres sexualmente ativas e mais de 50% das mulheres terão pelo menos um episódio de cistite durante a vida.

TABELA 1 Grupos de risco para desenvolvimento de infecção do trato urinário (ITU)

▪ Crianças menores de 5 anos de idade
▪ Gestantes
▪ Imunossuprimidos
▪ Usuários de sonda vesical ou instrumentação de trato genitourinário
▪ Lesão medular
▪ Pacientes com mais de 60 anos de idade
▪ *Diabetes mellitus*

- Dispauremia, corrimento vaginal, odor alterado de urina, disúria sem polaciúria e urgência urinária sugerem diagnóstico de vaginite.
- O exame físico pouco acrescenta em casos de cistite, mas exame ginecológico com presença de corrimento vaginal sugere diagnóstico de vaginite.
- A presença de dor no flanco, sinal de Giordano positivo e sintomas sistêmicos como febre, náuseas e vômitos sugerem o diagnóstico de pielonefrite.
- Pacientes idosos podem ter como única manifestação quadro confusional agudo.
- Pacientes com sonda vesical costumam ser pouco sintomáticos, e apresentam risco de 5% ao dia de desenvolver ITU.
- Presença de febre após 72 horas de início de antibioticoterapia deve levar a suspeita de abscesso nefrético e é indicação da realização de exame de imagem.

QUAIS EXAMES COMPLEMENTARES DEVO SOLICITAR PARA PACIENTES COM SUSPEITA DE ITU?

- Em pacientes com suspeita de cistite não existe necessidade de exames complementares, exceto em algumas situações descritas na Tabela 2.
- O exame de urina 1 pode demonstrar piúria, que é um achado praticamente universal, seja na ITU baixa ou na pielonefrite.
- Presença de nitritos aumenta significativamente a probabilidade do diagnóstico de ITU.
- O diagnóstico definitivo é realizado pelo exame de urocultura, que deve idealmente ser colhida antes da introdução de antibioticoterapia.
- Uma contagem maior ou igual a 10^5 unidades formadoras de colônias por mL (ufc/mL). Em mulheres com sintomas fortemente sugestivos

de ITU, pode-se considerar o diagnóstico com contagens menores, a partir de 10^2 unidades formadoras de colônias por mL (ufc/mL).

- Ultrassonografia deve ser realizada em pacientes com mais de 72 horas de febre apesar de antibioticoterapia, suspeita de nefrolitíase associada.
- Dispauremia, corrimento vaginal, odor alterado, disúria sem polaciúria e urgência urinária sugerem diagnóstico de vaginite.

TABELA 2 Indicações de urocultura em pacientes com cistite

▪ Febre
▪ Sintomas há mais de 7 dias
▪ Sintomas sugestivos de vaginite
▪ Dor abdominal, náuseas e vômitos
▪ Hematúria franca em pacientes com mais de 50 anos de idade
▪ Imunossupressão
▪ *Diabetes mellitus*
▪ Gestação
▪ Alterações urológicas ou doença renal crônica
▪ Cálculos renais recentes ou atuais
▪ Internação hospitalar nas últimas 2 semanas
▪ Tratamento de infecção do trato urinário (ITU) nas últimas 2 semanas
▪ ITU sintomática recente

QUANDO DEVO TRATAR OS PACIENTES COM BACTERIÚRIA ASSINTOMÁTICA?

- Os pacientes com bacteriúria assintomática em geral não devem ser tratados. As indicações de tratamento para estes pacientes são resumidas na Tabela 3.

TABELA 3 Indicação de tratamento em pacientes com bacteriúria assintomática

▪ Gestantes
▪ Granulocitopênicos
▪ Pacientes com transplante de órgãos sólidos
▪ Pré-operatório de cirurgias urológicas
▪ Pré-operatório de colocação de próteses

COMO DEVE SER O TRATAMENTO DOS PACIENTES COM CISTITE?

- O tratamento-padrão é com antibioticoterapia por 3 dias. O tratamento com dose única tem maior recorrência, mas é uma boa opção para gestantes. São opções de tratamento:
  - Nitrofurantoína (100 mg) 12/12 horas (usar por 5 dias); ou
  - Sulfametoxazol-trimetropim (SMX-TMP) 160-800 mg (por 3 dias); ou
  - Fosfomicina (3 g) em dose única (eficácia menor, evitar se possibilidade de pielonefrite).
  - Norfloxacina 400 mg ao dia 12/12 horas por 3 dias.
- A escolha inicial depende do nível de resistência ao SMX-TMP. Se menor que 20%, essa medicação pode ser agente de escolha.
- Em homens, a ITU na maioria das vezes é associada a hiperplasia prostática ou outras complicações e o tratamento deve ser realizado por pelo menos 7 dias.

COMO E POR QUANTO TEMPO DEVEM SER TRATADOS OS PACIENTES COM PIELONEFRITE?

- Os pacientes com pielonefrite sempre devem realizar exames complementares como urina 1 e urocultura com antibiograma.
- A duração do tratamento é de 7 a 14 dias, mas a resposta clínica do tratamento por 7 dias é similar à de 14 dias em pacientes com pielonefrite não complicada.
- Para pacientes com pielonefrite são necessários antibióticos com penetração no trato urinário alto como ciprofloxacina ou ceftriaxone, não sendo possível utilizar norfloxacina.
- As principais opções para o tratamento da pielonefrite incluem:
  - Ciprofloxacina: 400 mg IV ou 500 mg VO de 12/12 horas.
  - Ceftriaxone: 1 a 2 g IM/IV, 1 vez ao dia.
  - Aminoglicosídeo via intramuscular ou endovenosa em dose única diária: amicacina 15 mg/kg ou gentamicina 5 mg/kg.
- Em pacientes com ITU prévias sempre checar o antibiograma da infecção prévia, pois existe uma grande possibilidade da cepa bacteriana ser a mesma e com a mesma suscetibilidade antimicrobiana.
- Pacientes com hipotensão não rapidamente reversível, alteração da função renal e suspeita de pielonefrite com obstrução devem ser interna-

dos. Recomenda-se reavaliar a necessidade de manter a internação a cada 48 horas.

COMO LIDAR COM AS INFECÇÕES URINÁRIAS POR CÂNDIDA?

- A maioria dos pacientes com candidúria é assintomática. Candidemia raramente resulta de candidúria assintomática.
- Os fatores de risco mais comuns para candidúria são aumento da idade, sexo feminino, uso de antibiótico, aparelhos urinários de drenagem, procedimentos cirúrgicos anteriores e *diabetes mellitus*.
- O tratamento é indicado apenas para os seguintes grupos com candidúria assintomática: muito baixo peso, pacientes submetidos a procedimentos do trato urinário e neutropenia. A grande maioria dos pacientes não deve ser tratada.
- Os pacientes que têm sintomas de infecção urinária devem ser tratados. O tratamento de escolha é o fluconazol oral. Anfotericina B e flucitosina são alternativas menos desejáveis, e há pouco papel para irrigação vesical com anfotericina B.

COMO DIAGNOSTICAR E TRATAR ITUs EM PACIENTES EM USO DE SONDAGEM VESICAL?

- Os cateteres devem ser retirados e persistência da bacteriúria após 48 horas é indicação de tratamento.
- Pacientes criticamente doentes devem receber antibioticoterapia imediatamente.
- Em pacientes em que o Gram não apresente cocos Gram-positivos (etiologia provável de infecção por enterococos ou estafilococos coagulase-negativos), o agente de escolha são as cefalosporinas de terceira geração como o ceftriaxone 2 g/dia, ou fluorquinolonas como ciprofloxacina 400 mg EV 12/12 horas.
- Se infecção por *Pseudomonas* for suspeitada, indica-se o uso de ceftazidima 2 g a cada 8 horas ou aminoglicosídeos.
- Em infecções por enterococos, ampicilina, vancomicina e, eventualmente, aminoglicosídeos são os agentes de escolha; já em pacientes com estafilococos coagulase-negativos o uso preferencial inicial é de vancomicina 1 g a cada 12 horas.

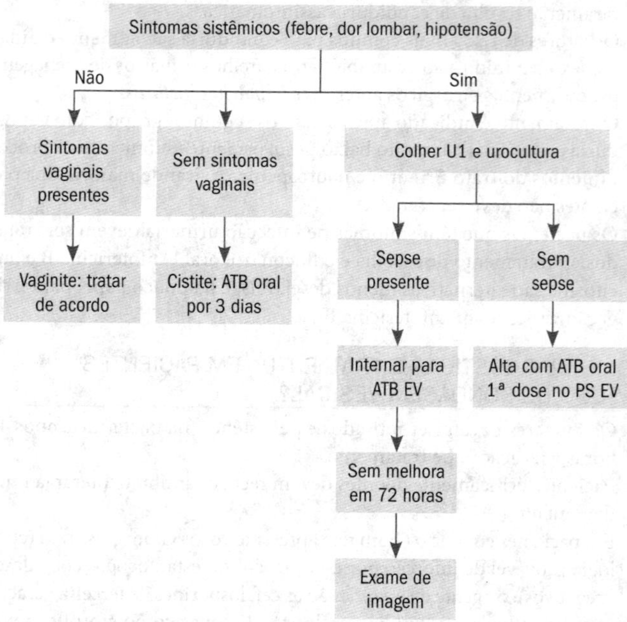

FIGURA 1 Infecção do trato urinário.
ATB: antibioticoterapia; PS: pronto-socorro; U1: urina 1.

LEITURA SUGERIDA

1. Gupta K, Hooton TM, Naber KG, Wullt B, Colgan R, Miller LG, et al. International clinical practice guidelines for the treatment of acute uncomplicated cystitis and pyelonephritis in women: A 2010 update by the Infectious Diseases Society of America and the European Society for Microbiology and Infectious Diseases. Clin Infect Dis. 2011;52:e103-20.
2. Hooton TM, Gupta K. Acute uncomplicated cystitis and pyelonephritis in women. Post TW (ed.). UpToDate. Waltham, MA: UpToDate Inc. http://www.uptodate.com. Acesso em: 16/10/2021.
3. Hooton TM. Acute uncomplicated cystitis, pyelonefritis, and assymptomatic bacteriuria in men. Post TW (ed.). UpToDate. Waltham, MA: UpToDate Inc. http://www.uptodate.com. Acesso em: 16/10/2021.
4. Johnson JR, Russo TA. Acute pyelonephritis in adults. N Engl J Med. 2018;378:48-59.
5. Kauffman CA. Diagnosis and management of fungal urinary tract infection. Infect Dis Clin N Am. 2014;28(1):61-74.
6. Mody L, Juthani-Mehta M. Urinary tract infections in older women: a clinical review. JAMA. 2014;311:844.
7. Pappas PG, Kauffman CA, Andes D, Benjamin DK Jr, Calandra TF, Edwards JE, et al. Clinical practice guidelines for the management of candidiasis: 2009 update by the Infectious Diseases Society of America. Clin Infect Dis. 2009;48:503-35.
8. Sandberg T, Skoog G, Hermansson AB, Kahlmeter G, Kuylenstierna N, Lannergard A, et al. Ciprofloxacin for 7 days versus 14 days in women with acute pyelonephritis: a randomised, open-label and double-blind, placebo-controlled, non-inferiority trial. Lancet. 2012;380:484-90.

90

Infecções pelo vírus influenza H1N1

Rodrigo Antonio Brandão Neto

- As infecções pelo vírus *Influenzae* são conhecidas desde 1933. Trata-se de um vírus RNA de hélice única segmentada e subdivide-se nos tipos A, B e C. Os vírus influenza A apresentam maior variabilidade e são divididos em subtipos de acordo com as diferenças de suas glicoproteínas de superfície, denominadas hemaglutininas (H) e neuraminidases (N). Existem 16 tipos de hemaglutininas, que são enumeradas de H1-H16, e 9 tipos de neuraminidases, que são enumeradas de N1-N9. A combinação dessas hemaglutininas e neuraminidases dá o título dos diferentes vírus. São vírus de alta capacidade de adaptação e variabilidade, que lhes permite causar epidemias anuais recorrentes e eventualmente pandemias.

QUAL É A SITUAÇÃO EPIDEMIOLÓGICA DAS INFECÇÕES PELO VÍRUS INFLUENZA?

- Epidemias pelo vírus H1N1 são descritas recorrentemente. Em 1918, uma pandemia por vírus influenza H1N1, a chamada gripe espanhola, foi responsável por cerca de 50 milhões de mortes. Em 2009, após um triplo rearranjamento de vírus influenza humano, suíno e aviário, ocorreu uma pandemia com mais de 44.000 casos confirmados e 2.051 mortes, com uma estimativa de casos assintomáticos de cerca de 100 vezes o número de casos sintomáticos. Em 2016, no Brasil, voltou a ocorrer outra epidemia com mais de 6.000 casos confirmados e aproximadamente 1.200 óbitos.

QUAIS SÃO AS MANIFESTAÇÕES CLÍNICAS?

- Período de incubação de 1 a 7 dias (média 1 a 4 dias) com período de transmissão começando 24 horas antes do início dos sintomas e estendendo-se por 7 dias. Em crianças, a transmissão pode durar até 14 dias.

- Febre ocorre em 95% dos casos em algumas séries, mas em outras séries até 30% dos pacientes não tiveram febre.
- Outros sintomas frequentemente descritos incluem tosse, dor de garganta, mal-estar e cefaleia. A Tabela 1 cita os sintomas e sua frequência na infecção por H1N1.

TABELA 1 Frequência de sintomas em pacientes com infecção por influenza H1N1 (série de casos CDC dos Estados Unidos)

Sintomas	Frequência
Febre	93%
Tosse	83%
Dispneia	54%
Calafrios	37%
Rinorreia	36%
Mialgias	36%
Dor de garganta	31%
Vômitos	29%
Sibilância	24%
Diarreia	24%

- A principal complicação é a pneumonia usualmente viral com coinfecção bacteriana em até 30% dos casos. Pode cursar com hipoxemia significativa e geralmente acometimento bilateral. Os escores de gravidade de pneumonia podem subestimar sua gravidade, como podemos ver no Departamento de Emergência do HC-FMUSP, em que a maioria dos pacientes com necessidade de suporte ventilatório apresentava escores de pneumonia PSI 2 ou 3 e CURB-65 de 0 ou 1. As principais complicações da infecção pelo H1N1 são citadas na Tabela 2.

TABELA 2 Complicações da infecção pelo vírus influenza H1N1

▪ Exacerbação de condição crônica de base
▪ Sinusite, otite, bronquiolite, asma
▪ Pneumonia, injúria pulmonar aguda, insuficiência respiratória
▪ Miocardite, pericardite

(continua)

TABELA 2 Complicações da infecção pelo vírus influenza H1N1 *(continuação)*

▪ Miosite, rabdomiólise
▪ Encefalite, convulsões, mal epiléptico
▪ Resposta inflamatória sistêmica
▪ Insuficiência renal
▪ Sepse
▪ Disfunção de múltiplos órgãos
▪ Óbito

QUAIS SÃO AS ALTERAÇÕES ESPERADAS EM EXAMES COMPLEMENTARES NA INFECÇÃO PELO H1N1?

- Podem ocorrer tanto leucocitose como leucopenia.
- Algumas séries tiveram aumento de LDH em 90% dos casos. Em nossos pacientes o LDH foi aumentado em 88% deles com infecção por H1N1 com pneumonia, sendo mais um marcador de complicações como pneumonia do que de infecção pelo H1N1.
- Foi descrito aumento de transaminases, CPK em número considerável de pacientes. A Tabela 3 descreve a frequência das principais alterações de exames complementares em nossa série de pacientes com infecção por influenza H1N1.
- Em pacientes com pneumonia por influenza H1N1 comparada a pneumonia bacteriana, é mais frequente que a infecção por H1N1 tenha comprometimento bilateral e curse com hipoxemia e com menos frequência estes pacientes apresentam comorbidades clínicas. A Tabela 4 demonstra estas diferenças em nossa série de pneumonias durante a pandemia de influenza H1N1 de 2009.

TABELA 3 Alterações laboratoriais em pacientes com infecção por influenza H1N1

Exame	Frequência da alteração
Aumento de ALT	45%
Aumento de AST	44%
Anemia	37%
Leucopenia	20%

(continua)

TABELA 3 Alterações laboratoriais em pacientes com infecção por influenza H1N1 *(continuação)*

Exame	Frequência da alteração
Leucocitose	18%
Aumento de LDH	80-90% (em casos graves)
Aumento de CPK	25-30%

TABELA 4 Características clínicas de pacientes com pneumonia com ou sem infecção pelo vírus H1N1 internados no Hospital das Clínicas da FMUSP

Variável	H1N1 positivo	H1N1 negativo	P
	N = 53	N = 52	
Idade (anos)	43 (29-54)	50 (32-67)	0,009
DHL (U/L)	679 (518-1231)	488 (374-708)	0,001
CPK (U/L)	119 (55-243)	78 (37-149)	NS
Leucócitos (céls./mm^3)	6.820 (4.625-9.680)	7.600 (5.570-15.100)	NS
Linfócitos (céls./mm^3)	1.100 (650-1.500)	850 (400-1.515)	NS
PaO_2 (mmHg)	55,6 (44-65)	60,2 (52-70)	NS
pH	7.399 (7,35-7,42)	7.394 (7,32-7,42)	NS
Albumina (g/dL)	3,5 (3,1-4,1)	3,3 (2,6-3,6)	0,02
Proteína C-reativa (mg/L)	72 (20-144)	114 (82-185)	0,01
Tempo de sintomas até admissão (dias)	5 (3-7)	4 (2-6,5)	NS
Infiltrado bilateral ao raio X	77,3%	25,0%	< 0,001
Comorbidades	62,2%	80,7%	0,03
Uso de drogas vasopressoras	18,8%	25,0%	NS
Ventilação invasiva	32,0%	30,7%	NS
Escore PSI/PORT	2 (2-3)	4 (2-4,5)	< 0,001
Escore CURB-65	1 (1-1)	1 (1-2)	< 0,001

(continua)

TABELA 4 Características clínicas de pacientes com pneumonia com ou sem infecção pelo vírus H1N1 internados no Hospital das Clínicas da FMUSP *(continuação)*

Variável	H1N1 positivo	H1N1 negativo	P
	N = 53	N = 52	
Escore SMART-COP	3 (1-4)	2 (1-4)	NS
IRA na entrada	13,2%	25,0%	NS
IRA durante a evolução	35,8%	42,3%	NS
Mortalidade hospitalar	9,4%	17,3%	NS
Mortalidade hospitalar + admissão em UTI	52,8%	44,2%	NS

NS: não significativo, dados em medianas.

COMO FAZEMOS O DIAGNÓSTICO DE INFECÇÃO POR H1N1?

- Definição de caso suspeito: febre associada a tosse ou dor de garganta.
- Doença leve ou não complicada: paciente com dor de garganta, tosse, rinorreia, mialgias, mas sem dispneia; ou paciente com piora de estado funcional de doença crônica previamente existente.
- Doença progressiva: o paciente apresenta sintomas de doença leve acrescidos de sintomas como dor torácica, hipóxia, alterações em sistema nervoso central, desidratação e piora ou exacerbações de condições crônicas como asma, doença pulmonar obstrutiva crônica, insuficiência cardíaca e insuficiência renal, entre outras.
- Doença grave ou complicada: paciente com sinais de acometimento de vias aéreas inferiores, principalmente pneumonia ou outras alterações graves como encefalite, miocardite, rabdomiólise ou sepse grave associada a infecção pelo H1N1.
- O teste laboratorial recomendado pela Organização Mundial da Saúde (OMS) para a detecção qualitativa do novo vírus da influenza A (H1N1), também conhecido como vírus da gripe suína, é a reação em cadeia da polimerase em tempo real (rRT-PCR). As amostras clínicas que devem ser coletadas para a realização do teste são *swabs* combinados de nasofaringe e orofaringe. Pacientes entubados devem ser submetidos a coleta de aspirado nasotraqueal.

COMO DEVEMOS ESTRATIFICAR PACIENTES COM PNEUMONIA POR INFECÇÃO POR INFLUENZA H1N1?

- Os escores de pneumonia em estudos em pacientes com pneumonia secundária a infecção por influenza H1N1, como o PSI e CURB-65, não têm boa performance em predizer necessidade de internação em UTI.
- O escore SMART-COP teve boa performance em predizer necessidade de internação em UTI. O escore consiste nas seguintes variáveis:
  - Pressão arterial sistólica abaixo de 90 mmHg (2 pontos).
  - Envolvimento multilobar (1 ponto).
  - Albumina menor que 3,4 mg/dL (1 ponto).
  - Frequência respiratória maior que 30 incursões respiratórias por minuto (1 ponto).
  - Frequência cardíaca maior que 124 batimentos por minuto (1 ponto).
  - Confusão mental (1 ponto).
  - Saturação de oxigênio abaixo de 90% (2 pontos).
  - pH arterial menor que 7,35 (2 pontos).
  - Um escore > 3 em nossa série de caso foi preditivo de necessidade de recursos de terapia intensiva (Tabela 5).

TABELA 5 Escores de pneumonia em pacientes com infecção pelo H1N1

Escore	Sensibilidade (%)	Especificidade (%)	VPP (%)	VPN (%)	Acurácia (%)
PSI	14,8	100	100	53	56,7
CURB-65	11	96	75	51	52,8
SMART-COP	95,6	73	78	90,5	85

VPN: valor preditivo negativo; VPP: valor preditivo positivo.

QUAIS SÃO AS MEDIDAS QUE DEVEM SER REALIZADAS PARA O MANEJO DE PACIENTES COM INFECÇÃO POR INFLUENZA H1N1?

- Tratamento recomendado com oseltamivir em dose de 75 mg VO a cada 12 horas por 5 dias. O tratamento pode ser prolongado, conforme as condições clínicas do paciente e julgamento médico para 7 a 10 dias, e o benefício parece ser maior com uso nas primeiras 48 horas do início dos sintomas. A Tabela 6 cita as indicações de uso de oseltamivir.

- Em pacientes com quadro respiratório grave, deve ser incluída no tratamento antibioticoterapia de amplo espectro, conforme recomendações de consenso para tratamento de pneumonia com alguns autores sugerindo que macrolídeos poderiam também ter efeito no tratamento da infecção viral.
- Em pacientes gravemente doentes pode ser realizado o uso de peramivir intravenoso, que teve em estudos retrospectivos taxas de sobrevida acima de 75%. No caso de resistência a oseltamivir, no entanto, deve-se evitar o peramivir devido à resistência cruzada e utilizar o zanamivir intravenoso.
- Em pacientes com relação $PaO_2/FiO_2 < 200$, pode ser considerado o uso de glicocorticoides, como em outras causas de síndrome de angústia respiratória do adulto.

TABELA 6 Indicações de tratamento com oseltamivir em pacientes com influenza H1N1

1. Todos os pacientes hospitalizados com infecção suspeita ou confirmada pelo novo vírus influenza A (H1N1)
2. Pacientes de risco para complicações da influenza, após avaliação médica
Os pacientes de risco incluem: a) Crianças menores que 2 anos b) Adultos com idade maior ou igual a 60 anos c) Gestantes d) Obesos com índice de massa corpórea > 30 e) Imunossuprimidos (infecção pelo HIV, transplantes ou pessoas em uso de medicamentos imunossupressores) f) Adultos e crianças portadores de doenças crônicas como diabetes, cardiopatias, pneumopatias, hepatopatias, doenças neuromusculares, hematológicas e metabólicas g) Profissionais da saúde e cuidadores de instituições de cuidados a pacientes crônicos

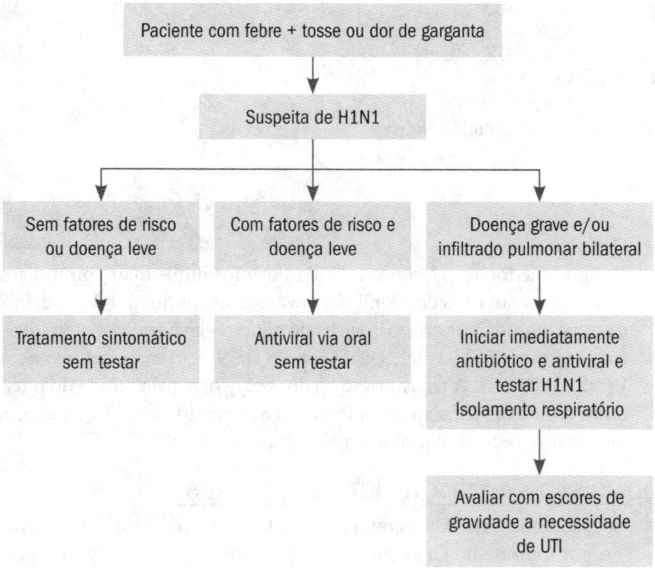

FIGURA 1 Vírus influenza H1N1.

LEITURA SUGERIDA

1. Dawood FS, Jain S, Finelli L,Shaw MW, Lindstrom S, Garten RJ, et al. Emergence of a novel swine-origin influenza A (H1N1) virus in humans. N Engl J Med. 2009;360:2605.
2. Thorner AR. Treatment and prevention of pandemic H1N1 influenzae. In: Post TW (ed.). UpToDate. Waltham, MA: UpToDate Inc. http://www.uptodate.com. Acesso em: 15/10/2021
3. United States Centers for Disease Control and Prevention. Interim guidance for clinicians on identifying and caring for patients with swine-origin influenza A (H1N1) virus infection. Disponível em: http://www.cdc.gov/swineflu/identifyingpatients.htm.
4. Uyeki T. Antiviral treatment for patients hospitalized with 2009 pandemic influenza A (H1N1). N Engl J Med. 2009;361:e110.
5. Writing Committee of the WHO Consultation on Clinical Aspects of Pandemic (H1N1) 2009 Influenza, Bautista E, Chotpitayasunondh T, Gao Z, Harper SA, Shaw M, et al. Clinical aspects of pandemic 2009 influenza A (H1N1) virus infection. N Engl J Med. 2010;362:1708.

91

Dengue

Rodrigo Antonio Brandão Neto

- Dengue é a doença viral transmitida por mosquitos mais comum em nosso país, com mais de 50 milhões de casos anuais no mundo. A doença é transmitida por um Arbovírus do gênero Flavivírus. Existem quatro sorotipos: DEN-1, DEN-2, DEN-3 e DEN-4. O mais frequente no Brasil é o DEN-1. A transmissão da doença ocorre pela picada do mosquito fêmea de *Aedes* sp., com infecção ocorrendo de 5 a 8 dias após a picada do inseto contaminado pelo vírus.

QUAIS SÃO AS CARACTERÍSTICAS DO VÍRUS?

- Causada por vírus RNA com capacidade de ligação a diferentes células, por intermédio da glicoproteína e do envelope viral; o vírus apresenta intensa replicação entre células humanas.
- A imunidade parcial ao vírus pode levar a uma resposta inflamatória, por conta da reação de hipersensibilidade com ativação da via do complemento e aumento da tendência a hemorragias.
- Nos casos de dengue hemorrágica ocorre disfunção endotelial, com aumento da permeabilidade capilar, hemoconcentração e choque.
- Acredita-se que grande parte dos casos é assintomática, o que leva à subnotificação da infecção.
- A dengue é uma doença sazonal e, no Brasil, a enorme maioria dos casos ocorre entre os meses de fevereiro e maio. Nesta época do ano o limiar para suspeitar de um caso de dengue em uma síndrome febril deve ser baixo.

QUAIS SÃO AS PRINCIPAIS MANIFESTAÇÕES CLÍNICAS?

- Em crianças a infecção é frequentemente oligossintomática.

- Início súbito de febre alta, mialgia, cefaleia, dor retro-ocular, náuseas e vômitos, que ocorrem após período de incubação de 3 a 10 dias.
- Quadro doloroso frequentemente intenso ("febre quebra-osso").
- Os pacientes podem apresentar exantema após 1-2 dias de febre, de característica escarlatiniforme e maculopapular que dura de 2 a 3 dias. O *rash* inicia-se no tronco e dissemina para face e extremidades; posteriormente no final da doença o exantema pode se tornar petequial, podendo haver prurido e descamação da pele.
- Diarreia e sintomas respiratórios ocorrem em até 30% dos pacientes.
- Hepatomegalia dolorosa e linfadenopatia podem ocorrer.
- Manifestações hemorrágicas podem aparecer no quarto ou quinto dia de febre e incluem epistaxe, gengivorragia, petéquias e prova do laço positiva.
- Em pacientes com dengue hemorrágica, ocorre hemoconcentração, queda da pressão de pulso e finalmente choque. O choque costuma ser de curta duração, mas pode evoluir com óbito em 12-24 horas.

TABELA 1 Sinais de alarme na dengue

▪ Dor abdominal intensa e contínua
▪ Vômitos persistentes
▪ Hepatomegalia dolorosa
▪ Derrames cavitários
▪ Sangramentos importantes
▪ Hipotensão arterial
▪ Hipotensão postural
▪ Diminuição da diurese
▪ Letargia/agitação
▪ Pulso rápido e fraco
▪ Extremidades frias/cianose
▪ Lipotimia
▪ Diminuição da temperatura corporal e sudorese profusa
▪ Aumento repentino de hematócrito

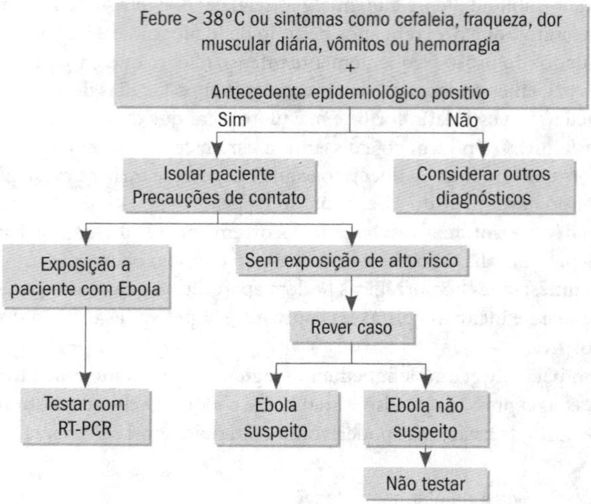

FIGURA 1 Ebola.

EM PACIENTES COM SUSPEITA DE DENGUE, EM QUE OUTROS DIAGNÓSTICOS DEVO PENSAR?

- Dengue deve ser considerada diagnóstico diferencial de pacientes febris em áreas endêmicas, principalmente em tempos de epidemia. Entre seus diagnósticos diferenciais incluem-se febre chikungunya, malária, leptospirose, hepatites virais, ricketioses e influenza, entre outras doenças.
- Doenças causadoras de febres hemorrágicas como ebola e hantavirose podem ter diagnóstico diferencial das formas hemorrágicas da dengue.
- Doenças febris que cursam com exantema, como rubéola, estreptococcia e doença meningocócica.

TABELA 2 Diagnósticos diferenciais da dengue

Diagnóstico	Características
Febre amarela	Arbovirose, endêmica na região Norte do país, causa quadro de icterícia importante com hemorragias e disfunção hepática
Malária	Cursa com episódios cíclicos de febre com hemólise e icterícia e quadro de calafrios. Em suas formas mais graves, cursa com quadro de malária cerebral e disfunção renal
Chikungunya	Quadro similar ao da dengue, mas com dores mais debilitantes, que cursam com tempo mais prolongado de sintomas. A chikungunya não costuma ter choque e quadros de hemorragias como a dengue, e a doença ainda não se tornou endêmica no país
Leptospirose	Quadro inicial de febre e mialgias e uma segunda fase com icterícia, hemorragias, manifestações pulmonares e insuficiência renal. Antecedente epidemiológico de exposição a águas de enchentes
Ebola	Cursa com maior frequência com manifestações hemorrágicas e também com diarreia. Apresenta choque mais prolongado, com grande déficit de volume. Endêmico na África
Influenza	Quadro importante de mialgias e febre; tem sintomas respiratórios altos, podendo evoluir com pneumonia. Não cursa com fenômenos hemorrágicos
Rubéola	Cursa com quadro de exantema e febre, sem manifestações hemorrágicas

QUE EXAMES COMPLEMENTARES DEVO SOLICITAR?

- Leucopenia e neutropenia são frequentes por conta da supressão medular secundária à dengue e ocorrem precocemente na evolução da doença.
- Plaquetopenia e hemoconcentração, com aumento de 20% do hematócrito em relação aos níveis basais, são manifestações possíveis e indicativas de dengue grave, possivelmente com indicação de internação.
- Transaminases podem estar aumentadas até 5 vezes o limite superior da normalidade. Em raros casos, aumentos maiores podem ocorrer. A albumina sérica pode diminuir, mas coagulograma com aumento do TP, TTPA ou TT ocorre em pacientes graves, evoluindo com disfunção hepatocítica ou coagulação intravascular disseminada.

- Ureia, creatinina, sódio e potássio devem ser solicitados, principalmente em pacientes que evoluem com choque, diarreia e hemorragias.
- Exames específicos incluem sorologia, e a sensibilidade e especificidade dos exames ELISA e MAC-ELISA são, respectivamente, de 96 e 99%. A sorologia só apresenta resultados positivos após o quinto dia de doença.
- Detecção do vírus por RT-PCR é uma técnica aprovada recentemente, mas pouco disponível ainda na maioria dos centros. A vantagem do método é a possibilidade da identificação do sorotipo.
- A pesquisa do antígeno-NS1 é uma alternativa para realizar o diagnóstico precoce, mantendo-se positivo até o quarto dia de sintomas. A sensibilidade do exame é baixa (50-75%), mas a especificidade é maior que 90%. Os kits comerciais comuns de NS1 não detectam habitualmente o sorotipo DEN-4. A Tabela 3 apresenta os principais exames complementares na dengue.

TABELA 3 Exames complementares na dengue

Dengue clássica
▪ Hemograma: normalmente cursa com leucopenia e neutropenia. Entretanto, linfocitose com atipia linfocitária pode ocorrer. Plaquetopenia é observada
▪ Transaminases: podem ocorrer aumentos discretos
Dengue hemorrágica
▪ Transaminases pouco aumentadas e diminuição da albumina sérica
▪ Coagulograma: aumento do TP, TTPA e TT
▪ Hemograma: trombocitopenia grave (abaixo de $100.000/mm^3$). Hemoconcentração, com Ht > 40% em mulheres e aumento do hematócrito em 45% em homens
▪ Prova do laço: insufla-se o manguito até o ponto médio entre as pressões sistólica e diastólica e mantém-se insuflado por 5 minutos; marcar um quadrado de 2,5 cm por 2,5 cm e verificar se há presença de pelo menos 10 petéquias em crianças e 20 petéquias em adultos
▪ Isolamento viral: meio mais específico de diagnóstico; permite a identificação do sorotipo. Coletar até o quinto dia do início dos sintomas
▪ Reação em cadeia da polimerase (PCR): permite identificar o sorotipo

(continua)

TABELA 3 Exames complementares na dengue *(continuação)*

Dengue hemorrágica
▪ Sorologias: tornam-se reagentes no término das manifestações clínicas, em geral no sexto dia após o início dos sintomas. A detecção de IgM por anticorpos de captura (MAC-ELISA) é a mais utilizada. Ensaios imunoenzimáticos ou por hemaglutinação confirmam o diagnóstico
▪ Pesquisa de antígeno viral NS-1 positivo desde o primeiro dia após o início dos sintomas até habitualmente o quarto ou quinto dia usando a maioria dos kits comerciais

COMO DEVO MANEJAR OS PACIENTES COM DENGUE NO DEPARTAMENTO DE EMERGÊNCIA?

- O tratamento é sintomático e de suporte. Além de analgésicos, podem ser usados antieméticos e anti-histamínicos.
- Os salicilatos devem ser evitados, em razão do risco de sangramentos.
- Pacientes com diarreia e vômitos podem ser orientados a realizar hidratação oral.
- Pacientes com sintomas de alarme devem em geral ser internados. Pacientes com prova do laço positivo, mas plaquetas acima de 100.000 céls./mm^3 e sem hemoconcentração, podem ser monitorizados em casa.
- Nas formas graves a hidratação parenteral com cristaloides deve ser iniciada. O ringer lactato é a solução cristaloide de escolha. Recomenda-se dose de 20 mL/kg em 20-30 minutos e repetir conforme reavaliação pelo menos 3 vezes; se necessário, drogas vasoativas são utilizadas.
- Em pacientes sem melhora da hemoconcentração com soluções cristaloides, pode-se considerar o uso de coloides. Inicialmente o hematócrito deve ser mensurado a cada 2 horas e depois a cada 4-6 horas.
- Pacientes com quadro hemorrágico devem receber concentrado de hemácias e caso ocorra alteração do tempo de protrombina deve ser utilizada reposição de vitamina K.
- São consideradas indicações de internação: PA < 90/60 mmHg, hematócrito > 50%, plaquetas < 50.000 céls./mm^3 e sangramento maior que petéquias.
- As Figuras 2 e 3 resumem a classificação e o tratamento dos pacientes com dengue. Os tratamentos dos grupos C e D são semelhantes, mas os pacientes do grupo D idealmente devem ser monitorizados em leitos de terapia intensiva e reavaliados a cada 15-20 minutos.

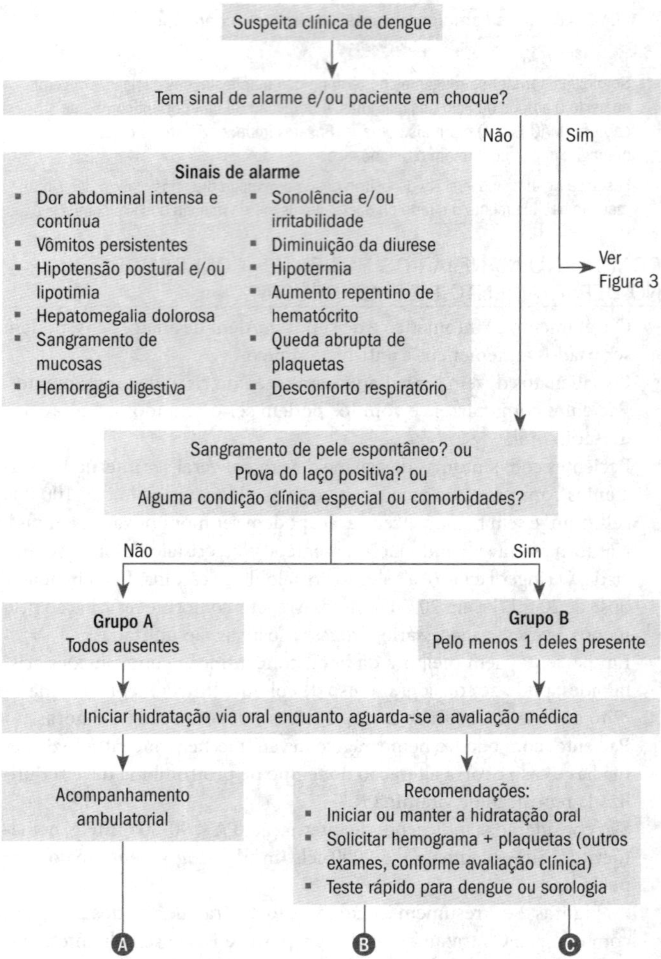

FIGURA 2 Classificação de risco e manejo do paciente com suspeita de dengue. *(continua)*

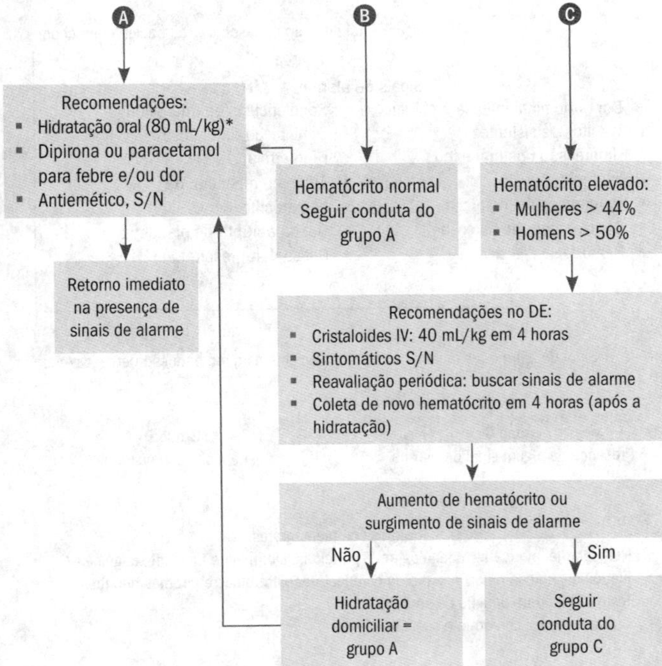

Condições clínicas especiais ou comorbidades: gestantes, idade acima de 65 anos, hipertensão, cardiopatia, diabetes, DPOC, anemia falciforme, doença renal crônica e doenças autoimunes.

* Sendo 1/3 com solução salina oral e 2/3 com ingestão de líquidos caseiros (água, suco de frutas, chás, água de coco).

FIGURA 2 (*continuação*) Classificação de risco e manejo do paciente com suspeita de dengue.

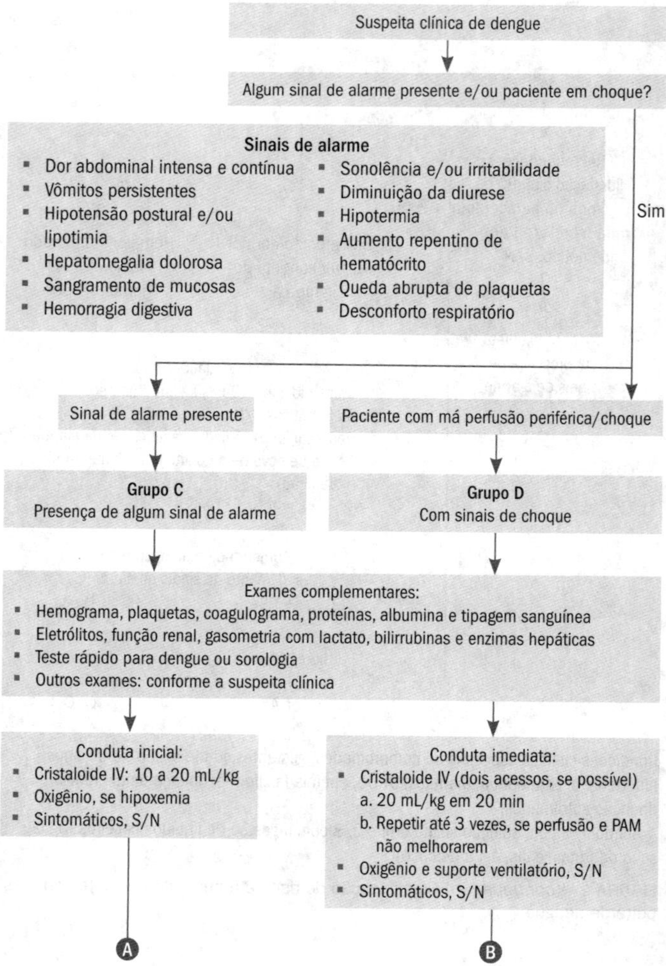

FIGURA 3 Manejo do paciente com sinais de alarme e/ou choque. *(continua)*

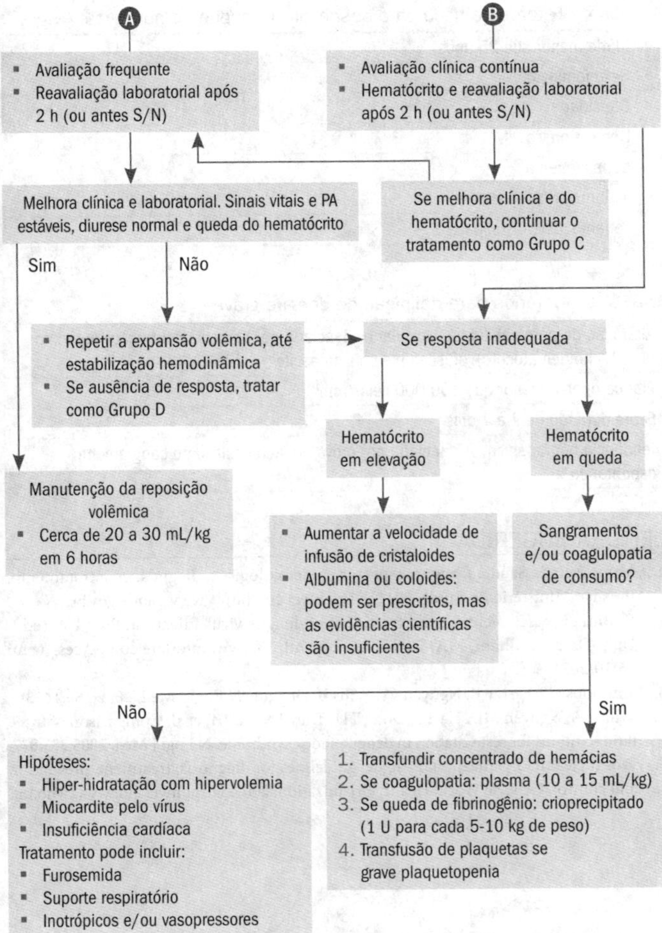

FIGURA 3 (*continuação*) Manejo do paciente com sinais de alarme e/ou choque.

TABELA 4 Fatores de risco para desenvolver dengue hemorrágica

▪ Idade menor que 25 anos
▪ Sexo feminino
▪ Obesidade
▪ Dengue prévia
▪ Cepa virulenta
▪ Variantes HLA classe I
▪ Variante gene fosfolipase 1

TABELA 5 Critérios para definição de dengue grave

Alteração da permeabilidade vascular evidenciada por hemoconcentração (aumento de 20% no hematócrito), efusões pleurais ou ascite
Plaquetopenia menor que 100.000 céls./mm^3
Febre durando de 2 a 7 dias
Tendência hemorrágica, evidenciada por prova do laço positivo ou sangramento espontâneo

LEITURA SUGERIDA

1. Ministério da Saúde. Dengue: aspectos epidemiológicos, diagnóstico e tratamento. Brasília: Ministério da Saúde; 2011. Disponível em: http://www.saude.gov.br.
2. Rothman AL. Prevention and treatment of dengue virus infection. Post TW (ed.). UpToDate. Waltham, MA: UpToDate Inc. http://www.uptodate.com. Acesso em: 16/10/2021.
3. Simmons CP, Farrar JJ, Nguyen vV, Wills B. Dengue. N Engl J Med. 2012;366:1423.
4. Wills BA, Nguyen MD, Ha TL, Dong TH, Tran TN, Le TT, et al. Comparison of three fluid solutions for resuscitation in dengue shock syndrome. N Engl J Med. 2005;353:877.
5. World Health Organization. Dengue: guidelines for diagnosis, treatment, prevention and control. Geneva: World Health Organization; 2009. Disponível em: www.who.int.

92

Febre Chikungunya

Rodrigo Antonio Brandão Neto

- A febre Chikungunya (CHIKF) é uma doença causada por um arbovírus RNA pertencente ao gênero Alphavírus da família Togaviridae que é transmitida pelo mesmo vetor da dengue, o mosquito *Aedes aegypti.*
- No Brasil, foram notificados cerca de 200 mil casos prováveis em 2017, com incidência de 89,5 casos a cada 100 mil habitantes. O Estado do Ceará foi particularmente afetado pela CHIKF.

QUAIS SÃO AS CARACTERÍSTICAS DO VÍRUS CHIKF E COMO ELE É TRANSMITIDO?

- O vírus é um Alphavírus da família Togaviridae identificado pela primeira vez na Tanzânia.
- O vírus entra em células epiteliais e endoteliais por endocitose e induz à apoptose celular. A reação inflamatória é intensa, com grande produção de interferon tipo 1.
- Nos primeiros dias de infecção, a CHIKF pode cursar com viremia importante, o que facilita a transmissão, pois os mosquitos são facilmente infectados ao picar humanos nessa fase.
- Não existem populações imunes à CHIKF; no entanto, a exposição à doença poderá desenvolver imunidade individual prolongada.

QUAIS SÃO AS MANIFESTAÇÕES CLÍNICAS DA CHIKF?

- O período de incubação é normalmente de 3 a 7 dias. Cerca de 60-70% dos casos são sintomáticos.
- A apresentação clássica é um quadro agudo de febre (acima de 38,5°C) e artralgia ou artrite em viajantes de áreas endêmicas nas últimas 2 semanas.

- As dores articulares são simétricas e envolvem principalmente punhos, joelhos, cotovelos, artelhos e tornozelos. Podem ainda ser descritas em articulações proximais de mãos.
- Em razão do quadro de artralgia importante, os pacientes apresentam deambulação encurvada para a frente e com base ampla, manifestação que justifica o nome da doença*.
- Exantema maculopapular envolvendo o tronco e extremidades ocorre entre 2-5 dias em cerca de 40-75% dos pacientes.
- Dor retro-orbitária, náuseas, vômitos, síndrome meníngea e encefalopatia são descritos associados à doença.
- As fases subaguda e crônica da doença são caracterizadas por astenia e poliartralgia intensa.
- O diagnóstico deve ser sempre suspeito em paciente com antecedente epidemiológico de viagens para regiões endêmicas, febre e artralgias graves.
- Manifestações hemorrágicas podem ocorrer, mas são muito menos frequentes que na dengue. A Tabela 1 apresenta as principais manifestações da doença.

TABELA 1 Manifestações clínicas da febre Chikungunya

Manifestação	Frequência
Febre	76-100%
Poliartralgia	71-100%
Cefaleia	50-70%
Exantema	28-77%
Estomatite	25%
Úlceras orais	15%
Hiperpigmentação	20%
Dermatite esfoliativa	5-10%

QUAIS SÃO OS DIAGNÓSTICOS DIFERENCIAIS DA CHIKF?

- O principal diagnóstico diferencial é a dengue, mas as manifestações hemorrágicas e o choque são raros na CHIKF. Outras causas de febre he-

* O termo provém da palavra *kungunyala*, da lingua Maconde da Tanzânia, que significa "tornar-se dobrado ou contorcido".

morrágica são diagnósticos diferenciais, assim como etiologias que cursam com febre e mialgia, como mostra a Tabela 2.

TABELA 2 Diagnóstico diferencial da Chikungunya

Diagnóstico	Característica
Dengue	Também transmitida pelo mosquito *Aedes*, tem quadro hemorrágico mais grave e frequente
Febre do Nilo	Ocorre principalmente em imunossuprimidos na Ásia, África e algumas partes da Europa
Ebola	Apresenta quadro hemorrágico mais grave e frequente; ocorre na África
Hantavírus	Pode evoluir com síndromes hemorrágicas ou cardiopulmonares; ocorre principalmente na Ásia
Rubéola	Contato com paciente com rubéola, *rash* cutâneo
Malária	Viagens para África ou outros locais epidêmicos, febre cíclica
Febre Lassa	Ocorre na África Ocidental, pode cursar com febre hemorrágica
Parvovírus	Cursa com eritema, principalmente em bochechas; além das artralgias, podem ocorrer aplasia de série vermelha e outras citopenias
Hepatites virais	Dores articulares mais limitadas, raramente cursam com hemorragia, exceto no contexto de hepatite fulminante
Caxumba	Autolimitada, quadro doloroso menos intenso, pode evoluir com orquite e parotidite
Leptospirose	Antecedente de contato com água de enchentes

QUE EXAMES COMPLEMENTARES DEVO SOLICITAR?

- Alterações inespecíficas incluem linfopenia e plaquetopenia. A leucopenia é rara, ao contrário da dengue.
- Elevações de enzimas hepáticas, geralmente em até três vezes o limite superior da normalidade, são frequentes.
- O exame padrão-ouro para diagnóstico é o isolamento do vírus por RT-PCR, que pode ser realizado do 1º até o 8º dia de aparecimento dos sintomas da doença (maior viremia do 1º ao 5º dia).
- O diagnóstico sorológico pode ser realizado com aumento de quatro vezes nos títulos em 2 semanas.

- A presença de anticorpos IgM por MAC-ELISA pode fazer o diagnóstico na fase aguda. O aumento pode ocorrer desde o 2º dia do início do quadro, persistindo por várias semanas.

TABELA 3 Critérios diagnósticos para febre Chikungunya

Diagnóstico	Critério
Caso suspeito	Febre de instalação abrupta, com calafrios e artralgias, que persiste por semanas a meses
Caso provável	Critério de caso suspeito associado a: ▪ Viagem para local com epidemia ▪ Exclusão de malária, dengue e outras causas de febre com artralgias
Caso confirmado	Pelo menos 1 dos seguintes: ▪ Isolamento de vírus em cultura ▪ RNA do vírus detectado por RT-PCR ▪ Anticorpos IgM positivo na fase aguda ou convalescença ▪ Anticorpos IgG com aumento de quatro vezes em seus títulos em 3-4 semanas

COMO DEVE SER O MANEJO DOS PACIENTES COM CHIKF?

- A maioria dos casos de CHIKF pode ser acompanhada ambulatoriamente.
- O tratamento é sintomático, com o paracetamol sendo a droga de escolha para tratamento da febre e da dor articular.
- O uso de anti-inflamatórios é reservado para pacientes com artralgia e artrite, sem melhora com o uso de paracetamol e após exclusão de dengue como diagnóstico diferencial. A cloroquina está sendo estudada em pacientes com artralgia e artrite crônicas, e seu papel em pacientes agudos ainda não é determinado.
- Não há necessidade de acompanhamento diário da maioria dos pacientes, que devem ser orientados a retornar à unidade de saúde em caso de persistência da febre por mais de 5 dias, aparecimento de sinais de gravidade ou persistência de dor articular.
- Os pacientes de grupo de risco (gestantes, pacientes com comorbidades, idosos e menores de 2 anos de idade) também devem ser acompanhados ambulatoriamente, mas com reavaliação diária até o desaparecimento da febre e ausência de sinais de gravidade.

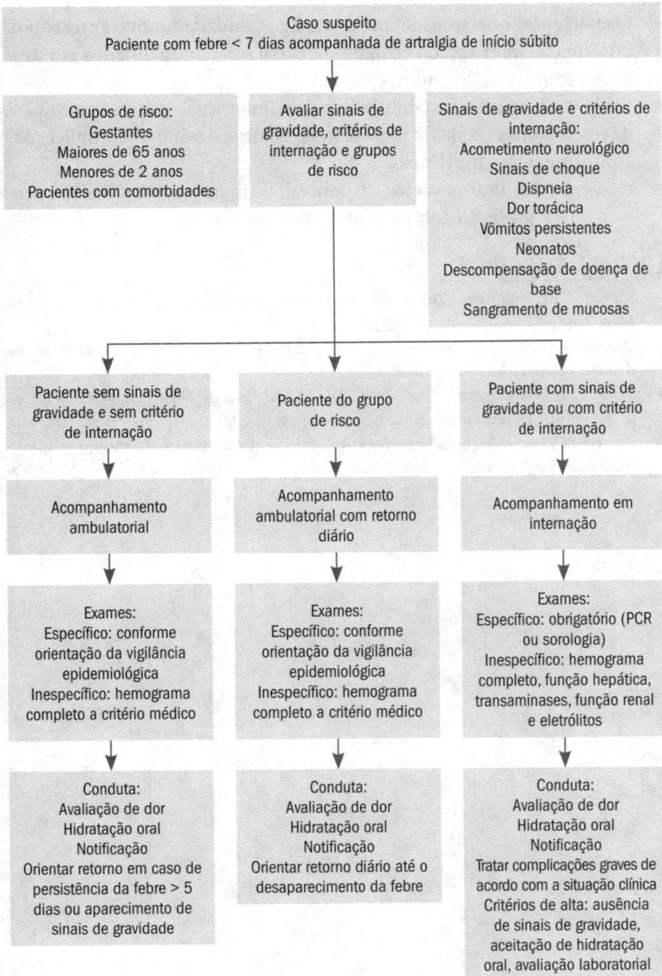
Caso suspeito
Paciente com febre < 7 dias acompanhada de artralgia de início súbito
Grupos de risco:
Gestantes
Maiores de 65 anos
Menores de 2 anos
Pacientes com comorbidades
Avaliar sinais de gravidade, critérios de internação e grupos de risco
Sinais de gravidade e critérios de internação:
Acometimento neurológico
Sinais de choque
Dispneia
Dor torácica
Vômitos persistentes
Neonatos
Descompensação de doença de base
Sangramento de mucosas
Paciente sem sinais de gravidade e sem critério de internação
Paciente do grupo de risco
Paciente com sinais de gravidade ou com critério de internação
Acompanhamento ambulatorial
Acompanhamento ambulatorial com retorno diário
Acompanhamento em internação
Exames:
Específico: conforme orientação da vigilância epidemiológica
Inespecífico: hemograma completo a critério médico
Exames:
Específico: conforme orientação da vigilância epidemiológica
Inespecífico: hemograma completo a critério médico
Exames:
Específico: obrigatório (PCR ou sorologia)
Inespecífico: hemograma completo, função hepática, transaminases, função renal e eletrólitos
Conduta:
Avaliação de dor
Hidratação oral
Notificação
Orientar retorno em caso de persistência da febre > 5 dias ou aparecimento de sinais de gravidade
Conduta:
Avaliação de dor
Hidratação oral
Notificação
Orientar retorno diário até o desaparecimento da febre
Conduta:
Avaliação de dor
Hidratação oral
Notificação
Tratar complicações graves de acordo com a situação clínica
Critérios de alta: ausência de sinais de gravidade, aceitação de hidratação oral, avaliação laboratorial

FIGURA 1

- Os pacientes que apresentam sinais de gravidade ou que apresentem critérios de internação (neonatos) devem ser acompanhados em unidades com leitos de internação.
- Em pacientes com instabilidade hemodinâmica, é necessário iniciar, de imediato, a terapia de reposição de volume e tratar as complicações conforme o quadro clínico.
- Não existe nenhuma vacina disponível, de maneira que a melhor prevenção é a proteção contra as picadas de mosquito.

LEITURA SUGERIDA

1. Morens DM, Fauci AS. Chikungunya at the door – déjà vu all over again? N Engl J Med. 2014;371:885.
2. Weaver SC, Lecuit M. Chikungunya virus and the global spread of a mosquito-borne disease. N Engl J Med. 2015;372:1231.
3. Wilson ME. Chikungunya fever. Post TW (ed.). UpToDate. Waltham, MA: UpToDate Inc. http://www.uptodate.com. Acesso em: 01/10/2021.
4. Weaver SC, Lecuit M. Chikungunya virus and the global spread of a mosquito-borne disease. N Engl J Med.2015;372:1231.

93

Tétano acidental

Rodrigo Antonio Brandão Neto

- Tétano é uma doença infecciosa aguda, não contagiosa, causada pela ação de exotoxinas produzidas pela bactéria anaeróbia *Clostridium tetani*.
- Clinicamente, a doença manifesta-se com febre baixa ou ausente, hipertonia muscular mantida, hiper-reflexia e espasmos ou contraturas paroxísticas.
- Embora o tétano seja raro em nações desenvolvidas, a doença permanece endêmica no mundo em desenvolvimento, onde apresenta aproximadamente um milhão de casos novos por ano, com 300.000 a 500.000 mortes.

COMO SE ADQUIRE O TÉTANO?

- O *Clostridium tetani* é um bacilo Gram-positivo esporulado anaeróbio que se encontra no solo.
- A infecção ocorre pela introdução de esporos em solução de continuidade da pele e mucosas (ferimentos superficiais ou profundos de qualquer natureza).
- A presença de tecidos desvitalizados, corpos estranhos, isquemia e infecção contribui para diminuir o potencial de oxirredução e, assim, estabelecer as condições favoráveis ao desenvolvimento do bacilo.
- É raro em países desenvolvidos, e mesmo no Brasil o número de casos é baixo, com cerca de 500 a 600 casos anuais. A maioria ocorre nas regiões Norte e Nordeste.

COMO OCORRE A DOENÇA?

- O tétano pode ser classificado em acidental (generalizado, localizado ou cefálico) ou neonatal.

- A toxina tetânica (tetanospamina) liga-se a receptores nervosos na região do ferimento, invade axônios e o sistema nervoso central e bloqueia a liberação de neurotransmissores inibitórios, como GABA e glicina, causando hiperexcitabilidade dos neurônios motores, rigidez e contrações musculares.
- O período de incubação é em média de 3 a 21 dias, mas pode variar de 1-2 dias a 2-3 meses.

QUAIS SÃO OS FATORES PREDISPONENTES PARA A DOENÇA E QUAIS SÃO OS FATORES DE RISCO PARA EVOLUÇÃO DESFAVORÁVEL? (TABELAS 1 E 2)

TABELA 1 Fatores predisponentes do tétano

▪ Lesão penetrante	▪ Lesão contaminada por outras bactérias
▪ Aborto séptico	▪ Aplicação intramuscular não esterilizada
▪ Tecido desvitalizado	▪ Infecções dentárias
▪ Corpo estranho	▪ Úlceras de extremidades em diabéticos
▪ Isquemia localizada	▪ Cirurgias abdominais com infecções necróticas
▪ Fraturas expostas	▪ Manipulação de cordão umbilical

TABELA 2 Fatores de risco para evolução desfavorável

▪ Período de incubação < 7 dias (principalmente se < 48 horas)
▪ Rápida progressão (deterioração clínica em < 48 horas)
▪ Idade > 60 anos
▪ Comorbidades graves associadas
▪ Complicações infecciosas, respiratórias, hemodinâmicas ou renais na admissão

QUAIS SÃO AS MANIFESTAÇÕES CLÍNICAS DO TÉTANO ACIDENTAL?

- Trismo está presente em mais de 50% dos pacientes na admissão. Pode progredir para envolvimento da musculatura cervical, com disfagia e contratura de ombros, dorso e, posteriormente, de musculatura abdominal e região proximal de membros inferiores e superiores, poupando musculatura distal de mãos e pés.

- As contrações são extremamente dolorosas e podem causar fraturas e prejudicar a ventilação do paciente.
- Os sintomas pioram a estímulos, como luz ou toque.
- Os pacientes costumam se manter alertas mesmo em casos avançados.
- As alterações características da doença são apresentadas na Tabela 3.

TABELA 3 Sinais e sintomas característicos do tétano

▪ Riso sardônico: envolvimento da musculatura facial
▪ Opistótono: contratura da musculatura dorsal
▪ Períodos de apneia: contratura de musculatura torácica e faríngea
▪ Torcicolo
▪ Rigidez nucal
▪ Abdome rígido como tábua
▪ Disfagia

- Os pacientes apresentam frequentemente disautonomia significativa, com alternância de períodos de hipotensão com hipertensão significativa e arritmias.
- O tétano não necessariamente é generalizado, e pode se apresentar com as seguintes manifestações:
  - Tétano cefálico: pacientes com lesão em pescoço ou cabeça podem apresentar manifestações limitadas aos nervos cranianos, com o nervo facial sendo o mais comumente envolvido. Trismo e disfagia também são comuns. A maioria dos casos se torna generalizada durante a evolução.
  - Tétano localizado: apresentação rara em que o paciente apresenta contraturas musculares em apenas uma extremidade ou local do corpo.

QUE EXAMES COMPLEMENTARES DEVO SOLICITAR?

- O diagnóstico de tétano é clínico, e os exames complementares serão realizados apenas para detecção de complicações.
- CPK deve ser colhida para avaliar possibilidade de rabdomiólise associada. Outros exames incluem hemograma, eletrólitos e função renal.

- Uso de medicações e doenças psiquiátricas devem ser pesquisados como diagnósticos diferenciais (Tabela 4).

TABELA 4 Principais diagnósticos diferenciais do tétano acidental

▪ Distonia por drogas (metoclorpramida, fenotiazinas etc.)
▪ Infecções dentárias (apenas trismo)
▪ Envenenamento por estricnina
▪ Síndrome neuroléptica maligna
▪ Síndrome da pessoa rígida
▪ Condições psiquiátricas (catatonia herbefrênica)
▪ Meningite
▪ Raiva
▪ Trismo por doenças orofaríngeas

COMO DEVEMOS MANEJAR OS PACIENTES COM TÉTANO ACIDENTAL?

- As diretrizes recomendam que todos os pacientes com diagnóstico de tétano devem ser internados em unidade de terapia intensiva (UTI). Os pacientes devem ser monitorizados e mantidos com medidas de suporte.
- É recomendado o uso de imunoglobulina antitetânica (IGHAT) ou do soro antitetânico (SAT) para evitar a progressão da doença. A preferência é pela IGHAT via intramuscular profunda 500 a 5.000 UI (infiltrar parte da dose perto da ferida não é mais recomendado em diretrizes). Alternativamente utiliza-se o SAT em dose de 20.000 a 30.000 UI IM (aplicação em dois grupos musculares diferentes e recomenda-se o uso profilático de anti-histamínicos, como a difenidramina).
- Após a utilização da IGHAT pode-se proceder a desbridamento da ferida para erradicar esporos e tecido necrosado, eliminando, assim, a produção de toxinas. Este passo só pode ser realizado após o uso da IGHAT (1-6 horas após) em razão do risco de liberação de toxinas não neutralizadas, piorando o quadro clínico do paciente.
- Recomenda-se que a vacinação seja realizada simultaneamente (a infecção pelo tétano não confere imunidade).

- Terapia antibiótica é recomendada na maioria dos pacientes. O metronidazol (500 mg por EV 6/6 ou 8/8 h) é o tratamento preferido para o tétano, mas penicilina G (2 a 4 milhões de unidades de EV 4/4 ou 6/6 h) é uma alternativa segura e eficaz. A duração do tratamento recomendada é de 7 a 10 dias. Em estudos não houve diferença da mortalidade com metronidazol em comparação com a penicilina. Em infecções mistas, cefalosporinas como cefazolina (1 a 2 g EV 8/8 h), cefuroxima (2 g EV 6/6 h) ou ceftriaxona (1 a 2 g EV 24 h) são opções.
- Os benzodiazepínicos são a medicação de escolha para o controle dos espasmos. O diazepam é a medicação recomendada em diretrizes, mas o midazolam tem a vantagem teórica de menor risco de acidose lática. A dose usual de diazepam é de cerca de 30 mg EV em 24 h, dada em doses de 5 mg a cada 4 h, mas doses de até 120 mg ao dia podem ser necessárias. A dose de midazolam é de 5-15 mg/kg por hora ou conforme a necessidade.
- Opções aos benzodiazepínicos incluem o baclofeno, via intratecal (preferencial) na forma de *bolus* de 1.000 mcg ou de infusão contínua. O propofol também pode ser utilizado para controle de espasmos.
- Bloqueadores neuromusculares são utilizados quando a sedação com os benzodiazepínicos não atinge controle dos espasmos. Rocurônio é a primeira escolha na dose de 1 mg/kg ou vecurônio 0,01 mg/kg em *bolus* e, depois de 3 minutos, dose de 0,15 mg/kg.
- Traqueostomia é indicada precocemente nesses pacientes.
- Soluções isotônicas são o tratamento inicial da hipotensão.
- Em pacientes com disfunção autonômica, sugerimos o sulfato de magnésio em dose inicial de 40 mg/kg ao longo de 30 minutos, seguido pela infusão contínua de 2 g por hora para pacientes com mais de 45 kg ou 1,5 g por hora para pacientes ≤ 45 kg. A medicação diminui a necessidade de ventilação mecânica e de drogas para controlar espasmos musculares e disfunção autonômica.
- O betabloqueio com labetalol (0,25 a 1,0 mg/min) é administrado com frequência por conta de sua ação alfa e betabloqueadora. O betabloqueio isolado com propranolol deve ser evitado por causa de relatos de morte súbita com a medicação. A clonidina pode ser utilizada em dose de 0,3 mg 8/8 h via oral ou sonda.

- O sulfato de morfina (0,5 a 1,0 mg/kg por hora por infusão intravenosa contínua) é utilizado para controlar a disfunção autonômica, bem como para induzir a analgesia.
- A profilaxia de tromboembolismo com heparina não fracionada, heparina de baixo peso molecular ou outros anticoagulantes deve ser administrada precocemente.
- Profilaxia de úlcera de estresse pode ser prescrita em pacientes em ventilação mecânica com bloqueadores H2 ou inibidores da bomba de prótons.

TABELA 5 Profilaxia de tétano

	Imunizado	Imunização entre 5 e 10 anos	Sem imunização adequada ou *status* desconhecido
Ferimentos superficiais e limpos	Sem condutas específicas, além dos cuidados locais e higiene adequada	Sem condutas específicas, além dos cuidados locais e higiene adequada	Vacina dT 0,5 mL IM, encaminhar para outras doses
Ferimentos profundos ou contaminados	Sem condutas específicas, além dos cuidados locais e higiene adequada	Vacina dT 0,5 mL IM, encaminhar para outras doses	IHAT 250 U IM Vacina dT 0,5 mL IM, encaminhar para outras doses

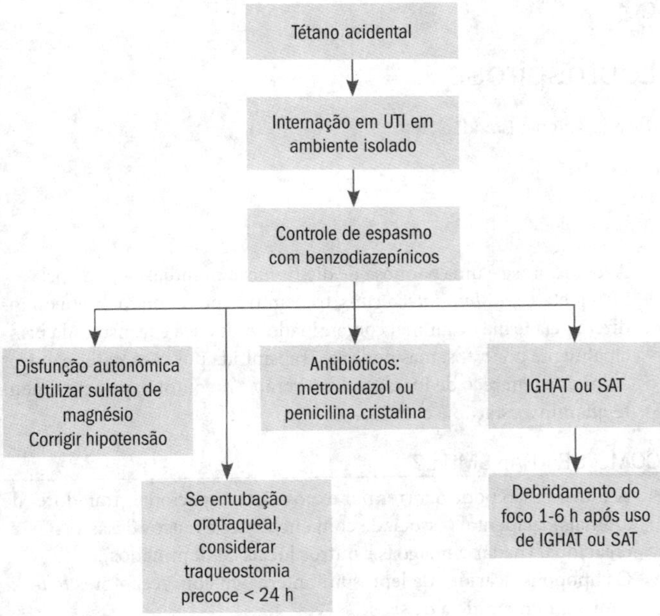

FIGURA 1 Manejo do tétano acidental.

LEITURA SUGERIDA

1. American Academy of Pediatrics. Tetanus. 2015. Report of the Committee on Infectious Diseases.
2. Lisboa T, Ho YL, Henriques Filho GT, Brauner JS, Valiatti JLS, Verdeal JC, et al. Diretrizes para o manejo de tétano acidental em adultos. Rev Brasil Ter Inten. 2011;23(4):394-409.
3. Sexton DJ. Tetanus. Post TW (ed.). UpToDate. Waltham, MA: UpToDate Inc. http://www.uptodate.com. Acesso em 03/10/2021.
4. Tejpratap SP, Tiwari MD. Tetanus. In: Roush SW, Baldy LM (eds.). Manual for the surveillance of vaccine-preventable diseases. 6. ed. Atlanta, GA: Centers for Disease Control and Prevention; 2008. Disponível em: http://www.cdc.gov/vaccines/pubs/surv-manual/chpt16-tetanus.html.
5. Thwaites CL, Farrar JJ. Preventing and treating tetanus. BMJ. 2003;326:117.

94

Leptospirose

Rodrigo Antonio Brandão Neto

- A leptospirose é uma zoonose de distribuição mundial causada pela espiroqueta *Leptospira interrogans*, transmitida por contato direto ou indireto pela urina de animal contaminado. A doença é transmitida principalmente por ratos, mas pode ser transmitida por cães, gatos e outros animais e tem pico de incidência no verão e no outono, principalmente quando a estação é chuvosa.

COMO SE TRANSMITE?

- A transmissão pode ocorrer por exposição ocupacional (tratadores de animais), acidental (associada com enchentes e outros desastres) e recreacional (nadar em lagoas e outros locais contaminados).
- Os lipopolissacárides da leptospira interagem com receptores *toll-like* e iniciam uma cadeia de sepse.
- A leptospira dissemina-se pela corrente sanguínea em múltiplos órgãos e causa a formação de imunocomplexos, provocando uma vasculite infecciosa responsável pelas manifestações mais graves da doença.
- Em nosso meio, a principal forma de contrair a infecção é pela exposição acidental e a exposição a águas de enchentes contaminadas; assim, em épocas de chuvas e enchentes a leptospirose sempre deve ser um diagnóstico diferencial a ser considerado em quadros febris indeterminados.

QUAIS SÃO OS SINTOMAS?

- O período de incubação varia de 2 a 26 dias, com média de 10 dias.
- O paciente apresenta em uma primeira fase quadro de febre, mialgias, calafrios, cefaleia, dor retro-orbitária e dor abdominal.
- Mialgias significativas principalmente nas panturrilhas são características da doença.

- Manifestações oculares como uveíte e sufusões conjuntivais podem ocorrer.
- Náuseas, vômitos e diarreia ocorrem em cerca de 50% dos casos.
- Tosse e manifestações respiratórias ocorrem em 20% dos pacientes.
- Após 5 a 6 dias do quadro inicial, os pacientes podem apresentar uma segunda fase da doença, chamada de síndrome de Weil.
- Na síndrome de Weil, os pacientes apresentam principalmente icterícia, alterações da função hepática e renal. Pneumonite com hemorragia alveolar ocorre em 30-40% dos casos.
- A insuficiência renal nestes pacientes costuma ser oligúrica.
- Em pacientes com quadro infeccioso e insuficiência renal aguda associada com hipocalemia, a leptospirose deve ser sempre um diagnóstico diferencial.

TABELA 1 Achados diagnósticos sugestivos de leptospirose

▪ Sufusão conjuntival
▪ Diátese hemorrágica
▪ Mialgia
▪ Hipocalemia
▪ Piúria estéril
▪ Plaquetopenia
▪ Hepatoesplenomegalia

TABELA 2 Critérios diagnósticos de Faine modificados

Achados clínicos	Pontos
Cefaleia	2
História de febre	2
Temperatura > 39,0°C	2
Sufusão conjuntival	4
Meningismo	4
Mialgia	4
Sufusão conjuntival + meningismo e mialgia	10
Icterícia	1

(continua)

TABELA 2 Critérios diagnósticos de Faine modificados *(continuação)*

Achados clínicos	Pontos
Albuminúria ou piora da função renal	2
Contato com água de enchente	5
Contato com combinantes ambientais	4
Contato com animais silvestres	1
Sorologia Elisa IgM	15
Sorologia SAT	15
Sorologia MAT com único título elevado	15
Sorologia MAT com títulos em ascensão	25
> 25 pontos: diagnóstico de leptospirose.	

EM QUAIS OUTROS DIAGNÓSTICOS DEVO PENSAR?

- O principal diagnóstico diferencial é a dengue, mas, ao contrário desta, costuma ocorrer leucocitose.
- Na forma anictérica, os diagnósticos diferenciais incluem influenza, febre tifoide, mononucleose e malária. Na forma ictérica, a malária e hepatites virais podem também ser um diagnóstico diferencial.
- Os diagnósticos diferenciais são na verdade dependentes da prevalência regional de doenças infecciosas; assim, em região endêmica, a malária pode ser o principal diagnóstico diferencial, entre outras condições.

QUAIS EXAMES DEVO SOLICITAR?

- Alterações de exames inespecíficos incluem: aumento de transaminases, VHS, proteína C-reativa, bilirrubinas, fosfatase alcalina e principalmente enzimas musculares.
- Os pacientes usualmente apresentam leucocitose, que pode ser importante, mas leucopenia também é descrita.
- Urina 1 mostra proteinúria, piúria e eventualmente hematúria. A Tabela 2 traz as principais alterações laboratoriais encontradas em pacientes com leptospirose.
- Radiografia de tórax pode ter infiltrados alveolares e lavado broncoalveolar em casos de hemorragia alveolar.
- Microscopia de campo escuro tem baixa sensibilidade, mas é recomendada em locais com menos recursos.

- A sensibilidade da hemocultura é de apenas 50%, deve ser usado o meio de Fletcher ou EMJH. A hemocultura e a cultura do liquor estão positivas nos primeiros 7-10 dias e as uroculturas a partir da segunda semana.
- Entre os testes sorológicos, a microaglutinação microscópica é considerada o padrão para o diagnóstico. Aumentos de 4 vezes no título em 2 semanas e títulos maiores que 1/100 são diagnósticos.
- Testes Elisa recentes apresentam sensibilidade de 93% e especificidade de 76% no quinto dia, resultados superiores aos do MAT.

TABELA 3 Achados laboratoriais na leptospirose

Exame	Achados laboratoriais
VHS	Aumentada
Hemograma completo	Leucopenia ou leucocitose leve Plaquetopenia (< 100 mil/mm³ nas formas graves)
ALT (TGP)/AST (TGO)	Valores acima do limite superior da normalidade
Bilirrubina total e frações	Valores normais ou acima do limite superior da normalidade
Fosfatase alcalina	Valores normais ou acima do limite superior da normalidade
Ureia e creatinina	Elevadas nas formas graves
Creatininofosfoquinase (CPK)	Valor normal ou acima do limite superior da normalidade
Urina tipo I	Proteinúria, piúria, hematúria

ALT: alanina aminotransferase; AST: aspartato aminotransferase; TGO: transaminase glutâmico-oxalacética; TGP: transaminase glutâmico-pirúvica; VHS: velocidade de hemossedimentação.

TABELA 4 Diagnóstico sorológico da leptospirose

	Técnicas e observações
Detecção de antígeno	Microscopia de campo escuro Imunofluorescência Radioimunoensaio ELISA
Isolamento da leptospira	1 ou 2 gotas de sangue são inoculadas em 10 mL de meio semissólido (meio de Fletcher). As culturas são incubadas a 28-30°C por até 13 semanas, com leitura semanal

(continua)

TABELA 4 Diagnóstico sorológico da leptospirose *(continuação)*

	Técnicas e observações
Diagnóstico sorológico	Anticorpos são detectados no sangue a partir de 5-7 dias depois do início dos sintomas. Teste de aglutinação microscópica (MAT), fixação de complemento, ELISA
Diagnóstico molecular	Reação em cadeia de polimerase (PCR)

COMO TRATAR A LEPTOSPIROSE?

- A maioria dos casos é autolimitada e o benefício do tratamento é limitado.
- Antibiótico apresenta benefício se prescrito nos primeiros 5 dias de evolução, ou em casos graves.
- Casos leves podem ser tratados com doxiciclina 100 mg de 12/12 horas por 7 dias.
- A penicilina cristalina em dose de 2.000.000 de unidades de 6/6 horas por 7 a 10 dias é o tratamento de escolha para os casos graves. Esquemas alternativos estão especificados na Tabela 5.

TABELA 5 Regimes alternativos para tratamento da leptospirose

Medicação	Dose	Duração
Ceftriaxone	2 g 1 vez ao dia	7-10 dias
Cefotaxime	1-2 g 6/6 horas	7-10 dias
Ampicilina	500-1.000 mg 6/6 horas	7-10 dias
Amoxacilina	500 mg 8/8 horas	7-10 dias
Doxiciclina	100 mg 12/12 horas	7-10 dias
Tetraciclina	500 mg 6/6 horas	7-10 dias

- As medidas de suporte são fundamentais no tratamento. A reposição volêmica para pacientes hipotensos ou desidratados é importante, mas deve ser realizada com cuidado, pois estes pacientes com facilidade evoluem para quadros de congestão importantes.
- Em pacientes com leptospirose e insuficiência renal aguda, a indicação de diálise deve ser realizada precocemente, pois melhora o prognóstico dos pacientes.

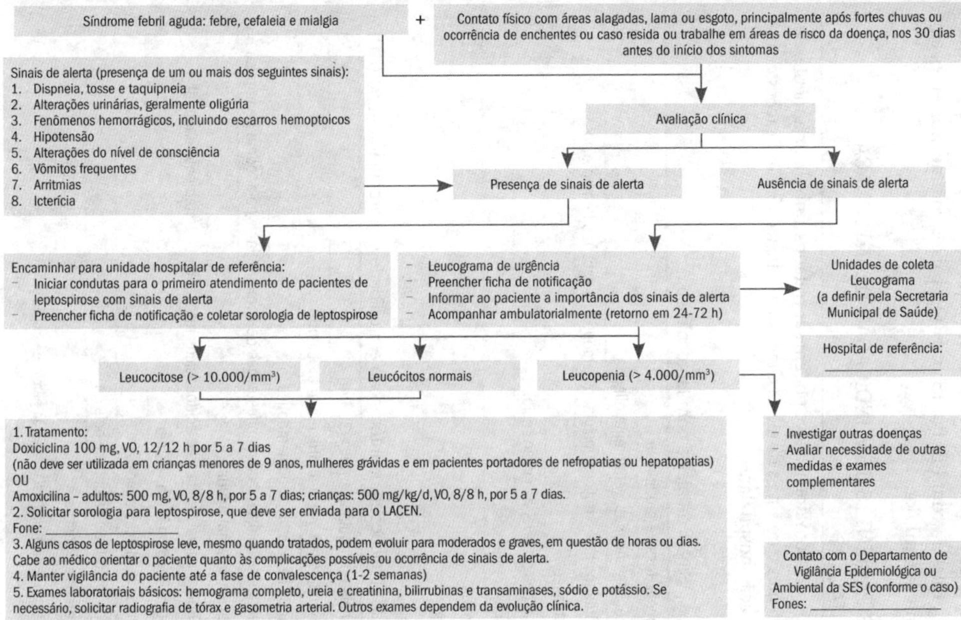

FIGURA 1 Algoritmo de atendimento I. Síndrome febril aguda suspeita de leptospirose.

Fonte: Brasil. Ministério da Saúde. Secretaria de Vigilância em Saúde. Guia leptospirose: diagnóstico e manejo clínico. Brasília: Ministério da Saúde, Secretaria de Vigilância em Saúde; 2009.

- Em pacientes com indicação de ventilação mecânica, usa-se a ventilação protetora com PEEP > 15 cmH_2O e baixos volumes correntes em torno de 6 mL/kg.

QUAIS PACIENTES TÊM INDICAÇÃO DE INTERNAÇÃO HOSPITALAR?

- Pacientes com doença leve podem ser tratados ambulatorialmente. Os pacientes com sinais de alerta citados na Tabela 6 têm indicações de internação hospitalar.

TABELA 6 Sinais de alerta para leptospirose

Sinais de alerta
▪ Dispneia, tosse e taquipneia
▪ Alterações urinárias, geralmente oligúria
▪ Fenômenos hemorrágicos, incluindo hemoptise e escarros hemoptoicos
▪ Hipotensão
▪ Alterações do nível de consciência
▪ Vômitos frequentes
▪ Arritmias
▪ Icterícia

TABELA 7 Indicações de internação em unidade de terapia intensiva (UTI)

Indicações
▪ Dispneia ou taquipneia (FR > 30 irm)
▪ Hipoxemia (PaO_2 < 60 mmHg em ar ambiente)
▪ Escarros hemoptoicos ou hemoptise
▪ Infiltrados radiológicos ou manifestações de hemorragia alveolar como hemoptise
▪ Insuficiência renal aguda
▪ Distúrbios hidroeletrolíticos e acidobásicos refratários ao tratamento habitual
▪ Hipotensão refratária a volume
▪ Arritmias cardíacas agudas
▪ Alteração do nível de consciência
▪ Hemorragia digestiva

FR: frequência respiratória; PaO_2: pressão parcial de oxigênio.

LEITURA SUGERIDA

1. Brasil. Ministério da Saúde. Secretaria de Vigilância em Saúde. Guia leptospirose: diagnóstico e manejo clínico. Brasília: Ministério da Saúde, Secretaria de Vigilância em Saúde; 2009.
2. Cagliero J, Villanueva SYAM, Matsui M. Leptospirosis pathophysiology: into the storm of cytokines. Front Cell Infect Microbiol. 2018 Jun 20;8:204.
3. Day N. Epidemiology, microbiology and diagnosis of leptospirosis. Post TW (ed.). UpToDate. Waltham, MA: UpToDate Inc. http://www.uptodate.com. Acesso em: 04/10/2021.
4. Day N. Treatment and prevention of leptospirosis. Post TW (ed.). UpToDate. Waltham, MA: UpToDate Inc. http://www.uptodate.com. Acesso em: 04/10/2021.
5. Guidugli F, Castro AA, Atalah AN. Antibiotics for preventing leptospirosis. Cochrane Database Syst Rev. 2000:CD001305.
6. Report of the brainstorm meeting on leptospirosis prevention and control. Disponível em: www.whoindia.org. Acesso em: 04/10/2021.

95

Febre amarela

Amaro Nunes Duarte Neto
Rodrigo Antonio Brandão Neto

- A febre amarela é uma doença viral sistêmica causada por um flavivírus hepatotrópico que recebe o mesmo nome da doença. O vetor de sua transmissão é o mosquito *Aedes aegypti*, que é o mesmo da dengue. O período de incubação após a picada varia de 3 a 6 dias, mas algumas infecções produzidas em laboratório apresentam período de incubação de até 10 dias.

QUAL É A DEFINIÇÃO DE CASO SUSPEITO DE FEBRE AMARELA?

- Indivíduo com quadro febril agudo (até 7 dias), de início súbito, acompanhado de icterícia e/ou manifestações hemorrágicas, residente ou precedente de área de risco para febre amarela ou de locais com ocorrência de epizootias em primatas não humanos ou isolamento de vírus em vetores nos últimos 15 dias, não vacinado contra febre amarela ou com estado vacinal ignorado.
- Durante episódios de surto, a definição de caso suspeito necessariamente deve ser readequada para aumentar a sensibilidade diagnóstica de novos casos.

QUAL É A SITUAÇÃO EPIDEMIOLÓGICA DA FEBRE AMARELA?

- A febre amarela foi erradicada na maior parte do Brasil na década de 1950, mas permaneceu endêmica em algumas partes do país, em particular na região da selva amazônica.
- Em 2017 e 2018 foram notificados mais de 800 e 1.300 casos, respectivamente, números de magnitude maior do que a série prévia.

QUAIS SÃO AS MANIFESTAÇÕES CLÍNICAS DOS PACIENTES COM FEBRE AMARELA?

- O período de incubação é de 3-6 dias. O espectro de manifestações é amplo, variando desde infecções assintomáticas e pouco sintomáticas até quadros fulminantes com a tríade clássica de icterícia, albuminúria e hemorragias.
- Quadro inicial agudo de febre alta, cefaleia de forte intensidade, mialgia, náuseas, vômitos e irritabilidade. Esta fase inicial dura de 3-5 dias e é coincidente com o período de viremia.
- A doença é bifásica, com um período de melhora dos sintomas e sensação de bem-estar que dura de 12 a 48 horas.
- Pacientes posteriormente evoluem com fase toxêmica com sintomas de hemorragias, podendo apresentar hematêmese, melena, petéquias e equimoses.
- Pacientes apresentam posteriormente quadro de icterícia progressiva (pode ter níveis de bilirrubinas próximos do normal no início do quadro).

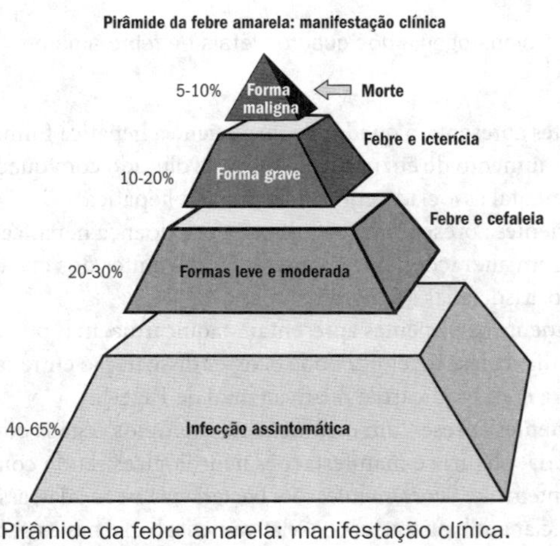

FIGURA 1 Pirâmide da febre amarela: manifestação clínica.
Adaptada de Vasconcelos (2003, p. 275-93).

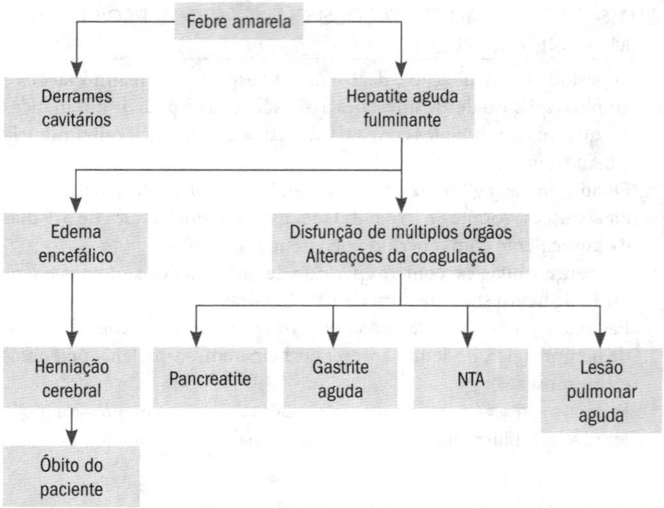

FIGURA 2 Fisiopatogenia dos quadros letais de febre amarela.

- Pacientes apresentam quadro de insuficiência hepática fulminante com grande aumento de enzimas hepáticas, evoluindo com quadro de confusão mental associado com encefalopatia hepática.
- Os pacientes apresentam coagulopatia por doença hepática e por consumo com alterações extremamente importantes dos exames de coagulação, associadas a sangramentos.
- Inicialmente os pacientes apresentam taquicardia, mas por volta do segundo dia da fase toxêmica pode ocorrer dissociação entre pulso e temperatura com bradicardia relativa (sinal de Faget).
- Os pacientes apresentam disfunção de múltiplos órgãos com lesão renal aguda, oligúria e manifestações neurológicas sendo comuns.
- Frequentemente ocorrem infecções bacterianas associadas, assim o limiar para iniciar antibioticoterapia é relativamente baixo nestes pacientes.
- Pacientes com quadros graves de febre amarela têm mortalidade de 40 a 60% com evolução para choque refratário.

QUE EXAMES COMPLEMENTARES DEVEMOS SOLICITAR EM PACIENTES COM SUSPEITA DE FEBRE AMARELA?

TABELA 1 Exames complementares recomendados em pacientes com febre amarela

▪ Transaminases hepáticas
▪ Bilirrubinas
▪ Coagulograma
▪ Hemograma
▪ Função renal
▪ Gasometria arterial
Exames para avaliar diagnósticos diferenciais
▪ CPK
▪ Pesquisa do antígeno NS1
▪ Hemoculturas
▪ Ultrassonografia de abdome

CPK: creatinofosfoquinase.

- AST e ALT muito elevados em casos graves (2.766 U e 660 U em casos graves em média) e aumento ocorrem em média de 48-72 horas após início dos sintomas, antes do aparecimento de icterícia.
- Níveis de bilirrubina direta em média de 5 a 10 mg/dL.
- Disfunção renal com oligúria e aumento rápido de níveis de ureia e creatinina.
- Plaquetopenia e aumento significativo do tempo de protrombina associada com hemorragias significativas.
- Leucopenia ocorre precocemente, em geral usualmente com valores entre 1.500-2.500 céls./mm^3.

COMO FAZER O DIAGNÓSTICO DE FEBRE AMARELA?

- Sorologia MAC ELISA para febre amarela: a partir do 5º dia de doença.
- IgM pode significar infecção recente (até 3 meses) ou atual. Importante: dados epidemiológicos/história vacinal. Os títulos IgM sugerem infecção, mas é confirmada com ascensão dos títulos em 4 semanas.

- Inibição da hemaglutinação: necessidade de coletar 2 amostras com intervalo de 15 dias. Soroconversão representada pelo aumento de pelo menos 4 vezes dos títulos de anticorpos em relação à primeira amostra.
- Teste de neutralização: específico. Detecta anticorpos precocemente.
- Teste de fixação do complemento: a partir da segunda semana até 12 meses.
- Isolamento viral: realizado nos primeiros 5 dias, pode ser feito por:
  - Culturas celulares: *A. albopictus* clone C3/36 e identificação do vírus por imunofluorescência indireta e fixação do complemento.
  - Reação em cadeia da polimerase com transcrição reversa (RT-PCR).
  - Diagnóstico histológico via biópsia hepática com achados característicos como a necrose de zona média.

QUAIS SÃO OS SINAIS DE ALARME PARA INFECÇÃO GRAVE?

- Sangramento espontâneo: gengivorragias, epistaxe.
- Hipotensão.
- Rebaixamento de nível de consciência.
- Icterícia ou colúria.
- Dor abdominal intensa e contínua.
- Alteração de função renal.
- AST/ALT muito elevadas.
- Alteração de coagulograma.

TABELA 2 Quais os principais diagnósticos diferenciais?

▪ Reação/falha vacinal
▪ Dengue
▪ Leptospirose
▪ Hepatites (virais, medicamentosa)
▪ Febre maculosa
▪ Colangite
▪ Sepse

QUAL A EVOLUÇÃO CARACTERÍSTICA DOS CASOS COM EVOLUÇÃO LETAL?

- Em pacientes com indicação de internação em UTI, mortalidade de 40 a mais de 60%.
- Rápida deterioração neurológica, renal, cardiovascular e da coagulação.
- Leucocitose (infecção secundária).
- Aumento rápido de transaminases (em menos de 24 horas).
- Aumento desproporcional da creatinina.
- Hepatite fulminante: PCR e albumina séricas baixas, alteração intensa da coagulação.
- Hipocalcemia grave e refratária (pancreatite).
- Piora rápida da amônia, fator V e fibrinogênio.
- Acidose metabólica grave.
- Tomografia de crânio: intenso edema cerebral.
- Tomografia de abdome: redução da atenuação do fígado, sugestiva de esteatose. Contorno e volume normais.
- Eletroencefalograma (EEG): encefalopatia difusa (convulsões).

PARA QUEM ESTÁ INDICADA A VACINAÇÃO?

- Vacina de vírus vivo atenuado, com eficácia acima de 95%.
- 90% dos vacinados apresentam anticorpos após 10 dias.
- Indicada a partir de 9 meses em pessoas que vão para área de risco ou quando existem casos autóctones.
- Contraindicada em:
  - Imunodeficiência primária ou adquirida.
  - Pessoas vivendo com HIV/Aids que apresentem CD4 < 350 células/mm.
  - Imunossupressão ou terapias imunossupressoras (quimioterapia, radioterapia, corticoides com dose de 2 mg/kg/dia de prednisona ou equivalente para crianças por tempo superior a 14 dias e acima de 20 mg/dia para adultos por tempo superior a 14 dias).
  - Após a interrupção do corticoide nas doses relatadas, aguardar por 4 semanas antes de vacinar.
  - Paciente em uso de medicações biológicas como infliximabe e rituximabe, entre outras.

- Transplantados de órgãos sólidos e indivíduos com doença oncológica em quimioterapia e/ou radioterapia.
- Pessoas com história de doença do timo (*miastenia gravis*, timoma); lúpus eritematoso sistêmico (LES); doença de Addison; artrite reumatoide.
- Pessoas com doenças hematológicas que cursam com imunodeficiência (p. ex., aplasia de medula/anemia aplástica).

QUAIS SÃO AS MEDIDAS PARA O MANEJO DOS PACIENTES COM SUSPEITA DE FEBRE AMARELA NO DEPARTAMENTO DE EMERGÊNCIA?

- Não existe tratamento específico.
- Sintomáticos, tratamento de suporte (choque e coagulopatia, insuficiência renal).
- Interferon-α: menor mortalidade em hamsters, quando administrado em até 2 dias.
- Anticorpos: proteção até 1-3 dias da inoculação.
- Ribavirina: ação *in vitro*, sem aumento de sobrevida em macacos.
- Outros tratamentos experimentais:
  - PolyICLC.
  - Aryl acridine.
  - Interferon-γ.
  - Sofosbuvir (Sovaldi® ou Virunon®): bons resultados experimentais.
  - Transplante hepático considerado em casos graves.

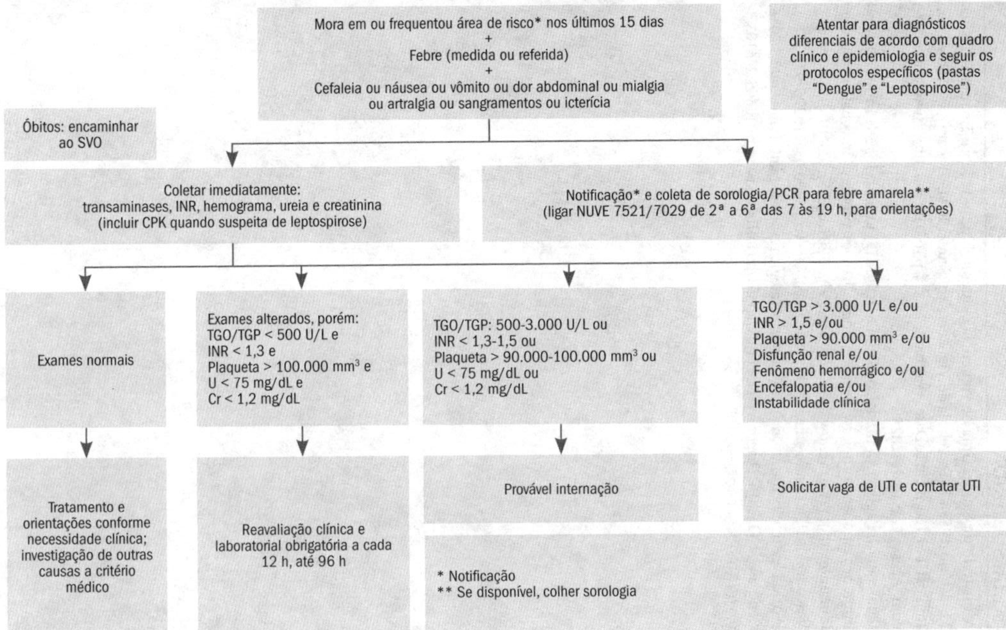

FIGURA 3 Fluxograma para casos suspeitos de infecção por febre amarela – HC-FMUSP.

LEITURA SUGERIDA

1. Ministério da Saúde. Guia de vigilância epidemiológica da febre amarela. Brasília: Ministério da Saúde/Secretaria de Vigilância em Saúde; 2004. Monath TP. Yellow fever. In: Post TW (ed.). UpToDate. Waltham, MA: UpToDate Inc. http://www.uptodate.com. Acesso em: 16/10/2021.
2. Quaresma J, Pagliari C, Medeiros DB, Duarte MI, Vasconcelos PF. Immunity and immune response, pathology and pathologic changes: progress and challenges in the immunopathology of yellow fever. Rev Med Virol. 2013;23(5):305-18.
3. Vasconcelos PFC. Febre amarela. Rev Soc Bras Med Trop. 2003;36(2):275-93.
4. World Health Organization. Yellow fever: strategic response plan. June-August 2016. Geneva: WHO; 2016. Disponível em: http://apps.who.int/iris/bitstream/10665/246103/1/WHO-YF-ENB-16.2-eng.pdf.

Seção XVI

Emergências dermatológicas

96

Dermatoses graves

Ana Lucia Monteiro Guimarães
Marcella Soares Pincelli
Marcello Menta Simonsen Nico

- Queixas dermatológicas são causas frequentes de procura ao pronto-socorro.
- É importante que o médico emergencista esteja apto a reconhecer quais dermatoses são potencialmente graves e necessitam de intervenções imediatas e quais podem ser encaminhadas para seguimento dermatológico ambulatorial.
- Dentre as principais urgências que necessitam de intervenção no departamento de emergência (DE),podemos incluir:
  - farmacodermias (ou reações cutâneas a medicamentos),
  - herpes-zóster,
  - piodermites e
  - dermatoses bolhosas autoimunes.

FARMACODERMIAS

O que são as farmacodermias?

- Farmacodermias são reações adversas a medicamentos que cursam com quadros cutâneos.
- São uma importante causa de procura ao DE, e também frequente complicação em pacientes hospitalizados.
- Estima-se que de 2 a 3% dos pacientes internados evoluam com algum tipo de farmacodermia e que 0,1% seriam formas graves.
- Pacientes com história familiar ou pessoal de reação adversas a drogas, polifarmácia, hepatopatas, nefropatas e imunossuprimidos estão mais propensos ao desenvolvimento de reações cutâneas a medicamentos.

Existem tipos de farmacodermia?

- As farmacodermias mais importantes na emergência são:
  - Exantema máculo-papular.
  - Urticária/angioedema.
  - DRESS.
  - Necrólise epidérmica tóxica (NET) e síndrome de Stevens-Johnson (SSJ).
  - Vasculites a drogas.
- Outras farmacodermias não demandam intervenções imediatas e podem ser encaminhadas para avaliação dermatológica ambulatorial:
  - Erupção fixa medicamentosa.
  - Prurido e eczema com fotossensibilidade.
  - Outros.

COMO IDENTIFICAR E CONDUZIR UMA FARMACODERMIA?

- As farmacodermias apresentam quadros clínicos distintos, e cada uma delas exige intervenções específicas.

EXANTEMA MÁCULO-PAPULAR

TABELA 1 Exantema máculo-papular

Epidemiologia	Farmacodermia mais comum, evolução geralmente benigna
Latência	Curta (5-14 dias após exposição a droga)
Quadro clínico	Eritema generalizado, de aparecimento agudo Pode estar acompanhado de febre baixa e prurido leve
Drogas	Betalactâmicos, sulfonamidas, cefalosporinas, alopurinol, anticonvulsivantes e anti--inflamatórios não esteroidais
Diferenciais	Exantemas virais, sífilis secundária, reações medicamentosas graves

(continua)

TABELA 1 Exantema máculo-papular (*continuação*)

Conduta	1. Suspender droga suspeita: analisar tempo de latência e drogas mais comuns 2. Descartar sinais de alarme que sugerem evolução para farmacodermias graves: febre alta, eritrodermia, edema facial, lesões em mucosas, bolhas, sinal de Nikolsky +, sensação de queimação nas mucosas e pele 3. Sintomáticos: anti-histamínicos (loratadina 10 mg/d), corticoides tópicos
Orientações	Resolução em 1-2 semanas Casos sem gravidade: não são necessários exames ou internação

URTICÁRIA E ANGIOEDEMA

TABELA 2 Urticária e angioedema

Características	Farmacodermia comum, bom prognóstico Classificada de acordo com a duração da crise em aguda (< 6 semanas) e crônica (> 6 semanas) * Causas não medicamentosas: alimentos, picadas de inseto, infecções, reações transfusionais, física e exercício
Latência	Curta (15 minutos a 24 horas após exposição)
Quadro clínico	Urticária: placas eritematoedematosas, muito pruriginosas, fugazes (24-48 h). Comum centro pálido Angioedema: edema mais profundo (derme e subcutâneo). Em geral nos lábios, periocular e mãos
Drogas	Betalactâmicos, opioides, bloqueadores neuromusculares, vancomicina, contraste radiológico, AINH * Causas não medicamentosas: alimentos, picadas de inseto, infecções, reações transfusionais, física, exercício

(continua)

TABELA 2 Urticária e angioedema (*continuação*)

Diferenciais	Vasculite urticariforme, angioedema familiar e penfigoide bolhoso na fase inicial
Conduta	1. Descartar anafilaxia (ver Capítulo "Anafilaxia") 2. Suspender droga suspeita 3. Medicações: ▪ Anti-histamínicos (p. ex., loratadina 10 mg/d + hidroxizine 25-50 mg/d à noite) ▪ Paciente muito sintomático? Associar anti-H2 (ranitidina, cimetidina) ▪ Angioedema: prednisona 20-60 mg/d por 7 dias
Orientações	Sem gravidade: não são necessários exames ou internação Urticária crônica (> 6 semanas): encaminhar para investigação ambulatorial com dermatologista Manter anti-histamínicos por pelo menos 2 semanas para evitar rebote

AINH: anti-inflamatório não hormonal.

DRESS (*DRUG REACTION WITH EOSINOPHILIA AND SYSTEMIC SYMPTOMS*)

TABELA 3 DRESS (*drug reaction with eosinophilia and systemic symptoms*)

Epidemiologia	Farmacodermia rara. Mortalidade alta (10-20%)
Latência	Média, entre 2 e 8 semanas
Quadro clínico	Sintomas gerais: febre, linfadenopatia, eosinofilia e linfócitos atípicos, elevação de enzimas hepáticas Pele: exantema maculopapular, edema da face com envolvimento periorbitário, descamação, lesões polimorfas (vesículas, pústulas, lesões em alvo) Outras manifestações (incomuns): pancreatite, miocardite, pericardite, encefalite, meningite, diarreia, colite, pneumonite intersticial, derrame pleural, nefrite intersticial aguda, tireoidite

(*continua*)

TABELA 3 DRESS (*drug reaction with eosinophilia and systemic symptoms*) (*continuação*)

Drogas	Anticonvulsivantes aromáticos (carbamazepina, lamotrigina, fenitoína, fenobarbital), sulfassalazina, alopurinol, sulfonamidas, minociclina, vancomicina, dapsona, sulfametoxazol
Diferenciais	Exantemas, angioedema e NET/SSJ
Conduta	1. Suspender droga suspeita (obs.: se uso de anticonvulsivantes, solicitar avaliação da neurologia para substituição) 2. Exames iniciais: hemograma, função hepática, função renal e urina 1, RX/TC tórax se sintomas respiratórios. 3. Confirmar diagnóstico pelo escore Regiscar (Tabela 4): < 2 excluído, 2-3 possível, 4-5 provável, > 5 definitivo 4. Internação 5. Medicações: ▪ Sem sinais de gravidade: sintomáticos (corticoides tópicos, anti-histamínicos, emolientes) ▪ Com sinais de gravidade (TGO ou TGP ↑ 5 x ou acometimento de outros órgãos): prednisona 1 mg/kg/d (até normalização dos exames, e manter por 6-8 semanas após)

NET/SSJ: necrólise epidérmica tóxica/síndrome de Stevens-Johnson; RX: raio X; TC: tomografia computadorizada; TGO: transaminase glutâmico-oxalacética; TGP: transaminase glutâmico-pirúvica.

TABELA 4 Escore Regiscar para DRESS

Parâmetro	Ausente	Presente
Febre (> 38,5 °C)	-1	0
Linfonodomegalias (≥ 2 locais, > 1 cm)	0	1
Linfócitos atípicos	0	1
Eosinofilia	0	
▪ 700-1.499 ou 10-19,9%		1
▪ ≥ 1.500 ou ≥ 20%		2
Rash	0	
▪ Extensão > 50%	0	1

(continua)

TABELA 4 Escore Regiscar para DRESS (*continuação*)

Parâmetro	Ausente	Presente
▪ Pelo menos 2: edema, púrpura, infiltração ou descamação	-1	1
▪ Biópsia sugestiva de DRESS	-1	0
Envolvimento de órgãos internos:	0	
▪ Um		1
▪ Dois ou mais		2
Resolução > 15 dias	-1	0
3 exames que excluem outros diagnósticos	0	1

Escore total encontrado < 2: exclui o diagnóstico; 2-3: diagnóstico possível; 4-5: diagnóstico provável; > 5: diagnóstico definitivo.
DRESS: *drug reaction with eosinophilia and systemic symptoms*.

SÍNDROME DE STEVENS-JOHNSON (SSJ)/NECRÓLISE EPIDÉRMICA TÓXICA (NET)

TABELA 5 Síndrome de Stevens-Johnson (SSJ)/necrólise epidérmica tóxica (NET)

Epidemiologia	Raras. Alta mortalidade: 10% SSJ e 20% NET
Latência	Longa. Entre 3-7 semanas após exposição à droga
Quadro clínico	Pródromo de até 3 dias com sintomas gerais inespecíficos (febre, astenia, mal-estar) Pele: eritema difuso que evolui com aparecimento de bolhas que confluem em grandes áreas de descolamento da pele (aspecto de grande queimado), com envolvimento das mucosas. Comum presença de lesões em alvo. Sinal de Nikolsky: descolamento da pele após tração ▪ SSJ: < 10% da área corpórea. Acometimento mucoso mais evidente ▪ Sobreposição SSJ/NET: 10-30% da área corpórea ▪ NET: > 30% da área corpórea
Drogas	Anticonvulsivantes aromáticos (carbamazepina, lamotrigina, fenitoína, fenobarbital), anti-inflamatórios não hormonais, alopurinol, sulfonamidas e nevirapina

(*continua*)

TABELA 5 Síndrome de Stevens-Johnson (SSJ)/necrólise epidérmica tóxica (NET) (*continuação*)

Diferenciais	Eritema polimorfo (associado ao herpes-vírus), síndrome da pele escaldada estafilocócica, dermatoses vesicobolhosas autoimunes e DRESS
Conduta	1. Suspender droga suspeita: algoritmo ALDEN (Tabela 6) (obs.: se uso de anticonvulsivantes, solicitar avaliação da neurologia para substituição) 2. Exames iniciais: hemograma, função hepática, função renal e urina 1, RX/TC de tórax se sintomas respiratórios. 3. Internação: ▪ Solicitar vaga de UTI se dois dos seguintes: idade > 40 anos, presença de malignidade, frequência cardíaca > 120 bpm, descolamento > 10% na admissão, BUN > 28 mg/dL, glicose sérica > 252 mg/dL, bicarbonato < 20 mm/L 4. Medicações: ▪ Prednisona 1-2 mg/kg/d por 3-5 dias: iniciar nas primeiras 48-72 horas. ▪ Ciclosporina 3-5 mg/kg/d: monitorizar função renal, PA e ciclosporinemia 5. Avaliação multidisciplinar (oftalmo, otorrino, gineco/uro) 6. Cuidados tópicos: curativos vaselinados e limpeza local

BUN: nitrogênio ureico sanguíneo; DRESS: *drug reaction with eosinophilia and systemic symptoms*; PA: pressão arterial; RX: raio X; TC: tomografia computadorizada; UTI: unidade de terapia intensiva.

TABELA 6 Algoritmo para causalidade de medicações para necrólise epidérmica (ALDEN)

Critério	Valor	Regras para aplicar	
Atraso entre contato com medicação e início da reação (dia índice)	Sugestivo: +3	De 5 a 28 dias	–3 a 3
	Compatível: +2	De 29 a 56 dias	
	Provável: +1	De 1 a 4 dias	
	Improvável: –1	Mais que 56 dias	
	Excluído: –3	Medicação iniciada no dia ou após o dia índice	
	Caso uso prévio da medicação, aplicam-se as seguintes mudanças: Sugestivo: +3 de 1 a 4 dias Provável: +1 de 5 a 56 dias		

(continua)

TABELA 6 Algoritmo para causalidade de medicações para necrólise epidérmica (ALDEN) (*continuação*)

Critério	Valor	Regras para aplicar	
Presença da medicação no corpo no dia índice	Definitivo: 0	Medicação usada até o dia índice ou interrompida menos que cinco meias--vidas antes do dia índice	–3 a 0
	Duvidoso: –1	Medicação interrompida antes do dia índice mais do que cinco meias-vidas na presença insuficiência renal e/ou hepática	
	Excluído: –3	Medicação interrompida antes do dia índice mais do que cinco meias-vidas na ausência insuficiência renal e/ou hepática	
Pré-desafio/ novo desafio da medicação	Positivo especificamente para a medicação e doença: 4	SSJ/NET com uso da mesma medicação	–2 a 4
	Positivo especificamente para a medicação ou doença: 2	SSJ/NET com uso de medicação similar ou outra reação com a mesma medicação	
	Positivo inespecífico: 1	Outra reação com medicação similar	
	Negativo: –2	Exposição a medicação sem qualquer reação (antes ou depois)	
Suspensão da medicação	Neutro: 0	Medicação interrompida	–2 a 0
	Negativo: –2	Medicação não suspensa sem prejuízo	
Tipo de medicação	Fortemente associado: 3	Medicação da lista de alto risco	–1 a 3
	Associado: 2	Medicação definitivamente associada, mas de menor risco	
	Suspeito: 1	Múltiplos relatos e resultados epidemiológicos ambíguos	
	Desconhecido: 0	Todas as outras medicações, incluindo novas medicações	
	Não suspeito: –1	Sem evidência de associação	

(continua)

TABELA 6 Algoritmo para causalidade de medicações para necrólise epidérmica (ALDEN) (*continuação*)

Critério	Valor	Regras para aplicar	
Outra causa	Possível: –1	Ordenar as medicações sob suspeitas de maior para menor escore	–1
		Se pelo menos uma medicação tem escore > 3, subtrair 1 ponto de todas as outras medicações	

SSJ/NET: síndrome de Stevens-Johnson/necrólise epidérmica tóxica.

VASCULITES A DROGAS

TABELA 7 Vasculites a drogas

Epidemiologia	Cerca de 20% dos casos de vasculite cutânea são de etiologia medicamentosa A vasculite mais comumente associada a medicamentos é a vasculite leucocitoclástica (vasculite de pequenos vasos)
Quadro clínico	Púrpura palpável nos MMII é a apresentação mais comum Outros: máculas/placas purpúricas, bolhas, ulcerações e necrose Sintomas sistêmicos são frequentes (febre, artralgia, mal-estar) e indicam maior chance de acometimento sistêmico
Drogas	Penicilinas, alopurinol, diuréticos tiazídicos, sulfonas, anti-inflamatórios, hidantoína
Diferenciais	Causas não medicamentosas (infecções, colagenoses e neoplasias)
Conduta	1. Suspender droga suspeita 2. Exames iniciais: hemograma, urina 1, função renal, função hepática, ASLO, FAN,ANCA, FR, sorologias para hepatite B e C, complemento * Biópsia de pele para anatomopatológico 3. Internação e avaliação dermatológica: se vasculites cutâneas extensas ou com acometimento sistêmico 4. Ambulatorial (quadro leve, sem sinais de acometimento sistêmico): sintomáticos para prurido e ardor: anti-histamínicos, AAS 5. Manter membro aquecido e elevado

AAS: ácido acetilsalicílico; ANCA: anticorpo anticitoplasma de neutrófilos; ASLO: anticorpo antiestreptolisina O; FAN: fator antinúcleo; FR: frequência respiratória; MMII: membros inferiores.

HERPES-ZÓSTER

Herpes-zóster é realmente comum no departamento de emergência?

- Sim, é uma doença comum. Estima-se que 10-20% das pessoas terão um episódio ao longo da vida. Nos EUA, tem incidência de 1 milhão de casos por ano.
- O herpes-zóster acontece devido à reativação do vírus varicela-zóster (VZV ou herpes-vírus 3) latente nos gânglios sensoriais, geralmente após anos da primoinfecção.
- A primoinfecção comumente se dá na infância, e a apresentação clínica é chamada de varicela (vesículas e crostas, em diferentes estágios de evolução, difusas pelo corpo). Após a resolução do quadro, o vírus permanece latente nos gânglios sensoriais dorsais e craniais.
- São fatores de risco para reativação do vírus: idade avançada, trauma, malignidade, imunodeficiência, IRC e doença pulmonar.
- Transmissão por contato direto ou aerossóis a partir das lesões de pele.
- Vacina VVZ: liberada a partir dos 50 anos. Dose única, vírus vivo atenuado (em imunossuprimidos, decisão caso a caso). Obs.: pacientes que tiveram herpes-zóster: aguardar um ano entre o quadro agudo e a aplicação da vacina.

Como identificar o herpes-zóster?

- *Neurite aguda + lesões cutâneas*
  - Neurite: 75% dos pacientes apresentam pródromo de dor unilateral em faixa, do tipo neurítica. Precede o aparecimento das lesões cutâneas em alguns dias.
  - Lesões cutâneas:
    - Vesículas eritematosas agrupadas sobre base eritematosa, distribuídas no trajeto de um dermátomo. Evoluem com erosões e crostas em cerca de 7 dias.
    - Até 20% dos pacientes **imunocompetentes** podem ter lesões em dermátomos vizinhos.
- Em imunossuprimidos: quadro mais extenso, episódios recorrentes, maior chance de complicações.

Qual o manejo do herpes-zóster?

- Via de regra não há necessidade de internação e o manejo pode ser feito de forma ambulatorial.
  - Aciclovir 800 mg 5 x/d por 7 dias ou valaciclovir 1 g 8/8 h por 7 dias (nas primeiras 72 horas).
  - Evitar contato com grávidas, prematuros, pessoas suscetíveis a varicela e imunossuprimidos.
  - Controle álgico:
    - Dor moderada: AINH, analgésicos simples.
    - Dor intensa: opioides fracos (tramadol e codeína).
- Quem deve ser internado: apenas os pacientes que apresentarem:
  - Complicação ocular com risco de amaurose.
  - Complicação neurológica (meningite, encefalite, mielite).
  - Dificuldade de controle de dor.
  - Herpes-zóster disseminado no imunossuprimido.
    - No caso dos internados, o tratamento é feito com aciclovir EV 10 mg/kg/d de 8/8 horas por 7-10 dias.
    - **Importante:** isolamento de aerossóis até lesões crostosas.

Quais as possíveis complicações do herpes-zóster?

- Neuralgia pós-herpética: dor no dermátomo acometido após 3 meses do episódio. Tratamento: anticonvulsivantes e antidepressivos tricíclicos (amitriptilina, nortriptilina, gabapentina).
- Síndrome de Ramsay-Hunt: otalgia, lesões no canal auditivo, paralisia facial, dormência da parte anterior da língua.
- Acometimento ocular: conjuntivite, episclerite, ceratite e irite (sinal de Hutchinson – lesões na ponta nasal sugerem herpes-zóster do ramo oftálmico do nervo trigêmeo por acometimento do nervo nasociliar).
- Neurológicas: meningite asséptica, encefalite e mielite.
- Infecção bacteriana secundária.

ERISIPELA E CELULITE

Erisipela e celulite são a mesma coisa?

- Ambas são piodermites (infecções bacterianas da pele).
- Com fatores de risco em comum:

- Ruptura da barreira cutânea (trauma, *tinea pedis*, úlcera venosa, picada de inseto).
- Edema crônico (IVP, alt. linfática).
- Obesidade.
- Imunossupressão.

- A Tabela 8 contém as diferenças entre os quadros.

TABELA 8 Erisipela e celulite

	Erisipela	Celulite
Profundidade	Derme superficial + vasos linfáticos superficiais (dermolinfangite estreptocócica)	Derme profunda + hipoderme
Clínica	Eritema, edema, bordas nítidas, lesão elevada Comuns sintomas sistêmicos Evolução aguda	Eritema, edema, bordas mal delimitadas Apenas sintomas locais Evolução subaguda/crônica
Agentes	*S. pyogenes* do grupo A * Muito raro *S. aureus*	*Streptococcus pyogenes* do grupo A e *Staphylococcus aureus*
Tratamento	Ambulatorial: cefalexina 1 g 6/6 h por 7 dias ou amoxicilina 1 g 8/8 h por 7 dias Internado: cefazolina 1 g EV 8/8 h por 7-14 dias ou ceftriaxona 1 g EV 12/12 h por 7-14 dias	Ambulatorial: cefalexina 1 g 6/6 h por 7 dias Internado: oxacilina 2 g EV 4/4 h por 7 dias

Existem casos de erisipela e celulite que devem ser internados?

- Quadro de sepse [por exemplo: SIRS (febre > 38°C, hipotensão, taquicardia)].
- Progressão rápida do eritema.
- Ausência de melhora após 48 h de antibioticoterapia VO.

- Proximidade da infecção a próteses.
- Obs.: solicitar hemocultura se toxicidade sistêmica, acometimento extenso, comorbidades, mordedura de animal, celulite persistente.

DERMATOSES BOLHOSAS AUTOIMUNES (DBA)

Quais as características desse quadro?

- São doenças raras (aproximadamente 1 caso para 1 milhão de habitantes) que cursam com a produção de autoanticorpos contra as moléculas de adesão da pele.
- São classificadas de acordo com a localização do acometimento.
  - Pênfigo foliáceo e vulgar: intraepidérmicos.
  - Penfigoide bolhoso: subepidérmico.

Qual a diferença entre os pênfigos?

- Veja na Tabela 9 as diferenças entre os tipos de pênfigo.

TABELA 9 Pênfigo

	P. foliáceo	P. vulgar	P. bolhoso
Localização	Intraepidérmico	Intraepidérmico	Subepidérmico
Clínica	Bolhas flácidas Erosões de pele Sem lesões em mucosas	Bolhas flácidas Erosões de pele Lesões em mucosas	Bolhas tensas Placas eritematosas
Diagnóstico	Biópsia + IF	Biópsia + IF	Biópsia + IF

IF: exame de imunofluorescência.

Como manejar esses quadros?

- São doenças potencialmente graves, que necessitam de avaliação especializada.
- Pacientes com qualquer uma das seguintes características devem ser internados:
  - Casos com acometimento cutâneo extenso.
  - Sinais de infecção.
  - Alterações sistêmicas secundárias à dermatose bolhosa.

- Por exemplo: acometimento associado a lúpus eritematoso sistêmico.

- Sempre solicitar avaliação dermatológica após a internação, e recomenda-se não iniciar medicações imunossupressoras antes da realização da biópsia.

LEITURA SUGERIDA

1. Bastuji-Garin S, Fouchard N, Bertocchi M, Roujeau JC, Revuz J,Wolkenstein P. SCOR--TEN: A severity-of-illness score for toxic epidermal necrolysis. J Invest Dermatol. 2000;115(2):149-53.
2. Kardaun SH, Sekula P,Valeyrie-Allanore L, Liss Y, Chu CY, Creamer D, et al. Drug reaction with eosinophilia and systemic symptoms (DRESS): an original multisystem adverse drug reaction. Results from the prospective RegiSCAR study. Br J Dermatol. 2013;169(5):1071-80.
3. Kawai K, Yawn BP. Risk factors for herpes zoster: A systematic review and meta-analysis. Mayo Clin Proc. 2017;92(12):1806-21.
4. Roujeau JC, Stern RS. Severe adverse cutaneous reactions to drugs. N Engl J Med. 1994;331(19):1272-85.
5. Sassolas B, Haddad C, Mockenhaupt M, Dunant A,Liss Y, Bork K, et al. ALDEN ,an algorithm for assessment of drug causality in Stevens-Johnson syndrome and toxic epidermal necrolysis: comparison with case-control analysis. Clin Pharmacol Ther. 2010;88(1):60-8.
6. Schneck J, Fagot JP, Sekula P, Sassolas B, Roujeau JC, Mockenhaupt M. Effects of treatments on the mortality of Stevens-Johnson syndrome and toxic epidermal necrolysis: A retrospective study on patients included in the prospective EuroSCAR Study. J Am Acad Dermatol. 2008;58(1):33-40.
7. Valeyrie-Allanore L, Wolkenstein P, Brochard L, Ortonne N, Maitre B, Revuz J, et al. Open trial of ciclosporin treatment for Stevens-Johnson syndrome and toxic epidermal necrolysis. Br J Dermatol. 2010;163(4):847-53.

Seção XVII

Causas externas

97

Manejo inicial das intoxicações exógenas

Clécio Francisco Gonçalves
Diego Amoroso
Victor Paro da Cunha
Bruno Marques
Lucas Oliveira Marino

COMO FAZER A AVALIAÇÃO INICIAL?

- As medidas de suporte são a fase mais importante do primeiro atendimento e, frequentemente, são suficientes para assegurar a recuperação do paciente.
- Essas medidas são semelhantes à estabilização de qualquer paciente gravemente enfermo admitido no departamento de emergência (DE).
- A história clínica deve ser confirmada com a equipe de atendimento pré-hospitalar e pessoas do círculo de convivência do paciente e confrontada com os dados clínicos e laboratoriais → a capacidade do paciente de fornecer informações adequadas é frequentemente limitada.
- O nível e o conteúdo da consciência, sinais vitais e alterações pupilares são os elementos mais importantes do exame físico que permitem classificar o paciente em síndromes conhecidas.

QUAIS AS PRINCIPAIS SÍNDROMES RELACIONADAS ÀS INTOXICAÇÕES?

- A identificação do quadro sindrômico permite o correto manejo mesmo sem conhecer o xenobiótico específico.

TABELA 1 Principais síndromes relacionadas às intoxicações

Síndrome	Manifestações	Drogas
Anticolinérgica	Agitação, alucinação, *delirium* Midríase Hipertermia, taquicardia, hipertensão, taquipneia Mucosas e pele secas, ↓ peristalse, retenção urinária	Anti-histamínicos, tricíclicos, ciclobenzaprina, antiparkinsonianos, escopolamina, atropina
Simpatomimética	Agitação, hiperalerta, alucinação Midríase Hipertermia, taquicardia, hipertensão, taquipneia Diaforese, tremores, hiper-reflexia	Cocaína, anfetamina, efedrina, teofilina, cafeína
Opioide	RNC, miose Bradipneia, hipotermia, bradicardia, hipotensão	Morfina, heroína, metadona, oxicodona
Sedativa- -hipnótica	RNC, pupilas variáveis Sinais vitais frequentemente normais	Benzodiazepínicos, barbitúricos, carisoprodol, álcool, zolpidem
Colinérgica	Confusão mental, RNC, miose Bradicardia, hipertensão, taquipneia Sialorreia, incontinência urinária e fecal, diarreia e vômitos, lacrimejamento, broncoespasmo, fasciculação	Organofosforados e carbamatos, nicotina, fisostigmina, pilocarpina
Serotoninérgica	Confusão, agitação, coma, midríase Hipertermia, taquicardia, hipertensão, taquipneia Tremor, *mioclonus*, hiper-reflexia, diaforese, rigidez, trismo, diarreia	Inibidores da MAO, inibidores seletivos da receptação de serotonina, tricíclicos
Alucinogênica	Alucinações, distorção da percepção e do sensório, agitação, midríase, nistagmo Hipertermia, taquicardia, hipertensão, taquipneia	LSD, anfetaminas, MDMA (*ecstasy*)

MAO: monoamina oxidase; RNC: rebaixamento do nível de consciência.

COMO REALIZAR A DESCONTAMINAÇÃO GASTROINTESTINAL?

- O uso de técnicas para reduzir a absorção gastrointestinal por meio da descontaminação deve ser guiado pela gravidade da intoxicação, pelo intervalo entre a ingesta e o atendimento e pelos potenciais riscos da intervenção. Intoxicações por substâncias pouco letais ou doses não muito elevadas podem não ter benefício da descontaminação.
- Carvão ativado:
  - Indicação: intoxicação por substância passível de adsorção (ver os não adsorvíveis em "contraindicações"), com ingesta há menos de 1 a 2 horas.
  - Contraindicações:
    - Rebaixamento do nível de consciência (RNC) sem proteção de via aérea ou pacientes com alto risco de broncoaspiração.
    - Apresentação tardia (> 2 horas da ingesta).
    - Paciente agitado, rebaixado ou não colaborativo: não se deve fazer uso de sonda nasogástrica (SNG) para administração de carvão em paciente não intubado. Ressalta-se que não se deve realizar intubação orotraqueal (IOT) com o único intuito de passagem da sonda para administrar o carvão.
    - Necessidade de endoscopia, pois o carvão pode prejudicar a visibilidade do exame.
    - Toxinas pouco ou não adsorvíveis: ácidos, álcalis, lítio, metais pesados, álcoois e hidrocarbonetos aromáticos.
    - Obstrução intestinal.
      - » Como prescrever? Quando se conhece a dose da substância ingerida, a recomendação é a administração do carvão ativado em uma razão de peso de 10 g de carvão para cada 1 g da substância ingerida. Caso esse dado não seja conhecido, deve-se administrar 25-100 g (1 g/kg).
      - » Apresentação em pó, que deve ser diluído em água. Em casos de recusa por parte do paciente, pode-se optar por diluir em suco, a fim de deixar a mistura mais palatável.
      - » Deve ser sempre feito por via oral, com o paciente ingerindo voluntariamente a mistura. Não há indicação de passagem de SNG ou SNE apenas para sua administração. Em pacientes que se encontram intubados, a passagem de SNG pode

ser uma alternativa. No entanto, não se deve intubar um paciente apenas para esse fim.

- » Complicações são infrequentes → aspiração (rara < 1%, principalmente associada à administração em situações impróprias), evento sadversos gastrointestinais (dor abdominal, náusea, vômitos, constipação).
- » Quando adotar estratégia de carvão em múltiplas doses?
  - Intoxicações graves por drogas de recirculação êntero-hepática ou formulações de liberação estendida.
  - Carbamazepina, fenobarbital, quinino, teofilina, dapsona, ácido acetilsalicílico (AAS), fenitoína, cafeína, nadolol.
  - Como prescrever: 50 g a cada 4 horas ou 25 g a cada 2 horas após a primeira dose. Manter esse regime por 12 horas.

- Irrigação intestinal:
  - Consiste na administração, VO ou via SNG, de solução eletrolítica osmoticamente balanceada de polietilenoglicol, com o objetivo de causar uma diarreia aquosa para retirada mecânica das substâncias ingeridas.
  - Quais as indicações? Medicações de liberação prolongada, ingestões elevadas de substâncias não adsorvidas por carvão (principalmente ferro e chumbo) ou de pacotes de drogas ilícitas.
  - Quais as contraindicações? Obstrução ou perfuração intestinais, hemorragia digestiva, instabilidade hemodinâmica e vômitos incoercíveis.
  - Como administrar? Administrar o polietilenoglicol a uma taxa de 2.000 mL/h. A ingestão voluntária é uma opção, porém geralmente é pouco tolerada, sendo necessária passagem de SNG para infusão contínua, que deve ser mantida até que o líquido retal esteja claro. Parar a infusão/ingestão se não houver saída de líquido por via retal após 8 L serem administrados.
- Lavagem gástrica:
  - Consiste na passagem de uma sonda nasogástrica de grosso calibre e sequências de instilação e aspiração de alíquotas de fluido com o intuito de aspirar fragmentos de comprimido do interior do estômago.
  - Não deve ser utilizada rotineiramente; apenas em casos com evidente risco/benefício favorável (casos com até uma hora da inges-

ta de substância potencialmente fatal que não é adsorvida por carvão ou na inexistência de antídoto para tal).
- Quais as contraindicações? Não proteção de via aérea, ingestão cáustica ou de hidrocarbonetos, pacientes em risco de hemorragia digestiva ou perfuração.

COMO E EM QUE SITUAÇÕES A ELIMINAÇÃO DE XENOBIÓTICOS DEVE SER OTIMIZADA?

- A ampla maioria das intoxicações é manejada apenas com terapia de suporte e eventualmente dose única de carvão ativado, quando indicado.
  - Ver Figura 1 para fluxograma de indicação de dose única de carvão ativado.
  - Existem situações em que pode haver benefício de múltiplas doses de carvão ativado:
    - Na ingesta de quantidades ameaçadoras de vida das seguintes medicações:
      - » Carbamazepina.
      - » Dapsona.
      - » Fenobarbital.
      - » Quinina.
      - » Teofilina.
      - » Ácido acetilsalicílico.
      - » Fenitoína.
    - Dados de voluntários também sugerem benefício para: amitriptilina, digoxina, disopiramida, nadolol e piroxicam.
    - A dose é: 12,5 g/hora ou o equivalente a cada 2 a 4 horas (por exemplo, 50 g a cada 4 horas).
- A depender da gravidade e das propriedades farmacológicas do xenobiótico, lança-se mão de técnicas de otimização da sua eliminação.
- Alcalinização urinária:
  - A excreção de determinados fármacos pode ser aumentada com a elevação do pH urinário.
  - Quais os principais fármacos que respondem a essa estratégia? Salicilatos, fenobarbital, metotrexato e sulfonamidas.
  - Como prescrever?
    - Alvos → pH urinário > 7,5 e pH sérico 7,55-7,6.

    - Dosar antes: Cr/Ur, eletrólitos, glicose, pH sérico, pH urinário, níveis séricos de drogas.
    - $NaHCO_3$ 8,4% 1-2 mEq/kg em *bolus*, seguido de infusão contínua da seguinte solução: 150 mEq de $NaHCO_3$ 8,4% + SG 5% 1.000 mL a 200-250 mL/h.
    - Sondagem vesical de demora é recomendada para quantificar diurese.
    - Quais as contraindicações? Insuficiência renal aguda (IRA), edema pulmonar ou cerebral. Pacientes cardiopatas devem receber atenção especial.
    - Potenciais complicações: hipocalemia, alcalemia, hipocalcemia, hipernatremia, hipervolemia.
- Hemodiálise e hemoperfusão:
  - Qual perfil de fármacos responde a esta estratégia? (1) Baixo peso molecular; (2) baixo volume de distribuição; (3) baixa ligação a proteínas; (4) alta solubilidade em água; (5) baixo *clearance* endógeno e alto *clearance* com diálise; e (6) distribuição predominante no compartimento extracelular.
  - Quais as principais indicações? Barbitúricos, álcoois (metanol, etilenoglicol, propilenoglicol), lítio, teofilina e salicilatos.
- Irrigação colônica – administração de solução eletrolítica de polietilenoglicol (PEG).
  - Indicações:
    - Ingesta tóxica de formulação de liberação sustentada ou liberação entérica.
    - Ingestão de toxinas não adsorvidas pelo carvão ativado (ferro, corpos estranhos com chumbo).
    - Ingestão de pacotes de drogas ilícitas.
  - Contraindicações:
    - Obstrução do trato gastrointestinal.
    - Hemorragia digestiva.
    - Instabilidade hemodinâmica.
    - Êmese intratável.
  - Dose: oferecer PEG via tubo nasogástrico 1,5-2 L/hora em adolescentes e adultos, 0,5 L/h em crianças de 9m a 6a e 1 L/h em crianças de 6 a 12 anos. Manter até constatar efluente retal claro. Radio-

grafia pode ajudar (identificando pacotes remanescentes por exemplo)

QUANDO SOLICITAR O *SCREENING* TOXICOLÓGICO?

- Não se recomenda solicitar o exame em pacientes assintomáticos com ingestão acidental ou no caso de achados clínicos compatíveis com os dados da anamnese.
- Dada a elevada incidência de intoxicações intencionais por acetaminofeno e salicilatos na realidade americana, inclusive com frequente omissão dessa informação na história clínica, sugere-se a triagem para essas substâncias nas tentativas de suicídio.
- Imunoensaios na urina para drogas de abuso (anfetaminas, cocaína, maconha, opioides) e outros fármacos (benzodiazepínicos, barbitúricos, tricíclicos) são pouco custosos, e o resultado é disponibilizado rapidamente (menos de 1 hora).
  - A duração da detecção é prolongada (em média até 3 dias; semanas no caso da maconha).
  - Atentar para o grande número de falsos-positivos → triagem positiva não confirma o diagnóstico.
  - Um teste negativo não exclui; pode significar apenas que as concentrações da droga estão abaixo do limiar de detecção.
- *Screening* qualitativo urinário ou sérico é caro, por utilizar metodologia complexa (cromatografia líquida e a gás e espectrometria de massa), o resultado é demorado (> 6 horas), não prediz gravidade e raramente suscita mudança no manejo ou melhora do desfecho.
  - Reservar a casos graves e naqueles em que a intoxicação não foi esclarecida.
  - A urina é o melhor material biológico disponível para análise → longa janela de detecção a alta concentração das drogas e metabólitos.
- Ensaios quantitativos são úteis em diversos contextos e podem auxiliar no manejo de casos corretamente interpretados (serão revisados nos Capítulos "Abordagem específica das intoxicações por fármacos" e "Intoxicações ambientais e drogas de abuso").
  - Os principais disponíveis são: acetaminofeno, digoxina, lítio, salicilato, metanol, etilenoglicol, carbamazepina, fenitoína, ácido valproico, teofilina e carboxi-hemoglobina.

TABELA 2

Substância	Exemplos/produtos que podem conter
Hidrocarbonetos aromáticos	Detergentes, corantes, tintas, benzeno, tolueno, naftalina
Álcoois	Etanol, metanol (presente em solventes de tintas e vernizes, perfumes, combustíveis), etilenoglicol (presente em gasolina, líquidos para radiadores), isopropanol (isopropílico, tintas, vernizes, removedores, perfumes e cosméticos)
Metais pesados	Arsênio (poluição), cádmio (baterias e pilhas, tintas, dolomita), estanho, antimônio, chumbo (tintas), bismuto, prata, mercúrio (fumaça lançada por incineradores de lixo urbano), molibdênio, cromo, níquel, cobre, cobalto, bário (tintas, raticidas, foguetes pirotécnicos), zinco (fumaça de solda ou de processos de fundição)

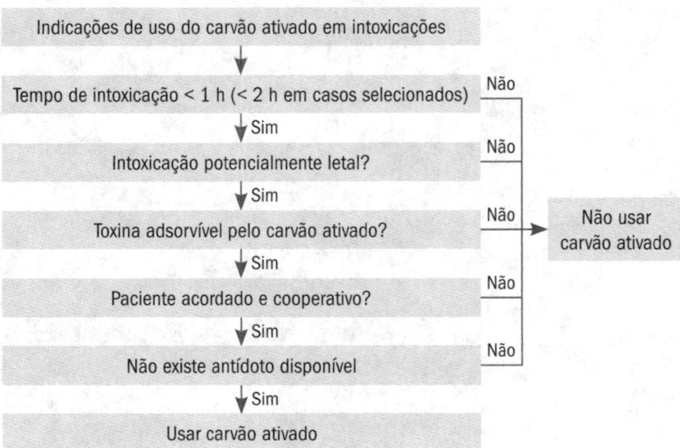

FIGURA 1 Indicações do uso de carvão ativado.

LEITURA SUGERIDA

1. Burns MJ. Enhanced elimination of poisons. In: Post TW (ed.). UpToDate. Waltham, MA: UpToDate Inc. http://www.uptodate.com. Acesso em: 13 nov. 2021.
2. Hendrickson RG. Gastrointestinal decontamination of the poisoned patient. In: Post TW (ed.). UpToDate. Waltham, MA: UpToDate Inc. http://www.uptodate.com. Acesso em: 13 nov. 2021.
3. Rhyee HS. General approach to drug poisoning in adults. In: Post TW (ed.). UpToDate. Waltham, MA: UpToDate Inc. http://www.uptodate.com. Acesso em: 13 nov. 2021.
4. Tintinalli JE. Tintinalli's emergency guide, a comprehensive study guide. 6. ed. New York: McGraw-Hill; 2016.
5. Walls RM. Rosen's emergency medicine, concepts and clinical practice. 9. ed. Philadelphia: Elsevier; 2018.

98 Abordagem específica das intoxicações por fármacos

Eric Sabatini Regueira
Diego Amoroso
Pedro Perez Barbieri
Rodrigo Passarella Muniz
Júlio César Garcia de Alencar
Lucas Oliveira Marino
Clécio Francisco Gonçalves
Victor Paro da Cunha

COMO ABORDAR AS DIFERENTES INTOXICAÇÕES MEDICAMENTOSAS?

Tricíclicos (amitriptilina, nortriptilina, imipramina) e tetracíclicos (bupropiona, mirtazapina)

- Mecanismo de ação: inibem a recaptação de serotonina e noradrenalina; bloqueiam canais de sódio no miocárdio; antagonismo alfa-adrenérgico, gabaérgico, histaminérgico e muscarinérgico.
- Dosagens associadas a toxicidade:
  - Ingestão aguda de 10-20 mg/kg pode causar grave comprometimento cardiovascular e do SNC.
  - Doses > 1 g podem ser ameaçadoras à vida.
  - Complicações graves podem ocorrer em dosagens menores a depender de comorbidades ou cointoxicações.
- Avaliação dos níveis séricos é raramente disponível e pouco útil.
- Manifestações clínicas:
  - Síndrome anticolinérgica: pele quente e seca, rubor facial, midríase, constipação, retenção urinária.
  - Manifestações neurológicas: rebaixamento do nível de consciência (RNC) é a apresentação mais comum; confusão, *delirium* e alucinações podem ocorrer; convulsão e coma em casos mais graves.

- Anormalidades na condução cardíaca são comuns: podem degenerar para fibrilação ventricular (FV)/taquicardia ventricular (TV) (4% dos casos).
  - Eletrocardiograma (ECG): alargamento de QRS (> 100 ms – maior preditor de complicações); morfologia anormal do QRS (onda S lenta em D1 e AVL); onda R > 3 mm ou razão R/S > 0,7 em AVR. QTc prolongado (> 430 ms)

- Manejo:
  - Obter ECG na apresentação no DE para avaliar achados de alto risco e auxiliar no manejo; recomenda-se seriar o ECG (pode ser normal no início).
  - Carvão ativado (dose 1 g/kg, máximo de 50 g) em até 1 h da intoxicação (não protelar seu uso); pode-se adotar estratégia de múltiplas doses por 12-24 h.
  - QRS > 100 ms ou arritmia ventricular: $NaHCO_3$ 8,4% 1-2 mEq/kg EV, seguido de infusão contínua (150 mL diluídos em 1.000 mL de SG 5%, infundir EV 200-250 mL/h EV, objetivando $pH_{sérico}$ 7,45-7,55 – monitorizar com gasometria de 6/6 h, não ultrapassar pH 7,6); atentar para sobrecarga volêmica, hipernatremia, alcalose metabólica e hipocalcemia;
  - Considerar magnésio se arritmia refratária.
  - Como segunda linha de tratamento, pacientes com QRS largo refratário ao bicarbonato podem receber lidocaína (1-1,5 mg/kg EV em *bolus* seguido por infusão de 2 mg/min).
  - Convulsão: diazepam 5 mg IV.
  - Hipotensão: ressuscitação volêmica com cristaloides; noradrenalina se refratária.
  - Apesar de síndrome anticolinérgica, fisostigmina é contraindicada (aumenta o risco de PCR).

- Seguimento:
  - Em pacientes com toxicidade grave (FC > 120 bpm, QT > 480 ms), considerar monitorização cardíaca contínua.
  - Alta do DE é sugerida aos pacientes estáveis, sem sinais de toxicidade e ECG normal (incluindo QRS < 100 ms) após ao menos 6 horas de observação.

ANTIDEPRESSIVOS SEROTONINÉRGICOS (FLUOXETINA, SERTRALINA, PAROXETINA, CITALOPRAM, ESCITALOPRAM)

- São usualmente bem tolerados mesmo em doses elevadas e são mais seguros que os tricíclicos.
- Em pacientes sintomáticos, considerar coingestão de outras substâncias.
- Manifestações clínicas: náuseas, vômitos, diarreia, febre, tremor, diaforese, midríase, hipersalivação, confusão mental, coma.
- Avaliação laboratorial:
  - ECG: realizar na admissão. Se QRS ou QTc alargado: internar paciente e seriar ECG.
  - Síndrome serotoninérgica: se suspeita clínica: colher CPK, creatinina, ALT, AST, coagulograma (TP, TTPA, dímero-D, plaquetas), gasometria arterial e mioglobinúria.
- Tratamento:
  - Carvão ativado se intoxicação < 1h.
  - Prolongamento do QTc: considerar $NaHCO_3$ 1-2 mEq/kg. Em pacientes com *torsades*, QTc > 560 ms ou bradicardia, a medicação de escolha é o sulfato de magnésio 2 g em 2 minutos, que pode ser repetido após 10 minutos.
  - Encaminhar à psiquiatria após 4-6 h de observação, se assintomático e sem alterações eletrocardiográficas.
  - Ingestões maciças (150 × a dose total diária): internar para monitorização cardíaca por 24 h.
  - Cuidado antes de alta: ECG deve evidenciar QTc e QRS normais.
  - Síndrome serotoninérgica: medidas de suporte (intubação orotraqueal [IOT] para hipoxemia e proteção de vias aéreas, expansão volêmica e noradrenalina para depleção de volume e choque, sedação com benzodiazepínicos para agitação psicomotora, bloqueio neuromuscular, resfriamento externo); considerar antagonistas da serotonina, como a cipro-heptadina.

Paracetamol

- Reportado como principal causa de falência hepática aguda nos EUA, Reino Unido e Canadá.
- Possui meia-vida > 4 h; metabolização hepática e eliminação renal.

- A gravidade da intoxicação é quantificada por um gráfico que relaciona o nível sérico da droga e o intervalo entre a ingestão e a dosagem, conhecido como normograma de Rumack-Matthew.
- A gravidade está diretamente relacionada à quantidade ingerida:
  - < 7,5 g: não costumam causar lesão hepática grave.
  - 7,5-12 g: lesão hepática importante.
  - > 12 g: insuficiência hepática grave.
  - > 15 g: frequentemente letal.
- Outros fatores que aumentam a suscetibilidade à hepatoxicidade: idade > 40 anos, desnutrição, doença hepática crônica, abuso de álcool, uso concomitante de medicações como isoniazida, rifampicina, fenobarbital, estatina, fibrato e AINEs.
- Manifestações clínicas evolução quadrifásica:
- 1ª fase – primeiras 24 horas:
  - Se presentes, os sintomas são inespecíficos (náuseas, vômitos, dor abdominal, anorexia, letargia, diaforese).
- 2ª fase – entre 24-72 horas:
  - Os sintomas podem melhorar ou até desaparecer. Surgem anormalidades laboratoriais (elevação de transaminases e bilirrubinas e aumento do INR); dor no quadrante superior e direito do abdome e hepatomegalia podem aparecer.
- 3ª fase – entre 72-96 horas:
  - Pico de lesão hepática; ressurgem os sintomas (náuseas e vômitos); icterícia, coagulopatia, lesão renal aguda, encefalopatia e manifestações do SNC também podem sobrevir.
- 4ª fase – entre 96 horas e 14 dias:
  - Pode haver melhora progressiva, com recuperação completa dentro de 3 meses ou progressão para disfunção orgânica múltipla e óbito.
- Exames laboratoriais: dosagem sérica de paracetamol, ALT, AST, FA, GGT, hemograma, coagulograma, bilirrubinas totais e frações, Ur, Cr, eletrólitos, amilase, lipase, glicemia, β-hCG sérico em mulheres em idade fértil e ECG.
- Tratamento:
  - Carvão ativado: até 4 h após ingesta em razão da metabolização lenta da droga.

- Antídoto específico: N-acetilcisteína (NAC) para todos os pacientes com risco de hepatotoxicidade (iniciar antes da elevação de enzimas hepáticas, dentro de 8 h após a ingestão).
  - Indicações: nível sérico após 4 h acima de linha do normograma de Rumack-Matthew; nível sérico indisponível em intoxicações > 7,5 g; tempo desconhecido + nível sérico > 10 µg/mL; evidência de hepatotoxicidade (transaminases > 2-3 × LSN).
  - Esquemas recomendados:
- VO: ataque de 140 mg/kg + manutenção de 70 mg/kg de 4/4 h por 72 h (interromper se nível sérico de acetaminofeno < 10 µg/mL, paciente assintomático e sem hepatotoxicidade → aproximadamente 17 doses).
- EV* (incapacidade VO, ou INR > 2 ou grávidas): ataque de 150 mg/kg em 60 min diluídos em 200 a 300 mL de SF ou SG 5% + manutenção de 50 mg/kg por (6,25 mg/kg/h) 4 h, seguido de 100 mg/kg por 16 h.

- Considerar hemodiálise em pacientes com ingesta maciça para os quais NAC isoladamente não seja suficiente.
- Transplante hepático:
  - Os critérios prognósticos modificados do King's College Hospital são os mais universalmente adotados a fim de se listar para transplante:
    - pH < 7,3 após adequada ressuscitação volêmica.
    - Todas as seguintes alterações em conjunto dentro de 24 horas: Cr > 3,2 mg/dL, INR > 6,5 (TP > 100 s) e encefalopatia hepática graus III ou IV.
    - Lactato arterial após 2-3 dias da intoxicação > 3,5 mmol/L (ou > 3 mmol/L após ressuscitação volêmica).
- Condições para alta do DE:
  - NAC iniciada nas primeiras 8 horas: término do esquema de NAC, sem sinais de piora de função renal e hepática.
  - NAC iniciada após 8 horas: paciente assintomático e normalização da Cr e dos marcadores hepáticos.

Lítio

- O lítio é primariamente uma neurotoxina; é rapidamente absorvido pelo TGI, atingindo rápido pico sérico (0,5-2 horas); possui baixo índice terapêutico (0,8-1,2 mmol/L).

---

* Incidência de 10-20% de reações de hipersensibilidade, inclusive anafilaxia.

- Idosos são particularmente suscetíveis à toxicidade: ↓ taxa de filtração glomerular e do volume de distribuição.
- Dosar nível sérico em todo caso suspeito: útil na predição de gravidade e no manejo (necessidade de hemodiálise).
- Manifestações clínicas: habitualmente não correlatas ao nível sérico:
  - Agudas: inicialmente sintomas gastrointestinais, seguidos tardiamente de manifestações neurológicas.
  - Crônicas: disfunção renal, *diabetes insipidus* (DI) nefrogênico e manifestações neurológicas.

TABELA 1

Intoxicação	Leve	Moderada	Grave
Reflexos	Tremor	Hiper-reflexia	Clonus
SNC	Confusão	*Delirium*, agitação	Convulsão, coma
Não neurológicos	Gastrointestinais	Taquicardia	Hipertermia, hipotensão

SNC: sistema nervoso central.

- Avaliação laboratorial:
  - Solicitar litemia (*range* normal 0,8-1,2 mEq/L) na admissão* e repetir a cada 4 h no início do manejo.
  - Exames: glicemia capilar, eletrólitos, Cr, Ur, hemograma, TSH/T4L, ECG, perfil toxicológico em caso de tentativa de suicídio.
- Tratamento:
  - Irrigação intestinal com solução de polietilenoglicol se paciente alerta e assintomático e nas primeiras 3 h de apresentação com ingestão > 10 comprimidos de liberação prolongada.
  - Não há indicação de carvão ativado.
  - Ressuscitação volêmica vigorosa com SF, monitorizar Na^+ sérico frequentemente (6/6 h) se DI nefrogênico.
  - Alcalinização da urina: $NaHCO_3$ 8,4% 150 mL diluído em 850 mL de SG 5%, infundir EV 200 mL/h EV, objetivando um $pH_{sérico}$ 7,5-7,55 (não ultrapassar 7,6).
  - Hemodiálise:

---

* Litemia normal na admissão não exclui intoxicação e pode não ser representativa do pico sérico.

  - Litemia > 5 mEq/L (independentemente de sintomas).
  - Litemia > 4 mEq/L + disfunção renal (Cr > 2 mg/dL).
  - Litemia > 2,5 mEq/L + sintomas neurológicos + disfunção renal.
  - Intoxicação grave (coma, convulsão, rebaixamento de consciência) independentemente da litemia.
- Indicações de internação hospitalar:
  - Litemia > 1,2 mEq/L, em ascensão, a despeito de adequada ressuscitação volêmica.
  - Elevação da litemia associada à disfunção renal.
  - Alteração de nível de consciência, sintomas neurológicos na presença de qualquer litemia detectável em pacientes usuários crônicos de lítio.

Benzodiazepínicos

- Mecanismo de ação: agonista de receptores GABA no SNC (depressão do SNC).
- Ingestão oral sem associação com outros fármacos raramente causa intoxicação grave.
- A apresentação clínica clássica é o RNC sem alteração de outros sinais vitais. Quando grave, podem sobrevir depressão respiratória, estupor e coma.
- Tratamento:
  - Suporte: IOT não deve ser protelada se RNC grave; se depressão ventilatória grave, avaliar a possibilidade de ingestão associada de opioides (considerar naloxone).
  - O risco/benefício da descontaminação gastrointestinal com carvão ativado na intoxicação isolada por benzodiazepínico (BZD) é usualmente desfavorável → paciente sonolento com risco de aspiração.
  - Antídoto específico: flumazenil.
    - Não se recomenda o uso rotineiro de flumazenil, sobretudo em pacientes com uso crônico de BZD → risco de precipitar grave síndrome de abstinência e de diminuir o limiar convulsivo (principalmente se intoxicação concomitante com tricíclico).
    - Seguro em pacientes sedados com BZD para procedimentos que não fazem uso crônico.

» 0,2 mg EV em 30 s (repetir até efeito desejado e dose máxima de 1 mg); pico de efeito em 6-10 min e duração curta (próxima de 1 h).

Anticonvulsivantes (hidantal, fenobarbital, carbamazepina, gabapentina)

- Manifestações clínicas: síndrome anticolinérgica, ataxia, disartria, depressão respiratória e do SNC, coma; a gravidade se relaciona com a dose ingerida (monitorizar níveis séricos sempre que disponível).
- Tratamento:
  - Carvão ativado se intoxicação < 2 h; pode-se adotar estratégia de múltiplas doses por 12-24 h.
  - IOT se RNC ou depressão respiratória.
  - Hemodiálise em casos graves de intoxicação por carbamazepina, fenobarbital ou ácido valproico.
  - Pode-se alcalinizar a urina se a intoxicação for por fenobarbital.

Anticolinérgicos (ranitidina, buscopam, ipratrópio, biperideno, ciclobenzaprina, olanzapina)

- Intoxicação frequente no DE, porém com baixa gravidade.
- Manifestações clínicas: síndrome anticolinérgica (agitação, confusão, alucinação, midríase não reativa, taquicardia, rubor – vasodilatação, pele e mucosas secas, diminuição do peristaltismo, retenção urinária).
- Diagnóstico eminentemente clínico: a avaliação do nível sérico de drogas com efeito anticolinérgico é pouco disponível e de baixa utilidade no manejo da intoxicação.
- Tratamento:
  - Carvão ativado se intoxicação < 2 h em caso de bom nível de consciência e capacidade de proteção de via aérea.
  - Agitação e convulsão: BZD; não utilizar clorpromazina ou haloperidol.
  - Antídoto: fisostigmina* 0,5-2 mg EV, lento (controverso).
    - Cuidados: monitorização cardíaca; manter atropina disponível e material de reanimação cardiopulmonar.

---

* Reservada a casos graves e contraindicada se coma, convulsão ou intoxicação por tricíclicos associada.

- Contraindicações relativas: hiper-reatividade brônquica, obstrução intestinal, epilepsia, anormalidades de condução cardíaca.

Opioides (morfina, heroína, codeína, fentanil, metadona, meperidina)

- Os efeitos são dependentes da dose, da tolerância individual e da presença de metabólitos ativos.
- Manifestações clínicas: RNC, miose, depressão do centro respiratório (bradipneia e hipoventilação), redução do peristaltismo.
  - Frequência respiratória (FR) < 12 ipm é o melhor preditor de intoxicação por opioide.
  - Pupilas normais não excluem o diagnóstico.
- Avaliação complementar: excluir condições que causam RNC (hemorragia intracraniana, distúrbios hidroeletrolíticos, sepse, hipoglicemia).
- Tratamento:
  - Medidas de descontaminação gastrointestinal são raramente empregadas, dado o alto risco de aspiração neste contexto.
  - Suporte clínico é a base do tratamento e não se deve protelar IOT.
  - Antídoto: naloxone; repetir o *bolus* inicial em poucos minutos até FR > 12 ipm; o alvo do tratamento não é melhora do nível de consciência.
    - *Drive* ventilatório presente: 0,04 mg IV.
    - Apneia: 0,2-1 mg.
    - PCR: 2 mg.
    - Obs.: não há dose máxima descrita, porém, se ausência de melhora após 5-10 mg, o diagnóstico deve ser reconsiderado.
  - A alta hospitalar ou transferência para avaliação psiquiátrica, quando necessário, é segura após recuperação da ventilação e nível de consciência, sem necessidade de naloxone nas últimas 3 horas.

Betabloqueadores (propranolol, atenolol, bisoprolol, carvedilol, metoprolol)

- A maioria dos pacientes que desenvolvem toxicidade por betabloqueador o faz até 2 horas após a ingestão; a totalidade o faz em até 6 horas.
- O diagnóstico é eminentemente clínico; a avaliação do nível sérico não está disponível de rotina.
- Manifestações clínicas:

- Bradicardia e hipotensão são as manifestações mais comuns; choque cardiogênico e arritmias ventriculares podem ocorrer em casos graves.
- RNC, convulsão, broncoespasmo e hipoglicemia são potenciais comemorativos de intoxicações também graves.

- Avaliação complementar: ECG (alargamento do PR é a alteração mais comum, porém qualquer atraso de condução é possível), glicemia capilar, eletrólitos, Cr, Ur.
- Tratamento:
  - Carvão ativado se intoxicação < 1-2 h; considerar irrigação intestinal se formulação de liberação prolongada.
  - Hipotensão e bradicardia: cristaloides isotônicos e atropina 1 mg IV (até 3 doses) como tratamento inicial.
  - Para intoxicações graves (bradicardia e hipotensão graves, RNC), associar todas as medidas a seguir; para intoxicações leves que mantêm bradicardia e hipotensão a despeito de reposição volêmica e atropina, iniciar as medidas sucessivamente em caso de manutenção de refratariedade (a cada 15 min):
    1. Glucagon 5 mg EV em 1 min; repetir após 10-15 min na ausência de resposta; se resposta (pressão arterial média [PAM] > 60 mmHg), manter infusão contínua de 2-5 mg/h.
    2. Gluconato de cálcio 10% 30 mL + SF 100 mL, em 10 min → monitorizar cálcio sérico.
    3. Vasopressores: adrenalina, iniciar infusão a 1 μg/min com alvo de PAM > 60 mmHg.
    4. Glicoinsulinoterapia em altas doses (hiperinsulinemia-euglicemia): inicia-se a terapia com insulina em altas doses com *bolus* de 1 UI/kg de insulina regular, seguido de 0,5 UI/kg/hora em infusão contínua, com titulação até o máximo de 10 UI/kg até que a hipotensão seja corrigida. Hipocalemia e hipoglicemia relativa devem ser corrigidas antes da terapia. Para pacientes com glicemia < 200 mg/dL, administram-se 50 mL de glicose a 50% e considera-se infusão contínua de glicose 10% a 100 mL/h (titular para euglicemia). A resposta hemodinâmica à terapia é tardia, após 30-60 minutos. Essa terapia implica na utilização de doses não tradicionais de insulinoterapia (a equipe multiprofissional deve ser previamente comunicada).

5. Emulsões lipídicas: somente após consulta a centro de referência em toxicologia.

- Considerar $NaHCO_3$ (alargamento de QRS), magnésio (arritmia ventricular); marca-passo provisório pode ser necessário se bradicardia grave ou intoxicação concomitante a bloqueador de canal de cálcio, porém com alta taxa de falência de captura.

Bloqueador do canal de cálcio

- Com a ingestão de 5-10 × a dose usual pode levar a intoxicações graves.
- Manifestações:
  - Bradicardia (sobretudo os cardiosseletivos, verapamil e diltiazem) e hipotensão proeminentes: manifestações de insuficiência cardíaca.
  - A despeito da hipotensão, é comum a apresentação com bom nível de consciência, porém pode haver súbita e intensa deterioração clínica.
  - ECG: alargamento do intervalo PR; bradiarritmias.
  - Hiperglicemia: pode ajudar a diferenciar de intoxicação por betabloqueador em pacientes não diabéticos.
- Tratamento:
  - O tratamento varia conforme a gravidade e segue uma abordagem progressiva à semelhança das medidas utilizadas na intoxicação por betabloqueador. Em casos graves, todas as medidas devem ser realizadas simultaneamente.
  - A administração de cálcio, porém, é a primeira opção após a ressuscitação volêmica e a atropina.
    - 3-6 g de cálcio, seguidos de manutenção de 0,5 mEq/kg/h (0,6-1,2 mL/kg/h de gluconato de cálcio a 10%) → monitorizar cálcio sérico e ECG pelo risco de hipercalcemia.

Digoxina

- Arritmias são as manifestações de maior preocupação na intoxicação digitálica. Obter sempre ECG na admissão → ESV (alteração mais comum), bradicardia, taquiarritmias atriais com BAV, bigemnismo, ritmo juncional, BAV, TV, FV, entre outros.
- Manifestações gastrointestinais (anorexia, náuseas, vômitos, dor abdominal) e neurológicas (confusão mental, alteração da percepção das cores, escotomas) podem estar presentes.

- O nível sérico deve ser coletado idealmente 6 h após a ingesta VO; o nível terapêutico da digoxina é 0,8-2 ng/mL (janela terapêutica estreita) → a concentração sérica não necessariamente se correlaciona com a toxicidade.
- Hipercalemia é manifestação comum na intoxicação aguda e reflete gravidade e risco de óbito; seu tratamento, contudo, não reduz mortalidade → hipercalemia não costuma ser a causa do óbito.
- Tratamento:
  - Carvão ativado em até 2 h da intoxicação; pode-se adotar estratégia de múltiplas doses múltiplas por 12-24 h → trata-se de um tratamento adjuvante, principalmente quando não há anticorpo antidigoxina disponível.
  - Antídoto → anticorpo antidigoxina*:

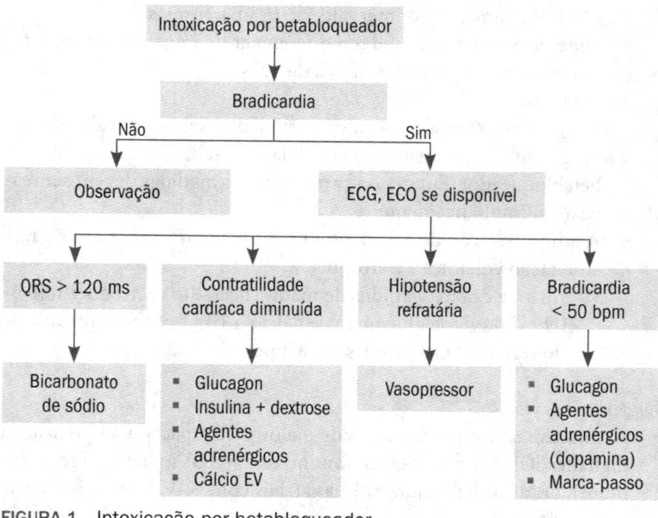

FIGURA 1 Intoxicação por betabloqueador.
ECG: eletrocardiograma; ECO: ecocardiograma.

* Medicação que parou de ser produzida no Brasil em 2013 pela GSK.

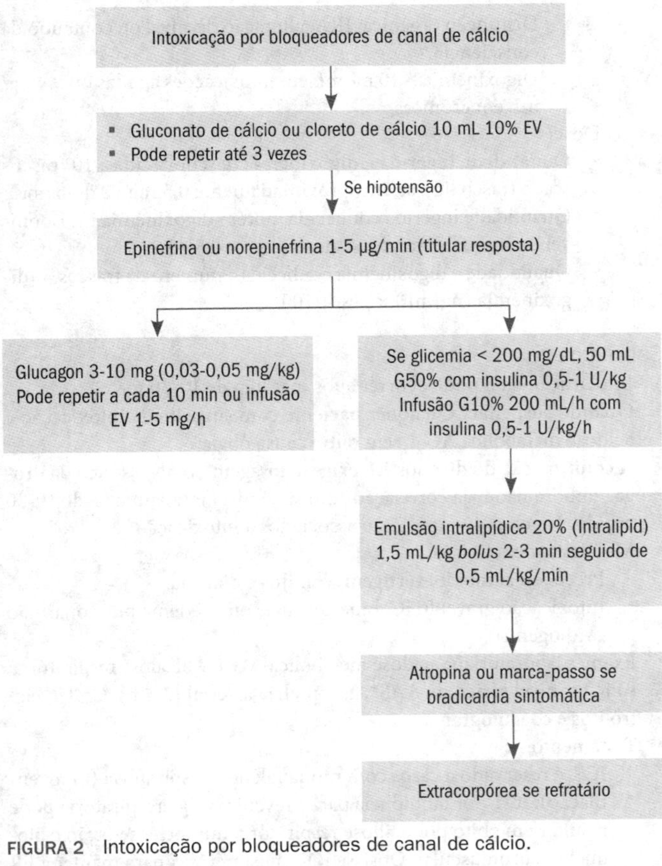

FIGURA 2 Intoxicação por bloqueadores de canal de cálcio.

- Indicações: todos os casos de intoxicação digitálica grave:
  - Arritmia ameaçadora a vida (FV, TV, assistolia, BAVT, BAV Mobitz II, bradicardia sintomática).
  - Hipercalemia (K+ > 5-5,5 mEq/L).

   - » Disfunção orgânica: IRA, alteração do nível ou conteúdo da consciência.
   - » Digoxinemia > 10 ng/mL em intoxicações agudas ou > 4 ng/mL em crônicas.
- Dose:
  - Quantidade ingerida e digoxinemia desconhecidas: 10 frascos (cada frasco liga-se em aproximadamente 0,5 mg de digoxina).
  - Quantidade ingerida conhecida, porém digoxinemia indisponível: número de frascos = [dose (mg) × 0,8]/0,5.
  - Quantidade e digoxinemia conhecidas: número de frascos = [digoxinemia (ng/mL) × peso]/100.

Salicilatos

- Intoxicação fatal pode ocorrer após ingestão de 10-30 g.
- Quando suspeitar? Qualquer paciente com suspeita de intoxicação e acidose metabólica AG ↑ sem outra causa óbvia.
- A confirmação do diagnóstico exige a dosagem do nível sérico da droga, embora não haja correlação clínica. O nível terapêutico é de 10-30 mg/dL. Níveis > 40 mg/dL são associados à intoxicação.
- Manifestações clínicas:
  - Precoces: zumbido, vertigem, vômitos e diarreia.
  - Intoxicação grave: RNC, hipertermia, coma, edema pulmonar não cardiogênico.
- Exames laboratoriais: acidose metabólica AG ↑ + alcalose respiratória; solicitar nível sérico de AAS*, gasometria arterial (2/2 h), Cr, Ur, eletrólitos e coagulograma.
- Tratamento:
  - IOT é reservado a casos com nítida falência respiratória (hipoventilação); IOT por taquipneia para prevenir fadiga respiratória pode resultar em óbito por acidose respiratória durante a sedação e bloqueio neuromuscular. Obs.: se IOT, ajustar a VM para manter a FR semelhante àquela antes da intubação.

---

* As concentrações séricas devem ser coletadas de 2/2 h até que dois valores consecutivos evidenciem queda, níveis < 40 mg/dL e o paciente esteja assintomático.

- Ressuscitação volêmica agressiva em pacientes hipotensos, exceto se edema cerebral ou pulmonar: SF 10-15 mL/kg/h nas primeiras 2-3 h e depois ajustar para diurese 1-2 mL/kg/h; se refratários, iniciar vasopressor.
- Carvão ativado em até 2 h* da intoxicação; pode-se adotar estratégia de múltiplas doses múltiplas por 12-24 h.
- Glicose suplementar: pode haver redução da glicose cerebral mesmo sem hipoglicemia; manter glicemia entre 80-120 mg/dL (considerar adicionar 50-100 g de glicose a cada litro de cristaloide isotônico infundido).
- Monitorização:
  - Níveis séricos a gasometrias de 2/2 h: até que a $[AAS]_{sérica}$ esteja em queda e os distúrbios acidobásicos estejam em melhora em duas coletas consecutivas.
  - K^+ e $pH_{urinário}$ de 1/1 h.
- Alcalinização sérica e urinária:
  - $NaHCO_3$ 8,4% 1-2 mEq/kg em *bolus*, seguido de infusão contínua de 150 mEq + SG 5% 1.000 mL ↑ $pH_{urinário}$ alvo 7,5-8.
  - Reposição de potássio mesmo se dentro dos limites da normalidade.
  - Alcalemia por alcalose respiratória não contraindica a administração de $NaHCO_3$.
- Hemodiálise:
  - Alteração de nível de consciência.
  - Edema pulmonar ocasionando esforço respiratório ou com necessidade de O_2 suplementar.
  - Edema cerebral.
  - Cr > 2 mg/dL (> 1,5 mg/dL em idosos) ou ClCr < 45 mL/min.
  - Sobrecarga volêmica que limite a infusão de $NaHCO_3$.
  - $[AAS]_{sérica}$ > 90 mg/dL (intoxicações agudas) ou > 60 mg/dL (intoxicações crônicas).
  - Acidemia grave: pH < 7,2.

* Pode haver benefício inclusive após 2 h, por conta de espasmo de piloro, comprimidos revestidos e bezoar.

LEITURA SUGERIDA

1. Barrueto F. Calcium channel blocker poisoning. In: Post TW (ed.). UpToDate. Waltham, MA: UpToDate Inc. http://www.uptodate.com. Acesso em: 13 nov. 2021
2. Boyer EW. Salicylate (aspirin) poisoning in adults. In: Post TW (ed.). UpToDate. Waltham, MA: UpToDate Inc. http://www.uptodate.com. Acesso em: 13 nov. 2021
3. Heard K. Acetaminophen (paracetamol) poisoning in adults: treatment. In: Post TW (ed.). UpToDate. Waltham, MA: UpToDate Inc. http://www.uptodate.com. Acesso em: 13 nov. 2021
4. Levine M. Digitals (cardiac glycoside) poisoning. In: Post TW (ed.). UpToDate. Waltham, MA: UpToDate Inc. http://www.uptodate.com. Acesso em: 13 nov. 2021
5. Perrone J. Lithium poisoning. In: Post TW (ed.). UpToDate. Waltham, MA: UpToDate Inc. http://www.uptodate.com. Acesso em: 13 nov. 2021
6. Salhanick SD. Tricyclic antidepressant poisoning. In: Post TW (ed.). UpToDate. Waltham, MA: UpToDate Inc. http://www.uptodate.com. Acesso em: 13 nov. 2021
7. Stolbach A. Acute opioid intoxication in adults. In: Post TW (ed.). UpToDate. Waltham, MA: UpToDate Inc. http://www.uptodate.com. Acesso em: 13 nov. 2021
8. Su M. Anticholinergic poisoning. In: Post TW (ed.). UpToDate. Waltham, MA: UpToDate Inc. http://www.uptodate.com. Acesso em: 13 nov. 2021
9. Walls RM. Rosen's emergency medicine, concepts and clinical practice. 9. ed. Philadelphia: Elsevier; 2018.

99

Intoxicações ambientais e drogas de abuso

Clécio Francisco Gonçalves
Diego Amoroso
Victor Paro da Cunha
Lucas Oliveira Marino

COMO ABORDAR AS DIFERENTES INTOXICAÇÕES AMBIENTAIS E DROGAS DE ABUSO?

Álcoois tóxicos

- Fisiopatologia: álcoois são metabolizados no fígado por meio das desidrogenases alcoólicas (ADH) em aldeídos e, posteriormente, em ácidos orgânicos pelas aldeído-desidrogenases.
- As principais manifestações clínicas estão na Tabela 1.

TABELA 1 Manifestações clínicas dos álcoois tóxicos

Característica	Metanol	Etilenoglicol
Via de intoxicação	VO: ingestão de solventes, combustíveis, perfumes, aditivo em bebidas fermentadas adulteradas	VO: ingestão de anticongelante para radiadores de carro, muito associada ao uso intencional em países desenvolvidos
Metabólito tóxico	Formaldeído e ácido fórmico	Glicoaldeído e ácido glicólico
Sistema nervoso central	Euforia, depressão do sistema nervoso central, crises convulsivas, diplopia e visão borrada	Euforia, depressão do sistema nervoso central e crises convulsivas (até 12 horas)
Cardiovascular	Hipotensão arterial	Hipotensão arterial, taquicardia (até 24 horas)
Respiratório	Depressão respiratória	Taquipneia seguida de depressão respiratória, hipoxemia (até 24 horas)

(continua)

TABELA 1 Manifestações clínicas dos álcoois tóxicos *(continuação)*

Característica	Metanol	Etilenoglicol
Renal e metabólico	Acidose metabólica com AG ↑, rabdomiólise e mioglobinúria	Injúria renal aguda (NTA), acidose metabólica com AG ↑ e hipocalcemia (cristalúria → oxalato de cálcio)
Trato gastrointestinal	Náuseas, vômitos	Náuseas, vômitos

Como diagnosticar?

- Fase precoce: laboratório próximo da normalidade, exceto *gap* osmolar* > 15 mOsm/kg (com a evolução da intoxicação, este *gap* tende a diminuir, já que os metabólitos gerados não têm a mesma osmolaridade).
- A redução progressiva do *gap* osmolar dá lugar à acidose metabólica AG ↑.
- Teste confirmatório: detecção de álcoois tóxicos por cromatografia gasosa/espectrofotometria de massa.

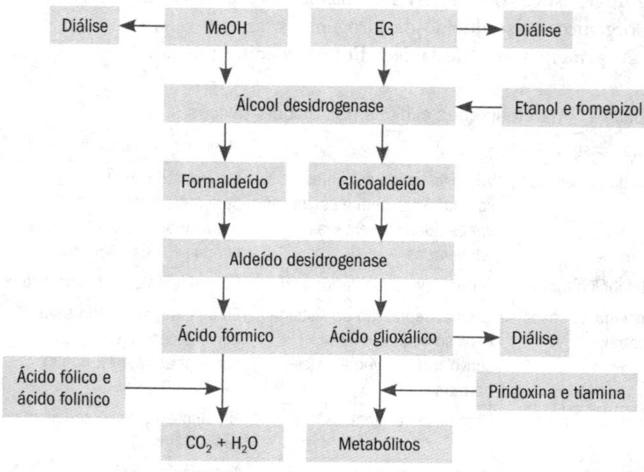

FIGURA 1 Como manejar a intoxicação?
EG: etilenoglicol; MeOH: metanol.

* *Gap* osmolar = $\text{osmolaridade}_{\text{medida}} - \text{osmolaridade}_{\text{calculada}}$.

TABELA 2 Tratamento da intoxicação por álcoois

Medida	Indicação	Recomendação
Expansão volêmica	Hipoperfusão sistêmica	SF; evitar Ringer lactato
Terapia antiepiléptica	Crise convulsiva	Benzodiazepínicos e correção de hipocalcemia
Correção de hipocalcemia	Apenas se crise convulsiva ou alargamento de QT	Gluconato de cálcio 10% + SG 5% 100 mL, EV em 10-20 min; repetir, se necessário
Correção de acidose	Se pH < 7,3	Bicarbonato de sódio 1-2 mEq/kg, até pH > 7,3
Inibição da ADH → fomepizol	Níveis séricos de álcoois > 20 mg/dL; alteração do nível de consciência; GAP osmolar > 10 mOsm/kg; acidose metabólica (pH < 7,3 e BIC < 20 mEq/L)	Ataque de 15 mg/kg EV em 30 min + manutenção com 10 mg/kg 12/12 h por 48 horas → 15 mg/kg/dia até a resolução da acidose metabólica
Inibição da ADH → etanol EV	Mesmas indicações de fomepizol, na sua indisponibilidade	Etanol 10% EV em CVC → ataque de 10 mL/kg e infusão contínua de 1,2 mL/kg/h para manutenção de níveis séricos de etanol > 150 mg/dL até resolução da acidose metabólica
Inibição da ADH → etanol VO	Caso etanol EV indisponível	Dose de ataque de 2 mL/kg seguida de manutenção de 0,2-0,5 mL/kg/h até a resolução da acidose metabólica
Ácido fólico	Intoxicação por metanol	1 mg/kg EV de 4/4 h até resolução do quadro
Piridoxina	Intoxicação por etilenoglicol	50-100 mg EV 6/6 h por 24-48 h
Tiamina	Intoxicação por etilenoglicol	100 mg EV 6/6 h por 24-48 h

(continua)

TABELA 2 Tratamento da intoxicação por álcoois *(continuação)*

Medida	Indicação	Recomendação
Hemodiálise	Acidose metabólica refratária; alterações visuais (metanol); injúria renal; instabilidade hemodinâmica; alterações eletrolíticas refratárias; níveis séricos > 50 mg/dL	Atentar para corrigir dose de etanol e fomepizol em pacientes em hemodiálise (também são dialisáveis)

ADH: álcool desidrogenase; CVC: cateter venoso central.

Anfetaminas

- A intoxicação por anfetaminas frequentemente ocorre associada ao seu uso como droga de abuso, seja por via intravenosa, oral, intranasal ou inalatória.

TABELA 3 Manifestações clínicas das anfetaminas

Sistema orgânico	Sinais e sintomas	Complicações
SNC	Ansiedade, agitação, alucinações, psicose paranoide, euforia, crises convulsivas	Sangramento intracraniano
Cardiovascular	Midríase, tremores, hipertensão, taquicardia, vasoespasmo	Dissecção aórtica, isquemia miocárdica e disritmias cardíacas
Respiratório	Taquipneia	Síndrome do desconforto respiratório agudo
Metabolismo corporal	Hipertermia, hiperglicemia, hiponatremia (SIADH por *ecstasy*), mioglobinúria	Rabdomiólise e rigidez muscular
Trato gastrointestinal	Náuseas e vômitos	Hepatite aguda e isquemia colônica

SIADH: síndrome da secreção inapropriada do hormônio antidiurético; SNC: sistema nervoso central.

TABELA 4 Manejo da intoxicação por anfetaminas

Manifestação clínica	Manejo
Agitação psicomotora	Benzodiazepínicos: diazepam 10 mg EV a cada 5-10 minutos até controle; midazolam 10 mg IM caso acesso venoso não seja obtido prontamente

(continua)

TABELA 4 Manejo da intoxicação por anfetaminas *(continuação)*

Manifestação clínica	Manejo
Delirium e psicose	Antipsicóticos: haloperidol (5 mg IM 1/1 h até controle da agitação ou até dose máxima de 35 mg/dia, manter monitorização para alargamento de intervalo QTc)
Hipertermia (> 41°C)	Controle da agitação e resfriamento externo
Crises convulsivas	Benzodiazepínicos de primeira escolha, seguidos de barbitúricos ou sedação induzida por propofol
Hiponatremia	Ver Capítulo "Distúrbios do sódio no departamento de emergência"
Rabdomiólise	Expansão volêmica, controle de distúrbios eletrolíticos, hemodiálise se houver injúria renal aguda grave. Ver capítulo específico.
Hipertensão	Manejo da agitação, bloqueadores alfa-adrenérgicos como segunda linha, vasodilatadores parenterais (nitroprussiato ou nitroglicerina) se houver emergências hipertensivas; betabloqueadores são contraindicados

Cocaína e *crack*

- Dose potencialmente fatal: > 1 g de cocaína por via intranasal (cada "*carreira*" ou "*linha*" possui 20-30 mg).
- O manejo está descrito na Tabela 6.

TABELA 5 Manifestações clínicas e complicações da intoxicação por cocaína e *crack*

Sistema	Manifestações	Complicações
SNC	Cefaleia, crise convulsiva, confusão mental, *delirium* e agitação psicomotora	Sangramentos intracranianos (intraparenquimatoso, intraventricular ou subaracnóideo); AVE isquêmico por vasoespasmo, trombose ou embolia
Olhos e nariz	Midríase bilateral e epistaxe	Úlcera de córnea, perfuração de septo nasal
Pulmonar	Broncoespasmo	Pneumotórax/pneumomediastino/pneumopericárdio (associados ao ato inalatório – barotrauma); pulmão de crack (SDRA + hemoptise + febre + infiltrado alveolar e/ou intersticial) e embolia pulmonar

(continua)

TABELA 5 Manifestações clínicas e complicações da intoxicação por cocaína e *crack (continuação)*

Sistema	Manifestações	Complicações
Metabólicos	Rabdomiólise	Injúria renal aguda, desidratação
Cardiovascular	Dor torácica e arritmias cardíacas (taquicardia sinusal; FA, TSV, TV e FV, arritmia Brugada-*like*), hipertensão	Síndrome coronariana aguda, dissecção aórtica, edema agudo de pulmão hipertensivo e oclusão arterial aguda
Obstétrico	Insuficiência placentária	Pré-eclâmpsia e sofrimento fetal; uso crônico está associado a malformações e retardo do desenvolvimento em fetos
Trato gastrointestinal	Abdome agudo	Úlcera péptica perfurada, colite isquêmica

AVE: acidente vascular encefálico; FA: fibrilação atrial; FV: fibrilação ventricular; SDRA: síndrome do desconforto respiratório agudo; SNC: sistema nervoso central; TSV: taquicardia supraventricular; TV: taquicardia ventricular.

TABELA 6 Manejo geral semelhante ao de intoxicações por cocaína e crack

Manifestação	Manejo clínico
SCA + cocaína	Benzodiazepínico e morfina para controle da dor; AAS e heparina podem ser utilizados; evitar terapia fibrinolítica, em razão da pouca evidência para seu uso; preferência à terapia invasiva
Arritmias cardíacas	Evitar o uso de antiarrítmicos da classe 1A (procainamida) e 1C (propafenona) → podem piorar os efeitos da cocaína Diltiazem para controle de frequência em FA de alta resposta Taquicardias supraventriculares podem ser revertidas com uso de adenosina ou cardioversão elétrica Arritmias de complexo QRS alargado podem ser revertidas com uso de $NaHCO_3$ 1 mEq/kg EV; amiodarona não foi estudada no contexto de intoxicação por cocaína

AAS: ácido acetilsalicílico; FA: fibrilação atrial; SCA: síndrome coronariana aguda.

Organofosforados e carbamatos

- Potentes inibidores da colinesterase → toxicidade colinérgica após exposição cutânea, inalatória ou oral.

- Apesar de estruturalmente diferentes, as manifestações clínicas e o manejo da intoxicação são semelhantes.
- Fontes → inseticidas:
  - Chumbinho* – carbamato (CB): inibição enzimática transitória (48 h).
  - Parathion/Malathion – organofosforado (OF): inibição irreversível.
- Manifestações clínicas:
  - Intoxicação aguda.
    - Síndrome colinérgica:
      - » Sinais muscarínicos: bradicardia, miose, lacrimejamento, sialorreia, broncorreia, broncoespasmo, vômito, diarreia, diurese.
      - » Sinais nicotínicos: fasciculações, fraqueza muscular, paralisia.
      - » Manifestações cardíacas: BAV, aumento do QTc.
      - » Complicações respiratórias: depressão do centro respiratório, fraqueza de musculatura ventilatória, broncorreia e broncoespasmo.
  - Síndrome intermediária: 10-40% dos pacientes intoxicados com OF → quadro neurológico após 24-96 horas de exposição.
    - Fraqueza de musculatura proximal, flexora do pescoço e ventilatória, reflexos tendinosos profundos reduzidos e anormalidades de nervos cranianos.
    - Fator de risco → altas doses de organofosforados lipofílicos:
      - » Resolução após 2-3 semanas de suporte.
- Diagnóstico: eminentemente clínico:
  - Se houver dúvida, prova terapêutica com atropina 1 mg IV (ausência de efeitos anticolinérgicos – taquicardia, midríase, pele seca, redução do peristaltismo – reforça o diagnóstico).
  - Medida da atividade eritrocitária de acetilcolinesterase é proporcional ao grau de toxicidade (pouco disponível).
- Manejo:
  - Suporte de oxigênio intubação orotraqueal (IOT) precoce se houver rebaixamento do nível de consciência (RNC) ou insuficiência respiratória. Usar relaxantes musculares não despolarizantes.

---

* Chumbinho não é um nome padronizado e pode ser encontrado em raticidas baseados em supercumarínicos como brodifacum e difenacum ou outras substâncias.

        - » Como os organofosforados se ligam irreversivelmente à acetilcolinesterase, ocorre sensibilidade aumentada a medicações hidrolizadas pela colinesterase – succinilcolina e mivacúrio. Existem relatos de paralisia de 4 a 7 horas nessas situações.
        - » Os carbamatos se ligam reversivelmente à acetilcolinesterase, mas com tempo médio de 24 horas, também levando a aumento importante da função da succinilcolina. Existem relatos de paralisias de várias horas e também um relato de trisma grave com parada cardíaca e eventual evolução para óbito.
  - Ressuscitação volêmica com cristaloides isotônicos se houver hipotensão e bradicardia.
  - Descontaminação:
    - Carvão ativado se < 1 hora e capacidade de proteção de via aérea.
    - Irrigação da pele e dos olhos; retirar roupas.
  - Atropina: todos os pacientes com toxicidade colinérgica:
    - Dose inicial de 2-5 mg IV; dobrar a dose a cada 3-5 minutos até melhora sintomática (broncorreia e broncoespasmo).
    - Taquicardia e midríase não são marcadores de melhora nem contraindicação a novas doses.
  - Pralidoxima: age nas manifestações nicotínicas da intoxicação. As evidências do uso em intoxicações agudas são inconsistentes na literatura. O seu uso é indicado em pacientes com intoxicações por OF moderadas ou graves. Não há estudos do uso em intoxicações por CB.
    - Desloca a toxina da ligação com a enzima regenerando a atividade da acetilcolinesterase.
    - *Bolus* 30 mg/kg IV em 30 min, seguido de infusão contínua 8 mg/kg/h em casos graves.
    - Utilizar sempre em associação com atropina.

Monóxido de carbono

- Trata-se de intoxicação comum, potencialmente fatal e subdiagnosticada (apresentação clínica inespecífica).
- Intoxicações acidentais e intencionais: inalação de fumaça, mau funcionamento de sistemas de aquecimento, funcionamento de veículos automotores em áreas não ventiladas.

- O CO é um gás extremamente difusível com afinidade 240 x maior que o O_2 pelo grupamento heme. Também se liga à mioglobina no músculo cardíaco com afinidade 60 vezes maior que a do oxigênio, o que predispõe a arritmias. Inibe a citocromo-oxidase (em menor grau que o cianeto) e causa estresse oxidativo.
- Manifestações:
  - Sintomas inespecíficos: cefaleia (mais comum), mal-estar, náusea, vertigem; alteração da consciência, que varia de leve confusão a coma.
  - Isquemia miocárdica: comum e associada a maior mortalidade no longo prazo.
  - Síndrome neuropsiquiátrica tardia: déficit cognitivo, alteração da personalidade e distúrbios do movimento que aparecem em média dentro de 20 dias após a intoxicação.
- Diagnóstico: história clínica + níveis de COHb (gasometria).
  - $SatO_2$ normal: oxímetros tradicionais não diferenciam oxi-hemoglobina de COHb.
  - PaO_2 normal: CO não influencia o O_2 livre dissolvido.
  - Não tabagistas: COHb até 3%; tabagistas: COHb 10-15%. Níveis superiores corroboram o diagnóstico de intoxicação por CO.
  - Os níveis de COHb se correlacionam mal com o grau da intoxicação.
- Manejo:
  - Remoção imediata do paciente das proximidades da fonte de CO.
  - O_2 a 100% sob máscara não reinalante independente da $SatO_2$ e PaO_2 → reduz a meia-vida da COHb; IOT precoce em pacientes com RNC importante.
  - Pesquisa ativa de isquemia miocárdica → ECG e marcadores de necrose.
  - Oxigenioterapia hiperbárica em casos graves:
    - COHb > 25%.
    - COHb > 20% em gestante.
    - Acidose metabólica grave (pH < 7,1).
    - Isquemia de órgãos-alvo (alterações no ECG, dor torácica, alteração do nível de consciência).
    - Perda de consciência.
- Quando internar? Intoxicações leves a moderadas cujos sintomas não melhoram, alterações no ECG, casos graves ou indicação psiquiátrica.

Cianeto

- Trata-se de uma das intoxicações mais letais.
- Mecanismo: bloqueio à fosforilação oxidativa com consequente mudança para metabolismo anaeróbio.
- Fontes:
  - Exposição industrial: mineração, produção de plásticos e fertilizantes, metalurgia, polimento de metais.
  - Incêndios domésticos: combustão de lã, sílica, náilon, poliuretano, plásticos.
  - Nitroprussiato de sódio: infusões prolongadas, doença renal crônica; evitar infusões acima de 2 μg/kg/min.
- Manifestações:
  - A toxicidade pós-exposição parenteral se inicia em segundos, enquanto pós-ingestão ou exposição dérmica, em minutos ou horas.
  - Sintomas iniciais inespecíficos: cefaleia, ansiedade, confusão, dor abdominal.

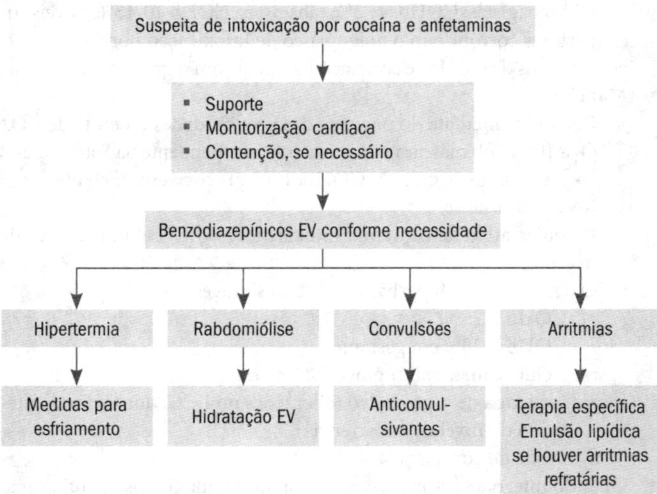

FIGURA 2 Algoritmo para manejo da intoxicação por cocaína e anfetaminas.

- Disfunção orgânica múltipla: SNC, hemodinâmica, respiratória, hepática, renal; acidose láctica.
- ↑ Oxi-hemoglobina venosa e PvO_2: sangue venoso vermelho brilhante (baixa utilização de O_2 pelos tecidos).
- O diagnóstico é clínico, baseado na possível exposição e no quadro clínico rapidamente progressivo. O nível de cianeto no sangue pode ser medido, porém esse exame não é disponível no Brasil e a demora do resultado limita a utilidade prática.
- Os níveis de lactato têm relação direta com a gravidade da intoxicação – lactato ≥ 10 mmol/L (90 mg/dL) em pacientes expostos à inalação de fumaças em incêndio tem boa sensibilidade e especificidade para intoxicação por cianeto.
- O paciente exposto a possíveis fontes de cianeto, com acidose metabólica com lactato elevado e quadro clínico sugestivo, deve ser conduzido como intoxicação por cianeto, pois o atraso no tratamento é deletério.

▪ Manejo:
  - Suporte de via aérea, respiratório e hemodinâmico: administrar O_2 de alto fluxo por máscara não reinalante independente da $SatO_2$; IOT é frequentemente necessária.
  - O paciente precisa ser rapidamente removido da fonte de cianeto; retirar roupas; higienizar feridas para evitar absorção adicional.
  - Carvão ativado se intoxicação oral < 1 hora.
  - O tratamento deve ser iniciado no manejo pré-hospitalar com a administração de 5 g de hidroxicobalamina (70 mg/kg em crianças).
  - No atendimento no departamento de emergência, devem ser realizados 5 g de hidroxicobalamina (70 mg/kg em crianças) durante 15 minutos e repetidos se necessário com dose máxima total de 10 g (levar em conta as doses feitas no pré-hospitalar).
  - Caso o paciente continue com repercussões da intoxicação após a administração de hidroxicobalamina, deve-se realizar a infusão de tiossulfato de sódio 25% 1,65 mL/kg (dose máxima 12,5 g).
  - Na indisponibilidade de hidroxicobalamina, indica-se nitrito de amila 1 a 2 ampolas (ampola de 0,3 mL) via inalatória em 30 segundos seguido de nitrito de sódio (ampola de 10 mL a 3%) 10 mL endovenoso lento (0,15-0,33 mL/kg diluídos em 100 mL de SF em 10 minutos em crianças) seguido de infusão de 12,5 g (400 mg/kg em crianças) endovenoso de tiossulfato de sódio.

LEITURA SUGERIDA

1. Bird S. Organophosphate and carbamate poisoning. In: Post TW (ed.). UpToDate. Waltham, MA: UpToDate Inc. http://www.uptodate.com. Acesso em: 16 nov. 2021.
2. Clardy PF, Manaker S, Perry H. Carbon monoxide poisoning. In: Post TW (ed.). UpToDate. Waltham, MA: UpToDate Inc. http://www.uptodate.com. Acesso em: 16 nov. 2021.
3. Desai S, Su M. Cyanide poisoning. In: Post TW (ed.). UpToDate. Waltham, MA: UpToDate Inc. http://www.uptodate.com. Acesso em: 16 nov. 2021.
4. Nelson L. Cocaine: acute intoxication. In: Post TW (ed.). UpToDate. Waltham, MA: UpToDate Inc. http://www.uptodate.com. Acesso em: 16 nov. 2021.
5. Sivilotti MLA. Methanol and ethylene glycol poisoning. In: Post TW (ed.). UpToDate. Waltham, MA: UpToDate Inc. http://www.uptodate.com. Acesso em: 16 nov. 2021.
6. Tintinalli JE. Tintinalli's emergency guide: A comprehensive study guide. 6. ed. New York: McGraw-Hill; 2016.

100 Afogamento

Diego Amoroso
Mariana Rodrigues Kisling Ávila
Pedro Mazzilli Suplicy
Júlio César Garcia de Alencar

- Afogamento consiste no comprometimento sistêmico, sobretudo do sistema respiratório, decorrente da submersão/imersão em um meio líquido.
- Afogamento é uma das principais causas de morte evitável no mundo.
- Prevenção é reconhecidamente a forma mais eficaz de redução da mortalidade por essa causa.

QUEM SÃO AS VÍTIMAS DE AFOGAMENTO?

- De acordo com a Organização Mundial de Saúde (OMS), o afogamento é responsável por cerca de 40 óbitos por hora, e mais de 370.000 mortes por ano no mundo. Até 90% das mortes por afogamento ocorrem em países de baixa ou média renda.
- Casos de afogamento têm um pico de incidência trimodal, sendo mais frequentes em crianças < 5 anos de idade (maior pico de incidência), adolescentes entre 5-25 anos (afogamento é a principal causa de morte acidental em indivíduos com menos de 15 anos) e idosos.

O QUE PODE LEVAR AO AFOGAMENTO?

- Causas que podem estar associadas ou ser responsáveis pelo afogamento devem ser ativamente pesquisadas e incluem:
  - Sexo masculino (risco 2x maior quando comparados às mulheres).
  - Idade < 25 anos.
  - Supervisão adulta inadequada.

- Intoxicação alcoólica ou por outras substâncias (presente em até 70% dos casos).
- Patologias cardíacas não diagnosticadas.
- Epilepsia.
- Trauma (principalmente se associado a história de mergulho em águas rasas).
- Hipotermia.
- Suicídio (adolescentes e adultos) e homicídio (crianças).
- Hiperventilação prévia ao mergulho.

O QUE ACONTECE NO CORPO DA VÍTIMA DE AFOGAMENTO?

- Após a submersão, a vítima entra em apneia e os níveis séricos de dióxido de carbono se elevam, estimulando o centro respiratório e levando à inspiração involuntária. Acontece, então, a abertura das vias aéreas e o contato da via aérea inferior com a água, levando, em alguns casos, a laringoespasmo. Nos pulmões, a água aspirada ainda tem efeito de lavagem do surfactante, diminuindo a sua concentração alveolar, gerando atelectasia e dificultando a hematose. Nos sobreviventes, ainda se nota importante processo inflamatório progressivo. A perpetuação desse ciclo provoca a inconsciência, quase sempre por hipoxemia.

O QUE FAZER NO AMBIENTE PRÉ-HOSPITALAR?

- Realizar reconhecimento do ambiente em que o paciente se encontra e priorizar a segurança da equipe. Além disso, a rápida ressuscitação e transporte de pacientes para o ambiente hospitalar otimiza o desfecho de pacientes vítimas de afogamento.
- Caso se tenha treinamento adequado, podem ser realizadas ventilações de resgate com o paciente ainda dentro da água. Não se deve iniciar massagem cardíaca dentro da água, devido à baixa eficácia desse procedimento nessa circunstância.
- Todos os pacientes devem ser secados, aquecidos, monitorizados e ter acessos estabelecidos de maneira imediata na cena.
- Em pacientes com pulso, a abordagem deve seguir o atendimento baseado no ABCDE, como o ATLS sugere. Acessa-se inicialmente a via aérea, em seguida deve-se estabelecer adequadas ventilação e oxigenação (objetivando oximetria entre 90-95%), estabilidade hemodinâmi-

ca, além de atentar para o risco de hipotermia (iniciar aquecimento de maneira ativa se < 34ºC), bastante prevalente nestes pacientes.

- A primeira medida em vítimas de afogamento em parada cardiorrespiratória (PCR) deve ser a reanimação com 2 ventilações de resgate. Compressões devem ser iniciadas caso o paciente não responda às ventilações iniciais. Esforços de reanimação após as ventilações de resgate seguem a preconização do Suporte Básico e Avançado de Vida.
- Trauma raramente é uma causa de afogamento, dessa forma, precauções envolvendo a coluna cervical só devem ser adotadas em casos com história sugestiva (casos envolvendo mergulhos em águas rasas e aqueles que envolvem veículos aquáticos, por exemplo). A manobra de Heimlich não é recomendada.

COMO AVALIAR A GRAVIDADE DO PACIENTE AFOGADO E PROGNOSTICÁ-LO?

- Os principais sinais e sintomas utilizados para a estratificação desses pacientes são os cardiopulmonares (Tabela 1).

TABELA 1 Estratificação do paciente no departamento de emergência e correlação com sobrevida

Grau	Sinal e sintoma/exame físico	Sobrevida (%)
0	Ausculta pulmonar normal, sem tosse	100
I	Ausculta pulmonar normal, com tosse	100
II	Ausculta pulmonar com estertores	99
III	Edema agudo de pulmão, sem hipotensão	95-96
IV	Edema agudo de pulmão, com hipotensão	78-82
V	Parada respiratória	56-69
VI	Parada cardiorrespiratória	7-12

- Além disso, a duração da submersão/imersão, bem como o tempo até a extração da vítima, são diretamente proporcionais à chance de evoluir com disfunção neurológica e/ou cardiopulmonar, sendo tempos maiores atrelados a piores prognósticos. Infelizmente, na maior parte dos casos o tempo de submersão não é conhecido.

- Indicadores de um pior prognóstico incluem:
  - Submersão por > 5 minutos.
  - Tempo para início para suporte básico de vida > 10 minutos.
  - Resuscitação com duração > 25 minutos.
  - Idade > 14 anos.
  - Glasgow < 5.
  - Apneia persistente ou necessidade de reanimação no departamento de emergência.
  - pH arterial < 7,1 na apresentação.

COMO ATENDER UM PACIENTE AFOGADO?

- Ao admitir um paciente vítima de afogamento, deve-se questionar a equipe de atendimento pré-hospitalar sobre o evento que levou ao afogamento:
  - O que causou o afogamento?
  - Qual o tempo de submersão?
  - Existe relatos e/ou evidências de trauma associado?
  - Há sinais de intoxicação na cena ou no paciente?
- Deve se realizar a monitorização contínua de pacientes sintomáticos, incluindo sinais vitais, oximetria, cardioscopia e obtenção de glicemia capilar, em sala de emergência. O atendimento deve seguir o ABCDE, como preconizado pelo ATLS 10. Reiteramos que lesões cervicais são raras em pacientes sem história de mergulho em águas rasas ou de trauma, dessa forma, tomografia de crânio e imobilização cervical não devem ser rotineiras.
  - A: avaliação da via aérea: a necessidade de oferta de oxigênio varia de acordo com a condição clínica do paciente, objetivando saturação de oxigênio entre 90-95%. Todos os dispositivos de oxigênio podem ser utilizados, incluindo a ventilação mecânica não invasiva e a ventilação mecânica invasiva.
  - B: oxigenação e ventilação: inicialmente deve se fornecer oxigênio a 100% para todos os pacientes. Em pacientes intubados deve-se empregar uma estratégia de ventilação protetora com volume corrente entre 6 e 8 mL/kg, pressão platô < 30 cmH_2O, PEEP inicial de 5 cmH_2O e FiO_2 inicial de 100%. Deve se titular a PEEP e a FiO_2 vi-

sando PaO_2 > 60 mmHg em adultos e > 80 mmHg em crianças. Evitar hipercapnia permissiva para evitar a deterioração neurológica nos pacientes com lesões hipóxico-isquêmica significativas.

- C: circulação: a infusão de cristaloides e drogas vasoativas pode ser necessária. Arritmias supraventriculares e outras alterações eletrocardiográficas são comuns em vítimas de afogamento (alargamento do PR, alargamento do QRS, infra ou supradesnivelamento do segmento ST) e se resolvem espontaneamente quando corrigidas hipóxia, acidose ou hipotermia. Na ocorrência de parada cardiorrespiratória (PCR), a maioria dos ritmos são não chocáveis (atividade elétrica sem pulso ou assistolia), sendo a taquicardia ventricular sem pulso e a fibrilação ventricular correspondentes a < 10% dos ritmos nesses pacientes.
- D: disfunção neurológica: pode variar desde déficit cognitivo temporal até coma. Na ocorrência de crises convulsivas se recomenda o tratamento abortivo imediato.
- E: exposição e avaliação: deve-se retirar roupas molhadas e secar o paciente. O controle da temperatura é importante e, na suspeita de hipotermia, o aquecimento ativo está indicado, evitando-se a hipertermia (> 37°C). A hipotermia terapêutica (manter temperatura entre 32 e 34°C nas primeiras 12 a 72 horas) ainda é uma recomendação controversa.

- Pacientes sintomáticos que apresentam oximetria abaixo de 95% ou alteração do nível de consciência possuem maior risco de complicações, devendo receber oxigenoterapia e suporte ventilatório conforme necessário. Intubação deve ser considerada se:
  - Sinais de deterioração neurológica ou incapacidade de proteger via aérea.
  - Incapacidade de manter oxigenação adequada apesar de fornecimento de oxigênio em alto fluxo.
- Após intubação, deve-se evitar ajustes na PEEP por pelo menos 48 horas após a determinação de parâmetros ventilatórios adequados, pois esse é o tempo mínimo necessário para regeneração satisfatória do surfactante pulmonar. Modificações precoces favorecem a reintubação de pacientes extubados e deterioração clínica precoce.

QUAIS MEDIDAS ADJUVANTES DEVEM SER CONSIDERADAS PARA O PACIENTE AFOGADO?

- ECMO: tornou-se uma opção terapêutica, especialmente em pacientes vítimas de afogamento em águas geladas e/ou que não sofreram PCR, gerando melhores taxas de sobrevivência e melhores desfechos neurológicos para os pacientes.
- Antibióticos: não são indicados de maneira rotineira, já que não existe evidência de benefício no uso em vítimas de afogamento. São indicados na presença de pneumonia, portanto, quando existe história de febre prolongada, leucocitose sustentada, infiltrados pulmonares novos e/ou persistentes e/ou culturas positivas, geralmente após 48-72 horas do afogamento.
- Corticoides: não são indicados de maneira rotineira, já que também não existe evidência de benefício em seu uso, e estão indicados somente na presença de broncoespasmo.

PRECISO PEDIR EXAMES COMPLEMENTARES PARA UM PACIENTE AFOGADO?

- Exames complementares não são indicados de rotina, visto que não existe correlação de exames com gravidade e/ou desfecho.
- No entanto, hemograma, eletrólitos, gasometria e perfil metabólico, bem como radiografia/tomografia de tórax e tomografia de crânio, podem ser solicitados caso seja necessário estabelecer diagnósticos diferenciais ou haja deterioração clínica progressiva.

QUANDO DEVEMOS INTERNAR E QUANDO POSSO DAR ALTA?

- Após avaliação e estabilização inicial, como sugere a Figura 1, é tomada a decisão de encaminhar o paciente para UTI ou dar alta hospitalar de acordo com a apresentação inicial e a resposta ao tratamento definitivo.
- Pacientes assintomáticos com oximetria > 95% ou com tosse leve e exame físico sem alterações não necessitam de internação e podem receber alta após um período de observação de 4-6 horas.
- Pacientes sintomáticos (tosse grave, alteração do nível de consciência ou vômitos) ou com exame físico alterado (ausculta pulmonar, corpo estranho na via aérea, hipotensão, saturação de oxigênio < 95%) devem ser internados e encaminhados para a unidade de terapia intensiva, visto que a síndrome respiratória aguda grave pode se desenvolver em 6-24 horas após o afogamento.

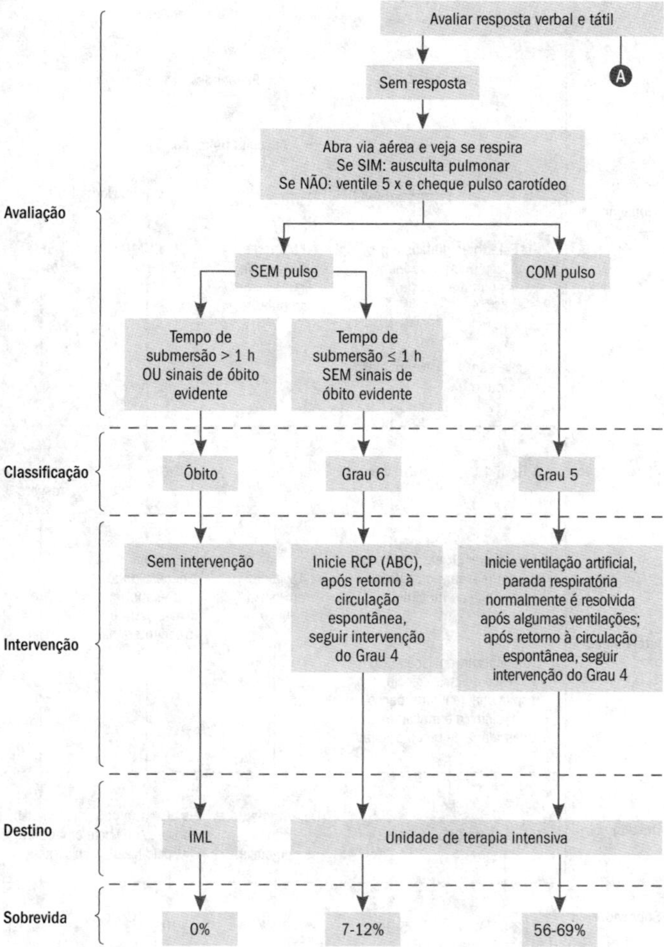

FIGURA 1 Classificação e manejo de vítimas de afogamento.

Adaptada de Szpilman, 2012. IOT: intubação orotraqueal. *(continua)*

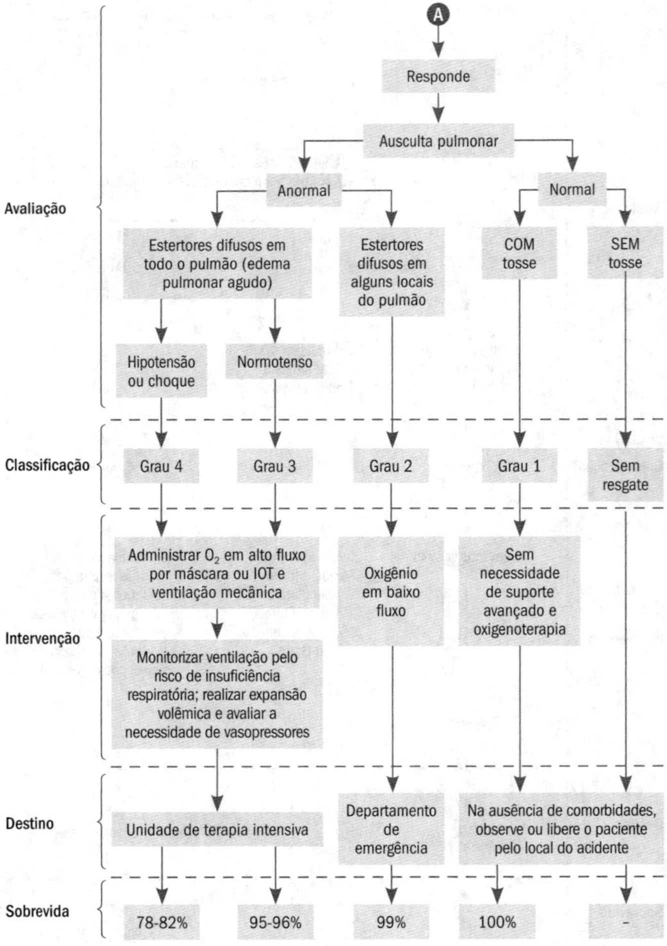

FIGURA 1 *(continuação)* Classificação e manejo de vítimas de afogamento.
Adaptada de Szpilman, 2012. IOT: intubação orotraqueal.

LEITURA SUGERIDA

1. ARDS Clinical Network. Mechanical ventilation protocol summary. ARDSnet. 2008. Disponível em: http://www.ardsnet.org/files/ventilator_protocol_2008-07.pdf. Acesso em: 21 nov 2018.
2. Bell GS, Gaitatzis A, Bell CL, Johnson AL, Sander JW. Drowning in people with epilepsy: how great is the risk? Neurology. 2008;71(8):578-82.
3. Chandy D, Weinhouse GL. Drowning (submersion injuries). UpToDate; 2021 [online]. Disponível em: https://www.uptodate.com/contents/drowning-submersion-injuries?search=drowning&source=search_result&selectedTitle=1~76&usage_type=default&display_rank=1. Acesso em: 4 set 2021.
4. Davis LG. Suicidal drowning in south Florida. J Forensic Sci. 1999;44(5):902-5.
5. Driscoll TR, Harrison JA, Steenkamp M. Review of the role of alcohol in drowning associated with recreational aquatic activity. Inj Prev. 2004;10(2):107-13.
6. Gomez CA, et al. El ahogamiento: epidemiología, prevención, fisiopatología, reanimación de la víctima ahogada y tratamiento hospitalario. Emergencias. 2019;31:270-80.
7. Hwang V, Shofer FS, Durbin DR, Baren JM. Prevalence of traumatic injuries in drowning and near drowning in children and adolescents. Arch Pediatr Adolesc Med. 2003;157(1):50-3.
8. Markarian T. et al. Drowning classification a reappraisal of clinical presentation and prognosis for severe cases. Chest. 2 August 2020;158.
9. Papadodima SA, Sakelliadis EI, Kotretsos PS, Athanaselis SA, Spiliopoulou CA. Cardiovascular disease and drowning: autopsy and laboratory findings. Hellenic J Cardiol. 2007;48(4):198-205.
10. Quan L, Cummings P. Characteristics of drowning by different age groups. Inj Prev. 2003;9:163-8.
11. Rafaat KT, Spear RM, Kuelbs C, Parsapour K, Peterson B. Cranial computed tomographic findings in a large group of children with drowning: diagnostic, prognostic, and forensic implications. Pediatr Crit Care Med. 2008;9:567-72.
12. Schmidt AC, et al. Wilderness Medical Society clinical practice guidelines for the treatment and prevention of drowning: 2019 update. Wilderness & Environmental Medicine. 2019;30(4S):S70-86.
13. Szpilman D, Bierens JLMJ, Handley AJ, Orlowski JP. Drowning. N Engl J Med. 2012;366:2102-10.
14. Szpilman D, Morgan P, Management for the drowning patient. Chest. 2020.
15. Szpilman D. Afogamentos – O que está acontecendo? Boletim Brasil. Sobrasa; 2014.
16. Szpilman D. Near-drowning and drowning classification: a proposal to stratify mortality based on the analysis of 1831 cases. Chest. 1997;112:660-5.

101

Acidentes por animais peçonhentos

Julio Flávio Meirelles Marchini

- Foram notificados em 2020 236.348 acidentes com animais peçonhentos em todo o Brasil, com uma incidência de 111,2 por 100.000 habitantes e letalidade de 0,21% (485 óbitos).
- Os acidentes são mais frequentes de outubro a abril.
- Os acidentes relacionados a escorpião são os mais comuns, seguidos de serpente e aranha, empatados.
- O tratamento depende fundamentalmente da aplicação do soro antiveneno.

ACIDENTES OFÍDICOS

Qual a abordagem inicial?

- O mais importante é levar o paciente até o soro antiofídico correto.
- Deitar e aquecer o paciente e transportar para local com disponibilidade de soro antiofídico.
- Limpar o local da picada com água e sabão.
- Não romper bolhas ou realizar incisões próximas à picada.
- Não suturar.
- A sucção do veneno não é efetiva (nas melhores condições, remove apenas 2% do veneno).
- Não usar torniquete, e remover acessórios e joias da extremidade acometida.
- Evitar que o paciente mobilize o membro acometido, pois isso aumenta a absorção do veneno.
- Os acidentes com pouco acometimento local, ou seja, crotálico e elapídico, podem se beneficiar de imobilização compressiva.
- Realizar a elevação passiva do membro mantendo membros estendidos.
- Colher função renal, eletrólitos, troponina, hemograma, TP, TTPA, fibrinogênio e urina 1.

- Hidratação.
- Analgesia e antieméticos, conforme necessário.
- Atentar à vacinação antitetânica.
- Não há necessidade de antibiótico de rotina.
- Nos acidentes botrópicos há progressão para abscesso bacteriano em 15% dos casos. Antibiótico de primeira linha é cloranfenicol. Alternativas são ceftriaxona, ciprofloxacina e gentamicina.
- Pré-medicação para prevenção de reações de hipersensibilidade ao soro:
  - Um estudo em Sri Lanka mostrou benefício da aplicação de 0,25 mg SC de adrenalina no braço imediatamente antes de infusão do soro.
  - A evidência para uso de corticoide, bloqueador histamínico H_1 e H_2 é fraca. O momento de aplicação seria 15 minutos antes da infusão do soro.
    - Hidrocortisona 10 mg/kg até o máximo de 500 mg; dextroclorfeniramina: 0,08 mg/kg até o máximo de 5 mg; ranitidina 2 mg/kg até o máximo de 100 mg.

Nos acidentes ofídicos, como escolho o soro antiofídico?

- O diagnóstico de certeza depende do reconhecimento do animal causador.
- Pelos sinais e sintomas, pode-se realizar o diagnóstico presumível, que é suficiente para determinação do soro antiofídico correto.
- No Brasil são quatro gêneros de serpentes com importância médica:
  - *Bothrops* (jararaca): o mais comum, que constitui 86% dos acidentes identificados.
  - *Crotalus* (cascavel): segundo lugar com 11% dos acidentes identificados).
  - *Lachesis* (surucucu): presente na Região Amazônica.
  - *Micrurus* (coral): presente no Sudeste e Sul do Brasil
- A Figura 1 apresenta um fluxograma de como diferenciar clinicamente entre os diferentes acidentes ofídicos.
- O acidente botrópico é caracterizado por ação proteolítica, coagulante e hemorrágica.
  - A ação proteolítica provoca atividade inflamatória intensa próximo ao local da picada. Eritema, edema, flogose e enduração aparecem nas horas seguintes e podem se estender até a raiz do membro. Nos dias seguintes, a lesão evolui para equimoses, bolhas e necrose.

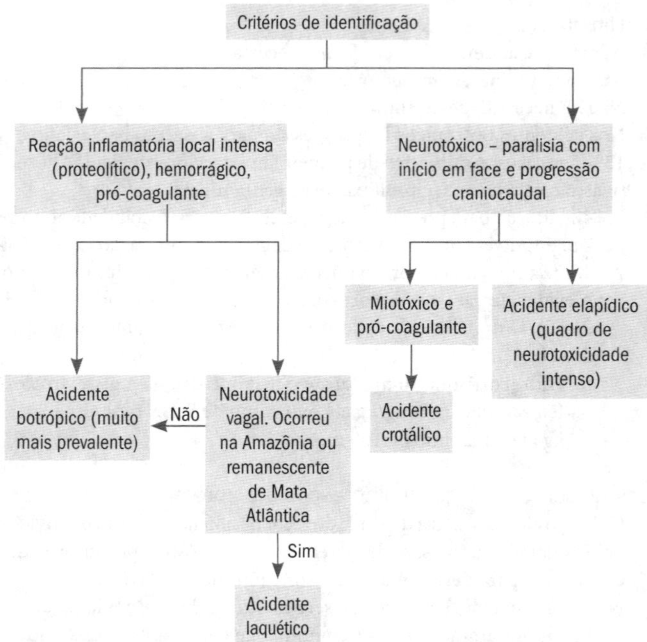

FIGURA 1

- A dor se inicia logo após a picada de intensidade variável.
- A ação coagulante ativa fatores de coagulação com consumo de fibrinogênio, plaquetas e formação de fibrina intravascular.
- A ação hemorrágica compromete a integridade do endotélio vascular, podendo provocar hemorragias (gengiva, nariz, digestiva etc.).
- Atentar para síndrome de compartimento e necessidade de fasciotomia.

- O acidente crotálico é caracterizado por ação neurotóxica, miotóxica e coagulante.

- A ação neurotóxica é a mais evidente, provocando fácies miastênica com ptose palpebral, oftalmoplegia, dificuldade de acomodação (visão turva e diplopia). Pode haver também dificuldade de deglutição e respiratória.
- A atividade miotóxica provoca lesões de fibras musculares sistemicamente com elevação de mioglobina e excreção na urina. O paciente apresenta dores musculares generalizadas observadas pelo escurecimento da urina (avermelhada ou marrom). É esperada elevação de CK, LDH, TGO, TGP.
- A ação coagulante provoca consumo de fibrinogênio e elevação de TP e TTPA.

▪ O acidente elapídico (coral) é caracterizado por ação neurotóxica.
  - A ação neurotóxica é semelhante ao curare, com paralisia respiratória de evolução rápida.
  - O paciente apresenta náuseas, vômitos, sudorese, ptose palpebral, fácies miastênica, oftalmoplegia, dificuldade de deglutição, paralisia muscular e respiratória.
  - Em pacientes com manifestações paralíticas graves e insuficiência respiratória, deve ser usado o anticolinesterásico (neostigmina).
  - 1 mL = 0,5 mg; início da ação em 1-20 min.; meia-vida de 0,5-2 horas.
  - Adultos dose de 1-2 mg IV (crianças 0,01-0,04 mg/kg IV).
  - Havendo recorrência dos sintomas paralíticos, repetir a mesma dose, a cada 2-4 horas ou em intervalos menores, ou por infusão contínua, na dose inicial de 12 μg/kg/hora.
  - A atropina deve ser sempre empregada antes da administração da neostigimina, tendo como objetivo antagonizar os efeitos muscarínicos da acetilcolina.

▪ O acidente por *lachesis* (surucucu) é caracterizado por ação proteolítica, coagulante e neurotóxica.
  - Os acidentes laquéticos praticamente se restringem à Região Norte (90% dos casos).
  - Os sintomas dos acidentes laquéticos se iniciam rapidamente em 15 a 30 minutos.
  - Este acidente apresenta um efeito vagomimético com diarreia, vômito, bradicardia, hipotensão e até choque.
  - No ECG podem ser vistos: bradicardia, alterações de segmento ST e onda T e bloqueio atrioventricular.

- Todo acidente laquético é grave. O paciente deve ficar internado por pelo menos 72 horas pelo risco de: hipotensão tardia, hemorragia digestiva, trombose mesentérica e acidente vascular cerebral.

Quais são as particularidades dos soros antiofídicos?

- O soro é aplicado sempre de forma endovenosa*. Não aplicar o soro subcutâneo próximo à picada.
- Administrar em 10 a 30 minutos sob monitorização contínua.
- Deixar próximos adrenalina e material de intubação.
- Para os acidentes botrópico e crotálico, o número de ampolas depende da gravidade do acidente, conforme as Tabelas 1 e 2.
- Todo acidente elapídico é sempre considerado grave e devem ser feitas 5 a 10 ampolas.
- Todo acidente laquético é considerado grave e devem ser feitas de 12 a 20 ampolas.

TABELA 1 Gravidade do acidente botrópico e soroterapia recomendada

Manifestações e tratamento	Leve	Moderado	Grave
Local (edema, sangramento, eritema e dor)	Ausentes ou discretas	Evidentes	Intensas (presença de equimose, bolha e necrose)
Sistêmicas (hemorragia, choque e anúria)	Ausentes	Ausentes	Presentes
Soroterapia	2-4 ampolas	4-8 ampolas	8-12 ampolas

TABELA 2 Gravidade do acidente crotálico e soroterapia recomendada

Manifestações e tratamento	Leve	Moderado	Grave
Fácies miastênica/ visão turva	Ausente ou tardia	Discreta para evidente	Evidente

(continua)

* A única exceção é o soro antilatrodético (aranha viúva-negra), que é aplicado intramuscular.

TABELA 2 Gravidade do acidente crotálico e soroterapia recomendada (*continuação*)

Manifestações e tratamento	Leve	Moderado	Grave
Mialgia	Ausente ou discreta	Discreta	Intensa
Urina vermelha/ marrom	Ausente	Ausente ou pouco evidente	Presente
Oligúria/anúria	Ausente	Ausente	Pode estar presente
Soroterapia	5 ampolas	10 ampolas	20 ampolas

ACIDENTES COM ESCORPIÃO

- No Brasil há três espécies de escorpião: *T. serrulatus* (escorpião amarelo), *T. bahiensis* (escorpião marrom) e *T. stigmurus*. A maioria dos casos graves decorre de picada do *T. serrulatus*.
- O veneno atua em canais de sódio provocando despolarização nervosa simpática, parassimpática com liberação de adrenalina, noradrenalina e acetilcolina.
- A principal manifestação local é a dor.
- Os sintomas sistêmicos são aumento de secreções (lacrimejamento, rinorreia, sudorese e vômitos), tremores, espasmos, miose ou midríase, bradicardia ou taquicardia, hipotensão ou hipertensão, priapismo e hipotermia.
- Alguns pacientes podem apresentar cefaleia, convulsões, encefalopatia hipertensiva e hemiplegia.
- Podem evoluir para choque e edema agudo de pulmão.
- Solicitar:
  - Hemograma, glicemia, potássio, sódio, amilase, creatinoquinase. Em casos graves, solicitar troponina.
  - Eletrocardiograma: pode haver bradicardia, taquicardia, extrassistolia, inversão de onda T, presença de onda U proeminente, onda Q, infra ou supradesnivelamento do segmento ST.
  - Ecocardiograma em casos graves: pode haver hipocinesia difusa, que em geral é transitória.

- Acidentes leves: apenas dor.
- Acidentes moderados: algumas manifestações sistêmicas leves.
- Acidentes graves: manifestações sistêmicas evidentes e intensas.
- Os casos graves são mais comuns em crianças com menos de 7 anos e em idosos.

Qual o tratamento?

- Observação de 4 a 6 horas em quadros leves (principalmente em crianças).
- Observação de 24 a 48 horas em casos moderados.
- Internação e monitorização contínua em casos graves.
- Sintomáticos para dor e vômitos.
- Bloqueio com lidocaína ou bupivacaína e repetir conforme necessidade.
- Soro antiescorpiônico é indicado em todos os casos graves. Em casos moderados o soro é indicado em crianças menores de 7 anos. São indicadas 2 a 3 ampolas em casos moderados e 4 a 6 ampolas em casos graves.
- Os casos com necessidade de soro devem ser monitorizados por pelo menos 24 a 48 horas.

ACIDENTES COM ARANHAS

- No Brasil são três gêneros de aranha com relevância médica: *Phoneutria*, *Loxosceles* e *Latrodectus.*
- *Phoneutria* (ou "armadeira"):
  - Constitui o acidente aracnídico mais comum.
  - O prognóstico em geral é bom, mas deve-se ter atenção com crianças e idosos.
  - Provoca dor (eventualmente intensa) que pode se irradiar no membro e parestesia.
  - No local da picada pode haver edema, eritema e sudorese.
  - Os sintomas sistêmicos são sudorese, vômitos, agitação, hipertensão arterial e até priapismo, convulsões, coma, insuficiência cardíaca, bradicardia, choque e edema pulmonar agudo.
- *Loxosceles* (ou aranha-marrom):
  - O veneno possui acão hemolítica e dermonecrótica.
  - Provoca ativação do complemento, coagulação e agregação plaquetária.
  - Desencadeia intenso processo inflamatório local em horas. Com edema, hemorragia e necrose local:

        • Inicialmente lembra uma picada de inseto com eritema e dor.
        • Evolui para mancha de aspecto violáceo com áreas isquêmicas (brancas) e hemorrágicas (marmórea).
        • Na sequência ocorre enduração com depressão central e ulceração com necrose em até 1 a 2 semanas.
    - Sistemicamente (forma cutaneovisceral) pode-se observar febre, calafrios, mal-estar, fraqueza, náuseas, vômitos, mialgia, artralgia, exantema e sintomas decorrentes de hemólise: anemia, icterícia e hemoglobinúria.
    - Também pode haver sangramentos com consumo de plaquetas e fibrinogênio.
    - Na suspeita, solicitar hemograma, haptoglobina, urina de rotina, TP, TTPA e fibrinogênio, função renal e eletrólitos.
    - O antiveneno tem eficácia melhor em até 36 horas da picada.
    - Tem indicação também o uso de corticoide sistêmico (prednisona 40 mg/d, 7-10 dias) e dapsona (50-100 mg/d) como modulador da resposta inflamatória.
- *Latrodectus* (ou viúva-negra):
    - Tem a menor incidência entre os acidentes por aranha. A maior porcentagem dos casos ocorre em áreas urbanizadas.
    - Sinais locais: dor, pápula, edema discreto e sudorese.
    - Sintomas/sinais sistêmicos: dor muscular (MMII), tremores e contraturas, sudorese profusa, parestesia e dor abdominal.
    - O tratamento com soro leva a alívio dos sintomas em 3 horas após a administração.
    - Constitui uma exceção entre todos os soros antivenenos, pois deve ser aplicado por via intramuscular.

TABELA 3 Número de ampolas de soro antiaracnídico de acordo com a gravidade do acidente

Classificação	Manifestação	Soro
Phoneutria		
Leve	Dor local	-
Moderado	Dor local + sudorese/vômitos, agitação, HAS	2-4 ampolas (EV)

(continua)

TABELA 3 Número de ampolas de soro antiaracnídico de acordo com a gravidade do acidente *(continuação)*

Classificação	Manifestação	Soro
Grave	Dor local + sudorese profusa, vômitos intensos, priapismo, convulsões, coma, insuficiência cardíaca, bradicardia, choque e edema pulmonar agudo	5-10 ampolas (EV)
Loxosceles		
Leve	Sinais/sintomas locais incaracterísticos/ sugestivos. Sem alterações laboratoriais	-
Moderado	Lesão com *rash* ou < 3 cm. Sem alterações laboratoriais	5 ampolas (EV)
Grave	Lesão > 3 cm, evidência de hemólise	5 ampolas (forma cutânea), 10 ampolas (forma cutaneovisceral) EV
Latrodectus		
Leve	Dor local, edema local discreto	-
Moderado	Dor nos membros inferiores: parestesia em membros Tremores e contraturas	1 ampola (IM)
Grave	Sudorese generalizada, ansiedade/agitação, mialgia, dificuldade de deambulação, cefaleia e tontura, hipertermia, taquicardia/ bradicardia, hipertensão arterial, taquipneia/ dispneia, náuseas e vômitos, priapismo, retenção urinária, fácies latrodectísmica (contratura facial e trismo dos masseteres)	1 a 2 ampolas (IM)

HAS: hipertensão arterial sistêmica.

LEITURA SUGERIDA

1. Azevedo-Marques MM, Cupo P, Hering SE. Acidentes por animais peçonhentos: serpentes peçonhentas. Medicina. abr./dez. 2003;36:480-97.
2. Premawardhena AP, de Silva CE, Fonseka MM, Gunatilake SB, de Silva HJ. Low dose subcutaneous adrenaline to prevent acute adverse reactions to antivenom serum in people bitten by snakes: randomised, placebo controlled trial. BMJ. 1999 Apr 17;318(7190):1041-3.

Hipotermia acidental

Pedro Perez Barbieri
Lucas Oliveira Marino

- Definida como uma queda não intencional da temperatura central abaixo de 35°C.
- Pode acontecer em qualquer clima ou época do ano, tanto por exposição ambiental como por causas secundárias, como sepse, pancreatite e outras doenças.
- A mortalidade hospitalar de pacientes com hipotermia moderada a grave é próxima de 40%.

COMO AS HIPOTERMIAS ACIDENTAIS SÃO CLASSIFICADAS?

- Quanto à etiologia:
  - Primárias: exposição ambiental.
  - Secundárias: desbalanço da termorregulação corpórea.
- Quanto à temperatura central: Tabela 1.

TABELA 1 Classificação da hipotermia acidental

Estágio	Temperatura central	Sinais e sintomas
Leve (HT I)	35°-32°C	Consciente
Moderada (HT II)	32°-28°C	Consciência alterada
Grave (HT III)	< 28°C	Inconsciente, sinais vitais presentes
Muito grave (HT IV)	Geralmente < 24°C	Inconsciente, ausência de sinais vitais

QUAIS SÃO AS PRINCIPAIS CAUSAS DE HIPOTERMIA?

TABELA 2

Hipotermia acidental primária
▪ Exposição ambiental
Hipotermia acidental secundária
Perda excessiva de calor
▪ Lesões cutâneas: queimaduras, eritrodermias, dermatite
▪ Iatrogênica: transfusões, infusões de substâncias geladas
▪ Medicamentos
▪ Recém-nascidos
Incapacidade de produzir calor
▪ Hipoglicemia
▪ Desnutrição
▪ Extremos de idade
▪ Hipotireoidismo
▪ Hipopituitarismo
▪ Insuficiência adrenal
Desbalanço da termorregulação
▪ Medicamentos: ansiolíticos, antidepressivos, opioides, antipsicóticos
▪ Intoxicação exógena
▪ Neuropatias
▪ Lesões medulares
▪ Acidente vascular encefálico
▪ Neoplasias
Multifatorial
▪ Sepse
▪ Choque
▪ Pancreatite
▪ Uremia
▪ Politrauma

O QUE AVALIAR NA HISTÓRIA E NO EXAME FÍSICO DIRECIONADO DO PACIENTE COM HIPOTERMIA?

- Abordagem sistemática por meio do ABCDE e monitorização dos sinais vitais, incluindo temperatura central.

TABELA 3

Sistema nervoso central
▪ O nível de consciência comumente é consistente com o grau de hipotermia. Grandes discrepâncias suscitam a avaliação de diagnósticos alternativos: – Leve: confusão, fala arrastada, disartria, ataxia, julgamento prejudicado. – Moderado: letargia, alucinação, perda de reflexos pupilares, anormalidades no EEG. – Grave: perda da regulação cerebrovascular, redução da atividade no EEG, coma, perda dos reflexos oculares, arreflexia. ▪ CUIDADO: só atribuir arreflexia ou paralisia à hipotermia após se afastar trauma raquimedular.
Temperatura
▪ Temperatura esofágica é o método mais acurado de aferição (termômetro no terço inferior do esôfago, 24 cm abaixo da laringe). ▪ Termômetros vesicais e retais também podem ser utilizados, apesar de não serem tão precisos, principalmente durante o aquecimento corporal. ▪ Considerações importantes: – A aferição da temperatura deve ser realizada por termômetros com maior amplitude de detecção inferior (os usuais só atingem 34°C). – Termômetros esofágicos mal posicionados podem aferir temperaturas falsamente elevadas pela administração de O_2 aquecido. – A temperatura retal pode ser falsamente baixa pela presença de fezes frias adjacentes. – Termômetros timpânicos e posicionados sobre a artéria temporal não são acurados.
Frequência cardíaca
▪ Na hipotermia leve, espera-se taquicardia. ▪ Com a queda progressiva de temperatura espera-se que a frequência cardíaca caia em 50% com 28°C e 80% aos 20°C → bradicardia não responsiva a atropina. ▪ Taquicardia desproporcional à temperatura → suspeitar de hipoglicemia, hipovolemia ou intoxicação.
Pressão arterial
▪ Hipotermia leve: a liberação de catecolaminas provoca aumento da PA por aumento do débito cardíaco (DC) e vasoconstrição. ▪ Hipotermia moderada a grave: a PA cai progressivamente por conta da redução do DC e da hipovolemia por diurese excessiva.

(continua)

TABELA 3 *(continuação)*

▪ Saturação periférica de O_2
▪ A oximetria de pulso não é confiável pela intensa vasoconstrição periférica. ▪ Gasometria arterial é uma alternativa.
Aparelho respiratório
▪ Hipotermia leve: taquipneia e broncorreia.
▪ Hipotermia moderada: hipoventilação, redução do consumo de O_2 e da produção de CO_2, perda do reflexo de tosse.
▪ Hipotermia grave: edema pulmonar, apneia.

EEG: eletroencefalograma; PA: pressão arterial.

QUAIS EXAMES COMPLEMENTARES SOLICITAR?

TABELA 4

Exames	Interpretação do resultado
Glicemia capilar	Hiperglicemia em casos leves; hipo ou hiperglicemia em graves
Sódio	Inalterado. Porém, pode haver hipernatremia por desidratação
Cloro e magnésio	Inalterados
Potássio	Inalterado ou hipercalemia secundária à insuficiência renal aguda ou rabdomiólise
Ureia e creatinina	Normais ou aumentadas: desidratação, redução do débito cardíaco ou rabdomiólise
CPK	Normal ou aumentada: rabdomiólise
Lactato	Normal ou aumentado: hipoperfusão ou redução do *clearance*
Lipase	Normal ou aumentada: pancreatite secundária à hipotermia
TGO, TGP	Normais ou aumentadas: lesão hepatocitária ou redução do débito cardíaco
Coagulograma	Alterado *in vivo*. Porém, como *in vitro* o sangue é analisado a 37°C, pode estar falsamente normalizado
Hemoglobina e hematócrito	Aumentados. O hematócrito (Ht) aumenta 2% para cada queda de 1°C. Ht no limite inferior da normalidade: interpretar como Ht ↓
Leucograma e plaquetometria	Reduzidos pelo sequestro esplênico

(continua)

TABELA 4 *(continuação)*

Exames	Interpretação do resultado
Gasometria arterial	A hipotermia aumenta o pH e reduz pressão parcial dos gases (pO_2 e pCO_2). Gasômetros automatizados podem reportar os valores tanto a 37°C (maioria) quanto na temperatura do paciente
Radiografia de tórax	Aspiração, edema pulmonar, congestão
ECG	Prolongamento de todos os intervalos → RR, PR, QRS e QT Elevação do ponto J, principalmente de V2-V5, proporcional ao grau da hipotermia → ondas de Osborn FV (< 28°C); assistolia (< 20°C)
USG *point-of-care*	Avaliação da volemia e da função cardíaca; linhas B na USG pulmonar: considerar edema pulmonar; E-FAST se suspeita de trauma
TC de crânio	Dúvida diagnóstica (rebaixamento desproporcional ao grau da hipotermia) ou pacientes que não melhoram com o reaquecimento corpóreo → alterações estruturais do SNC? Obs.: nestes casos, atentar também para causas secundárias: hipotireoidismo, sepse, insuficiência adrenal, intoxicações exógenas

COMO TRATAR A HIPOTERMIA ACIDENTAL?

Particularidades do suporte básico e avançado de vida

- Procurar por sinais de vida por pelo menos 1 minuto antes de iniciar a ressuscitação cardiopulmonar (RCP). Idealmente, utilizar um cardioscópio concomitantemente.
- Quando não realizar RCP?
  - Lesões letais óbvias e irreversíveis.
  - Tórax rígido demais para realizar compressões torácicas.
  - Neve impactada em via aérea.
  - Contrações cardíacas no ecocardiograma à beira do leito ou pulso detectado no Doppler espectral.
- Aceita-se que a sequência de RCP e intervalos variem conforme a temperatura central na apresentação:
  - 20-28°C ou temperatura desconhecida: RCP por no mínimo 5 minutos ininterruptos, seguidos por até 5 min sem RCP.
  - < 20°C: RCP por no mínimo 5 min ininterruptos, seguidos por até 10 min sem RCP.

- Não realizar adrenalina nem outras medicações até que a temperatura central atinja 30°C. Entre 30 e 35°C o intervalo entre as doses deve ser dobrado (6-10 min). Acima de 35°C as condutas são de acordo com as recomendações habituais do ACLS.
- É aceitável tentar a desfibrilação em qualquer temperatura, mas se persistir com TV ou FV após 3 choques, esperar até a temperatura ser maior que 30°C para nova desfibrilação.
- Pelo efeito neuroprotetor da hipotermia, o prognóstico neurológico pode ser favorável mesmo em situações de RCP prolongada ou tempo desconhecido de PCR. Recomenda-se, pois, manter a RCP até que a temperatura central atinja 32-35°C.
- Cuidado ao transportar ou mover o paciente, pois qualquer movimento brusco pode precipitar arritmias.
- As arritmias geralmente se resolvem com o aquecimento corporal.

Particularidades no manejo da via aérea

- Em raras ocasiões, pode haver trismo induzido pela hipotermia. Nestes casos, está indicado o uso de dispositivos supraglóticos, intubação por broncoscopia ou cricotireoidostomia.
- A hipotermia altera a metabolização das drogas e provoca uma duração maior dos sedativos e bloqueadores musculares.
- Se for necessário usar as medicações da sequência rápida de intubação recomenda-se usar doses menores e espaçar os intervalos de administração.

Particularidades na ressuscitação volêmica

- Pacientes com hipotermia podem estar extremamente hipovolêmicos. Além disso, o processo de reaquecimento corporal reverte a vasoconstrição periférica e pode ser acompanhado de instabilidade hemodinâmica. Por isso, a expansão volêmica está indicada para todos os pacientes.
- A ressuscitação volêmica deve ser feita com cristaloide aquecido a 40-42°C, em alíquotas de 500 mL.
- Evitar o ringer lactato por conta da alteração no metabolismo hepático.
- Se optado por passagem de cateter venoso central, evitar veias jugulares e subclávias, pois o cateter pode provocar arritmias. Também deve ser evitada a infusão muito rápida de líquido nestes acessos para não causar gradiente miocárdico de temperatura.

TABELA 5 Reaquecimento

Metodologia	Indicações	Técnicas	Observações
Aquecimento passivo externo	Todos os casos de hipotermia	Retirar roupas molhadas Colocar paciente em ambiente seco e aquecido Temperatura ambiente próxima de 28°C	↑ falha em situações de baixa reserva de glicogênio, sepse, hipovolemia e idosos Aumenta 0,5-2°C/hora
Aquecimento ativo externo		"*Forced-Air Rewarming Device*" Imersão em água quente Cobertores térmicos Fonte de radiação de calor	Mais eficiente no aumento da temperatura Aumenta de 0,6-2,5°C Cuidado para não provocar queimaduras Aquecer o tronco antes das extremidades → evitar perda central de calor
Aquecimento ativo interno	Hipotermia moderada ou grave Instabilidade hemodinâmica, baixa reserva funcional (idosos, desnutridos, ICC grave) ou falha no aquecimento passivo (↑ < 0,5 C/hora) Hipotermia secundária	Oxigênio aquecido (benefício modesto) Fluidos IV aquecidos (significativo se grandes volumes) Lavagem peritoneal Lavagem da cavidade torácica Cateter de aquecimento endovascular	Lavagem gástrica e colônica podem ocasionar distúrbios hidroeletrolíticos → não recomendada Irrigação vesical é ineficaz → superfície de troca pequena
Aquecimento sanguíneo extracorpóreo		Hemodiálise Reaquecimento venovenoso Reaquecimento venoarterial contínuo ECMO venoarterial	ECMO: pacientes instáveis hemodinamicamente, em PCR ou com falência a demais medidas menos invasivas Métodos mais rápidos para elevar a temperatura central

COMO DECIDIR QUEM DEVO INTERNAR E QUEM PODE RECEBER ALTA HOSPITALAR?

- Pacientes com hipotermia leve que foram aquecidos com sucesso, cuja causa base foi resolvida e que têm acesso a um abrigo protegido podem receber alta.
- Todos os pacientes com hipotermia moderada ou grave, mesmo se reaquecidos com sucesso, devem ser internados para observação: risco au-

TABELA 6 Manejo da hipotermia

Hipotermia	Reaquecimento
Grau I	Passivo com ambiente aquecido, cobertores e roupas, bebidas quentes, movimentação ativa
Graus 2 e 3	Ativo com ambiente, nebulização e cobertores aquecidos, fluidos aquecidos parenterais
Grau 4	ECMO, circulação extracorpórea, irrigação aquecida de cavidade torácica na indisponibilidade deles

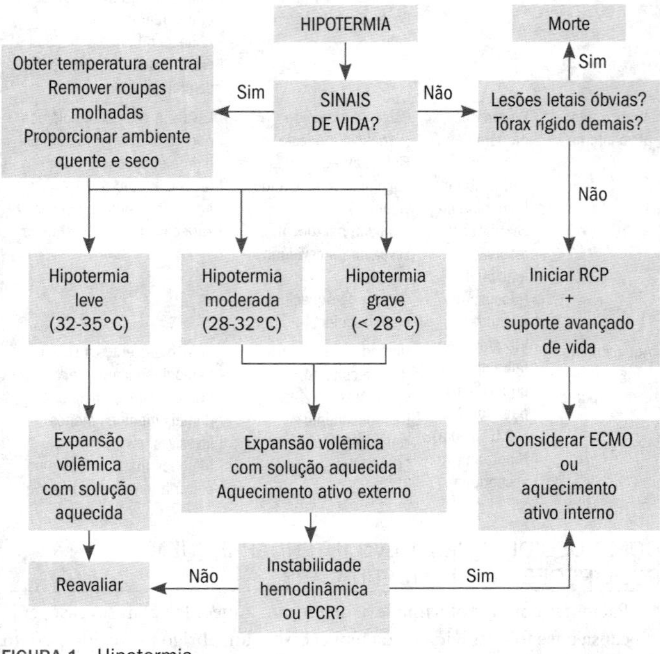

FIGURA 1 Hipotermia.

ECMO: oxigenação por membrana extracorpórea; PCR: parada cardiorrespiratória; RCP: ressuscitação cardiopulmonar.

mentado de complicações após 24 h de tratamento, como edema pulmonar, pneumonia, arritmias, convulsões, injúria renal aguda, insuficiência hepática, pancreatite, rabdomiólise e CIVD.

LEITURA SUGERIDA

1. Brown D. Hypothermia. In: Tintinalli JE. Tintinalli's emergency medicine: a comprehensive study guide. New York: McGraw Hill; 2016. p. 1357-65.
2. Link MS, Berkow LC, Kudenchuk PJ, Halperin HR, Hess EP, Moitra VK, et al. Part 7: adult advanced cardiovascular life support: 2015 American Heart Association Guidelines Update for Cardiopulmonary Resuscitation and Emergency Cardiovascular Care. Circulation. 2015;132(suppl 2):S444-S464.
3. Petrone P, Asensio JA, Marini CP. Management of accidental hypothermia and cold injury. Curr Probl Surg. 2014;51(10):417-31.
4. Soar J, et al. European Resuscitation Council Guidelines for Resuscitation 2015. Resuscitation. 2015;95:148-201.
5. Zafren K, Giesbrecht GG. State of Alaska cold injuries guidelines. Juneau, AK: Department of Health and Social Services, Division of Public Health; 2014. p.5-17.
6. Zafren K, Giesbrecht GG, Danzl DF, Brugger H, Sagalyn EB, Walpoth B, et al. Wilderness Medical Society practice guidelines for the out-of-hospital evaluation and treatment of accidental hypothermia: 2014 update. Wilderness Environ Med. 2014;25(Suppl):S-66-S85.

Seção XVIII

Cuidados paliativos na sala de emergência

103

Indicação de cuidados paliativos no departamento de emergência

Sabrina Corrêa da Costa Ribeiro
Carine Carrijo de Faria
Márcio Veronesi Fukuda

- Segundo a definição da Organização Mundial da Saúde (OMS), revista em 2002, "cuidado paliativo é uma abordagem que promove a qualidade de vida de pacientes e seus familiares que enfrentam doenças que ameacem a continuidade da vida, por meio da prevenção e alívio do sofrimento. Requer a identificação precoce, avaliação e tratamento da dor e outros problemas de natureza física, psicossocial e espiritual". A IAHPC (Associação Internacional de Hospice e Cuidados Paliativos), em definição criada em 2018, ressalta que os cuidados paliativos devem ser proporcionados ao longo do curso da enfermidade, em conjunção com os cuidados modificadores de doença, e que se aplicam a todos os locais e níveis de cuidado, inclusive a emergência.
- A aplicação dos princípios do cuidado paliativo à realidade do serviço de emergência tem como base os seguintes pilares:
  - Controle precoce e intensivo de sintomas.
  - Comunicação eficaz e definição de objetivos de cuidado.
  - Ajuste do tratamento de acordo com o momento da trajetória de doença, grau de reversibilidade do quadro agudo e valores do paciente.
  - Não antecipar nem prolongar ou adiar a morte.

QUAIS PACIENTES PODEM SE BENEFICIAR DE CUIDADOS PALIATIVOS NO DEPARTAMENTO DE EMERGÊNCIA?

- O cuidado em relação ao controle de sintomas e a técnica de boa comunicação se aplicam a todos os pacientes que buscam a unidade de emergência.

- Na avaliação inicial do paciente é extremamente importante perguntar a respeito de comorbidades, funcionalidade, estágio da doença crônica e presença de diretivas.
- Deve-se considerar priorização de medidas de conforto em relação a medidas invasivas quando:
  - O paciente tem acima de 80 anos.
  - Resposta negativa à pergunta surpresa: você não se surpreenderia se este paciente morresse em 12 meses? Esta é uma questão utilizada para rastreamento de pacientes candidatos a cuidados paliativos em contexto de cuidados longitudinais, e deve ser respondida levando em conta o quadro clínico de base.
  - O paciente tem indicadores de perda funcional e fragilidade.
  - O paciente tem indicadores de mau prognóstico relacionados à doença de base (cirrose Child C, demência avançada, câncer metastático, doença pulmonar obstrutiva crônica [DPOC] oxigênio-dependente).

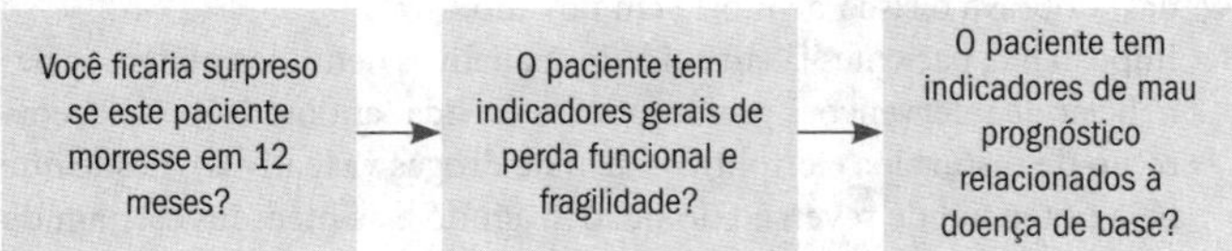

FIGURA 1 Perguntas para avaliação da necessidade de cuidados paliativos.

- Em trabalho realizado em nosso serviço, 34% dos pacientes internados por condições agudas em unidade crítica de emergência tinham doença em estágio avançado e eram candidatos a cuidado paliativo.
- A idade não deve ser considerada como parâmetro isolado para tomada de decisões. No entanto, um estudo observacional que incluiu 35.038 intubações realizadas em pacientes acima de 65 anos no departamento de emergência identificou mortalidade hospitalar de 33% na população geral, chegando a 50% no subgrupo acima de 90 anos. Entre os sobreviventes, 63% são encaminhados a hospitais de retaguarda ou instituições de longa permanência.
- Além da idade, o *status* funcional deve ser considerado para a tomada de decisões. Em estudo publicado em 2018 de pacientes idosos em UTI,

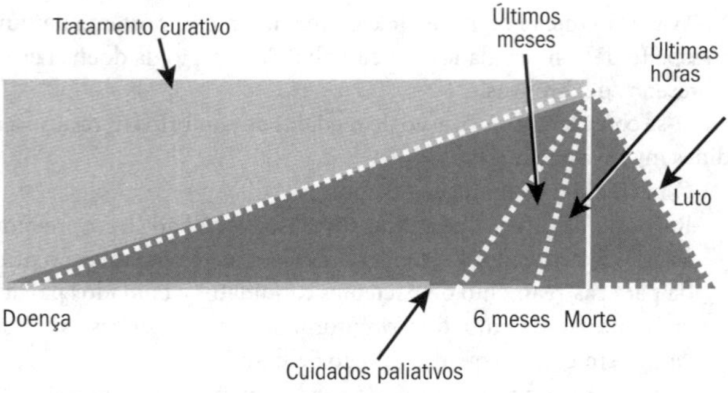

FIGURA 2 Evolução dos cuidados paliativos.

status funcional ruim pré-admissão (definido como dependência para atividades de vida diária ou incapacidade de subir um lance de escadas) dobrava o risco de morte em um ano.

- Importante: pacientes já em cuidados paliativos definidos podem se beneficiar de intervenções prolongadoras de vida (antibioticoterapia, correção de distúrbios eletrolíticos, uso de drogas vasoativas), desde que haja potencial de reversão do quadro agudo e as medidas estejam de acordo com os valores e as expectativas do paciente.

QUANDO INICIAR CUIDADOS PALIATIVOS NA EMERGÊNCIA?

- Em termos gerais, a introdução de cuidados paliativos deve ser feita no início de um quadro de doença grave, integrada com o tratamento modificador de doença. Infelizmente, muitos pacientes com indicação de cuidados paliativos não têm acesso a este cuidado e esclarecimento adequado em relação à gravidade da doença e ao prognóstico. Dessa forma, cabe ao médico emergencista avaliar a gravidade do quadro agudo, o momento da trajetória da doença e propor, muitas vezes pela primeira vez, a realização de cuidados paliativos.
- No início da doença, o enfoque principal é no tratamento modificador de doença, sendo muitas vezes indicadas medidas invasivas. Com a progressão da doença, o foco passa a ser em cuidados paliativos e conforto. Cabe ao médico da emergência identificar em que ponto desta trajetória o pa-

ciente se encontra (levando em conta que em doenças crônicas não oncológicas, muitas vezes essa trajetória não é linear), qual a possibilidade de sucesso de potenciais intervenções e quais são os valores e expectativas do paciente, para oferecer o melhor tratamento de forma individualizada.

- O uso do atendimento pré-hospitalar para pacientes com doença avançada tem crescido, com o envelhecimento populacional e a tendência crescente de respeitar a vontade do paciente de permanecer em sua casa no final da vida. A comunicação entre o serviço pré-hospitalar e a equipe que acompanha o paciente, assim como a documentação das diretivas quando existentes, ajuda a equipe que está fazendo o atendimento de emergência a respeitar os valores e os desejos do paciente.

COMO FAZER A TOMADA DE DECISÕES? DEVO COLETAR EXAMES? DEVO FAZER MEDIDAS INVASIVAS?

- Devem ser seguidos os princípios bioéticos de beneficência, não maleficência, autonomia e justiça.
- Procedimentos considerados fúteis ou não beneficentes pela equipe médica não estão indicados.
- Cuidados básicos como higiene e controle de sintomas devem ser fornecidos a todos os pacientes.
- A investigação da intercorrência aguda com exames laboratoriais e de imagem deve ser individualizada levando em consideração o potencial de reversibilidade do quadro e a necessidade para tomada de conduta. Exames laboratoriais ou de imagem de "rotina" ou que não levarão a mudança de conduta não devem ser realizados.
- Tratamentos potencialmente prolongadores de vida que podem ser benéficos (antibioticoterapia, correção de distúrbios eletrolíticos, ventilação não invasiva) devem ser indicados ou não de acordo com o momento da doença, potencial de reversibilidade do quadro e valores do paciente.
- Se uma medida invasiva é considerada fútil (intubação, admissão em unidade crítica), a introdução ou manutenção de todas as demais deve ser repensada.
- Se há dúvida ou controvérsia e o paciente não tem DAV (Diretivas Avançadas de Vida), recomenda-se não optar por decisões irreversíveis, o que pode significar instituir, naquele momento, o tratamento invasivo. É im-

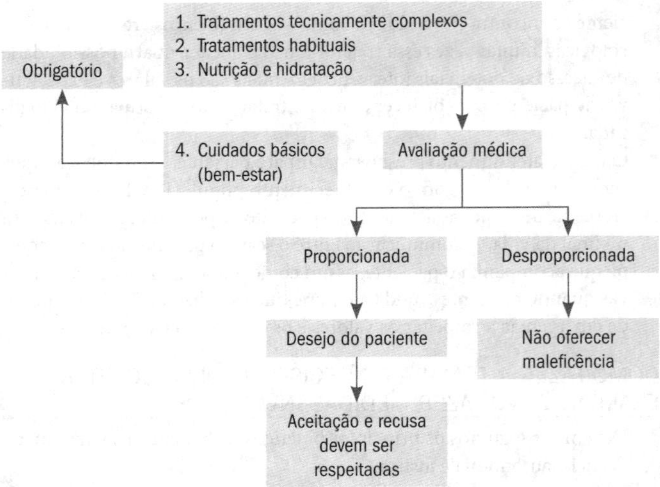

FIGURA 3 Escalonamento de cuidados.
Adaptada de Lago, 2006.

portante lembrar que em situações de insuficiência respiratória ou rebaixamento que não sejam de iminência de morte, medidas como oxigenoterapia e ventilação não invasiva podem funcionar como suporte até que se tenha acesso ao histórico médico e aos familiares, evitando a realização de uma intubação não indicada ou indesejada pelo paciente.

- A discussão familiar deve ser focada mais no objetivo do cuidado (seja prolongar a vida, reverter situações agudas sem recorrer a intervenções invasivas, ou manter exclusivamente medidas de conforto) do que em intervenções específicas. Deve-se evitar transferir para a família a responsabilidade de decisões médicas.
- Não é necessário "consentimento familiar" para não realizar medidas de reanimação ou procedimentos fúteis e não benéficos ao paciente – por exemplo, ressuscitação cardiopulmonar em um paciente com choque ou hipoxemia refratária. Em caso de refratariedade, deve ser priorizado controle de sintomas e (se possível e desejado) presença famliar que possibilite a despedida.

- Medidas instituídas no contexto de urgência podem ser retiradas, se em um momento posterior fica claro que elas já não estão sendo benéficas ou estão em desacordo com os valores do paciente. Em um paciente com processo ativo de morte já instalado, nutrição e hidratação são consideradas medidas de suporte de vida e podem ser suspensas se julgado indicado.

COMO POSSO AVALIAR A CAPACIDADE DE TOMADA DE DECISÕES DO PACIENTE?

- Um mnemônico conhecido como CURVES, publicado em 2010, pode, de forma resumida, avaliar se o paciente encontra-se capacitado para a tomada de decisões ou se em caso de emergência ou incapacidade, alguém pode tomar as decisões em seu lugar:
  - *Choose/communicate*: o paciente é capaz de fazer e comunicar uma escolha?
  - *Understand*: o paciente compreende os riscos e benefícios associados a cada alternativa.
  - *Reason*: o paciente expressa uma decisão embasada em argumentos lógicos/racionais.
  - *Value*: a escolha do paciente é coerente com seus valores.
  - E – *Emergency* e S – *Surrogate* falam sobre situações em que se pode prosseguir sem consentimento, como será detalhado a seguir.

COMO ABORDAR PLANEJAMENTO TERAPÊUTICO E CUIDADOS PALIATIVOS COM O PACIENTE OU FAMÍLIA NA EMERGÊNCIA?

- A boa comunicação é essencial em cuidados paliativos e o pronto-socorro é um ambiente que apresenta vários desafios. Muitas vezes não há um local adequado para conferência familiar, as decisões precisam ser tomadas rapidamente e frequentemente este é o primeiro contato do profissional com a família.
- Sugere-se que seja utilizado um protocolo estruturado para a comunicação. O protocolo Spikes tem sido usado por muitas instituições como padrão para comunicação de más notícias:
  - *Set up*: procurar ambiente tranquilo (idealmente onde todos possam sentar e fazer contato visual), com privacidade e sem interrupções. Alinhar com a equipe as informações e os objetivos da conferência, bem como quem participará (entre membros da equipe, família e o próprio paciente). Uma vez reunidos, certificar-se de que todos se

apresentem por nome e grau de parentesco com o paciente/função na equipe.

- *Perception*: por meio de perguntas abertas, avalie como o paciente/familiar percebe a situação clínica atual, quais são suas expectativas e demandas. Sempre ouça antes de falar e respeite as pausas e silêncios.
- *Invitation*: pergunte o que o paciente/familiar deseja saber a respeito do quadro atual e em que grau de detalhe.
- *Knowledge*: compartilhe a informação de maneira progressiva e cuidadosa, checando o entendimento a cada etapa. Nesta fase devem ser abordados diagnóstico, prognóstico, definição de objetivo de cuidado e planejamento terapêutico.
- *Emotions*: acolha as emoções manifestadas. Pratique a escuta ativa e coloque-se à disposição.
- *Strategy and Summary*: repasse brevemente as informações compartilhadas e o plano terapêutico definido na reunião, checando o entendimento. Alinhe as expectativas em relação ao plano proposto.

▪ Esclareça eventuais dúvidas e estabeleça um prazo para reavaliação em relação à resposta ao tratamento proposto. Deixe claro que o plano atual pode ser revisado e modificado, se necessário.

LEITURA SUGERIDA

1. Baile WF, Buckman R, Lenzi R, Glober G, Beale L, Kudelka AP. Spikes: a six step protocol for delivering bad news: Application to the patient with cancer. The Oncologist. 2000;5(4):302-11.
2. Burnod A, Lenclud G, Ricard-Hibon A, Juvin P, Mantz J, Duchateau FX. Collaboration between prehospital emergency medical care teams and palliative care networks allows a better respect of a patient´s will. Eur J Emerg Med. 2012;19(1):46-7.
3. Carvalho RT, Parsons H (orgs.). Manual de cuidados paliativos ANCP. 2. ed. Academia Nacional de Cuidados Paliativos; 2012.
4. Chow GV, Czarny MJ, Hughes MT, Carrese JA. CURVES – a mnemonic for determining decision-making capacity and providing emergency treatment in the acute setting. Chest. 2010;137:421-7.
5. International Association for Hospice and Palliative Care. Consensus-based definition of Palliative Care. Disponível em: https://hospicecare.com/what-we-do/projects/consensus-based-definition-of-palliative-care/.
6. Lago EA, Rico CC, Sanjuan JAG. Limitacion del esfuerzo terapêutico en La situacion de enfermedad terminal. Nos puede ayudar La bioética a la toma de decisiones? Medicina Paliativa. 2006;13(4):174-8.

7. Ouchi JK, Jambaulikar GD, Hohman S et al. Prognosis after emergency department intubation to inform shared decision-making. J Am Ger Soc. 2018;66(7):1377-81.
8. Pantilat S, Anderson W, Gonzáles M, Widera E. Hospital-based palliative medicine. A practical, evidence-based approach. New Jersey: Wiley Blackwell; 2015.
9. Pietilainen E, Hastbacka J, Backlund D et al. Premorbid funcional status as a predictor of 1-year mortality and funcional status in intensive care patients aged 80 years or older. Int Care Med. 2018;44(8):1221-9.
10. Ribeiro SCC, Carvalho RT, Rocha JA, Dias RD. Criterion validity and inter-rater reliability of a palliative care screening tool for patients admitted to an emergency department intensive care unit. Palliative and Supportive Care. 2017;1-7.
11. Royal College of General Practicioners. The GSF Prognostic Indicator Guidance: the Gold Standards Framework. 2012.
12. Velasco I, Ribeiro S. Cuidados paliativos na emergência. Barueri: Manole; 2020.

104

Manejo de sintomas em pacientes em cuidados paliativos no departamento de emergência

Márcio Veronesi Fukuda
Sabrina Corrêa da Costa Ribeiro

QUAIS SÃO AS PRINCIPAIS CAUSAS DE PROCURA AO DEPARTAMENTO DE EMERGÊNCIA DE PACIENTES EM CUIDADO PALIATIVO? COMO CONTROLAR OS SINTOMAS?

- Pacientes idosos, com doenças em fase avançada e em cuidado paliativo costumam procurar o departamento de emergência (DE) por sintomas mal controlados.
- Os principais sintomas apresentados por pacientes em cuidado paliativo são: dor, dispneia, náusea, agitação/*delirium* e hipersecreção. Neste capítulo, serão abordados brevemente cada um desses sintomas (Tabela 1).
- Os sintomas de desconforto devem ser pesquisados ativamente, principalmente naqueles pacientes com limitações da interação. Dor pode se manifestar de forma indireta através de:
  - Frequência respiratória acima de 30 irpm ou frequência cardíaca acima de 110 bpm.
  - Inquietação e movimentação constante.
  - Uso de musculatura acessória/respiração paradoxal.
  - Gemência ou olhar que transmite medo.
  - Recomendamos conhecer algumas escalas que têm a finalidade de avaliar dor e dispneia nestes pacientes com restrições para se comunicar: *Pain Assessment in Advanced Dementia* (PAINAD); *Behavioral Pain Scale* (BPS); *Respiratory Distress Observation Scale* (RDOS).
- Compreender a etiologia dos sintomas agudos é essencial para direcionar o tratamento. Sempre que possível o diagnóstico causal da descompensação deve ser feito, assegurando-se que não seja excessivamente in-

vasivo ou desconfortável para o paciente. Exames não invasivos como ultrassom (USG) *point-of-care* podem ser de grande auxílio.

TABELA 1 Principais sintomas dos pacientes em cuidado paliativo no departamento de emergência

Sintoma	Tratamento
Dor aguda (intensa, escala 7-10) Paciente não usuário de opioide	Morfina 5-10 mg VO a cada 60 min Morfina 2-3 mg EV a cada 30 min +/– Adjuvante para dor neuropática: gabapentina 300 mg 8/8 h +/– Anti-inflamatório dexametasona 12-20 mg/dia divididos em duas doses
Dor aguda (intensa, escala 7-10) Paciente usuário de opioide	Morfina (ou equivalente) 1/6 da dose total diária Aumentar dose total em 50-100% +/– Adjuvante (similar ao quadro anterior)
Dor aguda Paciente com contraindicação a opioide	No paciente refratário ou com sinais de intoxicação por opioide pode-se utilizar como alternativa a quetamina em dose analgésica, apesar dessa droga ainda não ter sido adequadamente estudada no contexto de cuidado paliativo. Quetamina 0,2-0,4 mg/kg EV em 15-30 min Quetamina infusão contínua 1-2 µg/kg/min O uso da quetamina em dose 2-7 µg/kg/min tem efeito sedativo
Dispneia*	Considerar investigação e tratamento de causa etiológica, se compatível com objetivo de cuidado Considerar diuréticos (furosemida 0,5-1 mg/kg EV), broncodilatadores, antibioticoterapia, corticoides e procedimentos julgados proporcionais, como toracocentese/paracentese
Dispneia: controle agudo	Morfina 2 mg EV *bolus*. Se desconforto persistir, aumentar dose em 50-100% (3-4 mg) e repetir a cada 5-15 min até alívio Manter infusão/hora de 50% da dose *bolus*
Dispneia: refratária a opioide	Midazolam 2,5-5 mg EV *bolus* a cada 5-15 min até alívio Manter infusão/hora de 50% da dose *bolus* Ventilação não invasiva, se bem tolerada pelo paciente pode aliviar sintomas até ajuste de dose de opioide/benzodiazepínico

(continua)

TABELA 1 Principais sintomas dos pacientes em cuidado paliativo no departamento de emergência *(continuação)*

Sintoma	Tratamento
Náusea/vômitos*	Acrônimo VOMIT: Vestibular, Obstrução por constipação (não se aplica a obstrução intestinal por bloqueio mecânico), disMotilidade – gastroparesia, Infecção/Inflamação, Toxinas Haloperidol 1-2 mg EV 8/8 h (VO, SC) T Ondansetrona 4-8 mg EV 8/8 h (VO, SC) T Metoclopramida 10-20 mg EV até 6/6 h (VO, SC, IV) M Aprepitanto 125 mg VO pré-QT, 80 mg EV 1 x/dia T (náuseas associadas à quimioterapia) Dexametasona 4-8 mg EV 1 x/dia (SC) I
*Delirium**	Aplicar CAM. Investigar infecção, distúrbio eletrolítico, desidratação, medicações (opioides, anticolinérgicos, benzodiazepínicos) Manejo não farmacológico: presença de familiares, evitar contenção física, higiene do sono, providenciar órteses de auxílio à visão/audição Se hiperativo: haloperidol 1-5 mg EV/SC/VO a cada 6 h Quetiapina 25-200 mg a cada 12/24 h Risperidona 0,5-3 mg a cada 12/24 h
Hipersecreção/ sialorreia	Buscopan® 10-20 mg EV/SC/VO 6/6 h Atropina colírio 1-2 gts sublingual 6/6 h Propantelina gel (10 mg/g) aplicar 3-4 x/dia

* Os sintomas dispneia, náuseas, vômitos e *delirium* são também discutidos em capítulos específicos.

- Outros gatilhos para a procura do DE são:
  - Ansiedade/inabilidade de lidar com a morte iminente.
  - Falha do sistema ambulatorial em proporcionar suporte e comunicação.
  - Problemas no funcionamento de dispositivos de suporte, como traqueostomia ou gastrostomia.

O QUE FAZER QUANDO NÃO É POSSÍVEL CONTROLAR OS SINTOMAS?

- Um sintoma é definido como refratário quando:
  - Todos os esforços foram feitos para identificar e reverter a causa do sofrimento.

- Todas as medidas farmacológicas e não farmacológicas foram esgotadas.
- Tratamentos adicionais estariam associados a morbidade excessiva ou seriam incapazes de aliviar o sintoma em uma janela de tempo aceitável.

- Em pacientes em fase final de vida, a sedação paliativa deve ser considerada quando o sintoma refratário em questão proporciona ao paciente sofrimento intolerável. É importante salientar que o conceito de intolerabilidade está diretamente vinculado a uma vivência subjetiva do sofrimento – em outras palavras, o parâmetro do limite de tolerabilidade deve ser estabelecido pelo paciente (quando este tem sua capacidade de compreensão e expressão preservadas).
- O objetivo da sedação paliativa é aliviar sintomas, e não causar a morte. Vários estudos descritos em uma metanálise recente compararam o tempo de sobrevida entre pacientes sedados e não sedados. Não houve diferença significativa.
- Os sintomas refratários que necessitam de sedação com mais frequência são: ansiedade/desconforto psicológico (40%), dispneia (35%) e *delirium* com agitação (12%).
- Ao decidir pelo início de sedação paliativa, alguns cuidados devem ser tomados antes de iniciar a medicação:
  - Consentimento informado deve ser obtido e registrado, e a não indicação de realização de qualquer medida invasiva deve estar documentada em prontuário. Não há necessidade de termo específico.
  - Deve-se reavaliar nutrição e hidratação. Pacientes em sedação leve podem receber dieta de conforto. Hiperidratação pode ser prejudicial em pacientes em fim de vida.
  - Aspectos importantes para o paciente ou a família (visita de um familiar distante, por exemplo) e necessidades espirituais devem ter sido abordados.
  - Medicações essenciais para controle de sintomas (como opioides) devem ser mantidas. Monitorização e medicações não essenciais devem ser suspensas.
- A sedação pode ser leve ou mais profunda, contínua ou intermitente, e deve ser reavaliada periodicamente, titulando-se a mínima dose de sedação necessária para alívio satisfatório do sintoma em questão.

- A principal droga utilizada para sedação paliativa é o midazolam (Tabela 2), que tem um bom perfil de segurança e pode ser administrado também por via subcutânea. Outras opções que podem ser utilizadas em situações excepcionais são a clorpromazina (preferencial para sedação indicada por *delirium* hiperativo refratário) e o propofol. Cabe mencionar ainda a dexmedetomidina, que é uma medicação promissora por seu efeito de controle de agitação com pouco impacto no *drive* respiratório, embora ainda não tenha sido adequadamente estudada para a finalidade de sedação paliativa.

TABELA 2 Uso do midazolam para sedação paliativa

Droga	Dose *bolus*	Dose manutenção
Midazolam (solução padrão 1 mg/mL)	2,5-5 mg EV ou SC Repetir conforme necessário a cada 10-15 min	0,5 a 2,5 mg/h ou 50% da dose *bolus* utilizada inicialmente; ajustar a cada 15-30 min. Se a dose necessária for maior que 15-20 mg/h, considerar associação

- Em intercorrências catastróficas, como sangramento maciço ou obstrução de via aérea, doses altas de sedativos em um curto período podem ser necessárias para o adequado controle de sintomas.

É POSSÍVEL RETIRAR O SUPORTE ARTIFICIAL DE MANUTENÇÃO DE VIDA NO DEPARTAMENTO DE EMERGÊNCIA?

- Alguns conceitos devem ser esclarecidos sobre retirada de suporte:
  - A maioria dos especialistas e a literatura médica consideram que não há diferença em termos legais ou éticos entre não iniciar uma intervenção e retirar uma intervenção, embora geralmente familiares e a própria equipe se sintam mais confortáveis com a primeira alternativa.
  - Permitir a morte natural (ortotanásia) é ética e legalmente diferente de acelerar o processo de morte (eutanásia). Nesse sentido, é amplamente reconhecido que a administração de analgésicos e sedativos é correta se feita com objetivo de aliviar dor e desconforto grave (e em doses planejadas para tal finalidade), e não para causar morte.
  - A boa comunicação com os familiares é essencial, considerando que a maior parte dos pacientes criticamente doentes é incapaz de tomar suas próprias decisões, seja por efeito de medicações ou em consequência da própria doença.

- A discussão sobre ajuste de suporte terapêutico (limitação ou retirada de intervenções) deve ser realizada de forma cuidadosa e gradual, se houver abertura para isso e compreensão adequada do diagnóstico e prognóstico. Em caso de conflito ou discordância entre familiares a respeito da retirada de suporte, recomenda-se optar por conduta mais conservadora e manter as medidas já iniciadas.
- Uma vez feita a opção por priorizar conforto e descontinuar medidas artificiais prolongadoras de sobrevida, a prescrição deve ser cuidadosamente revisada e itens que não sejam essenciais para o bem-estar ou controle de sintomas (profilaxia para tromboembolismo venoso, estatinas, anti-hipertensivos) devem ser suspensos.
- Podem ser mantidas medicações adjuvantes que contribuam para o conforto do paciente, como nebulização com broncodilatadores e corticoides em asma ou mesmo drogas vasoativas como a dobutamina para pacientes com insuficiência cardíaca grave, sempre reavaliando a resposta à medicação e ajustando a terapia.
- Exemplos de intervenções que podem ser retiradas se não são mais benéficas são: antibioticoterapia, vasopressores, terapia de substituição renal, desativação de cardiodesfibrilador implantável e ventilação não invasiva.
- A retirada de ventilação mecânica é geralmente o passo final e o mais difícil para familiares e para a própria equipe. Considera-se que a extubação só deve ser realizada com a presença de equipe experiente, familiarizada com o procedimento e disponível para assistência imediata ao paciente (Tabela 3).

TABELA 3 Protocolo sugerido para a realização de extubação paliativa

1. Avaliar a indicação de extubação paliativa pela equipe assistente em conjunto com médico experiente em cuidado paliativo e equipe multiprofissional da unidade.
2. Tomada de decisão em conferência familiar e documentação em prontuário. Quando não há consenso entre os familiares, opta-se pela conduta mais conservadora de manter o suporte até rediscussão ou realização de traqueostomia para desmame.
3. Antecipar para os familiares o que devem esperar antes, durante e após retirada do ventilador. Descrever sinais como respiração ruidosa ou agônica, cianose e esclarecer que eles não estão associados a desconforto e são parte do processo de morte.

(continua)

TABELA 3 Protocolo sugerido para a realização de extubação paliativa *(continuação)*

4. Preparar o ambiente, a equipe e a família, se esta optou por estar presente. Opioides e sedativos devem estar facilmente disponíveis para administração em caso de desconforto. Algumas equipes optam por administrar corticoide (metilprednisolona 40 mg 12/12 h 24 horas pré-extubação, especialmente em pacientes sob risco de edema de vias aéreas superiores) e furosemida 40-60 mg na possibilidade de congestão pulmonar. A via endovenosa é preferencial pela rapidez de ação.
5. Administrar uma dose EV em *bolus* do opioide escolhido (morfina 5-10 mg ou fentanil 25-50 μg) + benzodiazepínico (midazolam 2,5-5 mg) e iniciar infusão contínua (morfina 50% da dose *bolus*/hora ou fentanil 25-50 μg/h + midazolam 1 mg/h). O paciente deve estar confortável em parâmetros baixos (PEEP < 8, OS < 10). Alternativa: propofol (pacientes alertas que podem ter desconforto significativo) 1-2 mg/kg *bolus* + 1-2 mg/kg/h em infusão contínua.
6. Aguardar 15 minutos após a administração da pré-medicação. Remover o tubo orotraqueal. Preparar-se para a possibilidade de ter de aumentar a dose inicial rapidamente em 200-300%, caso seja necessário.
7. A quantidade de medicação necessária não é medida em miligramas, e sim pelo conforto atingido. A meta de tratamento é evitar sinais clínicos de desconforto respiratório (frequência respiratória maior que 30 irpm, fáscies de dor, gemência). Recomenda-se a retirada de monitorização (cardioscopia, pressão arterial, oximetria), pois alterações nestes parâmetros são previstas, mas não devem ser usadas para guiar o cuidado imediato do paciente.

HÁ EMBASAMENTO ÉTICO, LEGAL E RELIGIOSO PARA NÃO REALIZAR MEDIDAS INVASIVAS E RETIRAR SUPORTE ARTIFICIAL DE MANUTENÇÃO DA VIDA?

- O Código Penal de 1940 não contempla questões relacionadas à retirada de suporte artificial de manutenção de vida.
- Em São Paulo, a Lei Estadual n. 10.241, de 1999 ("Lei Mário Covas"), garante a pacientes e familiares o direito de recusar tratamentos dolorosos ou desproporcionais para prolongar a vida e escolher o local de morte.
- A Resolução n. 1.805 de 2006 do Conselho Federal de Medicina diz que é permitido ao médico limitar ou suspender procedimentos que prolonguem a vida do doente terminal de enfermidade grave e incurável, respeitada a vontade do paciente ou de seu representante legal.

- A Constituição Federal de 1998 estabelece a dignidade da pessoa humana como um dos fundamentos da República Federativa do Brasil (art. 1°, inciso II) e garante que "ninguém será submetido a tortura ou a tratamento desumano ou degradante" (art. 5°, inciso III).
- O Papa João Paulo II, em seu *Evangelium Vitae*, diz que a renúncia a meios extraordinários ou desproporcionados não equivale a suicídio ou eutanásia; exprime, antes, a aceitação da condição humana diante da morte.
- No Brasil, até o momento da redação deste capítulo não há ainda previsão legal para utilização de documentos de DAV (diretivas antecipadas de vontade). Assim, quando há uma discussão prévia a respeito disso, recomenda-se registro mais claro e detalhado possível em prontuário, constando data, descrição das diretivas específicas e quais foram as pessoas envolvidas em tal decisão (paciente, familiar, membros da equipe).
- Ressaltamos que a filosofia dos cuidados paliativos não apoia ou pratica de forma alguma a eutanásia, definida como crime de acordo com o art. 122 do Código Penal e proibida pelo Código de Ética Médica.

LEITURA SUGERIDA

1. Beller EM, Van Driel ML, McGregor L, Truong S, Mitchell G. Palliative pharmacological sedation for terminally ill adults. Cochrane Database of Systematic Reviews. 2015;1:CD010206.
2. Carvalho RT, Parsons H (orgs.). Manual de cuidados paliativos ANCP. 2. ed. Academia Nacional de Cuidados Paliativos; 2012.
3. Carvalho RT, Souza MR, Franck EM. Manual da residência em cuidados paliativos. Barueri: Manole; 2017.
4. Glare P, Pereira G, Kristjanson LJ, Stockler M, Tattersall M. Systematic review of the efficacy of antiemetics in the treatment of nausea in patients with far-advanced cancer. Support Care Cancer. 2004;12:432-40.
5. Morete MC et al. Tradução e adaptação cultural da versão portuguesa (Brasil) da escala de dor Behavioural Pain Scale. Rev Bras Ter Intensiva, São Paulo. 2014;26(4):373-8.
6. Muller-Busch H, Andres I, Jehser T. Sedation in palliative care – a critical analysis of 7 year experience. BMC Palliative Care. 2203;2(1):2.
7. Oliveira AR, Taniguchi LU, Park M, Mendes PV, Scalabrini-Neto A, Velasco IT. Manual da residência de medicina intensiva. Barueri: Manole; 2016.
8. Pantilat S, Anderson W, Gonzáles M, Widera E. Hospital-based palliative medicine. A practical, evidence-based approach. Hoboken: Wiley Blackwell; 2015.

9. Pourmand A, et al. Low dose ketamine use in the emergency department, a new direction in pain management. The American Journal of Emergency Medicine. 2017;35(6):918-21.
10. Velasco I, Ribeiro S. Cuidados paliativos na emergência. Barueri: Manole; 2020.
11. Dadalto L. Cuidados paliativos: Aspectos jurídicos. Editora Foco; 2021.

Seção XIX

Procedimentos

105

Acessos na emergência

Karina Turaça
Alicia Dudy Müller Veiga
Giovanna Babikian Costa
Júlio César Garcia de Alencar

ACESSO VENOSO PERIFÉRICO

O que é o acesso venoso periférico?

- Acesso venoso periférico consiste na introdução de dispositivos canulados e penetrantes no interior de veias periféricas, no sentido do fluxo sanguíneo, com o intuito de infundir fluidos e medicações no interior dos vasos.

Quais são as indicações de um acesso venoso periférico?

- Os acessos venosos periféricos são indicados quando há impossibilidade de administração de fluidos e medicamentos por outras vias (gastrointestinal ou intramuscular) ou quando há necessidade de acesso rápido ao sistema circulatório para infusão de fluidos e medicamentos de ação imediata.
- O acesso venoso periférico permite uma infusão de fluidos mais rápida que o acesso venoso central e é o acesso de escolha em casos em que se faz necessário administrar fluidos de forma rápida, como em traumas e choque hipovolêmico. Isso pode ser explicado pela lei de Poiseuille, a qual estabelece que o fluxo por um tubo cilíndrico é diretamente proporcional à quarta potência do raio e inversamente proporcional ao comprimento do tubo.

Quais são os materiais necessários para um acesso venoso periférico?

- Materiais para limpeza e antissepsia local: algodão ou gaze e solução alcoólica:
  - Luvas de procedimento.
  - Garrote.

- Dispositivos endovenosos.
- Seringas e conectores (tampinhas, torneirinhas, equipos de duas vias com *clamp* e equipos de infusão).
- Esparadrapo, fita microporosa ou fixador de acesso.
- Caixa para descarte de material perfurocortante.

- As agulhas são medidas classicamente com a unidade Birmingham Gauge (G)*.
- As opções disponíveis de dispositivos endovenosos são os agulhados (Scalp ou Butterfly) e os flexíveis (Abocath, Jelco, Intima ou Introcan).
- Os dispositivos agulhados têm calibres que variam de 19 a 27G; são indicados em situações de permanência curta e infusões de pequena quantidade de fluidos. As vantagens desses dispositivos são a maior facilidade de punção e o menor custo. As desvantagens são o maior risco de transfixação do vaso e a formação de hematomas.
- Já os dispositivos flexíveis permitem a retirada do mandril metálico e a permanência apenas da estrutura plástica flexível no interior do vaso. Têm calibres que variam de 16 a 24G, são indicados para permanência prolongada e infusão de grandes quantidades de fluidos.

TABELA 1 Dispositivos agulhados

Calibre (G)	Cor	Diâmetro
19	Branco/marrom	1,08 mm
21	Verde	0,81 mm
23	Azul	0,64 mm
25	Laranja	0,51 mm
27	Cinza/preto	0,41 mm

* A unidade G (Gauge) vem do processo de trefilação no qual um fio metálico é tracionado por trefila, um canal convergente, que reduz o diâmetro do fio, aumentando seu comprimento. Cada trefilação leva a um fio mais estreito, o que aproximadamente corresponde ao G. (Por isso, quanto mais o número aumenta, mais fina é a agulha)

TABELA 2 Dispositivos flexíveis

Calibre (G)	Cor	Diâmetro
14	Laranja	2,1 mm
16	Cinza	1,7 mm
18	Verde	1,3 mm
20	Rosa	1,1 mm
22	Azul	0,9 mm
24	Amarelo	0,7 mm

Qual é a técnica para punção venosa periférica?

- Preparação: identificação do paciente, explicação do procedimento e obtenção de consentimento. Higienização das mãos e colocação de luvas.
- Técnica do procedimento:
  - Identificar veias superficiais e garrotear 5 a 10 cm proximal ao local da punção.
  - Se não for possível a visualização dos vasos, proceder o garroteamento guiado pela anatomia; nos casos de punção de membros superiores, pode-se solicitar ao paciente que realize movimento de abertura e fechamento da mão para dilatação dos vasos.
  - Realizar antissepsia do local a ser puncionado com solução alcoólica.
  - Tracionar a pele e introduzir o cateter na direção do vaso, no sentido do fluxo sanguíneo, com angulação de 30° a 45°, com o bisel direcionado para cima.
  - Após refluxo sanguíneo no cateter, diminuir angulação para 15° e introduzir o dispositivo no interior do vaso. No caso de dispositivos flexíveis, introduzir apenas a parte plástica e retrair a agulha depois.
  - Soltar o garrote.
  - Conectar uma seringa com soro fisiológico ao dispositivo, aspirar e observar o refluxo de sangue, se presente, infundir uma pequena quantidade de fluido e observar sinais de infiltração, extravasamento do líquido, queixas de dor ou hematoma local. Caso qualquer uma dessas alterações estejam presentes, retirar imediatamente o acesso, comprimir o local e repuncionar em outro sítio.

  - Colocar curativo no local do cateter e identificar com data, hora e calibre do dispositivo.
  - Descartar os materiais na caixa de perfurocortantes.
- Obs.: em caso de dificuldade na localização do vaso é possível utilizar o ultrassom (USG) para guiar a punção. Nesses casos recomenda-se usar a clorexidina como meio condutor para evitar a contaminação do procedimento.

Quais são as complicações do acesso venoso periférico?

- As complicações mais comuns são aquelas que ocorrem logo após a punção, como transfixação do vaso e extravasamento de soluções com formação de hematomas e soromas.
- Outras complicações mais tardias incluem trombose, flebite, tromboflebite e infecções locais. Para evitar tais complicações recomenda-se que o acesso venoso periférico não permaneça no mesmo sítio por mais de 72 h.
- Na impossibilidade de se obter um acesso venoso periférico, pode-se optar pelo acesso venoso central ou acesso intraósseo (descritos adiante).

ACESSO VENOSO CENTRAL

O que é o acesso venoso central?

- O acesso venoso central consiste na inserção de um cateter cuja extremidade atinge a veia cava superior, o átrio direito ou a veia cava inferior. É obtido por meio de uma punção percutânea que pode ser realizada em diferentes sítios anatômicos através de veias centrais (jugular interna, subclávia ou femoral) ou periféricas.
- Os cateteres venosos centrais podem ser classificados de acordo com suas características em relação ao tempo de permanência (curta, média ou longa permanência), tipo de inserção (central ou periférica) e número de lumes (simples, duplo ou triplo).

Quais são as indicações de um acesso venoso central?

- De forma geral, o acesso venoso central está indicado nas seguintes situações:
  - Impossibilidade de acesso periférico.

- Administração de medicações vasoconstritoras, hiperosmolares ou com maior risco de causar flebite quando administradas em veias periféricas.
- Administração de nutrição parenteral.
- Realização de hemodiálise ou aféreses.
- Monitorização hemodinâmica invasiva.
- Passagem de marca-passo transvenoso.

- O tipo de cateter que será utilizado em cada situação depende da indicação e das condições clínicas de cada paciente. Em geral, no departamento de emergência, o cateter mais utilizado é o de curta permanência e inserção central, que será discutido em detalhes nos próximos tópicos.

Quais são as contraindicações de um acesso venoso central?

- As contraindicações ao acesso venoso central são relativas e dependem da condição clínica do paciente e das alternativas disponíveis.
  - Coagulopatias: aumentam risco de sangramento. O risco pode ser minimizado com uso de punção guiada por USG, punção em sítios compressíveis e de fácil monitorização, como veias jugulares internas e veias femorais. Não há evidência de benefício de medidas para reversão da coagulopatia pré-procedimento em casos de coagulopatia leve a moderada (plaquetas > 20.000/μL e INR < 3). Em casos de coagulopatias graves (plaquetas < 20.000/μL e INR > 3), deve-se considerar o risco de adiar o procedimento para correção do distúrbio.
  - Não realizar punção em áreas contaminadas ou potencialmente contaminadas como áreas de infecção cutânea, queimaduras, locais próximos a traqueostomia ou ferida operatória quando outro sítio estiver disponível.
  - Evitar punções em áreas de anatomia alterada, como alterações congênitas, fraturas, traumas, tumores, manipulação cirúrgica prévia ou cicatrizes, devido a maior risco de falha de acesso e complicações.
  - Evitar punções em locais onde estejam locados outros dispositivos como cateteres de diálise, marca-passo ou desfibrilador interno devido a maior risco de falha de acesso, mal posicionamento e complicações dos outros dispositivos, como arritmias.
  - Em caso de pacientes com doença pulmonar unilateral significativa, como pneumonias extensas ou derrame pleural, preferir punções ip-

silaterais ao tórax acometido para acessos jugulares e subclávios, evitando descompensação respiratória em casos de pneumotórax relacionado ao procedimento.
- Em caso de pacientes com dreno de tórax, preferir punções ipsilaterais ao dreno para acessos jugulares e subclávios, evitando necessidade de drenagem contralateral em casos de pneumotórax relacionado ao procedimento.

Quais são os materiais necessários para um acesso venoso central?

- Material para limpeza e antissepsia local: gaze, pinças para assepsia, solução degermante e solução alcoólica (preferência para soluções à base de clorexidina).
- Luvas de procedimento.
- Equipamentos de proteção individual: gorro, máscara, óculos de proteção, luvas estéreis e avental estéril de mangas compridas.
- Campos cirúrgicos estéreis.
- Anestésico local (preferência para lidocaína injetável).
- Gazes, agulhas e seringas estéreis.
- Soro fisiológico para salinização do acesso.
- Kit de cateter venoso central (CVC), que contém:
  - Cateter venoso central mono, duplo ou triplo lúmen.
  - Fio-guia.
  - Seringa.
  - Agulha de punção.
  - Dilatador.
  - Bisturi.
  - Peças para fixação (borboletas).
- Material cirúrgico para fixação: porta-agulhas, pinça e tesoura.
- Fio de náilon 3.0 ou 4.0 para fixação.
- Esparadrapos, fita microporosa ou fixador de acesso.
- Plástico estéril para transdutor de USG.
- Caixa para descarte de material perfurocortante.
- O diâmetro externo do cateter venoso central é medido em uma escala padronizada denominada French (Fr). Cada 1 Fr corresponde a 0,33 mm, ou seja, 3 Fr correspondem a 1 mm.

Qual é a técnica para punção venosa central?

- Preparação: identificação do paciente, explicação do procedimento ao paciente ou ao responsável legal e obtenção de consentimento.
- Posicionamento:
  - Veia jugular interna e veia subclávia: paciente em decúbito dorsal, se possível em Trendelenburg (para ingurgitamento de veias cervicais), com a cabeça rotacionada para o lado contralateral ao lado da punção. Para facilitar a punção, pode-se colocar um coxim na região interescapular com a finalidade de promover a extensão do pescoço e afastar os ombros. Nas punções jugulares o médico se posiciona atrás da cabeça do paciente e nas punções subclávias lateralmente ao paciente, ipsilateral ao lado a ser puncionado.
  - Veia femoral: paciente em decúbito dorsal, com o membro inferior ipsilateral ao lado da punção com leve rotação externa. O médico se posiciona lateralmente ao paciente, ipsilateral ao lado a ser puncionado.
- Reparos anatômicos e local de punção:
  - Veia jugular interna:
    - Reparo anatômico: triângulo de Sedillot formado em sua base pela clavícula e lateralmente pela porção esternal e clavicular do músculo esternocleidomastóideo (ECM).
    - Punção: a punção anterior (mais utilizada) é realizada no ápice do triângulo, na junção das cabeças do músculo ECM, com angulação de 30° e direcionada para o mamilo ipsilateral. A punção posterior é realizada na borda posterior da porção clavicular do músculo ECM, com angulação de 30°, direcionada para a fúrcula.
  - Veia subclávia:
    - Reparo anatômico: clavícula no ponto de junção do terço médio e distal.
    - Punção: é realizada no terço médio da clavícula, com agulha horizontal, paralela à clavícula, pequena angulação em relação à pele e direcionada para o manúbrio.
  - Veia femoral:
    - Reparo anatômico: artéria femoral abaixo do ligamento inguinal.
    - Punção: é realizada medialmente à artéria, com angulação de 45° em relação à pele, na direção da veia cava, sentido cranial.

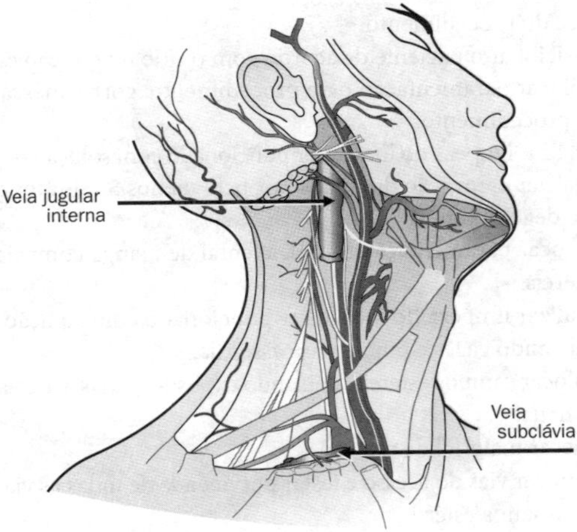

FIGURA 1 Locais de acesso venoso central jugular e subclávio.

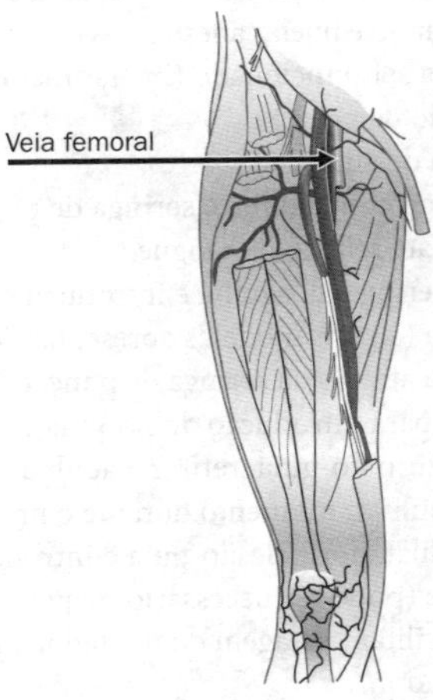

FIGURA 2 Veia femoral.

- Técnica do procedimento:
  - Posicionar o paciente de acordo com o sítio de punção escolhido.
  - Colocar paramentação para procedimento: gorro, máscara e luvas de procedimento.
  - Realizar limpeza do local a ser puncionado com solução degermante.
  - Realizar escovação das mãos por pelo menos 5 minutos com solução degermante.
  - Colocar paramentação estéril: avental de manga comprida e luvas estéreis.
  - Realizar limpeza do local a ser puncionado com solução alcoólica utilizando gazes e pinças para assepsia.
  - Colocar campos estéreis, deixando exposta apenas a área a ser puncionada.
  - Checar material de punção.
  - Salinizar vias do acesso e testar perviedade de todas as vias com solução salina estéril.
  - Aspirar anestésico local em uma seringa e conectar agulha de anestesia.
  - Realizar inicialmente a punção com agulha de anestesia, introduzir a agulha aspirando e injetar anestésico conforme progressão da agulha no trajeto a ser puncionado (injetar maior quantidade de anestésico na região da pele).
  - Retirar agulha de anestesia.
  - Realizar punção com agulha e seringa de punção, introduzir agulha aspirando até refluxo de sangue.
  - Desconectar seringa da agulha e introduzir fio-guia através do lúmen da agulha (alguns modelos apresentam orifício para introdução do fio-guia através da seringa de punção, não sendo necessário desconectá-la para introdução do fio-guia).
  - Após introduzir o fio-guia, retirar a agulha (atenção: não soltar o fio-guia em nenhum momento durante o procedimento).
  - Introduzir o dilatador pelo fio-guia e introduzir todo o dilatador através da pele (pode ser necessário pequena incisão da pele com bisturi para facilitar passagem do dilatador).
  - Retirar o dilatador.
  - Colocar o cateter através do fio-guia até que saia por uma das vias do acesso.

- Com o fio-guia em mãos, proceder introdução do cateter simultaneamente à retirada do fio-guia.
- Com uma seringa com solução salina, checar refluxo de sangue em todas as vias do acesso.
- Proceder com a fixação do cateter à pele utilizando as peças de fixação (borboletas) e pontos simples com fio de náilon. Dar ponto na pele passando por dentro do óstio das peças de fixação (4 pontos).
- Realizar limpeza local e curativo (preferencialmente transparente).
- Descartar materiais na caixa de perfurocortantes.

Punção guiada por USG

- Idealmente as punções venosas devem ser realizadas guiadas por USG. Após colocação de campos estéreis e identificação do local da punção, utilizar o transdutor linear do USG (envolvido por plástico estéril) para identificação e localização do vaso, realizar leve compressão com o transdutor para avaliar complacência do vaso e descartar processos trombóticos:
  - Técnica transversa: posicionar o transdutor de forma perpendicular ao vaso, introduzir a agulha com angulação de 45° a uma distância do transdutor igual à profundidade da veia. É possível angular o transdutor em direção à agulha durante a punção para visualizar o trajeto dela. Ao observar a introdução da agulha na veia, realizar aspiração com a seringa para confirmar posicionamento e refluxo de sangue.
  - Técnica longitudinal: posicionar o transdutor de forma paralela ao vaso, permitindo a visualização do seu trajeto. Introduzir a agulha com angulação de 45°, a cerca de 1 cm da borda do transdutor. Observar o trajeto da agulha e sua introdução no vaso, realizar aspiração com a seringa para confirmar posicionamento e refluxo de sangue.

Quais são as complicações associadas ao acesso venoso central?

- As complicações relacionadas ao CVC variam de acordo com o sítio de punção, realização de punção guiada por USG e experiência do médico. As complicações podem ser precoces ou tardias. As complicações precoces mais frequentes estão listadas na Tabela 3.

TABELA 3

Complicação	O que fazer?
Sangramento	Comprimir local do sangramento. Se sangramento refratário, realizar curativo local com adrenalina
Hematoma	Realizar compressa fria e trocar sítio de punção. Se o hematoma estiver em expansão, avaliar necessidade de abordagem cirúrgica. Hematomas cervicais em expansão podem comprimir vias aéreas e levar a óbito
Punção arterial	Retirar agulha e comprimir o local por 15 minutos. Em caso de punção de artéria subclávia (não compressível), avaliar estabilidade hemodinâmica e realizar radiografia de tórax para avaliar ocorrência de hemotórax. Casos de punção arterial não reconhecida, com subsequente dilatação e passagem de cateter estão associados a maior risco de complicações. Na artéria femoral pode-se retirar o cateter e comprimir o local por 30 minutos. Nas artérias carótida ou subclávia, antes da retirada do cateter o paciente deve ser avaliado pela equipe de cirurgia vascular para possível reparo cirúrgico do vaso, devido a risco elevado de AVC, pseudoaneurisma ou grandes hemorragias que podem levar a óbito
Pneumotórax	Avaliar estabilidade hemodinâmica e oferecer suporte de O_2 se necessário. ▪ Pacientes estáveis: realizar raio X de tórax e avaliar necessidade de drenagem torácica de acordo com o tamanho do penumotórax e a evolução clínica ▪ Pacientes instáveis: realizar punção torácica e drenagem torácica depois
Hemotórax	Avaliar estabilidade hemodinâmica e realizar raio X de tórax. Em geral só é possível visualizar no raio X volumes maiores que 300 mL. Coleções pequenas são tratadas com drenagem torácica e são autolimitadas. Em casos de sangramentos volumosos (> 20 mL/kg na drenagem imediata), instabilidade hemodinâmica ou sangramento persistente (> 3 mL/kg/h) está indicada toracotomia para reparo do vaso
Arritmias	Reposicionar cateter e reavaliar ECG. Em geral, as arritmias associadas ao cateter ocorrem por introdução dele nas câmaras cardíacas direitas. Em caso de pacientes com marca-passo, avaliar se houve lesão do dispositivo durante punção
Embolização do fio-guia	Realizar radiografia do sítio de punção e de tórax e avaliar posicionamento do fio-guia. Encaminhar paciente para avaliação do serviço da cardiologia intervencionista ou cirurgia vascular

AVC: acidente vascular cerebral; ECG: eletrocardiograma.

- Dentre as complicações tardias, a mais frequente delas é a infecção de corrente sanguínea associada ao cateter. Os principais fatores relacionados a essa complicação são: pacientes com doenças crônicas, imunossuprimidos, neutropênicos, desnutridos, administração de nutrição parenteral, grandes queimados e extremos de idade. Outras complicações tardias associadas ao cateter incluem: trombose venosa, embolia pulmonar, perfuração miocárdica e injúria nervosa.

Quais são os cuidados pós-acesso venoso central?

- Após passagem de cateter central por punção em veia jugular ou subclávia é de fundamental importância a realização de um exame de imagem para checar a localização do cateter e excluir complicações.
- A radiografia de tórax permite visualização do posicionamento do cateter, bem como avaliação de complicações relacionadas à punção, como pneumotórax e hemotórax. Outra alternativa disponível para checar o posicionamento do cateter é realizar o ecocardiograma (ECO) à beira do leito com uso de microbolhas.
- A manipulação do CVC deve sempre ser precedida pela lavagem das mãos e limpeza das vias com solução alcoólica. O curativo deve ser trocado diariamente e deve-se atentar para sinais de infecção local como hiperemia, edema, dor a palpação e saída de secreções. Nesses casos, recomenda-se sacar o CVC e realizar nova punção em outro sítio, se necessário.

ACESSO INTRAÓSSEO

O que é o acesso intraósseo?

- Acesso intraósseo consiste na inserção de uma agulha rígida e calibrosa no interior da medula óssea de ossos longos, com a finalidade de acessar o meio intravascular. A medula óssea é constituída por sinusoides que drenam para canais venosos no interior da medula e levam sangue ao sistema venoso. Essas veias, apoiadas na matriz óssea, não colabam em paciente em estado de choque ou hipovolemia, possibilitando a infusão de fluidos e medicamentos.
- Seu uso é bem estabelecido em crianças e adultos e é reservado para situações de emergência, incluindo parada cardiorrespiratória, quando não é possível a obtenção de um acesso venoso periférico.

Quais são as indicações de um acesso intraósseo?

- O acesso intraósseo está indicado em situações de emergência como a parada cardiorrespiratória em crianças ou adultos quando o acesso venoso periférico não puder ser obtido.
- Também está indicado em situações em que há necessidade de acesso rápido ao sistema circulatório e o acesso venoso não pode ser obtido rapidamente ou não é possível de ser obtido após múltiplas tentativas, como choques, queimaduras extensas, politraumas, estados epilépticos prolongados e desidratação grave.
- O acesso intraósseo pode ser utilizado para administração de grandes quantidades de fluidos como soluções cristaloides, soluções coloides, solução salina hipertônica, reposição de eletrólitos, bicarbonato e hemoderivados. Também permite infusão de uma ampla variedade de medicações, tais como: drogas vasoativas, anticonvulsivantes, sedativos, bloqueadores neuromusculares, analgésicos, antibióticos etc.

Quais são as contraindicações de um acesso intraósseo?

- Por conta de ser um procedimento realizado em situações de emergência com risco à vida existem poucas contraindicações absolutas ao acesso intraósseo; a maioria das contraindicações é relativa e deve-se considerar o risco e o benefício do procedimento.
- Contraindicações absolutas:
  - Osso fraturado não deve ser puncionado, pois haverá extravasamento dos fluidos através da fratura.
  - Membros com lesão vascular não devem ser puncionados, pois haverá extravasamento dos fluidos através do vaso.
- Contraindicações relativas:
  - Osteogênese imperfeita.
  - Osteoporose.
  - Infecções cutâneas, queimaduras ou osteomielite no local da punção.
  - *Shunt* intracardíaco direito-esquerdo devido a maior risco de embolia gordurosa no território cerebral.

Quais são os materiais necessários para um acesso intraósseo?

- Material para limpeza e antissepsia local: algodão ou gaze e solução alcoólica.

- Luvas de procedimento.
- Equipamentos de proteção individual: gorro, máscara e luvas estéreis.
- Campo estéril fenestrado (opcional).
- Agulha de punção intraóssea.
- Seringas e conectores (tampinhas, torneirinhas e equipos de infusão).
- Soluções salinas.
- Esparadrapos ou fita microporosa.
- Caixa para descarte de material perfurocortante.
- Existem diversos tipos de agulhas de punção intraóssea disponíveis no mercado, as quais são divididas em três principais grupos:
  - Agulhas IO manuais (Cardinal Health e Cook Critical Care): são constituídas por um trocarte (agulha com mandril) de comprimento curto e uma alça para apoio da palma da mão e falange. Possuem comprimento ajustável ou marcação de profundidade para guiar a punção.
  - Dispositivos acionados por impacto (BIG): são constituídos por uma mola, que ao ser ativada direciona um trocarte para ser injetado no espaço intraósseo. Está disponível nos modelos adulto e infantil com tamanho ajustável para faixa etária.
  - Dispositivos com motores (EZ-IO): são constituídos por um motor, alimentado por uma bateria e acionado por um botão que permite a rotação da agulha e introdução da mesma no espaço intraósseo. Contêm três tamanhos diferentes de agulha para serem utilizados de acordo com a faixa etária.
- Em caso de indisponibilidade desses dispositivos, pode-se usar como alternativas agulhas de coleta de mielograma ou agulhas de coleta de liquor. Outros tipos de agulhas, como as de punção periférica, não são eficazes por não conterem mandril e serem obstruídas por fragmentos ósseos.

Qual é a técnica para punção intraóssea?

- Preparação: identificação do paciente, explicação do procedimento ao paciente ou ao responsável legal e obtenção de consentimento.
- Reparos anatômicos, local de punção e posicionamento:
  - Porção proximal da tíbia: é o local de primeira escolha de punção em adultos e crianças por ser uma área recoberta apenas por pele e

pequena quantidade de tecido subcutâneo. A punção nesse sítio também é favorável em casos de parada cardiorrespiratória por não haver necessidade de interromper as manobras de ressuscitação para punção. A punção em crianças é realizada 2 cm distal à tuberosidade da tíbia e 1 cm medial do platô tibial; em adolescentes e adultos, em que não há mais cartilagem de crescimento, a punção é realizada 2 cm medial e 1 cm proximal à tuberosidade da tíbia. O membro deve ser mantido em extensão e com leve rotação externa; pode ser colocado um coxim na região da fossa poplítea para melhor exposição do sítio de punção.

- Porção distal do fêmur: realizada na linha média, cerca de 1 a 2 cm acima da patela, com membro em extensão.
- Porção distal da tíbia ou fíbula: realizada cerca de 1 a 2 cm acima do maléolo medial ou maléolo lateral, sendo a primeira escolha o maléolo medial. Posicionar membro do paciente com leve rotação externa em caso de punção no maléolo medial e leve rotação interna no caso de punção no maléolo lateral.
- Porção proximal do úmero: realizada no tubérculo maior do úmero, cerca de 2 cm abaixo do acrômio. Posicionar membro do paciente em adução e rotação interna para melhor exposição do sítio de punção (antebraço apoiado sobre o abdome).
- Manúbrio: realizada no terço superior do esterno, necessita agulha específica para punção desse sítio. Tem como desvantagem a localização desfavorável, caso seja necessária a realização de manobras de ressuscitação cardiopulmonar.

▪ Técnica do procedimento:
  - Posicionar o paciente de acordo com o sítio de punção escolhido.
  - Lavar as mãos.
  - Colocar paramentação para procedimento: gorro, máscara e luvas estéreis.
  - Realizar limpeza do local a ser puncionado com solução alcoólica.
  - Se possível, colocar campo estéril fenestrado, deixando exposta apenas a área a ser puncionada.
  - Realizar punção de acordo com agulha disponível. A agulha deve ser inserida perpendicularmente ao osso, exceto no caso de punção da porção proximal da tíbia em crianças, em que deve-se inclinar a

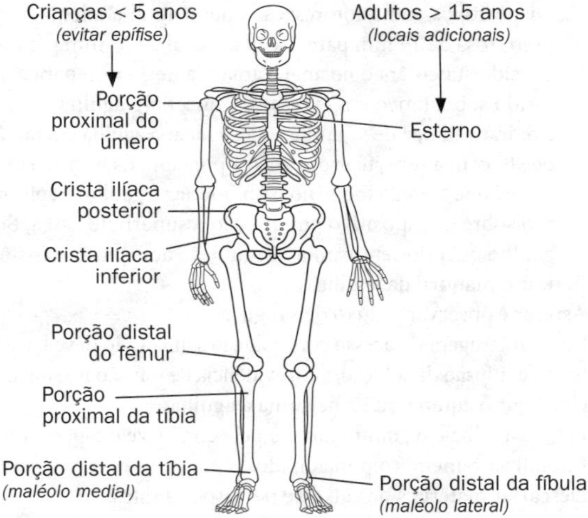

FIGURA 3 Locais de acesso intraósseo.

agulha cerca de 15° no sentido distal com a finalidade de não atingir a cartilagem de crescimento:

- Agulha manual: apoiar a mão não dominante sobre a superfície óssea a ser puncionada para estabilização do membro; com a mão dominante, segurar a agulha e inserir no osso com movimentos giratórios, aplicando pressão contínua sobre o osso a ser puncionado. Introduzir a agulha até sentir a diminuição da resistência.
- Dispositivos acionados por impacto: escolher a agulha adequada para a faixa etária, para agulha pediátrica ajustar a profundidade de acordo com a idade (0 a 3 anos: 0,5 a 1 cm; 3 a 6 anos: 1 a 1,5 cm; e 6 a 12 anos: 1,5 cm). Posicionar a agulha em um ângulo de 90° com a superfície óssea a ser puncionada, segurando-a com a mão não dominante. Remover o lacre de segurança. Com a mão dominante, aplicar pressão na parte superior da agulha, apoiando dois dedos nas asas do dispositivo. Será escutado um estalido quando a agulha for implantada na medula óssea.

  - Dispositivos com motores: escolher a agulha adequada para o peso (rosa de 15 mm para 3 a 39 kg, azul de 25 mm para > 40 kg e tecido subcutâneo normal e amarela de 45 mm para > 40 kg e tecido subcutâneo em excesso). Conectar a agulha na "pistola" e retirar a tampa de segurança. Posicionar a agulha em um ângulo de 90° com a superfície óssea a ser puncionada, introduzir a agulha até que a ponta toque no osso, apertar o gatilho e aplicar pressão sobre o dispositivo em direção à superfície óssea. Soltar o gatilho quando sentir uma diminuição abrupta da resistência.
- Retirar o mandril da agulha.
- Aspirar e observar refluxo de sangue.
- Realizar lavagem do acesso com solução salina (não deve haver resistência à infusão da solução, nem evidência de infusão no subcutâneo).
- Conectar o equipo ou torneirinha à agulha.
- Fixar a agulha e o equipo junto à pele com gaze e esparadrapos.
- Imobilizar o membro puncionado.
- Descartar materiais na caixa de perfurocortantes.
- Para pacientes acordados, administre lidocaína sem vasopressor na dose de 0,5 mg/kg em 1-2 minutos seguida de um *flush* de 10 mL de SF. Caso necessário, repita a lidocaína na dose de 0,25 mg/kg em 1-2 minutos seguida de *flush*.

Quais são as complicações do acesso intraósseo?

- O acesso intraósseo é considerado seguro e apresenta uma taxa menor que 1% de complicações graves. Os principais problemas relatados são:
  - Extravasamento de fluidos: ocorre em casos de penetração incompleta da cortical, obstrução da agulha, fratura do osso puncionado, deslocamento da agulha ou quando o orifício do córtex é maior que o orifício da agulha.
  - Fratura de ossos longos (principalmente tíbia).
  - Síndrome compartimental.
  - Necrose de pele.
  - Osteomielite.
  - Infecções de partes moles e abscesso subcutâneo.
- Efeitos a longo prazo no crescimento ósseo não foram demonstrados em estudos clínicos e experimentais mais recentes. Casos de embolia

gordurosa são raros e em geral não apresentam repercussão clínica significativa. Os únicos relatos de complicações graves que levaram a óbito foram associados a punção esternal em crianças menores de 3 anos com técnica manual que resultou em mediastinite, hidrotórax e lesão cardíaca ou de grandes vasos.

Quais os cuidados pós-acesso intraósseo?

- O acesso intraósseo é um acesso de emergência e assim que possível deve ser substituído por um acesso venoso. O acesso intraósseo pode ser mantido por no máximo 24 h. Após esse período há maiores taxas de complicações infecciosas como celulites, abscessos e osteomielites.

LEITURA ADICIONAL

1. Ablordeppey EA, Drewry AM, Beyer AB, et al. Diagnostic accuracy of central venous catheter confirmation by bedside ultrasound versus chest radiography in critically ill patients: a systematic review and meta-analysis. Crit Care Med. 2017;45:715.
2. Araújo S. Acessos venosos centrais e arteriais periféricos – aspectos técnicos e práticos. Revista Brasileira Terapia Intensiva. Abril/Junho 2003;15:2.
3. Chui J, Saeed R, Jakobowski L, et al. Is routine chest X-ray after ultrasound-guided central venous catheter insertion choosing wisely?: A population-based retrospective study of 6,875 patients. Chest. 2018;154:148.
4. Danski MT, Johann DA, Vayego SA, Oliveira GL, Lind J. Complicações relacionadas ao uso do cateter venoso periférico: ensaio clínico randomizado. Acta Paul Enferm. 2016;29(1):84-92.
5. Imakura ES, Iuamoto LR, Jacomo AL. Manual básico de procedimentos hospitalares. São Paulo: Atheneu; 2017.
6. LaneI JC, Guimarães HP. Acesso venoso pela via intraóssea em urgências médicas. Rev Bras Ter Intensiva. Jan./Mar. 2008;20(1).
7. McGee DC, Gould MK. Preventing complications of central venous catheterization. NEJM. 2003;348(12):1123-33.
8. Pereira RCC, Zanetti ML, Ribeiro KP. Tempo de permanência do dispositivo venoso periférico, in situ, relacionado ao cuidado de enfermagem, em pacientes hospitalizados. Medicina, Ribeirão Preto. jan./mar. 2001;34:79-84.
9. Scalabrini Neto A, Dias RD, Velasco IT (eds.). Procedimentos em emergências. 2. ed. Barueri: Manole; 2016.
10. Van de Weerdt EK, Biemond BJ, Baake B, et al. Central venous catheter placement in coagulopathic patients: risk factors and incidence of bleeding complications. Transfusion. 2017;57:2512.
11. Volpato ACB, Passos VCS. Técnicas básicas de enfermagem. 4. ed. São Paulo: Editora Martinari; 2013.

106

Ultrassonografia: aplicações no departamento de emergência

Carla Andrade Petrini
Eduardo Alher João
Julio Flávio Meirelles Marchini
Lucas Oliveira Marino

ULTRASSOM PULMONAR

- O ultrassom de tórax produz imagens e artefatos que possuem correlação entre aeração pulmonar e afecções dos pulmões.
- Uma correta interpretação do exame permite diagnóstico rápido e a exclusão imediata de condições tanto do espaço pleural (pneumotórax, derrame pleural) como intraparenquimatosas (atelectasias, congestão pulmonar).

Como proceder o exame?

- Transdutores de escolha: curvilíneo (2-5 MHz) ou linear (7,5-10 MHz), caso se vise apenas avaliar a pleura.
- Posicionamento do transdutor: perpendicular entre os arcos costais.
- Orientação do marcador → cefálica.
- Divide-se o tórax em três zonas, e em cada uma delas avalia-se a porção superior média e inferior.
  - Zona anterior: limitada por clavícula, diafragma, esterno e linha axilar anterior.
  - Zona lateral: limitada pelas linhas axilares anterior e posterior.
  - Zona posterior: limitada pela linha axilar posterior e pela coluna vertebral.

Quais sinais básicos devemos identificar?

- Sinal do morcego (*bat-wing sign*): sombra acústica das costelas superior e inferior. A linha hiperecogênica e grosseira por volta de 0,5 mm abaixo das linhas das costelas é a pleura (Figura 1).

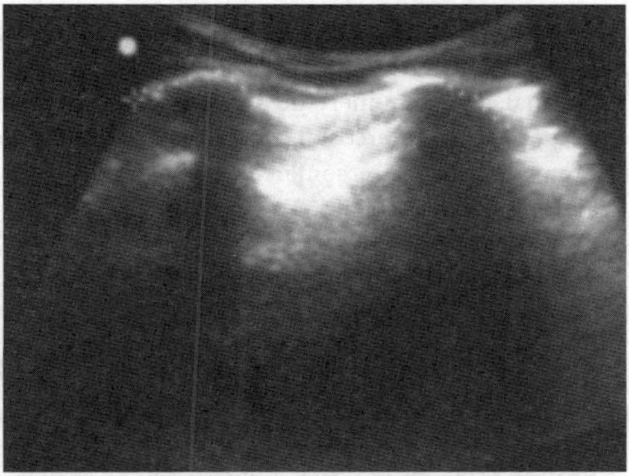

FIGURA 1 Sinal do morcego (linha pontilhada).

- Deslizamento pleural: movimento dinâmico da pleura sincronizado com a respiração. É um movimento sutil da linha pleural que se torna mais visível do ápice para a base do pulmão.
- Linha A: reverberação da linha pleural. Semicírculos hiperecoicos em intervalos regulares abaixo dela, cujas distâncias são equivalentes à existente entre a pele e a pleura (Figura 2).

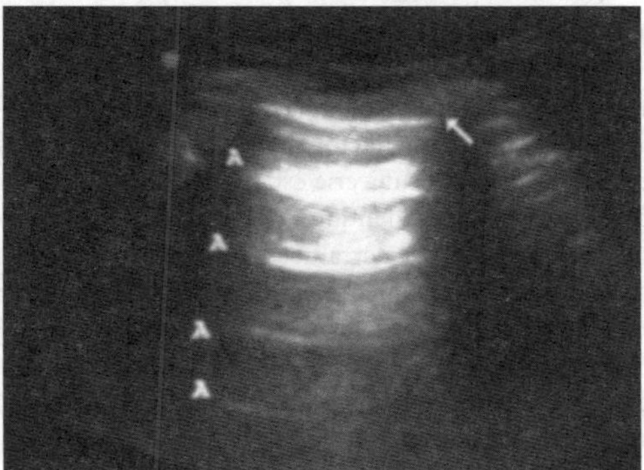

FIGURA 2 Linha pleural (seta) e linhas A.

- Linha B: é um feixe bem definido originado na pleura, dominante (apaga as linhas A), que desce por toda a tela e é sincronizado com a respiração. O normal é que o número de linhas B visualizadas seja menor do que três por espaço intercostal, e que elas estejam separadas com mais de 7 mm de distância. A confluência de várias linhas B gera o sinal da "cauda do cometa" (Figura 3).

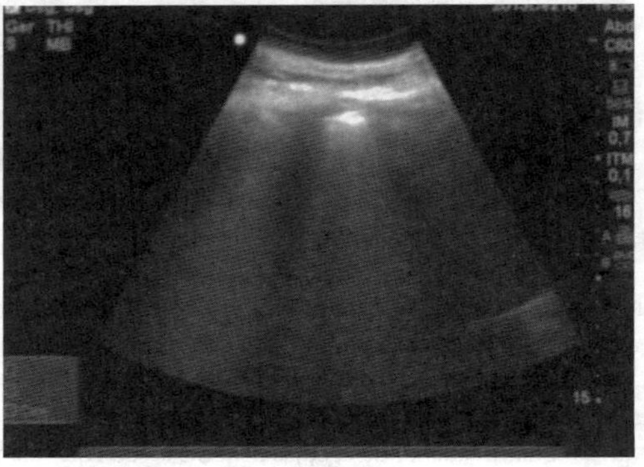

FIGURA 3 Linhas B.

Quais condições podem ser diagnosticadas?

Derrame pleural

- O derrame pleural é identificado via de regra nas regiões inferoposteriores do tórax (efeito gravitacional), como uma imagem hipoecoica ou anecoica no local onde deveria estar o pulmão.
- Atenção: procure sempre identificar a linha diafragmática, para evitar diagnóstico equivocado de derrame pleural em pacientes com ascite.
- Sinal da água-viva: corresponde ao segmento pulmonar colabado, normalmente nas bases pulmonares, que flutua serpentinosamente no líquido pleural.
- Sinal do plâncton: presença de partículas móveis e septos que podem eventualmente aparecer no interior do derrame pleural, sugestivas de exsudato, ou até mesmo hemotórax ou empiema, uma vez que no transudato espera-se uma imagem anecoica homogênea.

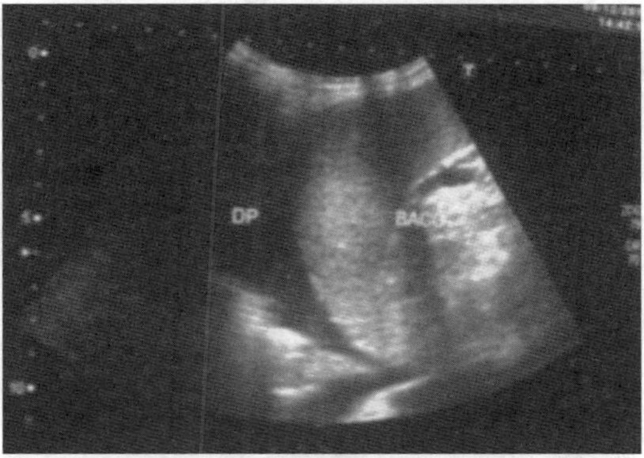

FIGURA 4 Derrame pleural.

- Toracocentese: observar a presença do líquido com espessura de pelo menos 15 mm na inspiração, visível em pelo menos três espaços intercostais contíguos.
- Estimativa de volume do derrame pleural: com o probe perpendicular ao tórax, medir a distância entre as pleuras no final de uma expiração; distância maior que 45 mm no hemitórax direito ou 50 mm no hemitórax esquerdo prediz um volume maior que 800 mL.

Pneumotórax

- 1º passo: avaliar as regiões anterossuperiores do tórax (onde estão localizados 98% dos casos de pneumotórax).
- 2º passo: verificar se há deslizamento pleural, cuja presença exclui pneumotórax (VPN = 100%). Sua ausência, porém, não o confirma.
- 3º passo: posicionar o modo M do ultrassom justamente no ponto de ausência de deslizamento pleural. No caso de pneumotórax não mais se identifica a imagem do pulmão normal (metade superior da imagem com barras horizontais paralelas e metade inferior com imagem granulada – "sinal da praia"), e passa a ser exibida uma imagem totalmente preenchida por barras paralelas horizontais ("sinal do código de barras") (Figura 5).

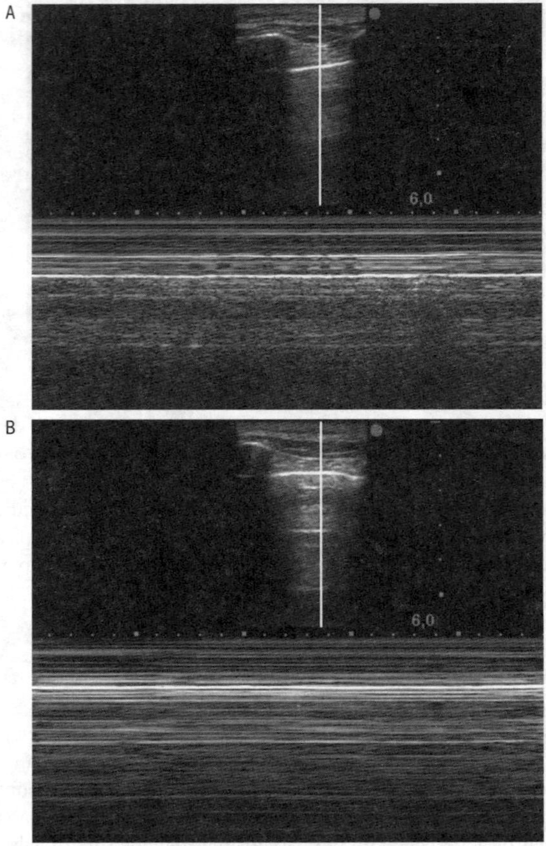

FIGURA 5 A: Pulmão normal (sinal da praia). B: Pneumotórax (sinal do código de barras)

Pneumonia

- A pneumonia se apresenta ao exame de ultrassom como uma síndrome de preenchimento alveolar.
- As regiões afetadas pela consolidação promovem maior reflexão das ondas ultrassonográficas e tornam-se hiperecogênicas. Em situações nas quais há extenso acometimento pulmonar, a região avaliada pode se assemelhar à imagem obtida no exame ultrassonográfico do fígado (hepatização pulmonar ou padrão *tissue-like*).
- Observar a presença de broncograma dinâmico: estruturas hiperecogênicas puntiformes ou lineares, geradas pela interface entre alvéolos preenchidos e aerados. Aparecem e desaparecem com o ciclo da respiração (Figura 6).

Atelectasia

- Na atelectasia, a imagem formada também é de aspecto de preenchimento alveolar; neste caso, por conta dos alvéolos colapsados.
- Diferentemente das consolidações, a atelectasia apresenta o padrão de broncograma estático, ou seja, não varia com ciclo respiratório.

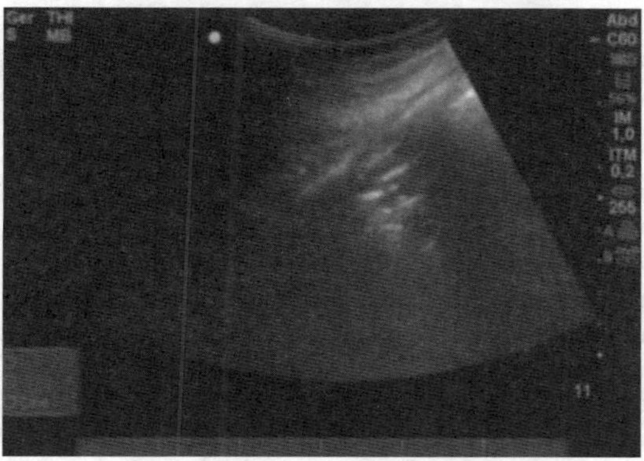

FIGURA 6 Pneumonia (hepatização e aerobroncogramas).

Síndrome intersticial aguda – congestão pulmonar

- Nesta síndrome, estão englobadas diversas condições, como síndrome do desconforto respiratório agudo (SDRA), congestão pulmonar e até pneumonia.
- O acúmulo de líquido em septos alveolares, espaços subpleurais e dentro dos alvéolos é responsável pela formação de linhas B (três ou mais por espaço intercostal que distam menos que 7 mm entre si). Em alguns casos, com maior quantidade de edema intersticial, as linhas B podem confluir e formar um padrão em cortina branca.

FOCUSED ASSESSMENT WITH SONOGRAPHY IN TRAUMA (FAST)

- A avaliação ultrassonográfica do paciente politraumatizado tem ganhado crescente papel na sala de emergência, tanto pela facilidade em relação à tomografia computadorizada (TC) – muitas vezes de difícil realização no paciente instável – como pela melhor precisão diagnóstica em relação ao lavado peritoneal, que pode apresentar elevado número de falsos-positivos.

O que é possível identificar?

- O exame ultrassonográfico FAST é realizado durante a avaliação primária do paciente politraumatizado e permite identificar líquido livre intraperitoneal, pericárdico e intratorácico. Esses achados têm grande valor na suspeição de lesões potencialmente fatais, principalmente no paciente instável.

Que técnica devo usar?

- A técnica consiste na avaliação de quatro janelas ultrassonográficas localizadas no abdome do paciente, com uso do transdutor curvilinear (frequência entre 2,5 e 5 MHz) (Figura 7).
- Recesso hepatorrenal (espaço de Morrison): posicione o transdutor na linha axilar anterior direita, entre o 7º e o 9º espaço intercostal. Procure identificar o espaço entre a cápsula de Glisson do fígado e a fáscia de Gerota no rim, esta última visível como uma linha hiperecogênica entre os dois órgãos. O exame FAST será positivo nesta janela caso se identifique a presença de fluido no espaço entre os dois órgãos (líquido livre).

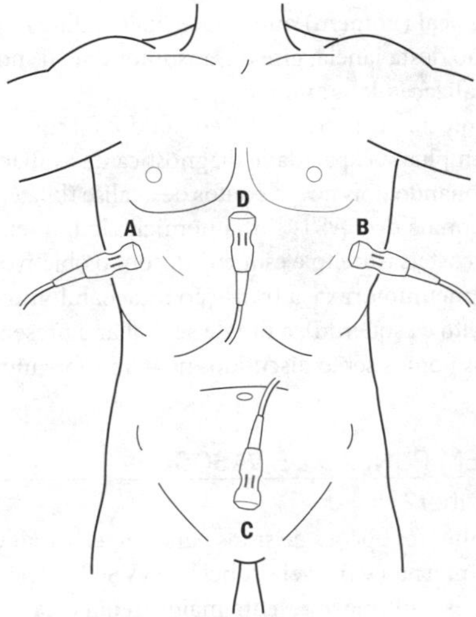

FIGURA 7 Locais de realização do FAST.

- Janela pericárdica: com o marcador apontado para o ombro direito do paciente, posicione o transdutor no espaço subxifoide. Identifique a imagem do contato do fígado com o coração, normalmente ocupada por uma linha hiperecogênica correspondente ao pericárdio. O exame FAST será positivo nesta janela caso se identifique a presença de líquido livre neste espaço (derrame pericárdico).
- Janela esplenorrenal: posicione o transdutor na linha axilar posterior esquerda, entre o 5º e o 7º espaço intercostal. Procure identificar o espaço entre o baço e a fáscia de Gerota no rim, esta última visível como uma linha hiperecogênica entre os dois órgãos. O exame FAST será positivo nesta janela caso se identifique a presença de fluido no espaço entre os dois órgãos (líquido livre).
- Janela pélvica: posicione o transdutor logo acima da sínfise púbica e oriente o marcador para a direita do paciente. Nesta janela deve-se inclinar o transdutor caudalmente em movimento de varredura para identificar a bexiga. O exame será positivo na presença de líquido livre na

região retovesical (homem) ou retouterina (mulher). Antes de finalizar a avaliação desta janela, gire o transdutor em 90° no sentido horário para visualização longitudinal.

- E-FAST: o protocolo E-FAST (FAST estendido) foi concebido com o objetivo de se ampliar a capacidade diagnóstica da avaliação ultrassonográfica, adicionando dois novos pontos de análise (bilateralmente) às janelas tradicionais do FAST: linha hemiclavicular, entre o 2° e o 4° espaços intercostais (direito e esquerdo), com o objetivo de se avaliar a presença de pneumotórax e a transição toracoabdominal, linha axilar anterior (direito e esquerdo), a fim de se avaliar a presença de hemotórax (ambos os pontos serão discutidos no item sobre ultrassom pulmonar).

ULTRASSOM EM PUNÇÃO DE VASOS

Qual sítio escolher?

- Há basicamente três opções de sítios para cateterização venosa central: veia jugular interna (VJI), veia subclávia (VSC) e veia femoral (VF). Uma vez que esta última apresenta maior frequência de complicações mecânicas (12,8 a 19,4%), os outros dois locais devem ser a escolha caso não haja contraindicações.
- Embora VSC e VJI apresentem taxas de complicações semelhantes (6,2 a 10,7% e 6,3 a 11,8%, respectivamente), sendo a primeira relacionada a maior risco de pneumotórax e hemotórax e a segunda a maiores incidências de hematomas e punções arteriais, as evidências em relação ao benefício da punção guiada por ultrassonografia (USG) são mais robustas para a VJI.
- As contraindicações e precauções são as mesmas descritas no acesso venoso central guiado por referências anatômicas. Especialmente no caso do procedimento guiado por USG, considera-se contraindicação relativa um diâmetro da secção transversa da veia menor que 5 mm. Sugere-se, nesta circunstância, trocar o sítio de punção.

Qual técnica devo usar?

- O transdutor de escolha deve ser o linear (frequência de 5 a 12 MHz) com configuração (*preset*) no modo vascular.

- Utiliza-se técnica estéril com barreira completa. Atentar para que mesmo o gel condutor seja estéril; caso indisponível, aplique-o sobre o transdutor e o envolva com material estéril.
- A técnica estática permite o dobro de sucesso na primeira tentativa em relação à técnica por referências anatômicas, porém deve ser optada somente no caso de indisponibilidade de material necessário para a realização da técnica dinâmica. Esta, por sua vez, é apontada como primeira escolha em todo acesso venoso central guiado por USG pela Agency for Healthcare Research and Quality, em publicação datada de 2001.

Técnica estática

- Objetivo: identificar a veia, confirmar sua patência e marcar o sítio de punção.
- Não há necessidade, neste caso, de técnica estéril.
- Marcam-se dois pontos na pele do paciente: um exatamente sobrejacente à veia (para direcionar o trajeto da agulha) e outro a 1 cm de distância do primeiro (marca o exato local de introdução).
- A compressão do transdutor sobre a pele ajuda a diferenciar a veia (colabável) da artéria. Na dúvida, o Color Doppler adiciona informações quanto ao sentido do fluxo sanguíneo (Figuras 8, 9 e 10).

Técnica dinâmica transversal (eixo curto)

- O transdutor deve ser posicionado perpendicularmente ao sentido da veia, exatamente onde seria o local da punção no caso de técnica por referências anatômicas. Trata-se de uma secção transversal da veia e esta deve ser apresentada no centro da imagem a fim de facilitar o procedimento.
- Nesta técnica, há adequada visualização das estruturas circunvizinhas, inclusive a artéria, que pode ser analisada comparativa e simultaneamente à veia. Ela ainda permite a correção da trajetória laterolateral da agulha durante a punção.
- Mede-se a profundidade da veia, ou seja, a distância entre o seu centro e a pele. A agulha deve ser introduzida numa angulação de 45° em um ponto equidistante, em uma extensão de aproximadamente 1,4 vez a profundidade. Por exemplo, caso a veia diste 2 cm da pele, a punção

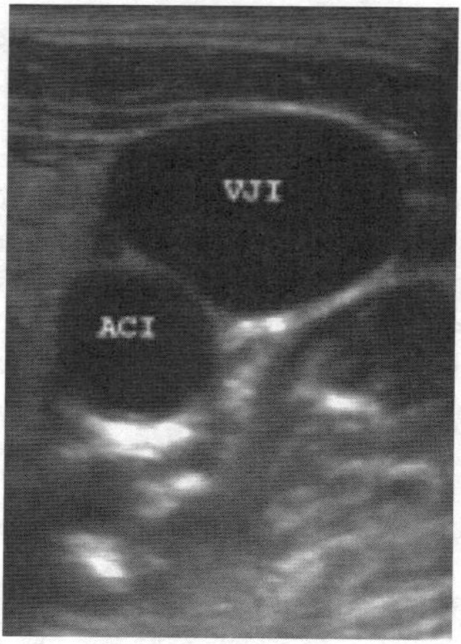

FIGURA 8 Vasos cervicais – corte transversal.
ACI: artéria carótida interna; VJI: veia jugular interna.

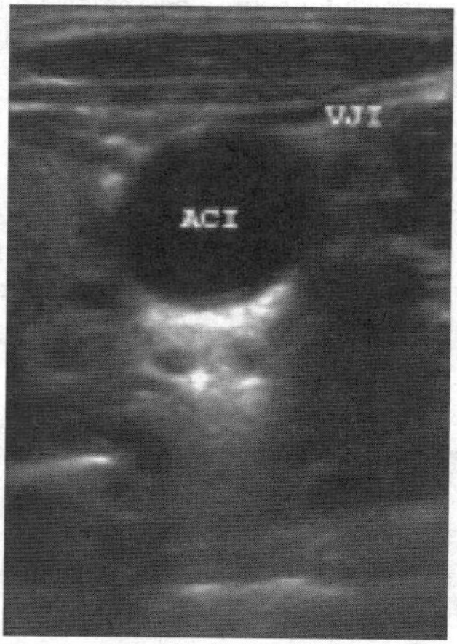

FIGURA 9 Vasos cervicais – corte transversal após compressão do transdutor.
ACI: artéria carótida interna; VJI: veia jugular interna.

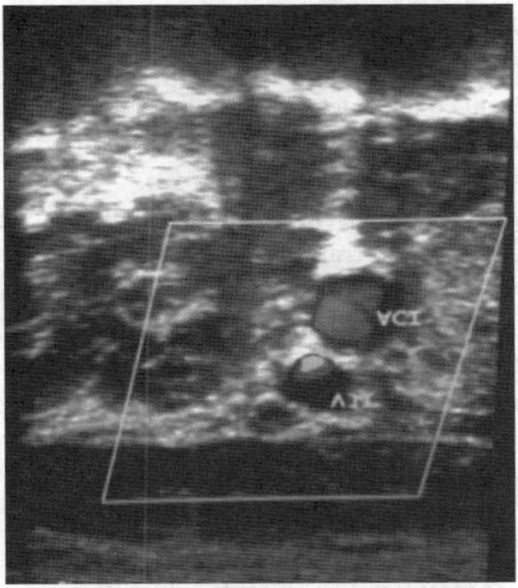

FIGURA 10 Color Doppler evidencia sentidos de fluxo sanguíneo opostos.

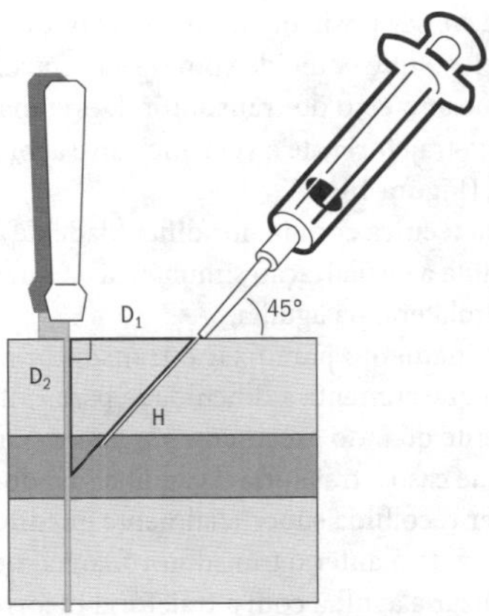

FIGURA 11 D_2 é a profundidade da veia; D_1 é a distância até o ponto de punção ($D_1 = D_2$); H = 1,4 × D1.
Adaptada de Vicki EN, Bret N. Manual of emergency and critical care ultrasound.

deverá ser realizada a 2 cm do transdutor, introduzindo 2,8 cm da agulha em um ângulo de 45° com a pele (Figura 11).

- Vale lembrar que o feixe de ultrassonografia também fará uma secção transversal da agulha e, portanto, ela será visualizada como um ponto branco brilhante (hiperecoico) (Figura 12).
- Eventualmente, a agulha será de difícil visualização em razão de sua pequena área de secção transversal. Caso não haja refluxo de sangue após a introdução da extensão calculada da agulha, o eixo laterolateral precisará ser corrigido e esta não deverá ser introduzida mais profundamente, a fim de evitar punções inadvertidas.
- Após o refluxo de sangue, deixa-se o transdutor sobre o campo estéril e o procedimento transcorre normalmente (passagem do fio-guia, dilatador e assim por diante).

Técnica dinâmica longitudinal (eixo longo)

- Recomenda-se iniciar pelo eixo curto, identificar a veia, centralizá-la, girar o transdutor progressivamente até 90º, observando o vaso ao longo do seu maior eixo (Figura 13).
- O transdutor deve ser posicionado no local onde se observa o maior diâmetro da veia, o que coincide com o seu centro. A agulha será introduzida no mesmo eixo do transdutor. Dessa maneira consegue-se seguir toda a sua trajetória até a veia, inclusive acompanhar a progressão do fio-guia (Figura 14).
- Trata-se de uma técnica com maior dificuldade de execução, uma vez que não possibilita a visualização simultânea da artéria e dificulta guiar a trajetória laterolateral da agulha.
- Exige maior treinamento para fixar o transdutor na posição correta, sem movê-lo, o que aumenta a dificuldade para êxito no procedimento, principalmente quando executado por apenas um médico.
- Vale ressaltar que caso a trajetória da agulha saia do plano do transdutor, esta deve ser recolhida superficialmente e redirecionada. Um erro comum é, em vez de manter o transdutor fixo na mesma posição, movê-lo para localizar a agulha com a trajetória incorreta.

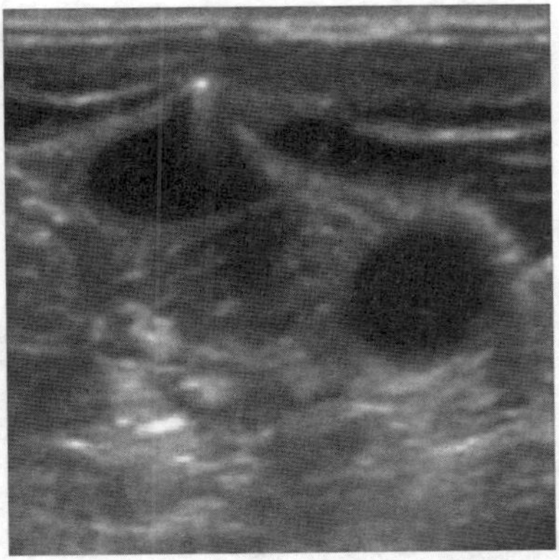

FIGURA 12 Secção transversal dos vasos cervicais e da agulha perfurando a veia jugular interna (VJI).

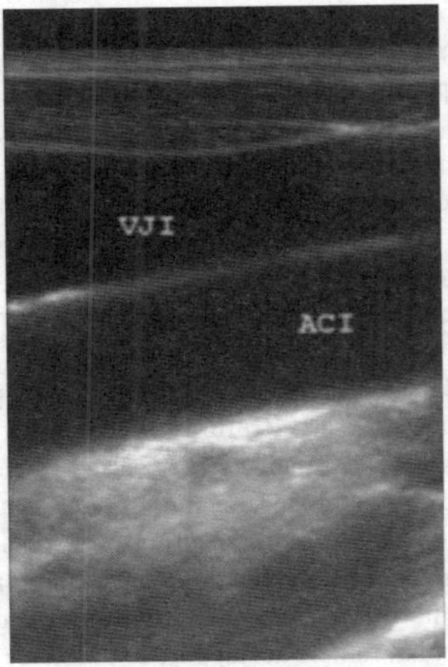

FIGURA 13 Vasos cervicais sobrepostos no eixo longitudinal.

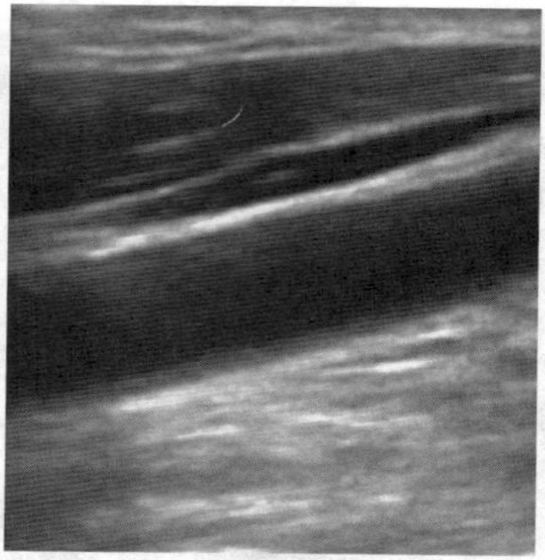

FIGURA 14 Fio-guia no interior da veia jugular interna (VJI).

ECOCARDIOGRAMA NA EMERGÊNCIA

- A utilização do ecocardiograma no departamento de emergência visa fornecer informações objetivas e rápidas com a finalidade de se avaliar globalmente a performance cardíaca – por exemplo, no diagnóstico diferencial de choque. Portanto, é uma importante ferramenta auxiliar no manejo hemodinâmico do paciente em uso de drogas vasoativas ou com necessidade de reposição volêmica.

Que técnica devo usar?

- Tipo de transdutor: setorial, com baixa frequência, entre 2 e 5 MHz (Figura 15).
- Como o coração se posiciona de forma oblíqua, há planos padronizados para a visualização das estruturas cardíacas.
- As janelas mais utilizadas para a visualização dos planos são:
  - Paraesternal eixo longo: idealmente com o paciente em decúbito lateral esquerdo, coloca-se o transdutor no 3º ou 4º espaço intercostal imediatamente à esquerda do esterno com o marcador apontado para o ombro direito. Observam-se o ventrículo direito, septo interventricular, raiz de aorta, parede posterior do ventrículo es-

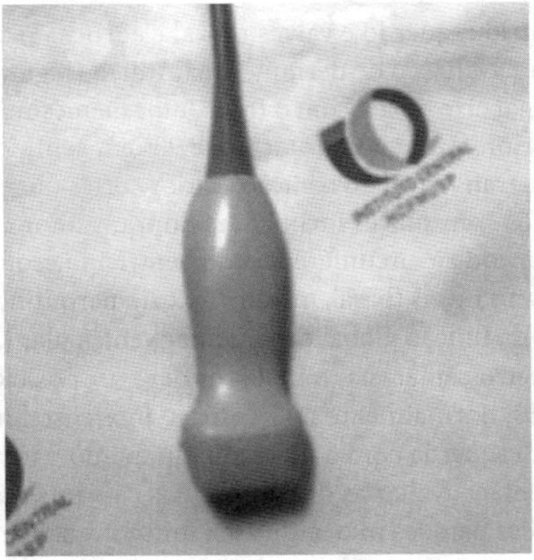

FIGURA 15

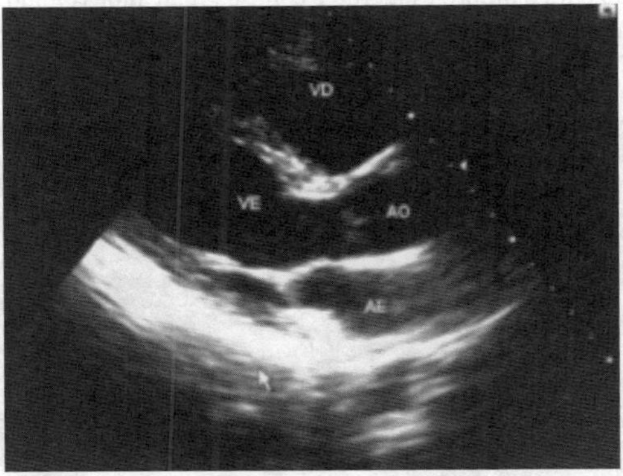

FIGURA 16 Janela paraesternal eixo longo.

querdo, átrio esquerdo e valvas mitral e aórtica. Esta é uma ótima janela para avaliação de derrame pericárdico (Figura 16).

- Paraesternal eixo curto: com o transdutor na mesma posição da janela anterior, faz-se uma rotação de 90° em sentido horário para uma visão transversal do coração. Vários cortes ultrasssonográficos são obtidos com suaves inclinações do transdutor com o objetivo de rastrear toda a circunferência do ventrículo esquerdo (VE) em todos os seus níveis (basal, médio e apical), permitindo, assim, uma avaliação da função global e segmentar ventricular (Figura 17).
- Apical quatro câmaras: o transdutor deve ser posicionado sobre o *ictus cordis*, normalmente no 5º espaço intercostal na linha hemiclavicular esquerda com o marcador apontado para esquerda. Podem-se, então, avaliar as dimensões das câmaras cardíacas, as espessuras das paredes miocárdicas, a função ventricular esquerda e direita e a movimentação septal (Figura 18).
- Subcostal: com o paciente em decúbito dorsal horizontal, o transdutor é colocado na região subxifóidea, em um ângulo de 15° apontado para o ombro esquerdo e com seu marcador voltado para a esquerda. Nesta visão, observam-se o fígado e as câmaras direitas para

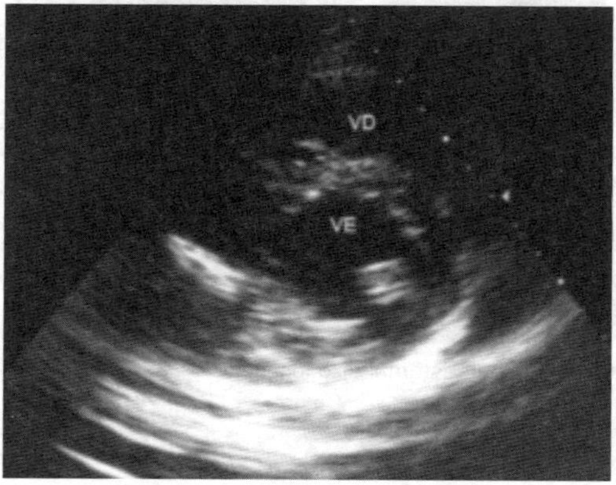

FIGURA 17 Janela paraesternal eixo curto.

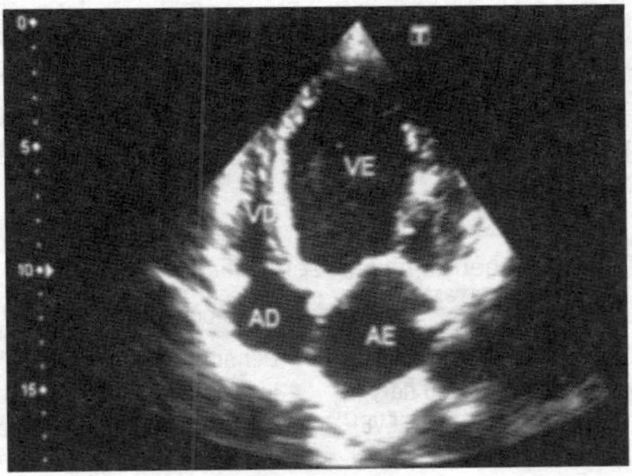

FIGURA 18 Janela apical quatro câmaras.

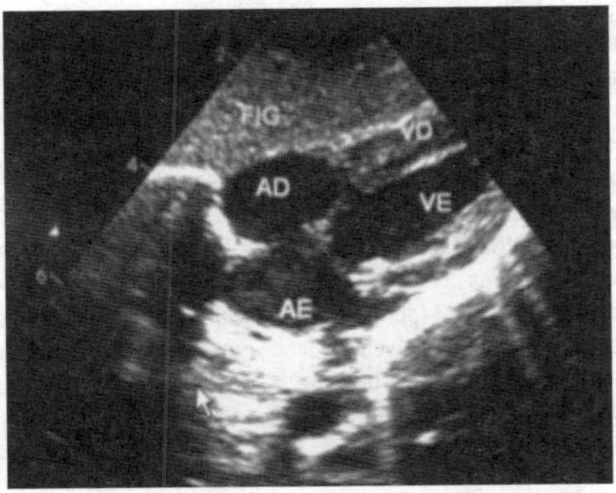

FIGURA 19 Janela subcostal.

o lado oposto do marcador e as câmaras esquerdas para o mesmo lado. Avaliam-se o pericárdio, o tamanho e a função global de ambos os ventrículos. Também nesta janela, com o transdutor perpendicular à parede abdominal e o marcador apontado para fúrcula esternal, visualiza-se a veia cava inferior (VCI) (Figura 19).

- Atenção: diferenciação VD × VE:

- O VD é mais anteriorizado em relação ao VE (aparece mais próximo ao probe), apresenta paredes mais finas (câmara de baixa pressão), possui fibras musculares visíveis em seu ápice (banda moderadora) e a implantação da valva tricúspide é mais baixa que a da mitral.
- VE: forma o ápice do coração.

TABELA 1 Quais parâmetros podem ser avaliados?

Função cardíaca	Derrame pericárdico (DP)
▪ Vários estudos têm demonstrado que a análise qualitativa da fração de ejeção do ventrículo esquerdo (FEVE) oferece informações tão úteis quanto a calculada. ▪ Esta análise deve ser realizada no maior número possível de janelas acústicas por meio da estimativa visual do tamanho do VE e da sua movimentação. Em corações normais, espera-se uma contração simétrica e espessamento de todas as regiões em todas as paredes até o centro da cavidade ventricular. ▪ A avaliação quantitativa é feita por meio do ecocardiograma bidimensional e do modo M (permitem medir alterações no tamanho e volume ventriculares e cálculos de FEVE) ou por meio do Doppler (pela estimativa do volume sistólico e do débito cardíaco). ▪ Apesar de ambas as avaliações requererem experiência, a análise qualitativa da função seria um instrumento mais facilmente reprodutível para os médicos não ecocardiografistas, após um período curto de treinamento.	▪ Derrame pericárdico (DP) é visto como uma coleção fluida anecoica entre o pericárdio visceral e o parietal. Em indivíduos normais, pode ser encontrada pequena quantidade de líquido sem significado patológico, em torno de até 25 mL. ▪ Sinais ecocardiográficos sugestivos de restrição diastólica e tamponamento: – Presença de derrame pericárdico circunferencial em coração hiperdinâmico. – Sinais de colabamento diastólico de câmaras cardíacas. – Variação respiratória exagerada dos fluxos mitral e tricúspide: redução do fluxo mitral maior que 25% na inspiração e/ou do fluxo tricúspide maior que 50%. – Dilatação da veia cava inferior (VCI) e/ou redução menor que 50% da variação inspiratória do seu diâmetro. – Desvio septal para o interior do VE na inspiração e para o ventrículo direito na expiração. ▪ *Swing heart*: movimento em balanço do coração dentro do derrame pericárdico.

(continua)

TABELA 1 Quais parâmetros podem ser avaliados? *(continuação)*

Tromboembolismo pulmonar (TEP)	Avaliação volêmica
▪ No TEP, com frequência há regime de hipertensão pulmonar (HP) e aumento da pós-carga do VD, cavidade que não se adapta bem à sobrecarga pressórica. Assim, pode haver dilatação, movimentação paradoxal do septo interventricular, insuficiência tricúspide secundária e hipocinesia. ▪ O ecocardiograma pode ser útil para avaliação da disfunção do ventrículo direito (VD) e hipertensão pulmonar. ▪ Deve-se avaliar o tamanho da câmara e a presença de disfunção cinética ou segmentar. ▪ As dimensões do VD devem ser avaliadas na janela apical 4 câmaras, no final da diástole. A melhor maneira de avaliar o aumento do VD é por meio da relação entre as áreas VD/VE (0,6-1 → dilatação; > 1 → dilatação grave). ▪ Além disso, a sobrecarga do VD pode levar à distorção da anatomia do VE e à movimentação paradoxal do septo durante a sístole. ▪ A PSAP (pressão sistólica de artéria pulmonar) pode ser estimada por meio da avaliação da velocidade do refluxo tricúspide acrescido ao valor da PVC. A velocidade do refluxo tricúspide é calculada pela integral da velocidade tempo (VTI) com o uso do Doppler, e a PVC é estimada pelo tamanho da VCI e sua variabilidade inspiratória.	▪ A VCI é o vaso responsável por 75% do retorno venoso do AD. ▪ Em condições fisiológicas (ventilação espontânea), a VCI possui um diâmetro de até 25 mm e colabamento inspiratório maior que 50%. Como ela apresenta discreta dilatação antes da sua desembocadura no AD, seu diâmetro deverá ser medido anteriormente a esta dilatação, próximo à entrada da veia supra-hepática. ▪ A presença da VCI dilatada com colapso inspiratório diminuído ou ausente é um sinal indireto de hipervolemia ao ecocardiograma. ▪ Pacientes hipovolêmicos se apresentam com VCI de dimensões reduzidas, índice de colabamento aumentado, VE hipercinético e com FEVE > 70% e colapso sistólico da cavidade ventricular. ▪ Vale lembrar que o diâmetro da VCI é, em última instância, uma estimativa da PVC. Portanto, não deve ser utilizado como parâmetro isolado para avaliação de fluidorresponsividade. ▪ A variação do volume sistólico (área seccional da VSVE no eixo longitudinal x VTI aórtica no apical) após elevação passiva das pernas é a maneira mais acurada de predição de fluidorresponsividade (aumento maior que 15%). ▪ Variações de diâmetro da VCI no ciclo respiratório (índice de distensibilidade) > 15-18% em pacientes em ventilação mecânica invasiva controlada também apresentam boa acurácia para predição de fluidorresponsividade.

PVC: pressão venosa central; VCI: veia cava inferior; VSVE: via de saída do ventrículo esquerdo; VTI: integral da velocidade-tempo.

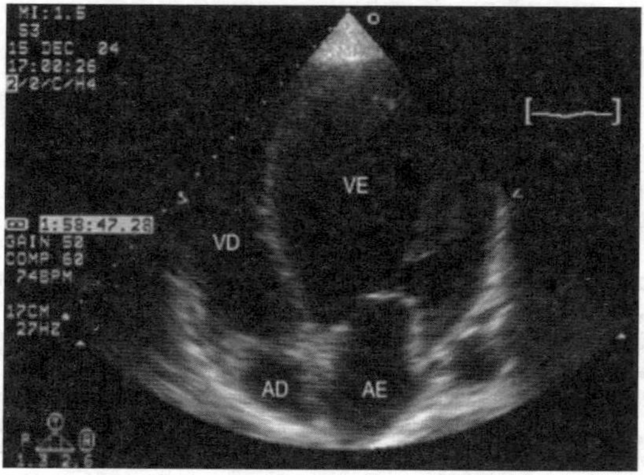

FIGURA 20 Dilatação de câmaras esquerdas.

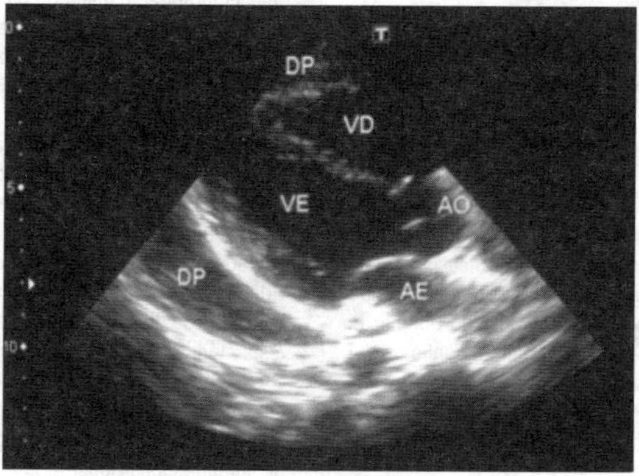

FIGURA 21 Derrame pericárdico na janela subcostal.

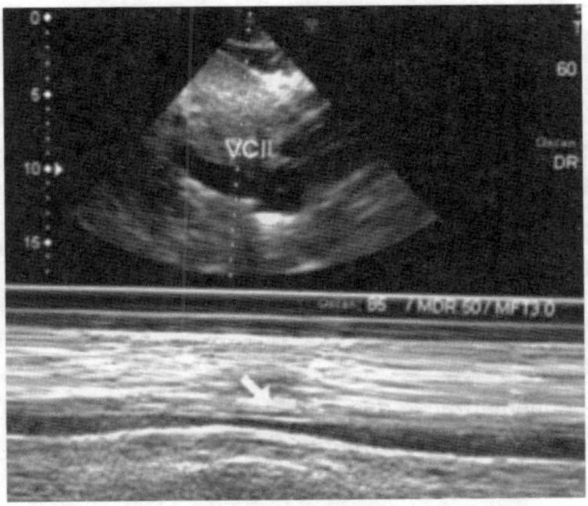

FIGURA 22 Veia cava (janela subcostal e modo M).

PROTOCOLOS ULTRASSONOGRÁFICOS NA EMERGÊNCIA

Protocolo BLUE (*Bedside Lung Ultrasound in Emergency*)

- O protocolo BLUE é utilizado no diagnóstico etiológico da insuficiência respiratória aguda, como método complementar ao exame clínico.
- Execução do protocolo: o transdutor curvilinear é posicionado em três pontos específicos (Figura 23):
  - Ponto superior: posicione a mão sobre o hemitórax do paciente com o dedo mínimo imediatamente abaixo da clavícula. O ponto é localizado no meio da mão.

TABELA 2 *Performance* diagnóstica do protocolo BLUE

	Pneumonia	Edema pulmonar	DPOC ou asma exacerbadas	Embolia pulmonar	Pneumotórax
Sensibilidade	89%	97%	89%	81%	88%
Especificidade	94%	95%	97%	99%	100%
Valor preditivo positivo	88%	87%	93%	94%	100%
Valor preditivo negativo	95%	89%	95%	98%	99%

DPOC: doença pulmonar obstrutiva crônica.

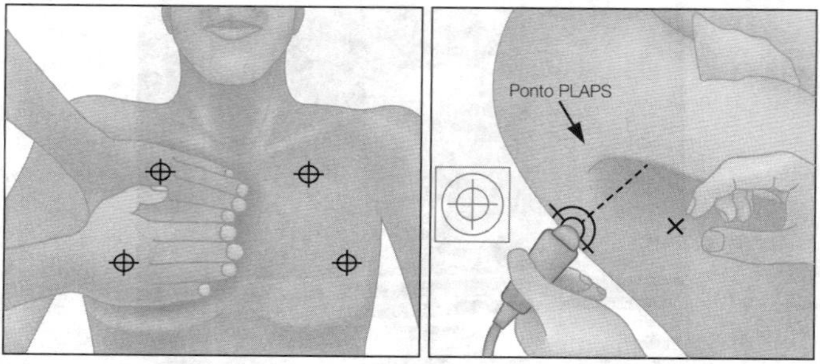

FIGURA 23 Esquematização dos pontos superior, inferior e PLAPS (*postero-lateral alveolar and/or pleural syndrome*) do protocolo BLUE.

- Ponto inferior: posicione a outra mão imediatamente abaixo da anterior, excluindo-se o polegar. O ponto é localizado no meio da mão.
- Ponto PLAPS (*posterolateral alveolar and/or pleural syndrome*): intersecção da linha axilar posterior com uma linha horizontal que passa pelo ponto pulmonar inferior.

- O primeiro passo é posicionar o transdutor nos pontos anteriores em busca de *lung sliding*:
  - Se detecção de *lung sliding* associado a:
    - Presença de linhas A, define-se o padrão A. Procede-se em seguida Doppler venoso de membros inferiores:
      - Se TVP, há diagnóstico presumido de embolia pulmonar.
      - Se ausência de TVP, avaliar o ponto PLAPS:
        - Se alterações no ponto PLAPS (derrame pleural ou aspecto de consolidação), trata-se do perfil A-V-PLAPS, compatível com pneumonia.
        - Se nenhuma alteração no ponto PLAPS, sugere-se o diagnóstico de asma ou DPOC exacerbadas; podem ser necessários testes adicionais para exclusão de embolia pulmonar.
    - Presença de linhas B define o perfil B, indicativo de edema pulmonar.
  - Se ausência de *lung sliding*:

- Presença de linhas A define o padrão A'; procura-se o ponto pulmonar:
  - Presença de ponto pulmonar é diagnóstico de pneumotórax.
  - Ausência de ponto pulmonar sugere necessidade de mais ferramentas diagnósticas.
- A presença de linhas B anteriormente define o perfil B', compatível com pneumonia.

– Independente de *lung sliding* (presente ou ausente):
- Presença de linhas B unilateralmente define o perfil A/B, compatível com pneumonia.
- Se consolidação anterior, trata-se do perfil C, também indicativo de pneumonia.

Protocolo FALLS (*Fluid Administration Limited by Lung Sonography*)

- No caso de falência circulatória, o protocolo FALLS utiliza a combinação de ecocardiografia e ultrassonografia pulmonar para avaliação da pleura, dos pulmões e do pericárdio no intuito de identificar o tipo de choque.

TABELA 3 Resumo dos perfis ultrassonográficos do protocolo BLUE

Perfil A	Predomínio de linhas A (semicírculos hiperecogênicos imóveis que aparecem em intervalos regulares no mesmo sentido da linha pleural), associado a sinal do deslizamento pleural
Perfil A'	Perfil A, porém sem sinal do deslizamento
Perfil B	Predomínio de linhas B (artefatos verticais hiperecogênicos que se movem em sincronia com o ciclo respiratório, pelo menos três por espaço intercostal) associado a sinal do deslizamento
Perfil B'	Perfil B, porém sem sinal do deslizamento
Perfil A/B	Achados assimétricos entre os hemitóraces (perfil A de um lado, B em outro)
Perfil C	Consolidação (estrutura de tecido – hepatização – contendo pontos hiperecogênicos compatíveis com broncograma aéreo)
Perfil A-V-PLAPS	Combinação do perfil A anteriormente com o achado de consolidação ou derrame pleural no ponto PLAPS
Deslizamento pleural (*lung sliding*)	Movimento regular da linha pleural (descrito como cintilância ou brilho) em ciclos regulares acompanhando cada movimento respiratório

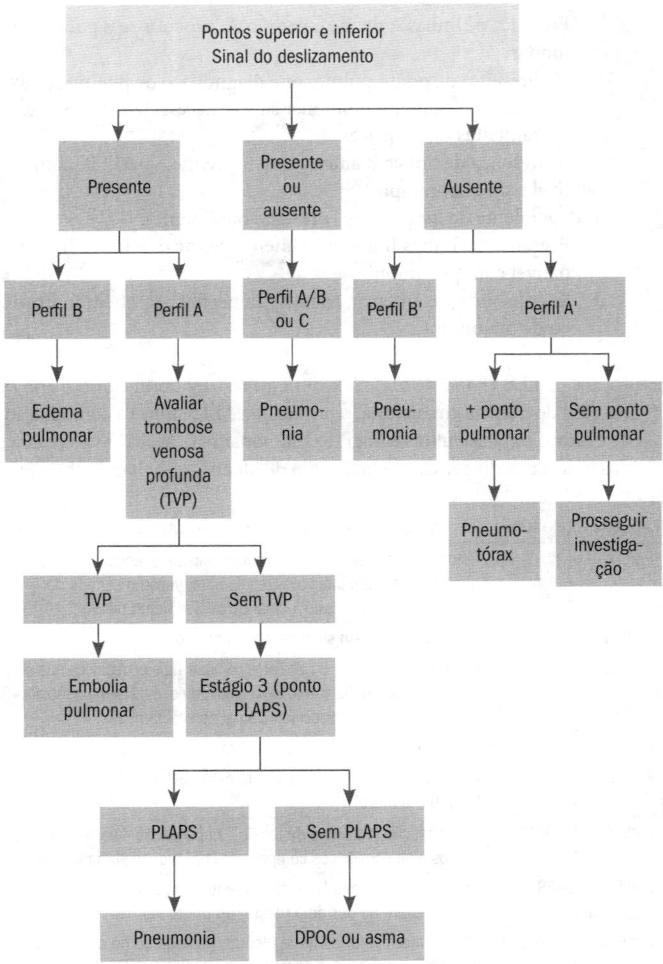

FIGURA 24 Diagnóstico do protocolo Blue.
DPOC: doença pulmonar obstrutiva crônica; PLAPS: *posterolateral alveolar and/or pleural syndrome.*

- A execução do protocolo FALLS parte de algumas premissas:
  - Requer conhecementos e maquinários simples de ultrassonografia, sem necessidade de modo Doppler.
  - Utiliza os artefatos pulmonares para a identificação de fluido intersticial.
  - Não avalia mudanças no débito cardíaco.
  - A congestão pulmonar é uma das piores consequências da ressuscitação volêmica na emergência.
  - A sequência do protocolo FALLS é:
    - 1º passo: ecocardiografia para avaliar derrame pericárdico e tamponamento:
      - Se presente, considerar a possibilidade de choque obstrutivo.
      - Se ausente, avaliar dilatação do ventrículo direito.
        - Na ausência de boa janela ecocardiográfica, utilizar a seção do protocolo BLUE para embolia pulmonar.
        - Se dilatação do VD presente, considerar choque obstrutivo, a menos que o paciente já tenha conhecida hipertensão pulmonar.
        - Se dilatação de VD ausente, realizar seção do protocolo BLUE para identificação de perfil A' sugestivo de pneumotórax:
          - Se presente, usualmente se trata de choque obstrutivo.
          - Se ausente, exclui-se choque obstrutivo e prossegue-se ao segundo passo.
    - 2º passo: utilizar o protocolo BLUE para avaliação do perfil B:
      - Se presente, considerar choque cardiogênico (edema pulmonar).
      - Se ausente, tipicamente se associa a perfil A ou A/B. Assim, prosseguir ao terceiro passo.
    - 3º passo: iniciar ressuscitação volêmica:
      - Se melhora dos sinais de choque em combinação com nenhuma modificação do perfil A, tipicamente se define como choque hipovolêmico.
      - Se ausência de melhora, continuar a administração de fluidos: o aparecimento de linhas B indica a suspensão da reposição volêmica uma que vez que se identificou uma síndrome intersticial iatrogênica. Conclui-se como um choque distributivo.

LEITURA SUGERIDA

1. American College of Emergency Physicians. Emergency ultrasound imaging compendium. American College of Emergency Physicians; 2006. Disponível em: http://www.acep.org.
2. Jang T, Basrai Z. Focused Assessment with Sonography in Trauma (FAST). Medscape. Disponível em: https://emedicine.medscape.com/article/104363-overview.
3. Labovitz AJ, Noble VE, Bierig M, Goldstein SA, Jones R, Kort S, et al. Focused cardiac ultrasound in the emergent setting: A consensus statement of the American Society of Echocardiography and American College of Emergency Physicians. J Am Soc Echocardiogr. 2010;23(12):1225-30.
4. Hayashi H, Amano M. Does ultrasound imaging before puncture facilitate internal jugular vein cannulation? Prospective randomized comparison with landmark-guided puncture in ventilated patients. J Cardiothorac Vasc Anesth. 2002;16:572-5.
5. Hind D, Calvert N, McWilliams R, Davidson A, Paisley S, Beverley C, et al. Ultrasonic locating devices for central venous cannulation: Meta-analysis. BMJ. 2003;327:361.
6. Kirkpatrick AW. Clinician-performed focused sonography for the resuscitation of trauma. Crit Care Med. 2007 May;35(5 Suppl):S162-72.
7. Lichtenstein DA. BLUE-protocol and FALLS-protocol: two applications of lung ultrasound in the critically ill. Chest. 2015 Jun;147(6):1659-70.
8. Lichtenstein D. Relevance of lung ultrasound in the diagnosis of acute respiratory failure: The BLUE Protocol. Chest. 2008;134(11):7-25.
9. Lichtenstein D. Ultrasound in the management of thoracic disease. Crit Care Med. 2007;35(Suppl. L):5250-61.
10. Lichtenstein D, Lascols N, Meziere G, Gepner A. Ultrasound diagnosis of alveolar consolidation in the critically ill. Intensive Care Med. 2004;30:276-81.
11. Liechtenstein DA. General ultrasound in the critically in. New York: Springer-Verlag; 2007.
12. Mathias Jr. W. Manual de ecocardiografia. Barueri: Manole; 2009.
13. Milling T, Holden C, Melniker L. Randomized controlled trial of single-operator vs. two-operator ultrasound guidance for internal jugular central venous cannulation. Acad Emerg Med. 2006 Mar;13(3):245-7.
14. Moureau N, Lamperti M, Kelly LJ, Dawson R, Elbarbary M, van Boxtel AJ, et al. Evidence-based consensus on the insertion of central venous access devices: definition of minimal requirements for training. Br J Anaesth. 2013;110(3):347-56.
15. Nobel V, Nelson B. Manual of emergency and critical care ultrasound. 2. ed. Cambridge: Cambridge University Press; 2011.
16. Otto CM. Textbook of clinical echocardiography. 5 ed. Philadelphia: Elsevier-Saunders; 2013.
17. Randolph AG, Cook DJ, Gonzales CA, Pribble CG. Ultrasound guidance for placement of central venous catheters: A meta-analysis of the literature. Crit Care Med. 1996;24:2053-8.

18. Rozycki GS, Ochsner MG, Schmidt JA, Frankel HL, Davis TP, Wang D, et al. A prospective study of surgeon-performed ultrasound as the primary adjuvant modality for injured patient assessment. J Trauma. 1995 Sep;39(3):492-8; discussion 498-500.
19. Tajik AJ, Deward JB, Oh JK. The echo manual. 3. ed. Philadelphia: Lippincott-Williams & Wilkins; 2007.
20. Vicki EN, Bret N. Manual of emergency and critical care ultrasound. 2. ed. Cambridge: Cambridge University Press; 2011.
21. Vignon P, Chastagner C, Berkane V, Chardac E, François B, Normand S, et al. Quantitative assessment of pleural effusion in critically in patients by means of ultrasonography. Crit Care Med. 2005 Aug;33(8):1757-63.
22. Von Kuenssberg Jehle D, Stiller G, Wagner D. Sensitivity in detecting free intraperitoneal fluid with the pelvic view of the FAST exam. Am J Emerg Med. 2003;21:476-8.

107

Marca-passo e dispositivos implantáveis na emergência

Annelise Passos Bispos Wanderley
Maria Clara Fonseca de Avellar
Bruno Marques Ferreira
Isabelly Victoria Simões Melchiori
Julio Flávio Meireles Marchini
Júlio César Garcia de Alencar

PONTOS IMPORTANTES

- O marca-passo (MP) é um dispositivo que envia impulsos elétricos para o coração, estimulando a contratilidade cardíaca quando o sistema elétrico intrínseco desse órgão não está funcionando normalmente.
- Existem diversos tipos de marca-passo, que podem ser classificados de distintas maneiras. Uma delas é pelo tempo de permanência dos dispositivos no paciente, sendo divididos em temporários (ou provisórios) e permanentes.
- Compete ao médico conhecer todos os tipos de MP. Entretanto, neste capítulo, daremos enfoque aos marca-passos provisórios. Os principais tipos são: 1. marca-passo provisório transcutâneo (MPTC) e 2. marca-passo provisório transvenoso (MPTV).

QUAIS SÃO AS INDICAÇÕES DO MARCA-PASSO PROVISÓRIO?

- A principal indicação de marca-passo cardíaco são as bradiarritmias sintomáticas documentadas. Nesses casos, o médico emergencista deve identificar as bradiarritmias sintomáticas, documentá-las e decidir sobre a necessidade da passagem do marca-passo provisório. A indicação de MP definitivo será realizada em segundo momento pela equipe especializada. Em geral, a estimulação cardíaca provisória é indicada quando a bradiarritmia causa sintomas e/ou comprometimento hemodinâmico grave, e quando a estimulação cardíaca permanente não é indicada imediatamente, não está disponível ou o risco de inserir um marca-passo permanente excede o benefício potencial.

- As principais bradiarritmias de interesse clínico no departamento de emergência são a doença do nó sinusal, os bloqueios atrioventriculares de segundo, terceiro ou de alto grau e os bloqueios de ramo alternantes (ver Capítulo "Bradiarritmias no departamento de emergência" para mais detalhes).
- Os sintomas de bradiarritmias são inespecíficos, como: tontura, vertigem, cabeça aérea, fadiga, letargia, lipotimia, síncope, dispneia, angina, incapacidade mental ou insuficiência cardíaca.
- O MP temporário também pode ser indicado no tratamento de taquiarritmias graves refratárias, através de *overdrive pacing*. Nesse caso, estabelecendo uma frequência superior à do paciente, o MP assumirá o ritmo e suprimirá a atividade elétrica maligna do paciente. Em seguida, diminui-se a frequência do MP até o desejado. *Overdrive pacing* pode resultar em fibrilação ou taquicardia ventricular. Deve-se atentar para necessidade de cardioversão imediata. Essa técnica pode ser usada em taquicardia ventricular monomórfica.
- A estimulação cardíaca temporária pode ser indicada para bradicardias resultantes de uma causa aguda e reversível, que provavelmente não exigirá estimulação permanente, como:

1. Infarto agudo do miocárdio (IAM).
2. Distúrbios hidroeletrolíticos, tóxicos e causas induzidas por medicamentos.
3. Doença de Chagas.
4. Trauma cardíaco.
5. Endocardite bacteriana subaguda com abscesso da válvula aórtica.
6. Trauma por cateteres no ramo direito do coração, em um paciente com bloqueio do ramo esquerdo preexistente.
7. Miocardite de etiologia infecciosa.

- Atentar que as estratégias de revascularização, como trombólise e angioplastia, reduziram significativamente a necessidade de estimulação cardíaca temporária e permanente, pois atualmente há menos dano ao miocárdio. Pode, entretanto, haver necessidade de estimulação cardíaca temporária.
- Uma outra consideração importante no cenário de um IAM agudo é que uma bradicardia, mesmo se assintomática ou transitória, pode causar diminuição do fluxo sanguíneo coronariano e redução da perfusão

miocárdica. Diretrizes da AHA e American College of Cardiology recomendam estimulação de bradicardia temporária em pacientes com bloqueio AV de alto grau e/ou novo bloqueio de ramo (particularmente bloqueio de ramo esquerdo) ou bloqueio bifascicular em pacientes com IAM anterior ou lateral.

- Outra modalidade são MP provisórios com eletrodos epicárdicos, instalados em geral durante cirurgia cardíaca. Geralmente são retirados alguns dias após cirurgia cardíaca quando o risco de bloqueio atrioventricular cessa. O processo de retirada envolve tracionar os cabos suavemente. Raramente estão envolvidos em intercorrências, mas caso aconteçam, será na hora da retirada e nas horas subsequentes. As complicações possíveis são sangramento, derrame pericárdico, tamponamento cardíaco, mediastinite, arritmia e fratura de cabo.

QUAIS SÃO AS CONTRAINDICAÇÕES DO PROCEDIMENTO DE INSTALAÇÃO DE MARCA-PASSO PROVISÓRIO?

- Estimulação cardíaca provisória transvenosa deve ser evitada ou usada com cuidado nas seguintes condições:
  - Em pacientes com sintomas intermitentes, leves ou raros nos quais a bradicardia é bem tolerada. Isso inclui bloqueio cardíaco completo sintomático com ritmo de escape adequado e "estável" ou disfunção do nó sinusal sintomático com apenas raras pausas.
  - Em pacientes com válvula tricúspide protética, pois o cabo do marca-passo cardíaco temporário pode danificar a válvula ou ficar preso na prótese.
  - Em um paciente com infarto do miocárdio que recebeu um agente trombolítico e está sendo tratado agressivamente com anticoagulantes ou antiplaquetários. Mesmo com a inserção do cateter por escopia, permitindo a visualização direta do vaso e melhor controle do sangramento, pode haver sangramento significativo nesses pacientes.

COMO PASSAR UM MARCA-PASSO TRANSCUTÂNEO?

- O marca-passo transcutâneo (MPTC) é indicado para pacientes que não tolerariam o tempo de passagem do marca-passo transvenoso (MPTV) apesar da administração de drogas, ou quando a equipe não é treinada para passagem do MPTV. Tem a vantagem de ser de instalação rápida e simples.

- O MPTC fornece corrente elétrica por eletrodos colados na pele do paciente, possibilitando a despolarização elétrica rítmica na frequência desejada.
- Por tratar-se de técnica transtorácica, apresenta a desvantagem de necessitar de alta carga de energia para vencer a impedância do paciente e gerar contração cardíaca. O MPTC deve ser utilizado preferencialmente somente até a passagem do marca-passo transvenoso (< 120 minutos).

QUAIS SÃO OS MATERIAIS NECESSÁRIOS PARA O MPTC?

- Monitorização multiparamétrica (cardioscopia, pressão arterial e saturação de oxigênio).
- Aparelho desfibrilador/cardioversor com a opção MPTC.
- Pás adesivas e conector (Figura 1).
- Drogas para analgesia e sedação (Capítulo 10, "Sedação e analgesia em procedimentos").

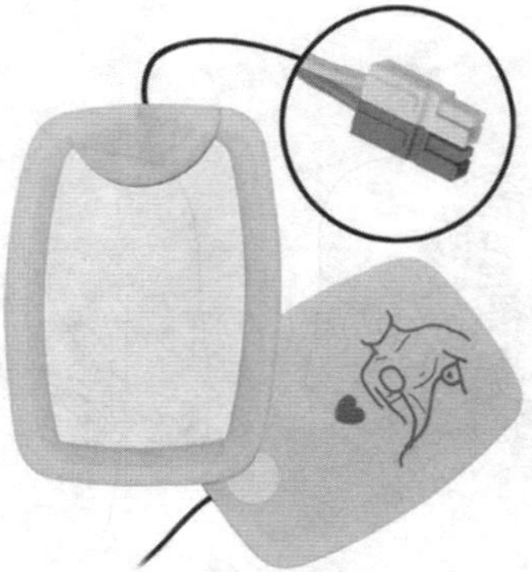

FIGURA 1 Pás adesivas do marca-passo transcutâneo (MPTC).

QUAL A TÉCNICA DE PASSAGEM DO MPTC?

- Verifique se há a opção de MPTC em seu desfibrilador/cardioversor.
- Monitorize o paciente por meio dos eletrodos.
- Explique o procedimento ao seu paciente se ele estiver consciente.
- Documente a bradicardia através de um eletrocardiograma (ECG).
- Considere analgesia e sedação (importante avaliar o impacto das drogas utilizadas sobre a resposta hemodinâmica e respiratória do paciente).
- Fixe as pás autoadesivas na pele do paciente. Coloque o eletrodo anterior à esquerda do esterno e o eletrodo posterior nas costas (Figura 2). Não se deve colocar uma pá do transcutâneo sobre um gerador de marca-passo ou CDI do paciente. Se for o caso, é possível utilizar uma das pás na região apical e a outra na paraesternal direita (Figura 3).
- Selecione a opção "marca-passo transcutâneo" no equipamento.
- Selecione a frequência cardíaca desejada (60-80 batimentos por minuto ou ppm).
- Ajuste a corrente elétrica aumentando gradualmente a amperagem até que se obtenha captura elétrica (todas as espículas de estimulação do MP seguidas por QRS), e adicione 5-10 mA acima desse valor por segurança. Outra opção é ajustar a corrente inicial para 200 mA diminuindo gradualmente a amperagem até que se encontre perda da cap-

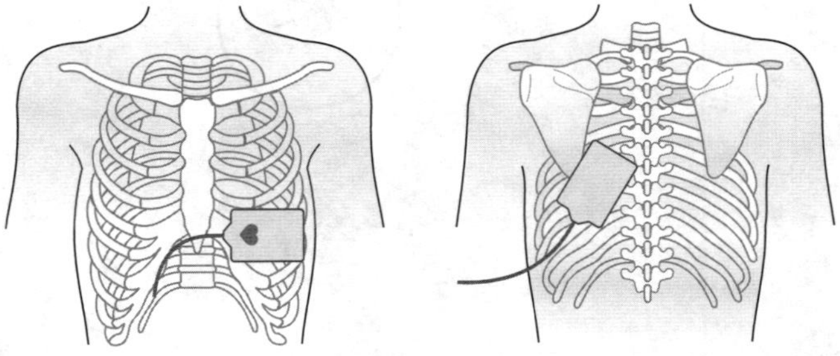

FIGURA 2 Posição preferencial das pás por menor dispersão de corrente elétrica.

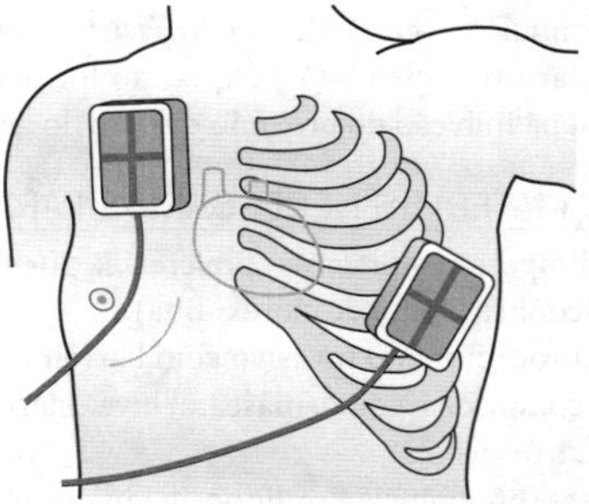

FIGURA 3 Posição alternativa de colocação das pás.

tura elétrica (menor valor de amperagem em que haverá uma espícula seguida por um QRS e o pulso do paciente estará na frequência estipulada pelo aparelho). Deixa-se então uma amperagem 5-10 mA mais elevada do que o limiar de captura por segurança.

- Cheque o pulso femoral ou braquial do paciente para assegurar que os estímulos estão gerando contração cardíaca (captura mecânica). O pulso carotídeo pode não ser fidedigno pela proximidade com os impulsos elétricos.
- Documente a resposta elétrica através do ECG.
- Mantenha analgesia contínua.

COMO PASSAR UM MARCA-PASSO TRANSVENOSO

- A passagem do marca-passo transvenoso (MPTV) deve ser o procedimento de escolha quando indicado MP no departamento de emergência. Pode ser realizado à beira do leito de forma relativamente rápida.
- O MPTV consiste em um único cabo que será ligado à entrada V (ventrículo) do gerador.
- O gerador pode ser usado em modos V00 ou VVI (também conhecidos como assíncrono e demanda, respectivamente). O modo V00 significa que o gerador dispara o comando para a entrada V do gerador (V), não está configurado para sentir o ritmo do paciente (0) e não possui nenhuma programação (0). O modo VVI significa que o gerador dispara o co-

mando para estimular o ventrículo (V) do paciente, sente a atividade elétrica ventricular no paciente (V) e quando for detectada atividade elétrica normal há inibição do próximo disparo do gerador (I).

QUAIS SÃO OS MATERIAIS NECESSÁRIOS PARA O MPTV?

- Material para limpeza e antissepsia (preferência por solução degermante e solução alcoólica à base de clorexidina).
- Material para procedimento invasivo com barreira total (avental estéril de mangas compridas, gorro, máscara, luva estéril, óculos de proteção e campos cirúrgicos).
- Anestésico local (preferência por lidocaína injetável).
- Drogas para analgesia e sedação.
- Gaze, agulhas estéreis, seringas estéreis (3, 5 e 10 mL), bisturi.
- Kit marca-passo: introdutor (5 a 7 F)*, guia e dilatador (Figuras 5 e 6).
- Kit cabo-eletrodo (5 a 6 F) e agulha (Figura 5).
- Capa protetora estéril (Figura 5).
- Cabo conector, fios, pinos (Figura 5).
- Gerador com bateria (Figura 6). O gerador em geral tem seletores para modo, comando e sensibilidade (ver seção a seguir). O comando pode ser em volts ou em miliampères.
- Material de sutura (agulha, porta-agulha, tesoura e fio 3-0).
- Aparelho de ultrassom.
- Aparelho desfibrilador/cardioversor.
- Aparelho de eletrocardiograma (ECG) ou outro monitor (para passagem guiada por ECG).
- Obs.: a fluoroscopia é o método ideal para guiar o cabo de marca-passo e instalar a sua ponta no septo ou ápice do ventrículo direito; no entanto, frequentemente o recurso não é acessível no DE.

QUAL A TÉCNICA DE PASSAGEM DO MPTV?

- Antes de iniciar o procedimento, é importante conhecer as diferentes técnicas utilizadas e os parâmetros a serem configurados no gerador.

---

* No introdutor, o diâmetro em French se refere ao diâmetro interno. No cabo-eletrodo, o diâmetro em French se refere ao diâmetro externo. Portanto, um cabo-eletrodo 5 F é compatível com um introdutor 5 F. Cada 3 F corresponde a 1 mm.

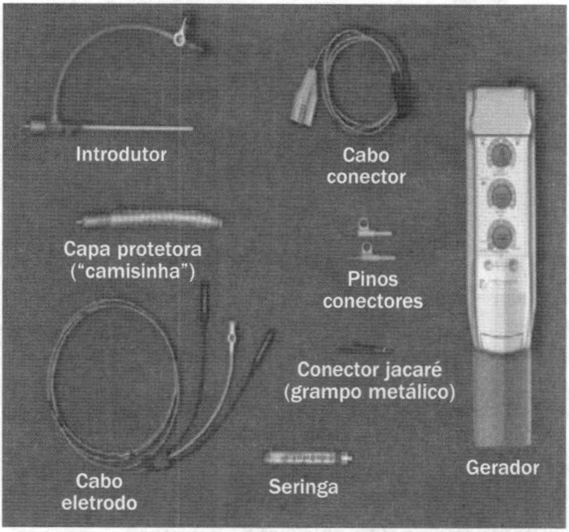

FIGURA 4 Material de passagem de marca-passo transvenoso (MPTV).

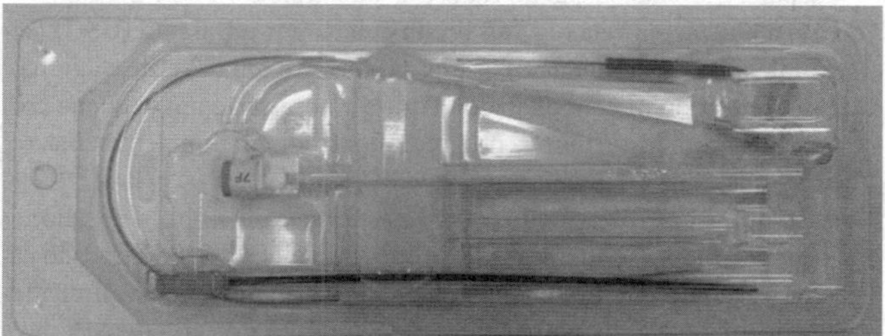

FIGURA 5 Introdutor vascular.

- Assegure-se da monitorização mutiparamétrica do paciente.
- Documente a bradicardia.
- Separe o material em uma mesa de apoio.
- Realize sedação e analgesia adequadas.

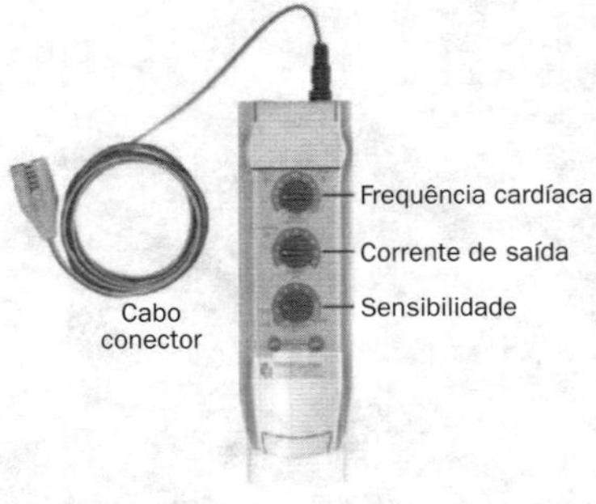

FIGURA 6 Gerador do marca-passo transvenoso (MPTV).

- Realize o preparo da pele e coloque os campos.
- Solicite a abertura dos kits por um outro profissional sem contaminação do material estéril. Insira o dilatador por dentro do introdutor, trave-os e separe. Caso haja balão no cabo-eletrodo, teste com 1,5 mL de ar.
- Faça a punção da veia jugular direita guiada por ultrassom (USG) (segunda opção: veia subclávia esquerda). Passe o guia e retire a agulha.
- Passe o introdutor com dilatador. Pode ser necessário um pequeno corte na pele com bisturi. Após progredir o introdutor completamente, retire o dilatador e o guia juntos.
- Caso opte por utilização do protetor estéril ("camisinha"), posicione-o corretamente sobre o cabo-eletrodo. Introduza o cabo-eletrodo até a marcação de 20 cm, tomando o cuidado de manter a curvatura a favor da anatomia do ventrículo. Isso é, a ponta do cabo do MP deve ficar na direção da válvula tricúspide, facilitando sua entrada no ventrículo direito.
- Nunca fazer movimentos intempestivos, pois poderão provocar perfuração do átrio ou ventrículo.

Técnica guiada por ECG

Durante a montagem do sistema, após a abertura do cabo-eletrodo, o assistente não estéril conecta a via distal (preta) ao eletrodo correspondentete ao V do aparelho de eletrocardiograma através do grampo metálico. Na passagem do MPTV, saberemos a posição do cabo-eletrodo no paciente a partir do traçado que ele gera no ECG (Figura 7). Ao impactar o cabo-eletrodo na parede do ventrículo, observa-se o segmento ST supradesnivelado no ECG.

- Se não houver progressão do cabo-eletrodo para dentro do VD, pode-se tentar tracioná-lo e girá-lo e tentar progredir novamente. (Lembrar de desinsuflar o balão se houver balão toda vez que for tracionar.)
- Paralelamente, se possível, devemos confirmar a presença do cabo-eletrodo no VD através do USG em janela subcostal. Uma vez posicionado no VD, desconectamos a via distal do ECG e conectamos no gerador.

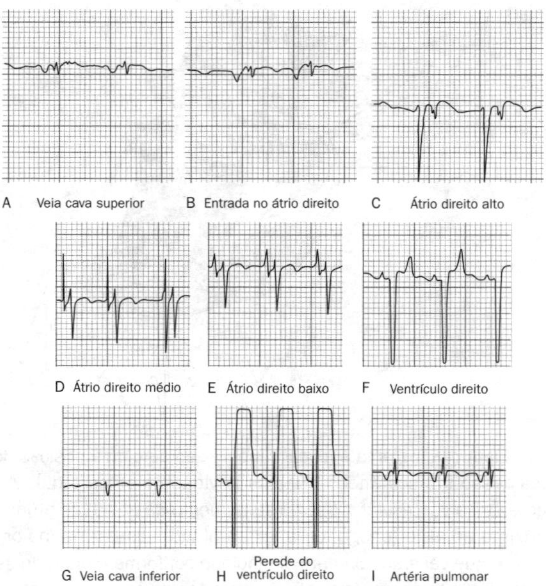

FIGURA 7 Marcadores eletrocardiográficos de localização do cabo-eletrodo.

Técnica "às cegas"

- Em pacientes críticos, pode-se realizar a técnica "às cegas". Como não há *feedback* na introdução às cegas, existe risco de perfuração e de apagar o foco remanescente ventricular.
- Para esta técnica devemos configurar frequência cardíaca, corrente de saída e sensibilidade no gerador.

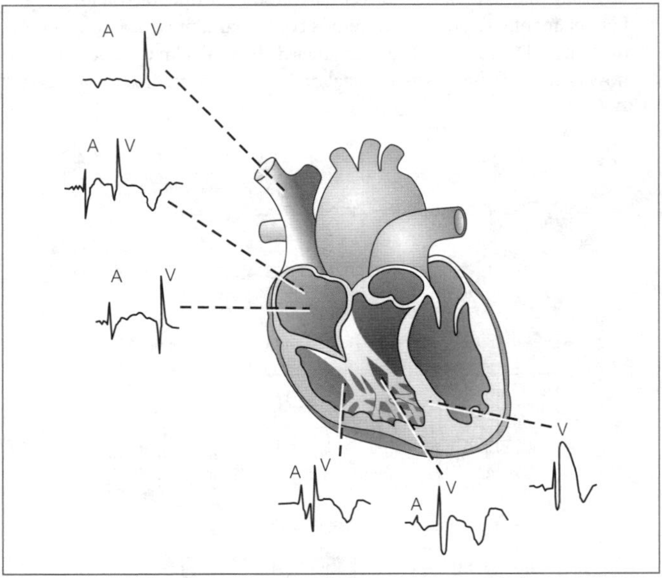

FIGURA 8 Eletrocardiograma endocavitário de acordo com a posição do cabo do marca-passo transcutâneo. A: indica atividade elétrica atrial; V: indica atividade elétrica ventricular. Observa-se aumento da atividade atrial quanto mais próximo ao átrio (chegando a ter amplitude similar ou maior que a ventricular) e que vai gradualmente diminuindo conforme o eletrodo se afasta do átrio. Quando ocorre impactação do cabo no músculo ventricular, a morfologia do QRS assemelha-se ao supradesnivelamento de segmento ST.

- O modo deve ser assíncrono (V00). A detecção da impactação bem-sucedida depende da captura (obtenção do ritmo desejado com complexos QRS com o padrão de corrente de lesão no monitor na frequência cardíaca estabelecida). Como a própria passagem pode gerar interferência, programar outro modo (VVI) pode resultar em inibição e não mostrar captura.
- A frequência deve ser determinada de acordo com o valor mínimo necessário para o paciente, geralmente 60 bpm.
- O comando do marca-passo (corrente de saída) deve ser deixado em energia máxima (10-12 V ou 20-25 mA dependendo do modelo).
- Como a passagem é feita em modo assíncrono, não há necessidade de escolher sensibilidade. Além disso, em geral não será possível medir a sensibilidade: muitas vezes a indicação de passagem de marca-passo é uma bradicardia instável, o que torna imprático teste de sensibilidade.
- Nos modelos que possuem o balão na ponta do cabo-eletrodo, após passagem de 20 cm do introdutor, infle o balão e progrida mais 10 cm conferindo no monitor a captura (batimentos na frequência cardíaca programada). Desinfle o balão e cheque a posição através do USG em janela subcostal.
- Se for necessário tracionar para nova tentativa, desinfle o balão primeiro.
- Verifique a captura mecânica checando o pulso femoral do paciente.

COMO REALIZAR A PROGRAMAÇÃO DE UM MPTV?

- Faça a programação final do marca-passo transvenoso.
- Para o teste do limiar de sensibilidade, a frequência programada no marca-passo precisa ficar abaixo da frequência intrínseca do paciente. Inicia-se o teste com a maior sensibilidade (ou seja, o menor valor numérico, por exemplo, 2 mV). Devemos diminuir gradativamente a sensibilidade (ou seja, aumentar o valor numérico) até que o gerador não detecte a corrente intrínseca e assuma o ritmo. Este é o limiar da sensibilidade. O valor ideal de sensibilidade para deixar programado no marca-passo é 50% do limiar de sensibilidade. Caso o paciente fique instável com sua frequência própria, ou não possua frequência própria, não é possível determinar o limiar de sensibilidade.
- Quando a frequência cardíaca escolhida é menor que o ritmo intrínseco do paciente, o marca-passo ficará em demanda e só vai coman-

dar quando o paciente apresentar frequência cardíaca menor do que a programada.

- Caso a sensibilidade programada seja inferior ao sinal intrínseco do paciente, o marca-passo vai funcionar em modo assíncrono, sem considerar o ritmo próprio do paciente. Há neste caso um pequeno risco de um evento "R sobre T" e degeneração para fibrilação ventricular.
- Determinação do limiar de comando. Para isso, colocar a frequência cardíaca temporariamente acima daquela do paciente neste momento. Avalie a corrente de saída necessária para a captura (espícula seguida de QRS), comece com a maior amperagem (10 V ou 20 mA, dependendo do modelo de gerador) e diminua até perder a captura. Este momento é o limiar de comando. Utilize 2 × a corrente mínima para captura acrescido de um. Para transporte do paciente, ou situações em que o paciente pode se mexer, utilize saída máxima de 10 V ou 20 mA.
- Deixar a frequência na mínima necessária para melhora hemodinâmica do paciente.
- Recomendamos testar o limiar de comando 1 a 2 vezes ao dia, pois o aumento do limiar de comando indica deslocamento de marca-passo e necessidade de reposicionamento.
- Documente o novo ritmo com eletrocardiograma e anote no prontuário todos os valores configurados no gerador.
- Solicite radiografia de tórax após passagem do marca-passo. O marca-passo não deve ultrapassar o contorno cardíaco.

QUAIS SÃO AS COMPLICAÇÕES DO MPTV?

- As complicações podem estar relacionadas ao acesso venoso, ao eletrodo de estimulação transvenosa ou à interferência eletromagnética externa.
- Outras complicações raras são: infecção, pneumotórax, hematoma em sítio de punção, lesão do endocárdio, perfuração miocárdica e derrame pericárdico, tamponamento cardíaco e embolia gasosa.

O QUE MAIS PRECISO SABER SOBRE MARCA-PASSOS DEFINITIVOS?

- O marca-passo definitivo ou permamente pode apresentar diversos problemas que podem levar os pacientes a procurarem o DE.

- O paciente pode se apresentar com os mesmos sintomas relacionados à bradicardia: tontura, vertigem, cabeça aérea, fadiga, letargia, angina, pré-síncope, síncope, insuficiência cardíaca e incapacidade mental.
- Uso de antiarrítmicos aumenta o risco de sintomas graves, pois o paciente é mais dependente do marca-passo e diminui a chance de ritmo de escape.
- Deve ser solicitado um ECG. Os problemas são de três tipos: falha em acionamento, falha em sensibilidade ou pseudodisfunção.
  - Falha ao acionar a câmara cardíaca:
    - Falha de disparo: o ECG mostra bradicardia (abaixo daquela programada para o marca-passo), mas não mostra espícula do marca-passo. Pode ser causada por falha de cabo-eletrodo, falha do gerador, falha da bateria, inibição por *crosstalk* ou sensibilidade aumentada.
    - Falha de captura: o ECG mostra espículas de QRS que não capturam o átrio ou ventrículo (dependendo do cabo-eletrodo). Pode ser causada por deslocamento de cabo-eletrodo, baixa energia ou falha de cabo-eletrodo.
  - Falha em detectar os sinais elétricos intrínsecos:
    - Sensibilidade diminuída: aparência de múltiplas espículas independentemente do ritmo próprio do paciente. Pode ser causada por: programação incorreta, limiar de sensibilidade incorreto, falha de cabo-eletrodo, anormalidades eletrolíticas.
    - Sensibilidade aumentada: se apresenta como a falha de disparo anterior. O gerador interpreta sinais como complexos QRS e fica inibido.
  - Pseudodisfunção:
    - *Crosstalk*: em marca-passos bicamerais, o comando gerado no átrio pode ser interpretado como QRS no cabo-eletrodo ventricular, inibindo a ativação ventricular.
    - Taquicardia mediada por marca-passo: é uma taquicardia em alça interminável sustentada em parte pelo MP. Para ocorrer deve haver uma condução retrógrada ventrículo-atrial. O estímulo atrial retrógrado é interpretado como nova onda P e o marca-passo completa o ciclo reativando o ventrículo, gerando nova condução retrógrada. Você pode usar um ímã para tratamento.

- Mista:
  - Síndrome de Twiddler: o paciente manipula frequentemente o gerador do marca-passo de forma rotatória a ponto de provocar a tração dos cabos-eletrodos. No ponto em que a tração for suficiente, haverá disfunção por perda de comando e perda de sensibilidade.

- Caso haja suspeita de disfunção de marca-passo, devem ser solicitados radiografia de tórax e programador de marca-passo (de acordo com a marca do marca-passo). Todo paciente que tem marca-passo implantado é orientado a portar uma carteira com marca e modelo do aparelho.
- Uso de ímã em dispositivos implantáveis:
  - Em marca-passos: a colocação de ímã ativará uma programação específica que depende de cada marca, mas em geral consiste em assumir modo assíncrono com frequência cardíaca entre 65 e 100 bpm. Quanto mais no final de vida estiver o marca-passo, mais baixa a frequência.
    - A exceção é quando o marca-passo estiver em final de vida (EOL). Nesse caso, o resultado da colocação do ímã é imprevisível.
    - A interferência eletromagnética (p. ex., causada por bisturi elétrico) é outra razão para uso de ímã.
  - Em cardiodesfibriladores implantáveis (CDI): a colocação de ímã em geral suspende taquiterapia, mas não altera a função marca-passo.
    - Alguns modelos de CDI podem ser programados para ignorar o ímã (Guidant e St. Jude).

LEITURA SUGERIDA

1. ACEP Now. Transcutaneous and transvenous cardiac pacing. July 1, 2011. Disponível em: https://www.acepnow.com/article/transcutaneous-transvenous-cardiac-pacing/?-singlepage=1.
2. Birkhahn RH, Gaeta TJ, Tloczkowski J, Mundy T, Sharma M, Bove J, et al. Emergency medicine-trained physicians are proficient in the insertion of transvenous pacemakers. Ann Emerg Med. 2004 Apr;43(4):469-74.
3. Epstein AE, DiMarco JP, Ellenbogen KA, Estes NA 3rd, Freedman RA, Gettes LS, et al. ACC/AHA/HRS 2008 guidelines for device-based therapy of cardiac rhythm abnormalities: A report of the American College of Cardiology/American Heart Association Task Force on Practice Guidelines (Writing Committee to Revise the ACC/AHA/NASPE 2002 Guideline Update for Implantation of Cardiac Pacemakers and Antiarrhythmic Devices). Circulation. 2008;117(21):e350-408.

108
Toracocentese

Felipe Liger Moreira
Isabelly Victoria Simões Melchiori
Maria Clara Fonseca de Avellar
Bruno Marques Ferreira
Júlio César Garcia de Alencar

PONTOS IMPORTANTES

- Toracocentese ou punção pleural consiste na introdução de uma agulha, cânula ou cateter no espaço pleural, que é naturalmente virtual, mas que em condições patológicas pode ser preenchido de maneira anormal por fluidos ou por ar.
- Já drenagem de tórax ou toracostomia consiste na criação de uma comunicação entre a cavidade pleural e o exterior por meio de um dreno.

QUAIS SÃO AS INDICAÇÕES DE UMA TORACOCENTESE?

- A toracocentese pode ser realizada com objetivo diagnóstico ou terapêutico.
- Toracocentese diagnóstica: indicada em pacientes com derrame pleural novo, com no mínimo 10 a 15 mm de fluido entre a pleura parietal e a visceral, para determinar a natureza da efusão (exsudato, transudato) e identificar potenciais causas. A observação, ao invés de toracocentese diagnóstica, pode ser justificada no paciente com mínima quantidade de líquido pleural ou quando há certeza do diagnóstico clínico, como na insuficiência cardíaca não complicada e na pleurite viral.
- Toracocentese terapêutica: apresenta as seguintes indicações:
  - Pacientes com pneumotórax hipertensivo (realização de toracocentese antes de drenagem pleural).
  - Derrames pleurais volumosos e sintomáticos (incluindo transudato secundário a insuficiência cardíaca). Exceção deve ser feita ao hidrotórax hepático, que tem como tratamento restrição de sódio e diuréticos.

- Para pacientes na iminência de espessamento pleural e comprometimento funcional restritivo (por exemplo, derrames por tuberculose pós-primária ou reativação e hemotórax).

QUAIS SÃO AS CONTRAINDICAÇÕES DA TORACOCENTESE?

- Paciente não colaborativo ou que se recusa à realização do procedimento.
- Quantidade insuficiente de fluido pleural, caracterizada por menos de 1 cm de distância da linha do líquido pleural à parede torácica em uma radiografia de tórax em decúbito lateral, uma vez que apresenta baixo rendimento diagnóstico e risco aumentado de complicações (como pneumotórax).
- Pacientes com coagulopatias não compensadas. Alteração de coagulação leve (como tempo de coagulação > 1,5 x o limite superior de normalidade) é contraindicação relativa e a literatura não sugere benefício de transfusão de plasma fresco congelado.
- Infecção cutânea local (celulite ou herpes) ou feridas no trajeto de punção, pois se pode inocular microrganismos no espaço pleural.
- Não há contraindicação para a realização de toracocentese em pacientes que estejam em suporte ventilatório mecânico ou em casos de derrames loculados. Com o uso da ultrassonografia *point-of-care* (POCUS), tais situações podem ser asseguradas com obtenção de janela adequada, evitando lesão iatrogênica de estruturas adjacentes.

QUAIS SÃO OS MATERIAIS NECESSÁRIOS PARA UMA TORACOCENTESE?

- Material para assepsia e antissepsia (preferência por solução degermante e solução alcoólica à base de clorexidina).
- Material para procedimento invasivo com barreira total (avental estéril de mangas compridas, gorro, máscara, luva estéril, óculos de proteção e campos cirúrgicos).
- Anestésico local (preferência por lidocaína injetável 1 ou 2% sem vasoconstritor).
- Agulha fina (de 22 a 25G) para realização de anestesia local e agulha grossa (18 a 22 G) para aspirar anestésico. Se a toracocentese for reali-

zada para fins diagnósticos (retirada de pequeno volume – 30 mL), a agulha 18G sem cateter pode ser usada.

- Seringas de 10 e 20 mL, gaze estéril, micropore ou esparadrapo.
- Dispositivo tipo cateter de acesso venoso periférico (preferência por jelco calibre 16 ou maior).
- Equipo de macrogotas estéril, torneirinha estéril de 3 vias (Figura 1).
- Frascos para coleta de material (tubo seco para bioquímica, tubo EDTA para celularidade, frascos para cultura aeróbia e anaeróbia).
- Recipiente estéril para líquido pleural, caso seja realizada toracocentese terapêutica.
- Aparelho de ultrassonografia e caneta cirúrgica (se disponível).

QUAL É A TÉCNICA DE TORACOCENTESE?

Preparação

- Identificação do paciente, explicação da técnica a ele ou ao responsável legal e obtenção de consentimento.
- Verificação de lateralidade, limpeza da área a ser puncionada com degermante seguida por antissepsia e paramentação com barreira máxima.

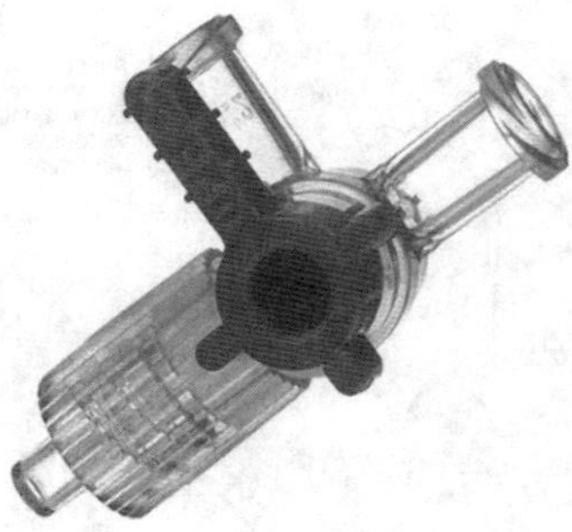

FIGURA 1 Torneirinha de 3 vias.

Posicionamento

- Posicionamento do paciente sentado à beira da cama, levemente inclinado para a frente com os braços apoiados sobre mesa acessória (Figura 2). Na impossibilidade de sentar o paciente, a punção pode ser realizada com o paciente em decúbito horizontal.
- Caso haja disponibilidade do USG, selecionar o transdutor curvilíneo (frequência 2-5 MHz), ajustar o software para exame de pulmão (ou "abdome", na falta deste) e a profundidade para 15 cm, inicialmente.
- Se houver dificuldade de palpar o espaço intercostal, pedir ao paciente que coloque a mão do lado em que a punção será realizada sobre o ombro contralateral pode facilitar a identificação do espaço.
- Certificar-se da altura da punção de acordo com a propedêutica (redução de murmúrios vesiculares e macicez à percussão, por exemplo), radiografia de tórax ou POCUS.
- Delimite o local apropriado de punção: 2 cm abaixo ou 1 ou 2 espaços intercostais abaixo do ponto de desaparecimento dos ruídos adventícios, o que deve corresponder ao espaço imediatamente abaixo do ângulo da escápula. No acesso posterior, deve-se delimitar a área de punção acima da 9ª costela (para não lesar órgãos abdominais,

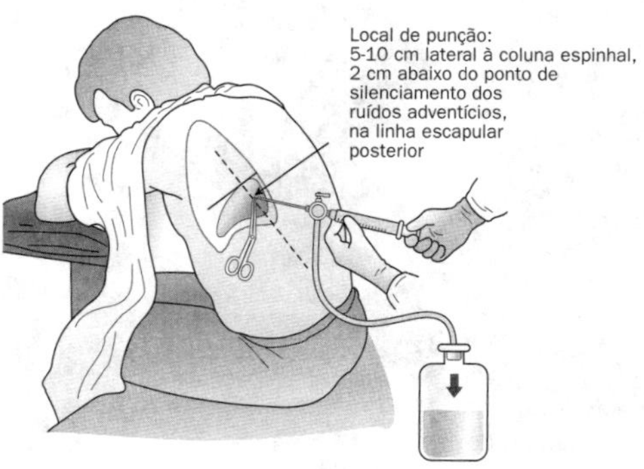

FIGURA 2 Posicionamento do paciente.

principalmente se a punção foi às cegas), na linha hemiclavicular posterior, 5 a 10 cm lateral à coluna espinhal.

- Com a disponibilidade do USG, aplicar gel na superfície do transdutor e iniciar na altura do 5º espaço intercostal, em posição cefálica, na linha axilar anterior, realizando uma varredura em direção à linha paravertebral. O derrame será visualizado como uma imagem anecoica (preta).
- A agulha deve se dirigir na margem superior da costela, evitando o feixe vasculonervoso (Figura 3).
- Assinale o local de punção com caneta cirúrgica ou com recuo firme com uma tampa de agulha.

Técnica do procedimento

- Assepsia, antissepsia e paramentação com método de barreira total.
- Anestesia local, por meio de uma seringa e agulha calibre 25. Alterne, a cada 2-3 mm de introdução da agulha, aspiração com administração de anestésico. A aspiração de sangue pode indicar a punção de vaso

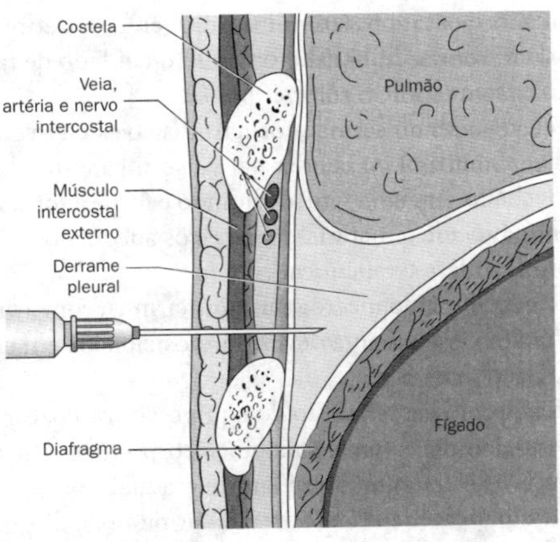

FIGURA 3 Área a ser puncionada e anatomia da parede torácica. Observe o feixe vasculonervoso e a orientação da agulha.

(contraindicando a injeção do anestésico) ou a presença de hemotórax. Em seguida, com uma seringa e agulha de menor calibre (20 a 22G), uma vez alcançada a costela, administrar o anestésico no periósteo injetando em pequenas quantidades, usando a mesma técnica de aspiração intermitente, e avançando a agulha no sentido cefálico sobre a costela, através da pleura parietal e no espaço pleural. O retorno do líquido pleural indica a entrada no espaço pleural. Observe a profundidade de penetração antes de retirar a agulha.

- Para a toracocentese diagnóstica:
  - Conecte uma seringa de 20 mL à torneirinha de três vias e reserve o conjunto. Certifique-se de que a via de conexão fêmea (para seringas e equipos) esteja fechada.
  - Conecte o cateter de acesso venoso periférico (modelo jelco ou abocath, por exemplo) à seringa de 10 mL e insira para dentro da cavidade torácica, aspirando a seringa. Quando líquido pleural for aspirado, interrompa a inserção e avance somente a parte plástica do cateter para dentro do tórax.
  - Peça para o paciente realizar uma manobra de Valsalva ou contar até 10 em voz alta para evitar pressão negativa intratorácica (evitando entrada de ar e pneumotórax iatrogênico). Retire a agulha conectada à seringa de 10 mL, tomando o cuidado de tampar com o dedo a entrada de ar no cateter plástico.
  - Conecte o conjunto seringa-torneirinha ao cateter venoso plastico. Permita a abertura do cateter para a seringa, estando a parte "fêmea" fechada. Aspire 50 mL de líquido e feche a torneirinha para o paciente. Inocule o material nos frascos adequados.
- Para a toracocentese terapêutica:
  - Conecte equipo tipo macrogota à torneirinha, com a via do paciente fechada. A outra ponta deve estar posicionada em um frasco coletor a vácuo ou similar.
  - Anteriormente à introdução do equipo no frasco, certifique-se de que ele está fechado com uma pinça corta-fluxo, que fica no meio do equipo. Realize a abertura lenta e gradual.
- Se durante a punção o paciente apresentar piora da dispneia, tosse intensa ou dor torácica, recomenda-se reduzir o fluxo de líquido ou interromper a punção e realizar um exame de imagem.

QUAIS SÃO OS CUIDADOS ANTES, DURANTE E APÓS A TORACOCENTESE?

- Antes do procedimento, conheça e, sempre que possível, corrija os fatores de risco para complicações. Isso inclui variáveis do paciente (derrames < 250 mL, obesidade, posicionamento, coagulopatia, ventilação, aderências), fatores do procedimento em si (inexperiência do operador, uso de POCUS para guia) e fatores sistêmicos (equipe descoordenada, equipamento ruim etc.).
- É importante documentar o movimento pleural no POCUS antes do procedimento, para excluir pneumotórax.
- Durante o procedimento, tenha todos os passos organizados. Sempre que necessário, evite pressão negativa no tórax, solicitando que o paciente realize manobra de Valsalva ou conte até 10 em voz alta. Se a finalidade da toracocentese for terapêutica, interrompa imediatamente o procedimento quando o paciente manifestar desconforto torácico ou se o volume total de fluido evacuado alcançar de 1 a 1,5 L.
- Após a finalização do esvaziamento, retire a agulha e o sistema de drenagem e rapidamente comprima o local de punção com gaze. Em seguida, confeccione curativo sobre a gaze.
- O exame do tórax ipsilateral através do POCUS após o procedimento é indicado, buscando a presença de deslizamento pleural em múltiplos espaços, uma vez que este é um achado sensível que exclui pneumotórax iatrogênico.

QUAIS AS COMPLICAÇÕES DA TORACOCENTESE?

- Dor ou tosse: curso benigno e autolimitado, tratamento com analgésicos.
- Pneumotórax: laceração pulmonar ou entrada de ar pelo cateter, incidência de 0,3 a 3% (técnica guiada por POCUS) a 30% (técnica convencional). A taxa de pneumotórax em pacientes ventilados é mais alta do que em pacientes não ventilados, variando de 1 a 7. A maioria é autolimitada, mas até 1/3 necessitará de drenagem.
- Infecção: complicação rara, deve ser tratada com antibióticos.
- Edema pulmonar de reexpansão: edema pulmonar não cardiogênico que pode ocorrer por drenagem de grande volume de fluido e/ou ar; sintomas e alterações radiológicas são autolimitados (24 a 48 h); indicado o uso de oxigênio suplementar e monitorização durante o período.

- Hemotórax: lesão do feixe intercostal; se coagulopatias, indica-se drenagem.
- Outras complicações menos comuns são reflexo vagal e laceração de vísceras intra-abdominais e *dry tap*.

QUAIS AS CAUSAS DE UMA TORACOCENTESE SECA (OU *DRY TAP*)?

- A toracocentese é "seca" (sem retorno de líquido pleural) em 7,4% dos procedimentos. Há vários motivos para isso, incluindo:
  - Edema significativo no local de punção.
  - Replicação do ângulo deficiente: ângulo do conjunto agulha-seringa deve replicar o ângulo do transdutor do ultrassom, ou a ponta da agulha perderá o ponto pretendido.
  - Movimento do paciente.
  - Bloqueio da agulha: derrames com fluido espesso e septações podem bloquear a agulha.
  - Pulmão não expansível.
  - Agulha curta

PNEUMOTÓRAX HIPERTENSIVO – O QUE MUDA NA TÉCNICA?

- De acordo com o ATLS 10ª edição, com o objetivo de aumentar a taxa de sucesso da toracocentese terapêutica, indica-se a punção no 5º espaço intercostal (tendo como referência anatômica o ângulo de Louis, que está no 2º espaço intercostal), ligeiramente anterior à linha axilar média (Figura 4).

QUAIS SÃO AS INDICAÇÕES DE UMA DRENAGEM DE TÓRAX?

- As indicações de drenagem de tórax podem ser divididas de acordo com o conteúdo a ser drenado.
- Pneumotórax:
  - Pneumotórax espontâneo sintomático (causando dispneia ou dor torácica); ou assintomático, desde que de grande volume (ocupando mais de 20% dos campos pulmonares).
  - Pneumotórax traumático simples (sintomático, de grande volume ou em caso de pacientes com necessidade de transporte aéreo ou ventilação mecânica) ou aberto.

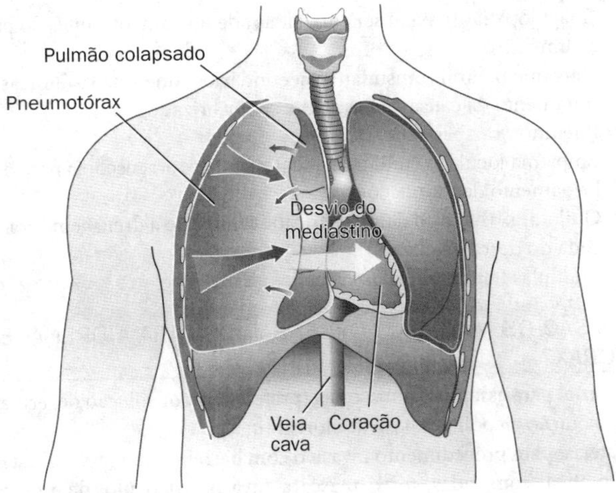

FIGURA 4 Pneumotórax hipertensivo.

  - Pneumotórax hipertensivo (causando choque obstrutivo, após realização de toracocentese terapêutica).
  - Pneumotórax recorrente.
- Derrames pleurais:
  - Hemotórax.
  - Empiema não loculado (fase inicial).
  - Derrame pleural parapneumônico complicado.
  - Derrames recidivantes secundários a tuberculose ou a neoplasia.

QUAIS SÃO AS CONTRAINDICAÇÕES DA DRENAGEM DE TÓRAX?

- As contraindicações para drenagem de tórax podem ser divididas em absolutas ou relativas.
- Absolutas: pleurodese ou empiema organizado.
- Relativas:

- Coagulopatias (devem ser corrigidas adequadamente antes do procedimento).
- Derrame pleural transudativo secundário a doenças sistêmicas (o tratamento da causa de base deve ser priorizado).
- Pneumotórax pequeno.
- Empiema loculado (indicada a realização de toracoscopia para desbridamento das loculações).
- Quilotórax (há risco de desnutrição secundário a drenagem prolongada do derrame quiloso).
- Múltiplas toracotomias prévias.

QUAIS SÃO OS MATERIAIS NECESSÁRIOS PARA A DRENAGEM DE TÓRAX?

- Material para assepsia e antissepsia (preferência por solução degermante e solução alcoólica à base de clorexidina).
- Material para procedimento invasivo com barreira total (avental estéril de mangas compridas, gorro, máscara, luva estéril, óculos de proteção e campos cirúrgicos).
- Anestésico local (preferência por lidocaína injetável a 1 ou 2% sem vasoconstritor).
- Gaze, agulhas estéreis, seringas estéreis (10 e 20 mL).
- Bisturi (lâmina 10), tesoura reta, Kelly curvo (duas), porta-agulha.
- Tubo de drenagem (10 a 38 Fr – Tabela 1) ou kit *pigtail* (válvula de Heimlich, dreno de *pigtail*, introdutor, sistema de drenagem) (Figura 5).
- Gazes e material de curativo.
- Sistema de drenagem.

TABELA 1 Relação de indicação e calibres de drenos. O calibre do dreno de tórax deve ser escolhido de acordo com o tipo de material a ser drenado (1 Fr = 0,33 mm)

Indicação	Calibre do dreno
Pneumotórax espontâneo ou iatrogênico	8-14 Fr ou dreno de *pigtail*
Pneumotórax com fístula broncopleural	20-28 Fr
Pneumotórax associado a trauma (sempre considerar hemotórax concomitante)	36-40 Fr

(continua)

TABELA 1 Relação de indicação e calibres de drenos. O calibre do dreno de tórax deve ser escolhido de acordo com o tipo de material a ser drenado (1 Fr = 0,33 mm) (*continuação*)

Indicação	Calibre do dreno
Pneumotórax hipertensivo	24-28 Fr
Hemotórax	36-40 Fr
Efusão secundária à malignidade	8-14 Fr
Efusão parapneumônica	10-24 Fr
Empiema não loculado	28 Fr ou maior

COMO MONTAR O SISTEMA DE DRENAGEM?

- O sistema de drenagem pode ser feito com selo d'água. Deve-se colocar 2 cm de água acima da extremidade do sistema de drenagem conectado ao dreno (Figura 6). Observe que na tampa do recipiente existirá um outro orifício assegurando fluxo unidirecional. Para o correto funcionamento do sistema, o recipiente com água deve permanecer abaixo do nível de inserção do dreno, garantindo a drenagem e impossibilitando retorno de água para o espaço pleural.
- Outro sistema de drenagem, com válvula de Heimlich, é frequentemente associado ao dreno do tipo *pigtail* e permite maior mobilidade e con-

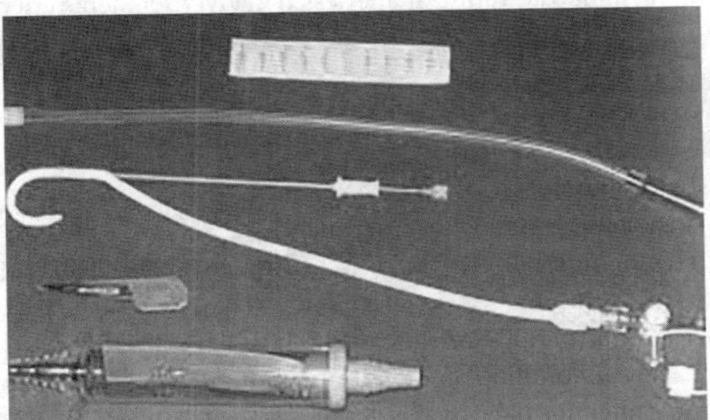

FIGURA 5 Kit de *pigtail*. De cima para baixo: sistema coletor, dreno de *pigtail* com introdutor, bisturi, válvula de Heimlich.

forto ao paciente. Deve ser utilizado preferencialmente para drenagem de pneumotórax, pois tende a obstruir com líquidos.

QUAL A TÉCNICA DE DRENAGEM DE TÓRAX?

Preparação

- Identificação do paciente, explicação da técnica a ele ou ao responsável legal e obtenção de consentimento.
- Verificação de lateralidade, limpeza da área a ser puncionada com degermante seguida por antissepsia e paramentação com barreira máxima. Se trauma torácico penetrante, antibiótico profilático deve ser considerado.

Posicionamento e anestesia

- Posicionamento do paciente em decúbito dorsal horizontal, braço do lado a ser drenado abduzido e posicionado atrás da cabeça, de forma a expor a região axilar.
- O ponto de incisão é determinado a partir do "triângulo de segurança" (delimitado pelas linhas axilar média, intermamilar e borda lateral do músculo peitoral maior) (Figura 7). O 5º espaço intercostal deve estar dentro do triângulo de segurança durante a palpação e marcação do local da incisão.
- Anestesia local, iniciando com botão anestésico, avançando a agulha pelo espaço intercostal superior, realizando de maneira alternada aspiração e infusão, evitando administrar anestésico inadvertidamente em meio in-

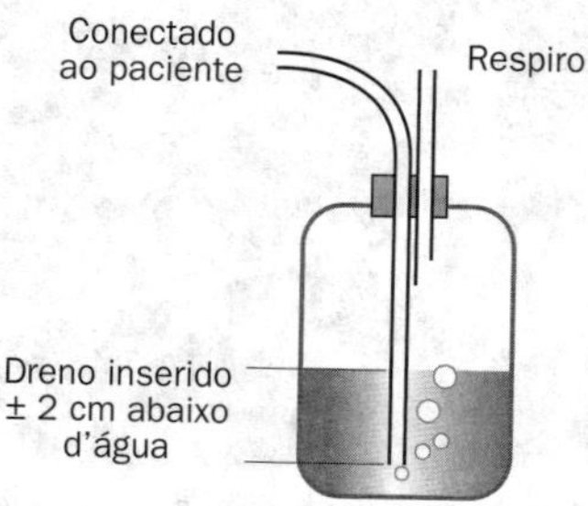

FIGURA 6 Sistema de drenagem em selo d'água.

travascular. Quando retornar ar ou líquido, retroceder a agulha e administrar anestésico nos planos profundos (periósteo pleura parietal).

- Punção no quinto espaço intercostal (o ângulo de Louis, que indica o segundo espaço intercostal, pode ser utilizado como referência).
- Deve-se evitar a transfixação dos músculos peitoral e dorsal.

Técnica do procedimento

- Drenos de pequeno diâmetro (p. ex., *pigtail*) em técnica de Seldinger: técnica usada normalmente para drenagem de ar e fluidos não viscosos, em geral realizada com auxílio de ultrassom para confirmar a colocação e posicionamento do fio ou cateter na cavidade torácica.
  - Abrir um kit de *pigtail*. Inserir o introdutor dentro do *pigtail*, com o objetivo de retificar a extremidade e prepará-lo para inserção. Tome cuidado para não perfurar o cateter com a agulha, que só deve ser exteriorizada depois de o cateter estar retificado.
  - Abrir um kit de acesso venoso central. Utilizar a agulha e a seringa de acesso venoso para puncionar o local de drenagem, sempre ten-

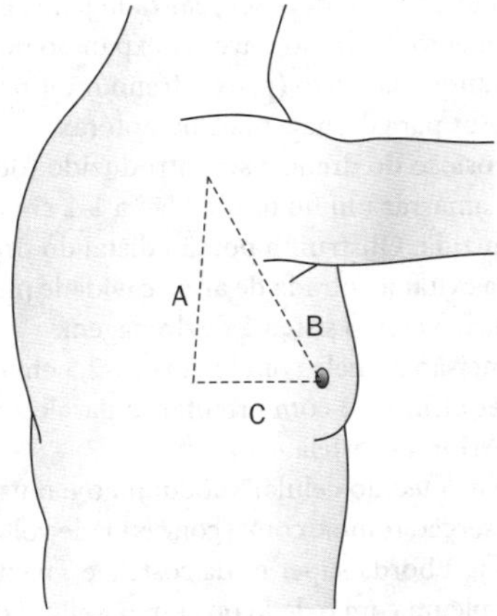

FIGURA 7 Triângulo de segurança: definido pela linha axilar média (A), borda lateral do musculo peitoral maior (B) e linha intermamilar (C).

do a borda superior da costela como ponto de referência, introduzindo e aspirando o local até atingir ar ou o líquido do derrame. Retirar a seringa e manter a agulha.
- Introduzir o fio-guia do kit de acesso venoso central por dentro da agulha. Retirar a agulha depois, mantendo o fio-guia com a extremidade inserida na cavidade pleural.
- Fazer um pequeno corte com o bisturi para permitir a passagem do dilatador do kit de acesso venoso central.
- O dilatador do cateter venoso central deve ser introduzido sobre o fio-guia até atingir o espaço pleural. Retirar o dilatador do kit de acesso venoso central e manter o fio-guia.
- Após a dilatação do trajeto de introdução, o cateter de *pigtail* com o seu introdutor deve ser posicionado sobre o fio-guia. Deve-se certificar que a porção distal do fio-guia ultrapasse a porção distal do *pigtail* antes da introdução completa. O introdutor do *pigtail* e o fio-guia devem ser removidos em conjunto e a válvula na extremidade distal do cateter deve ser fechada.
- O cateter deve ser fixado "em bailarina" e a extremidade conectada ao sistema de drenagem.
- Controle radiográfico deve ser realizado para checagem do correto posicionamento do dreno e avaliar expansão pulmonar.

▪ Drenos de grande diâmetro (p. ex., dreno multiperfurado): normalmente utilizados para drenagem de hemotórax.
  - Medir a posição do dreno a ser introduzido (do local de incisão à fúrcula) e amarrar um fio de algodão a 1-2 cm do fim da porção a ser introduzida. Obstruir a porção distal do dreno com um Kelly curvo para evitar a entrada de ar na cavidade pleural pelo tubo antes da conexão com o sistema de drenagem.
  - Realizar incisão de pele com bisturi (2-2,5 cm ou do tamanho do dreno a ser utilizado) com orientação paralela ao gradil costal na borda superior da costela.
  - Divulsionar o tecido celular subcutâneo e muscular com o Kelly curvo (dissecção romba, com a concavidade voltada para baixo) até que se atinja a borda superior da costela e a pleura parietal.
  - Perfurar a pleura com o dedo ou com o Kelly. Explorar com o dedo a região para se certificar da ausência de aderências pleuropulmo-

nares ou de órgãos abdominais (principalmente em pacientes politraumatizados).

- Pinçar a extremidade do dreno com o Kelly curvo ou com a pinça de Mayo, introduzir no tórax, retirando-se concomitantemente a pinça e introduzindo o dreno até o limite definido previamente com o primeiro Kelly. Deve-se direcionar o dreno em sentido cranial, posterior e medialmente, evitando qualquer dobra que possa interferir na drenagem.
- Concluir a introdução do dreno de forma que todos os orifícios de drenagem fiquem dentro da cavidade pleural.
- Conecta-se o dreno ao sistema de drenagem e retira-se o Kelly curvo posicionado em sua extremidade distal.
- Observar a oscilação do selo d'água. Fixar o dreno com o fio de algodão em "forma de bailarina". Realizar curativo ao redor do dreno com gaze e esparadrapo.
- Controle radiográfico para checagem de posicionamento do dreno.

QUAIS AS PRINCIPAIS COMPLICAÇÕES DA DRENAGEM DE TÓRAX?

- Mau posicionamento é a principal complicação. Assegurar conhecimento da técnica e supervisão durante o procedimento.
- Infecção (pneumonia e empiema) ocorre em 1 a 3% e está diretamente relacionada ao tempo de permanência do tubo e presença de hemotórax. O uso de antibiótico profilático em trauma torácico penetrante reduz a incidência de infecção.
- Lesões de pulmão, coração, baço, fígado, estômago, cólon e diafragma foram relatadas.
- Edema pulmonar de reexpansão é uma complicação incomum descrita, mas potencialmente fatal, que surge após reexpansão rápida de um pulmão colapsado após dias devido ao pneumotórax ou derrame.

COMO ASSEGURAR UM SISTEMA DE DRENAGEM EFICIENTE E SEGURO? QUANDO E COMO RETIRAR O DRENO DE TÓRAX?

- Os critérios para retirada do dreno de tórax variam de acordo com a indicação inicial de sua passagem. Entretanto, da mesma forma que foi mencionada a ocorrência de edema pulmonar de reexpansão quando realizada a toracocentese terapêutica, o mesmo é válido quando introduzimos um dreno no espaço pleural. Assim, o volume de conteúdo drenado não deve ultrapassar 1.000 a 1.500 mL/dia ou 500 mL/hora.

- Outro cuidado que se deve ter em mente é checar a perviedade do dreno, no mínimo a cada 6 horas (observar oscilação do nível de água no recipiente coletor). Quando é realizada a drenagem de material viscoso, considere administrar pequenas alíquotas de solução salina no dreno para remover a obstrução. A equipe de enfermagem desempenha um importante papel nesse quesito. O sistema de drenagem em selo d'água deve estar posicionado abaixo do nível de inserção do dreno.
- Retirada:
  - Pneumotórax: a retirada do dreno está indicada 12-24 h após a cessação de saída de bolhas de ar pelo dreno e a radiografia de tórax demonstrar um pulmão completamente expandido.
  - Derrame pleural: a retirada do dreno está indicada quando houver drenagem < 100-150 mL/dia de conteúdo não purulento e a radiografia de tórax demonstrar um pulmão completamente expandido. A presença de pus é uma contraindicação formal para retirada.
  - Empiema: após resolução da infecção.
- A retirada do dreno é um procedimento doloroso e o paciente deve receber analgesia antes da retirada. A retirada deve ser feita com paciente em Valsalva ou em expiração completa para evitar o risco de pneumotórax, precedida por incisão da sutura de fixação, em movimento único e firme, ocluindo o orifício com material impermeável ao ar, seguida de fixação.
- Pacientes que recebem drenos do tipo *pigtail* podem receber alta no mesmo dia com reavaliação precoce em 24-48 h. Entretanto, o uso de drenos tubulares justifica a permanência em ambiente hospitalar.

LEITURA SUGERIDA

1. American College of Surgeons. Advanced Trauma Life Support. 10. ed. ATLS; 2018.
2. Imakura ES, Iuamoto LR, Jacomo AL. Manual básico de procedimentos hospitalares. São Paulo: Atheneu; 2017.
3. Liang SJ, Tu CY, Chen HJ, et al. Application of ultrasound-guided pigtail catheter for drainage of pleural effusions in the ICU. Intensive Care Medicine. 2009;35(2):350-4.
4. Soni N, Arntfield R, Kory P. Point-of-care ultrasound. Saunders; 2015.

5. Systematic review and meta-analysis of antibiotic prophylaxis to prevent infections from chest drains in blunt and penetrating thoracic injuries. Br J Surg. 2012;99:506-13.
6. Tintinalli JE, Stapczynski JS, et al. Tintinallis emergency medicine. 8. ed. McGraw-Hill Education; 2016.

Seção XX

Anexos

Anexo 1

Padrão de diluição de medicações HC – adultos

INTUBAÇÃO EM SEQUÊNCIA RÁPIDA

Propofol 10 mg/mL (ampola 20 mL)

- Dose: 1,5 mg/kg

TABELA 1 Volume de propofol por peso para indução

Peso (kg)	40	50	60	70	80	90	100
Propofol (mL)	6	7,5	9	10,5	12	13,5	15

Midazolam 5 mg/mL (ampola 3 mL)

- Dose: 0,2 mg/kg

TABELA 2 Volume de midazolam por peso para indução

Peso (kg)	40	50	60	70	80	90	100
Midazolam (mL)	1,6	2	2,4	2,8	3,2	3,6	4

Etomidato 2 mg/mL (ampola 10 mL)

- Dose: 0,3 mg/kg

TABELA 3 Volume de etomidato por peso para indução

Peso (kg)	40	50	60	70	80	90	100
Etomidato (mL)	6	7,5	9	10,5*	12*	13,5*	15*

* 2 ampolas.

Quetamina 50 mg/mL (ampola 2 mL)

- Dose: 1,5 mg/kg

TABELA 4 Volume de quetamina por peso para indução

Peso (kg)	40	50	60	70	80	90	100
Quetamina (mL)	1,2	1,5	1,8	2,1*	2,4*	2,7*	3,0*

* 2 ampolas.

Fentanil 50 µg/mL (ampola 10 mL)

- Dose: 50-150 µg
- Volume: 1-3 mL

Succinilcolina 100 mg (diluente 10 mL – concentração 10 mg/mL)

- Dose: 1,5 mg/kg

TABELA 5 Volume de succinilcolina por peso para indução

Peso (kg)	40	50	60	70	80	90	100
Succinilcolina (mL)	6	7,5	9	10,5*	12*	13,5*	15*

* 2 ampolas.

Cisatracúrio: 2 mg/mL (ampola 5 mL)

- Dose usual: 0,15 mg/kg

TABELA 6 Volume de cisatracúrio por peso para indução

Peso (kg)	40	50	60	70	80	90	100
Cisatracúrio (mL)	3	3,75	4,5	5,25*	6*	6,75*	7,5*

* 2 ampolas.

Rocurônio: 10 mg/mL (ampola 5 mL)

- Dose 1,2 mg/kg

TABELA 7 Volume de rocurônio por peso para indução

Peso (kg)	40	50	60	70	80	90	100
Rocurônio (mL)	4,8	6*	7,2*	8,4*	9,6*	10,8**	12**

* 2 ampolas. ** 3 ampolas.

SEDAÇÃO CONTÍNUA

Propofol 10 mg/mL (ampola 20 mL)

- Sem diluição (prescrever puro)
- Dose usual: 10-200 μg/kg/min
- Sugestão: iniciar 5 mL/h e reavaliar

TABELA 8 Taxa de infusão (mL/h) de propofol por peso para sedação contínua

Peso (kg)	40	50	60	70	80	90	100
10 μg/kg/min	2,4	3	3,6	4,2	4,8	5,4	6
25 μg/kg/min	6	7,5	9	10,5	12	13,5	15
50 μg/kg/min	12	15	18	21	24	27	30
100 μg/kg/min	24	30	36	42	48	54	60
150 μg/kg/min	36	45	54	63	72	81	90
200 μg/kg/min	48	60	72	84	96	108	120

Midazolam 50 mg/mL (ampola 10 mL)

- Diluir: 3 ampolas em SF ou SG 5% 120 mL (volume final: 150 mL)
- Concentração final: 1 mg/mL
- Dose usual: 0,05-0,4 mg/kg/h
- Sugestão: 5 mL/h e reavaliar

TABELA 9 Taxa de infusão (mL/h) de midazolam por peso para sedação contínua

Peso (kg)	40	50	60	70	80	90	100
0,05 mg/kg/h	2	2,5	3	3,5	4	4,5	5
0,08 mg/kg/h	3,2	4	4,8	5,6	6,4	7,2	8
0,1 mg/kg/h	4	5	6	7	8	9	10
0,2 mg/kg/h	8	10	12	14	16	18	20
0,3 mg/kg/h	12	15	18	21	24	27	30
0,4 mg/kg/h	16	20	24	28	32	36	40

Dexmedetomedina 100 µg/mL (ampola 2 mL)

- Diluir: 2 ampolas em SF 96 mL (volume final: 100 mL)
- Concentração final: 4 µg/mL
- Dose usual: 0,2 µg/kg/h a 1,4 µg/kg/h

TABELA 10 Taxa de infusão (mL/h) de dexmedetomedina por peso para sedação contínua

Peso (kg)	40	50	60	70	80	90	100
0,2 µg/kg/h	2	2,5	3	3,5	4	4,5	5
0,4 µg/kg/h	4	5	6	7	8	9	10
0,6 µg/kg/h	6	7,5	9	10,5	12	13,5	15
0,8 µg/kg/h	8	10	12	14	16	18	20
1,0 µg/kg/h	10	12,5	15	17,5	20	22,5	25
1,2 µg/kg/h	12	15	18	21	24	27	30
1,4 µg/kg/h	14	17,5	21	24,5	28	31,5	35

Quetamina 50 mg/mL (ampola 2 mL)

- Diluir 1 ampola + SF 98 mL ou SG 5% (volume final: 100 mL)
- Concentração final: 1 mg/mL
- Dose usual: 0,05 mg/kg/h a 0,4 mg/kg/h

TABELA 11 Taxa de infusão (mL/h) de quetamina por peso para sedação contínua

Peso (kg)	40	50	60	70	80	90	100
0,05 mg/kg/h	2	2,5	3	3,5	4	4,5	5
0,08 mg/kg/h	3,2	4	4,8	5,6	6,4	7,2	8
0,1 mg/kg/h	4	5	6	7	8	9	10
0,2 mg/kg/h	8	10	12	14	16	18	20
0,3 mg/kg/h	12	15	18	21	24	27	30
0,4 mg/kg/h	16	20	24	28	32	36	40

Fentanil 50 µg/mL (ampola 10 mL)

- Sem diluição (prescrever puro)
- Dose usual: 0,02-0,07 µg/kg/min

TABELA 12 Taxa de infusão (mL/h) de fentanil por peso para sedação contínua

Peso (kg)	40	50	60	70	80	90	100
0,02 µg/kg/min	1	1,2	1,4	1,7	1,9	2,2	2,4
0,03 µg/kg/min	1,4	1,8	2,2	2,5	2,9	3,2	3,6
0,04 µg/kg/min	1,9	2,4	2,9	3,4	3,8	4,3	4,8
0,05 µg/kg/min	2,4	3	3,6	4,2	4,8	5,4	6
0,06 µg/kg/min	2,9	3,6	4,3	5	5,8	6,5	7,2
0,07 µg/kg/min	3,4	4,2	5	5,9	6,7	7,6	8,4

Rocurônio 10 mg/mL (ampola 5 mL)

- Sem diluição (prescrever puro)
- Dose usual: 8-12 µg/kg/min

TABELA 13 Taxa de infusão (mL/h) de rocurônio por peso para bloqueio neuromuscular

Peso (kg)	40	50	60	70	80	90	100
8 µg/kg/min	1,9	2,4	2,9	3,4	3,8	4,3	4,8
9 µg/kg/min	2,2	2,7	3,2	3,8	4,3	4,9	5,4
10 µg/kg/min	2,4	3,0	3,6	4,2	4,8	5,4	6,0
11 µg/kg/min	2,6	3,3	4,0	4,6	5,3	5,9	6,6
12 µg/kg/min	2,9	3,6	4,3	5,0	5,8	6,5	7,2

Cisatracúrio 2 mg/mL (ampola 5 mL)

- Diluir 10 ampolas + SF 50 mL (volume final: 100 mL)
- Concentração final: 1 mg/mL
- Dose usual: 3 µg/kg/min

TABELA 14 *Bolus* (mL) e taxa de infusão (mL/h) de cisatracúrio por peso para bloqueio neuromuscular

Peso (kg)	40	50	60	70	80	90	100
3 µg/kg/min	6	7,5	9	10,5	12	13,5	15

DROGAS VASOATIVAS

Noradrenalina 4 mg/mL (ampola 4 mL)

- Diluir 4 ampolas + SG 5% 234 mL (volume final: 250 mL)
- Concentração final: 64 µg/mL
- Dose usual: 0,02-2 µg/kg/min

TABELA 15 Taxa de infusão (mL/h) de noradrenalina

Peso (kg)	40	50	60	70	80	90	100
0,02 µg/kg/min	0,8	0,9	1,1	1,3	1,5	1,7	1,9
0,05 µg/kg/min	1,9	2,3	2,8	3,3	3,8	4,2	4,7
0,1 µg/kg/min	3,8	4,7	5,6	6,6	7,5	8,4	9,4
0,25 µg/kg/min	9,4	11,7	14,1	16,4	18,8	21,1	23,4
0,5 µg/kg/min	18,8	23,4	28,1	32,8	37,5	42,2	46,9
1,0 µg/kg/min	37,5	46,9	56,3	65,6	75,0	84,4	93,8

Dobutamina 12,5 mg/mL (ampola 20 mL)

- Diluir 4 ampolas + SF 170 mL (volume final: 250 mL)
- Concentração final: 4 mg/mL
- Dose usual: 2-20 µg/kg/min

TABELA 16 Taxa de infusão (mL/h) de dobutamina

Peso (kg)	40	50	60	70	80	90	100
2 µg/kg/min	1,2	1,5	1,8	2,1	2,4	2,7	3
6 µg/kg/min	3,6	4,5	5,4	6,3	7,2	8,1	9
8 µg/kg/min	4,8	6	7,2	8,4	9,6	10,8	12
12 µg/kg/min	7,2	9	10,8	12,6	14,4	16,2	18
16 µg/kg/min	8,4	10,5	12,6	14,7	16,8	18,9	21
20 µg/kg/min	12	15	18	21	24	27	30

Adrenalina 1 mg/mL (ampola 1 mL)

- Diluir 6 ampolas + SF 94 mL
- Concentração final: 60 μg/min
- Dose usual: 1-20 μg/min (1-20 mL/h)

Vasopressina 20 U/mL (ampola 1 mL)

- Diluir 1 ampola + SF 99 mL (volume final: 100 mL)
- Concentração final: 0,2 U/mL
- Dose usual: 0,01-0,04 U/min (3-12 mL/h)

Nitroprussiato de sódio 25 mg/mL (ampola 2 mL)

- Diluir 1 ampola + SG 5% 248 mL (volume final: 250 mL)
- Concentração final: 200 μg/mL
- Dose usual: 0,5-10 μg/kg/min

TABELA 17 Taxa de infusão (mL/h) de nitroprussiato de sódio

Peso (kg)	40	50	60	70	80	90	100
0,5 μg/kg/min	6	7,5	9	10,5	12	13,5	15
0,75 μg/kg/min	9	11,25	13,5	15,75	18	20,25	22,5
1 μg/kg/min	12	15	18	21	24	27	30
2,5 μg/kg/min*	30	37,5	45	52,5	60	67,5	75
5 μg/kg/min*	60	75	90	105	120	135	150
10 μg/kg/min*	120	150	180	210	240	270	300

* Nestas doses dobrar ou quadruplicar a concentração final. Para encontrar a taxa de infusão nestes casos basta dividir pela metade ou por quatro, respectivamente.

Nitroglicerina 5 mg/mL (ampola 10 mL)

- Diluir 1 ampola + SG 5% 200 mL (volume final: 250 mL)
- Concentração final: 200 μg/mL
- Dose: 0,5-10 μg/kg/min

TABELA 18 Taxa de infusão (mL/h) de nitroglicerina

Peso (kg)	40	50	60	70	80	90	100
0,5 µg/kg/min	6	7,5	9	10,5	12	13,5	15
0,75 µg/kg/min	9	11,25	13,5	15,75	18	20,25	22,5
1 µg/kg/min	12	15	18	21	24	27	30
2,5 µg/kg/min*	30	37,5	45	52,5	60	67,5	75
5 µg/kg/min*	60	75	90	105	120	135	150
10 µg/kg/min*	120	150	180	210	240	270	300

* Nestas doses dobrar ou quadruplicar a concentração final. Para encontrar a taxa de infusão nesses casos basta dividir pela metade ou por quatro, respectivamente.

Milrinone 1 mg/mL (ampola 20 mL)

- Diluir 20 mg + SF 80 mL (volume final: 100 mL)
- Concentração final: 200 µg/mL
- Dose usual: 0,375-0,75 µg/kg/min

TABELA 19 Taxa de infusão (mL/h) de nitroglicerina

Peso (kg)	40	50	60	70	80	90	100
0,5 µg/kg/min	6	7,5	9	10,5	12	13,5	15
0,75 µg/kg/min	9	11,25	13,5	15,75	18	20,25	22,5
1 µg/kg/min	12	15	18	21	24	27	30
2,5 µg/kg/min*	30	37,5	45	52,5	60	67,5	75
5 µg/kg/min*	60	75	90	105	120	135	150
10 µg/kg/min*	120	150	180	210	240	270	300

Anexo 2

Padrão de diluição de medicações HC – crianças

Atropina 0,25 mg/mL (ampola 1 mL)

- Dose: 0,02 mg/kg EV 1 a 2 minutos antes da intubação
- Dose mínima: 0,1 mg e máxima: 1 mg

TABELA 1 Dose de atropina em crianças

Peso (kg)	3	4	5	8	10	20	30
Atropina (mL)	0,24	0,32	0,4	0,64	0,8	1,6	2,4

Lidocaína 20 mg/mL (ampola de 20 mL)

- Diluição:
  - 1 mL de lidocaína em 9 mL de SG 5% ou
  - 2 mL de lidocaína em 18 mL de SG 5% etc.
- Concentração final: 2 mg/mL
- Dose: 1,5 mg/kg EV 2 a 5 minutos antes da laringoscopia

TABELA 2 Dose de lidocaína em crianças

Peso (kg)	3	4	5	8	10	20	30
Lidocaína (mL)	2,25	3	3,75	6	7,5	15	22,5

Fentanil

- Apresentação: 50 µg/mL (ampola 10 mL)
- Diluir 1 ampola + 90 mL de SF (volume final: 100 mL)
- Concentração final: 5 µg/mL
- Dose: 2 µg/kg, EV, lento

TABELA 3 Dose de fentanil em crianças

Peso (kg)	3	4	5	8	10	20	30
Fentanil (mL)	1,2	1,6	2	3,2	4	8	12

Morfina

- Apresentação 1 mg/mL (ampola 10 mL)
- Dose: 0,05 mg/kg, EV

TABELA 4 Dose de morfina em crianças

Peso (kg)	3	4	5	8	10	20	30
Morfina (mL)	1,2	1,6	2	3,2	4	8	12

Etomidato

- Apresentação 2 mg/mL (ampola 10 mL)
- Dose: 0,2-0,4 mg/kg, EV, em 30 a 60 segundos

TABELA 5 Dose de etomidato em crianças

Peso (kg)	3	4	5	8	10	20	30
Etomidato (mL) 0,2 mg/kg	0,3	0,4	0,5	0,8	1	2	3
Etomidato (mL) 0,4 mg/kg	0,6	0,8	1	1,6	2	4	6

Midazolam

- Apresentação: 5 mg/mL (ampola 3 mL)
- Dose: 0,1-0,3 mg/kg, EV

TABELA 6 Dose de midazolam em crianças

Peso (kg)	3	4	5	8	10	20	30
Midazolam* (mL) 0,2 mg/kg	0,12	0,16	0,2	0,32	0,4	0,8	1,2

* Diluir a medicação 10x (1 mL da ampola em 9 mL de SF) para facilitar administração das medicações quando for o caso.

Diazepam

- Apresentação: 5 mg/mL (ampola 2 mL)
- Dose: 0,3-0,6 mg/kg, EV

TABELA 7 Dose de diazepam em crianças

Peso (kg)	3	4	5	8	10	20	30
Diazepam* (mL) 0,3 mg/kg	0,18	0,24	0,3	0,48	0,6	1,2	1,8

* Diluir a medicação 10x (1 mL da ampola em 9 mL de SF) para facilitar administração das medicações quando for o caso.

Propofol

- Apresentação: 10 mg/mL (ampola 20 mL)
- Dose: 1-3 mg/kg, EV

TABELA 8 Dose de propofol em crianças

Peso (kg)	3	4	5	8	10	20	30
Propofol* (mL) 1 mg/kg	0,3	0,4	0,5	0,8	1	2	3

* Diluir a medicação 10x (1 mL da ampola em 9 mL de SG5%) para facilitar administração das medicações quando for o caso.

Quetamina

- Apresentação: 50 mg/mL (ampola 2 mL)
- Dose: 1-4 mg/kg, EV *ou* 3-6 mg/kg, IM

TABELA 9 Dose de quetamina em crianças

Peso (kg)	3	4	5	8	10	20	30
Quetamina* (mL) 1 mg/kg EV	0,06	0,08	0,1	0,16	0,2	0,4	0,6
Quetamina* (mL) 3 mg/kg IM	0,18	0,24	0,3	0,48	0,6	1,2	1,8

* Diluir 1:10 (1 mL da ampola em 9 mL de SF) ou 1:100 (1 mL da ampola em 99 mL de SF) para facilitar administração das medicações quando for o caso.

Rocurônio

- Apresentação: 10 mg/mL (ampola 5 mL)
- Dose: 0,6-1,2 mg/kg, EV

TABELA 10 Dose de rocurônio em crianças

Peso (kg)	3	4	5	8	10	20	30
Rocurônio* (mL) 1,2 mg/kg EV	0,36	0,48	0,6	0,96	1,2	2,4	3,6

* Diluir 1:10 (1 mL da ampola em 9 mL de SF) para facilitar administração das medicações quando for o caso.

Succinilcolina

- Apresentação: 100 mg (diluente 10 mL – concentração final 10 mg/mL)
- Dose lactentes: 2 mg/kg, EV *ou* 4 mg/kg, IM
- Dose crianças não lactentes: 1-1,5 mg/kg, EV *ou* 2-3 mg/kg, IM

TABELA 11 Dose de succinilcolina em crianças

Peso (kg)	3	4	5	8	10	20	30
Succinilcolina* (mL) 2 mg/kg EV lactentes	0,6	0,8	1	1,6	2	4	6
Succinilcolina* (mL) 1 mg/kg EV crianças não lactentes	-	-	-	0,8	1	2	3

* Diluir 1:10 (1 mL da ampola em 9 mL de SF) para facilitar administração das medicações quando for o caso.

Tamanho do tubo endotraqueal

- (Idade/4) + 4

Anexo 3

Medicações contraindicadas na *miastenia gravis*

Medicações que pioram a doença
▪ Bloqueadores neuromusculares
▪ Aminoglicosídeos
▪ Clindamicina
▪ Fluoroquinolonas
▪ Cetolídeos (telitromicina)
▪ Vancomicina
▪ Betabloqueadores
▪ Procainamida
▪ Quinidina
▪ Anticorpos anti-PD-1 (nivolumab e pembrolizumab)
▪ Toxina botulínica
▪ Cloroquina
▪ Hidroxicloroquina
▪ Magnésio
▪ Penicilamina
▪ Quinina
Medicações que ocasionalmente pioram a doença
▪ Anestésicos inalatórios
▪ Antirretrovirais
▪ Tetraciclinas
▪ Macrolídeos
▪ Metronidazol
▪ Nitrofurantoína

▪ Carbamazepina
▪ Gabapentina
▪ Fenobarbital
▪ Fenitoína
▪ Haloperidol e outras butirofenonas
▪ Corticoides em dose alta no início do tratamento
▪ Betaxolol
▪ Ecotiofato
▪ Proparacaína
▪ Timolol
▪ Tropicamida
▪ Cisplatina
▪ Fludarabina
▪ Interferon alfa
▪ Interleucina 2
▪ Agentes contrastados iodados

Anexo 4

Profilaxia da raiva humana

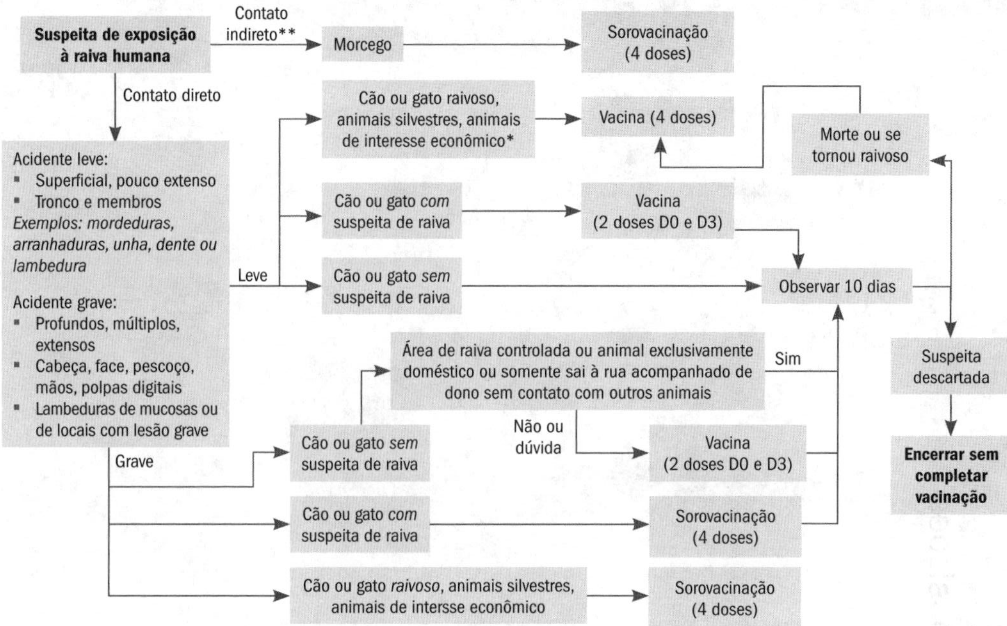

* Animais de interesse econômico: bovinos, bubalinos, equídeos, caprinos, ovinos, suíno e outros.

** Contato indireto: através de fômites ou secreção de animais suspeitos.

Vacinação em 4 doses é feita nos dias D0, D3, D7, D14. A nota informativa n. 26-SEI/2017-CGPNI/DEVIT/SVS/MS mudou a vacinação de 5 para 4 doses de vacina.

Anexo 5
Reposições

Distúrbio	Definição	Tratamento	Apresentação farmacológica
Hipocalemia	$[K^+] < 3,5$ mEq/L	▪ Reposição de potássio: garantida em perdas renais ou gastrointestinais de potássio; considerar em hipocalemia por redistribuição (extracelular → intracelular) se complicações graves presentes ou iminentes ▪ Hipocalemia leve (K^+ 3-3,4 mEq/L), sem perdas urinárias: reposição VO 10-20 mEq 2-4 x ao dia (20-80 mEq/dia) ▪ Hipocalemia moderada ($K^+ < 3$ mEq/L) ou grave ($K^+ < 2,5$ mEq/L) ou sintomática (arritmia, fraqueza muscular, rabdomiólise): reposição VO 40 mEq 3-4 x ao dia + reposição EV 20 mEq em 2-3 horas ▪ Cuidados na reposição EV: – Velocidade de reposição 10-20 mEq/hora (até 40 mEq/hora se hipocalemia ameaçadora à vida) – Concentração de 20-60 mEq/L, diluídos em SF para reposição em veia periférica – Utilizar bomba de infusão para evitar administrações inadvertidamente rápidas – Dor e flebite podem ocorrer em velocidades acima de 10 mEq/hora, sobretudo 20 mEq/hora. Reduzir a concentração e a velocidade de infusão	▪ Endovenosa: – KCl 10%: 1 ampola (10 mL) = 13,4 mEq de K^+ – KCl 19,1%: 1 ampola (10 mL) = 25 mEq de K^+ ▪ Oral: – Xarope KCl 6%: 15 mL = 12 mEq – KCl cápsula 600 mg: 8 mEq/cápsula

(continua)

Distúrbio	Definição	Tratamento	Apresentação farmacológica
Hipocalcemia	[Ca_{Total}] < 8,5 mg/dL (2,2 mmol/L) [$Ca_{Iônico}$] < 4,5 mg/dL	▪ Hipocalcemia sintomática grave ou aguda (Ca_{Total} < 7-7,5 mg/dL)*: – Objetivo: interrupção dos sintomas e Ca_{Total} > 7-7,5 mg/dL – Gluconato de cálcio 10% 1 a 2 g (10-20 mL) diluído em 50-100 mg de SG 5%; infusão 10-20 min – Opção: cloreto de cálcio 10% 8 mL + SG 5% 100 mL; atentar para o risco de necrose tecidual no caso de extravasamento; preferência por acesso venoso central – Considerar em pacientes com hipocalcemia persistente: infusão contínua de 0,5-1,5 mg $Ca_{elementar}$/kg/h por 6-12 horas – Sugestão: gluconato de cálcio 10% 110 mL + SG 5% ou SF 890 mL (1 mg $Ca_{elementar}$/mL); iniciar a 50 mL/h ▪ Hipocalcemia sintomática leve (parestesias) ou leve (Ca_{Total} > 7,5 mg/dL) ou crônica – 1.500-2.000 mg de $Ca_{elementar}$/dia, divididos em 2-3 doses, na forma de carbonato ou citrato de cálcio**	▪ Gluconato de cálcio 10%: 9 mg de $Ca_{elementar}$/mL ▪ Cloreto de cálcio 10%: 27 mg de $Ca_{elementar}$/mL ▪ Carbonato de cálcio 1.250 mg (comprimido): 500 mg de $Ca_{elementar}$

(continua)

Distúrbio	Definição	Tratamento	Apresentação farmacológica
Hipofosfatemia	$[PO_4]$ < 2,5 mg/dL (0,8 mmol/L) $[PO_4]$ < 1 mg/dL (0,32 mmol/L) - hipofosfatemia grave $[PO_4]$ 1-2,0 mg/dL (0,3-0,64 mmol/L) - hipofosfatemia moderada	▪ Considerar reposição endovenosa em casos sintomáticos ou se hipofosfatemia grave ▪ Infusão máxima de 7,5 mmol/hora; monitorizar PO_4 a cada 6 horas caso reposição parenteral ▪ Modificar reposição para VO quando PO_4 > 1,5 mg/dL (0,48 mmol/L) – Hipofosfatemia grave em paciente crítico ou sintomático: reposição IV de 0,25-0,5 mmol/kg em 8-12 horas (máximo de 80 mmol) – Hipofosfatemia moderada em pacientes em ventilação mecânica: reposição IV de 0,08-0,24 mmol/kg em 6 horas (máximo de 30 mmol) – Hipofosfatemia moderada em pacientes em ventilação espontânea: reposição oral - 30-80 mmol/dia divididos em 2-3 doses (1.000 mg/dia de PO_4 elementar)	▪ Formulação EV: – Fosfato de sódio 93 mg/mL: 3 mmol PO_4/mL e 4 mEq Na/mL – Fosfato de potássio 93 mg/mL: 3 mmol PO_4/mL e 4,4 mEq K/mL ▪ Formulação VO: – Fosfato de sódio comprimido - 250 mg de PO_4 elementar (8 mmol)

(continua)

Distúrbio	Definição	Tratamento	Apresentação farmacológica
Hipomagnesemia	$[Mg^{2+}] < 2$ mg/dL Hipomagnesemia moderada: 1-1,5 mg/dL Hipomagnesemia grave: < 1 mg/dL; < 0,4 mmol/L; < 0,8 mEq/L	▪ Hipomagnesemia sintomática grave (tetania, arritmias, convulsões) – Instabilidade hemodinâmica/arritmias: sulfato de magnésio 10% 1-2 g (10-20 mL) em 2-5 min ▪ Hipomagnesemia grave (< 1 mg/dL): sulfato de magnésio 10% 1-2 g (10-20 mL), diluídos em 50-100 mL SG 5%, infusão em 5-60 min – Considerar manutenção de $MgSO_4$ 10% 4-8 g (32-64 mEq [16-32 mmol]) em 12-25 horas, diluídos em 250-500 mL de SF; objetivo de manter $[Mg^{2+}] > 1$ mg/dL – Reduzir dose em 50% em pacientes com DRC com ClCr < 30 mL/min/1,73 m^2 ▪ Assintomático ou sintomas leves: – Reposição VO possível, porém com variadas formulações, baixa biodisponibilidade, pouco disponível nos serviços e mal tolerada (sintomas gastrointestinais). Doses de 240-1.000 mg (20-80 mEq [10-40 mmol]) de $Mg^{2+}_{elementar}$ divididas em 2-3 tomadas	▪ Conversões de $MgSO_4$: – 1 mmol = 2 mEq = 24 mg de $Mg^{2+}_{elementar}$ = 240 mg de $MgSO_4$ – $MgSO_4$ 10% 1 g = 10 mL (8 mEq [4 mmol]) ▪ Formulações VO: – Cloreto de magnésio de liberação prolongada (64-71,5 mg de $Mg^{2+}_{elementar}$): 4-8 cápsulas/dia – Óxido de magnésio 800-1.600 mg (20-40 mmol [40-80 mEq])/dia

(continua)

Distúrbio	Definição	Tratamento	Apresentação farmacológica
		▪ Reposição endovenosa de pacientes internados estáveis: – $[Mg^{2+}]$ < 1 mg/dL (0,4 mmol/L ou 0,8 mEq/L): $MgSO_4$ 4-8 g em 12-24 horas – $[Mg^{2+}]$ 1-1,5 mg/dL (0,4-0,6 mmol/L ou 0,8-1,2 mEq/L): $MgSO_4$ 2-4 g em 4-12 horas – $[Mg^{2+}]$ 1,6-1,9 mg/dL (0,7-0,8 mmol/L ou 1,4-1,6 mEq/L): $MgSO_4$ 1-2 g em 1-2 horas	

* Não se justifica a prescrição de cálcio intravenoso como forma inicial de reposição em pacientes com doença renal crônica com hipocalcemia assintomática (busca-se correção da hiperfosfatemia e da hipovitaminose D).

** Atentar para a necessidade de reposição de vitamina D àqueles com hipovitaminose ou hipoparatireoidismo.

ClCr: *clearance* de creatinina; DRC: doença renal crônica.

Anexo 6

Recomendações para profilaxia de hepatite B

Recomendações para profilaxia de hepatite B após exposição ocupacional a material biológico da Secretaria de Estado da Saúde de São Paulo/Coordenadoria de Controle de Doenças/Centro de Vigilância Epidemiológica "Professor Alexandre Vranjac"/Programa Estadual de Hepatites Virais

Paciente fonte / **Profissional de saúde exposto**	**Com HBSAG positivo ou com HBSAG desconhecido e com risco** (São considerados pacientes com risco: os politransfundidos, cirróticos, em hemodiálise, HIV-positivo, usuários de drogas, contatos domiciliares e sexuais de portadores do VHB, história prévia de doença sexualmente transmissível, provenientes de áreas geográficas de alta endemicidade para hepatite B, de instituições de atendimento a pacientes com deficiência mental e do sistema prisional)	**Com HBSAG desconhecido e sem risco**	**Com HBSAG negativo**

(continua)

Recomendações para profilaxia de hepatite B após exposição ocupacional a material biológico da Secretaria de Estado da Saúde de São Paulo/Coordenadoria de Controle de Doenças/Centro de Vigilância Epidemiológica "Professor Alexandre Vranjac"/Programa Estadual de Hepatites Virais *(continuação)*

Não vacinado	**Iniciar esquema vacinal** [A vacinação contra hepatite B compreende a administração de 3 doses de vacina com intervalo de 0, 1 e 6 meses. Considerar a(s) dose(s) anterior(es) válida(s) independentemente do tempo decorrido]. Realizar anti-HBs quantitativo de 30 a 60 dias após o término do esquema vacinal. e **Administrar 1 dose de imunoglobulina humana contra hepatite B (HBIG)** o mais precocemente possível, até 7 dias após o acidente. Dose de 0,06 mL/kg administrada por via intramuscular (IM). Solicitar a HBIG nos Centros de Referência para Imunobiológicos Especiais (CRIE).	**Iniciar esquema vacinal** [A vacinação contra hepatite B compreende a administração de 3 doses de vacina com intervalo de 0, 1 e 6 meses. Considerar a(s) dose(s) anterior(es) válida(s) independentemente do tempo decorrido]. Realizar anti-HBs quantitativo de 30 a 60 dias após o término do esquema vacinal.	**Iniciar esquema vacinal** [A vacinação contra hepatite B compreende a administração de 3 doses de vacina com intervalo de 0, 1 e 6 meses. Considerar a(s) dose(s) anterior(es) válida(s) independentemente do tempo decorrido]. Realizar anti-HBs quantitativo de 30 a 60 dias após o término do esquema vacinal.

(continua)

Recomendações para profilaxia de hepatite B após exposição ocupacional a material biológico da Secretaria de Estado da Saúde de São Paulo/Coordenadoria de Controle de Doenças/Centro de Vigilância Epidemiológica "Professor Alexandre Vranjac"/Programa Estadual de Hepatites Virais *(continuação)*

Com esquema de vacinação incompleto	**Completar esquema vacinal** [A vacinação contra hepatite B compreende a administração de 3 doses de vacina com intervalo de 0, 1 e 6 meses. Considerar a(s) dose(s) anterior(es) válida(s) independentemente do tempo decorrido]. **Realizar anti-HBs quantitativo** de 30 a 60 dias após o término do esquema vacinal. e **Administrar 1 dose de imunoglobulina humana contra hepatite B (HBIG)** o mais precocemente possível, até 7 dias após o acidente. Dose de 0,06 mL/kg administrada por via intramuscular (IM). Solicitar a HBIG nos Centros de Referência para Imunobiológicos Especiais (CRIE).	**Completar esquema vacinal** [A vacinação contra hepatite B compreende a administração de 3 doses de vacina com intervalo de 0, 1 e 6 meses. Considerar a(s) dose(s) anterior(es) válida(s) independentemente do tempo decorrido]. **Realizar anti-HBs quantitativo** de 30 a 60 dias após o término do esquema vacinal.	**Completar esquema vacinal** [A vacinação contra hepatite B compreende a administração de 3 doses de vacina com intervalo de 0, 1 e 6 meses. Considerar a(s) dose(s) anterior(es) válida(s) independentemente do tempo decorrido]. **Realizar anti-HBs quantitativo** de 30 a 60 dias após o término do esquema vacinal.

(continua)

Recomendações para profilaxia de hepatite B após exposição ocupacional a material biológico da Secretaria de Estado da Saúde de São Paulo/Coordenadoria de Controle de Doenças/Centro de Vigilância Epidemiológica "Professor Alexandre Vranjac"/Programa Estadual de Hepatites Virais *(continuação)*

Previamente vacinado, com resposta vacinal conhecida e adequada (anti-HBs ≥ 10 UI/mL)	**Nenhuma medida específica**	**Nenhuma medida específica**	**Nenhuma medida específica**
Previamente vacinado, sem resposta vacinal adequada (anti-HBs < 10 UI/mL), após 1º esquema vacinal (3 doses)	**Administrar 1 dose de HBIG e repetir esquema vacinal** (2º esquema) (Administrar novamente 3 doses de vacina contra hepatite B com intervalo de 0, 1 e 6 meses). **Realizar anti-HBs quantitativo** de 30 a 60 dias após o término do esquema vacinal.	**Repetir esquema vacinal** (2º esquema) (Administrar novamente 3 doses de vacina contra hepatite B com intervalo de 0, 1 e 6 meses). **Realizar anti-HBs quantitativo** de 30 a 60 dias após o término do esquema vacinal.	**Repetir esquema vacinal** (2º esquema) (Administrar novamente 3 doses de vacina contra hepatite B com intervalo de 0, 1 e 6 meses). **Realizar anti-HBs quantitativo** de 30 a 60 dias após o término do esquema vacinal.
Previamente vacinado, sem resposta vacinal adequada (anti-HBs < 10 UI/mL), após 2º esquema vacinal (6 doses)	**Administrar 2 doses de HBIG** (Com intervalo de 1 mês entre as doses)	**Administrar 2 doses de HBIG** (Com intervalo de 1 mês entre as doses)	**Nenhuma medida específica**

(continua)

Recomendações para profilaxia de hepatite B após exposição ocupacional a material biológico da Secretaria de Estado da Saúde de São Paulo/Coordenadoria de Controle de Doenças/Centro de Vigilância Epidemiológica "Professor Alexandre Vranjac"/Programa Estadual de Hepatites Virais *(continuação)*

Previamente vacinado, com resposta vacinal desconhecida	**Realizar anti-HBs quantitativo com garantia de resultado no máximo até o 7º dia após o acidente:** ▪ Se resposta vacinal adequada (anti-HBs ≥ 10 UI/mL), **nenhuma medida específica**; ▪ Se resposta vacinal inadequada (anti-HBs < 10 UI/mL), **administrar 1 dose de HBIG e repetir o esquema de vacinação** (2º esquema) **contra hepatite B**.	**Realizar anti-HBs quantitativo:** ▪ Se resposta vacinal adequada (anti-HBs ≥ 10 UI/mL), **nenhuma medida específica**; ▪ Se resposta vacinal inadequada (anti-HBs < 10 UI/mL), **repetir o esquema de vacinação** (2º esquema) **contra hepatite B.** **Realizar anti-HBs quantitativo** de 30 a 60 dias após o término do esquema vacinal.	**Realizar anti-HBs quantitativo:** ▪ Se resposta vacinal adequada (anti-HBs ≥ 10 UI/mL), **nenhuma medida específica**; ▪ Se resposta vacinal inadequada (anti-HBs < 10 UI/mL), **repetir o esquema de vacinação** (2º esquema) contra hepatite B. **Realizar anti-HBs quantitativo** de 30 a 60 dias após o término do esquema vacinal.
Com infecção prévia pelo VHB	**Nenhuma medida específica**	**Nenhuma medida específica**	**Nenhuma medida específica**

Fonte: adaptado do Manual dos Centros de Referência para Imunológicos Especiais/Ministério da Saúde – 2006.

Obs.: no profissional previamente vacinado, sem resposta vacinal adequada e que tenha desenvolvido alegria grave a vacina contra hepatite B, administrar 2 doses de HBIG.

Anexo 7
Profilaxia do tétano

História de vacinação contra tétano	Ferimento limpo ou superficial		Outros tipos de ferimento	
	Vacina	SAT ou IGHAT*	Vacina	SAT ou IGHAT*
Incerta ou menos de 3 doses	Sim	Não	Sim	Sim
3 doses ou mais; última dose há menos de 5 anos	Não	Não	Não	Não
3 doses ou mais; última dose entre 5 e 10 anos	Não	Não	Sim	Não
3 doses ou mais; última dose há mais de 10 anos	Sim	Não	Sim	Não

Fonte: Funasa, jun. 2001.

IGHAT: imunoglobulina humana antitetânica; SAT: soro antitetânico.

* 5.000 unidades de SAT via IM após realização do teste de sensibilidade; aos alérgicos ao SAT, indicar imunoglobulina humana dose única de 250 unidades.

Índice remissivo

A

B

C

D

E

F

G

H

I

M

N

O

P

Q

R

S

T

U

V

W

X

Y

Z